中国医师协会儿童皮肤病学医师培训教材

儿童皮肤病学

第 2 版

PEDIATRIC DERMATOLOGY

顾　　问　赵佩云

主　　编　马　琳　王　华

副 主 编　汤建萍　姚志荣　徐子刚　李　萍

编　　委（按姓氏汉语拼音排序）

蔡东华	陈　戟	陈　萍	陈　曦	陈安薇	陈谨萍	陈静思
迪力拜尔·热夏提		丁　艳	方　晓	付桂莉	高　宇	葛宏松
郭艳萍	郭一峰	韩丽清	韩晓锋	韩秀萍	胡　瑾	姬爱华
蒋金秋	李　丽	李　萍	李钦峰	李云玲	梁　源	刘　盈
卢宏昌	陆志刚（中国香港）		罗晓燕	马　琳	钱　华	钱秋芳
冉　琴	申春平	舒　虹	宋　俐	孙　娟	汤建萍	唐　萍
唐　珊	王　忱	王　华	王　珊	王榴慧	王永平	王召阳
卫风蕾	尉　莉	魏玉平	吴　波	向　欣	肖媛媛	邢　嬛
徐　哲	徐教生	徐子刚	杨　欢	杨　苏	杨　挺	杨　舟
姚志荣	伊桂秀	曾跃斌	张　斌	张晓茹	张杏莲	朱　珠

编写秘书　刘　盈　肖媛媛　张　斌

人民卫生出版社

·北　京·

图书在版编目（CIP）数据

儿童皮肤病学 / 马琳，王华主编 . -- 2 版 . -- 北京：人民卫生出版社，2024. 9. -- ISBN 978-7-117-36902-2

Ⅰ. R751

中国国家版本馆 CIP 数据核字第 2024DU0982 号

人卫智网	www.ipmph.com	医学教育、学术、考试、健康，购书智慧智能综合服务平台
人卫官网	www.pmph.com	人卫官方资讯发布平台

儿童皮肤病学
Ertong Pifubingxue
第 2 版

主　　编：马　琳　王　华
出版发行：人民卫生出版社（中继线 010-59780011）
地　　址：北京市朝阳区潘家园南里 19 号
邮　　编：100021
E‑mail：pmph @ pmph.com
购书热线：010-59787592　010-59787584　010-65264830
印　　刷：北京盛通印刷股份有限公司
经　　销：新华书店
开　　本：889×1194　1/16　　印张：31
字　　数：854 千字
版　　次：2014 年 10 月第 1 版　　2024 年 9 月第 2 版
印　　次：2024 年 9 月第 1 次印刷
标准书号：ISBN 978-7-117-36902-2
定　　价：267.00 元

打击盗版举报电话：010-59787491　E-mail：WQ @ pmph.com
质量问题联系电话：010-59787234　E-mail：zhiliang @ pmph.com
数字融合服务电话：4001118166　　E-mail：zengzhi @ pmph.com

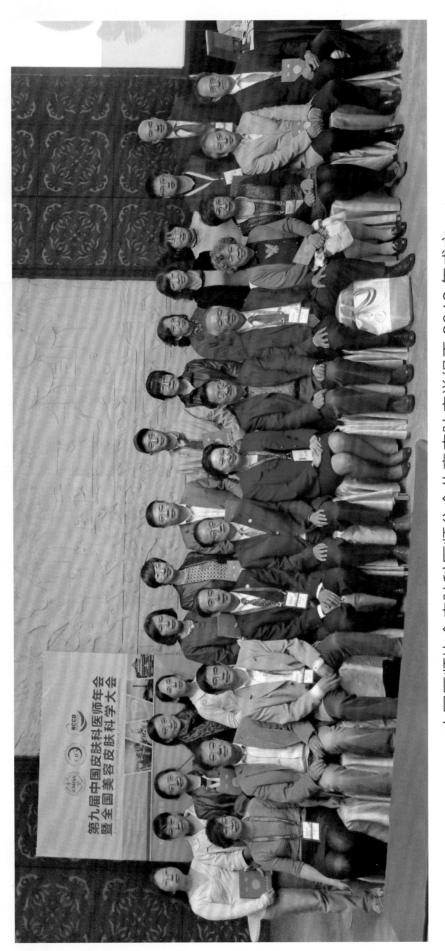

中国医师协会皮肤科医师分会儿童皮肤病学组于 2013 年成立

主编简介

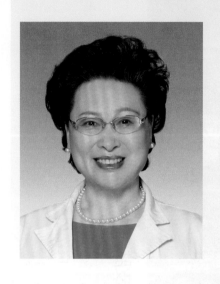

马琳　教授

国家儿童医学中心首都医科大学附属北京儿童医院皮肤科名誉主任、主任医师、博士研究生导师。

兼任国际儿童皮肤科学会（ISPD）国际咨询委员会中国委员、国际特应性皮炎学会（ISAD）中国委员、国际湿疹理事会（IEC）理事、中国民族卫生协会皮肤学科分会会长、中华医学会皮肤性病学分会儿童皮肤病学组组长、中国康复医学会皮肤病康复专业委员会候任主任委员、中华医学会儿科学分会皮肤性病学组组长、中华医学会变态反应学分会常委兼秘书长、中国整形美容协会血管瘤与脉管畸形整形分会理事会副会长、北京医学会过敏变态反应学分会候任主任委员等职务。

从事临床工作 30 余年，主要致力于特应性皮炎/湿疹的研究及长期管理、儿童皮肤血管瘤及脉管性疾病的研究及综合治疗、感染性皮肤病、儿童皮肤异常的激光治疗及遗传性皮肤病等，在儿童皮肤常见病、少见病、罕见病的诊断及长期管理方面都有独到的见解。2003 年被北京市卫生局选拔赴澳大利亚布里斯班昆士兰理工大学进行高级医院管理培训，2004 年教育部公派赴澳大利亚悉尼 Westmead 医院高级访问学者。主编中国第一部《儿童皮肤病彩色图谱》，中国第一部儿童皮肤病学专科医师培训教材《儿童皮肤病学》，主译 Harper's Textbook of Pediatric Dermatology（the fourth edition）。

培养硕士、博士 60 余人，以第一作者/通信作者发表 SCI 文章 200 余篇。以第一完成人获得中国康复医学会科学技术奖一等奖、北京医学科技奖二等奖及北京市科技奖三等奖。分别获得"国之名医·卓越建树"称号（2020 年）、"荣耀医者"科普影响力奖（2017 年）及首都十大健康卫士称号（2024 年）。

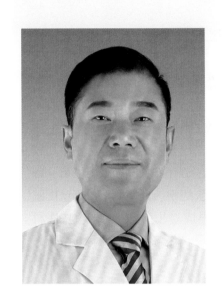

王华 教授

重庆医科大学附属儿童医院皮肤科学科主任、主任医师、博士研究生导师。

兼任中华医学会皮肤性病学分会第十五、十六届委员、中国医师协会皮肤科医师分会儿童学组组长、中国康复医学会皮肤病康复专业委员会儿童学组组长、中华医学会儿科学分会皮肤性病学组副组长、中国博士后科学基金评审专家、国家药监局药品审评中心儿童用药审评专家。

2001 年毕业于重庆医科大学儿科系，获博士（PhD）学位。致力于儿童皮肤病临床、教学和科研工作 35 年，对儿童常见和复杂皮肤病诊治具有丰富的经验。2006 年留学德国波恩大学医学院（UKB）皮肤及变态反应系，从事特应性皮炎的临床和基础研究。负责感官系统疾病本科教学，并以第一完成人获得"重庆市高校一流本科课程"认定，培养硕士、博士研究生 40 余人。主编儿童皮肤病学教材 3 部，参编专著 10 余部。

以儿童变态反应性皮肤病、食物过敏与特应性进程相关机制为研究方向，代表性论著发表于 *JAAD*、*JACI*、*JAMA Dermatol* 等杂志。先后担任 *Pediatr Allergy Immunol*、《中华皮肤科杂志》《实用皮肤科杂志》《儿科药学杂志》编委或常务编委。荣获第五届"人民名医·优秀风范"称号。

序言 1

    从医 60 多年来，一直专注皮肤病，但对儿童皮肤病还有许多未探及的领域，为此，我非常关注儿童皮肤病学专业的发展。

    前几天，收到来自国家儿童医学中心首都医科大学附属北京儿童医院马琳教授牵头翻译的《Harper 儿童皮肤病学》即 *Harper's Textbook of Pediatric Dermatology* 翻译版，立刻给马琳教授打电话，希望她牵头写一本咱们中国自己的《儿童皮肤病学》。一问才知，我们想到一起了！

    马琳教授所在的国家儿童医疗中心首都医科大学附属北京儿童医院皮肤科，是在国内建立较早、发展很快的儿童皮肤专业科室，目前是国内最大的儿童皮肤科，病人来自全国，出版了中国第一部《儿童皮肤病彩色图谱》、第一部儿童皮肤病学医师培训教材《儿童皮肤病学》，此次再版《儿童皮肤病学》恰逢其时。同时，我知道本书的另一主编王华教授来自西南最早成立儿童皮肤科的重庆医科大学附属儿童医院。本书还凝聚了徐子刚教授、汤建萍教授、姚志荣教授、李萍教授等全国 40 余家医院、60 余位儿童皮肤病专家的经验和智慧。

    我相信，本书不仅为儿童皮肤病学专业同道日常诊疗、科学研究和科普宣传必备，还可作为成人皮肤科同道、儿科、新生儿科、儿童保健、围产医学、全科医学等多种学科和关注儿童皮肤健康的人员的案头参考。为此，我愿意推荐此书给大家！

中国工程院院士
中国医科大学附属第一医院皮肤科教授
2024 年 8 月

序 言 2

十年弹指一挥间。

十年前，马琳教授主编出版中国第一部儿童皮肤病学医师培训教材《儿童皮肤病学》的景象还历历在目。我从马琳教授那里知道，在过去的十年里，这本教材不仅对培养中国儿童皮肤科专业医师取得了有目共睹的成效，还广受成人皮肤科医师、儿科医师、保健医师、全科医师和基层医师的喜爱。尤其是这本教材在第一章对儿童皮肤结构和各年龄段正常皮肤管理进行了详述，因此还服务了护理专业人员和与儿童皮肤护理相关的从业者。可以说，这本教材在过去的十年为促进儿童皮肤健康做出了突出贡献。

另一方面，在过去的十年里，皮肤科医学领域经历了革命性的发展。从临床诊断技术日新月异到病理学及分子病理和基因测序等诊断技术发展，使诊断水平空前提高。治疗方法，尤其是在精准医疗方面，多种靶向药物和小分子药物接踵而至，惠及了皮肤病患者，儿童皮肤专业也得到了前所未有的快速发展。

正是基于这样的背景，马琳教授和王华教授牵头，组织全国儿童皮肤病学组专家再版《儿童皮肤病学》。我知道，两位教授都是学儿科并深耕这个领域近 40 年的专家，加之 60 余位本专业专家的智慧，我相信，这本教材一定会为儿童皮肤专业医生的培养再添新砖，为儿童皮肤健康保驾护航。

最近十年来，马琳教授团队在临床、教学、科研等方面都有卓越表现，在繁忙的工作之余，他们团队还能把理论和实践加以归纳、总结，共享同行，润泽后辈，作为院长，我为他们感到由衷的自豪，并愿意将此书推荐给所有热爱儿童皮肤专业的人们。

国家儿童医学中心
首都医科大学附属北京儿童医院院长
2024 年 8 月

前　言

　　《儿童皮肤病学》第1版出版至今已经10年,作为中国第一本儿童皮肤病学专科医师培训教材,它已经成为儿童皮肤科、儿科、全科、成人皮肤科及儿科护理等专业人员临床实践及研究的重要工具书。近年来,皮肤病领域在疾病预防、早期诊断和精准治疗等多方面取得了显著的进展,生物制剂及小分子靶向药物广泛用于临床,多种疾病在发病机制、诊断和治疗上取得了新的突破,诊疗指南和共识不断更新。因此,在专家和读者们的大力支持和热情鼓励下,对《儿童皮肤病学》第1版进行更新和再版。

　　第2版共分为27章,和上一版相比,有如下几点变化:①章节增加和调整:根据最新进展,将既往"儿童变态反应性疾病",拆分为"特应性皮炎及其他类型皮炎"和"荨麻疹、红斑类和药物反应"两个章节,将"丘疹鳞屑性疾病"单立成章节;原有"新生儿皮肤病"一章增加了"新生儿水疱性疾病"和"新生儿红皮病";根据国际脉管性疾病研究学会的最新分类方法,将原"脉管性疾病"分为"血管瘤"和"脉管畸形及相关综合征"两节。②增加了儿童皮肤病的种类:"系统性疾病的皮肤表现"增加了"自身炎症性疾病"内容;增加了儿童罕见病的相关内容,如"PIK3CA相关过度增殖谱";使得疾病种类更加科学和全面,既拓宽了读者知识面,又体现了儿童皮肤病学与其他学科的交叉。③增加了相关疾病最新诊断标准和治疗方法:增加中国婴儿和儿童特应性皮炎诊断标准、国内外儿童银屑病和特应性皮炎等疾病的靶向药物种类、用法用量及不良反应等内容,体现了最新进展和更新的儿童皮肤病诊疗指南和专家共识内容。④增加和更新了病例图片数量和质量:新版疾病图片尽可能覆盖多数病种,且色彩和清晰度大幅提高,可以帮助年轻医师"看图认病",更加直观地掌握疾病的特征。

　　本教材是中国医师协会皮肤科医师分会儿童皮肤病学组全体委员共同努力的成果。在编著过程中,得到中国医师协会皮肤科医师分会等各单位领导大力支持;首都医科大学附属北京儿童医院刘盈主任医师、张斌主任医师、肖媛媛主任医师参与全书文字、图片汇总及审校工作,在此一并致谢!尤其向为本书无私提供病例资料和照片的患儿和家长们致以崇高的敬意!

　　现代医学进展日新月异,受限于编者学识和水平,本书在内容、文字、编排、图表等方面必然存在疏漏和错误之处,本书出版之际,恳切希望广大读者在阅读过程中不吝赐教,欢迎发送邮件至邮箱renweifuer@pmph.com.或扫描下方二维码,关注"人卫儿科学",对我们的工作予以批评指正,以期再版修订时进一步完善,更好地为大家服务。

马　琳

中国医师协会皮肤科医师分会

第一任儿童皮肤病学组组长

王　华

中国医师协会皮肤科医师分会

第二任儿童皮肤病学组组长

2024年8月

目　录

第一章
儿童皮肤结构功能特点及护理

"如何正确护理孩子的皮肤"是儿童皮肤科医师最常被咨询的问题。据统计，儿科医师接诊的每四位家长中，至少有一位会提出与儿童皮肤护理相关的问题。众所周知，许多皮肤病的发生都与人们的皮肤护理习惯相关，同时，科学的皮肤护理也是许多皮肤病治疗管理的重要手段。皮肤从新生儿期、婴幼儿期、学龄前期、学龄期到青春期是一个逐渐发育成熟的过程，各个年龄段都有不同的发育特点，如何按年龄段来护理皮肤是广大儿童皮肤科、儿科、保健科、成人皮肤科以及产科和新生儿科等医护人员需要共同面对的问题。因此，本章将从儿童皮肤结构和屏障功能特点着手，重点介绍从新生儿到大龄儿童的皮肤护理方法，包括清洁沐浴、保湿护肤和特殊部位护理等内容。

第一节　儿童皮肤结构与屏障功能特点

皮肤是人体最大、最外层、最直观，同时也是最常接触到的器官。它绝非仅是一层简单耐用的人体表面覆盖物，作为人与其他周围环境的接触面，皮肤是具有独特结构特点和多种重要功能的复杂动态器官。儿童与成人皮肤在结构方面存在许多不同特点，年龄越小差异越大，在早产儿尤其显著；而皮肤结构的不同也决定了儿童与成人皮肤功能的差异。

一、儿童皮肤结构特点

皮肤从外向内分为表皮、真皮和皮下脂肪。表皮主要由角质形成细胞构成，细胞间通过桥粒紧密相连，构成完整而致密的层状结构，最外层为角质层，是由终末分化阶段的角质形成细胞（又称为角质细胞）聚集而成的半透明层，表皮的其他部分包括颗粒层、棘层和基底层，共同构成表皮的保护层。

表皮内还有少量树枝状细胞如黑素细胞、朗格汉斯细胞和梅克尔细胞（Merkel cell）等，其中黑素细胞能有效防止紫外线对皮肤的损害，朗格汉斯细胞是人体的第一道免疫防线，梅克尔细胞介导感觉。表皮与真皮交界处在电镜下为基底膜带，呈峭状，将表皮与真皮紧密连接。真皮主要分为乳头层和网状层，其中包含大量的胶原纤维、弹性纤维、基质以及成纤维细胞，是坚固的机械屏障。真皮还包含许多皮肤附属器，如毛发/毛囊、皮脂腺、汗腺和指/趾甲等，以及为皮肤提供营养和感觉的血管神经网。皮下脂肪层位于真皮以下，充满脂肪细胞，既能储备能量，也是一层柔软的保护垫。皮肤发育始于胚胎早期，在妊娠晚期所有部分都发育完成，并逐步发挥功能，但在生后数年才能彻底发育成熟，如皮肤脉管系统的结构重组、皮肤真皮基质的体积扩充，以及神经、汗腺和角质层等结构的功能成熟。因此，儿童皮肤在不同年龄段均有异于成人皮肤的

特点,年龄越小差异越大,在早产儿尤其显著。分述如下:

(一) 新生儿与早产儿皮肤结构特点

新生儿期是胎儿向婴儿的过渡期,也是从宫内水环境逐渐适应宫外含氧干燥环境的转变过程,因此新生儿的皮肤结构具有独特之处,早产儿更为明显。

1. 皮肤外观　足月儿为皮脂样,早产儿由于皮肤较足月儿更薄、血管更靠近皮表,而呈透明的凝胶状且颜色红润,较少褶皱。足月新生儿出生时皮肤表面覆盖一层白色膏状物质,称为胎脂。胎脂在妊娠 17~20 周开始形成,于妊娠晚期 36~38 周时最厚,作为一种保护性生物膜覆盖在胎儿皮肤表面,防止羊水浸渍和细菌感染,同时还可弥补胎儿皮肤屏障中相对缺乏的脂质,增加胎儿皮肤水合。胎脂主要由水(80.5%)、蛋白质(10.3%)和脂质(8%~10%)组成,其中脂质有两种来源:皮脂腺分泌的蜡酯(6.4%)和角质形成细胞来源的表皮屏障脂质(2.72%),包括胆固醇、游离脂肪酸、磷脂和神经酰胺[1]。

2. 皮肤厚度[2]　①皮肤厚度:新生儿较成人皮肤薄,成人皮肤平均厚度为 2.1mm,足月新生儿为 1.2mm,早产儿更薄,仅为 0.9mm。②表皮厚度:同样,成人表皮厚度约为 50μm,足月儿约为 40~50μm,早产儿仅约为 20~25μm。③角质层厚度:角质层厚度也有区别,虽然足月儿与成人角质层均由 10~20 层细胞组成,但是,由于前者角质形成细胞体积较小,因此,足月儿角质层厚度比成人薄约 1/3,即成人约为 9~15μm,而足月儿仅为 9~10μm。早产儿角质层更薄,仅由 5~6 层细胞组成,约 4~5μm;而胎龄<30 周的早产儿角质层少至 2~3 层细胞;胎龄在 23~24 周的极早产儿,由于其角质层几乎没有形成,而导致其皮肤屏障功能完全缺失。④基底层厚度:新生儿基底层比成人薄约 20%,但是细胞更新速率快,因此新生儿伤口愈合更快。

3. 黑素细胞[2,3]　足月儿黑素细胞数量与成人数目相似,但功能尚不完善,因为黑素小体少,黑素含量低;早产儿虽然黑素细胞数较足月儿多,但细胞功能更为低下,黑素小体仅为足月儿的 1/3,黑素含量更低。

4. 皮肤连接[2,4]　①细胞连接(桥粒、半桥粒):足月儿表皮细胞间桥粒和半桥粒数目、结构特点和抗原表达均与成人相似,但连接功能仍不如成人完善,早产儿则不仅桥粒数目较少,而且体积小;②真皮-表皮连接:由基底细胞胞膜层、透明层、致密层和致密下层组成的基底膜带,是将表皮与真皮黏附连接的多层纤维结构。成人表现为紧密的嵴状连接,新生儿则呈疏松的扁平状连接,纤维数目和力量均较成人少而弱,早产儿的锚丝和锚纤维更是又少又小,且连接处可见宽阔的间隙。

5. 真皮层与皮下组织[1,2,5]　①真皮层及附属器:足月儿真皮层比成人薄,发育也不如成人完善,真皮乳头层与网状层无明显差异,表现为胶原纤维更细小、更稀疏,弹性纤维网尚未成熟,高度细胞化,基质在皮肤中所占的体积远低于婴儿和成人,但由于基质中蛋白聚糖含量高则导致皮肤含水量也较成人高,因而皮肤触感柔软。新生儿表真皮连接处网嵴刚开始形成,但尚未形成起伏较深的成熟网嵴,基底细胞层与表皮长度的比值反映了表皮-真皮界面的起伏,足月新生儿该比值仅为 1.07±0.07,生后 4 个月内增加到 1.2±0.13,因此新生儿皮肤容易受到剪切力或摩擦力造成的损伤。新生儿真皮内的终毛比例小,汗腺结构和细胞分化与婴儿几乎没有区别,汗腺密度甚至比成人高,但是热出汗比成人少,即热出汗的诱导阈值高于成人,新生儿汗腺在 2~3 年内的排汗功能均不如成人,这与神经支配尚未完全建立而导致神经调节功能不完善有关,并非解剖学上的不成熟所致。新生儿出生时皮脂腺数目和分泌功能均与成人近似,3 个月后开始萎缩且皮脂分泌显著减少,直到青春期前都保持在较低水平,这与母体雄激素在出生前就开始刺激皮脂腺分泌,母亲和新生儿皮脂分泌量较高相关。早产儿由于发育不完善上述特点均更为明显,皮肤比足月儿更薄,胎龄越小皮层越薄,真皮胶原纤维较足月儿稀疏、细小且有不成熟结构,弹力纤维仅有微原纤维而没有弹性蛋白,真表皮连接处尚无网嵴形成,更易受到机械损伤和化学刺激。早产儿真皮附属器也发育不良,表现为持久胎毛且完全没有排汗功能,但是几乎所有早产儿在产后 13 天时都能出汗,尽管所需的热刺激比足月儿高,且排汗量较足月儿低。②皮下组织:又称皮下脂肪层,主要由脂肪细胞组成,可作为避免外伤发生的缓冲垫、热绝缘体及能量、激素代谢的重要来源。足月儿与成人的脂肪层发育类似,脂肪小叶充满皮下组织,但是厚度仍不及成人,早产儿发育更差,因此缓冲能力均弱于成人;新生儿皮下脂肪中不饱和脂肪酸含量较成人少,饱和脂肪酸与不饱和脂肪酸比例相对高,早产儿更高,而体温下降时饱和脂肪酸容易发生凝固,因而易导致新生儿尤其是早产儿对热不稳定及代谢障碍。与婴儿相比,刚出生时新生儿的脉管系统尤其是毛细血管网仍然是无序的,当区域内的皮肤和附属器发育完全后即开始微循环的重建。由于新生儿真皮浅表的血管网密度高且表皮较薄,因而皮肤外观明显发红。

6. **皮肤面积** 成人皮肤总面积约为 1.5m²,新生儿约为 0.21m²,早产儿皮肤面积更小,因此新生儿和早产儿体表面积与体重的比值增加,足月儿高达成人比值的 5 倍,单位面积吸收率较成人明显升高,早产儿更显著。

(二)婴儿期后的皮肤结构特点

皮肤作为一种多功能器官,具有屏障、吸收、感觉、分泌和排泄、体温调节、代谢以及免疫功能。这些功能的实现均有赖于表皮、真皮及皮下组织各层结构相对独立而又相互依存的发育完善,而这种皮肤结构的完善过程是随着年龄增长逐渐成熟的,不同年龄段具有不同的结构特点。

1. **表皮层** ①表皮细胞及连接:以往认为在胎龄 34 周表皮角质层角化完成达成熟外观,因此皮肤屏障功能也相应成熟。但近来针对早产儿的研究显示[6],皮肤屏障功能的完善至少持续到生后12 个月,提示表皮细胞、细胞间连接以及基底膜带至 1 岁时才发育成熟。②黑素细胞:表皮中的黑素细胞密度在出生时最高,随年龄增长有所减低,到 16 岁时为 1 220 个 /mm²,而且不同部位密度也有所不同,以面部和外生殖器部位最高,而腹部最低[7]。表皮层中的黑素细胞功能直到生后 6 个月才逐渐完善,其产生黑素小体的数量和活性才逐渐正常,该年龄段婴儿更需要注意防晒。

2. **真皮层及附属器** ①真皮:最初的真皮为水样的、没有纤维结构的间充质,到妊娠 6 周时开始出现细小的胶原纤维;妊娠 20 周时,胎儿的真皮结构与成人相似,但整体厚度还不如成人;妊娠 22 周时开始形成弹性纤维,但直到 2 岁以后才能形成成熟的弹性纤维[7]。②毛发:最初的毛发于胎儿期形成,称之为胎毛,是纤细、丝状、淡色的无髓质软发;出生后,胎毛脱落并转化为过渡期毛发,直到 2 岁左右才被长而粗且色深的终毛所取代[7]。毛囊数量在出生后即不再增加,平均为 500万个,其中头皮约有 10 万个毛囊,但是毛囊密度可随体表面积增加而减少,如新生儿期头发密度为1 135/cm²,之后逐渐减少,至 20~30 岁为 615/cm²,30~50 岁为 485/cm²,70~80 岁仅为 435/cm²[4]。毛发生长周期分为生长期、退行期和休止期,人体各部位毛发的生长周期是不同步的和有不同速率的,以成人头发为例,生长期约为 3 年,退行期约为 3周,休止期约为 3 个月,其中 85%~90% 的头发在生长,10%~15% 的头发静止,低于 1% 的头发在退化。新生儿期至生后 4~6 个月,头发生长处于婴儿模式,即全部头发均处于生长期而同步生长,之后直至 2 岁,逐步建立成人模式,在此期间则会经历全部生长期头发同步脱落的生理现象,又称为新生儿脱发。③指 / 趾甲:新生儿指 / 趾甲较薄,可呈匙状,直至 2~3 岁才逐渐改善,因此 3 岁之前甲表面的凹陷或小的凹点是正常的,由微小创伤引起的散在白点也是常见表现,反映了甲板的成熟过程。④外泌汗腺:胎儿期 3 个月时外泌汗腺开始发育,出生后数量固定,约为 200 万 ~500 万个,以掌跖部位密度最高,约为 620 个 /cm²。外泌汗腺的分泌功能从生后开始,最初见于前额,随后发生在躯干和四肢。由于神经调节功能不完善,婴儿期热出汗阈值高于成人,出汗比成人少,正常分泌功能在生后 2~3 年内才成熟,因此婴幼儿期不能通过出汗有效调节体温。⑤顶泌汗腺:是发育最晚的附属器,在胎儿期第 6 个月才出现,然而大多数随后消失,在即将进入青春期的时候,顶泌汗腺在雄激素的刺激下增大并开始分泌 pH 值在 5.0~6.5 之间的无菌无臭的油性液体。⑥皮脂腺:皮脂腺在胎儿期16 周后从毛囊处发生,在胎儿期 8 个月时开始全浆分泌。由于孕期雄激素对皮脂腺的刺激作用,导致胎儿末期的皮脂腺腺体显著大于儿童期的腺体,新生儿期的皮脂分泌量也相对较高,在生后 3 个月开始下降并保持低水平分泌。皮脂的生成受雄激素调控,因此皮脂腺分泌最早可于 6~7 岁,在肾上腺雄激素的刺激下开始增多,随后,在青春前期和青春期性腺雄激素的刺激下迅速升高,在青春期末期,皮脂的产生水平保持恒定直至成年。皮脂内含有角鲨烯、蜡酯、胆固醇、胆固醇酯、甘油三酯和游离脂肪酸(最主要的是棕榈酸,也即十六烷酸、软脂酸)。其中蜡酯和角鲨烯是构成皮肤表面脂质膜的、来源于皮脂腺的独特脂质。

3. 皮下脂肪层　胎儿期 16~18 周,胎儿真皮内个别区域有脂肪开始形成,随后逐步分界形成可区分的脂肪层,脉管系统、淋巴系统和神经网也逐步形成。出生时,无论是皮下脂肪层厚度、组成,还是血管网和神经网的形成均不成熟,需要继续发育完善,如血管系统的组织和分布模式要到 1.5 岁才基本形成[6]。

总之,儿童皮肤并非成人皮肤的微缩版,不同年龄段具有不同的结构特点,不同结构也具有不同的发生发育特点。因此,掌握儿童皮肤的结构和发育特点才能更好地理解儿童皮肤功能特点。

二、儿童皮肤屏障功能特点

皮肤屏障功能广义上是指皮肤可以保护体内各种器官和组织免受外界有害因素的损伤,也可以防止体内水分、电解质及营养物质的丢失,包括:物理屏障功能如对机械损伤、电损伤和光线等的防护,依靠角质层及皮脂膜减少水分丢失等;化学屏障功能如对抗弱酸或弱碱性物质的化学刺激、通过皮肤表面弱酸性环境抑制某些不利微生物生长繁殖;微生物屏障功能如通过角质层机械性防御微生物侵入、通过角质层生理性脱落清除一些寄居于体表的微生物,利用正常皮肤表面寄居菌(如痤疮丙酸杆菌和马拉色菌等)产生的脂酶,分解皮脂中的甘油三酯生成游离脂肪酸,进而抑制葡萄球菌、链球菌和白念珠菌等;以及免疫屏障功能,如由角质形成细胞和免疫分子为主形成的固有免疫屏障和朗格汉斯细胞、淋巴细胞、细胞因子等为主的适应性免疫屏障,与体内其他免疫系统相互作用,共同维持皮肤微环境稳定。狭义的皮肤屏障功能通常指表皮,尤其是角质层的物理渗透屏障功能。从细胞分化和组织形成的角度来看,皮肤的物理性屏障功能不仅依赖于表皮角质层,而且依赖于表皮全层

结构;从生化组成和功能作用方面来看,皮肤的物理性屏障结构不仅和表皮的脂质有关,也和表皮的各种蛋白质以及其他代谢产物密切相关。物理渗透屏障受损,经表皮水分流失增加、皮肤 pH 值上升,对外界抗原、刺激原及微生物的抵御能力下降,皮肤出现干燥、脱屑,甚至导致多种皮肤病的发生。所以,物理渗透屏障、化学酸性屏障、微生物屏障和免疫屏障共同构成一个整体防御系统,互相影响。各型屏障成分的任何异常都会影响皮肤的整体屏障功能,不同程度地参与或触发临床皮肤疾病的病因及病理过程。下面我们重点介绍狭义的皮肤屏障功能,即物理屏障功能。

(一) 皮肤屏障功能的物质基础及参数

皮肤屏障功能是表皮层最重要的功能,主要由角质层发挥,但由于儿童皮肤的解剖结构特点,儿童皮肤屏障功能较成人薄弱且不够成熟,在新生儿尤其早产儿表现更为突出。以往认为皮肤屏障功能在胎龄 34 周即可达到成熟水平,研究显示[6]皮肤屏障功能的完善一直持续到生后 12 个月,也即婴儿期之后,是一个新生儿对宫外干燥环境逐步适应的过程,也是基于其结构、组分及功能逐步成熟的过程。

1. 皮肤屏障功能的物质基础　1983 年,Peter M. Elisa 教授提出"皮肤砖墙结构"理论,用于形象比喻表皮角质层(stratum corneum, SC)的特殊结构,其中角质细胞(corneocyte)及角质化细胞套膜(cornified envelope, CE)好比是砖块,细胞间的脂质构成灰浆,最外层的皮脂膜类似墙面,共同组合成砖墙样结构。作为砖块的角质细胞中还填充着表皮蛋白质的代谢产物——天然保湿因子,作为水溶性的小分子保湿剂可以结合水分,保持角质层的水合。

(1) 表皮蛋白质终末分化形成的屏障作用:在角质形成细胞经过终末分化形成无生命的角质细胞和 CE 的过程中涉及两类蛋白质:①角蛋白,属于中间丝家族,是角质形成细胞的主要结构蛋白,构成完整的细胞骨架,维持表皮物理屏障;②中间丝相关蛋白,包括丝聚合蛋白(filaggrin, FLG)和角质套膜蛋白如兜甲蛋白(loricrin, LOR)、内披蛋白(involucrin, IVL)、角质形成细胞转谷氨酰胺酶(transglutaminase keratinocyte, TGK)、小分子富含脯

氨酸蛋白（small proline rich protein，SPRPs）等。其中 FLG 是表皮颗粒层细胞内透明角质颗粒的主要成分，在表皮分化终末期与排列有序的角蛋白结合凝聚成致密的角蛋白纤维束，从而形成角质细胞扁平坚韧的支架结构；角质套膜蛋白，如 LOR、IVL、SPRPs 等，在 TGk 的催化下交叉连接，在角质细胞膜下形成一种异常不溶性的角质套膜，并包裹角蛋白纤维束，形成表皮独特的角质层屏障结构。

（2）表皮脂质形成的屏障作用：表皮内脂质因来源与分布不同而分为两大类：①结构性脂质：由棘细胞内板层小体或 Orland 小体合成，随棘细胞向上移行分化，在颗粒层逐渐移向细胞周边并与包膜融合，最后以胞吐的形式排出到细胞间隙，作为"灰浆"与"砖块"（即形成角质套膜的角质细胞）共同构成"砖墙结构"，也就是角质层物理屏障结构。角质层的结构性脂质主要包括神经酰胺类（30%~40%）、游离脂肪酸和胆固醇等，神经酰胺属于鞘脂类，储水保湿能力卓越，并与经表皮水分丢失（transepidermal water loss，TEWL）密切相关，从而进一步提高了皮肤屏障功能。②游离性脂质：主要指皮脂腺细胞以全浆分泌形式分泌的皮脂，它与角质层细胞崩解产生的脂质及汗腺分泌的汗液构成分布于皮肤表面的皮脂膜（hydro-lipid film）。游离性脂质的标志性成分是皮脂中的角鲨烯和蜡酯，区别于细胞间结构性脂质的标志性成分——神经酰胺。作为皮肤屏障结构的最外层防线，皮脂膜一可润滑皮肤，二可维持皮肤表面酸性外膜，三可减少皮肤表面的水分蒸发。过度洗涤会破坏皮肤的这层皮脂膜屏障，造成皮肤干燥和透皮水分丢失增加。

（3）表皮代谢产物形成的屏障作用：角质细胞结构稳定后，丝聚蛋白与角蛋白解除绑定，最终被降解为氨基酸，其中组氨酸形成尿刊酸（urocanic acid），谷氨酸形成吡咯烷酮羧酸，与其他中间丝相关蛋白降解产物，如游离氨基酸、乳酸盐和尿素等水溶性物质，一起形成重要的保湿复合体——天然保湿因子（natural moisturizing factors，NMF），负责皮肤的水合作用和弹性。NMF 不仅存在于表皮水脂膜，也分布在角质层细胞间隙中，与表皮蛋白质和脂质共同使角质层保持一定的含水量，维持角质层内外水分平衡。皮肤屏障结构破坏导致 NMF

流失时，皮肤的保湿作用会相应下降。NMF 在出生时浓度极低，需要 12 个月以上的时间才能达到大龄儿童和成人水平，这也决定了新生儿 TEWL 在 1 岁之后达正常值[1]。

2. 皮肤屏障功能参数

（1）经表皮水分丢失（TEWL）：反映的是水从皮肤表面蒸发量，是评估表皮屏障完整性和成熟度的主要参数，与皮肤含水量成反比，与蒸汽压成正比[1]。TEWL 功能成熟度与表皮厚度、角质层中屏障脂质的含量、颗粒层细胞中板层小体的数量以及表皮内 NMF 水平正相关。

（2）角质层水含量（stratum corneum hydration）：反映皮肤角质层含水量，也是评估角质层屏障功能的重要参数之一，反映皮肤粗糙程度。可通过测定角质层电容、水分布和 NMF 的含量来确定。

（3）皮肤 pH 值[1]：皮肤表面的酸化受到汗液、皮脂和角质层中酸性成分的影响，主要有三种来源：角质层来源如丝聚蛋白分解产生的 NMF（尿刊酸和吡咯烷酮羧酸）以及板层小体膜质子泵产生的氢离子；汗腺来源的 α- 羟基酸和乳酸；以及皮脂腺来源的硫酸胆固醇和游离脂肪酸。角质层的酸性环境，一方面，通过维持脂质合成分泌以及蛋白分化分解正常化来维持物理渗透屏障稳态；另一方面，通过维持角桥粒正常连接和解离来保证角质层完整和聚合；第三方面，可以加强皮肤抗菌防御机制，有利于促进共生菌定植的内稳态，抑制病原菌和真菌的复制。

（二）新生儿皮肤屏障功能特点[1]

1. 经表皮水分丢失（TEWL） 受胎龄、部位和环境湿度影响。足月新生儿 TEWL 值范围为 $4\sim8g/(m^2 \cdot h)$，比成人略低，这是因为新生儿的汗腺分泌量较少或不分泌。在早产儿中，TEWL 与胎龄成反比。在极早期早产儿（妊娠 24~26 周）中，它可以达到 $100g/(m^2 \cdot h)$，这意味着如果将这些婴儿持续放在干燥的环境中，24 小时内可减掉 20%~50% 的体重。这种程度的 TEWL 会迅速导致高钠血症、红细胞增多症和低体温症，最终导致脑室周围出血和死亡。大多数早产儿的 TEWL 在 10~15 天内接近足月儿，对于超低出生体重儿（孕 23~25 周），这一过程可能需要更长的时间。近来研究表明，即使是成熟的婴儿，TEWL 也需要 12 个月的时间才能达到较大年龄儿童和成人的水平。不同部位,TEWL 也不尽相同,前额、掌跖角化过程发生最早,TEWL 最低;腹部表皮屏障成熟最晚,TEWL最高。此外,TEWL 代表水沿水汽梯度的被动扩散,因此环境湿度提高可以降低 TEWL。

2. 角质层水含量　生后 2 周内的新生儿角质层水分含量最低,2 周~6 个月逐渐升至最高,之后略有下降,逐渐接近成人水平。足月新生儿因角质层水含量较低,与大龄儿童相比,皮肤相对粗糙干燥,此后皮肤粗糙度随年龄成比例降低。

3. 皮肤 pH 值　新生儿出生时,皮肤表面 pH值为 6.2~7.5,呈典型的中性或碱性[7,8]。无论是足月儿还是早产儿[3,7],pH 值在出生第 1 周均迅速下降,之后缓慢下降直至第 4 周,达到 5.0~5.5 的范围,与较大年龄儿童和成人相似。

4. 皮脂分泌量　皮脂主要由角鲨烯和蜡酯组成,出生后第 1 个月分泌量与成人水平一致,3 个月后显著下降,在 6 个月时达到最低分泌量,并持续至青春期前。

5. 外泌汗腺分泌量　足月新生儿具备排汗能力,分泌量可随温度、压力、湿度等变化而变化,但是因其神经调节功能尚不完善,热出汗诱导阈值高于成人,因此热出汗比成人少,无法适应极端温度,通常在 2~3 岁后逐渐接近成人。早产儿在生后最初几天内,通常不会因热而出汗,但是出汗的功能在产后加快,几乎所有早产儿在 13 天时都能出汗,尽管所需的热刺激比足月儿高,且出汗量较足月儿低。

(三) 婴儿期后皮肤屏障功能特点

1. 新生儿尤其是早产儿的皮肤敏感脆弱而非常薄,角质层厚度薄且细胞间桥粒少、表皮与真皮间连接疏松,细胞间的天然保湿因子含量低,均影响皮肤屏障功能,导致经表皮失水增多、化学物质透皮吸收增加以及皮肤易受外伤,如表皮剥脱、起疱,使新生儿易发生感染、中毒和体液失衡等情况。

2. 成人皮肤表面为 pH 值 5~5.5 的酸性环境,有抵抗微生物的保护作用,而新生儿尤其早产儿皮肤表面 pH 值偏中性,显著削弱其抑制皮肤表面微生物过度增殖的保护作用,也可促使经表皮失水增加,引起表皮屏障功能改变。

3. 表皮脂质在维持皮肤屏障功能和皮肤完整

性上发挥着重要作用,刚出生时,新生儿皮肤表面的皮脂膜与成人类似,但几周后就因皮脂腺分泌活性低,导致皮肤表面由腺体来源的富含角鲨烯和蜡酯的皮脂含量下降,使得儿童皮肤表面皮脂膜的屏障作用减弱。青春期时,皮脂腺分泌活性增强,可形成更为有效的皮脂膜以维持表皮正常脂质构成和含量、维持皮肤表面酸性环境,最终达到抗菌和完善皮肤屏障功能。另外,这层皮脂膜不能通过人为的方法再生,因此最佳保护措施就是尽量避免对皮脂膜的破坏,如使用不适宜的洗浴产品等。

4. 儿童表皮内黑素小体少且活性延迟,对紫外线损伤的屏障功能弱,更易晒伤。

5. 新生儿和婴幼儿皮肤内胶原成分较成人减少且不成熟,但含有大量蛋白多糖成分,使得皮肤含水量增加,易受体液失衡影响和机械性创伤,如尿布摩擦刺激等。

(四) 儿童尿布区皮肤屏障功能特点

除上述儿童皮肤屏障功能特点外,尿布区皮肤因其独特的解剖部位而具有不同于非尿布区皮肤的屏障功能特点,如下所述:

1. 尿布区封闭的环境和尿液残留导致皮肤含水量过高,造成局部皮肤潮湿、浸渍并在尿布摩擦刺激下出现机械损伤,从而引起皮肤屏障功能下降。

2. 尿布区皮肤表面残留的粪便中含有尿素酶,催化分解尿素生成氨气,连同特殊的封包环境,可使皮肤 pH 值升高呈碱性;同时,碱性环境又可激活粪便中蛋白酶、脂肪酶以及尿素酶的活性,催化生成许多刺激物,进一步渗透并刺激屏障功能受损的尿布区皮肤,从而出现尿布皮炎症状。

3. 尿布区皮肤表面定植菌群不同于其他部位皮肤,最常见的为白念珠菌和金黄色葡萄球菌,并且经常可见各种肠道菌群;同时,在上述温暖、潮湿的碱性环境下,细菌增殖迅速,容易在已经受损的皮肤出现继发感染,加重皮炎症状。

三、其他儿童皮肤功能特点

皮肤是一种多功能器官,具有屏障、吸收、感觉、分泌和排泄、体温调节、代谢、免疫七大功能,对维持体内环境稳定十分重要。皮肤最外层的表皮层既可作为屏障防止机械性损伤(如摩擦、挤压等)、物理性损害(如电击、紫外线辐射等)、化学刺激、微生物入侵和体液丢失;又可作为生物膜与毛囊、皮脂腺以及汗管等附属器结构一起发挥吸收、分泌和排泄作用。真皮层和皮下脂肪层主要提供循环、营养、感觉、代谢和体温调节作用。皮肤内的各种细胞还可提供免疫识别、损伤修复和信息传递等功能。上述皮肤功能的实现取决于皮肤各层结构的完整性和互补性,因此儿童皮肤结构特点也决定了不同年龄段儿童皮肤功能的差异性和独特性。

儿童皮肤角质层薄且水合程度高、皮肤连接疏松、体表面积与体重比大,因此儿童皮肤吸收能力强;皮肤体温调节功能主要通过汗液的排泌和血管的舒缩来实现,皮下脂肪层也因热绝缘特性而能协助保温。儿童小汗腺分泌功能弱、血管网欠成熟、皮下脂肪层厚度薄,因此体温调节能力差,对热刺激敏感;除小汗腺外,顶泌汗腺和皮脂腺的分泌功能受各种激素(如雄激素、孕激素、雌激素、糖皮质激素、垂体激素等)影响,导致儿童皮肤分泌和排泄功能较成人弱;皮肤代谢功能包括糖、蛋白质、脂类、水和电解质代谢,其中儿童期皮肤糖原含量和水含量均高于成人;皮肤也是免疫器官,通过先天性和获得性免疫保护皮肤和整个机体,儿童期皮肤屏障功能弱、免疫细胞和分子发育不完善,不仅易发生细菌、真菌和病毒等感染性皮肤病,而且可发生接触性超敏反应;儿童表皮基底层细胞更新速率快,皮肤修复能力强[3,9]。

第二节　正常儿童皮肤护理

皮肤护理包含清洁和保护两方面内容,其一是皮肤清洁沐浴,这是保持皮肤健康状态的重要方法;其二是皮肤屏障功能和内稳态属性维护,即皮肤保湿护理,两者必须达到平衡才能实现皮肤健康的最终目的。不同年龄段儿童由于其皮肤结构和功能的独特性,因此皮肤护理方法也有所不同,分述如下。

一、新生儿皮肤护理[1]

足月儿和早产儿及婴幼儿的皮肤结构和功能不成熟,与较大年龄儿童不同:表皮屏障和体温调节机制不成熟;皮肤更薄,更容易受到机械损伤和化学刺激;新生儿的体表面积比成年人大(与他们的体重相比)。这些结构和发育上的差异与表皮NMF浓度降低和TEWL增加有关。可导致皮肤表面的pH值升高,表皮蛋白酶被激活[2,3];这两种因素加上表皮抗菌脂类浓度降低,都会促进细菌定植和经皮感染,尤其是早产儿。此外,不成熟的表皮屏障使过敏原和化学物质更容易通过皮肤渗透。再加上新生儿较大的体表面积与体重比,这就增加了局部用药引起全身毒性的风险。皮肤屏障的成熟至少需要12个月的时间。因此,新生儿和婴幼儿的皮肤显然需要特殊护理,以避免损伤,理想情况下,甚至可以弥补表皮屏障的不成熟。

1. 洗澡　由于洗澡会导致新生儿体温过低(<36.5℃),因此,洗澡宜选在不通风的房间内,且分娩后第一次洗澡应在新生儿的生命体征和体温保持稳定至少4~6小时后进行。由于胎脂的抗菌性和降低TEWL的能力,认为它是新生儿理想的润肤剂,应该保留全部剩余的胎脂,让它自然干燥和脱落。此后常规洗澡应在不通风的房间内,室温应维持在26~28℃,最佳水温37~38℃,在洗澡前,应该准确测量水温以避免烫伤,因为仅仅通过触摸感知水温是不准确的。洗澡方式建议盆浴,浴盆内水量需要没过肩部,依次清洁面部、头部、躯干(避开脐带),最后清洗双侧腹股沟即大腿根部,男宝宝还要注意清洁阴囊下方。由于表皮的过度水合会使皮肤更加脆弱,所以洗澡的时间应该控制在每次5~10分钟,隔天1次。沐浴后立即用毛巾轻轻擦干婴儿皮肤,并戴上帽子。皮肤清洁剂中的表面活性剂是一种张力活性剂,能乳化角质层脂质,增加皮肤表面的通透性和干燥度。因此,新生儿应谨慎使用清洁剂,使用后应用水冲洗皮肤。肥皂可导致皮肤表面碱化,含有高游离钙的"硬水"可抑制体外皮肤屏障的修复,均能引起皮肤刺激,应避免使用。

2. **润肤剂** 皮肤干燥是足月和产后过期新生儿的常见现象。从宫内 100% 的湿度到相对干燥的空气环境的瞬间转变,往往伴随着一段短暂的产后脱屑期,润肤剂可以保护表皮角质层的完整性和加强皮肤屏障功能,因此,润肤剂可用于减轻或治疗皮肤干燥、脱屑、干裂甚至皲裂的状况。每 12 小时 1 次或按需使用润肤剂,轻柔涂抹于全身皮肤,避免用力摩擦以免损伤新生儿尤其是极低体重新生儿的皮肤。

3. **脐部护理** 采用自然干燥法护理新生儿脐带断端,即保持脐带清洁、干燥,局部并不使用任何外用制剂。注意事项:第一,处理脐部断端前要清洗双手;第二,清洗脐部后,要使用吸水纱布彻底干燥断端,并暴露在空气中或用干净的棉布松松地盖住;第三,注意将尿布反折在脐部以下,以避免尿便污染,如果发现脐断端沾染了尿便等污物,应立即用清水彻底洗涤;第四,避免局部常规使用抗微生物制剂。

二、其他年龄段儿童的皮肤护理[10-12]

1. 婴幼儿期(1~36 个月)

(1)洗浴:①洗澡方式:一般来说,淋浴较盆浴更卫生,但是对于 1 岁以内的小婴儿,盆浴更为合适,用手直接清洗比海绵或毛巾更好,注意清洁面颈部、皱褶部和尿布区;当婴幼儿可以独自站立行走后,应开始淋浴。②洗澡频率:1 岁以内的小婴儿不必每天洗澡,在会爬之前,以每周 2 次为宜,最多隔天 1 次;当婴幼儿活动量增加、季节和环境变化时(如夏季高温天气等),可适当增加洗澡频率。③水温和时间:洗澡水温不应高于 37℃,在 34~36℃ 之间更为理想;盆浴时间在 5~10 分钟,淋浴最好不超过 5 分钟。过热或过久浸泡在水中,可使皮肤角质层细胞过度水化、增厚,从而增加细胞间隙、破坏角质层完整性,从而损害皮肤屏障功能,所以应严格控制水温和洗澡时间。④沐浴液和洗发水:建议使用温和、无刺激性的液体沐浴液,尤其是添加了保湿成分的弱酸性或中性沐浴液,以保持皮肤表面正常的 pH 值。用双手直接将适量沐浴液涂抹到皮肤表面,然后用清水彻底冲洗干净,避免用力摩擦;为了最大限度地减少对皮肤的刺

激,清洁产品应该是不含香料和色素的,并且含有尽可能少的防腐剂。同样的清洁剂也可以用在头皮和头发上。或者,使用专为婴儿护理而设计的洗发水,它含有非常温和的表面活性剂复合物和缓冲液,可达到类似于泪液的 pH 值和含盐度,避免眼部刺激。

(2)润肤:婴幼儿皮肤屏障功能尚未成熟,易导致 TEWL 增加,从而使皮肤变得干燥。表皮屏障的成熟贯穿于生命第一年,甚至需要更长时间,尤其是特异性体质的儿童,所以沐浴后应外用润肤剂以减少经皮失水、增加皮肤含水量,以维持角质层完整性并加强皮肤屏障功能。润肤剂最好在浴后 5 分钟内使用,因为湿润皮肤上涂抹润肤剂效果更好。选用不含香料、染料、酒精和易致敏防腐剂的润肤剂更为安全,可减少皮肤刺激感或接触性皮炎的发生。部分润肤剂中含有的矿物油、植物油(如橄榄油)、羊毛脂、乳化剂(如聚乙二醇)和吸湿剂(如尿素)等,可引起婴幼儿表皮屏障损伤、皮肤刺激,甚至接触性过敏,应避免用于婴幼儿[1]。另外,润肤剂的剂型选择也很重要,应根据婴幼儿皮肤干燥程度、季节、地域和环境温湿度等选择,一般秋冬季可选择润肤膏,而春夏季则选择润肤霜或润肤乳。

(3)防晒:婴幼儿黑素细胞生成黑素小体和合成黑素的功能还不成熟,皮肤对紫外线的抵御能力较弱,容易发生皮肤晒伤、晒黑甚至光老化,因此婴幼儿的皮肤护理常规中防晒是重要的一环,具体措施如下:①尽量避免每天上午 10 点至下午 4 点之间外出;每天 1~3 次日光浴,每次 10 分钟即可保证 1 天维生素 D 的需要量。②外出时应戴帽子、打伞进行物理遮盖,穿深色密织涤纶长袖衣服以减少紫外线吸收。③ 6 个月以下婴幼儿因其体表面积与体重比较高,不良反应风险较高,不建议涂抹防晒产品,6 个月以上至 2 岁的婴幼儿,仍以衣物等遮盖防晒为主,也可选择性使用 SPF10/PA+ 以内的防晒产品,以霜剂或粉质产品为宜[13],选取针对婴幼儿皮肤特质设计的防晒剂,具有高保护性、高安全性、低刺激性等特点。

2. 儿童期(3~12 岁)和青春期(12~18 岁)

(1)儿童期:儿童期皮肤护理常规与幼儿期相似。首先,洗澡方式采用淋浴,洗澡频率为隔天 1

次或每天 1 次；水温可以更低，保持在 32~34℃，每天淋浴时间为 5~10 分钟，涂抹沐浴露时切断水源，减少皮肤与自来水接触的时间并注意减少沐浴露用量；用毛巾轻轻按压拭干皮肤，避免摩擦。其次，选用不含皂基、更接近皮肤自身 pH 值的沐浴露和洗发水，也可选用含有润肤成分的浸泡浴剂以改善自来水中碱性成分引起的皮肤干燥；再次，注意使用润肤剂，每天至少使用一次，最好在沐浴后 5 分钟内涂抹；润肤剂要适量使用并注意剂型选择，不宜厚重或过油，以免堵塞毛孔或汗孔，从而引发毛囊炎、痱子，甚至痤疮等；注意选用低致敏性润肤剂。最后，紫外线对皮肤的损伤是日积月累的结果，光老化主要由 20 岁前接触的紫外线量决定，因此儿童期防晒也很重要，不仅可以避免晒伤、晒黑，还可防止光老化。可根据室外活动所处地区、季节和时长选用防晒产品，平原地区直接日光下活动时选择不超过 SPF30/PA+++ 的防晒剂；高原、海滩或春末夏季等高强度紫外线环境，可使用 SPF50+/PA++++ 的防晒剂。一般在出门前 15 分钟于全身曝光部位涂抹产品，每隔 2~3 小时重复涂抹。即使涂抹了防晒产品也不宜在强烈日光下活动，室外活动时间尽量避开紫外线强的时段，或当儿童在阳光下的阴影长度短于身高期间尽量避免室外活动[13]。

（2）青春期：进入青春期后，人体第二性征开始发育，性激素分泌明显增多，皮脂腺分泌旺盛，角质形成细胞增生活跃，真皮胶原纤维也开始增多、致密，皮肤血管、神经网也发育完全，所以此时的皮肤变得坚固、柔韧、光滑和红润。但是，处于青春期的青少年也容易因皮脂腺过度分泌、毛囊口角化以及继发感染和炎症发生等因素开始出现痤疮、毛囊炎等皮肤病。因此，这个年龄段的皮肤护理主要是加强皮肤的清洁、控油及保湿和防晒。①皮肤清洁：可选用一些中性、缓和的弱碱性且具有保湿作用的去油洁面产品，30℃左右的温水，清除皮肤表面的灰尘、皮脂、微生物等污垢，并去除老化角质，以保持皮肤清洁。针对油性及痤疮皮肤可选用含有能充分清洁皮肤表面过多皮脂的表面活性剂、抑制皮脂分泌的锌剂、维生素 B、月见草、丹参酮等活性成分，或使蛋白变性、角质溶解的低浓度水杨酸、果酸、视黄醛等组分，或含有二硫化硒或硫磺等的功效性清洁剂，以达到控油、抑菌、改善和预防痤疮的功效。根据皮脂量的多少，调节清洁剂使用量和频率，以皮肤不油腻、不干燥为度。注意不要过分清洁皮肤，以免破坏皮脂膜，经皮失水增加，反馈性刺激皮脂腺分泌皮脂更加旺盛而出现"外油内干"现象，并形成恶性循环，所以选用温和功效性控油保湿洁面乳可避免上述情况发生[14]。夏季时可每天使用洁面产品清洁 1~2 次，其他季节则使用洁面产品清洁 1 次即可。②控油保湿：清洁皮肤后，所选择的护肤产品不仅要有保湿作用，而且还要可以控制油脂分泌，如以南瓜籽油等有功效性保湿作用的产品为佳，剂型一般为凝胶或乳剂。注意选用不含矿物油或蔬菜油的非油性（"oil free"）产品，以免导致粉刺形成[14]，使用后表现为滋润、光滑而不油腻。③防晒：青少年户外活动多、运动量大，防晒剂选择同儿童期，剂型可为乳剂或油剂[12]。

三、小结

总之，从新生儿期到青春期，各年龄段儿童皮肤护理常规因其皮肤结构和功能特点不同而具有独特之处，除此之外，儿童皮肤护理习惯也受环境、季节、地域乃至文化背景、经济和卫生条件等影响。

第三节　常见儿童皮肤病的皮肤护理

一、婴幼儿期尿布皮炎的皮肤护理

尿布皮炎是婴幼儿期最常见的皮肤病之一，几乎所有 2 岁以下婴幼儿在某一时间均会发生轻重不一的尿布皮炎，且与性别无关。尿布皮炎主要表现为接触性刺激性皮炎，多累及臀部、肛周、生殖器、下腹及腰线、大腿内侧等突起部位，而不累及腹股沟区，一旦发生肉眼可见的红斑，即可造成患儿主观不适感,表现为行为异常如易激惹、爱哭闹,影响进食和睡眠,甚至减少排尿和排便次数。尿布皮炎的发病与内源因素(即尿布区独特的解剖部位导致的皮肤屏障功能异常)和外源因素(如尿便刺激和护理不当)有关,因此正确护理尿布区皮肤是预防尿布皮炎发生的重要环节,也是尿布皮炎治疗中的关键点。下面重点介绍如何护理婴幼儿尿布区皮肤。

(一) 保护尿布区皮肤屏障功能

1. 尿布更换频率　及时更换尿布可减少局部尿液和封包环境致使角质层含水量过多,避免浸渍状的角质层对尿布摩擦的易感性增加和角质层的物理性损伤,降低对皮肤屏障功能的损害。新生儿24 小时排尿 20 次以上,1 岁婴儿 1 天排尿约 7 次,因此小婴儿约每 2 小时更换 1 次,较大婴幼儿可每3~4 小时更换尿不湿,每次排尿或排便后均应更换尿不湿,以保持尿布区皮肤干燥,尽量将皮肤多暴露在空气中通风,减少与潮湿的尿布表面纤维接触时间。

2. 尿布区皮肤清洁　尿布区皮肤清洁非常重要,尤其是排便后及时清除残留的尿便:①可以避免粪便中的脂肪酶、蛋白酶和尿素酶等消化酶或其分解产生的刺激产物而对尿布区皮肤有直接或间接刺激的作用;②可避免残留的尿素酶催化尿液中的尿素分解产氨,防止皮肤表面 pH 值升高;③可以避免皮肤表面微生物在尿布区潮湿、温暖且碱性环境下大量增殖,阻止尿布区继发感染的发生,尿布区最常见的致病微生物为白念珠菌和金黄色葡萄球菌。每次小便之后都要 37℃ 的温水清洗,并用毛巾拍干而非擦干;每次大便之后还要使用中性或弱酸性的液态清洁剂清除脂溶性残余物,之后清水彻底冲洗干净并拍干,也可使用不含酒精、香料、并添加了保湿成分的弱酸性湿纸巾清洁尿布区,能更好地保护皮肤屏障功能。

3. 尿布区皮肤保护　加强尿布区皮肤保护,每次清洗过后或更换尿不湿后,均需局部应用含氧化锌或凡士林的护肤润肤剂,使得皮肤表面形成一层脂质膜,保护皮肤以减少摩擦、防止水化过度、隔离尿便及其他刺激物和微生物,预防尿布皮炎的发生。稠厚的软膏或糊剂较稀薄的乳剂、霜剂或油剂因附着性强而能更有效地保护尿布区皮肤,但是注意每次排便后均需轻柔擦除残留在皮表的护肤剂,必要时可用矿物油来协助清除。粉剂可以减少摩擦并吸湿,但因可造成小婴儿的误吸而应谨慎使用。

(二) 避免尿布区皮肤刺激因素

1. 尿布选择

(1)吸收性好、不易渗漏:好的尿布应能快速而大量吸收尿液,且不易回渗和外渗、保持表面干爽,以减少尿液与皮肤接触时间,可预防尿布皮炎的发生。

(2)质感柔软、轻薄透气:好的尿布表层应该质地柔软,避免婴儿娇嫩的皮肤与尿布摩擦受损,同时也要轻薄透气,以避免过度封包造成尿布区皮肤含水量过高,预防尿布皮炎的发生。

(3)尺寸合适、滋润保护:选用适合宝宝形体的尿裤,以免过大发生尿便泄漏或过小增加皮肤摩擦,同时,优质尿裤会在表层添加润肤成分,起到润滑和滋润皮肤的作用。

目前,有相当部分的中国家庭还在使用传统的棉布作为尿布,认为其自然、透气,不易发生尿布皮炎。但由于棉尿布吸水性差、需要非常频繁地更换,不仅清洗量大且稍不注意就会发生皮肤浸渍,如果消毒不彻底还可继发感染,并没有减少尿布皮炎的发生。一项在中国 5 个内陆城市进行的传统棉尿布使用情况调查,发现随访的 694 例全部使用棉尿布的 3~9 月龄小婴儿中,尿布皮炎发生率超过50%,尤其是累及肛周者可达 70.6%[15]。

2. 洗护方式　婴幼儿尿布区皮肤薄弱敏感,一定避免过度洗涤,如使用碱性肥皂、热水烫洗、大力摩擦尿布区皮肤等,应使用温水、棉布或脱脂棉球,轻柔蘸洗,或选用无香料、无酒精和其他致敏防腐剂的婴儿湿巾清洁皮肤。

3. 喂养方式　母乳喂养可以预防尿布皮炎,因为与配方奶粉喂养的幼儿相比,母乳喂养的宝宝大便的 pH 值、蛋白酶和脂肪酶活性和尿素酶含量均显著降低,因此对皮肤刺激性更小,降低尿布皮炎的发生率。

4. 刺激物回避　部分化学物质对皮肤具有直接毒性刺激作用,如除臭剂、防腐剂和某些霜膏油剂等,以及衣物和尿布残留的洗涤剂等。尿布区温度过高也是刺激因素之一。

5. 诱发因素 / 潜在疾病的管理　腹泻是幼儿尿布皮炎的致病因素之一,主要是因为:①腹泻导致粪便在肠道内停留时间短,内含的消化酶浓度更高;②粪便内的微生物可以通过受损的角质层侵入并继发感染,从而引发严重的尿布皮炎,因此治疗腹泻可以避免或缓解尿布皮炎的发生。

二、儿童期特应性皮炎的皮肤护理

特应性皮炎(atopic dermatitis,AD)患儿皮肤(特别是皮损处)神经酰胺(ceramide)和角质层丝聚蛋白(filaggrin,FLG)表达减少,是引发皮肤屏障功能障碍的主要原因。皮肤屏障功能受损可导致皮肤 pH 值上升,经表皮水分丢失(TEWL)增加,角质层含水量下降以及皮脂含量降低[16],从而导致皮损发生、瘙痒加剧以及皮肤和系统的 Th2 介导的炎症反应,Th2 介导的炎症反应进一步促进特异性进程(食物过敏、哮喘等)。研究表明,功效性护肤品可改善 AD 的皮肤屏障功能,降低 TEWL,增加皮肤含水量,从而改善 AD 临床症状,如缓解皮肤干燥,减轻红斑、皲裂及苔藓样变,缓解皮肤瘙痒。有研究表明,轻度 AD 患者规律使用功效性护肤品即能达到临床缓解。因此,各国临床指南均将功效性护肤品作为 AD 治疗的基础[17]。

(一) 皮肤清洁保湿护理的目的

规律的皮肤清洁护理目的在于:①清除皮肤表面的微生物、鳞屑、厚痂和残留药物等,同时水化皮肤,提高皮肤含水量,使皮肤的渗透性增加,促进局部药物的吸收。②浴后积极使用功效性润肤剂,对于 AD 患儿首先可以起到保湿润肤、修复皮肤屏障功能的作用;其次可以减少外用激素类抗炎药物的使用剂量;最终可以减少 AD 复发,甚至预防 AD 发生。

(二) 皮肤清洁保湿护理的要点

1. 沐浴水温控制在 36~38℃。
2. 每次沐浴时间控制在 10~15 分钟。
3. 建议使用中性或弱酸性(pH 值 5.5~6.0)较温和的沐浴产品,浴后积极使用保湿润肤剂。
4. **润肤剂的选择很重要**　需要综合考虑 AD 患儿个体差异、皮肤状态、季节、气候等因素。总体需具备以下几个特点:吸湿能力强,不受外界湿度影响;无色无味、无毒无刺激、无侵蚀性;与其他物质相容性好,不易氧化。传统意义上的润肤剂(emollient)主要含有湿润剂(humectant)(增加角质层含水量,如尿素和甘油)和封闭剂(occludent)(减少蒸发失水,如凡士林),而不含有活性成分。近年来,含有活性成分的功效性护肤品在临床广为应用,具有修复皮肤屏障、保湿滋润、抗炎等多种作用。如神经酰胺、青刺果油、葵花籽油等成分可以补充生理性脂质、刺激脂质合成而修复皮肤屏障;透明质酸、甘油、聚谷氨酸钠、β- 葡聚糖、泛醇、海藻糖、胶原蛋白、牛油果树脂、角鲨烷等通过保水、吸湿、封闭等作用增加角质层水含量从而达到保湿滋润作用;而金盏花提取物、马齿苋提取物、甘草皂苷等成分则具有抗炎抗菌作用,可以减轻炎症反应和皮肤瘙痒[16]。润肤剂有多种剂型,常用的有润肤露、润肤霜和润肤膏。不同季节所用的护肤剂型也不同,一般来说,寒冷的冬季用润肤膏、春季和秋季用润肤霜、炎热的夏季用润肤露比较合适。患儿家长需要综合考虑以上因素,选择最适合自己宝宝的润肤剂。

5. **润肤剂的使用需规律且足量**　无论有无临床症状,每天规律使用,浴后 3 分钟是使用润肤剂的最佳时间,可使皮肤达至最佳的水合状态。多数指南推荐每天使用 1~2 次功效性护肤品进行皮肤护理,对于皮损或干燥部位可适当增加使用次数。对于使用剂量,建议足量应用。我国 2020 年 AD 诊疗指南建议患者足量多次使用,沐浴后应该立即使用,建议儿童每周用量至少 100g,成人每周用量 250g[17]。欧洲 AD 诊疗共识推荐 AD 儿童使用 100g/ 周,成人 500g/ 周。润肤剂和外用药的使用顺序一般建议为,外用药为霜剂(cream)时,在外用润肤剂之前使用;如果是膏剂(ointment)则在外用润肤剂后使用,间隔时间 15~30 分钟。

6. **注意事项**[16]　功效性护肤品中的某些传统成分,在儿童尤其是 AD 患儿的应用存在风险,如婴儿外用过量尿素可能引起皮肤刺激及肾脏功能损害,因此婴儿应避免使用,学龄期儿童较成人应用更低浓度。丙二醇具有刺激性及毒性,应避免在 2 岁以下儿童应用。此外,应避免含有整蛋白的变应原(如花生、燕麦等)和半抗原成分(羊毛脂、甲基异噻唑啉酮等),以免增加过敏风险,尤其在 2 岁以下儿童谨慎使用。

对于中重度 AD 患者，单独使用功效性护肤品并不能控制病情且皮肤耐受性差，仍需要抗炎治疗，如外用糖皮质激素（topical corticosteroids，TCS）。此外，当发生感染时，单独使用润肤剂而无有效的抗感染治疗，将显著增加发生播散性细菌和病毒感染的风险[16]，因此，必要时需联合 TCS 和 / 或抗生素药膏治疗 AD，由于 AD 患者皮损部位及非皮损部位均存在不同程度的皮肤屏障功能异常，因此建议全身使用润肤剂。

三、青春期痤疮的皮肤护理

痤疮是一种累及毛囊皮脂腺的慢性炎症性皮肤病，85% 的青少年会发生痤疮，发病年龄广泛，从新生儿期至青春期后均可发生，青少年阶段为发病高峰期。痤疮的发病主要与皮脂过量分泌、毛囊皮脂腺导管角化异常、细菌感染以及免疫炎症反应相关。痤疮可以影响青少年的面部美观，部分患儿不仅因此而自卑、减少社会交往，甚至可发生心理障碍，严重影响生活质量，因此对青少年痤疮的治疗意义重大，而此类痤疮患儿的皮肤护理则是治疗的基础和根本。

（一）痤疮患儿皮肤护理

1. **皮肤清洁**　痤疮患儿因皮脂腺过度分泌，导致面部皮肤油腻，而既要去除过多皮脂又要保证皮肤保湿，两者要保持平衡，才是正确的皮肤清洁方式，因此可选择中性、缓和的弱碱性且具有保湿作用的清洁剂，洗脸次数不可过多，过度清洁会刺激皮脂腺分泌更加旺盛，造成恶性循环。温水洗脸，35℃左右的水温可让皮脂溶解。深部清洁可选用磨砂膏或去角质膏，2~3 周 1 次，注意避开正在红肿发炎的痤疮。

2. **保湿护肤**　选用收敛性化妆水或去油抗痘爽肤水，可进一步清洁皮肤，使在清洁过程中扩张了的毛囊口收缩，避免污垢乘虚而入。注意使用化妆棉，可将皮肤上残余的油脂和污垢带走；选择具有控油保湿功能的水包油型乳液、凝胶状护肤品，注意不宜过多使用化妆品，以免加重油腻和毛孔的阻塞。

3. **皮肤防晒**　注意使用防晒霜，一般选用 SPF>15 的防晒露，每 2~4 小时使用 1 次。

（二）痤疮患儿的宣传教育

1. 注意个人清洁卫生，勤洗澡、勤换衣，保持面部和手部的清洁卫生，使面部油脂正常排出。

2. 不要用手去挤捏痤疮皮损，一可使炎症、细菌向深部发展；二可造成毁容性瘢痕。

3. 注意饮食健康，控制甜食和奶制品摄入量，尤其避免饮用脱脂奶；减少油脂摄入如动物脂肪、肥肉等，以清淡饮食为主；减少刺激性食物摄入如辣椒、葱蒜、酒精等，以避免刺激皮脂分泌；多吃蔬菜、水果等富含维生素和膳食纤维的食物。

4. 注意生活规律，避免熬夜、电脑的电离辐射等，加强身体锻炼。

（梁源　马琳　著，汤建萍　曾跃斌　审）

参考文献

1. PETER HH. Physiology of neonatal skin//HOEGER PH, KINSLER VA, YAN AC (eds.). Harper's Textbook of Pediatric Dermatology. 4th ed (volume 1). West Sussex, UK: Wiley-Blackwell, 2020: 56.

2. EADY RAH, HOLBROOK KA. Embryogenesis of the skin//SCHACHNER LA, HANSEN RC (eds.). Pediatric Dermatology. 3rd ed. London: Mosby, 2003: 3.

3. BERNARD A COHEN. 儿童皮肤病学. 3 版. 马琳, 主译. 北京: 人民卫生出版社, 2009: 15.

4. BOLOGNIA J, JORIZZO J, RAPINI R. 皮肤病学. 2 版. 朱学骏, 王宝玺, 孙建方, 等主译. 北京: 北京大学医学出版社, 2015.

5. 赵辨. 中国临床皮肤病学. 2 版. 南京: 江苏凤凰科学技术出版社, 2017: 1147.

6. NIKOLOVSKI J, STAMATAS G, KOLLIAS N, et al. Infant skin barrier maturation in the first year of life. J Am Acad Dermatol, 2007, 56 (Suppl 2): AB153 (Abstract P2400).

7. DAVID HC. Structural and functional properties of skin of infants, children, and adults//SCHACHNER LA, HANSEN RC. Pediatric Dermatology. 4th ed (volume one). London: Mosby, 2011: 10.

8. WESTON WL, LANE AT. 儿童皮肤病学. 4 版. 项蕾红, 主译. 北京: 人民军医出版社, 2009: 3.

9. FLUHR JW, DARLENSKI R, LACHMANN N, et al. Infant epidermal skin physiology: adaptation after birth. Br J Dermatol, 2012, 166 (3): 483.

10. 张学军, 郑捷. 皮肤性病学. 9 版. 北京: 人民卫生出版社, 2018: 14.

11. FERNANDES JD, MACHADO MC, OLIVEIRA ZN. Children and newborn skin care and prevention. An Bras Dermatol, 2011, 86 (1): 102.

12. GELMETTI C. Skin cleansing in children. J Eur Acad Dermatol Venereol, 2011, 15 (Suppl 1): 12.

13. 中国医学会皮肤科医师分会皮肤美容事业发展工作委员会. 皮肤防晒专家共识 (2017). 中华皮肤科杂志, 2017, 50 (5): 316-340.

14. 中国医学会皮肤科医师分会皮肤美容事业发展工作委员会. 中国皮肤清洁指南 (2017). 中华皮肤科杂志, 2016, 49 (8): 537-540.

15. NA L, XUEMIN W, MAURICIO O. Frequency and severity of diaper dermatitis with use of traditional Chinese cloth diapers: observations in 3- to 9-month-old children. Pediatri Dermatol, 2011, 28 (4): 380.

16. 马琳, 王珊, 何黎, 等. 功效性护肤品在儿童特应性皮炎中的应用指南. 中国皮肤性病学杂志, 2020, 34 (9): 977-981.

17. 中华医学会皮肤性病学分会免疫学组, 特应性皮炎协作研究中心. 中国特应性皮炎诊疗指南 (2020 版). 中华皮肤科杂志, 2020, 53 (2): 81-88.

第二章
新生儿皮肤病

新生儿是胎儿向婴儿过渡的特殊时期,皮肤结构和功能尚不成熟:如新生儿皮肤存在表皮和真皮连接不足,更容易受到损伤和刺激;如新生儿皮肤屏障不健全,出生后皮肤附属器和免疫细胞发育不完善,导致经皮失水增加,皮肤免疫保护功能低下,增加了各种感染的风险。这些独特的皮肤特点形成了一组具有"新生儿时期"特征的皮肤疾病,如一过性皮肤病、新生儿感染性皮肤病、出生缺陷相关畸形、新生儿水疱大疱病等[1,2]。

第一节　新生儿一过性皮肤病

一、新生儿毒性红斑

新生儿毒性红斑(erythema toxicum neonatorum)是一种暂时性红斑疹,发生在 1/2 以上的足月新生儿中,常见男性患儿。其发生率与出生体重、胎龄、环境因素、喂养方式、分娩方式等有关[3]。

【诊断】

1. 症状、体征

(1)皮损可生后出现,多数发生在生后 24~48 小时内。

(2)病程 7~10 天,个别持续 3 周或仅数小时。

(3)皮损形态多样,可见直径 2~3cm 红斑;红斑中心可有直径 1~2mm 白色、黄色丘疹、风团或直径 1~4mm 水疱、脓疱(图 2-1)。

(4)皮损通常散在或孤立存在,一些聚集性脓疱、融合性丘疹伴周围红斑也可出现。

(5)皮损数量自数个至数百不等,好发于面部、躯干及四肢近端,不累及掌跖。

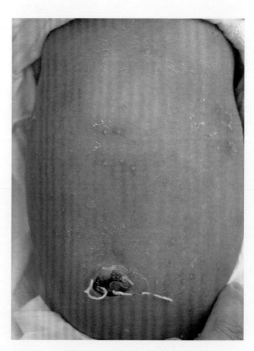

图 2-1　新生儿毒性红斑

12 天男婴,躯干部可见广泛分布的大小不等的淡红色风团样斑丘疹、丘疱疹和丘脓疱疹(首都医科大学附属北京儿童医院提供)

2. 辅助检查

(1)15%~20% 患者外周血嗜酸性粒细胞升高。

(2)病理提示,红斑处真皮浅层轻度水肿和嗜酸性粒细胞浸润;丘疹处真皮水肿,毛囊周围嗜酸性粒细胞浸润;脓疱位于角层下或表皮内,疱内以嗜酸性粒细胞为主。

3. 鉴别诊断

(1)新生儿一过性脓疱性黑变病:详见本节相关内容。

(2)婴儿肢端脓疱病:多数生后 6 个月内出现,也可出生即有;反复分批次出现,每批持续 1~2 周;主要发生在手掌和足底部位;皮损主要表现为红色丘疹、水疱、脓疱,消退后可伴有炎症后色素沉着;伴有明显瘙痒不适。

(3)先天性皮肤念珠菌病:本病是宫内感染性疾病,生后即有或生后 12 小时内发病。表现为弥漫性红斑基础上丘疹、水疱、脓疱。以躯干为主,可累及掌跖及甲,但不累及口腔黏膜。4~7 天自行减少、消退,留有脱屑。严重时可累及胃肠道和肺等内脏。皮损真菌检查阳性。

【治疗】本病为自限性,不需特殊治疗,以加强皮肤护理、减少刺激、润肤为主。

二、新生儿粟丘疹

新生儿粟丘疹(milia)是一种常见的以新生儿头面部丘疹为表现的一过性皮肤病。发生在 40%~50% 健康新生儿中,出生时即可出现。

【诊断】

1. 症状、体征

(1)针尖大小(2mm 以内)、白色、表面光滑的小丘疹,孤立分布。

(2)可单发,也可全身多发。

(3)面部多见,但仍可见于其他部位。

(4)新生儿粟丘疹多数为原发性粟丘疹。

2. 辅助检查

(1)如果需要,挑破表皮后,可见光滑的白色角质球或角质碎片排出。

(2)皮肤病理为小的表皮样囊肿,位置较浅,囊壁为鳞状上皮,内容物为网篮状或板层状角质物。

3. 鉴别诊断　本病需与皮脂腺增生相鉴别,

后者多位于鼻部,多为簇集分布的黄色丘疹,或融合成斑块。如果粟丘疹多发时,需警惕伴发疾病,如大疱性表皮松解症。

【治疗】本病有自限性,数月后可以自行消退,多数不需特殊治疗。

三、新生儿头部脓疱病

新生儿头部脓疱病(neonatal cephalic pustulosis),又称新生儿痤疮(acne neonatorum)是出生至生后 4 周发生的痤疮,目前认为,主要是由于母源性雄激素刺激皮脂腺增生所致,由于可从睾丸组织中获得额外的睾酮,常见男婴,但亦有学者认为马拉色菌定植与本病发病有关。

【诊断】

1. 症状、体征

(1)常见于男婴。

(2)可出生后出现,但多数为出生 1~2 周出现。

(3)典型表现为红色炎性丘疹、丘脓疱疹,部分可见粉刺(图 2-2)。

(4)皮损主要累及面部,尤其是前额、面颊及下颏,有时也可蔓延至头皮、颈部甚至上胸部。

(5)皮损通常较轻,且具有自限性,大多数患儿皮损可在 1~3 个月内自然消退。

2. 鉴别诊断　皮损面积广泛的患儿需与红痱鉴别。

【治疗】皮损为一过性的,可以安抚父母不必担心,加强皮肤护理;重者可外用抗生素和角质剥脱剂(参见痤疮的治疗)。

四、新生儿一过性脓疱性黑变病

新生儿一过性脓疱性黑变病(transient neonatal pustular melanosis,TNPM)是局限于新生儿早期的良性疾病,病因不清。主要累及非洲裔美国人的婴儿。在新生儿发病率约 0.2%~4%。足月非洲裔新生儿发病率较高[4]。

【诊断】

1. 症状、体征

(1)本病分三个阶段,有三种不同类型的皮损。生后即可出现一种或全部类型皮损。

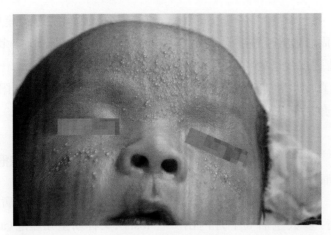

图 2-2 新生儿痤疮
生后 20 天男婴。双侧面颊及前额密集分布针尖大小黄白色丘疹，
少量顶端脓疱形成（首都医科大学附属北京儿童医院提供）

1）基底无红斑或伴有狭窄红斑缘的表浅水疱、脓疱。

2）水疱消退部位出现领圈样脱屑。

3）破裂性水疱、脓疱处遗留色素沉着斑。

（2）脓疱一般直径 1~3mm，偶可发生大而松弛性脓疱；表浅，易破，持续 24~48 小时，常在首次洗澡后消失或生后数天内消退。

（3）皮损好发于额、下颌、颈部、下背部和臀部，掌跖亦可受累。

（4）由于脓疱期可能发生在宫内，一些新生儿生后即表现为色素沉着斑的表现，可持续 3 周~3 个月。

2. 辅助检查

（1）脓疱疱液涂片吉姆萨或瑞特染色可见大量中性粒细胞，偶见嗜酸性粒细胞；病原菌培养阴性。

（2）组织病理提示脓疱位于角质层或表皮上部，含中性粒细胞；色素沉着斑处见基底层灶性黑素增多，真皮乳头内缺乏噬黑素细胞。

3. 鉴别诊断 本病需与新生儿毒性红斑及先天性皮肤念珠菌病鉴别。

【治疗】本病为自限性，不需特殊治疗，以加强皮肤护理、减少刺激、润肤为主。

第二节 新生儿感染性皮肤病

一、新生儿脓疱疮

新生儿脓疱疮（neonatal impetigo）是新生儿期较为常见的细菌感染性皮肤病。主要由金黄色葡萄球菌（staphylococcus aureus，S.aureus）以及 A 族 β 溶血性链球菌（Streptococcus pyogenes）感染所致。由于新生儿皮肤娇嫩及结构未健全，再加上营养不良、气候湿热、过度包裹等因素，容易导致本病；同时，新生儿免疫功能尚未完善，尤其早产儿及免疫球蛋白水平低下者，感染后容易泛发全身及合并系统症状。

【诊断】

1. 症状、体征

（1）多数在出生 2.5 周内出现。

（2）皮损起初为散在大疱，之后疱液可由澄清变为浑浊，周围有红晕；疱壁薄，易破；破溃后可以露出浅表糜烂面；触痛阳性（图 2-3）。

（3）尿布区多见，也可发生于后背或耳后等易浸渍部位。

（4）新生儿局部处理不及时，可全身泛发，伴发热、肺炎、脑膜炎、葡萄球菌烫伤样皮肤综合征、败血症等危及生命。

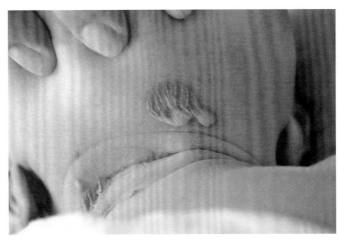

图 2-3　新生儿脓疱疮
20 天女婴,颈部可见松弛性水疱,疱液浑浊坠积(首都医科大学附属北京儿童医院提供)

2. 辅助检查　疱液、糜烂面可分离、培养出金黄色葡萄球菌。

3. 鉴别诊断　本病需与遗传性大疱表皮松解症和葡萄球菌烫伤样皮肤综合征鉴别。

【预防及治疗】

1. 预防　注意新生儿皮肤清洁卫生,尿布按时更换;避免患儿过度出汗,间擦部位保持干爽;凡患有细菌感染性皮肤病的婴儿室工作人员及家属,应避免与新生儿接触;及时更换和消毒污染的床单或衣物等。

2. 局部治疗　外用莫匹罗星软膏、夫西地酸乳膏等。

3. 全身治疗　对于皮损广泛及合并系统感染者,应尽早给予有效抗生素治疗,如青霉素等,必要时输注丙种球蛋白等。

二、新生儿单纯疱疹

新生儿单纯疱疹(neonatal herpes simplex)由单纯疱疹病毒(herpes simplex virus,HSV)感染所致,活产儿中发生率约 1/10 000~1/3 200[5]。未经治疗,死亡率可达 60%。70% 为 HSV Ⅱ 型感染,30% 为 HSV Ⅰ 型感染;感染途径主要有宫内经胎盘垂直感染和分娩时经产道接触感染[6]。85% 的患儿通过阴道分娩时感染 HSV Ⅰ 或 HSV Ⅱ。

【诊断】

1. 症状、体征　新生儿 HSV 感染分为三种,多数在围产期感染。

(1)感染局限于皮肤、眼和口(skin eyes or mouth,SEM),约占 40% 的新生儿单纯疱疹。皮损一般在感染后 1~2 周后出现,表现为直径 2~4mm 大小水疱,周围有红晕,并可簇集分布;伴发角膜炎和/或结膜炎是特征性的临床表现(图 2-4)。本型病情最轻,症状约持续至出生后 10~11 天,无论治疗与否,一般出生后 6 个月内会有复发,大部分会遗留神经系统损伤,如肢体强直、小头畸形及视物障碍等[7]。

(2)中枢神经系统感染:临床表现包括嗜睡、易激惹、惊厥、震颤、食欲缺乏、体温不稳定、前囟饱满、锥体束征(+),约 60% 中枢神经系统感染的新生儿单纯疱疹可以伴发皮肤损害。脑脊液检查可有白细胞轻度升高及蛋白质轻度增多。

(3)全身播散性感染:多发生在早产儿(出生时平均胎龄为 36.5 周)及缺乏获得性母体 IgG 新生儿中。这类患儿预后最差,主要累及肺、脑、肝脏和肾上腺,包括呼吸窘迫、黄疸、休克、出血倾向等,少数仅表现为发热;脑炎是常见的合并症,如不予治疗,病死率高达 80% 以上(图 2-5)[8]。

2. 病原学检查

(1)Tzanck 涂片:取新鲜的水疱疱底的疱液进行涂片,可见气球样变细胞及嗜伊红染性核内包涵体。

(2)疱液病毒培养:疱液接种于人胚肾、人羊膜或兔肾等细胞可进行病毒分离。

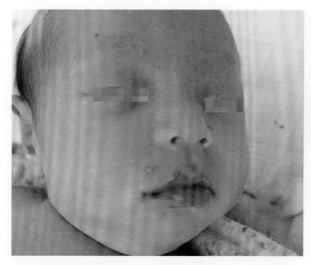

图 2-4 新生儿疱疹局限型

15 天女婴。母生产时外阴单纯疱疹,图示患儿生时口唇和面部水疱(首都医科大学附属北京儿童医院提供)

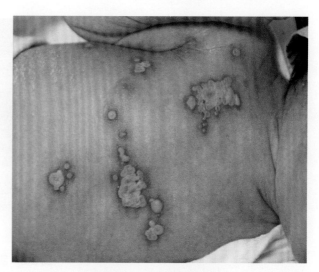

图 2-5 新生儿疱疹播散型

18 天男婴。前胸部簇状分布米粒大小水疱,周围绕以红晕(首都医科大学附属北京儿童医院提供)

(3)HSV 抗原检测:取疱疹基底部皮损,用免疫荧光或酶标记的单克隆抗体染色,检查细胞中的特异性疱疹病毒的抗原。

(4)HSV 抗体检测:采集外周血检测血清中 HSV 抗体效价,尤其是 IgM 型抗体更有诊断价值。

(5)核酸检测:采用原位核酸杂交法或 PCR 法检测标本中的 HSV 的 DNA。

【鉴别诊断】

1. 新生儿水痘 由水痘 - 带状疱疹病毒(VZV)感染所致,可表现为皮肤、黏膜分批出现的丘疹、水疱和结痂,需与播散型新生儿单纯疱疹鉴别。

2. 巨细胞病毒(CMV)感染 育龄妇女的 CMV 感染常为隐匿感染,但可成为新生儿 CMV 感染的主要感染源。CMV 感染所致肝炎在新生儿期出现的主要临床症状为黄疸,临床表现为新生儿早期即出现高胆红素血症,黄疸消退延迟;实验室检查表现为血清胆红素以间接胆红素升高为主,而直接胆红素基本正常,同时伴有 γ- 谷氨酰基转移酶增高。CMV 感染也常可导致新生儿肺炎,大多为间质性肺炎。

3. EBV 感染 可累及多器官,包括心、肺、肾、肾上腺、皮肤等。在新生儿期临床表现变化多,可出现发热、咽峡炎、支气管炎或肺炎,伴或不伴淋巴结肿大和肝脾大,单核细胞增多。大多预后良好。

【治疗】新生儿单纯疱疹是一种花费较高的疾病,患者通常需要住院、强化监测、静脉药物治疗和实验室检测,以及严重神经后遗症致残产生的长期费用[9]。

1. 对于任何有典型 HSV 皮损表现的新生儿,无论有无阳性病史,都需要仔细进行神经系统感染和全身播散感染的筛查。

2. 新生儿单纯疱疹首选阿昔洛韦治疗,剂量为 20mg/(kg·次),每 8 小时 1 次静脉用药;对于新生儿单纯疱疹 SEM,阿昔洛韦疗程 14 天;对于新生儿单纯疱疹脑炎和播散性感染,阿昔洛韦疗程至少 21 天;重症患儿可给予静脉注射丙种球蛋白。对于肾功能受损的新生儿需要调整剂量。静脉治疗结束后,酌情口服阿昔洛韦长期抑制治疗,减少复发率,推荐剂量为每次 10~20mg/(kg·次),每天 3 次,连续口服 6 个月。存在眼部感染时,因有再激活导致视力受损的风险,建议阿昔洛韦口服 1 年。

3. 局部治疗 可外涂抗病毒药膏或其他抗生素软膏预防继发感染。

4. 对症处理 包括眼部感染的处理以及其他系统症状(如癫痫、呼吸窘迫等)的处理。

三、新生儿疥疮

新生儿疥疮(neonatal scabies)是由疥虫通过

直接接触感染引起的常见皮肤病,但新生儿期较为少见。

【诊断】

1. 症状、体征

(1)常由看护人员或家庭人员接触传染。

(2)与成人疥疮皮损集中在指/趾缝和皱褶部位不同,新生儿疥疮皮损分布较为广泛,且胸腹部、头面部、颈部、掌跖部位容易累及。

(3)皮损呈多形性,表现为红斑、水疱、丘疹、丘疱疹或结节等,继发改变可以伴有结痂、糜烂、渗出;新旧皮损可以同时出现在同一新生儿。婴儿较幼儿更容易出现脓疱(图2-6)。

(4)患儿表现为夜闹次数增多、易激惹等。

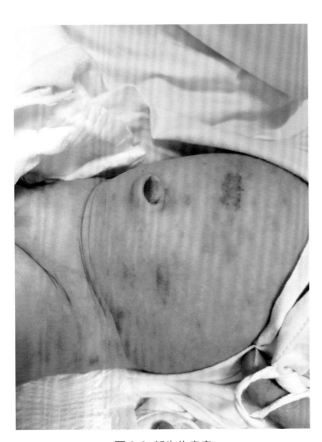

图 2-6　新生儿疥疮
28天男婴。躯干可见暗红斑、水疱、丘疹、丘疱疹、结节,部分区域可见脓疱,伴有结痂、糜烂、渗出(北京儿童医院郑州医院提供)

2. 辅助检查　直接镜检于皮屑中可以检到疥虫虫体或虫卵;皮肤镜可以用来辅助诊断,镜下可见典型的隧道和疥虫即可确诊;通常不需要皮肤活检,仅用来排除其他疑难病例。

3. 鉴别诊断　根据疥疮接触史、好发部位、典型皮损及夜间剧烈瘙痒等,一般容易诊断。但新生儿疥疮临床表现与典型成人及儿童疥疮存在较大差异,故需要与诸多新生儿皮肤疾病相鉴别,如湿疹、丘疹性荨麻疹、痱、痒疹等。

【预防及治疗】

1. 预防　注意新生儿身体清洁,不与感染疥疮的人员同居或密切接触;患儿的贴身衣物、床单、被罩需要煮沸消毒,勤晒被褥;家人同治。

2. 局部外用5%硫黄软膏,连用3天,第4天洗澡更衣,处理污染衣物和被褥;必要时1周后再次进行治疗(参见疥疮的治疗)。

四、胎传梅毒

胎传梅毒(congenital syphilis),又称先天梅毒,是由梅毒螺旋体感染引起的一种性传播性疾病,由生母垂直传播给胎儿。胎传梅毒无一期损害(硬卜疮),直接出现二期梅毒表现,全身症状可较重、生长发育受影响。胎传梅毒分为早期(出生后2年内发现)和晚期(出生后2年后发现)胎传梅毒。

【诊断】

1. 早期胎传梅毒

(1)症状:患儿父母有感染史。患儿可早产,出生低体重,发育不良,吃奶差、呛奶。可伴有腹胀、腹泻等症状。皮损出现较早,多在生后3~8周内出现,一般皮损无自觉症状。

(2)体征:

1)皮疹为多形性,常泛发对称,类似获得性二期梅毒。最常见的为两型:水疱-大疱型皮损,斑丘疹及丘疹鳞屑型皮损。其中后者较常见,多见于掌跖、外生殖器、臀部,表现为铜红色丘疹、斑疹,可有或无鳞屑(图2-7、图2-8);外阴及肛周等潮湿部位可见扁平湿疣,无痛,可有瘙痒;头部可有虫蚀样脱发(图2-9)[10]。

2)皮肤外损害:

A. 口腔可有黏膜斑。

B. 眼梅毒:眼底边缘的颗粒状、"盐与花椒"状色素斑为晚期胎传梅毒的特殊标记。

C. 可有梅毒性鼻炎及喉炎表现:表现为鼻部分泌物多,鼻塞。

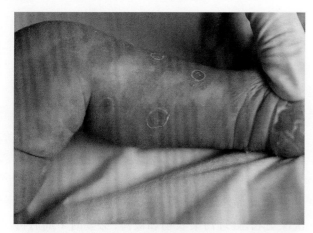

图 2-7 25 天女婴左下肢弥漫铜红色斑片,可见典型
领圈状脱屑(首都医科大学附属北京儿童医院提供)

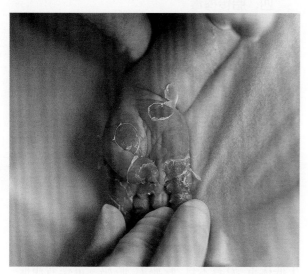

图 2-8 右手掌弥漫铜红色斑片,可见典型领圈状脱屑
(首都医科大学附属北京儿童医院提供)

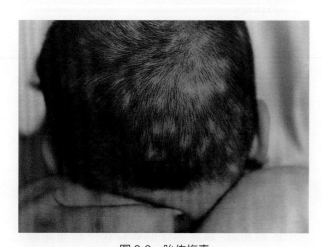

图 2-9 胎传梅毒
9 月男孩。头皮可见虫蚀状脱发斑。患儿 RPR 为 1:32,
TPHA 阳性,FTA-ABS 阳性(首都医科大学附属北京儿童
医院提供)

D. 可有全身淋巴结肿大、肝脾大(图 2-10)、
贫血、血小板降低、蛋白尿和低蛋白血症等表现。

E. 可有骨软骨炎及骨髓炎。

F. 神经系统受累可有梅毒性脑膜炎表现。

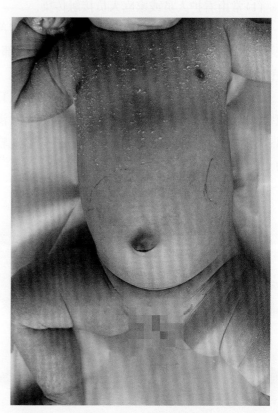

图 2-10 胎传梅毒
44 天女孩。因肝脾大 1 天入院。患儿生后 20 天脱发,皮
肤干燥。全身皮肤干燥,弥漫脱屑,腹部膨隆,浅表血管清
晰可见,肝脾肿大如画线所示。其母 FTA-ABS 阳性,RPR
为 1:16。患儿 RPR 为 1:128(首都医科大学附属北京儿
童医院提供)

2. 晚期胎传梅毒

(1)症状:最常发生于 7~15 岁。症状类似于获
得性三期梅毒,由早期损害的瘢痕及感染所致的器
官功能受损所致。

(2)体征:

1)标记性损害:包括哈钦森(Hutchinson)三
联症(哈钦森齿、角膜基质炎、神经性耳聋)、桑葚
齿、马鞍鼻、腔口周围放射状皲裂、硬化性骨损害
(前额圆凸、佩刀胫、胸锁骨关节肥厚、Clutton 关节
肿)等。

2)炎症性损害:鼻或腭肉芽肿性损害及树胶
肿;视网膜炎、肝脾大、关节积液、骨膜炎;神经
系统受损(无症状神经梅毒、麻痹性痴呆、脊髓结

核);心血管损害(主动脉瘤、主动脉关闭不全、心肌梗死)。

3. **隐性胎传梅毒** 即胎传梅毒未经治疗,无临床表现,梅毒血清学试验阳性,脑脊液检查正常。年龄<2 岁者为早期隐性胎传梅毒,>2 岁者为晚期隐性胎传梅毒。

4. **实验室检查**

(1)常规检查:血常规检查可出现红细胞、血红蛋白降低;尿常规检查可出现梅毒肾病改变,如蛋白尿;转氨酶、心肌酶可增高,可出现低蛋白血症。

(2)皮肤病理:血管周围有浆细胞、淋巴细胞、巨噬细胞等炎症细胞浸润,浆细胞为诊断线索。

(3)影像学检查:X 线检查可发现四肢长骨出现软骨炎、骨炎及骨膜炎(葱皮样骨膜反应)。

(4)梅毒螺旋体暗视野显微镜、镀银染色或核酸扩增实验阳性。

(5)梅毒血清学检查:

1)RPR(快速血浆反应素环状卡片试验)/TRUST(甲苯胺红不加热血清试验):是筛查、疗效观察、判断复发和再感染指标,可作为常规试验或者大量人群的筛查,患儿抗体滴度为母亲抗体滴度的 4 倍或以上,或随访 3 个月滴度呈上升趋势,有诊断意义。

2)TPHA(梅毒螺旋体血凝试验)/TPPA(梅毒螺旋体颗粒凝集试验):属于梅毒抗原血清学试验,是用梅毒螺旋体成分、抗原决定簇及重组抗原及合成肽来检测抗螺旋体抗体,特异性和敏感性均高,一般用来做确诊试验。

3)其他:

A. FTA-ABS(荧光螺旋体抗体血清试验):特异性高,阳性可确诊,70% 患者治疗后仍为阳性。

B. 19-S-IgM 抗体:梅毒感染最早出现的抗体,不能通过胎盘,由感染患儿产生,阳性可确诊。

C. 神经梅毒时脑脊液 VDRL(性病研究实验室玻片试验)阳性,细胞数及蛋白量增高。

5. **诊断分类**

(1)疑似病例:未经有效治疗的患梅毒母亲所生新生儿,或所发生的死胎、死产、流产病例,证据不足以确诊胎传梅毒者。

(2)确诊病例:符合以下任一项实验室检查和随访结果的患儿:

1)暗视野显微镜检查或镀银染色在皮肤 / 黏膜损害及组织标本中查到梅毒螺旋体,或梅毒螺旋体核酸检测阳性。

2)血清梅毒螺旋体 IgM 抗体检测阳性。

3)出生时非梅毒螺旋体血清学滴度 ≥ 母亲滴度 4 倍,且梅毒螺旋体血清学试验阳性。

4)出生时非梅毒螺旋体血清学试验阴性或滴度尚未达到母亲滴度的 4 倍,但在后期随访中非梅毒螺旋体血清学试验由阴性转为阳性,或滴度上升且有临床症状,且梅毒螺旋体血清学试验阳性。

5)患梅毒母亲所生婴儿随访至 18 月龄时梅毒螺旋体血清学试验仍持续阳性。

【鉴别诊断】需与新生儿红斑狼疮、朗格汉斯细胞组织细胞增生症、尿布皮炎、尿布区银屑病、玫瑰糠疹等鉴别。

【治疗】

1. **一般原则** 应及早发现,及时、足量、正规治疗,患儿父母确诊后应同时治疗;所有梅毒患儿均应做 HIV 咨询和检测。

2. **驱梅方案**

(1)早期胎传梅毒:

1)脑脊液异常者:水剂青霉素,每天 10 万 ~15 万 U/kg 静脉滴注;1 周以内新生儿,以 5 万 U/(kg·次)静脉给药,每 12 小时一次;>1 周新生儿,以 5 万 U/(kg·次),每 8 小时 1 次,疗程 10~14 天。或普鲁卡因青霉素:5 万 U/kg,每天 1 次,肌内注射,疗程 10~14 天。

2)脑脊液正常者:苄星青霉素:5 万 U/kg,肌内单次注射(分两侧臀肌);如无条件检查脑脊液者,可按脑脊液异常者治疗。

3)青霉素皮试阳性时,目前尚无最佳替代方案,可在无头孢曲松过敏史的情况下选用头孢曲松,剂量为 125(脑脊液正常者)~250mg(脑脊液异常者),每天 1 次肌内注射,连续 10~14 天,但应注意有与青霉素交叉过敏反应的可能。8 岁以下儿童禁用四环素。

(2)晚期先天梅毒:

1)普鲁卡因青霉素,每天 5 万 U/kg,肌内注射,连续 10 天为一个疗程;对较大儿童的青霉素用量,不应超过成人同期患者的治疗量。

2)青霉素皮试阳性时,目前尚无最佳替代方案,可在无头孢曲松过敏史的情况下选用头孢曲松,如头孢曲松 250mg,每天 1 次肌内注射,连续 10~14 天,但应注意有与青霉素交叉过敏反应的可能。8 岁以下儿童禁用四环素。

3. 吉海反应　由于青霉素治疗后引起大量螺旋体死亡,释放异种蛋白,导致治疗者 3~12 小时后出现发热、畏寒、无力、全身皮疹。多发生于 RPR 滴度较高患儿的治疗初期。预防方法为:治疗前 1 天口服泼尼松(1~2mg/kg,每天 1 次),预防治疗 3 天。

4. 随访　早期胎传梅毒正规驱梅治疗后,第 1 年,每 3 个月复查 1 次;第 2 年,每 6 个月复查 1 次,复查 2~3 年。如非梅毒螺旋体抗原血清学试验由阴转阳或滴度未降低且>1:8 或滴度较前次升高 4 倍以上者,属血清学复发;如果患儿临床症状反复并伴有非梅毒螺旋体抗原血清学试验的上述异常,属于临床复发。遇到上述情况,除需重新治疗外,需要除外神经梅毒的可能。

5. 治愈标准　正规驱梅治疗后临床症状消失,且随访 2 年内梅毒血清反应由阳性转为阴性或血清学固定(RPR/TRUST<1:8 不变),CSF 检查阴性。

第三节　发育畸形

一、隐性脊柱裂

隐性脊柱裂(spina bifida occulta)是一种新生儿常见的先天畸形,是隐性椎管闭合不全中最为多见的一种,由一个或数个椎骨的椎板未全闭合,而椎管内容物并无膨出所致。

【诊断】

1. 症状、体征

(1)可发生于脊柱任何部位,多见于腰骶部。

(2)脊柱裂的上方可有皮肤色素沉着、脐形小凹、局限性多毛或合并先天性的囊肿或者脂肪瘤、血管瘤、痣,但绝大多数的隐性脊柱裂终生不产生症状,也没有任何外部表现。

(3)严重的隐性脊柱裂常可同时存在脊髓或神经发育异常,产生神经系统、泌尿系统、消化系统以及运动系统等一系列临床体征和症状。如长期遗尿或发生明显尿失禁者,多考虑为隐性脊柱裂所引起。

2. 实验室检查　X 线检查可发现脊椎管缺损,脊髓本身正常;必要时完善 CT 或 MRI。

【鉴别诊断】隐性脊柱裂需与腰椎间盘突出、脊髓肿瘤等鉴别。成人发病者还需与椎管狭窄症等鉴别。采用影像学检测手段可以明确诊断。

【治疗】隐性脊柱裂需神经外科就诊评估,多

数不需要特殊处理。发生在腰骶部的局限性多毛,常提示有隐性脊柱裂,可采用激光脱毛的方法,改善美观。

二、先天性皮肤发育不全

先天性皮肤发育不全(aplasia cutis congenita,ACC)是一种出生即有的局限性表皮、真皮,甚至皮下组织发育不全或缺失引起的出生缺陷。在存活的新生儿中发病率约为 0.3‰。ACC 可以作为孤立的皮肤畸形出现(单发或多发缺陷,累及一个或多个皮肤区域),亦可与其他器官系统的多重畸形有关[11]。目前发病机制尚未清楚,认为和神经管发育闭合障碍或胚胎期皮肤发育停滞有关[12]。本病患者需排除发育异常或综合征、遗传性皮肤脆性增加或其他正常发育的皮肤的破坏性后果。

【诊断】

1. 症状、体征　本病分为九种临床类型:无综合征的 ACC;ACC 伴四肢异常;ACC 伴表皮痣;ACC 叠加胚胎畸形;ACC 伴纸样胎或胎盘梗死;ACC 伴四肢大疱表皮松解症;ACC 不伴四肢大疱性表皮松解症,致畸剂引起的 ACC;畸形综合征相关的 ACC[13,14]。

(1)一般出生时即有。

（2）多数发生在头皮部位，但亦可出现在面部、躯干、四肢等。

（3）皮损表现为生后出现的无症状性溃疡，1~3cm大小，圆形、椭圆形或星形；多数为单发（70%），也可多发（图2-11）；头顶部或中线部位多见；妊娠早期发生的胎儿出生后即可表现为膜样瘢痕。

（4）愈合后形成永久性瘢痕，头皮区伴毛发缺失。

（5）ACC多数为皮肤单一表现，极少情况下可以合并其他发育异常，如骨骼、心脏、神经系统或血管畸形等。

2. **实验室检查**　头颅CT检查筛查颅骨发育有无异常。

【鉴别诊断】ACC需与产钳或其他医源性助娩所致新生儿损伤、头皮电极贴引发的接触性皮炎以及新生儿单纯疱疹等鉴别。

【治疗】

1. **局部溃疡部位处理**　常规外科换药，局部外用表皮生长因子喷剂或凝胶促进伤口愈合，外用莫匹罗星软膏等抗生素软膏预防局部感染。

2. 待伤口愈合后，后期可采用手术切除或植发等方法治疗瘢痕区脱发。

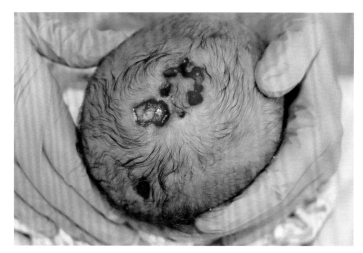

图2-11　先天性皮肤发育不全
生后1天男婴。患儿生后可见头皮中线部位，多发圆形或椭圆形溃疡
（首都医科大学附属北京儿童医院提供）

第四节　新生儿水疱大疱性疾病

新生儿期水疱大疱性疾病是一组以水疱、脓疱、大疱（原发损害）以及糜烂和溃疡（继发损害）为主要表现的疾病谱，可以延续至婴儿期，甚至成人。一些是良性、自限性疾病，但一些疾病可以威胁生命，所以及时和准确的诊断至关重要。本节内容与本书中第四章、第十三章等相关章节存在很多重叠，多数内容已涉及，因此，此节将导致出生及出生1年内表现为水疱、大疱、脓疱、糜烂和溃疡的疾病病因在表2-1中罗列，便于鉴别。

表 2-1　新生儿水疱大疱病鉴别

疾病	发病年龄	皮疹形态	皮疹分布	其他临床特征	诊断性试验
感染性疾病					
新生儿脓疱疮	生后数日或数周	脓疱、大疱	尿布区、脐周、后背、耳后	局部处理不当可全身泛发感染；可能发生小范围传染流行	革兰染色阳性球菌；细菌培养
葡萄球菌烫伤样皮肤综合征	生后数日或数周	红斑基础上易破大疱，糜烂及大片表皮剥脱	泛发，以口周及间擦部位为重	触痛明显，发热，容易并发败血症等	活检：棘层和颗粒层松解；培养：原发感染部位阳性（其他部位为毒素介导）
新生儿念珠菌病	生后 1~2 周	暗红色鳞屑性斑片上可见卫星灶样分布的丘疹和脓疱	尿布区和其他间擦部位，面部	多为分娩期间或分娩后感染；口腔可并发鹅口疮	真菌镜检：可检出芽酵母菌丝和孢子；真菌培养阳性
新生儿 HSV 感染	出生时至生后 2 周，常发生于生后 5 天	水疱、脓疱、结痂、糜烂	头面、躯干；亦可累及黏膜	中枢神经系统感染；播散性感染	Tzanck 涂片；疱液培养；抗原及抗体检测
新生儿水痘	出生时至生后 2 周	红斑基础上的水疱	广泛分布	生母产前 7 天至产后 2 天感染水痘；家人有带状疱疹	Tzanck 涂片；疱液培养；抗原及抗体检测
疥疮	生后 3~4 周或更大	丘疹、结节、水疱、脓疱，部分可见隧道	腋下、腹股沟、手掌/足底、手腕	家人或护理人员有类似表现	皮肤镜；疥虫镜检
先天梅毒	出生至生后数天	水疱、大疱或糜烂；红斑伴鳞屑	任何部位，尤其手足和口周	口腔黏膜斑、间质性角膜炎、梅毒鼻炎和喉炎、淋巴结肝脾大、骨膜炎及骨髓炎	浆液性渗出部位暗视野显微镜；梅毒血清学试验（特异性和非特异性）
一过性疾病					
新生儿毒性红斑	出生时即有或生后 24~48 小时内	红斑、丘疹、脓疱	除掌跖外的任何部位	足月儿体重>2 500g	外周血嗜酸性粒细胞增高，Wright 染色
新生儿一过性脓疱性黑变病	出生时至生后 24~48 小时	基底无红斑的脓疱，领圈样脱屑，色素沉着斑	额、颈多见，下背部、臀部、掌跖	足月儿	Wright 染色可见中性粒细胞，偶见嗜酸性粒细胞
红痱	出生时或生后 1~2 周	红斑基础上丘疹和脓疱	前额、前胸或包裹的间擦部位	可有发热史	Wright 染色可见炎症细胞
新生儿头部脓疱病（新生儿痤疮）	生后 1~2 周	红斑基础上炎性丘疹、丘脓疱疹，粉刺	面颊、下颌或前额；较少累及头皮、颈部、上胸	无不适	吉姆萨染色：中性粒细胞
免疫性疱病					
大疱性类天疱疮	新生儿或≥2 个月婴儿期	紧张性大疱	可泛发，下腹部、股内侧、腋下等常见	伴瘙痒，可伴黏膜受累	活检：表皮下疱；外周血嗜酸性粒细胞增高；DIF：BMZ 处线状 IgG 及 C3 沉积

续表

疾病	发病年龄	皮疹形态	皮疹分布	其他临床特征	诊断性试验
线状 IgA 皮病	罕见于新生儿	张力性水疱或大疱,环状、腊肠样或串珠样分布	可泛发,腰腹部多见	伴瘙痒,可伴黏膜受累	活检:表皮下疱;DIF: BMZ 处线状 IgA 沉积
新生儿狼疮	出生即有,或出生后数天或数周出现	多发性环状红斑,可伴水疱、糜烂、结痂	光暴露部位多见,如头面部;四肢、躯干亦可	心脏传导阻滞及肺高压、转氨酶异常、血液系统异常、神经系统异常	患儿及母亲抗 SSA 和抗 SSB 抗体阳性
外源性病因					
吸吮性大疱	出生时即有	单发松弛性水疱或椭圆状糜烂面	手指多见	胎儿在宫内吸吮所致	
医源性损伤	出生或生后数周	水疱、糜烂	创伤或接触刺激部位	胎头吸引、电极片或眼罩粘贴等	
遗传性疾病					
大疱性表皮松解症	出生时即有或生后数天出现	水疱、血疱、大疱、糜烂、结痂	摩擦部位多见,如手足、肘膝踝、臀部等	喂养困难、继发感染、多器官受累(JEB 和 DEB)	活检:表皮下水疱;电镜、免疫荧光、基因分型辅助诊断分型
先天性大疱性鱼鳞病样红皮病	出生即有	红斑、水疱、糜烂、红皮病样改变	泛发	继发感染、败血症、水电解质平衡紊乱	活检:表皮松解角化过度;基因检测
肥大细胞增生症	出生时即有或生后数周出现	红色、褐色斑片,可见风团或大疱;Darier 征阳性	任何部位;摩擦后出现	泛发性潮红、血管性水肿、腹痛	活检:肥大细胞增多;基因检测

注:HSV,单纯疱疹病毒;DIF,直接免疫荧光;BMZ,基底膜带;JEB,交界型(junctional epidermolysis bullosa);DEB,营养不良型(dystrophic epidermolysis bullosa);Darier 征,用钝器轻轻摩擦皮损,数分钟内发生局限性红斑、风团、瘙痒,1 小时内消退。

第五节　新生儿红皮病

新生儿红皮病是一组临床表现为全身弥漫性红斑和脱屑,且受累面积>90% 体表面积,可伴发系统并发症的严重的新生儿皮肤病。新生儿红皮病并不是一种特定的疾病,而是多种疾病新生儿期表现的集合。相对于成人红皮病常见的致病原因(银屑病、药物反应、特应性皮炎、肿瘤等)来说,新生儿红皮病主要致病因素包括遗传性鱼鳞病、免疫缺陷、遗传代谢性疾病、特应性皮炎、银屑病、感染等,鉴别详见表 2-2。

表 2-2　新生儿红皮病鉴别

诱发因素	临床表现	皮肤病理	其他提示
先天性鱼鳞病			
表皮松解性鱼鳞病（先天性大疱性鱼鳞病样红皮病）	出生时出现红皮病,伴角化过度,甚至为火棉胶样婴儿 出生后表皮松解和水疱 后期屈侧和间擦部位疣状角化过度	角化过度;棘层上部及颗粒层松解	角蛋白 1、角蛋白 10 基因突变
先天性鱼鳞病样红皮病(非大疱性鱼鳞病样红皮病)	出生时为火棉胶样儿 生后大片角质剥脱,全身红皮病,伴鳞屑 后期瘢痕性脱发、甲营养不良	无特异性	编码转谷氨酰胺酶 1、油脂氧化酶、脂氧合酶 3、12R 脂氧合酶等基因突变
Netherton 综合征	新生儿红皮病 特应性皮炎 迂回状鱼鳞病 "竹节状" 脆发征 免疫缺陷(反复感染)	无特异性	血清 IgE 升高 嗜酸性粒细胞增高 特异性 IgE 升高 SPINK5 基因突变
KID 综合征	出生时短暂性红皮病 出生后对称分布疣状增生性斑块 毛囊炎、毛囊闭锁三联症、口腔炎 感觉神经性听力减弱 畏光、眼睑炎、视力进行性受损	无特异性	GJB2 基因突变 GJB6- 单例病例报道
免疫缺陷			
Omenn 综合征	新生儿红皮病 淋巴结肿大,肝脾大 慢性腹泻 反复感染	角质形成细胞坏死凋亡 表皮棘层松解、角化不良 真皮密集炎症细胞浸润	外周血嗜酸性粒细胞增高 IgE 水平增高 低丙种球蛋白血症 RAG1/RAG2 基因突变
WAS 综合征	生后特应性皮炎样改变 瘀点、瘀斑 反复感染 自身免疫性疾病,淋巴瘤	无特异性	血小板体积减小,数量较少 外周血嗜酸性粒细胞增高 血清总 IgE 增高 WAS 基因突变
其他 SCID	泛发性脂溢性湿疹样、红皮病样皮损,肺炎,腹泻等	无特异性	详见第二十六章第四节 不同遗传机制
原发疾病加重			
特应性皮炎	头面部、四肢伸侧湿疹样皮损 瘙痒,夜闹	无特异性	详见第七章
银屑病	面部、肘膝暗红色斑块,伴鳞屑 尿布区受累 头发、甲受累 起病较晚	详见第九章	详见第九章
感染			
葡萄球菌烫伤样皮肤综合征	脐部、尿道感染 弥漫性红斑,伴松弛性大疱 烫伤样剥蚀面 手足袜套样剥脱 口周、眼周放射状皲裂 触痛明显	表皮变性坏死 棘细胞和颗粒层松解、水疱形成	金黄色葡萄球菌培养阳性(皮肤拭子) 表皮剥脱毒素 ET-A 和 ET-B 阳性

续表

诱发因素	临床表现	皮肤病理	其他提示
先天性念珠菌病	母亲阴道念珠菌感染 红斑,脓疱,领圈样脱屑 口周不受累 甲沟炎、甲营养不良	角质层内可见假菌丝和 酵母孢子 表皮内海绵水肿,伴脓疱	真菌镜检 真菌培养+鉴定
其他			
药物反应	弥漫性红斑,伴水肿 瘙痒 可伴口唇、外阴黏膜受累	详见第八章	详见第八章
弥漫型皮肤肥大细胞增生症	出生时或生后不久弥漫性潮红,呈红皮病样;易出现水疱、大疱	肥大细胞浸润,Giema或甲苯胺蓝染色可见胞质内异染颗粒	*c-Kit*基因突变 详见第二十三章
营养代谢性疾病(如生物素缺乏症)	湿疹样,脱屑性泛发性红皮病 毛发稀疏 睑缘炎、结膜炎 神经系统症状 视力、听力受累	无特异性	先天性全羧化酶合成酶缺乏和生物素酶缺乏,或后天性营养严重缺乏 尿有机酸筛查异常 血氨和甘氨酸水平升高 详见第二十六章第二节

第六节　其　他

一、生理性大理石样皮肤

生理性大理石样皮肤(physiologic cutis marmorata),又称生理性网状青斑(physiologic livedo reticularis),是指暴露于寒冷环境后皮肤表现为紫红色或淡蓝色网格状斑纹似大理石样而得名,可发生于躯干或四肢。常发生于早产儿。

【病因】由于新生儿对血管丛的不成熟自体控制所致,引起真皮内垂直小动脉发生痉挛,致使毛细血管及小静脉扩张,血流减缓,静脉丛缺氧而使皮肤出现青紫色网状斑纹。

【临床表现】当遇冷时,新生儿皮肤会出现暂时性的红蓝色网状斑纹,多发生于下肢、躯干部,当肢体温暖时斑纹自行消失,一般无自觉症状。

【诊断与鉴别诊断】需要与先天性毛细血管扩张性大理石样皮肤相鉴别(详见第二十一章第二节)。

【治疗】生理性大理石样皮肤可采取保暖措施,不必治疗。

二、头皮血肿

头皮血肿(scalp hematoma)又称骨膜下血肿。发生在4%的真空或产钳生产中,但是极少数头皮血肿是由感染导致,如大肠埃希氏菌、葡萄球菌、链球菌属等。头皮血肿是胎儿头颅在产道受压、牵拉、器械助产等所致[15]。

【病因】由于胎儿娩出时颅骨与母体骨盆相互摩擦或受挤压,致使胎儿颅骨骨膜损伤和骨膜下血管破裂,血液积聚在颅骨与骨膜之间而形成。

【临床表现】本病多在生后数小时或2~3天后出现,为头部皮下限局性肿胀,常位于一侧或两侧顶骨部,界限清楚,不越过骨缝,有波动感,局部皮肤颜色无改变、无肿胀。血肿一周内达最大范围,以后逐渐吸收缩小。由于血肿吸收较慢,一般可在2周~3个月左右消退。吸收时先在边缘形成骨化并隆起,中央凹陷,呈火山口样改变。巨大头颅血肿可导致失血性贫血及高胆红素血症。

【诊断与鉴别诊断】本病根据生后不久出现的头部皮下限局性肿胀,皮色不变即可诊断。本病应与帽状腱膜下血肿鉴别,后者亦为生后不久出现的头皮限局性肿胀,有波动感,但血肿范围可超越骨缝,累及整个头皮,甚至波及额、眼周、枕或颈背部。本病位于枕骨部位者,需与脑膜膨出鉴别,后者头颅 X 线片局部颅骨有缺损,而本病局部 X 线片颅骨完整。

【治疗】本病多可自行吸收,不需特殊治疗。巨大血肿自行吸收困难,可行手术清除。头皮有明显脓肿征象,应采取切开疗法,应用广谱抗生素治疗,并通常随后进行手术清创[16]。

三、新生儿硬肿症

新生儿硬肿症又名新生儿硬化症(sclerema neonatorum,SN),是一种少见的新生儿小叶脂膜炎,表现为全身或局部皮肤和皮下脂肪变硬及水肿,多见于严重疾病的早产儿,也可见于足月儿。常发生于出生后 1 周,但也有患者出生即可见皮疹,或生后数周出现皮疹[17]。

【病因】新生儿皮下脂肪中饱和脂肪酸含量高,体温降低或寒冷时,饱和脂肪酸更容易凝固。而新生儿特别是早产儿由于体温调节功能不成熟,在受寒、感染、原发性内脏疾病等因素影响下,可引起体温下降、皮下脂肪凝固、微循环障碍,甚至诱发 DIC(弥散性血管内凝血)及多脏器损害。

【临床表现】多在出生后 1 周内发病,皮损以下肢及臀部多见,其次可见于面颊、上肢及躯干,表现为皮肤绷紧、干燥,呈木板样硬,黄白色,有蜡样光泽,指压皮肤无凹陷,严重时全身受累,可见面具脸,肢体僵硬,活动受限,少数累及内脏脂肪。一般掌跖、外生殖器区域较少受累。

患儿体温、脉搏、呼吸频率下降,全身状态差,低体温,可伴有败血症、低血糖、代谢性酸中毒或其他代谢异常症状,患者可有潜在疾病,包括呼吸或胃肠道疾病、脓毒症或先天畸形、多器官功能衰竭甚至死亡。

【组织病理】真皮结缔组织增生,皮下脂肪层增厚,脂肪细胞增大和脂肪小叶间结缔组织间隔增宽。脂肪细胞内见针形结晶,无脂肪坏死、无明显炎症细胞浸润。

【诊断及鉴别诊断】根据病史及临床表现即可诊断,需与以下疾病鉴别:

1. **新生儿皮下脂肪坏死**　通常为足月儿,全身状态良好,皮损主要表现为红色或紫红色的深在性质硬结节,预后良好。

2. **皮肤僵硬综合征**　好发于躯干、臀部、大腿等处,表现为硬皮病样斑块,是一种原发性筋膜病变,与系统疾病诱发因素无关。

【治疗】

1. **保暖、复温**　复温时体温要缓慢上升,复温速度约 0.5~1℃/h。

2. **营养支持疗法**　保证热量、维生素和水电解质平衡。

3. **控制感染及处理并发症**　合并感染时及时应用抗生素,有出血倾向者注射维生素 K,重症病例可静脉注射糖皮质激素,但有待商榷。

4. **纠正器官功能紊乱**　主要包括循环障碍、DIC、急性肾衰竭及肺出血。

四、新生儿皮下脂肪坏死

新生儿皮下脂肪坏死(adiponecrosis subcutanea neonatorum)是发生于新生儿的一种良性皮下脂肪病变。常见于足月儿,男女发病率基本相同。该病病因不明。可能与缺氧、围产期应激、胎粪吸入、低血糖、乳酸酸中毒、异常分娩、受冷、新生儿皮下脂肪成分特点和代谢异常,或孕母有子痫前期、吸烟、妊娠糖尿病等有关。

【临床表现】

1. 通常出生后 2~3 周内发病。1 年内自行吸收。

2. 面颊、背部、臀部、四肢近端及其他受压部位可见对称分布的光滑、局限性、可移动的红色或紫红色皮下结节或斑块(图 2-12)。经数月或数周后,结节逐渐变软、吸收。偶有结节破溃后流出油样液体,形成溃疡,最终留有瘢痕。

3. 高钙血症是最常见的并发症。部分病例可出现血小板减少症、高血糖症、高甘油三酯血症,多在皮损出现后 1~4 个月发生。

【组织病理】脂肪细胞变性、坏死,脂肪细胞内可见针状结晶(图 2-13)。病变区内有明显的炎症细胞浸润。晚期出现纤维化,坏死区域内出现钙质沉着。

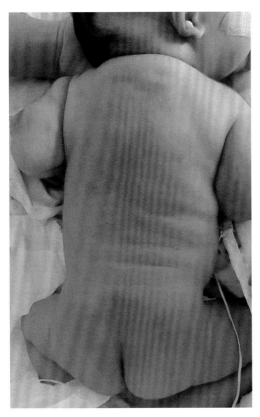

图 2-12　15 天男婴,背部、双上肢可见对称分布的光滑、局限性、可移动的红色或紫红色皮下结节或斑块,无破溃

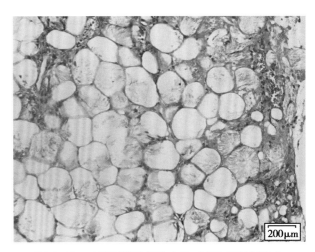

图 2-13　病理示脂肪细胞变性、坏死,脂肪细胞内可见针状结晶

【诊断及鉴别诊断】根据新生儿受压部位易出现限局性、深在性结节,一般状况好,可以诊断。应与新生儿硬肿症相鉴别:后者早产儿多见,表现为全身除掌跖及外生殖器以外区域皮肤硬肿,呈黄白色、具有蜡样光泽,压之无凹陷,常伴有系统受累。

【治疗】本病预后良好,可自行消退。保暖有助于恢复,保证营养、热量支持。高钙血症患者多饮水,限制钙质和维生素 D 的摄入。

（张斌　马琳　著,汤建萍　胡瑾　审）

参考文献

1.　LAWRENCE E, ILONA F, ERIN M, et al. Neonatal and Infant Dermatology. 3rd ed. CA, USA: Elsevier, 2015.

2.　COHEN BA. Neonatal dermatology//Pediatric Dermatology. Cohen BA. 3rd ed. Philadelphia: Elsevier Mosby, 2005: 15-16.

3.　FLÁVIA PR, DAMIE DE V, TANIA FC. Benign skin disease with pustules in the newborn. An Bras Dermatol, 2016, 91 (2): 124-134.

4.　YEBABE MM, MICHELLE LB. Pustular skin disorders: diagnosis and treatment. Am J Clin Dermatol, 2002, 3 (6): 389-400.

5.　FLAGG EW, WEINSTOCK H. Incidence of neonatal herpes simplex virus infections in the United States, 2006. Pediatrics, 2011, 127 (1): e1-8.

6.　COREY L, WALD A. Maternal and neonatal herpes simplex virus infections. The New England Journal of Medicine, 2009; 361 (14): 1376-1385.

7.　Kimberlin DW. Herpes simplex virus infections of the newborn. Seminars in Perinatology, 2007, 31 (1): 19-25.

8.　AMBROGGIO L, LORCH SA, MOHAMAD Z, et al. Congenital anomalies and resource utilization in neonates infected with herpes simplex virus. Sexually transmitted diseases, 2009, 36 (11): 680-685.

9.　HANDSFIELD HH, WALDO AB, BROWN ZA, et al. Neonatal herpes should be a reportable disease. Sexually transmitted diseases, 2005, 32 (9): 521-525.

10.　ZHANG B, WEI L, MA L. A Neonate with Unexplained Hair Loss. J Pediatr, 2019, 212: 240.

11.　BIN Z, SHIXIAO D, XIA Z, et al. Infant with multiple ulcerations on the scalp. Pediatr Dermatol, 2022, 39 (1): 126-127.

12.　WRIGHT JT, FETE M, SCHNEIDER H, et al. Ectodermal dysplasias: classification and organization by phenotype, genotype and molecular pathway. Am J Med Genet A, 2019, 179 (3): 442-447.

13.　FRIEDEN IJ. Aplasia cutis congenita: a clinical review

and proposal for classification. J Am Acad Dermatol, 1986, 14 (4): 646-660.

14. BRZEZINSKI P, PINTEALA T, CHIRIAC AE, et al. Aplasia cutis congenita of the scalp—what are the steps to be followed？ Case report and review of the literature. An Bras Dermatol, 2015, 90 (1): 100-103.

15. DAHL KM, BARRY J, DEBLASI RL. Echerichia hermannii infection of a Cephalohematoma: case report, review of the literature, and description of a novel

invasive pathogen. Clin Infect Dis, 2002, 35 (9): 96-98.

16. STAUDT MD, ETARSKY D, RANGER A. Infected cephalohematomas and underlying osteomyelitis: a case-based review. Childs Nerv Syst, 2016, 32 (8): 1363-1369.

17. A ZEB, G L DARMSTADT. Sclerema neonatorum: a review of nomenclature, clinical presentation, histological features, differential diagnoses and management. J Perinatol, 2008, 28 (7): 453-460.

第三章
病毒感染性皮肤病

病毒感染性皮肤病是指由病毒感染引起的以皮肤黏膜病变为主的疾病。不同的病毒感染人体后所引起的皮损和临床表现有很大差别，甚至可引起包括皮肤在内的全身广泛的组织器官损伤。根据病毒感染后出现的皮肤表现，分为三型：①水疱型，如单纯疱疹、带状疱疹、水痘等；②发疹型，如麻疹、风疹等；③新生物型，如各种疣等。

第一节　单　纯　疱　疹

单纯疱疹（herpes simplex）是由人类单纯疱疹病毒（herpes simplex virus，HSV）感染所致。根据抗原性质不同分为 HSV-Ⅰ型和 HSV-Ⅱ型。HSV-Ⅰ型感染大多发生于面部口周等，HSV-Ⅱ型感染常见于成人生殖器部位及新生儿。HSV 具有很强的传染性，主要通过接触感染者的疱液、口腔黏膜、眼黏膜、生殖器黏膜而被感染。原发感染消退后，病毒可长期潜伏在局部感觉神经节中，此时病毒仍具有传染性，某些诱因如发热、受凉、暴晒、情绪激动、消化不良或机械刺激等可导致机体细胞免疫功能暂时减退，病毒被再次激活而使疾病复发。

【诊断】

1. 症状、体征

（1）原发性单纯疱疹：

1）疱疹性齿龈口腔炎（herpetic gingivostomatitis）：又称疱疹性龈口炎（herpetic stomatitis），是原发型单纯疱疹最常见的类型，大多为 HSV-Ⅰ 感染，好发于 1~5 岁儿童，潜伏期约 5 天。皮损表现为迅速发生的簇集性小水疱，很快破溃形成白色斑块，继而转为上覆淡黄色假膜的表浅溃疡，可伴发热、咽痛及局部淋巴结肿痛。整个病程约 2 周。

2）新生儿单纯疱疹（neonatal herpes simplex）：大多为 HSV-Ⅱ 经产道感染所致，多见于早产儿及缺乏获得性母体 IgG 的新生儿，一般于生后 4~6 天起病。临床表现为喂养困难、高热、黄疸、呼吸困难、肝脾大等，皮肤（尤其头皮）、口腔黏膜、结膜出现水疱、糜烂。皮疹播散或出现神经系统症状者病情凶险，死亡率高。

3）疱疹性湿疹（herpetic eczema）：又名卡波西水痘样疹（Kaposi varicelliform eruption），是在特应性皮炎或其他皮肤病（脂溢性皮炎、脓疱疮、疥疮等）基础上感染单纯疱疹病毒所致。表现为原皮损区及其周围皮肤突然出现多发的有脐凹的水疱性皮疹，并可伴有发热、局部淋巴结肿大等全身症状（详见卡波西水痘样疹本章第二节）。

4）接种性单纯疱疹（inoculation herpes simplex）：是 HSV 直接接种于擦伤或正常皮肤内所致。接种后经过 5~7 天的潜伏期，在接种处形成一个质硬丘疹，而后形成大疱或不规则的散在性水疱，可伴局部淋巴结肿大，但全身症状轻微。若接种于指尖,则发生深在性疼痛性水疱,呈蜂窝状外观或水疱融合后转变为大疱,称为疱疹性瘭疽(herpetic whitlow)(图 3-1),常易被误诊为化脓性感染。

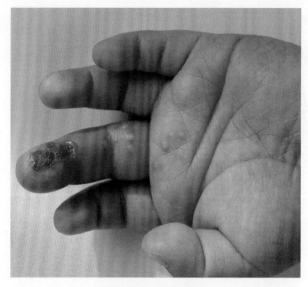

图 3-1　疱疹性瘭疽

1 岁女婴。皮损位于左手中指及手掌,表现为局部红肿基础上成簇分布的水疱,有融合、破溃和结痂,伴疼痛。其母亲当时患口周单纯疱疹(首都医科大学附属北京儿童医院提供)

5)疱疹性脑炎(encephalitis herpes):临床表现与其他病毒性脑炎极为相似,可有发热、头痛、颈项强直、畏光、精神紊乱、昏迷等脑炎症状。

(2)复发性单纯疱疹:原发性 HSV 感染后,在机体抵抗力下降或一些诱发因素刺激下,单纯疱疹可复发,多在同一部位,也可在不同部位,以面部和生殖器部位最常见。儿童复发性单纯疱疹常发生于面部,表现为红斑上的群集小水疱,严重时出现糜烂结痂,反复多次后局部可遗留凹陷性瘢痕。复发性生殖器疱疹多见于成年人。

2. 辅助检查

(1)血清抗体检测:血清中可检测出 HSV 特异性 IgM 及 IgG 型抗体,IgM 型抗体更有诊断价值。

(2)病原相关检查:

1)聚合酶链反应(PCR)法检测:取皮损或疱液用 HSV 共同引物扩增 HSV 的特异性 DNA 片段。

2)疱液病毒培养与接种:是诊断的金标准,用干燥的细针吸取疱液置于消毒的试管内,立即送往实验室进行培养和接种。

3. 鉴别诊断　单纯疱疹需与带状疱疹、脓疱

疮鉴别(详见表 3-1)。对于某些少见的原发性感染者如疱疹性齿龈口腔炎,鉴别诊断需考虑链球菌感染、白喉、鹅口疮、阿弗他口炎、柯萨奇病毒感染、白塞病及 Stevens-Johnson 综合征,有时需配合特殊的实验室检查。

表 3-1　单纯疱疹与带状疱疹、脓疱疮的鉴别诊断

	单纯疱疹	带状疱疹	脓疱疮
病原体	HSV	水痘 - 带状疱疹病毒(varicella-herpes zoster virus, VZV)	金黄色葡萄球菌 / 乙型溶血性链球菌
诱因	初发:密切接触 复发:免疫力低下	免疫力低下	外伤、皮肤屏障破坏
临床表现	群集的红色丘疱疹或水疱,可变为脓疱,结痂。好发于皮肤黏膜交界处	多群簇集性水疱和丘疱疹,基底炎症明显,皮疹沿身体一侧周围神经呈带状分布,可伴明显的神经痛	水疱和脓疱,疱易破露出糜烂面,表面结薄痂,似烟蒂烫伤样外观;皮疹常群集分布,可见于皮肤任何部位

【治疗】无并发症的轻度单纯疱疹无需特殊治疗,局部外用即可。严重的原发性单纯疱疹和反复发作的复发型单纯疱疹可考虑系统治疗。

1. 局部治疗　以外用收敛、干燥和防止感染的药物为主,可外用抗病毒药物如阿昔洛韦乳膏、喷昔洛韦乳膏等,预防或继发感染时外用莫匹罗星软膏、夫西地酸乳膏、那氟沙星乳膏、复方多黏菌素 B 等。原发性齿龈口腔炎应保持口腔清洁,可予以 1∶1 000 的苯扎溴铵溶液含漱。严禁使用糖皮质激素类药膏。

2. 系统治疗

(1)阿昔洛韦:每次 5~10mg/kg,每天 5 次,口服,共 5 天。单纯疱疹性脑炎时采用静脉滴注 5~10mg/(kg·次),每天 3 次,疗程 14~21 天。

(2)泛昔洛韦:>2 岁儿童也可使用泛昔洛韦颗粒。体重<40kg 者,每次 12.5mg/kg,每 8 小时 1 次;≥40kg 者,每次 250~500mg,每 8 小时 1 次。

(3)丙种球蛋白静脉输注:若全身症状重、基础条件差的情况下,可在抗病毒治疗基础上加用,200~400mg/(kg·d),共 3~5 天。

(李珂瑶　汤建萍　著,李萍　迪力拜尔　审)

第二节　卡波西水痘样疹

卡波西水痘样疹(Kaposi varicelliform eruption)又名疱疹性湿疹,是在特应性皮炎或其他皮肤病基础上感染病毒所致,这些病毒包括单纯疱疹病毒、牛痘病毒、天花病毒及柯萨奇 A16 病毒等,以 HSV-Ⅰ感染最为常见。

本病的基础皮肤病最常见的是特应性皮炎,偶尔可发生于脂溢性皮炎、脓疱疮、疥疮、落叶性天疱疮、家族性慢性良性天疱疮、鱼鳞病样红皮病、Darier 病、蕈样肉芽肿、Sézary 综合征或其他炎症性皮肤病等。

【诊断】

1. 症状、体征　本病好发于 3 岁以内的儿童。感染病毒后,经过约 10 天(5~19 天)的潜伏期,可出现高热、全身不适、嗜睡等中毒症状,随后迅速出现大量群集的水疱,迅速进展为脓疱,也可先出现红色丘疹,而后很快变为水疱、脓疱,基底明显红肿,部分水疱可见脐凹,部分皮疹为出血性,呈血痂和黑痂。2~3 天后皮疹可融合成片,但附近仍可见散在分布的典型皮疹(图 3-2)。皮疹常局限于面部、肩部或臀部等原有基础皮肤病的部位,少数也可发生于正常皮肤上,甚至为全身性,皮疹附近的淋巴结肿大。

2. 实验室检查

(1)血清抗体检测:血清中可检测出特异性病毒 IgM 及 IgG 型抗体,IgM 型抗体更有诊断价值。

(2)其他检查:血常规常可见白细胞减少,合并细菌感染时白细胞可增高,也可有嗜酸性粒细胞增多。部分患儿血清 IgE 增高。

3. 鉴别诊断　主要与原有炎症性皮肤病继发细菌感染相鉴别,如脓疱疮等。

【治疗】

1. 宣传教育　有特应性皮炎等基础皮肤病的患者,应避免与单纯疱疹患者密切接触。同时本病患者应当接触隔离,避免传染给他人。

2. 局部治疗　以消炎、收敛、抗菌、防止继发感染为原则,有明显渗出时可用 0.1% 依沙吖啶溶液湿敷,皮损干燥后可外用 1% 新霉素霜、莫匹罗星软膏或夫西地酸乳膏等。

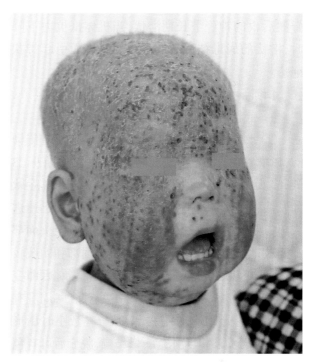

图 3-2　Kaposi 水痘样疹

11 个月男婴。湿疹病史 6 个月。突发高热,伴颜面部水疱样皮损。面部散在密集绿豆大小水疱和结痂,局部有少许糜烂。并可见原有湿疹皮损(首都医科大学附属北京儿童医院提供)

3. 系统治疗

(1)抗病毒治疗:病情严重者予以阿昔洛韦静脉滴注,病情相对较轻者可口服阿昔洛韦或其衍生物如伐昔洛韦、泛昔洛韦等,用法、用量同单纯疱疹。

(2)输注丙种球蛋白注射液:在全身症状重、基础条件差的情况下,可在抗病毒治疗基础上加用,200~400mg/kg,每天 1 次,共 3~5 天。

(李珂瑶　汤建萍　著,李萍　迪力拜尔　审)

第三节　水痘和带状疱疹

水痘(varicella,chickenpox)和带状疱疹(herpes zoster)是均由水痘-带状疱疹病毒(varicella-herpes zoster virus,VZV)感染引起的病毒性皮肤病。病毒初次感染表现为水痘或隐匿性感染,常见于儿童;初次感染后病毒可沿着周围神经达到脊髓后根的神经节长期潜伏,当机体抵抗力下降时,潜伏的病毒被激活发生再次感染而引起带状疱疹。

【诊断】

1. 症状、体征

(1)水痘:水痘是儿童常见的急性呼吸道传染病,以学龄前儿童多见,传染性极强。潜伏期9~23天,多为14~17天。出疹前可伴短暂的轻微症状如发热、全身不适、咽痛、咳嗽、头痛等,之后迅速进入出疹期。皮疹首发于躯干部,逐渐蔓延至头面部和四肢,呈向心性分布,以躯干为多,面部和四肢较少,掌跖更少。初起为红色斑丘疹,数小时后即变成绿豆大小的水疱,呈椭圆形,中央有脐凹,周围有红晕。水疱壁易破,常有瘙痒,部分在数小时后形成脓疱。经过2~4天水疱干燥结痂,脱痂后可有色素沉着,若无继发感染,一般不遗留瘢痕。口腔、外阴黏膜亦可受累出现红斑水疱。在发病2~4天内,皮疹陆续分批出现,因此同一部位可见斑疹、丘疹、水疱、结痂等不同时期的皮疹,俗称"四世同堂"。自然病程约10~14天。

水痘异型:

1)大疱型水痘:较少见,通常见于<2岁儿童,可见2~7cm大小的大疱,常由单个水疱发展而成,疱壁破裂后形成糜烂面,而后结痂痊愈,一般不留瘢痕。

2)出血性水痘:常见于营养不良、恶性肿瘤等使用免疫抑制剂及长期使用糖皮质激素治疗的患者,可出现泛发性出血性水痘,伴高热及严重的全身症状(图3-3)。

3)新生儿水痘:通常在分娩时由母体传染所致(图3-4)。

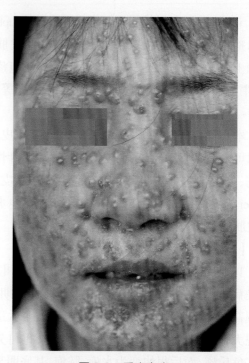

图3-3　重症水痘
6岁女孩。颜面大量绿豆大小水疱,有脐凹,口周继发传染性脓疱疮(首都医科大学附属北京儿童医院提供)

4)成人水痘:较儿童水痘症状更重,前驱期长,可伴高热、全身症状明显,皮疹数目较多,瘙痒明显。

5)并发症:水痘的并发症并不多见,偶可发生,主要是继发感染,罕见坏疽,严重者可有败血症或脓毒血症。

(2)带状疱疹:带状疱疹在起病前一般先有轻度发热、疲倦无力、全身不适、食欲缺乏以及患处皮肤灼热感或神经痛等前驱症状,但也有无前驱症状而发疹者。皮损表现为患处先有不规则红斑,而后在红斑基础上迅速出现簇集型粟粒大小或绿豆大小的丘疹、丘疱疹,迅速发展成水疱,疱液澄清,疱壁紧张发亮,周围有红晕,疹间皮肤正常,伴局部淋巴结肿大、疼痛。一般在发病后2~5天内不断有新发皮疹陆续出现,数天后疱液可浑浊,部分破裂形成糜烂面,最后干燥结痂,痂脱而愈,愈后可留有暂时性色素沉着,一般不留瘢痕。皮损沿一侧周围神

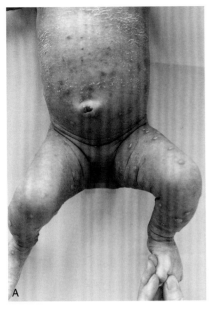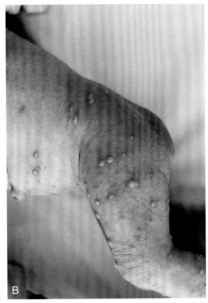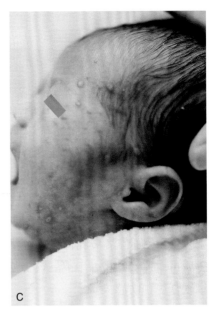

图 3-4 新生儿水痘

患儿一般情况差,生后 2 天发现水疱,迅速增多。躯干(A)、四肢(B)、面部(C)泛发绿豆大小水疱和脓疱,
周围绕以红晕(首都医科大学附属北京儿童医院提供)

经支配区皮肤呈带状分布,好发于肋间神经或三叉神经分支支配区域,也可见于腰腹部、四肢及耳部。一般不超过身体中线(图 3-5)。

2. **实验室检查**

(1)血常规:白细胞大多正常或轻微升高。

(2)病原相关检测:

1)快速诊断:刮取新鲜疱疹基底细胞涂片,瑞氏染色见多核巨细胞,吉姆萨染色可见细胞内包涵体。

2)抗体检测:水痘发疹后 7~10 天血清中即可发现有中和抗体及补体结合抗体,约在 14 天达高峰,补体结合抗体滴度检测可辅助诊断。

3)血清 VZV 的 DNA 检测:采用 PCR 方法,特异性及敏感性均高。

3. **鉴别诊断** 水痘需要与丘疹性荨麻疹(第六章第一节)、手足口病(第三章第七节)、单纯疱疹(第三章第一节)、脓疱疮(第四章第一节)等鉴别。

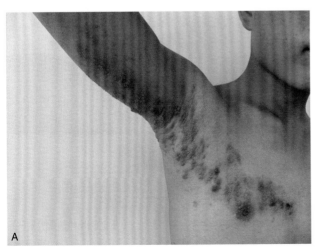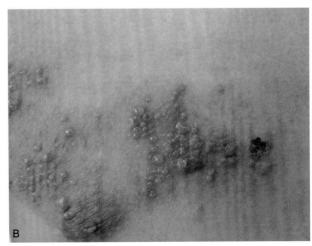

图 3-5 带状疱疹

皮损沿 T2 感觉神经离心传播,引起相应皮肤节段发生疱疹(A)。表现为水肿性红斑上成簇分布米粒至绿豆大小水疱,
局部结痂(B)(首都医科大学附属北京儿童医院提供)

【治疗】

1. 水痘　一般以对症支持治疗为主,室内保持通风透气,可使用抗病毒药物,防治并发症。

(1)对症治疗:发热期应卧床休息,给予易消化的饮食和充足的水分,避免搔抓,勤换衣服,皮疹破溃后可使用抗生素药膏预防感染。

(2)抗病毒治疗:早期可给予阿昔洛韦、泛昔洛韦或伐昔洛韦口服,疗程 3~5 天,重症者可延长至 10~14 天。

(3)局部治疗:以干燥、消炎和促进创面愈合为主,可外用阿昔洛韦乳膏或喷昔洛韦乳膏,水疱破溃后可予以莫匹罗星软膏、夫西地酸乳膏或那氟沙星软膏等预防感染。

(4)防治并发症:皮肤继发感染应加用抗生素药膏外用,重症患者可静脉使用丙种球蛋白 200~400mg/(kg·d),连用 3~5 天。因脑炎出现脑水肿应脱水治疗,此时可短期使用糖皮质激素。

(5)自出疹前 1 天至皮疹结痂期间均有传染性,一般水痘患者应在家中隔离至水疱全部结痂。尽量避免与易感儿童及孕妇接触。

2. 带状疱疹　对于一般患者以休息、止痛、缩短病程、防止继发感染和后遗神经痛为原则。

一般处理和抗病毒治疗同水痘。儿童带状疱疹治疗前,需明确患儿是否存在免疫缺陷。有研究表明,免疫缺陷儿童发生带状疱疹,早期使用阿昔洛韦治疗可显著减轻病毒在内脏的播散、降低病死率。下面主要介绍带状疱疹神经痛的治疗。

(1)神经痛的药物治疗:对于轻中度疼痛,可给予乙酰氨基酚等非甾体抗炎药或曲马多;中重度疼痛可使用钙离子通道调节剂加巴喷丁、普瑞巴林等,但不建议用于 12 岁以下儿童。

(2)物理治疗:紫外线、频谱治疗仪、红外线等局部照射可促进水疱干涸和结痂,缓解疼痛。

(李珂瑶　汤建萍　著,李萍　迪力拜尔　审)

第四节　麻　疹

麻疹(measles)是由麻疹病毒引起的急性呼吸道传染病。麻疹病毒属副黏病毒科,为 RNA 病毒,人类是其自然宿主,麻疹患者是唯一传染源。病毒通过飞沫传播,潜伏期为 10~14 天,5 岁以下未接种疫苗的儿童或者接种了疫苗但是未产生抗体的学龄儿童均易感[1]。病后可产生持久免疫力,大多获得终生免疫。

【诊断】

1. 症状、体征

(1)典型麻疹:

1)潜伏期:多为 6~18 天,平均 10~14 天,接受过特异性抗体被动免疫或主动免疫者可延长至 28 天。潜伏期末可有低热或全身不适。

2)前驱期:持续 3~4 天,有发热、咳嗽、鼻塞、流涕、结膜充血、畏光、流泪等眼鼻卡他症状是本病的特点。Koplik 斑是前驱期的特征性黏膜斑,表现为上下磨牙相对的颊黏膜处出现灰白色斑丘疹,直径约 0.5~1mm,周围有红晕,也可累及整个颊黏膜,并可蔓延至唇黏膜,待出疹后逐渐消退,可留有暗

红色斑点(图 3-6)。

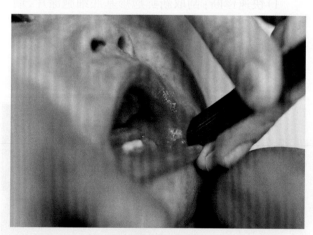

图 3-6　麻疹
口腔颊黏膜可见柯氏斑
(首都医科大学附属北京儿童医院提供)

3)出疹期:持续 3~5 天,一般在卡他症状和全身中毒症状达到高峰时开始出皮疹。出疹顺序为耳后发际—颜面、颈部—躯干—四肢—手掌、足底。皮疹为充血性斑丘疹,随着皮疹增多,颜色加深成

暗红色,少数为出血性,部分融合成不规则片状,疹间仍有正常皮肤,不伴瘙痒。出疹时全身不适及呼吸道症状加重,体温可高达 40℃,病程中可伴随有腹痛、腹泻、呕吐、淋巴结肿大和肝脾大,重者可伴脑及肺损害(图 3-7)。

4)恢复期:皮疹按出疹顺序消退,伴糠麸样细小脱屑及浅褐色色素沉着。体温下降,全身及呼吸道症状好转。整个病程一般为 10~14 天。

(2)不典型麻疹:

1)轻型麻疹:多见于有部分免疫者,如潜伏期内接受过免疫球蛋白或<8 个月有母亲被动抗体的婴儿。皮疹稀疏、色浅、消退快,消退后无色素沉着或脱屑,无并发症,很少有黏膜斑。

2)重型麻疹:多见于营养不良、免疫力低下者。皮疹密集融合,可为出血性斑丘疹,高热、全身病毒血症反应重,可伴有消化道出血、咯血、血尿、血小板减少等。部分患者疹不出透、色泽暗淡或皮疹骤退,有血压下降、四肢厥冷等循环障碍表现,病死率高。

3)异型麻疹:主要见于接种过麻疹灭活疫苗但接种失败或免疫缺陷,再次感染麻疹野生型病毒株者。皮疹表现多样,可为水疱、瘀斑、紫癜和肢端水肿;出疹顺序不规则,易并发肺炎,伴高热,但鼻炎、结膜炎少见。

(3)并发症:麻疹并发症最常见于 5 岁以下儿童和 20 岁以上成年人,以及孕妇、免疫功能低下或营养不良的个体。麻疹易并发中耳炎、喉炎、肺炎、脑炎和心肌炎。肺炎是最常见的并发症。急性播散性脑脊髓炎通常在感染后 2 周内发生。急性硬化性全脑炎是一种迟发性神经退行性疾病,可在麻疹急性发作多年后出现,表现为癫痫发作、人格改变、昏迷和死亡。

2. 实验室检查

(1)血常规:白细胞总数减少,淋巴细胞比值增高。

(2)病原相关检查:

1)麻疹血清特异性 IgM 抗体:具有早期诊断价值。

2)咽部分泌物或尿液中分离病毒或 PCR 检测病毒 RNA:对免疫力低下不能产生特异性抗体的患者尤其有诊断价值。

3. 鉴别诊断 发病前有麻疹接触史,有发热、咳嗽、流涕,口腔有麻疹黏膜斑(Koplik 斑)及特殊的斑丘疹,应考虑麻疹,结合实验室检查明确诊断。其他病毒感染也可以引起麻疹样皮疹,如肠道病毒、EB 病毒、人类疱疹病毒 6 型、细小病毒 B19,还应注意和麻疹样药疹、川崎病、猩红热、风疹鉴别(详见表 3-2)。

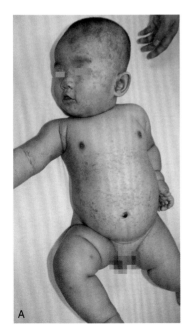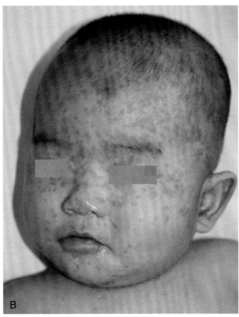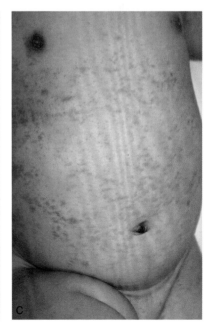

图 3-7 麻疹

颜面(A、B)、躯干(A、C)弥漫分布大量红色、暗红色斑疹、丘疹和斑丘疹,有融合(首都医科大学附属北京儿童医院提供)

【治疗】对麻疹尚无特效的抗病毒药物,主要是对症、加强护理和预防并发症。

1. **一般治疗**　卧床休息、保持室内清洁通风和适宜温度,多饮水,给予易消化营养丰富的食物。

2. **对症治疗**　发热时宜用物理降温,高热可用小剂量退热药物;咳嗽剧烈时可用祛痰镇咳药;惊厥或烦躁不安者可给予镇静剂,如苯巴比妥、地西泮或水合氯醛等。

3. **并发症治疗**

(1)肺炎:轻者仅对症治疗,疑有细菌感染者可选用抗生素,重者可短期使用糖皮质激素并辅以必要的支持疗法。

(2)喉炎:镇静、吸氧、雾化等,宜选用1~2种敏感抗生素,严重者应用糖皮质激素,喉梗阻进展迅速者应考虑气管切开。

(3)麻疹脑炎:处理同病毒性脑炎。

【预防】预防麻疹的关键措施是对易感者接种麻疹疫苗,提高其免疫力。

1. **控制传染源**　对麻疹患者应早发现、早报告、早隔离、早治疗。一般隔离至出疹后5天,合并肺炎者延长至出疹后10天。对接触麻疹的易感儿童应隔离检疫3周,并给予被动免疫。

2. **保护易感人群**　接种麻疹减毒活疫苗[1],初种年龄为8月龄,复种年龄为18~24月龄。对年幼或体弱的易感者在接触麻疹患者后5天内立即给予免疫血清球蛋白0.25ml/kg进行被动免疫,可预防发病或减轻症状。免疫有效期为3~8周,以后应主动免疫。

3. **切断传播途径**　流行期间易感儿童应避免到人群密集的场所去。无并发症的患儿可在家隔离,减少传播。

(韦祝 汤建萍 著,李萍 迪力拜尔 审)

第五节　风　疹

风疹(rubella)是由风疹病毒感染引起的急性传染病。风疹病毒属披膜病毒科,是RNA病毒。妊娠早期母亲感染风疹病毒,可通过胎盘感染胎儿,可能发生流产、死产或胎儿畸形,称为先天性风疹综合征。风疹主要通过飞沫传播。潜伏期为14~21天,平均18天。春季高发。患者是唯一的传染源。

【诊断】

1. **症状、体征**

(1)前驱期:短,仅1~5天。临床症状轻微,可有低热、全身不适、头痛和上呼吸道感染症状。

(2)发疹期:发热第1天或次日出疹,始发于面部,由头向足部蔓延,24小时内遍及全身,掌跖少见。皮疹呈淡红色散在斑丘疹或类似于猩红热样皮疹(图3-8)。病初软腭黏膜可见黏膜疹,伴有淋巴结肿大,以枕部、耳后、颈后淋巴结肿大更明显。

(3)消退期:3~5天后皮疹沿发疹顺序消退,有细小糠麸样脱屑,但无色素沉着。发热、淋巴结肿大也逐渐消退。

(4)并发症:包括关节痛和关节炎,尤其是青春期后女孩或妇女;肝炎、心肌炎、肾炎、脑炎、溶血性贫血和血小板减少性紫癜等较少见。

(5)先天性风疹综合征:无免疫力的孕妇感染风疹病毒后可通过胎盘传给胎儿致病,尤其是妊娠前16周感染者。轻者可呈隐性感染,严重者可出现死胎、流产、各类先天畸形如先天性心脏病、白内障、听力障碍。1/3的病例在新生儿期有相应表现,如出生低体重、血小板减少、溶血性贫血、骨发育不良、肝脾大及脑炎等,偶可导致"蓝莓松饼综合征"。

2. **实验室检查**

(1)血常规:白细胞正常或减少,淋巴细胞增多,可出现异型淋巴细胞及浆细胞。

(2)病原相关检测:检测血清风疹特异性抗体IgM和IgG,或者检测风疹病毒RNA均有助于临床诊断。

3. **鉴别诊断**　需与麻疹、猩红热、传染性单核细胞增多症等鉴别(详见表3-2)。

【治疗】本病是传染病,应隔离治疗。一般以对症治疗为主,不需要特殊治疗。皮疹瘙痒时可外

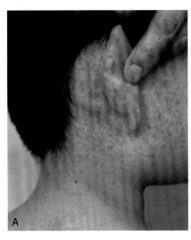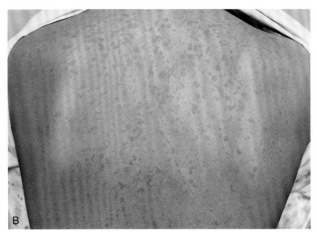

图 3-8　风疹

10 岁男童。额部、耳周、颈部（A）、躯干部（B）大量淡红色斑疹，直径 3~7mm。耳后可见肿大的淋巴结（A）

（首都医科大学附属北京儿童医院提供）

用炉甘石洗剂。但先天性风疹综合征患儿应根据病情给予相应治疗。

【预防】

1. 控制传染源　应隔离患儿至出疹后 5 天。出疹前传染性最强。

2. 保护易感人群　注射风疹疫苗是预防和控制风疹流行的最有效手段。孕早期妇女应避免接触风疹患者，若已经接触，应检测风疹抗体，建议阳性者终止妊娠，阴性者注射高效价免疫球蛋白进行被动免疫。

3. 切断传播途径　流行期间易感儿童应避免到人群密集的场所去。患者应在家隔离，减少传播。

（韦祝　汤建萍　著，李萍　迪力拜尔　审）

第六节　幼 儿 急 疹

幼儿急疹（exanthem subitum）又称婴儿玫瑰疹、第六病，主要是由人类疱疹病毒 6 型引起的一种急性传染病，多见于 6 个月 ~3 岁的婴幼儿，尤其是 6~12 个月的婴儿。全年都可发病，春季最常见。

【诊断】

1. 症状、体征

（1）潜伏期：多为 1~2 周，平均 9~10 天。

（2）发热期：起病急，突然高热，体温最高 39.0~40.5℃，持续 3~5 天。高热初期可伴惊厥，发生率约 10%。高热期间一般情况良好，可有食欲减退、烦躁不安或轻咳。明显的高热与轻微的症状体征不相称是此病的重要特点。

（3）出疹期：病程第 3~5 天体温骤退至正常，热退同时或热退后 1~2 天内出现皮疹。皮疹为玫瑰色斑疹或斑丘疹，压之褪色，很少融合。先发生在躯干，后迅速累及颈、上肢、下肢，偶累及面部（图 3-9）。少数伴有颈部淋巴结肿大、眼睑水肿和前囟膨隆。软腭和悬雍垂可见红色黏膜疹。皮疹持续 1~2 天快速消退，无色素沉着及脱屑。悬雍垂和舌腭交界处的溃疡是特征性表现[6]。

（4）并发症：发热初期可致高热惊厥，一般预后良好。偶并发脑炎和血小板减少性紫癜。

2. 实验室检查

（1）血常规检查：白细胞总数减少，淋巴细胞比值增加。也可随后出现白细胞总数增多。

（2）病毒相关检测：血清 HHV-6/7 型 IgG、IgM 抗体阳性有助于诊断，早期诊断应选择病毒抗原检测，抗原阳性结果可作为确诊的依据。

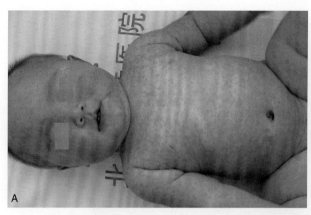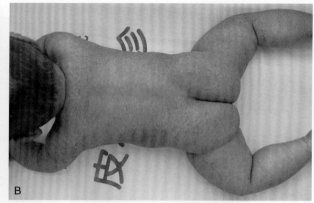

图 3-9　幼儿急疹

9 个月女婴。发热 3 天后退热。头面(A)、躯干(B)、四肢出现大量淡红色斑疹、丘疹,直径 2~5mm

(首都医科大学附属北京儿童医院提供)

3. 鉴别诊断　应与其他发热发疹性疾病如风疹病毒、腺病毒、肠道病毒等感染,药物疹及川崎病,菌血症相鉴别(详见表 3-2)。

【治疗】本病一般不需特殊治疗,主要是对症处理,尤其是高热期,可用物理降温或小量退热剂,哭闹烦躁使用镇静剂,发生惊厥及时给予苯巴比妥或地西泮等抗惊厥药物。

【预防】隔离患儿至出疹后 5 天。本病传染性不强,预防措施参照呼吸系统疾病。

表 3-2　常见儿童发疹性疾病的鉴别诊断

疾病	疹热关系	皮疹特点	出疹顺序和部位	黏膜损害	病因	辅助检查	伴随症状
麻疹	发热第 3~5 天出疹	红色斑丘疹,可融合成片	顺向性发疹,从耳后发际→面→颈→躯干→四肢,皮疹全身分布	病后 2~3 日出现颊黏膜灰白色斑点(Koplik 斑)	麻疹病毒	麻疹病毒 IgM 和麻疹病毒 RNA 阳性	结膜充血,卡他症状重,颈淋巴结、肝脾可肿大
风疹	发热第 1 天出疹	淡红点状斑丘疹,较麻疹稀疏	顺向性发疹,从面颈→躯干→四肢,皮疹全身分布	轻腭瘀点或暗红色斑点	风疹病毒	血清风疹抗体 IgM 阳性	"三后"(颈后、枕后、耳后)淋巴结肿大
幼儿急疹	高热 3~5 天后热退疹出	红色点状斑丘疹,1~2 天后皮疹消退	离心性发疹,从躯干→四肢和颈→面,肘膝以下皮疹少或无	咽和结膜轻度充血	人类疱疹病毒 6 型	尚无	一般情况好,可有高热惊厥和腹泻
传染性红斑	可有低热,与皮疹关系不大	面部鲜红斑,如手掌印,躯干四肢散在红色斑丘疹	面颈至四肢,生殖器黏膜	咽充血,咽峡/生殖器黏膜暗红色斑点	人类微小病毒 B19	尚无	浅表淋巴结肿大
传染性单核细胞增多症	10%~15% 的患者发热第 4 天出皮疹	猩红热样或麻疹样红斑或风团样损害	多数离心性发疹,从躯干→四肢和颈→面	咽峡炎,软/硬腭交界处可有红斑	EB 病毒	异型淋巴细胞 10% 以上,EB 病毒 IgM 和 EB 病毒 DNA 阳性	高热,淋巴结肿大,肝脾大

续表

疾病	疹热关系	皮疹特点	出疹顺序和部位	黏膜损害	病因	辅助检查	伴随症状
川崎病	发热与皮疹关系不大	多形性皮疹,无疱疹,肛周红、脱皮;手足硬性水肿和掌跖红斑	全身泛发、以手足和腔口部位明显	唇充血皲裂、草莓舌	不明	白细胞、中性粒细胞、血小板、CRP升高	高热5天以上,颈部淋巴结肿大,眼结膜充血,冠状动脉扩张
肠道病毒疹	不确定	猩红热样或麻疹样红斑	顺向性发疹,从面颈→躯干→四肢,皮疹全身分布	疱疹性咽峡炎	柯萨奇病毒、埃可病毒	柯萨奇病毒或埃可病毒IgM阳性	浅表淋巴结肿大,可有肠炎、脑炎和脑膜炎
猩红热	发热1~2天后出疹	在全身潮红基底上出现斑丘疹;皱褶处红斑加重,有线形瘀斑;消退时脱屑	顺向性发疹,从面颈→躯干→四肢,皮疹全身分布	咽峡炎,口周苍白环、草莓舌	A族乙型溶血性链球菌	咽拭子培养A族乙型溶血性链球菌阳性	下颌下、颈淋巴结肿大
手足口病	可无发热	以水疱为主,不易破溃,初期有斑丘疹	掌跖和指/趾,臀部,膝部	口腔水疱	柯萨奇病毒A16、A10或EV71	柯萨奇病毒IgM或EV71 IgM阳性	重症合并呼吸和神经系统症状
水痘	发热1天后出疹	分批出现斑丘疹、水疱和结痂	向心性分布,头面、躯干皮疹密集,而四肢皮疹稀疏散在,手掌和足底更少	口腔、鼻咽、结膜、外阴可出现水疱、溃疡	水痘带状疱疹病毒(VZV)	VZV-IgM阳性,VZV DNA阳性	全身症状轻微

(韦祝 汤建萍 著,李萍 迪力拜尔 审)

第七节 手足口病

手足口病(hand-foot-and-mouth disease,HFMD)是由肠道病毒感染引起的一种儿童常见传染病,以柯萨奇病毒A16型(Cox A16)、肠道病毒71型(EV 71)最常见,近年来其他病毒(如柯萨奇病毒A6和A10)引起的手足口病病例也逐渐增加[2],均属于小RNA病毒。5岁以下的儿童多发,同一儿童可因感染不同血清型的病毒而多次发病。人类是已知的人肠道病毒的唯一宿主。患者和隐性感染者都是传染源。主要通过粪-口途径传播,也可通过疱液、呼吸道分泌物和污染的物品传播。

【诊断】

1. 症状、体征

(1)潜伏期:多为2~10天,平均为3~5天。临床症状轻微,多为发热、乏力。

(2)出疹期:主要表现为手、足、口、臀等部位斑丘疹、梭形小水疱,可伴有或不伴有发热。口腔疱疹多见于舌、颊黏膜、硬腭等处(图3-10)。

(3)疱疹性咽峡炎:特征性表现为软腭、悬雍垂、扁桃体、咽部和颊黏膜等部位的痛性水疱和浅溃疡,可以单独发生,也可以是手足口的临床表现之一。

(4)手足口病后甲损害:一般发生在手足口病发病后1~2个月,由于病毒感染引起甲母质暂时性生长停滞,导致新甲与旧甲离断(图3-11)。

(5)重症病例:少数患者病情进展迅速,伴有神经、呼吸或循环系统并发症,即为重症病例,主要由EV71型感染所致,低年龄儿多见。

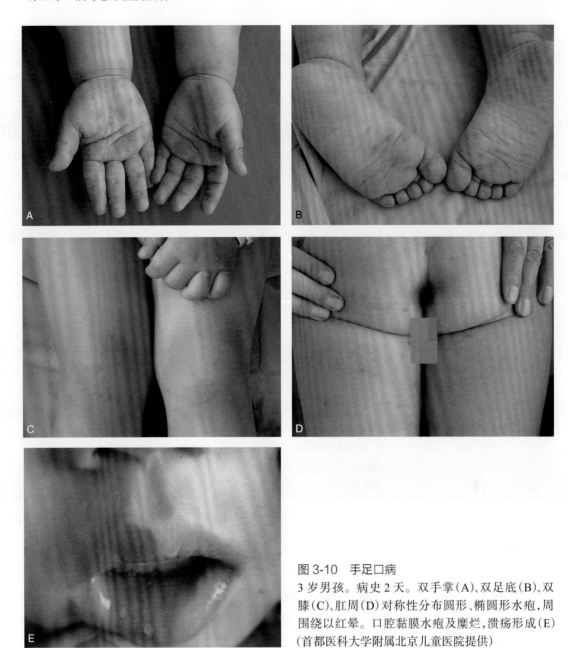

图 3-10　手足口病
3 岁男孩。病史 2 天。双手掌（A）、双足底（B）、双膝（C）、肛周（D）对称性分布圆形、椭圆形水疱，周围绕以红晕。口腔黏膜水疱及糜烂，溃疡形成（E）（首都医科大学附属北京儿童医院提供）

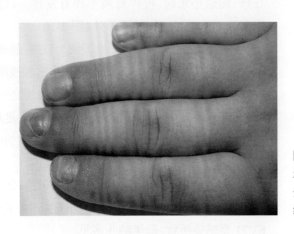

图 3-11　手足口病
5 岁男孩，一个月前手足口病史。图示右手示指甲分离，中指甲分离后新甲随后长出。甲周皮肤未见红肿、鳞屑（首都医科大学附属北京儿童医院提供）

1)神经系统受累:少数病例发生中枢神经系统损害[3],如无菌性脑膜炎、脑炎、脑干脑炎、脑脊髓炎、急性迟缓性麻痹等。多发生在病程1~5天内,表现有精神差、烦躁、肢体抖动、嗜睡、头痛、呕吐、肌无力、颈项强直等。

2)呼吸系统受累:可发生肺水肿、肺出血、肺功能衰竭等。多发生在3岁以下的儿童,表现为呼吸增快浅促、呼吸困难、口唇发绀、咳嗽加重,咳白色、粉红色泡沫痰或血性液体,肺部可闻及湿啰音。

3)循环系统受累:临床表现为心动过速或心动过缓、面色灰白、皮肤花纹、四肢冰凉、血压降低或休克。

4)有以下表现者(尤其是3岁以下患儿),有可能短时间内发展为重症病例:①持续高热不退;②精神差、呕吐、易惊、肢体抖动、乏力;③呼吸、心率增快;④末梢循环差,发绀,出冷汗;⑤高血压;⑥高血糖;⑦外周血白细胞计数、血小板计数明显升高。

2. 实验室检查

(1)血常规:白细胞计数正常或降低,病情危重者白细胞反而明显升高。

(2)部分病例有轻度丙氨酸氨基转移酶(ALT)、天冬氨酸氨基转移酶(AST)、肌酸激酶同工酶(CK-MB)升高,病情危重患者可有血糖和肌钙蛋白升高。

(3)病原学检查:血清相关病毒IgM抗体阳性,疱液、咽拭子、气道分泌物或粪便中可分离出肠道病毒或肠道病毒核酸检测阳性。

(4)重症病例应完善脑脊液检查、头颅MRI检查、胸部X线、心电图等检查。

3. 鉴别诊断　根据流行病学史、急性起病,手、足、口及臀部皮疹可临床诊断手足口病。少数病例皮疹不典型,可结合病原学或血清学检查明确诊断。同时应与其他发热发疹性疾病进行鉴别,具体见表3-2。重症病例应注意与其他病毒引起的脑炎或脑膜炎、肺炎、心肌炎进行鉴别。

【治疗】

手足口病有自限性,普通病例预后良好。主要是对症支持治疗。注意隔离,避免交叉感染。清淡饮食,预防脱水。做好口腔和皮肤护理及对症处理。

重症病例应尽早转感染科诊治,及时进行呼吸支持、维持循环、控制血压等治疗。利巴韦林、奎纳克林和金刚烷胺均已被用于治疗肠道病毒71型重症手足口病。糖皮质激素与丙种球蛋白对神经系统受累者一般不建议常规使用,但对进展快、持续高热、惊厥频繁者可酌情使用。大剂量丙种球蛋白的日剂量需匀速静脉滴注,速度不宜过快,以免增加心肺负荷。

【预防】

1. 控制传染源　患者应隔离治疗。

2. 保护易感人群　我国目前临床上已有灭活肠道病毒-71型疫苗[4]。但因缺乏免疫持久性的研究数据,尚未纳入儿童免疫规划。

3. 切断传播途径　流行期间易感儿童应避免到人群密集的场所去。注意环境卫生,勤洗手、换衣。

(韦祝　汤建萍　著,李萍　迪力拜尔　审)

第八节　传染性单核细胞增多症

传染性单核细胞增多症(infectious mononucleosis,IM),简称传单,是由原发性EB病毒(EBV)感染所致,儿童发病较多。其典型临床表现为"三联症",即发热、咽扁桃体炎和颈部淋巴结肿大。可合并肝脾大、外周血异型淋巴细胞增多。IM是一种良性自限性疾病,多数预后良好,少数可出现噬血综合征等严重并发症[5]。

【诊断】该病病程长短差异较大,伴随症状多样化。典型表现为发热、咽痛、淋巴结肿大。

1. 症状、体征

(1)潜伏期:5~15天。约40%有前驱症状,表现为全身不适、头痛、头晕、发热、畏寒、食欲缺乏、恶心、呕吐及腹泻等。

(2)发热:90%~100%的患儿有发热,体温38.5~40℃,热型不定,部分患者伴有寒战,热程约1周,重者2周或数周,幼儿发热可不明显。虽有发热,但中毒症状并不显著。

(3)淋巴结肿大:80%~95%以上患者有淋巴结肿大,全身淋巴结均可受累,浅表淋巴结以颈部最为明显,中等硬度,表面光滑,无明显压痛。肿大淋巴结消退缓慢,常需数周至数月。肠系膜淋巴结肿大可引起腹痛。

(4)咽扁桃体炎:半数以上患者有咽痛及咽充血。扁桃体可充血肿大,少数可有溃疡或灰白色假膜,易剥脱。腭部及咽弓处可见小出血点,牙龈可肿胀。喉头及气管水肿可致上呼吸道阻塞。

(5)皮疹:15%~20%的患者发病后4~10天出现皮疹,呈多形性,主要分布于躯干及前臂伸侧。以丘疹及斑丘疹常见,也可有荨麻疹或猩红热样皮疹,罕见出血性及水疱样皮疹,持续1周左右,亦可反复出现。15%~25%有眼睑水肿。

(6)肝脾大:45%~70%的患者有肝大,可伴有急性肝炎症状,如食欲缺乏、恶心、呕吐、腹泻、腹痛、黄疸等。肝功能异常,个别患者可发生肝衰竭。约35%~50%的患者起病1周出现脾大,一般为轻度,偶可发生脾破裂。

(7)其他症状:儿童可发生角膜炎、结膜充血、"草莓舌"、支气管炎、肺炎、腮腺肿大。急性期可发生心肌炎、心包炎以及出现中枢神经系统症状,如惊厥、昏迷,甚至发生无菌性脑膜炎或周围神经炎,后期可发生血小板减少性紫癜等。也可发生肾炎、胃肠道出血等。

(8)恢复期:发病2~4周后,全身症状逐渐消退,但乏力可持续较久。淋巴结及肝脾大则需数周至数月才恢复正常。偶有复发,但病程短、病情轻。

(9)严重并发症:多数预后良好。急重症患儿可并发多器官损害,如心肌炎、粒细胞缺乏症、血小板减少症、肝肾衰竭、喉梗阻、继发感染等,患者死亡率较高。

2. 实验室检查

(1)血常规:白细胞总数早期多正常或偏低,发病1周后,白细胞总数增高,一般为$(10~20) \times 10^9/L$,偶可高达$(30~60) \times 10^9/L$。异型淋巴细胞增多>10%或其绝对值超过$1.0 \times 10^9/L$,具有诊断意义。外周血以单核细胞和淋巴细胞增多为主,占总数的60%以上,婴幼儿可高达90%。

(2)病原学检查:①EBV抗体测定:急性期衣壳抗原VCA-IgM阳性,恢复期衣壳抗原VCA-IgG阳性;②分子生物学检测:PCR检测血液、唾液、尿液中的EBV-DNA,特异性及敏感性均高。

3. 诊断标准与鉴别诊断　2021年由中华医学会儿科学分会感染学组和全国儿童EB病毒感染协作组制定的《儿童EB病毒感染相关疾病的诊断和治疗原则专家共识》提出了传染性单核细胞增多症的诊断标准[6]。第一项临床指标:①发热;②咽扁桃体炎;③颈部淋巴结肿大;④脾大;⑤肝大;⑥眼睑水肿。第二项实验室指标:①抗EBV-VCA-IgM和抗EBV-VCA-IgG抗体阳性,且抗EBV-NA-IgG抗体阴性;②抗EBV-VCA-IgM抗体阴性,但抗EBV-VCA-IgG抗体阳性,且为低亲和力抗体;③双份血清抗EBV-VCA-IgG抗体滴度4倍升高;④外周血异型淋巴细胞增多≥0.10和/或淋巴细胞增多≥$5.0 \times 10^9/L$。临床诊断病例必须满足上列临床指标中的任意三项和实验室指标中的第四项;实验室确诊病例必须满足上列临床指标中的任意三项和实验室指标中的第1~3项的任1项。

传染性单核细胞增多症需要与下列疾病鉴别诊断:

(1)病毒性肝炎:传染性单核细胞增多症并发黄疸及ALT升高者应与病毒性肝炎相鉴别。病毒性肝炎发热一般<39℃,且大部分肝炎患者无发热,淋巴结肿大持续时间短,异型淋巴细胞总数<10%,血清EBV抗体阴性,而病毒性肝炎血清标志物阳性。

(2)巨细胞病毒(CMV)单核细胞增多综合征:该病也可同时有发热、肝功能异常、肝脾大,但CMV感染很少引起咽痛及淋巴结肿大,血清中CMV抗体IgM测定及CMV病原检测阳性可确诊。

(3)急性淋巴细胞白血病:该病比传单临床表现严重,骨髓中淋巴细胞增多,以幼稚淋巴细胞为主。

(4)慢性活动性EB病毒感染:表现为持续的或反复发作传染性单核细胞增多症样症状,如长期间断发热、肝脾淋巴结肿大等,称为慢性活动性EB病毒感染。诊断儿童慢性活动性EB病毒感染需满足以下三个标准[6]:①传染性单核增多症样症状反复或持续≥3个月。②EB病毒感染及引起组织损害的证据：血清EBV抗体异常升高(抗VCA-IgG滴度≥1:640,或抗EA-IgG滴度≥1:160,或抗VCA-IgA和/或抗EA-IgA阳性);外周血单核细胞中EBV-DNA水平高于$1\times10^{2.5}$拷贝/μg DNA,或血清、血浆EBV-DNA阳性;受累组织中EBV-EBERs原位杂交或EBV-LMP1免疫组织化学染色阳性;Southern杂交在组织或外周血细胞中检测出EBV-DNA。③排除目前已知的自身免疫性疾病、肿瘤性疾病和免疫缺陷病所致的上述临床表现。

【治疗】

1. 对症治疗　大多数传单为自限性疾病,治疗以对症支持为主。急性期卧床休息,注意口腔清洁及水电解质平衡。高热者可结合物理降温或用解热剂,咽痛发热者注意有无细菌感染。继发感染者选用敏感抗生素,但避免使用氨苄西林或阿莫西林,因易出现多形性皮疹而与本病相混淆。

2. 严重并发症者,如重症肝炎、喉头水肿、心肌炎、溶血性贫血、血小板减少及中枢神经系统症状者,可用糖皮质激素。同时可静脉注射丙种球蛋白,儿童200~400mg/(kg·d),疗程3~5天,以减轻症状。

3. 抗病毒治疗　早期使用更昔洛韦,儿童5~10mg/(kg·d),视病情使用3~7天。亦可用阿昔洛韦和伐昔洛韦,或干扰素肌内注射治疗。

4. 有呼吸道感染症状时需要呼吸道隔离,对患者分泌物及污染物要严格消毒。

（罗勇奇　汤建萍　著,李萍　迪力拜尔　审）

第九节　传染性软疣

传染性软疣(molluscum contagiosum)是由痘病毒科传染性软疣病毒(molluscum contagiosum virus,MCV)感染引起的传染性疾病。皮肤直接接触是主要的传播方式,可自体接种,亦可通过性接触或公共设施(如公共浴室或游泳池)传播。

【诊断】

1. 症状、体征

(1)潜伏期:潜伏期变化很大,估计2周~6个月。本病多累及儿童和免疫功能低下者,在特应性皮炎、湿疹等皮肤病患者中发病率更高。

(2)皮疹特点:典型皮损为直径3~5mm大小的半球形丘疹,呈肤色或珍珠色,表面有蜡样光泽,中央有脐凹,内含乳白色干酪样物质,即软疣小体(图3-12)。皮损可发生于任何部位,儿童好发于手背、四肢、躯干及面部。

(3)皮疹无瘙痒,合并细菌感染时伴疼痛。一般无全身症状。

2. 鉴别诊断　本病根据典型临床表现即可确诊,必要时结合皮肤镜、病理检查明确诊断。儿童主要与扁平疣、粟丘疹等疾病鉴别。

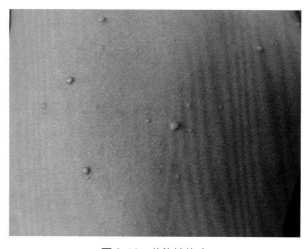

图3-12　传染性软疣

后背部米粒、绿豆大小半球形丘疹,灰白色,有蜡样光泽,典型皮损中心可见脐凹(首都医科大学附属北京儿童医院提供)

【治疗】

1. 物理治疗　可用局部刮除、人工挤压、激光、液氮等物理方法治疗,可在无菌条件下用专用的刮勺、有齿镊或弯曲血管钳将软疣夹破,挤出内容物,然后外用络合碘等以防细菌感染。

2. 外用药物　斑蝥素(cantharidin)或1%西

多福韦(cidofovir)软膏,具有无痛及无创伤的特点,儿童及家属容易接受,但起效较慢。合并细菌感染时先外用抗生素药膏,如莫匹罗星软膏,感染控制住后再行上述治疗。

3. 本病预防主要是避免搔抓,幼儿园或集体生活时勿共用衣物和浴巾。

（罗勇奇　汤建萍　著,李萍　迪力拜尔　审）

第十节　疣

疣(verruca)是由人乳头瘤病毒(human papilloma virus,HPV)感染皮肤黏膜所引起的良性赘生物。HPV属于乳头瘤病毒科,有150种以上,其中近80种与人类疾病相关。大多数类型的HPV可引起特定类型的疣,并好发于某些特定部位,如HPV-1与12岁以下的儿童跖疣相关,HPV-2更常见于手部疣,外生殖器疣与HPV-6/11有关,疣状表皮发育不良与HPV-16/18相关。大部分类型的HPV很少致病,只有免疫低下或患有疣状表皮发育不良的情况下,才表现出致病性。HPV感染相当常见,许多人在一生中都会经历感染。婴幼儿少见,以青壮年最常见。本病传染源为患者和病毒携带者,主要通过直接或间接接触传播,肛周和生殖器疣大多通过性接触传播,也可通过皮肤破损部位进行传播。一般潜伏期为1~20个月,平均4个月。HPV感染可以是临床型、亚临床型或潜伏型。临床型可以肉眼判断,亚临床型只能通过辅助检查才能辨别(比如醋酸试验)。

【诊断】

1. 症状与体征　疣有以下几种常见临床类型:

(1) 寻常疣(verruca vulgaris):寻常疣俗称"刺瘊""瘊子",多发生在5~20岁之间,仅15%发生在35岁以后。HPV-1、HPV-2、HPV-4、HPV-27、HPV-57和HPV-63与其相关。寻常疣可发生于皮肤的任何部位,但以手部多见,屠宰场工人、鱼或肉类加工者手部寻常疣的发生率高,提示手在水中频繁浸泡是发生寻常疣的一个高危因素。寻常疣小如针尖,大可直径超过1cm,平均约5mm。典型的寻常疣初期为针尖大小丘疹,后逐渐增大为隆起的圆形丘疹,表面粗糙,质地坚硬,可呈乳头状瘤样增生(图3-13)。经常摩擦刺激可导致出血。寻常疣好发于手部,特别是手指和掌部。发生于甲周者,

称为甲周疣(periungual wart);发生于甲床者,称为甲下疣(subungual wart),并常见于咬甲癖患者(图3-14);疣体细长突起伴顶端角化者称为丝状疣(verruca filiformis),好发于颈、额和眼睑。疣体表面呈参差不齐的突起者称为指状疣(digitate wart),好发于头皮和趾间(图3-15)。大部分寻常疣可自行消退,有文献报道,病程2个月时儿童自然消退率为23%,3个月时为30%,1年时为50%,2年时为65%~78%,5年后达90%。

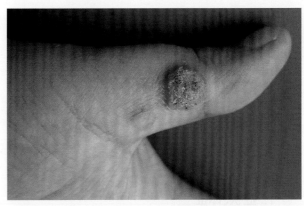

图3-13　寻常疣

手指部黄豆大小丘疹,表面粗糙。可见点状血痂,为疣体表面角质剥脱后,真皮乳头血管破裂、微量血液外渗所致(首都医科大学附属北京儿童医院提供)

(2) 跖疣(verruca):跖疣是发生在足底的寻常疣,以足部压力点,特别是跖骨的中部区域为多,外伤、摩擦、汗液刺激均可促进其发生,HPV-1、HPV-2、HPV-4、HPV-27、HPV-57与其相关。皮损多表现为淡黄或褐黄色胼胝样斑块或扁平丘疹,表面粗糙,边界清楚,边缘绕以稍高的角质环,去除角质后,其下方有疏松的角质软芯、可见毛细血管破裂出血而形成的小黑点,若含有多个角质软芯,称为镶嵌疣(mosaic wart)(图3-16)。蚁冢状疣

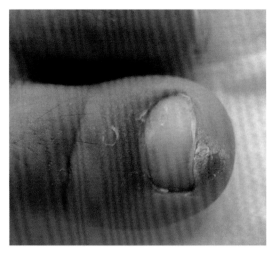

图 3-14 甲周疣
足趾甲周黄豆大小丘疹，表面粗糙。影响甲的正常生长
（首都医科大学附属北京儿童医院提供）

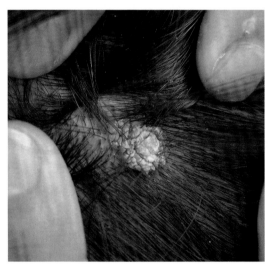

图 3-15 指状疣
头发内灰褐色丘疹，黄豆大小，疣状增生中仍可见正常头发
（首都医科大学附属北京儿童医院提供）

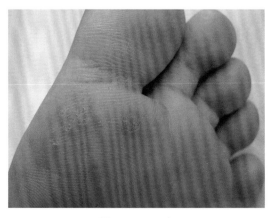

图 3-16 跖疣
足底多发灰黄色丘疹，表面粗糙、角化，疣体周边可见角质环
（首都医科大学附属北京儿童医院提供）

（myrmecia，深部掌跖疣）是一种特殊类型的跖疣，表现为表面光滑、深在性、炎症性和触痛性丘疹或斑块，多见于掌跖、甲周或甲下，呈明显的圆顶形，其基底部宽大。蚁冢状疣常由 HPV-1 引起。易被误诊为甲沟炎或指黏蛋白囊肿。

（3）扁平疣（flat warts，verruca plana）：扁平疣好发于儿童和青少年，相关的 HPV 型别包括 HPV-3、HPV-10、HPV-28、HPV-29 和 HPV-41。它好发于颜面、手背和前臂，提示日光暴露可能是扁平疣的一种风险因素。典型的皮损表现为 2~4mm 的米粒至黄豆大小顶部扁平的丘疹，肤色较白者，皮疹呈轻微的红色或褐色；肤色较黑者，皮疹出现色素沉着（图 3-17）。扁平疣多骤然出现，数目较多且密集。搔抓后皮损可呈串珠样排列，即自体接种反应或 Koebner 现象（图 3-18）。在所有临床型 HPV 感染中，扁平疣自行消退率最高，少数患者可复发。

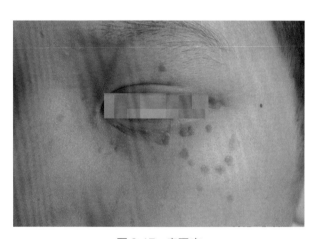

图 3-17 扁平疣
左眼周褐色扁平丘疹，表面光滑
（首都医科大学附属北京儿童医院提供）

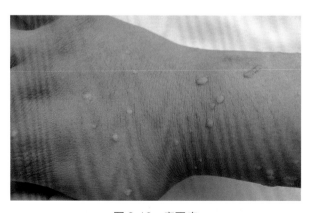

图 3-18 扁平疣
手背部可见皮色扁平丘疹。腕部皮疹可见条状斑块，
同形现象（首都医科大学附属北京儿童医院提供）

（4）生殖器疣（genital wart）：又称尖锐湿疣（condylomata acuminata），详见本章第十三节。

2. 病理表现　不同类型疣的组织病理学有差异，但均具有颗粒层、棘层上部细胞空泡化和电镜下核内细胞颗粒等共同特征，可伴有角化过度、角化不全、棘层肥厚和乳头状瘤样增生等。

3. 皮肤镜表现　寻常疣的典型皮肤镜表现为多发性乳头样增生（蛙卵样模式），分布于乳头中央较大的红色点状或线状出血，出血周围可见晕周。跖疣的典型皮肤镜表现为疣状黄色无结构区，少量不规则分布的点状、环状或线状出血。出血颜色可为红色、褐色或黑色。扁平疣的典型皮肤镜表现为亮褐色至黄白色背景，红色点状出血。

4. 鉴别诊断　根据病史及典型皮损即可作出诊断，必要时结合组织病理学检查。跖疣应与鸡眼、胼胝进行鉴别（表3-3）。扁平疣需与毛发上皮瘤、汗管瘤及扁平苔藓相鉴别。扁平疣、毛发上皮瘤和汗管瘤均好发于眼睑附近，但组织病理完全不同。儿童扁平苔藓少见，发生于面部少见，瘙痒明显，多有黏膜损害，皮损呈紫红色，表面有 Wickham 纹，病理检查有助鉴别。

【治疗】主要采用外用药物治疗和物理治疗，系统药物治疗多用于皮损数目较多或久治不愈者。

1. 外用药物治疗　适用于皮损较大或不宜用物理治疗者，如 0.1% 维 A 酸乳膏、5% 氟尿嘧啶软膏、5% 咪喹莫特霜或西多福韦乳膏等。但低龄儿童不宜用 5% 氟尿嘧啶软膏、5% 咪喹莫特霜。

2. 物理治疗　包括液氮冷冻、电灼、刮除和激光等，适用于皮损数目较少者。

表 3-3　跖疣与鸡眼、胼胝的鉴别特点

	跖疣	鸡眼	胼胝
病因	HPV 感染	物理挤压	长期摩擦压迫
好发部位	足跖	足跖、足趾、足缘	足跖前部、足跟
皮损	圆形角化性斑块，表面粗糙，界限清楚，外周绕以角化环，下方角质软芯，易见出血点	圆锥形角质栓，外周绕以透明角质环	蜡黄色角质斑块，中央略厚，表面皮纹清楚，边界不清楚
数目	可单个，也可群集	单发或数个	1~2 片
自觉症状	挤压时疼痛	按压时疼痛	无或轻微

3. 局部注射博来霉素　适用于多发性或位置特殊的疣如甲下或甲周疣，2 次治疗的平均有效率可达 90%，但要警惕可能出现的风险如手指或足趾的局部栓塞、坏死或雷诺现象等。

4. 系统药物治疗　目前尚无特别有效的抗 HPV 治疗药物，可试用免疫调节剂（如干扰素、左旋咪唑等）。有文献报道某些免疫治疗有效，如二苯基环丙烯酮（diphenylcyclopropenone，DPCP）局部致敏治疗或疣体内注射念珠菌、毛癣菌等抗原治疗。系统应用抗病毒治疗如西多福韦和系统应用维 A 酸类药物也被证实有效。四价 HPV 疫苗接种对寻常疣的疗效未知。此外，中药以清热解毒、散风平肝、散结为治疗原则，有时可取得较好疗效。

（孙磊　汤建萍　著，李萍　迪力拜尔　审）

第十一节　疣状表皮发育不良

疣状表皮发育不良（epidermodysplasia verruciformis，EV）是一种罕见的遗传性疾病，由 Lewandowski 和 Lutz 于 1922 年首次描述，特点是发生播散性 HPV 感染，并可转化成皮肤鳞状细胞癌。多数为常染色体隐性遗传，但也有常染色体显性遗传与性连锁遗传的报道。与该病相关的 HPV 型别较多，如 HPV-3~5、HPV-8~10、HPV-12、HPV-14~15、HPV-17、HPV-19~25、HPV-36~38 和 HPV-47 等。引起 EV 的基因突变有近 75% 发生在两个紧密连锁的基因中，即 TMC6（EVER1）和 TMC8（EVER2）。

具体致病机制尚不清楚。

【诊断】

1. 症状、体征

（1）EV幼年发病，无明显性别差异。皮损往往发生在面颈部、手背、躯干和四肢。

（2）皮疹特点：皮疹泛发，表现多样，以泛发性扁平疣样、花斑癣样皮损常见（图3-19），也可见点状瘢痕样皮损和脂溢性角化样皮损。

（3）皮损往往持续终生，可随年龄增长皮损面积及严重程度持续性加重。经治疗后可缓解，但中断治疗后症状反复。

（4）并发症：EV患者成年后可发生光线性角化病，其中约1/2患者发生鳞癌，且90%以上为HPV-5与HPV-8感染。鳞癌最常出现在曝光部位，提示紫外线照射是重要的致癌风险因素。

2. 病理表现 各种临床类型疣状表皮发育不良的组织学变化基本相同，与扁平疣类似，表现为角化过度、棘层肥厚、表皮上部有明显弥漫性细胞空泡样变性，甚至侵及棘层下部。电子显微镜观察棘层及基底层均可发现病毒颗粒。

3. 鉴别诊断 根据病史与典型临床表现、病理变化往往可诊断，另外基因检测与HPV的型别检测有助于诊断。该病需与原发性免疫缺陷所致的类似EV症状相鉴别，后者往往见于HIV阳性、肿瘤放疗或化疗及器官移植患者，常表现为扁平疣样及花斑癣样皮损。往往有免疫缺陷的病史，另外免疫功能检测有助于鉴别。该病还需要与疣状肢端角化病和扁平苔藓相鉴别。疣状肢端角化病也可表现为手足肢端扁平疣状丘疹，但病理检查表皮上部细胞无空泡形成。扁平苔藓表现为多角型紫

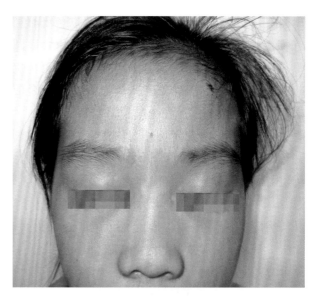

图3-19 疣状表皮发育不良
（epidermodysplasia verruciformis）

花斑癣型。7岁2个月女童。额部和眉间可见数片圆形或椭圆形白色斑片，边界清楚，其上未见明显脱屑。HPV-DNA检测阴性（首都医科大学附属北京儿童医院提供）

红色丘疹，有瘙痒，并有特征性病理变化等。

【治疗】EV尚无特别有效的治疗方法。本病需密切观察有无鳞状细胞癌或癌前期病变的发生，一旦发生，建议手术或其他物理方法去除。同时应避免过度日晒。目前报道的治疗方案较多，包括局部外用药物，如咪喹莫特乳膏、维A酸、蒽林、芥子气、氟尿嘧啶软膏等；物理治疗，如二氧化碳激光、电灼、冷冻、光动力等。Kachiu等回顾分析了多篇EV的治疗文章，发现系统应用维A酸类药物［0.2~1.5mg/(kg·d)］及局部使用咪喹莫特乳膏有效，但停药后易复发。

（孙磊 汤建萍 著，李萍 迪力拜尔 审）

第十二节 鲍温样丘疹病

鲍温样丘疹病（Bowenoid papulosis）首先由Lloyd于1970年描述，本病主要表现为在生殖器及肛周等部位多发性斑丘疹或融合性斑块，良性经过，可自行消退，而组织病理学呈原位癌样改变。病原包括HPV-16、HPV-18或其他的高危HPV类型。

【诊断】

1. 症状、体征

（1）好发部位：腹股沟、外生殖器及肛周的皮肤黏膜，也可见于面部或颈部。男性多好发于阴茎及龟头，女性好发于大小阴唇（图3-20）及肛周。多发生于青年，男性多发。

（2）皮疹特点：表现为多个丘疹，呈肤色、肉色、红褐色或黑色，其大小不等，直径 2~10mm，呈圆形、椭圆形或不规则形，边界清楚，丘疹表面可呈疣状或天鹅绒样外观，可散在或群集排列，或融合成斑块。

（3）一般无自觉症状，少数有瘙痒或烧灼感。病程呈慢性，少数患者可自行消退，但易复发。另外，少数患者可转变为浸润性癌。

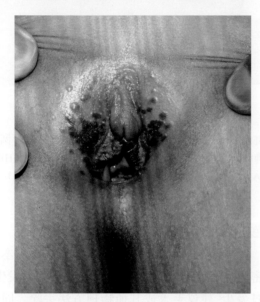

图 3-20 鲍恩样丘疹病（Bowenoid papulosis）
9 岁女童。外阴出现黑色丘疹 1 个月余。图示患儿外阴散在或聚集分布黑色扁平丘疹，部分融合成斑块，HPV- PCR-反向点杂交法检测结果 HPV-16（高危型）（首都医科大学附属北京儿童医院提供）

2. 病理表现　典型的病理改变为表皮细胞结构混乱，有很多核大、深染、成堆的异型鳞状上皮细胞，也有角化不良、多核及异型核分裂象的角质形成细胞。即组织病理学可表现为高度分化的鳞状上皮瘤样变或原位鳞癌。

3. 鉴别诊断　根据病史与临床表现、病理诊断往往可诊断。本病往往需要与扁平苔藓、银屑病、环状肉芽肿、尖锐湿疣、色素痣、脂溢性角化病、鲍温病、Queyrat 增殖性红斑等多种疾病相鉴别。与鲍温病的鉴别要点在于本病发病年龄轻、皮损多发，有色素沉着倾向。而鲍温病多发生于老年人，皮损常在龟头，为单个大斑块，斑块缓慢地离心增大并有浸润。与 Queyrat 增殖性红斑鉴别的要点在于后者多发生在中老年患者，多在外阴或肛周的无毛皮肤上出现界限清楚的天鹅绒样的红色斑或斑块，组织病理学上往往无角化不良及多核巨细胞。

【治疗】本病主要采取物理治疗或手术切除，部分患者外用药物治疗亦有效果。

1. 外用药物治疗　常见的外用药物包括氟尿嘧啶软膏、西多福韦软膏或 5% 咪喹莫特霜。

2. 物理治疗　可采用电灼、冷冻、二氧化碳激光，Nd：YAG 激光治疗，光动力治疗等。

3. 手术切除　手术切除的效果最佳。

4. 系统治疗　可予以口服维 A 酸类药物治疗。

（孙磊 汤建萍 著，李萍 迪力拜尔 审）

第十三节　尖锐湿疣

尖锐湿疣（condylomata acuminata）又称生殖器疣，是最常见的性传播疾病之一。超过 40 种的 HPV 类型与生殖器疣有关，通常分为 2 类，产生良性皮损的低危型和与癌变有关的高危型，低危型常见于 HPV-6 和 HPV-11，90%~95% 的尖锐湿疣病例是由这两型引起。高危型常见于 HPV-16 和 HPV-18。尖锐湿疣与许多恶性疾病如宫颈癌、龟头癌、肛门癌、外阴阴道癌等密切相关。淋病奈瑟菌、人类免疫缺陷病毒（HIV）、沙眼衣原体等各种微生物的合并感染会促进 HPV 感染。

【诊断】

1. 症状与体征

（1）传播途径与发病年龄：往往通过性接触传染、间接接触传染和母婴传播。主要发生在性活跃的人群中，好发于 18~35 岁的年轻人。潜伏期为 1~8 个月，平均为 3 个月。<1 岁的婴儿尖锐湿疣，考虑母婴传播可能性大。

（2）临床特点：典型表现为从针尖至直径几厘米大小不等的分叶状丘疹，平均直径 2~5mm，损害常呈现为多灶性，男性可发生在阴茎、阴囊、尿道口(图 3-21)和肛门周围,女性发生于外阴(图 3-22A)、子宫颈的黏膜表面以及会阴和肛门周围(图 3-22B)。在潮湿或皱褶部位,如肛周、外阴、腹股沟处,可发展成菜花样较大肿块。由于脓性分泌

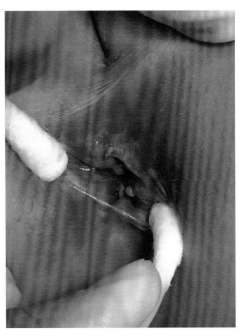

图 3-22B　与图 3-22A 为同一女性患者,除外阴外,肛周及肛管内也有相同皮疹(首都医科大学附属北京儿童医院提供)

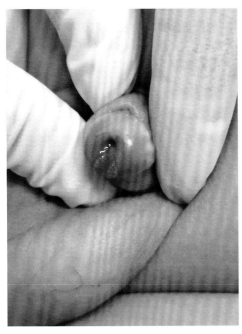

图 3-21　尖锐湿疣(condylomata acuminata)
男,6 岁 2 个月,病史 6 个月。尿道口可见淡红色黄豆大小菜花状赘生物(首都医科大学附属北京儿童医院提供)

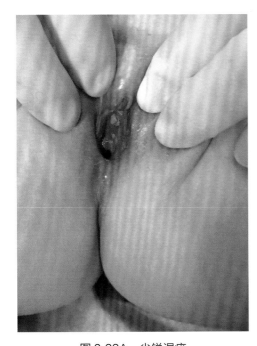

图 3-22A　尖锐湿疣
女,3 岁 8 个月,病史 5 个月,阴道内见数个米粒至绿豆大小赘生物,醋酸白试验阳性(首都医科大学附属北京儿童医院提供)

物聚集可形成恶臭,颜色可为灰色、粉红色、浅黄色等。巨大尖锐湿疣(Buschke-Lowenstein 瘤)是一种少见的过度生长的尖锐湿疣,与 HPV-6、HPV-11 型有关,是一种半恶性疣状癌,与鳞状细胞癌类似,尽管其组织病理学多为良性病变,但其具有侵袭性和破坏性,可形成瘘管和脓肿,少数情况下可有淋巴结转移,建议彻底外科切除。

(3)HPV 亚临床感染与潜伏感染:亚临床感染是指临床上肉眼不能辨别,需要实验室检查来确定的 HPV 感染灶。如 5% 醋酸白试验发现的变白区域,另放大镜或阴道镜等检查也可辨别。亚临床感染可单独出现,也可与典型尖锐湿疣同时出现,目前认为其与尖锐湿疣的复发密切相关。潜伏感染是指临床外观正常,醋酸白试验阴性,但采用实验室检查发现有 HPV 感染,潜伏感染也是尖锐湿疣复发的原因之一。

(4)HPV 感染与肿瘤的关系:HPV 感染与恶性肿瘤关系密切,尖锐湿疣可转化成鳞状细胞癌。另外,15% 的阴茎癌、5% 的女阴癌以及一些肛门癌是在尖锐湿疣的基础上发生的。女性宫颈癌与 HPV 感染关系尤为密切,特别是 HPV-16、HPV-18、HPV-31 和 HPV-33。

2. **实验室检查**　包括醋酸白试验、巴氏涂片

细胞学检查、组织病理学检查、免疫学检查、核酸杂交试验、PCR 检查等。

3. **病理表现** 典型的尖锐湿疣可出现角化不全、角化过度、表皮棘层肥厚、乳头状瘤样增生、基底层细胞增生,出现多层基底样细胞,真皮浅层血管增生、扩张,血管周围淋巴细胞浸润。棘层上方与颗粒层出现空泡化细胞,是本病的特征性表现。

4. **鉴别诊断** 根据病史、典型皮损及实验室检查即可作出诊断,尖锐湿疣应与生殖器部位的其他皮肤病相鉴别。

(1)阴茎珍珠状丘疹:好发于成年男性的冠状沟与龟头交界处,表现为针尖大小的圆锥形小丘疹,呈淡红或淡黄色,醋酸白试验阴性,是一种正常的生理变异。

(2)绒毛状小阴唇:又叫假性湿疣,好发于成年女性双侧小阴唇内侧和尿道口周围黏膜,表现为成群的鱼子状丘疹或绒毛状指状突起,醋酸白试验阴性,是一种正常的生理变异。

(3)扁平湿疣:二期梅毒的特征性损害,表现为外阴肛周的成群的扁平丘疹,表面光滑潮湿,暗视野显微镜检查可发现梅毒螺旋体。梅毒血清学试验阳性。

(4)鲍温样丘疹病:发生于外阴部位单个或成群的扁平带有色素沉着的小丘疹,组织病理学可鉴别。鳞状细胞癌多见于中老年患者,容易发生破溃感染,组织病理学可鉴别,其内可发现细胞呈异型淋巴细胞,且无空泡化细胞。

(5)皮脂腺增生:又名 Fordyce 病,为淡黄色成群分布的小丘疹,直径 1mm 左右,组织病理学检查可供鉴别,其内可见成熟的皮脂腺组织。

【治疗】尖锐湿疣的治疗原则是尽可能地去除可见的疣体并减少复发。大多数患者需要多次治疗,目前没有特别有效的针对 HPV 的抗病毒药物。儿童尖锐湿疣常可自行消退(75%),因此,可考虑观察或保守治疗。疑似出现恶变的疣体建议行组织病理学活检确诊,如提示有鳞状细胞癌,应按照皮肤恶性肿瘤进行治疗,这类患者往往需要终生随访。

1. **局部外用药物治疗** 常用的外用药物包括 0.5% 鬼臼毒素酊、0.15% 鬼臼毒素软膏、茶多酚软膏、80%~90% 的三氯醋酸溶液、5% 咪喹莫特霜、5% 氟尿嘧啶软膏等。但大多数药物不能用于低龄儿童。

2. **局部物理治疗** 包括二氧化碳激光、冷冻、电灼、手术切除、光动力治疗等。对于儿童难治性尖锐湿疣,治疗前可采取全身麻醉。

3. **系统治疗** 可予以注射干扰素、白细胞介素 -2、聚肌胞等药物。

4. **HPV 疫苗** HPVVLPs 作为多价疫苗用来预防 HPV-6、HPV-11、HPV-16、HPV-18 感染。在多个国家已获准接种于青春期前的男孩和女孩。在国内外的多项研究中发现,接种 4 价疫苗可显著减少尖锐湿疣等 HPV 相关感染发生率,并明显减少宫颈癌恶变率[7-8]。

5. **中药** 以含鸦胆子、苦参、金银花、大青叶、百花蛇舌草、露蜂房、蛇床子等中药为主的复方外用制剂在国内临床已使用多年,也有单方斑蝥素的外用制剂,但缺乏相关高质量循证医学证据来论证其疗效。

(孙磊 汤建萍 著,李萍 迪力拜尔 审)

参考文献

1. World Health Organization. Measles vaccines: WHO position paper, April 2017-Recommendations. Vaccine, 2019, 37 (2): 219-222.
2. YI Z, PEI S, SUO W, et al. Epidemiological characteristics, routine laboratory diagnosis, clinical signs and risk factors for hand-foot-and-mouth disease: A systematic review and meta-analysis. PLoS One, 2022, 17 (4): e0267716.
3. KIM B, MOON S, BAE GR. et al. Factors associated with severe neurologic complications in patients with either hand-foot-mouth disease or herpangina: A nationwide observational study in South Korea, 2009-2014. PLoS One, 2018, 13: e0201726.

4. LIN JY, KUNG YA, SHIH SR. Antivirals and vaccines for Enterovirus A71. J Biomed Sci, 2019: 26, 65.

5. 张爽, 吴晓莉, 张宝玺. 慢性活动性 EB 病毒感染研究进展. 中国小儿血液与肿瘤杂志, 2020, 25 (05): 56-58, 62.

6. 中华医学会儿科学分会感染学组, 全国儿童 EB 病毒感染协作组. 儿童 EB 病毒感染相关疾病的诊断和治疗原则专家共识. 中华儿科杂志, 2021, 59 (11): 905-911.

7. GILSON R, NUGENT D. 2019 IUSTI-Europe guideline for the management of anogenital warts. J Eur Acad Dermatol Venereol, 2020, 34 (8): 1644-1653.

8. MUGO N, ANSAH NA, MARINO D, et al. Evaluation of safety and immunogenicity of a quadrivalent human papillomavirus vaccine in healthy females between 9 and 26 years of age in Sub-Saharan Africa. Hum Vaccin Immunother, 2015, 11 (6): 1323-1330.

第四章
细菌和其他感染性皮肤病

第一节 脓皮病和细菌毒素介导的综合征

在皮肤科,细菌性皮肤病是最常见的感染性皮肤病,其中大部分是由球菌感染引起的。球菌性皮肤病根据临床表现及发病机制可分为两类:一类是原发性感染,是由致病菌直接侵入皮肤引起的,抗生素治疗有效。由于病变深浅不同,临床表现亦不相同,如侵犯表皮上部可形成脓疱疮;侵犯毛囊口周围表现为毛囊炎;侵犯毛囊深部及附近组织时形成疖;多数毛囊深处及其周围组织受累则形成痈。另一类是继发性感染,是在原有皮肤病的基础上发生的感染,病原菌常为多种细菌混合,临床表现也无特征性表现。如患特应性皮炎时,由于细菌的侵入及生长繁殖,可使原有病变加重、病程延长。本节主要介绍皮肤原发性感染,其他感染性皮肤病也可以由革兰阴性菌(变形杆菌、假单胞菌、大肠埃希氏菌)、立克次体、支原体和衣原体所致,本节不详细叙述,可参考《诸福棠实用儿科学》(第9版)。此外,虽然卡介苗接种在我国儿童基础免疫程序中,这在预防结核病,特别是可能危及儿童生命的严重类型结核病(如结核性脑膜炎、粟粒性结核病)等方面具有相当明显的作用,但临床上还可见到一些由结核分枝杆菌引起的皮肤感染,临床医生也需要与其他感染相鉴别。其他临床上偶尔也能见到的非典型分枝杆菌感染在本章第二节略有涉及。

球菌感染性皮肤病的治疗是选择局部还是全身应用抗生素,取决于多种因素,但感染的部位和范围是首要的。局部治疗适用于局部的轻、中度感染,当皮损广泛,尤其是有发热、蜂窝织炎、淋巴结炎等合并症时,就需要联合系统治疗。一般治疗步骤为:①明确病原菌:对皮损分泌物、脓液进行细菌培养及药敏试验,有助于疾病的诊断及治疗。取材时用无菌棉签蘸取灭菌注射用水或生理盐水,易于菌株的获取;有完整脓疱则用无菌注射器抽取疱液,直接接种于血平皿或培养液中;如有结痂,取痂下分泌物进行培养,有利于提高培养阳性率。②清洁:正常洗澡,淋浴为佳。皮损渗出较少时,直接使用75%酒精或碘伏消毒;皮损广泛、渗出较多时,使用0.1%乳酸依沙吖啶溶液、1%~3%硼酸溶液、0.02%呋喃西林溶液、1:2 000小檗碱溶液或1:5 000高锰酸钾溶液等冷湿敷。③外用药:以杀菌、收敛、防止感染进一步扩散为原则,常用的有莫匹罗星、夫西地酸、复方多黏菌素B、杆菌肽等外用抗生素药膏。④系统治疗:临床首选耐β-内酰胺酶药物(如苯唑西林)或头孢菌素。对头孢类抗生素过敏时,如病原菌来源为社区获得性甲氧西林耐药菌株,首先推荐选用夫西地酸;如病原菌为医院获得性甲氧西林耐药菌株,首选万古霉素或利奈唑胺[1,2]。⑤疗程:治疗持续时间虽无统一的规定,但疾病复发常由于疗程不足所致。因此一般应遵循以下原则:轻、中度皮肤感染只需局部用药治疗,见效后再用3天以上;重度皮肤感染则需要加用口服药物,见效后再使用1周左右。停用口服药后,仍需使用外用药1周以上。如果出现坏死,则需行外科手术及时去除坏死组织,再使用抗生素治疗[3]。日常生活中应注意皮肤卫生,所用衣物用具应清洗消毒,对各种瘙痒性皮肤病应及时治疗,同时对患者进行适当隔离。

一、脓疱疮

脓疱疮(impetigo)俗称"黄水疮",是儿童最常见的细菌感染性皮肤病。主要由金黄色葡萄球菌或溶血性链球菌感染所致,温度高、湿度大、外伤、搔抓、免疫能力低等因素可诱发本病。脓疱疮具有高度的传染性,可通过直接接触传染,容易在儿童集体中流行。

【临床表现】

1. 非大疱型脓疱疮(nonbullous impetigo) 又称接触传染型脓疱疮(impetigo contagiosa)或寻常型脓疱疮(impetigo vulgaris),是脓疱疮最常见的一型,约占70%。可发生于任何部位,但以口周、外鼻孔、耳郭和四肢等暴露部位为多。皮损初起为红色斑点或小丘疹,迅速转变成脓疱,周围有明显的红晕,疱壁薄、易破溃、糜烂,脓液干燥后形成蜜黄色厚痂(图4-1)。自觉瘙痒,皮损线状分布常提示与患者搔抓有关。陈旧的痂一般于6~10天后脱落,不留瘢痕。少数病情严重者可有全身中毒症状伴淋巴结炎,甚至引起败血症或急性肾小球肾炎。

2. 大疱型脓疱疮(bullous impetigo) 主要由噬菌体Ⅱ组71型金黄色葡萄球菌所致,多见于儿童,成人也可以发生,特别是HIV感染者。皮损好发于躯干和四肢,初起为散在水疱,在1~2天内迅速增大到直径2cm以上的浅表性大疱,疱液开始为淡黄色,清亮。约经1天后,疱液变浑浊,疱壁松弛,由于重力作用,脓汁沉积,形成特征性半月状积脓现象。由于疱壁薄,脓疱常很快破溃,通常见到的皮损多为疱破后遗留的表浅糜烂面,糜烂面干燥后形成淡黄色脓痂,痂脱落后可留有暂时性色素沉着或色素减退。

3. 深脓疱疮(ecthyma) 又称臁疮,主要由溶血性链球菌所致,多累及营养不良的儿童或老人。好发于小腿或臀部,也可发生于其他部位。皮损初起为脓疱,渐向皮肤深部发展。典型皮损为坏死表皮和分泌物形成的蛎壳状黑色厚痂,周围红肿

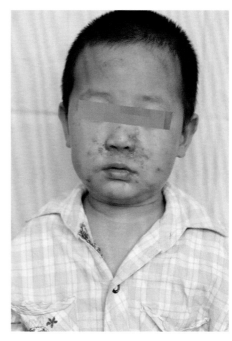

图4-1 脓疱疮
3岁男孩,口鼻周围可见轻度糜烂面,上有蜜黄色脓痂,周边有红晕和水疱形成。创面培养为金黄色葡萄球菌(首都医科大学附属北京儿童医院提供)

明显,去除痂后可见边缘陡峭的碟状溃疡。患者自觉疼痛明显。病程约2~4周或更长。

4. 新生儿脓疱疮(neonatal impetigo) 是发生于新生儿的大疱型脓疱疮(图4-2)。致病菌与其他年龄组的致病菌相同,其传染源主要来自婴儿室的工作人员、产妇本人或家属等;其次为污染的尿布或床单等导致。此外,营养不良、气候湿热、过度包裹以及其他使皮肤易发生浸渍等因素,对引起本病也起着一定的作用。新生儿由于皮肤薄嫩,免疫功能尚未发育完善,尤其是早产儿或IgG水平低者,感染后易全身泛发,可并发肺炎、脑膜炎、葡萄球菌性烫伤样皮肤综合征、败血症等而危及生命。

【诊断和鉴别诊断】本病依据发病季节、临床特点、有传染性等容易诊断。疱面、脓液细菌培养出金黄色葡萄球菌或/和溶血性链球菌不但能明确诊断,药敏结果还有助于治疗。

寻常型脓疱疮有时需与水痘、丘疹性荨麻疹等进行鉴别。不典型的单发脓疱疮还需与体癣鉴别,后者真菌镜检阳性,可帮助诊断。新生儿脓疱疮主要与遗传性大疱性表皮松解症和葡萄球菌性烫伤样皮肤综合征相鉴别。

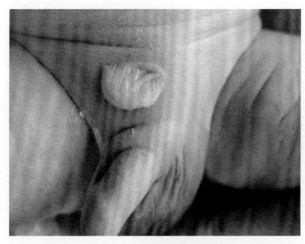

图 4-2　新生儿脓疱疮

男性新生儿。腹部蚕豆大小脓疱形成,脓疱周围有红晕,疱壁松弛,疱液呈黄色,沉积于疱底,呈现典型半月积脓现象(首都医科大学附属北京儿童医院提供)

【治疗】治疗原则:对于无并发症的轻～中度局限性皮损,以局部治疗为主;对于皮损广泛及有系统感染合并症的患者,以系统应用抗生素为主。具体见感染性皮肤病的一般治疗步骤。部分链球菌感染的脓疱疮可继发肾小球肾炎,潜伏期一般为3～6周。故致病菌为溶血性链球菌者需监测尿常规至少3周。

二、毛囊炎、疖、痈

毛囊炎(folliculitis)、疖(furuncles)和痈(carbuncles)是一组累及毛囊及其周围组织的细菌感染性皮肤病,主要病原菌为金黄色葡萄球菌,疾病程度从轻到重发展,具体临床表现及治疗见表 4-1。

【诊断及鉴别诊断】根据病史和临床表现,必要时结合细菌学检查一般不难作出诊断。痈应注意与脓癣鉴别,后者常表现为红肿的痈状斑块上多发毛根处小脓疱,患处头发常易折断及拔出,真菌检查阳性。

【预防和治疗】

1. 局部治疗　适用于一般毛囊炎和早期轻症疖肿,治疗原则同脓疱疮。晚期疖肿及痈应进行切开引流。早期可同时辅以超短波、远红外线和半导体激光等物理治疗。

表 4-1　毛囊炎、疖、痈临床表现及治疗

	毛囊炎	疖	痈
定义	单个毛囊细菌感染发生化脓性炎症(图 4-3)	毛囊及毛囊深部周围组织的感染,多发及反复发作者称为疖病(图 4-4)	相邻近的多个毛囊感染,炎症融合(图 4-5)
诱因	不清洁、搔抓及机体抵抗力低下	长期携带金黄色葡萄球菌、糖尿病、肥胖、不良的卫生习惯以及免疫功能缺陷状态	抵抗力低下者,如糖尿病、肥胖、不良卫生习惯以及免疫功能缺陷状态
病原菌	金黄色葡萄球菌	金黄色葡萄球菌,肛门、生殖器部位的复发性疖可继发于厌氧菌感染	金黄色葡萄球菌
临床表现	初起为与毛囊口一致的红色充实性丘疹,迅速发展成丘疹性脓疱,中间贯穿毛发,四周红晕有炎症,继而干燥结痂	局部出现红、肿、热、痛的小结节,以后逐渐肿大,呈锥形隆起。数日后,结节中央因组织坏死而变软,出现黄白色小脓栓;红、肿、痛范围扩大。再数日后,脓栓脱落,排出脓液,炎症便逐渐消失而愈	初为弥漫性浸润性紫红色斑疹或斑块,表面紧张发亮,触痛明显,之后局部出现多个脓头,有较多脓栓和血性分泌物排出,伴有组织坏死和溃疡形成,可见窦道,局部淋巴结肿大。愈合缓慢,伴有瘢痕形成
治疗	同脓疱疮治疗原则,可辅以物理疗法	单发疖治疗原则同脓疱疮,如为疖病则系统口服头孢类抗生素治疗。此外如局部有波动时,应及早切开引流。对未成熟的疖,不应挤压,以免引起感染扩散	治疗同疖。局部采用溶液湿敷疗法,脓肿明显者应切开引流;口服或静脉使用有效抗生素

第四章　细菌和其他感染性皮肤病　　57

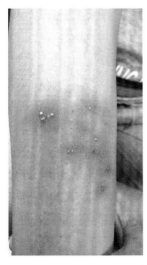

图 4-3　毛囊炎
7 岁男孩。右上肢伸侧可见红斑基础上簇集针头至米粒大小脓疱，与毛囊一致（首都医科大学附属北京儿童医院提供）

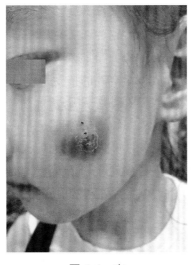

图 4-4　疖
3 岁女孩。左侧面颊部可见红斑基础上锥形隆起的炎性结节，中央可见黄色脓栓，无明显波动感。对脓栓进行细菌培养为金黄色葡萄球菌（首都医科大学附属北京儿童医院提供）

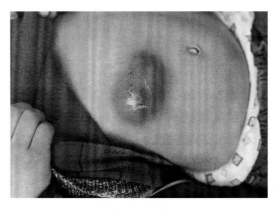

图 4-5　痈
7 岁男孩。腹部可见红色斑块，表面紧张光亮。上有多个脓头。触之有波动感及压痛（首都医科大学附属北京儿童医院提供）

2. 系统治疗　多发性毛囊炎及疖病可口服给予抗生素，如疖病、痈累及范围较广、全身症状明显可静脉给予抗生素。抗生素选择同脓疱疮。对于慢性反复发作患者应积极寻找有无糖尿病、贫血等基础疾病或诱因。

3. 手术治疗　晚期已化脓破溃的疖和痈应及时切开引流，切忌挤捏和早期切开，尤其是发生在鼻孔及上唇"危险三角区"者。

三、丹毒和蜂窝织炎

丹毒（erysipelas）和蜂窝织炎（cellulitis）是一组累及皮肤、皮下组织的弥漫性细菌感染性皮肤疾病，临床表现见表 4-2。

表 4-2　丹毒和蜂窝织炎临床表现

	丹毒	蜂窝织炎
累及范围	皮肤、皮下组织内淋巴管及其周围组织的急性皮肤炎症（图 4-6）	疏松结缔组织炎症（图 4-7）
诱因	鼻部炎症、足癣、甲真菌病、小腿溃疡、慢性湿疹、糖尿病、机体抵抗力低下	常继发于局部化脓性感染，细菌通过皮肤创面侵入，或由淋巴和血行感染所致
病原菌	溶血性链球菌	多由溶血性链球菌和金黄色葡萄球菌感染引起，也可由大肠埃希氏菌、厌氧菌、流感嗜血杆菌引起
好发部位	好发于足背、小腿和面部等处，多为单侧发病	好发于四肢、面部、外阴和肛周
严重程度	病损较浅，浸润较轻	病损较深，浸润较重
临床表现	起病急剧，表现为水肿性红斑，界限清楚，表面紧张灼热，迅速扩大，局部皮损具有红、肿、热、痛的表现。可有不同程度的全身中毒症状和周围淋巴结肿大。皮损一般在 4~5 天达到高峰，消退后局部留有轻度色素沉着和脱屑	皮损初起为肿胀性、浸润性红斑，界限不清，迅速扩散至周围组织，局部皮温高，疼痛明显。严重者可发生水疱、深部化脓和组织坏死。常伴有高热、寒战和全身不适，可有淋巴结炎、淋巴管炎，甚至败血症。慢性蜂窝组织炎又称硬结性蜂窝织炎，皮肤呈硬化萎缩改变，类似硬皮病，有色素沉着或潮红、灼热，但疼痛不明显

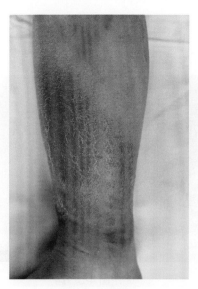

图 4-6 丹毒

11 岁女孩。有足癣病史。趾间浸渍、糜烂,有米粒大小丘疱疹。小腿部境界清楚水肿性红斑,表面紧张灼痛(首都医科大学附属北京儿童医院提供)

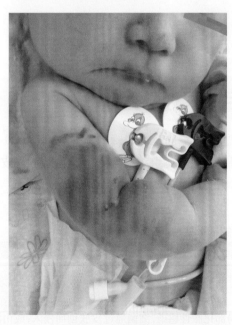

图 4-7 蜂窝织炎

8 天男婴。右上肢皮损伴不规则发热 3 天。右上肢肘部可见弥漫性水肿性红斑,伴有触痛。肘部皮疹中心可见两个米粒大小脓疱。外周血象 WBC 30.85×10⁹/L,中性 59.1%,CRP>160mg/L(首都医科大学附属北京儿童医院提供)

【诊断与鉴别诊断】 根据病史和临床表现,一般不难作出诊断。

丹毒需与接触性皮炎和类丹毒鉴别。类丹毒常发生于手部,很少有显著的全身中毒症状。皮损处无发热、触痛,色泽不如丹毒鲜亮。常有海鲜类食物接触史。而蜂窝织炎常需与深静脉栓塞及

真菌、病毒、昆虫叮咬等引起的蜂窝织炎样表现相鉴别。

【预防与治疗】 治疗原则:早期、足量、静脉给予有效的抗生素,可缓解全身症状,防止复发。积极去除诱因,治疗足癣、溃疡、鼻窦炎及颜面部感染病灶,下肢损害应抬高患肢。

1. **局部治疗** 同疖和痈。皮损中间软化并有波动感时,则需要及时手术切开引流。同时抬高患肢,注意皮肤清洁,及时处理小创口。

2. **系统治疗** 首选青霉素或头孢菌素,对青霉素过敏者可选用克林霉素、复方磺胺甲噁唑、多西环素、米诺环素或万古霉素。一般于 2~3 天后体温可恢复正常,需持续用药 2 周左右,以防止复发。眶周蜂窝织炎除加强抗生素治疗外,应及时使用 X 线或 CT 了解眼窝及鼻旁窦情况,并可在应用足量敏感抗生素同时短期合用糖皮质激素,如地塞米松 0.3~0.5mg/(kg·d),可明显缓解症状,缩短病程。同时加强支持疗法,对于高热、全身症状明显者应及时给予对症处理。

四、化脓性甲沟炎

化脓性甲沟炎(pyogenic paronychia)是甲周围皮肤软组织急性化脓性感染,呈现红肿、化脓或结痂,伴有明显疼痛。致病菌大部分为金黄色葡萄球菌和 / 或化脓性链球菌,多继发于局部外伤、嵌甲、逆剥(肉刺)或修甲过度等损伤。水浸过久、各种理化性刺激以及长期应用糖皮质激素或免疫抑制剂等均易发生本病。另外,本病也可能是一些药物的不良反应,包括表皮生长因子受体抑制剂(例如,西妥昔单抗、厄洛替尼、帕尼单抗、拉帕替尼)、细胞毒性化疗药物(例如,紫杉烷、卡培他滨、甲氨蝶呤、多柔比星)、异维 A 酸和抗反转录病毒药物。

【临床表现】 通常在轻微局部创伤后 2~5 天,在近端甲襞和侧甲襞迅速出现红肿,伴有剧烈疼痛,可出现表浅脓肿(图 4-8)。感染偶尔会沿着近端甲襞向甲的另一侧延伸,导致所谓的"全甲沟感染"。通常累及一甲,药物性甲沟炎可累及多个甲。

并发症包括甲板的营养不良性改变,例如甲板横向凹陷(博氏线)、脱甲症(甲板分离)以及永久性甲营养不良。

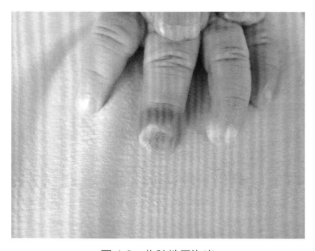

图 4-8 化脓性甲沟炎

7 个月男婴。图示左手中指甲周红肿,可见脓疱形成,伴有剧烈疼痛(首都医科大学附属北京儿童医院提供)

【实验室检查】通常不需要行特殊实验室检查。在有重度感染和脓肿的患儿中,应获取脓液培养以指导抗生素治疗。

指/趾压迫试验是确定甲沟炎是否有脓肿形成及其范围的简单方法。对患指/趾尖掌侧施加轻微压力后,在甲周表皮上有褪色表现,表明存在脓肿。

【诊断及鉴别诊断】依据局部轻微创伤史,以及临床发现近端甲襞或侧甲襞肿胀、压痛,常存在脓性积液,可明确诊断。

鉴别诊断包括脓性指头炎和疱疹性瘭疽。前者是一种指髓间隙的感染,以指末节指腹部严重疼痛、红肿为特点,且通常比甲沟炎发作更严重。后者患儿常有吸吮手指表现,急性发作时出现水疱、脓疱、严重水肿、发红或疼痛。应该询问患儿单纯疱疹病毒暴露史。80% 的疱疹性瘭疽患儿也有口腔疱疹病变。

【预防和治疗】对于不伴脓肿形成的患儿,治疗原则同脓疱疮。伴脓肿形成的急性化脓性甲沟炎一般行切开引流治疗。

急性甲沟炎通常与嵌甲或逆生性甲相关。必须标本兼治,包括处理急性炎症和基础疾病。应指导所有患儿及家长如何正确修剪指/趾甲:应待甲板侧缘生长明显超过侧面甲襞后再水平修剪。还应教育患儿及家长鞋子合脚的重要性。

在大多数情况下,药物引起的无重叠感染甲沟炎随着致病药物剂量减少或停用而改善或缓解。表皮生长因子受体抑制剂导致的甲沟炎在大多数情况下比较轻微,建议同时外用抗生素联合强效外

用皮质类固醇治疗,只在最严重的情况下暂时停用致病药物。

五、葡萄球菌性烫伤样皮肤综合征

葡萄球菌性烫伤样皮肤综合征(Staphylococcal scalded skin syndrome,SSSS)主要是由凝固酶阳性、噬菌体 II 组 71 型金黄色葡萄球菌引起的一种急性感染性皮肤病。原发感染灶多位于鼻咽部,其次为皮肤创伤处、结膜和血液,新生儿多位于脐部或泌尿道。致病菌在原发感染灶释放表皮剥脱毒素,后者经血行播散至表皮颗粒层,通过结合并破坏桥粒芯蛋白 -1,导致颗粒层细胞松解、表皮剥脱而致病。表皮剥脱毒素主要通过肾脏代谢,而新生儿或婴幼儿由于肾脏排泄缓慢,使毒素在血清中含量增高并播散至皮肤引起损害。

【临床表现】本病多见于 5 岁以内的婴幼儿。病初患儿可有鼻炎、化脓性咽炎、皮肤化脓性感染或外伤、结膜炎,新生儿常有脐部或泌尿道感染。皮损初起为眼周、口周红斑,迅速波及躯干、四肢,以褶皱部位及脐部为重。特征性表现是在弥漫性红斑基础上出现无菌性脓疱或松弛性大疱,稍用力摩擦,表皮很快就发生剥脱,露出鲜红水肿性糜烂面,状似烫伤,尼氏征阳性(图 4-9A)。手足皮肤可呈手套或袜套样剥脱。皮损经过 2~3 天后渗出减少,开始出现结痂和干燥脱屑。由于口、眼的运动使口周、眼周的皮损表现为放射状皲裂,但无口腔黏膜损害,成为本病的另一个特征(图 4-9B)。急性期患儿自觉皮肤疼痛,触痛明显,表现为拒抱。还常伴有发热、畏食、腹泻或结膜炎等症状。病情轻者 1~2 周后可痊愈,不留瘢痕;病情严重者可继发肺炎、细菌性心内膜炎或败血症等危及生命。

【实验室检查】

1. 血常规 一般大致正常或白细胞轻度升高。

2. 细菌培养 一般对皮肤原发感染灶、咽部、外鼻腔、眼分泌物进行细菌培养,新生儿发生的 SSSS 还需对脐部、外阴部皮损进行细菌培养明确致病菌。

3. 血培养 在儿童常为阴性。

4. 生化、胸部 X 线片及心电图 了解患儿有无系统累及情况。

5. 典型的病理表现为表皮细胞变性、坏死,表皮棘细胞与颗粒细胞层有不同程度的松解、裂隙和水疱形成。真皮细胞炎症反应轻微,仅在血管周围有少量细胞浸润。但本病一般不需行病理检查即可确诊。

【诊断及鉴别诊断】根据起病急骤,表皮剥脱似烫伤、口周放射状皲裂、不累及口腔黏膜等特点,再结合触痛、拒抱等明显的自觉症状可以诊断本病。

本病需与中毒性表皮坏死松解症相鉴别。后者多发生于大龄儿童,主要由于药物过敏引起,皮损表现多形,常有口腔黏膜损害,死亡率高(图 4-10)。病理为表皮全层坏死,表皮下水疱。发生在新生儿的 SSSS 需与新生儿脓疱疮相鉴别。新生儿脓疱疮皮疹以脓疱为主,无表皮松解现象,尼氏征阴性。

另外,本病的顿挫型易发生在大龄儿童,表现为弥漫分布猩红热样红斑伴皮肤触痛,尤其在屈侧部位(图 4-11),但一般不会出现水疱,患者尼氏征阴性。这种皮损和猩红热很相似,但无杨梅舌和腭部瘀点表现。

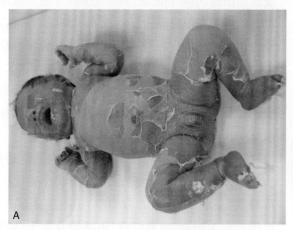
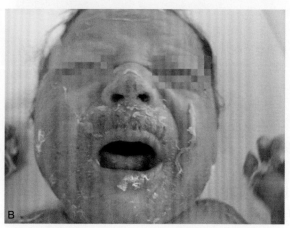

图 4-9　葡萄球菌性烫伤样皮肤综合征
25 天男婴,皮疹 3 天。全身(A)可见弥漫潮红,大面积表皮剥脱,露出鲜红水肿糜烂面,状似烫伤,尼氏征阳性。口周(B)有明显的放射性皲裂和结痂,唇黏膜光滑无红肿(首都医科大学附属北京儿童医院提供)

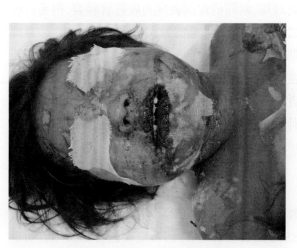

图 4-10　中毒性表皮坏死松解症
7 岁女孩。在连续服用卡马西平 2 周后出现高热及皮疹,皮疹迅速泛发全身伴明显黏膜损害。该图显示其面部及胸部弥漫性水肿性红斑及唇黏膜损害(首都医科大学附属北京儿童医院提供)

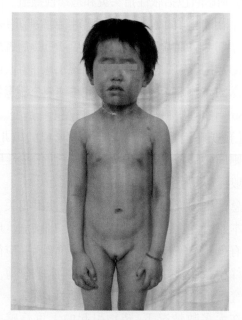

图 4-11　葡萄球菌烫伤样皮肤综合征(顿挫型)
4 岁女孩。眼周、口周、颈、腋窝、肘窝、脐周及腹股沟等部位潮红色斑片,触痛明显。颈部可见大量针头大小的脓疱,融合成脓湖(首都医科大学附属北京儿童医院提供)

【治疗】治疗包括早期使用有效抗生素、支持治疗及皮肤护理。

1. 系统治疗

(1)首选耐 β- 内酰胺酶半合成青霉素(如苯唑西林或氯唑西林)或头孢菌素,疗程 7~10 天。对青霉素过敏时,可选用克林霉素、复方磺胺甲噁唑(禁用于新生儿及 2 个月以下婴儿)或夫西地酸。住院患儿(如重症监护室、手术后置管患儿等)出现 SSSS,首选万古霉素或利奈唑胺治疗[4]。如果用药 7 天后临床表现无改善,应再次进行细菌培养并做药敏试验,根据结果调整相应抗生素种类。

(2)支持疗法:注意维持水和电解质平衡,尤其是在口周皮损影响患儿进食的阶段。严重病例可静脉使用丙种球蛋白治疗,一般建议给予 1g/kg,1 天,或 400mg/(kg·d),疗程 1~3 天[5]。

2. 局部治疗

(1)急性期:由于皮损似烫伤,故护理原则同烫伤患者,如放置于消毒房间,应用烫伤支架;保持室内合适的温度、湿度;新生儿应置于暖箱内以保持体温;护理和陪住人员严格执行消毒隔离制度。由于疼痛剧烈及表皮剥脱,应尽量减少搬动患儿的次数;皮损面积较小时,可用生理盐水或 1:8 000 高锰酸钾溶液外洗或湿敷后涂抹莫匹罗星软膏、夫西地酸乳膏或复方多黏菌素 B 软膏等外用抗生素;皮损面积较大时,可用凡士林油纱贴敷于表皮剥脱区,不必每日揭除,按时用碘伏消毒即可。

(2)恢复期:由于自觉皮肤干痒,因此可使用润肤霜剂。

六、猩红热

猩红热(scarlet fever)是 A 族链球菌引起的急性呼吸道传染病。其临床特征为发热、咽峡炎、全身弥漫性红色皮疹和疹退后脱屑。少数患儿病后可出现变态反应性心、肾、关节的并发症。

【病因及发病机制】链球菌能产生 A、B、C 三种抗原性不同的红疹毒素,其抗体无交叉保护力,均能引起发热和猩红热样皮疹,还可抑制吞噬系统功能和 T 细胞的功能,触发内毒素出血性坏死反应。此外,链球菌还可产生链激酶纤维蛋白酶,可溶解血块并阻止血浆凝固,透明质酸酶(扩散因子)

能溶解组织间的透明质酸,以上两种反应有利于细菌在组织内扩散。该菌对热及干燥抵抗力较弱,加热 56℃ 30 分钟及一般消毒剂均可将其杀灭,但可在痰及脓液中生存数月。

病原侵入人体后组织损害及临床表现有三种致病机制。

1. 感染性病变　A 族链球菌侵入人体后在脂壁酸的辅助下黏附于黏膜上皮细胞,进入组织引起炎症。由于 M 蛋白和细菌荚膜的作用抵抗机体吞噬细胞作用,在链激酶、透明质酸酶作用下,使炎症扩散并引起组织坏死。

2. 中毒性病变　链球菌产生的毒素进入血液循环后,引起全身毒血症表现,如发热、头晕、头痛等。红疹毒素使皮肤血管充血、水肿、上皮细胞增生、白细胞浸润,以毛囊周围最为明显,形成典型猩红热样皮疹,最后表皮坏死而脱落。黏膜也充血,有时呈点状出血,形成"内疹"。肝、脾、淋巴结等间质血管周围有单核细胞浸润,并有不同程度的充血和脂肪变性。心肌可有浑浊肿胀和变性,严重者可坏死。肾脏呈间质性炎症。中毒型患者中枢神经系统可有营养不良改变。

3. 变态反应性病变　少数病例于 2~3 周时,可出现变态反应性变化,主要见于心、肾和关节滑囊浆液性炎症。其原因可能为 A 族链球菌的某些型与受感染者心肌、肾小球基底膜或关节滑囊的抗原发生交叉免疫反应,也可能与抗原抗体免疫复合物沉积在上述部位而致免疫损伤有关。

【流行病学】

1. 传染源　主要是患者和带菌者。

2. 传播途径　主要通过空气飞沫传播,也可经皮肤伤口或产道感染引起"外科型猩红热"或"产科型猩红热"。

3. 易感人群　儿童为主要的易感人群。

4. 流行病学特点

(1)本病一年四季均可发病,以冬春季节多,夏秋季节少。

(2)任何年龄均可发病,但以儿童多见,尤以 4~15 岁儿童好发。

(3)本病多见于温带地区。我国过去北方常有流行,长江流域多为散发,华南则很少见。

【临床表现】潜伏期通常 2~7 天,临床表现各

种各样,轻重差别较大。可分以下几种类型:

1. **普通型** 在流行期间大多数患者属于此型,临床表现有:

(1) 发热:体温可达39℃左右,可伴有头痛、不适等全身中毒症状。

(2) 咽峡炎:表现咽痛、吞咽痛,局部充血并可有脓性渗出液,腭部可见充血或出血性黏膜疹,可早于皮疹出现。下颌下及颈部淋巴结肿大。

(3) 皮疹:发热后24小时内开始出疹。始于耳后、颈和上胸部,24小时迅速蔓延全身。48小时达高峰,此时体温也最高。典型皮疹是在弥漫性充血的皮肤上出现均匀分布的粟粒大小的丘疹,压之褪色,疹间皮肤红色,伴有痒感,因与毛囊一致,故呈鸡皮样,称之为"鸡皮样疹",触之有砂纸感(图4-12)。偶有带脓头的粟粒疹,皮肤指压迹(用手按压皮肤,压时白色,去压后红疹又出现)阳性。手、足、心及面部充血但无皮疹,面部口鼻周围皮肤发白,形成"口周苍白圈"。腋窝、肘窝、腹股沟、腘窝等皮肤皱褶处皮疹密集,夹有针尖大小出血点,形成明显的红色线条,称为帕氏(Pastia)线。发疹同时可见舌乳头肿胀,称为"杨梅舌"(图4-13)。皮疹达高峰后,继之依出疹顺序开始消退,一般2~3天退尽,重者可持续1周左右。疹退后开始皮肤脱屑,皮疹越多脱屑越明显,以粟粒疹为重,可呈片状脱皮,面部及躯干部常为糠屑状,掌跖、指/趾处由于角质层较厚,可呈片状完整脱皮及套状脱皮(图4-14)。

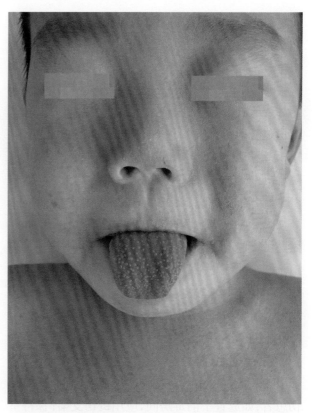

图4-13 口周呈现特征性苍白圈。舌乳头突出呈草莓状(首都医科大学附属北京儿童医院提供)

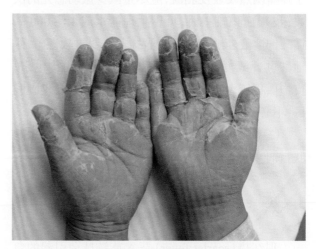

图4-14 猩红热
7岁男孩。出皮疹一周,其间曾有明显咽痛及短暂发热,口服清热解毒中药后缓解,近几天出现手掌脱屑。表现为较厚的手套样脱皮,远心端较重(首都医科大学附属北京儿童医院提供)

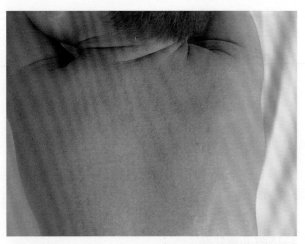

图4-12 4岁男孩。皮疹2天,伴咽痛、发热。外周血象WBC 19×10⁹/L,Neu 82%。后背部弥漫红斑,上有鸡皮样丘疹,触之如砂纸样。(首都医科大学附属北京儿童医院提供)

2. **轻型** 体温不太高,热程短,有急性咽峡炎及扁桃体炎症状。皮疹轻,仅见于上胸及锁骨部,需仔细观察,否则常被遗漏。由于近年来抗生素早期及广泛应用,轻型病例增多。

3. **脓毒型**　抗生素使用以来脓毒型猩红热已少见。脓毒型猩红热多见于卫生及营养差的儿童。此型患儿咽峡炎显著，渗出物多，有大片脓性假膜，局部黏膜可坏死而形成溃疡。病原菌侵犯邻近组织，可引起扁桃体周围脓肿、咽后壁脓肿、中耳炎、乳突炎、鼻窦炎、颈淋巴结炎。血行播散可引起败血症，并可引起迁徙性脓肿，如化脓性关节炎、骨髓炎、心包炎、心内膜炎、肝脓肿、肺脓肿和化脓性胸膜炎，以及感染中毒性休克等。

4. **中毒型**　临床表现主要为毒血症，可有高热、头痛、剧烈呕吐甚至神志不清，以及中毒性心肌炎及感染性休克。咽峡炎不重但皮疹很明显，可为出血性。若发生休克，则皮疹隐伏。有报道该型患儿可有中毒性胃肠炎、肝炎、急性肾功能不全等。本型猩红热临床少见，但死亡率高。

5. **外科型（包括产科型）**　病原菌从伤口或产道侵入体内而致病，无咽峡炎及草莓舌。皮疹首先发生在伤口周围，然后向全身蔓延。一般症状轻，预后良好。可从伤口分泌物培养出病原菌。

【并发症】

1. **化脓性并发症**　多见于脓毒型猩红热（见上述）。婴幼儿常在病程中并发中耳炎，有摇头、拒乳、抓耳等动作，易继发乳突炎。

2. **中毒性并发症**　见于中毒性猩红热（见上述）。一般持续时间短，预后良好。

3. **变态反应性并发症**　见于病程2~3周，偶可并发肾小球肾炎、风湿性关节炎、风湿性心肌炎等。

【实验室检查】

1. **血常规**　白细胞总数升高(10~20)×10⁹/L，中性粒细胞>80%，严重者可出现中毒颗粒。

2. **C反应蛋白（CRP）测定**　常在发病第3天升高，持续1个月，可作为是否细菌感染或有无风湿热活动的判定指标。

3. **病原学诊断**　可用咽拭子或其他病灶的分泌物培养溶血性链球菌或进行快速链球菌抗原检测及核酸检测。

4. **抗链球菌抗体检测**　常用抗链球菌溶血素抗体（ASO），一般在发病后7天开始升高，14天后阳性率约为60%，4~6周达高峰，可持续12个月或几年。发病早期大量使用抗生素或免疫抑制剂，可使ASO持久阴性。如果ASO升高，合并C反应蛋白升高，血沉快，结合临床表现，可考虑风湿活动。

【诊断与鉴别诊断】

1. **诊断**　有与猩红热或咽峡炎患者接触的流行病学史，未患过猩红热有助诊断。临床有发热、咽峡炎及典型皮疹，疹退后有脱屑等猩红热的特征表现。外周血白细胞及中性粒细胞升高。咽拭子或分泌物培养出A族链球菌。

2. **鉴别诊断**

(1)其他咽峡炎：在出皮疹前咽峡炎与一般咽峡炎较难区别，如疱疹性咽峡炎及其他细菌感染，需作病原学检测进行鉴别。

(2)金黄色葡萄球菌感染：有些金黄色葡萄球菌可产生红疹毒素，引起猩红热样皮疹。如皮肤有感染灶，应与外科型猩红热区别。金黄色葡萄球菌皮疹消退快，无脱皮现象，病原学检测为金黄色葡萄球菌。

(3)其他出疹性传染病：如麻疹、风疹、幼儿急疹、传染性单核细胞增多症，一般少有猩红热样皮疹，且各自有相应的临床特征，详见各章。

(4)川崎病：多见于4岁以下儿童，持续发热1~2周，可出现草莓舌、猩红热样皮疹，手足指/趾末端硬性肿胀及膜状脱皮，血小板增多。

(5)药疹：可呈猩红热样皮疹，伴有荨麻疹样皮疹及多形性皮疹，出疹前有服药史或接触史，无咽峡炎及杨梅舌。

【治疗】治疗不仅要消除患者临床症状，还要注意根除体内细菌以预防继发迁徙性化脓性病灶和引起的变态反应并发症。

1. **一般治疗**　进行呼吸道隔离，急性期应卧床休息，给予易消化食物，补充水分及营养，防止继发感染。

2. **抗菌治疗**　A族链球菌目前仍对青霉素敏感，故作为首选药。普通患者青霉素剂量为5万U~10万U/(kg·d)，对病情严重者为20万U~40万U/(kg·d)，分2次静脉滴注。用药后，80%的患儿24小时左右退热，3天左右症状缓解，皮疹渐退。疗程14天左右彻底清除病灶。对青霉素过敏者可选用头孢菌素、大环内酯类等其他抗生素治疗。对病情严重者可输新鲜血浆或静脉注射丙种球蛋白支持治疗。若发生感染中毒性休克，应及时补充血容量、纠正酸中毒和血管活性药物的应用。

【预防】患儿住院或家庭隔离,待咽拭子培养3次阴性且无化脓性并发症出现时,方可解除隔离。咽拭子持续阳性者应延长隔离期。

托幼机构发生猩红热患者时,应严格密切观察接触者(包括工作人员),患儿要隔离治疗1周,对接触者做咽拭子培养,可疑患儿应早期治疗。对带菌者亦可口服青霉素类药物治疗1周。流行期间,儿童少到公共场所,房屋常通风换气。

七、坏死性筋膜炎

坏死性筋膜炎(necrotizing fasciitis)是一种广泛而迅速的深部软组织感染。因为肌肉筋膜的血供相对较少,因此致病菌可沿着该组织进行性破坏肌肉筋膜和上层的皮下脂肪。感觉缺失可能先于皮肤坏死出现,这为坏死性筋膜炎的诊断提供了线索。本病的发病率约为0.3~15例/10万人,好发于长期使用免疫抑制剂和糖皮质激素的患者,以及在空腔脏器手术后、肛周脓肿引流、拔牙、腹腔镜操作后。

【病因】根据致病菌种类不同,坏死性筋膜炎可分为多种微生物感染(Ⅰ型)和单一微生物感染(Ⅱ型)。

1. **多种微生物感染(Ⅰ型)** 是由需氧菌和厌氧菌共同导致的。通常至少有一种厌氧菌(最常为拟杆菌、梭菌或消化链球菌)、肠杆菌科细菌(如大肠埃希氏菌、肠杆菌属、克雷伯菌、变形杆菌)以及1种或多种兼性厌氧链球菌(A族链球菌)以外的细菌。专性需氧菌(如铜绿假单胞菌)罕见。少数情况下,可分离出真菌,以假丝酵母菌为主。

2. **单一微生物感染(Ⅱ型)** 常常由A族链球菌(或其他β溶血性链球菌)或金黄色葡萄球菌导致。大约半数的感染病例无明显伤口。感染机制可能为GAS从咽喉部(无症状或有症状的咽炎)血行转移到钝挫伤或肌肉拉伤部位。

【临床表现】早期皮肤红肿,呈紫红色片状,边界不清,疼痛,由于营养血管被破坏和血管栓塞,皮肤颜色逐渐发紫、发黑,出现含有血性液体的水疱或大疱(图4-15)。由于炎性物质的刺激和病菌

的侵袭,早期感染局部有剧烈疼痛。当病灶部位的感觉神经被破坏后,则剧烈疼痛可被麻木或麻痹所替代。部分患者可出现溃疡,伴有稀薄奇臭的脓液,呈洗碗水样,溃疡周围皮肤有广泛潜行,且有捻发音(图4-16)。患者常有明显的全身中毒症状,出现寒战、高热和低血压。严重者会引起肾衰竭,表现为少尿甚至无尿。

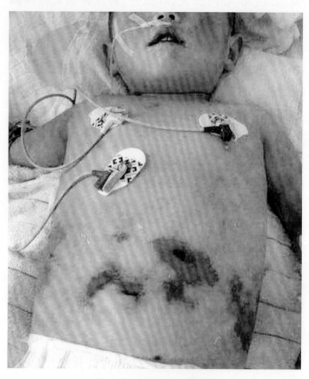

图4-15 坏死性筋膜炎
3岁男孩。腹部皮疹20余天,伴间断高热、感染性休克、心肌损害、肾功能不全、低钠、低蛋白血症。CT示皮肤全层虫蚀样损害。此图示出现皮疹3天,腹部明显膨隆,腹部两侧及脐周局部皮肤发硬,出现大量紫色瘀斑及血疱,触痛明显(首都医科大学附属北京儿童医院提供)

【实验室检查】实验室检查结果通常无特异性。异常表现可能包括:白细胞增多伴核左移、酸中毒、凝血功能异常、低钠血症、炎症标志物水平升高(C反应蛋白和/或红细胞沉降率),以及血清肌酐、乳酸、肌酸激酶和AST水平升高。血清CK或AST浓度升高提示累及肌肉或筋膜的深部感染。

细菌学检查对诊断具有重要意义,培养取材最好采自进展性病变的边缘和水疱液,做涂片检查,并分别行需氧菌和厌氧菌培养。测定血中有无链球菌诱导产生的抗体,有助于诊断。约60%的单

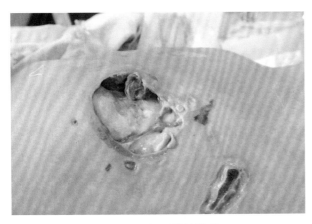

图 4-16　坏死性筋膜炎

与图 4-15 为同一患者。此图示皮疹 20 天时腹部原瘀斑处皮疹发生坏死，出现深在性溃疡，与周围组织分离，基底可见脓性分泌物，周围可见明显红晕，中央可见污黑色结痂（首都医科大学附属北京儿童医院提供）

一微生物（Ⅱ型）坏死性筋膜炎（例如，由 GAS 或其他 β 溶血性链球菌导致）患者血培养为阳性，多种微生物（Ⅰ型）坏死性筋膜炎患者的血培养检出率较低，约为 20%。

影像学检查：包括 X 线检查可见皮下组织有气体产生；CT 可见皮下组织有小气泡影。

手指试验：为诊断坏死性筋膜炎的最佳方法，在局麻下做切开，如果能轻易地将皮肤与筋膜分离，说明极有可能是坏死性筋膜炎。

【诊断与鉴别诊断】患者有软组织感染（红斑、水肿和皮温升高）以及全身性疾病的体征，且伴有捻发音、临床表现迅速进展和 / 或剧烈疼痛（某些情况下疼痛程度与皮肤表现不相称），即可对本病进行诊断。早期识别坏死性感染至关重要；病情可快速进展为广泛性破坏，从而导致全身中毒、肢体丧失和 / 或死亡。

本病需与坏疽性脓皮病、蜂窝织炎及丹毒鉴别。坏疽性脓皮病病因不明，通常与类风湿关节炎、白血病、炎性肠病等有关。皮损初起为水疱、脓疱，迅速形成溃疡，溃疡形成后呈进行性扩大，中央坏死，边缘部呈青紫色，伴剧烈疼痛。无明显全身中毒症状。抗感染治疗无效，糖皮质激素

治疗效果显著。蜂窝织炎皮损好发于四肢、颜面、外阴、肛周等部位，为边界不清的弥漫性浸润性斑块，局部发热、疼痛，表面呈凹陷性水肿，重者可出现深部脓肿，很少出现坏死和溃疡。丹毒以下肢和面部多见，发病急，先出现畏寒、发热等全身症状，皮损为边界清楚的水肿性红斑，表面紧张发亮、皮温高，向周围扩大，但皮损中央不发生坏疽。

【治疗】治疗的关键是早期积极地进行手术探查和坏死组织清创，同时进行经验性广谱抗生素治疗和充分的营养支持[6]。仅用抗生素治疗而不行清创术的死亡率接近 100%。

手术治疗的目标是积极清除所有坏死组织直至达到健康活（出血）组织。清创手术可清除坏死组织，清洗创面；行游离植皮，覆盖创面。此法可防止创面大量的血清渗出，有利于维持术后体液和电解质的平衡。伤口敞开后，用过氧化氢或高锰酸钾溶液冲洗，用纱布疏松填塞，或插数根聚乙烯导管在术后进行灌洗。近年来，用 VSD 材料 + 半透膜 + 三通接管 + 负压吸引器进行的负压闭式引流术，能够彻底去除腔隙或创面分泌物和坏死组织，促进创面愈合，该技术操作简便，易于掌握，疗效远优于常规治疗（图 4-17）。

抗生素经验性治疗应为广谱抗微生物治疗，包括抗革兰阳性、革兰阴性和厌氧菌的药物。一般方案为：一种碳青霉烯类或 β- 内酰胺酶抑制剂，联合一种具有抗耐甲氧西林金黄色葡萄球菌的药物（如万古霉素或达托霉素），同时联合克林霉素。当细菌学检查结果明确时，抗生素治疗应根据革兰染色、培养和药敏结果进行调整。治疗疗程应持续到不再需要进一步清创且患者一般状态平稳。

对于发生链球菌性中毒性休克综合征的患者，静脉用免疫球蛋白有重要的治疗作用。同时积极纠正水、电解质紊乱，对于贫血和低蛋白血症者，可输注新鲜血、白蛋白或血浆进行充分的营养支持。

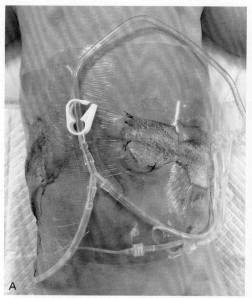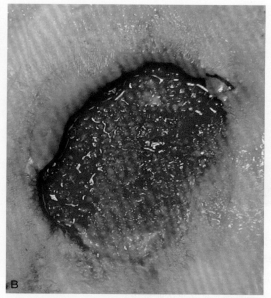

图 4-17　坏死性筋膜炎

与图 4-15 为同一患儿。患儿行 VSD 负压封闭引流术(A),术后 10 天,更换贴膜时可见新生肉芽组织
生长良好(B)(首都医科大学附属北京儿童医院提供)

（刘盈　马琳　著,汤建萍　韩丽清　审）

第二节　皮肤分枝杆菌感染

分枝杆菌是形态细长的需氧菌,革兰染色呈弱阳性。它们有由分枝菌酸组成的蜡状细胞壁,这使它们耐酸,即使用酸和酒精的混合物处理也能保留染色。抗酸染色证明了这种耐酸性。广义上讲,分枝杆菌属分为结核分枝杆菌复合体(mycobacterium tuberculosis complex,MTC)、非典型或非结核分枝杆菌(nontuberculous mycobacteria,NTM)和麻风分枝杆菌。由于儿童麻风患者罕见,故本节主要讲解皮肤结核病与非典型分枝杆菌引发的皮肤病。

皮肤结核病(tuberculosis cutis)是由结核分枝杆菌所致的皮肤感染。可以是结核分枝杆菌直接侵犯皮肤,或者由其他脏器结核灶内的结核分枝杆菌进入血液或淋巴系统播散到皮肤所致。由于结核分枝杆菌的数量、毒力及机体抵抗力的差异,临床表现可分为不同类型:①外源性接种,如原发性接种性结核病、疣状皮肤结核;②邻近播散或自体接种,如瘰疬性皮肤结核、腔口部皮肤结核、寻常狼疮;③血行播散至皮肤,如急性粟粒性结核病、转

移性结核性脓肿、寻常狼疮;④发疹性结核(又称结核疹),如丘疹坏死性结核疹、硬红斑和瘰疬性苔藓。本节重点介绍寻常狼疮、疣状皮肤结核、瘰疬性皮肤结核、结核疹(包括丘疹坏死性结核疹、硬红斑和瘰疬性苔藓)及卡介苗接种后皮肤并发症[7]。

一、寻常狼疮

寻常狼疮(lupus vulgaris)是一种慢性进展性少杆菌型皮肤结核病,是皮肤结核病中最常见的临床类型,可由下方感染灶直接侵犯引起,也可经淋巴播散或血行播散发生。

【诊断】

1. 症状、体征

(1)本病好发于儿童和青年面部、臀部等暴露部位,也可发生于四肢。结核分枝杆菌可经皮肤损伤处侵入皮肤。

(2)病程为慢性,部分皮疹可消退,部分进展呈

慢性进行性破坏的病变。

（3）一般无自觉症状。

（4）皮疹的基本损害为狼疮结节，粟粒至豌豆大小，苹果酱色或褐色。可相互融合，有浸润感，边界清楚。结节柔软，可用探针刺入，玻片压后可呈苹果酱色，可破溃（图4-18）。

（5）皮疹愈后留萎缩性瘢痕，发生在面部者可致毁容。有时可能导致不可逆的挛缩，如鼻或耳软骨畸形、四肢屈曲挛缩等。极罕见情况下长期存在的皮损可进展为鳞状细胞癌[8]。

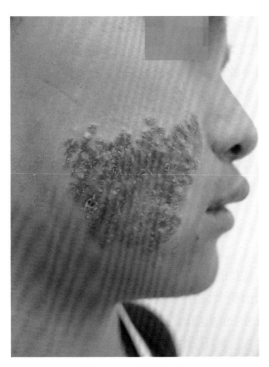

图4-18　寻常狼疮

15岁男孩。面部可见8cm×7cm大小的红褐色斑块，其上可见丘脓疱疹、结痂、鳞屑和增生性瘢痕，表面凹凸不平（首都医科大学附属北京儿童医院提供）

2. **实验室检查**

（1）结核菌纯蛋白衍生物（PPD）试验：多呈强阳性。

（2）干扰素-γ释放试验（interferon-γ release assays，IGRA）：阳性率较高。

（3）X线等影像学检查有助于发现肺和其他脏器的结核感染。

（4）细菌学检查：组织或脓液直接涂片进行抗酸染色或结核菌培养发现结核分枝杆菌有助于诊断，但阳性率较低。如有条件，可行皮损组织Xpert

MTB/RIF试验：阳性率较涂片及培养率更高，且特异度高[9]。

（5）组织病理学表现：表皮萎缩变薄。真皮内可见结核性肉芽肿性结节，结节中心为上皮样细胞及朗格汉斯细胞，周围绕以致密的淋巴细胞，中央可见程度不等的干酪样坏死。

3. **鉴别诊断**

（1）盘状红斑狼疮：皮疹常对称分布于面颊及鼻部，典型皮疹为边界清楚的紫红色斑块，表面附着黏着性鳞屑，剥离鳞屑可见扩张的毛囊口，无狼疮结节及溃疡。病理检查可与之鉴别。

（2）结节病：结节病的结节较寻常狼疮更为坚实，有浸润感，一般不破溃。PPD试验阴性。该病的组织病理改变为真皮或皮下组织中大量聚集的上皮样细胞及多核巨细胞浸润，其周围淋巴细胞少，结节中央无干酪样坏死，可有纤维样变性。

（3）深部真菌病：结节常破溃、结痂。组织病理改变主要为组织细胞为主的肉芽肿和中性粒细胞浸润形成的化脓性炎症，可见大量浆细胞。在脓肿和多核巨细胞中PAS染色有时可找到孢子或菌丝。脓液或组织培养有致病性真菌生长。

【防治】

1. **全身治疗**　为本病的主要疗法，原则为早期、足量、规范和联合应用抗结核药，以保证疗效。防止耐药，用药时间不少于6个月。

常用的抗结核药有：

（1）异烟肼：为首选药物，剂量为10~15mg/（kg·d），最大剂量不超过300mg/d，晨起空腹顿服。

（2）利福平：与异烟肼合用时，肝毒性的危险性增加，故两者均不超过10mg/（kg·d），最大剂量不超过450mg/d，清晨空腹顿服。

（3）乙胺丁醇：由于需要定期检查眼底，了解有无球后神经炎，故较少用于幼儿。剂量20（15~25）mg/（kg·d），最大剂量2 000mg/d。

（4）吡嗪酰胺：剂量35（30~40）mg/（kg·d），最大剂量2 000mg/d。该药物可能会出现高尿酸血症、肝毒性、关节痛、光敏、皮肤瘙痒等不良反应，应用时需要监测肾功能。

对于无内脏结核的皮肤结核的标准抗结核治疗（antitubercular therapy，ATT）是2HRZ/4HR，包括最初2个月用3种药物［异烟肼（INH，H）、利福平（R）和吡嗪酰胺（Z）]强化治疗,然后用 2 种药物（HR）维持 4 个月。如果有合并内脏结核,则需要在最初 2 个月时再加用乙胺丁醇（E）。

2. 局部治疗

（1）外用药物:可外用 15% 对氨基水杨酸钠或 5% 异烟肼软膏。

（2）手术疗法:可用外科手术清除瘘管加速痊愈。

3. 预防

（1）宣传结核病防治知识,普及卡介苗接种。定期进行健康体检,发现反应阴性者及时补种。发现患者应及时治疗。

（2）对患儿做好消毒隔离工作,对家长及经常接触者应密切观察。

二、疣状皮肤结核

疣状皮肤结核（tuberculosis cutis verrucosa）是一种少杆菌型皮肤结核病,起因为有中～高度抗杆菌免疫力的既往致敏宿主,其皮肤直接被分枝杆菌接种。

【诊断】

1. 症状、体征

（1）好发于手指、手背、踝部、臀部等暴露部位,罕见有口唇受累。

（2）一般无自觉症状,偶有轻度瘙痒。

（3）皮损初起为暗红色小丘疹,数目不定,逐渐发展为小结节,基底浸润发硬,形成斑块,表面增厚,粗糙不平,呈疣状增生。损害表面可有裂隙,由于结节中心可发生干酪样坏死,所以从侧方挤压,可有少量脓液从裂隙中渗出,干燥后形成黄褐色痂。皮损发展过程中,疣状增殖渐渐变平,结痂脱落,留有萎缩性网状瘢痕而自愈。皮损发展时,边缘的痂和鳞屑逐渐向外扩展形成环状或弧形边缘,周边绕有炎性红晕。中央网状瘢痕、疣状边缘和四周红晕称为"三廓征"。

（4）本病呈慢性病程,可迁延数十年。

（5）附近淋巴结往往肿大。

2. 实验室检查

（1）PPD 试验:多呈强阳性。

（2）干扰素 -γ 释放试验:阳性率较高。

（3）X 线等影像学检查有助于发现肺和其他脏器的结核感染。

（4）细菌学检查:脓液直接涂片行抗酸染色或结核菌培养可找到结核菌,但阳性率较低。如有条件,可进行 Xpert MTB/RIF 试验或者皮肤组织 PCR 检测分枝杆菌 16S rRNA 基因和结核分枝杆菌 DNA[10],阳性率较涂片及培养率更高。

（5）组织病理学表现:真皮中部常出现数目不多的结核浸润灶。结核分枝杆菌较寻常狼疮为多。真皮上部常有急性炎症细胞浸润,常形成脓肿,浸润处胶原纤维和弹性纤维变性或消失。表皮变化可为继发性的。愈合时表皮变薄,真皮内血管新生,代之以肉芽组织而形成瘢痕。不一定存在结核样肉芽肿。

3. 鉴别诊断

（1）着色芽生菌病:常见于下肢或足部。皮损特点为疣状增生的斑块,有时可呈菜花样,炎症明显,表面有稀薄脓液。真菌镜检和培养可见霉菌生长。病理检查显示:角化过度,角化不全,乳头状瘤样增生,真皮内多种炎症细胞浸润,常呈结核样浸润,可见芽孢。

（2）疣状汗孔角化症:多见于青壮年臀部等易受压或摩擦部位,表现为疣状增生性丘疹或斑块、皮损面积大,遗传史尚不明确。组织病理学有特征性改变:角质层内可见由角化不全细胞组成的"鸡眼样板",其下方的颗粒层减少或消失,棘层内有角化不良细胞。

（3）环状肉芽肿:本病临床表现以环状丘疹或结节性损害为特征,病理显示真皮和皮下组织内灶性胶原纤维变性及栅栏状肉芽肿形成。

【防治】

1. 全身治疗
抗结核药的选择及治疗疗程根据是否伴有内脏结核情况而定。具体剂量可参照寻常狼疮。

2. 外科治疗
早期较小的皮损可手术完全切除。

三、瘰疬性皮肤结核

瘰疬性皮肤结核（scrofuloderma）是一种多杆菌型皮肤结核病,是结核分枝杆菌经局部淋巴结核、骨和关节结核病灶直接蔓延或经淋巴管蔓延到邻近皮肤所致。患者一般有一定的免疫力。

【诊断】

1. **症状、体征** 多发生在儿童或青少年,尤其多见于青年女性。好发于颈部、胸上部,其次为腋部、腹股沟等处,四肢、颜面偶见。临床表现为数个暗红色结节,黄豆大小,质硬。逐渐扩大增多,进而软化、破溃、形成瘘管,排出干酪样脓液,脓液中有结核分枝杆菌。瘘管在皮下交织成网状,形成特征性的索条状瘢痕(图 4-19)。病程慢性,常迁延多年不愈,无全身症状。

2. **实验室检查**

(1)PPD 试验:常强阳性。

(2)干扰素 -γ 释放试验:阳性率较高。

(3)X 线等影像学检查有助于发现原发性淋巴结结核或骨关节结核。

(4)细菌学检查:脓液直接涂片行抗酸染色或结核菌培养可找到结核菌,但阳性率较低。如有条件,可进行 Xpert MTB/RIF 试验,相比较而言,阳性率较涂片、培养率更高。

(5)组织病理学表现:表皮或真皮上都常破溃形成溃疡,真皮内可见结核肉芽肿,深部可见干酪样坏死。愈合时有肉芽组织增生和纤维化。

3. **鉴别诊断**

(1)非典型分枝杆菌感染:多发生在外伤部位,形成持续不愈的肉芽肿或溃疡性损害,典型的病理学特点为形态不规则的结核样肉芽肿性炎,肉芽肿常可见窦隙样腔隙形成。内为粉染较致密的坏死

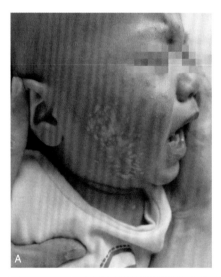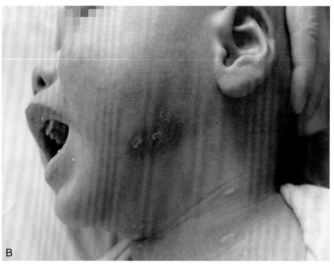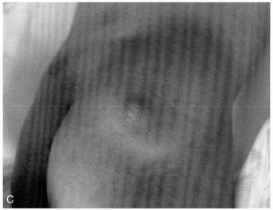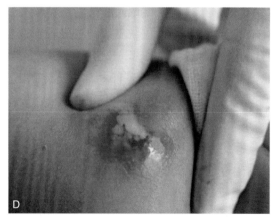

图 4-19 瘰疬性皮肤结核

1 岁 5 个月男孩。卡介苗接种 3 个月后出现同侧腋下淋巴结肿大、发热,后出现颌下淋巴结肿大,四肢结节,肺内合并原发性肺结核。下颌部皮肤表面破溃后形成凹凸不平的瘢痕,条索状(图 A);左侧下颌暗红色斑块,有窦道形成(图 B)。臀部皮下可及鸽卵大小结节,略硬,边界清楚,表面皮肤暗红(图 C)。臀部皮下结节破溃,有干酪样物质和脓液排出(图 D)(首都医科大学附属北京儿童医院提供)

样物,边缘见较多的泡沫样细胞。坏死灶周边纤维细胞多与坏死灶边缘平行而不见栅栏状排列,抗酸染色常可查见非典型分枝杆菌,该菌比结核菌大2~4倍,可见横纹。

(2)孢子丝菌病(淋巴管型):皮损好发于四肢,表现为成串的坚硬而有弹性的皮下结节,逐渐暗红、软化破溃,流出脓液,形成溃疡。病理改变为慢性肉芽肿,中心为中性粒细胞形成的脓肿,周围结核样结构。

(3)放线菌病:皮损特点为大而深的浸润斑块,触之坚硬,破溃后流出带有"硫黄颗粒"的脓液,真菌培养阳性。病理改变为非特异性细胞浸润,可找到菌丝。

(4)化脓性汗腺炎:临床特点为腋窝处红色痛性结节,破溃后形成瘘管。病理改变为非特异性肉芽肿,无结核样浸润,可找到化脓性球菌。

【防治】

1. 口服治疗　全身应用抗结核方案治疗6个月。具体剂量可参照寻常狼疮。

2. 外科治疗　较小局限性损害可手术切除。

3. 外用药治疗　对未破溃的脓肿,可用无菌注射器抽出脓液,然后注入异烟肼或阿米卡星治疗,对已破溃的创面可外敷异烟肼粉末或软膏。

四、结核疹

结核疹的发病机制尚未完全明确,但通常认为是结核分枝杆菌在具有中度或高度抗结核免疫力的患者中引起超敏反应性皮肤出疹。按表现形态可分为:微丘疹型(瘰疬性苔藓)、丘疹型(丘疹坏死性结核疹)和结节型(硬红斑)三种。

以下特征符合结核疹:

1. 受累组织行染色或培养但未检出结核分枝杆菌。

2. 存在可检测到的皮肤外结核分枝杆菌感染、结核菌素皮试呈强阳性或γ-干扰素释放试验阳性(这些结果表明存在结核分枝杆菌暴露史)。

3. 皮损中存在肉芽肿性炎症的组织病理学证据。

4. 皮损随抗结核治疗消退。

虽然在结核疹的皮损中通常不能检出结核分枝杆菌,但在丘疹坏死性结核疹和硬红斑的组织标本中有时可检出结核分枝杆菌DNA。该结果在一定程度上证实了结核分枝杆菌在结核疹发病机制中的作用。

(一)瘰疬性苔藓

瘰疬性苔藓(lichen scrofulosorum)又称苔藓样皮肤结核(tuberculosis cutis lichennoides),为播散性毛囊性皮肤结核或腺性结核。

【诊断】

1. 症状、体征

(1)常见于有其他活动性结核病灶的儿童,也可见于接种卡介苗之后,可能与淋巴结结核和骨结核感染有关。有的发病在麻疹或其他传染病之后。无任何自觉症状。

(2)慢性病程,皮疹可自然消退。

(3)皮损特点:对称性分布于躯干或四肢伸侧。典型皮损为针尖至粟粒大小的毛囊性丘疹,肤色或红褐色,常有少许糠状鳞屑。开始时稀疏,渐增多密集呈苔藓样损害(图4-20A、B)。

(4)消退后不留痕迹或留一过性色素沉着。

2. 实验室检查

(1)PPD试验:可阳性。

(2)干扰素-γ释放试验:与体内结核感染相关的阳性率较高,与接种卡介苗相关的为阴性。

(3)X线等影像学检查有助于发现原发性淋巴结结核或骨关节结核。

(4)组织病理表现:真皮上部毛囊周围有以上皮样细胞为主的结核浸润,无干酪样坏死。毛囊上皮细胞变性,毛囊口可因角化过度而有角栓。

3. 鉴别诊断

(1)维生素A缺乏症:皮损多位于四肢伸侧,表现为毛囊角化性丘疹,中心有角质栓,可伴有夜盲及Bitot斑,以及角膜软化等其他伴随症状。病理检查,真皮无炎症浸润。

(2)光泽苔藓:皮损多位于臀部或腹部,表现为群集性扁平丘疹,正常皮色,无自觉症状。病理改变与瘰疬性苔藓相似,但与毛囊无关系,而后者常发生于毛囊旁。

(3)毛发红糠疹:皮损特点为毛囊口红色角化过度的丘疹,可融合成鳞屑性斑块。病理改变为毛囊性角化过度,有点状角化栓,无结核浸润。

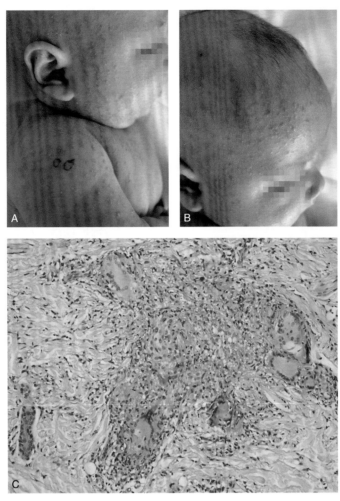

图 4-20 瘰疬性苔藓

2 个月男婴。皮疹 2 周逐渐增多,有卡介苗接种史。全身(图 A、B)大量丘疹、斑丘疹,米粒、绿豆大小,部分上有少量鳞屑。未经抗结核治疗,1 年后皮损消退。皮肤病理可见结核样结节(图 C)(HE × 200)(首都医科大学附属北京儿童医院提供)

(4)朗格汉斯细胞组织细胞增生症:本病可以累及多个器官系统,但多发生于皮肤、骨骼。最常见的皮疹表现为泛发性淡红到红棕色米粒大小的丘疹,可伴出血。病理组织基本改变是朗格汉斯细胞的大量增生。电镜下细胞内可见 Birbeck 颗粒。

【防治】本病有时可自然痊愈[11]。如发现身体其他部位有结核病灶,应给予正规抗结核治疗。

(二)丘疹坏死性结核疹

丘疹坏死性结核疹(papulonecrotic tuberculid)患者常伴有肺结核或其他体内结核病灶,或并发皮肤结核。

【诊断】

1. 症状、体征

(1)本病病程迁延,长期不愈。

(2)皮损好发于四肢伸侧,可延及手背、足背和面部。躯干也可发生。损害对称分布,散发或群集。

(3)初发损害为散在性毛囊性绿豆大小红褐色丘疹,质硬。逐渐可发生脓疱、脓肿,表面坏死结痂,去除痂皮后,形成小溃疡。经过数周,坏死性丘疹或溃疡可逐渐自愈,留有凹陷萎缩性瘢痕及色素沉着。皮疹分批出现,此起彼伏(图 4-21)。

(4)有下列 4 种变型:①痤疮炎;②毛囊疹;③阴茎结核疹;④腺病性痤疮。

2. 实验室检查

(1)PPD 试验:强阳性。

(2)PCR 检查:可在 50% 患者皮损中发现结核分枝杆菌 DNA。

(3)X 线等影像学检查:有助于发现有无肺结

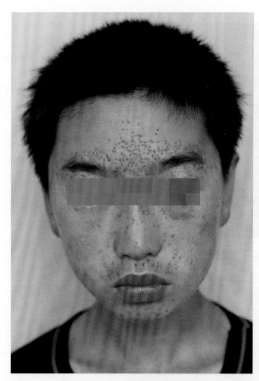

图 4-21　丘疹坏死型结核疹
14 岁男孩。额、眼周、鼻、上唇和下颌等痤疮好发部位可见顶端有脓疱的暗红色坏死性丘疹，并可见大量均一的凹陷性、萎缩性瘢痕（首都医科大学附属北京儿童医院提供）

核、淋巴结核或其他部位结核病灶，但不能找到结核分枝杆菌。

（4）组织病理学表现：真皮上部早期为白细胞碎裂性血管炎，随后单核细胞在血管周围浸润，以后出现楔状坏死区，坏死累及整个表皮，当楔状坏死区脱落，上皮样细胞和巨细胞在其周围聚集。真皮中下层血管受累明显，表现为静脉内膜炎、动脉内膜炎及血栓形成。病变蔓延到皮下组织时，可发生脂膜炎和纤维化及结核结构。

3. 鉴别诊断

（1）毛囊炎：典型皮疹为炎症性毛囊性脓疱，无中心坏死。病理改变为毛囊上部以中性粒细胞为主的急性炎症浸润。

（2）痘疮样痤疮：典型皮疹为沿前额发际发生的无痛性毛囊性丘疹及脓疱。无深在浸润，常有中央坏死，愈合后留下凹陷性瘢痕。病理改变为毛囊周围的急性炎症浸润。可形成小片脓肿坏死区。

【防治】寻找身体其他部位结核病灶。本病有时也能自然痊愈。局部可外用庆大霉素软膏。

（三）硬红斑

硬红斑（erythema induratum，EI），是一种罕见的以皮下脂肪组织改变为主的炎症性疾病（脂膜炎）。以往认为患者过去或现在身体其他部位通常有活动性结核病灶，但近来发现并非所有病例都与结核病有关。通常分为 3 种临床亚型：结核病相关 EI（过去称 Bazin 型 EI）、与其他疾病或药物相关的 EI 和特发性 EI。本节内容主要讨论结核病相关 EI。

【诊断】

1. 症状、体征　好发于青年女性，冬季多发，可伴手足发绀。皮损特点：多发生于小腿屈侧，偶见于大腿或上肢，也有报道罕见于躯干、面部或呈播散性[12,13]。皮损初起为皮下豌豆大小结节，逐渐增大后与皮肤粘连，形成暗红色斑块。斑块边界不清、固定而硬，触痛明显。局部结节可消退，留有色素沉着；也可破溃，形成溃疡、萎缩性瘢痕。病程缓慢，往往新旧皮损及瘢痕同时存在（图 4-22A、B）。病程呈慢性。病程缓慢，往往新旧皮损及瘢痕同时存在。除与结核相关的症状外，EI 患者通常不伴有全身症状，曾有 EI 伴周围神经病的报道[14]。此外，EI 可能与其他形式的结核疹同时存在，最常见的是丘疹坏死性结核疹[15,16]。

2. 实验室检查

（1）PPD 试验：阳性。

（2）干扰素 -γ 释放试验：可能为阴性，如果合并有活动性结核病灶则为阳性。

（3）X 线等影像学检查有助于发现有无肺结核、淋巴结核或其他部位结核病灶，但不能找到结核分枝杆菌。

（4）组织病理学表现：表皮萎缩，真皮深层和皮下组织有明显的血管炎改变，血管内皮细胞肿胀、变性或增生，血栓形成，管腔闭塞。血管周围最初有淋巴细胞浸润，浸润灶内有明显的干酪样坏死，形成结核结构。脂肪细胞有明显的干酪样坏死，周围绕以增生的巨噬细胞、成纤维细胞和异物巨细胞，病灶最后由纤维组织代替而形成瘢痕。肉芽肿性血管炎作为结节性结核疹的组织学特征也可发生于 EI，可能代表血管炎过程的更晚期阶段[17]。

3. 鉴别诊断

（1）结节性红斑：多发生在小腿伸侧，以红色坚

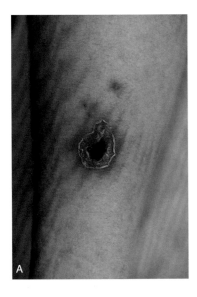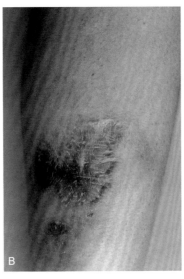

图 4-22　硬红斑

9 岁男孩。下肢屈侧皮损 4 个月。小腿屈侧可见直径 3cm 红色结节，表面形成边缘不整齐溃疡，周边可见绿豆大小红色丘疹（图 A）。PPD 强阳性。图 B 为皮损恢复后形成的瘢痕（首都医科大学附属北京儿童医院提供）

实结节伴有局部疼痛及压痛为主要表现。结节绝不出现化脓破溃，可有关节痛等全身症状，病程较短。病理为小灶性淋巴细胞浸润，无干酪样坏死，很少见结核样浸润。

（2）小腿红绀病：多发生在小腿下部，皮损特点为对称性弥漫性青紫，皮温较正常低，不发生结节和溃疡，寒冷可诱发本病。

【防治】

1. 早期规则联合应用抗结核药物治疗，具体剂量可参照寻常狼疮。

2. 口服或外用糖皮质激素暂时有效。

3. 初期皮损可外用 10%~20% 鱼石脂软膏，破溃后外用抗生素软膏。

4. 其他　口服非甾体抗炎药、休息、抬高患肢也有助于改善症状。

5. 大龄是治疗复发的显著危险因素，有研究者提出症状完全缓解后持续接受 6 个月的异烟肼治疗可降低复发率[18]。

五、卡介苗接种后皮肤并发症

卡介苗（BCG）是一种活的减毒的牛型结核分枝杆菌，接种 BCG 后，结核菌素试验会转为阳性。卡介苗接种后皮肤并发症（complication of BCG vaccination）并不少见。卡介苗接种可能会出现异常反应、并发症，偶尔还会诱发其他疾病。其中异

常反应包括：局部强反应、淋巴结强反应。并发症包括：瘢痕疙瘩、骨髓炎、播散性卡介菌病、寻常狼疮。可诱发的疾病包括：湿疹、银屑病、过敏性紫癜。本节着重介绍异常反应中的局部强反应和全身播散性卡介菌病。

局部强反应是指在卡介苗接种后，局部脓肿或溃疡直径 >10mm，愈合时间 >12 周为接种强反应。强反应的发生可能由于两方面因素所致：一是儿童免疫状态的个体差异；二是注射菌苗因素。

【诊断】

1. 症状、体征　慢性病程，长期不愈。BCG 注射后 1~2 个月，局部出现肿块，逐渐增大，中心缓慢软化形成脓肿、破溃，严重者可产生顽固性溃疡，溃疡边缘不齐，表面有稀薄分泌物，并伴有超出正常反应的淋巴结肿大（图 4-23A、B）[19]。

2. 实验室检查

（1）PPD 试验：阳性。

（2）干扰素 -γ 释放试验：阴性。

（3）X 线等影像学检查：有助于除外肺和其他脏器的结核感染。

（4）组织病理学表现：结核性肉芽肿，可以见到干酪样坏死。

3. 鉴别诊断　本病应与其他表现为溃疡型皮损的皮肤结核相鉴别，如瘰疬性皮肤结核、溃疡性皮肤结核。其中瘰疬性皮肤结核是由结核分枝杆菌经局部淋巴结、骨与关节结核病灶直接蔓延或经

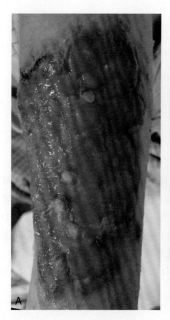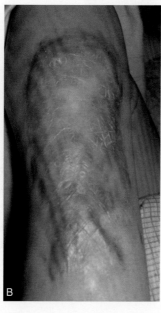

图 4-23　卡介苗接种后皮肤并发症

左上臂外侧（A）可见约 7cm×10cm 大溃疡，界清，其表面可见散在分布针尖至绿豆大白色脓性丘疱疹，溃疡基底较为湿润，渗出较多，表面覆有坏死组织。周边可见隆起性堤状损害，表面结痂，周围皮肤为水肿性红斑。未见卡疤。（B）为愈合后形成的瘢痕（首都医科大学附属北京儿童医院提供）

淋巴管蔓延到邻近皮肤所致；而溃疡性皮肤结核通常为自身接种结核分枝杆菌的表现，是结核分枝杆菌直接接种或经淋巴结或血液播散到机体开口部的结果。

【防治】口服异烟肼等抗结核药物治疗（剂量详见本节"寻常狼疮"部分），或与克拉霉素联合治疗。

全身播散性 BCG 病（systemic or disseminated BCG disease）诊断标准为：①存在结核分枝杆菌感染的病原学依据（涂片、培养或活检结核感染阳性）；②播散：除接种部位外，全身至少有 2 处通过血、骨髓培养或病理活检阳性；③与分枝杆菌感染相一致的全身综合征：典型临床表现包括发热、体重减轻、贫血和死亡。文献报道，该病除发生于患有确定的免疫缺陷病，如重度联合免疫缺陷病（SCID）、慢性肉芽肿病（CGD）及白细胞介素 -12/ 干扰素 -γ 通路缺陷和获得性免疫缺陷综合征（AIDS）等患者外，还可发生于一些未确定的免疫缺陷性疾病患者或无明显免疫缺陷的儿童。多数患儿的共同特征是不能产生干扰素 -γ 或对干扰素 -γ 不发生反应。现已证明，在 BCG 接种异常反应出现之前，一些原发性免疫缺陷病（PID）往往未被诊断出来。许多 PID，如 SCID、CGD 和分枝杆菌易感性疾病（Mendelian susceptibility to

mycobacterial diseases，MSMD）往往都是在接种 BCG 出现并发症之后才被诊断出来的[20]。

【诊断】

1. 症状、体征　接种 BCG 后数月至数年发病。首先出现局部淋巴结肿大、破溃、愈合慢，随之出现多处或周身淋巴结肿大（图 4-24）。临床表现与结核病症状相吻合，如长期低热，偶有高热，体重下降或不增，易合并机会性感染。从淋巴系统逐步累及内脏器官，以肝、脾、肺多见，并发胸腔、腹腔积液。

2. 实验室检查

（1）PPD 试验：阳性。

（2）干扰素 -γ 释放试验：阴性。

（3）皮损组织或者淋巴结活检，进行细菌培养，菌株鉴定为牛型分枝杆菌可确诊本病。

（4）基因检测有助于判别患儿是否为原发性免疫缺陷病，并指导预后。

3. 鉴别诊断　本病应与慢性肉芽肿病鉴别。后者也是一种原发性免疫缺陷病，属于吞噬细胞功能缺陷的原发性免疫缺陷病，初期症状为皮肤表现及化脓性淋巴结炎，还可并发反复的慢性肺炎、肛周脓肿、化脓性关节炎、扁桃体炎等。通过 NBT 及中性粒细胞呼吸爆发试验检测可协助诊断[21]，最终依靠基因诊断明确。

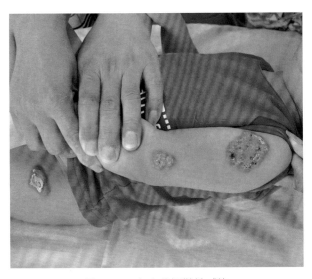

图 4-24 卡介苗播散性感染

1岁男婴,左上肢皮疹1年余,渐增大、增多。图示左上肢可见两处纵行分布的红色斑块,卡疤处斑块较大,直径约3.5cm,斑块表面粗糙,周边隆起,表面可见少许渗出及黄褐色痂屑。患儿左下肢近心端亦可见同样肥厚性斑块。PPD检查显示 1iu 13mm×16mm 强阳性,TB-Spot 显示阴性。组织病理显示为感染性肉芽肿改变。组织培养结果为牛型结核分枝杆菌(首都医科大学附属北京儿童医院提供)

【防治】目前尚无统一的治疗方案。由于BCG对吡嗪酰胺天然耐药,因此多数情况下采用异烟肼+利福平+乙胺丁醇三联治疗,病情加重者,加用利奈唑胺,并辅以免疫增强剂、丙种球蛋白或对症治疗[22]。

本病的预防甚为困难,但对有明确免疫缺陷患者应慎重使用BCG,艾滋病患者和使用免疫抑制剂患者禁止接种BCG。

六、非典型分枝杆菌感染

非典型或非结核性分枝杆菌(nontuberculous mycobacteria,NTM)是一组除结核分枝杆菌复合体和麻风分枝杆菌外包含其他所有分枝杆菌种的抗酸杆菌。与另外两组对人类致病的分枝杆菌不同,NTM主要存在于土壤和水中。这些微生物大多是非致病性的,但也有一些会引起人类感染。根据他们的细菌培养特征,可大致分为快速种植菌和缓慢种植菌。与NTM感染相关的主要临床症状包括:淋巴结炎、肺部疾病、播散性疾病和皮肤软组织感染。在各种皮肤感染中,由海分枝杆菌引起的水族馆肉芽肿或游泳池肉芽肿和由溃疡分枝杆菌引起的 Buruli 溃疡是两种特有的 NTM 疾病。本节着重介绍分枝杆菌感染。

【诊断】

1. 症状、体征

(1)皮肤软组织感染:引起皮肤和软组织局部感染的各种 NTM 包括偶发分枝杆菌、脓肿分枝杆菌、龟分枝杆菌、溃疡分枝杆菌和海分枝杆菌。其中,由溃疡分枝杆菌引起的 Buruli 溃疡和由海分枝杆菌引起的水族馆或游泳池肉芽肿是两种特有的疾病。其他的几种快速生长菌种可表现出多种非特异性的临床症状。

(2)海分枝杆菌感染:由海分枝杆菌感染引起的游泳池肉芽肿或水族馆肉芽肿在儿童中比较少见。多在处理热带鱼水族箱时擦伤皮肤而感染。临床表现为感染部位的无痛丘疹或结节(图4-25)。这类病变可能进展为溃疡或脓肿。20%的病例可见孢子丝菌样病变。在免疫功能低下的病例中可发展为播散性病变。通常通过 PCR 和组织学进行诊断。

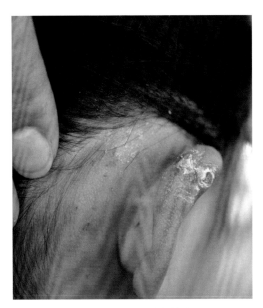

图 4-25 游泳池肉芽肿

图示右耳郭上缘局限性红色肿胀型斑块,中心表面可见黄褐色结痂。曾有被鱼缸划破皮肤的病史。PPD检查显示 5iu(++),TB-Spot 显示弱阳性,新鲜皮损分枝杆菌 HSP 65kD 基因检测阳性(首都医科大学附属北京儿童医院提供)

2. 实验室检查

(1)结核菌纯蛋白衍生物(PPD)试验:可为弱

阳性到阳性。

（2）干扰素-γ 释放试验：堪萨斯分枝杆菌、海分枝杆菌、斯赛格分枝杆菌可以为弱阳性或阳性，余均阴性。

（3）PCR 检测皮损组织内分枝杆菌 16S rDNA，或者进行 Genexpert（分枝杆菌 DNA 检测）或者将组织 / 脓液进行微生物二代测序，如果可以查到致病微生物的 DNA，结合病史，可以明确诊断。

3. 鉴别诊断　参考瘰疬性皮肤结核的鉴别诊断（2）~（4）。

【防治】区分 NTM 肺病和结核病很重要，因为抗结核一线治疗药物对 NTM 的疗效较差，目前已知链霉素、阿米卡星、氟喹诺酮类和四环素对慢生长分枝杆菌和快生长分枝杆菌的部分菌株有效。虽然乙胺丁醇是最有效的抗 NTM 药物，但其耐药率较高（约 42%），而耐多药 NTM（可对 5 种或以上耐药）的出现使治疗更加复杂化。因此，英国胸科学会指南建议，对不同种类 NTM 应使用不同的药物组合方案，如利福平、乙胺丁醇和新型大环内酯类（或阿奇霉素）治疗鸟分枝杆菌复合群和堪萨斯分枝杆菌肺病，阿米卡星、替加环素、亚胺培南和大环内酯类治疗脓肿分枝杆菌肺病。但应注意，脓肿分枝杆菌复合感染对抗生素耐药程度高，治疗效果比耐多药结核病更差，但与广泛耐药结核病疗效相当。因此在临床中如果确诊非典型分枝杆菌感染，可联合结核科、药剂科共同协商治疗方案[23]。

（肖媛媛　马琳　著，汤建萍　韩丽清　审）

参考文献

1. 中华医学会甲氧西林耐药金黄色葡萄球菌感染治疗策略专家组.甲氧西林耐药金黄色葡萄球菌感染的治疗策略-专家共识.中国感染与化疗杂志,2011,11(6):401.

2. YING L, FANRONG K, XIA Z, et al. Antimicrobial susceptibility of Staphylococcus aureus isolated from children with impetigo in China from 2003 to 2007 shows community associated MRSA to be uncommon and heterogenous. British Journal of Dermatology, 2009, 161 (2): 1347.

3. 中国医师协会皮肤科分会.皮肤及软组织感染诊断和治疗共识.临床皮肤科杂志,2009,38(12):810.

4. 马琳,刘盈.皮肤金黄色葡萄球菌感染的抗菌药物选择.中国皮肤性病学杂志,2013,27(3):225.

5. 张霞,马琳,刘盈.葡萄球菌烫伤样皮肤综合征 208 例临床分析.中国皮肤性病学杂志,2010,24(6):525.

6. STEVENS DL, BRYANT AE. Necrotizing Soft-Tissue Infections. N Engl J Med, 2017, 377: 2253.

7. CHEN Q, CHEN W, HAO F. Cutaneous tuberculosis: A great imitator. Clin Dermatol, 2019, 37 (3): 192-199.

8. VASHISHT P, SAHOO B, KHURANA N, et al. Cutaneous tuberculosis in children and adolescents: a clinicohistological study. J Eur Acad Dermatol Venereol, 2007, 21 (1): 40-47.

9. 陈小娟,赵珍珍,向尹,等. GeneXpert MTB/RIF 检测系统在结核病诊断中的应用价值.国际检验医学杂志,2021,42(2):133-136.

10. 肖媛媛,王爱平,李若瑜,等.非典型疣状皮肤结核 1 例.临床皮肤科杂志,2005,34(10):680.

11. 张斌,王珊,褚岩,等.婴儿瘰疬性苔藓 5 例.中华实验和临床感染病杂志(电子版),2017,11(4):368-372.

12. KOGA T, KUBOTA Y, KIRYU H, et al. Erythema induratum in a patient with active tuberculosis of the axillary lymph node: IFN-gamma release of specific T cells. Eur J Dermatol, 2001, 11: 48.

13. TERAMURA K, FUJIMOTO N, NAKANISHI G, et al. Disseminated erythema induratum of Bazin. Eur J Dermatol, 2014, 24: 697.

14. ZAKERI K, OGANESYAN G, LEE RA, et al. Erythema induratum of Bazin presenting as peripheral neuropathy. Cutis, 2015, 96: E1.

15. DONGRE AM, SANGHAVI SA, KHOPKAR US. Papulonecrotic tuberculid at the site of tuberculin test in a patient with concomitant erythema induratum and papulonecrotic tuberculid. Indian J Dermatol Venereol Leprol, 2013, 79: 248.

16. KIM GW, PARK HJ, KIM HS, et al. Simultaneous occurrence of papulonecrotic tuberculid and erythema induratum in a patient with pulmonary tuberculosis. Pediatr Dermatol, 2013, 30: 256.

17. FRIEDMAN PC, HUSAIN S, GROSSMAN ME. Nodular tuberculid in a patient with HIV. J Am Acad Dermatol, 2005, 53: S154.

18. MAGALHÃES TS, DAMMERT VG, SAMORANO LP, et al. Erythema induratum of Bazin: Epidemiological, clinical and laboratorial profile of 54 patients. J Dermatol, 2018, 45 (5): 628-629.

19. 肖媛媛, 伏利兵, 孙玉娟, 等. 卡介苗接种后皮肤并发症 1 例. 中国皮肤性病学杂志, 2012, 26 (10): 943.

20. 陈艳萍, 张继燕. 关注卡介苗病. 中华实用儿科临床杂志, 2020, 35 (10): 730-732.

21. 肖媛媛, 张立新, 马琳. 慢性肉芽肿病 1 例. 临床皮肤科杂志, 2012, 41 (9): 554.

22. 卢水华, 李涛, 席秀红, 等. 播散性卡介菌病 23 例分析. 中华传染病杂志, 2013, 31 (7): 417-421.

23. 杨松, 王乐乐, 严晓峰, 等. 非结核分枝杆菌病治疗药物研究进展. 中华结核和呼吸杂志, 2021, 44 (1): 44-49.

第五章
真菌感染性皮肤病

第一节　浅部真菌感染

一、头癣

头癣（tinea capitis）是指真菌感染头皮和头发所致的疾病，常见于儿童，通过接触患病的人或动物或其污染物传染。病原菌为毛癣菌属、小孢子菌属和奈尼兹菌属。近年由于饲养宠物的增多，以犬小孢子菌为代表的亲动物性真菌成为我国的主要流行病原体。

【诊断】

1. **症状、体征**　主要表现为脱发、断发、头皮脱屑伴瘙痒，重症者可有脓肿形成，伴全身中毒症状，如发热、精神萎靡、头皮肿胀、疼痛和淋巴结肿大等。

（1）白癣：致病菌多为犬小孢子菌。初起为少量毛囊性红色丘疹，很快扩大形成头皮灰白色鳞屑性脱发斑。病发在距头皮 3~4mm 处均匀一致地折断，病发根部有灰白色菌鞘包绕。皮疹常呈卫星状分布（图 5-1），自觉瘙痒。部分患者到青春期可以自愈。

（2）黑点癣：致病菌多为紫色毛癣菌和断发毛癣菌，可在家族内互相传染。常自儿童期开始感染，病程慢性，可延续数年。皮损最初为头皮上散在点状鳞屑斑，此后扩大呈丘疹、偶有小脓疱，外观酷似脂溢性皮炎，病发紧贴头皮折断，呈黑色小点状（图 5-2），一般不能自愈。病程长者可形成秃发。

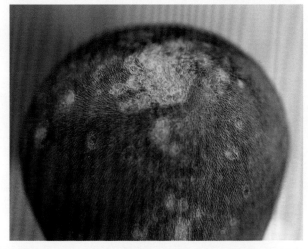

图 5-1　白癣

4 岁男孩。头顶中间可见鳞屑性斑片，表面毛发大部分脱落，周围散在卫星样分布的相似斑片。基底可见轻度的炎症反应（首都医科大学附属北京儿童医院提供）

（3）黄癣：致病菌为许兰毛癣菌。临床表现最初为黄红色斑点，逐渐形成毛囊性脓疱，脓疱破裂后形成碟形蜜黄色痂皮，痂皮边缘翘起，中心黏着，中央有毛干穿过。该痂皮由密集的菌丝和上皮碎屑组成，有鼠臭味，易粉碎。去除痂皮后，可见红色潮湿的基底面，严重者可见较深的溃疡。久之可形成萎缩性瘢痕，造成永久性脱发。

（4）脓癣：白癣和黑点癣中的炎症较重者，可形成头皮脓肿。多由犬小孢子菌、须癣毛癣菌等引起。本病起病急，患处出现毛囊化脓性感染，形成一片或数片红肿的痈状隆起，质地软，有波动感，外观如"脓肿",但无细菌性脓肿的大量脓液及严重的红肿热痛。挤压时毛囊口可有少量浆液或稀薄脓液流出。毛发松动,极易拔出,症状严重者可形成萎缩性瘢痕,造成永久性脱发(图5-3)。常伴耳后、颈、枕淋巴结肿大,轻度疼痛或压痛。部分患儿还可诱发癣菌疹(图5-4)。

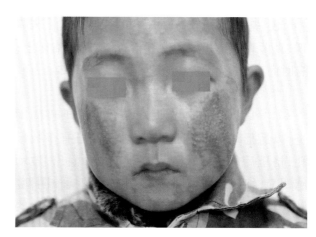

图 5-4　癣菌疹

6岁男孩。脓癣患儿,面部对称分布的边界不清的红色丘疹、丘疱疹,中央融合明显(首都医科大学附属北京儿童医院提供)

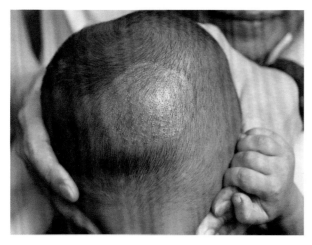

图 5-2　黑点癣

2岁男孩。枕后部可见一边界清楚的断发斑,有的断发呈现典型的黑点表现,基底炎症反应以边缘为重,可见散在的红色毛囊性丘疹(首都医科大学附属北京儿童医院提供)

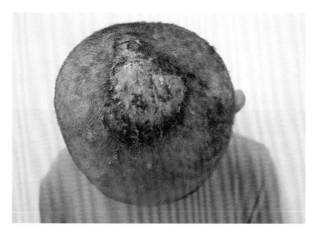

图 5-3　脓癣

7岁女孩。头顶部可见边界清楚的红肿的痈状隆起,斑块中心可见少量稀薄脓液流出(首都医科大学附属北京儿童医院提供)

2. 实验室检查

(1)真菌直接镜检:白癣可见发外包绕密集排列的圆形孢子。黑点癣为发内成串排列的链状孢子。黄癣可见发内菌丝或关节孢子和气泡,黄癣痂中可见鹿角菌丝和孢子。

(2)真菌培养:可进一步帮助确定致病菌种。必要时可根据药敏结果调整用药。

(3)伍德灯检查:白癣为亮绿色荧光。黑点癣无荧光。黄癣为暗绿色荧光。

(4)皮肤镜检查:逗号样发(图5-5)、螺旋状发(图5-6)、"Z"字形发(图5-7)、条码样发(图5-8)是头癣特征性的皮肤镜下表现[1]。此外,也可见到断发、黑点征、黄点征、脓疱等表现,但这些并非头癣特有。

(5)脓癣患儿可有血常规中白细胞明显升高,以中性粒细胞升高为主。

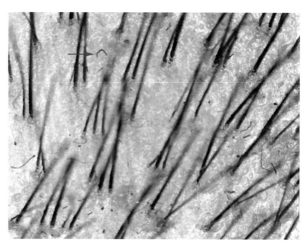

图 5-5　逗号样发

(首都医科大学附属北京儿童医院提供)

3. **鉴别诊断**　头癣的诊断主要根据临床表现、真菌直接镜检及伍德灯检查等,但在临床上,有时尚应与某些疾病相鉴别,具体详见表5-1。

需要与脓癣相鉴别的疾病:

(1)头皮脓肿:初起时为毛囊炎或毛囊周围炎,以后形成结节或脓肿,脓肿表面可有多数瘘孔,挤压后邻近或远处的瘘孔有脓汁溢出,波动感明显,细菌培养可明确致病菌,真菌镜检阴性。脓肿切开引流和全身应用抗生素可取得满意的疗效。

(2)毛囊炎:主要表现为孤立散在的米粒大小的毛囊性丘脓疱疹,不互相融合,无断发或脱发。

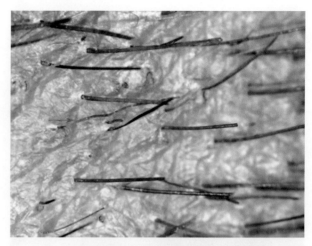

图5-7　"Z"字形发
(首都医科大学附属北京儿童医院提供)

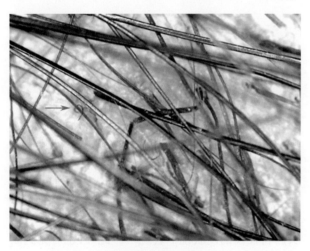

图5-6　螺旋状发
(首都医科大学附属北京儿童医院提供)

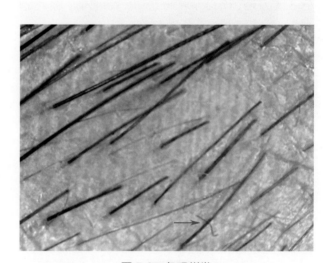

图5-8　条码样发
(首都医科大学附属北京儿童医院提供)

表5-1　需要与头癣相鉴别的疾病

	病因或诱因	好发部位	皮疹特点	相关检查	其他
头癣	真菌感染	头部	脱发、断发、头皮脱屑伴瘙痒	真菌镜检阳性,真菌培养可见皮肤癣菌生长	除黄癣及部分脓癣外,较少遗留瘢痕及终生秃发
斑秃	神经、精神因素可能是诱因	多在头部,可累及眉毛、睫毛等	无自觉症状的突然的毛发脱落,头皮无萎缩,表面光滑,无炎症	毛发镜检查可发现黑点征、黄点征、感叹号发、锥形发等。活动期拉发试验阳性。真菌镜检阴性	除部分全秃、普秃外,多数可以恢复
脂溢性皮炎	与皮脂分泌增多有关	皮脂溢出部位,如头皮、面部、鼻唇沟、眉毛区、耳周及褶皱处	有细小干性或油腻性鳞屑,基底潮红,无明显断发	真菌镜检:部分患者可见马拉色菌	婴儿脂溢性皮炎常在3周~2个月内逐渐减轻、痊愈
银屑病	遗传、免疫、感染、内分泌等多因素	可单在头皮,多数全身均有	边界清楚、覆有厚的鳞屑性红斑,皮损处毛发呈束状	强行剥离鳞屑,可见点状出血。真菌镜检阴性	皮损处毛发无折断及脱落,常伴有其他部位改变

	病因或诱因	好发部位	皮疹特点	相关检查	其他
拔毛癖	反复牵拉、扭转或者摩擦，属于精神性疾病	可累及头发、眉毛、睫毛或者阴毛、胸毛等	脱发区边缘不齐，形状不规则，中间有遗留残存正常毛发，无红斑、鳞屑	真菌镜检阴性；拉发试验阴性	可累及其他体毛，常合并咬甲癖
石棉状糠疹	病因不明	头皮	主要为毛发鞘、糠状鳞屑、毛囊口棘状隆起	真菌镜检阴性	白色厚痂处的头发及头皮无异常改变

【治疗】采用综合治疗，内服和外用结合，遵循"服、擦、剃、洗、消"五字方针[2]。

1. 内服　灰黄霉素：儿童 15~25mg/(kg·d)，分 2 次口服，疗程 6~8 周，服药期间同时进高脂餐以便于药物吸收。特比萘芬：体重<20kg 者 62.5mg/d，体重在 20~40kg 者 125mg/d，体重>40kg 者 250mg/d，疗程 4~8 周。伊曲康唑：儿童 3~5mg/(kg·d)，最大剂量为 200mg/d，最好在进餐后服药，疗程 4~8 周。氟康唑：儿童 3~6mg/(kg·d)，最大剂量为 200mg/d，疗程 4~8 周[2,3]。对于小孢子菌所致头癣，建议选用灰黄霉素或伊曲康唑。对于毛癣菌所致头癣，建议选用特比萘芬。如果疗效欠佳，可以考虑适当延长疗程或换用其他抗真菌药。服药治疗时，治疗前、后和治疗中每间隔 2 周，应分别检查肝肾功能及血常规。治疗前做真菌镜检和培养，之后每 2 周复查 1 次真菌检查，连续 3 次真菌学检查阴性再结合临床表现方可认为治愈。

2. 外用治疗　治疗头癣除应用口服药物外，局部的理发、洗头、擦药、消毒等措施对缩短疗程也是非常重要的。具体做法是：①每周理发 1 次。②皮疹上的病发用镊子拔除，所有去除的毛发均应焚毁。③理发工具和与患儿头部接触的生活用品均要煮沸或用含氯消毒剂消毒。④每日早晚各用温水和肥皂洗头 1 次，擦干后早晚外涂抗真菌药物，疗程至少 8 周。涂抹时，需要关注部分抗真菌药物对皮损可能有刺激感，从而引发刺激性皮炎，届时需要停用。

3. 脓癣　在内服抗真菌药的基础上，急性期可短期口服糖皮质激素，一般可用泼尼松 1~2mg/(kg·d)，早晨 1 次顿服。患儿年龄越小，炎症反应越重，激素剂量越需足量。通常足量需 2 周，然后用 1~2 周减停。如同时有细菌感染需加用抗生素，因继发感染多为金黄色葡萄球菌，故多数患儿用一代头孢口服 1 周即可。炎症反应明显时，外用治疗时应避免刺激性药物，通常可用 1:2 000 小檗碱溶液、0.1% 的雷夫诺尔溶液、0.1% 的高锰酸钾溶液或碘伏湿敷。然后外用抗细菌药膏，如莫匹罗星软膏、夫西地酸乳膏或复方多黏菌素 B 软膏 1~2 周；也可外用抗细菌、真菌、炎症的复方制剂 2 周。红肿消退后再使用单方抗真菌类制剂。注意切忌脓肿切开引流和清创，因为手术切开后伤口不易愈合，同时还可加重炎症和全身毒性反应，后者可危及生命，并且遗留较大瘢痕。

二、体癣和股癣

由致病性真菌寄生在人体光滑的皮肤上(除手、足、毛发、甲板以及阴股部以外的皮肤)所引起的浅表性皮肤真菌感染，统称为体癣(tinea corporis)。股癣(tinea cruris)指发生于腹股沟、会阴和肛门周围的皮肤癣菌感染，是发生于特殊部位的体癣。本病可由于患者直接接触污染的澡盆、毛巾或患病动物的皮毛等引起，亦可由患者原有手癣、足癣、头癣、甲癣蔓延而来。体股癣的主要致病菌是红色毛癣菌、须癣毛癣菌等皮肤癣菌。

【诊断】

1. 症状、体征

(1)体癣多见于面部、躯干和上肢(图 5-9)。

(2)股癣见于腹股沟、股内侧、会阴和臀部(图 5-10)。

(3)儿童的炎症反应常较成人重。

(4)一般急性期自觉瘙痒明显，炎症反应较重时，可出现既痒且痛的感觉，慢性期可无自觉症状或明显减轻。

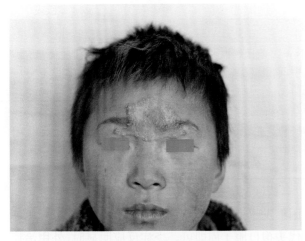

图 5-9　体癣

12 岁男孩。额部中央可见一边界清晰略隆起的环形损害，其上可见红色丘疹、丘脓疱疹、鳞屑和黄褐色结痂，皮损累及双侧眉毛（首都医科大学附属北京儿童医院提供）

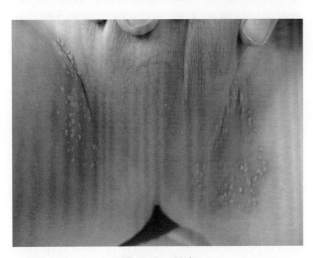

图 5-10　股癣

12 岁男孩。双侧腹股沟区可见散在分布的丘疱疹、小水疱，基底可见反应性红斑，皮损境界清楚（首都医科大学附属北京儿童医院提供）

（5）典型皮疹为首先在受侵犯的局部出现红斑或丘疹，甚至水疱或脓疱，皮疹呈离心性扩大，形成一个表面脱屑的圆形损害。此后中心可逐渐好转，边缘则高起，可有活动性红斑、丘疹及水疱出现，慢慢向外扩大并可互相融合。

（6）部分患儿因为用药不当，可使皮疹呈现泛发性红色丘疹、斑块，表面较多渗出、痂屑，类似湿疹样改变，亦称为难辨认癣（tinea incognito）（图 5-11）。

　　2. 实验室检查

（1）真菌直接镜检：皮疹鳞屑中可见真菌菌丝。

（2）真菌培养：根据培养物的菌落形态、颜色、

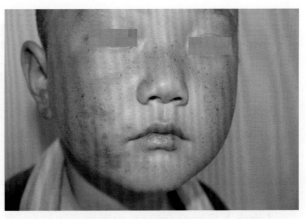

图 5-11　难辨认癣

6 岁男孩。口角外侧可见片状分布针尖大小红色丘疹，部分融合成斑块，表面可见少许痂屑。皮损边界不清晰（首都医科大学附属北京儿童医院提供）

边缘、生长速度及显微镜下的形态作出菌种鉴定。

　　3. 鉴别诊断　体癣应与神经性皮炎、玫瑰糠疹、钱币状湿疹、环状肉芽肿相鉴别。有时还要注意与不典型单发的脓疱疮鉴别。

股癣应与红癣、反向性银屑病、家族性良性慢性天疱疮相鉴别。

（1）红癣：本病是由微细棒状杆菌引起的皮肤浅表感染，易发生于褶皱部位，皮疹在伍德灯光下显珊瑚红荧光，鳞屑在油镜下可查到细菌和菌丝。

（2）反向性银屑病：皮疹呈界限明显的炎性红斑，表面湿润呈湿疹样变化。本病多可累及身体其他皱褶部位，如颈部和腋下。可根据皮肤病理协助诊断。

（3）家族性良性慢性天疱疮：本病常有家族史，其临床特征是在颈部、腋窝、腹股沟反复出现水疱、糜烂，尼氏征阳性。

【治疗】

　　1. 局部治疗　外用抗真菌药物，疗程一般需2~4 周。

　　2. 全身治疗　对于全身泛发，或顽固难治，或有明显的毳毛受累，或累及五官的腔口边缘、眉毛、睫毛、上唇部和外鼻孔等非光滑皮肤部位的体癣，除外用药外，可口服特比萘芬或伊曲康唑 1~2 周。

三、甲癣和甲真菌病

甲癣（tinea unguium）是指由皮肤癣菌侵犯甲

板所致的病变。甲真菌病（onychomycosis）是由皮肤癣菌、酵母菌及非皮肤癣菌性霉菌等真菌引起的甲感染。甲的真菌感染常继发于手足癣，也可由外伤直接侵犯甲板。甲癣最常见的致病菌为红色毛癣菌。

【诊断】

1. 症状、体征 根据真菌侵犯甲的部位和程度，临床上把甲真菌病分为五种类型。

（1）白色浅表型：甲板浅层有云雾状白色浑浊，点状或不规则片状，表面稍有凹凸不平或脱屑。

（2）远端侧位甲下型：在甲的前缘和侧缘甲板增厚浑浊，甲板呈黄、褐、灰白色不等。

（3）近端甲下型：近端甲板粗糙肥厚、凹凸不平，受累部位多呈灰白色。

（4）甲内型：主要由苏丹毛癣菌侵入甲板内引起，甲板增厚呈灰白、黄褐色。

（5）全甲营养不良型：是各型甲真菌病发展的最后结果，整个甲板增厚，甲下堆积鳞屑，或甲板萎缩，甲结构完全丧失；甲板远端或大部分毁损，甲床表面残留粗糙角化堆积物。甲真菌病患者无自觉症状，偶可继发甲沟炎，出现红肿热痛等炎症表现。

（6）念珠菌性甲真菌病常伴有甲沟炎，出现甲周红肿，可有少许渗液但不化脓，有痒痛感。本型在婴幼儿和儿童的发病率略高。

2. 实验室检查

（1）真菌直接镜检：刮取碎甲及甲下碎屑，镜下可见真菌菌丝。

（2）真菌培养：根据培养物的菌落形态、颜色、边缘、生长速度及显微镜下的形态作出菌种鉴定。注意尽可能接近健甲与病甲交界处的活动损害部位取材，确保标本的质和量，以提高诊断的阳性率。

（3）组织病理检查：当直接镜检和培养均阴性，临床又不能排除甲真菌病时可行甲切片，PAS染色，发现菌丝或孢子后可确诊。

3. 鉴别诊断 甲癣及甲真菌病应与其他甲病相鉴别，如银屑病、湿疹、扁平苔藓、线状苔藓等引起的甲改变以及甲营养不良症等。主要依靠病甲的真菌学检查来进行鉴别。必要时结合组织病理学检查来帮助确诊。此外，系统性疾病所致的甲改变也应有相应的皮肤症状。

【治疗】甲癣及甲真菌病是皮肤癣菌病中最顽固难治的一种，有时临床治愈后还可能复发。根据临床分型、甲损害程度和致病菌的不同，采用局部治疗、口服药物等方法。

1. 局部治疗 对白色浅表型、远端侧位型甲真菌病，可在治疗前先用指甲锉尽量刮去病甲，以利于药物渗入，之后外涂抗真菌药物，每天2次，坚持3~6个月，直至新甲生成为宜。

2. 系统治疗 近端甲下和全甲受累者，除外用药外，需口服抗真菌药物治疗。目前常用药物有特比萘芬和伊曲康唑，应用剂量同头癣治疗，治疗周期为手指甲8周，足趾甲12周。

四、花斑糠疹

花斑糠疹（pityriasis versicolor），旧称花斑癣，俗称汗斑，是由马拉色菌所致的皮肤浅表慢性真菌感染。该菌正常情况下在皮肤寄生，在特殊情况下致病。

【诊断】

1. 症状、体征

（1）好发于躯干、腋下、面、颈等皮脂腺丰富部位，婴幼儿尤以额部、颈部常见。

（2）自觉症状轻微，常在炎热季节发病。

（3）皮损多呈弥漫性对称性分布或多部位发病，大小形状不一，表现为圆形或不规则形的斑疹，多呈淡白色斑片，也可呈粉红色、黄棕色甚至灰黑色，表面覆盖细薄的糠状鳞屑（图5-12、图5-13）。

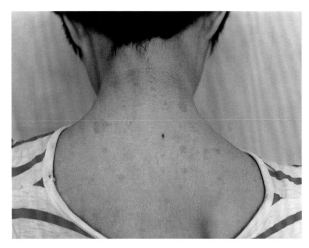

图5-12 花斑糠疹

15岁女孩。颈背部散在分布米粒至蚕豆大小的黄棕色斑片，边界清楚，表面附着少许细碎鳞屑（首都医科大学附属北京儿童医院提供）

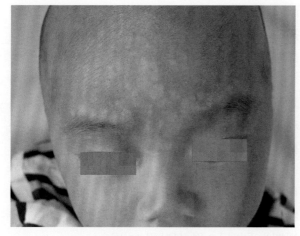

图 5-13　花斑糠疹

2 岁男孩。鼻根部至额部和眉间可见大量有细碎鳞屑的圆形色素脱失斑片,边界清楚,部分皮疹有融合(首都医科大学附属北京儿童医院提供)

2. 实验室检查

(1)真菌直接镜检:皮屑直接镜检可见马拉色菌的菌丝及芽孢。

(2)伍德灯检查:可见黄褐色荧光。

(3)真菌培养:由于马拉色菌是人体表面正常定植菌,故单纯培养出马拉色菌不能诊断花斑糠疹。除厚皮马拉色菌外,大多数马拉色菌需在含脂质的培养基上生长。

3. 鉴别诊断
本病常需与白癜风、脂溢性皮炎、玫瑰糠疹、单纯糠疹及贫血痣相鉴别。

【防治】花斑糠疹易复发,治疗应彻底,以达根治目的。应给患儿勤洗澡、勤换衣服,内衣应煮沸消毒,以防止再感染。

1. 局部治疗
每天 1~2 次。

(1)抗真菌制剂外用,如联苯苄唑、咪康唑、克霉唑、益康唑、特比萘芬等。也可用 5% 水杨酸酒精、50% 丙二醇溶液。

(2)使用 2.5% 硫化硒或酮康唑、联苯苄唑洗浴。

2. 全身治疗
皮疹面积大且单纯外用效果不佳者,可口服伊曲康唑 3~5mg/(kg·d),最大剂量 200mg/d,连续 7 天。由于特比萘芬口服后不经汗液排泄,故口服特比萘芬治疗花斑糠疹无效。

第二节　深部真菌感染

一、慢性皮肤黏膜念珠菌感染

慢性皮肤黏膜念珠菌病(chronic mucocutaneous candidiasis,CMCC)是一种少见的慢性进行性念珠菌感染。

【诊断】

1. 症状、体征

(1)常从婴儿期发病,慢性经过。

(2)黏膜和皮肤可反复发生念珠菌感染,好发于口腔、外阴、肛周及腹股沟,其次为甲、躯干和头皮。

(3)初发症状为口腔白膜或婴儿的尿布皮疹。此后其他部位逐渐出现皮疹,表现为略隆起的边界清楚的红斑,有角质增生、鳞屑及念珠菌性肉芽肿。内脏多不受累(图 5-14)。

(4)目前发现的与本病相关的致病基因有 *AIRE*、*IL17F*、*IL17RC*、*IL17RA*、*STAT1*、*STAT3*、*DOCK8*、*TYK2*、*ZNF341*、*PGM3*、*CARD11*、*RORC*、*ACT1*、*MAPK8*、*IL12*、*IL12B*、*IL12RB1*、*CARD9*、*CLEC7A* 等。遗传方式根据致病基因的不同,可为常染色体显性遗传或隐性遗传。*AIRE* 突变导致的疾病为自身免疫性多内分泌腺病 - 念珠菌病 - 外胚层营养不良(autoimmune polyendocrinopathy-candidiasis-ectodermal dystrophy,APECED)综合征,除了 CMCC 的表现外,常伴有甲状旁腺功能减退和原发性肾上腺皮质功能减退症。*STAT3*、*DOCK8*、*TYK2*、*ZNF341*、*PGM3* 和 *CARD11* 突变导致的疾病为高 IgE 综合征,除了 CMCC 的表现外,常伴有顽固性湿疹样皮炎、反复的皮肤及肺部感染和血清 IgE 水平显著增高症。*IL12*、*IL12B* 和 *IL12RB1* 突变的患者还可表现出分枝杆菌和病毒感染的易感性。而 *CARD9* 突变的患者更容易出现侵袭性念珠菌病[4]。

2. 实验室检查

(1)真菌直接镜检:皮损直接镜检可见大量假菌丝及孢子。真菌培养多为乳白色酵母样菌落生长。

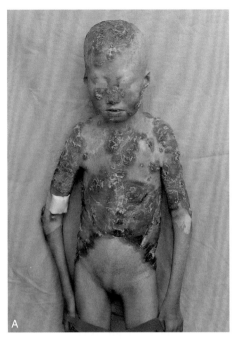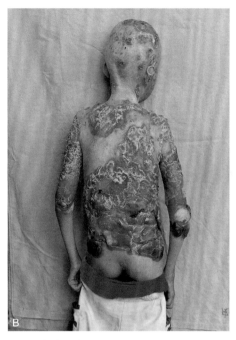

图 5-14　慢性皮肤黏膜念珠菌病

13 岁女孩。头面部、躯干、上肢(A、B)可见融合成大片的匐行性红斑和肉芽肿样损害,其上覆有大片的蛎壳状黄褐色痂,损害与正常皮肤分界清晰(首都医科大学附属北京儿童医院提供)

(2)免疫功能检测:T 淋巴细胞功能缺陷,但大多数 T 淋巴细胞数目正常,皮肤念珠菌抗原迟发反应阴性。

(3)组织病理:HE 染色显示多为慢性炎性肉芽肿改变,PAS 染色可在角质层内见到大量真菌菌丝、孢子和芽生孢子。

(4)基因检测:如有条件,应进行基因检测,寻找致病基因。

【治疗】应用口服抗真菌药物及免疫调节治疗。但因抗真菌治疗并未改变宿主的免疫功能,故停药后可能复发。长期用药可能引起致病真菌耐药,所以抗真菌治疗应有合适的停药期,或交替使用几种抗真菌药物,以防止病原菌耐药。根据患者致病基因的不同,也可尝试一些不同的辅助治疗手段。CARD9 突变的患者可以尝试使用粒细胞-巨噬细胞集落刺激因子治疗。STAT1 突变的患者可以尝试蛋白去乙酰化酶抑制剂和 Janus 激酶(JAK)抑制剂治疗。如条件允许也可考虑进行造血干细胞移植从而改变患者的免疫功能。

二、孢子丝菌病

孢子丝菌病(sporotrichosis)是由申克孢子丝菌复合体所引起的皮肤、皮下组织及其邻近淋巴系统的慢性感染。目前认为申克孢子丝菌复合体包括申克孢子丝菌、球形孢子丝菌、巴西孢子丝菌、墨西哥孢子丝菌和卢艾里孢子丝菌等,其中球形孢子丝菌在我国最常见[5]。

【诊断】

1. 症状、体征

(1)多有外伤史,皮损好发于四肢和头面部等暴露部位。自觉症状轻微。

(2)在入侵部位产生皮下结节或暗红色浸润性斑块,表面可呈轻度疣状增生,挤压有少许分泌物,逐渐扩大与皮肤粘连,并沿淋巴管蔓延(图 5-15)。出现成串排列的皮下结节称为淋巴管型。一般结节直径 1~2cm、无压痛,如不及时治疗可破溃。如结节单纯固定在原发部位,则为固定型孢子丝菌病(图 5-16)。损害偶可经血行播散至全身各器官,如骨骼、眼、肾上腺等,称为播散型。

2. 实验室检查

(1)真菌培养:脓液或组织真菌培养有孢子丝菌生长。

(2)组织病理改变:主要为以组织细胞为主的肉芽肿和由中性粒细胞浸润形成的化脓性炎症。在脓肿和多核巨细胞中 PAS 染色有时可找到孢子或星状体。

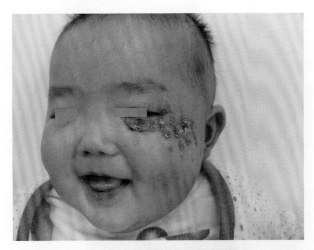

图 5-15　孢子丝菌病（淋巴管型）

4 个月男婴。左眼睑下外方可见横向分布的大片红色斑块，表面覆盖黑褐色痂，周边散在卫星灶样损害（首都医科大学附属北京儿童医院提供）

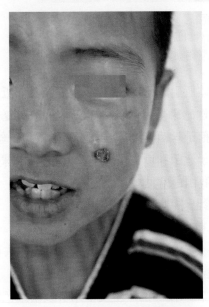

图 5-16　孢子丝菌病（固定型）

7 岁男孩。左面部可见直径 1cm 的炎性斑块，边界清晰，边缘略隆起，表面可见环形痂屑（首都医科大学附属北京儿童医院提供）

3. 鉴别诊断

（1）细菌性疾病：如炭疽等，此类疾病发病较急，细菌检查及血清学检查可鉴别。如皮肤结核等慢性感染可结合临床表现、细菌学检查及组织病理等来鉴别。

（2）其他真菌病：如着色真菌病、芽生菌病、足菌肿、副球孢子菌病及皮肤癣菌肉芽肿等，可由临床及实验室检查、真菌培养等进行鉴别。

（3）皮肤肿瘤：如上皮样肉瘤等，可结合临床及

组织病理学检查等进行鉴别。

（4）淋巴管型孢子丝菌病需要与非结核分枝杆菌感染鉴别，若病程较长，形成疣状增生时，还需与炎性表皮痣鉴别。

【治疗】

1. 口服治疗　首选伊曲康唑，成人剂量为 200~400mg/d，儿童剂量为 5mg/（kg·d）。或特比萘芬：体重<20kg 者 62.5mg/d，体重在 20~40kg 者 125mg/d，体重>40kg 者 250mg/d。亦可用 10% 碘化钾溶液，成人剂量为 10ml/ 次，每天 3 次。儿童目前无推荐剂量，可根据体重酌减。此药可使肺结核病播散，故需完全排除结核时方可使用。疗程均为 3~6 个月。

2. 温热疗法　可用 45℃电热器局部加温，每天 3 次，每次 30~60 分钟。

三、隐球菌病

隐球菌病（cryptococcosis）是由新生隐球菌或格特隐球菌引起的脑膜、脑、肺、皮肤或全身慢性、亚急性甚至急性感染。隐球菌广泛分布于自然界中，在鸽子的排泄物中含量最高。近年来免疫力降低的患儿逐年增多，本病发病率也呈上升趋势。

【诊断】

1. 症状、体征　根据受累部位不同可分为以下几类：

（1）肺隐球菌病：由于肺常常是隐球菌的入侵门户，故肺部症状可能为隐球菌病的最早表现。但症状较轻微，可类似上呼吸道感染或支气管肺炎，出现咳嗽、胸痛、无力、低热、体重减轻等。X 线检查可见以肺中下野为主的浸润性病变，较少出现空洞及纤维化、钙化病灶，肺门淋巴结也较少出现肿大，可有肺萎缩、环状阴影、薄壁空洞及蟹钳状阴影。

（2）中枢神经系统隐球菌病：为最常见类型。可为脑膜炎型、脑膜脑炎型、肉芽肿型和囊肿型等，类似于结核性或病毒性脑炎及颅内占位病变的表现。

（3）皮肤、黏膜隐球菌病：多数为继发性损害，皮损可表现为单发或多发的丘疹、结节或溃疡，易

破溃,排出少量黏性脓液,内有隐球菌。还可表现为肉芽肿样溃疡、痤疮状脓疱和传染性软疣样等多种类型损害。

(4)其他系统的隐球菌病:骨、关节、肝、眼、肌肉、心脏、睾丸、前列腺等器官均可出现相应的症状和体征,严重者可发生隐球菌菌血症播散至全身各器官,甚至引起死亡。

2. 实验室检查

(1)真菌镜检:用印度墨汁染色检查脑脊液或其他病灶分泌物的涂片,可见圆形或椭圆形带荚膜的厚壁酵母细胞和无芽孢、无菌丝的发芽真菌。

(2)乳胶凝集试验或 ELISA 法检测脑脊液中隐球菌抗原。

(3)真菌培养有隐球菌生长。

(4)脑脊液检查压力增高,外观可浑浊。白细胞数增多,糖及氯化物在病程中后期明显下降,蛋白增高。

(5)组织病理:损害内常可查到大量隐球菌,用黏蛋白卡红染色可很好地显示荚膜。病理改变过程与入侵菌的菌量和机体的反应性密切相关。主要可分为胶质性和肉芽肿性两类,还可有囊肿、脓肿和结核样结构。

3. 鉴别诊断 本病因临床过程呈慢性,特别好发于中枢神经系统,故应与化脓性脑膜炎、结核性脑膜炎、脑肿瘤等鉴别,最可靠的方法为脑脊液的真菌检查。其他系统的隐球菌病也应与相应感染性疾病鉴别,应结合临床表现和真菌检查作出综合判断。皮肤损害应与其他感染性皮肤病相鉴别,应主要借助于真菌学检查方法。

【治疗】 本病属于系统性真菌感染,应强调系统性用药治疗,即使仅为皮肤单一的损害,也应积极进行全身治疗。另外应注意寻找发病诱因,及时纠正全身抵抗力低下的状况,治疗原发病。本病若能早期及时诊断及治疗,可以完全改变预后及避免或减少后遗症发生。常选用下列药物:

1. 两性霉素 B 目前仍然为该病的首选药物。抗菌作用强,但副作用也较严重。用量为每天 0.1~1mg/kg,从小量(1mg/d)开始,渐递增至每天 0.6~1mg/kg,总量可达 1.5~3g,儿童每天增加 1~2mg。疗程为 2~4 个月。本药还可用于鞘内注射,先从 0.1mg/ 次开始,渐增至 0.5~1mg/ 次,同时加入地塞米松 1~2mg 与脑脊液混合后缓慢注入,每周 2~3 次。肺部病变可用 0.125% 的溶液雾化吸入。

2. 伊曲康唑 可作为长期用药时的替代药物,200~400mg/d 口服。连续 2 个月以上。

3. 氟康唑 由于该药具有很强的穿透血脑屏障作用,且毒副作用较少,目前已成为治疗中枢神经系统隐球菌病的首选替代药物。首剂 400~800mg/d 以后视病情 200~400mg/d 静脉滴注,一般需用药 6~8 周以上。病情危重者可酌情加量至 800mg/d,儿童用量 5~12mg/(kg·d)。

4. 5- 氟胞嘧啶 常与两性霉素 B 或咪唑类联合用药。口服每天 50~150mg/kg,分 3~4 次。

5. 一般对症治疗 如减轻颅内水肿、降低颅内压、纠正电解质紊乱等,加强支持疗法。

四、毛霉病

毛霉病(mucormycosis)是由接合菌纲毛霉目真菌引起的感染性疾病。接合菌纲除了毛霉目真菌还包括虫霉目真菌,两者统称为接合菌病。毛霉目真菌包括多个属,常见的有根霉属、毛霉属、根毛霉属、横梗霉属、克银汉霉属等。其中根霉属的少根根霉(又名米根霉)是最常见的致病菌。

【诊断】

1. 症状、体征 根据受累部位不同可分为以下几类:

(1)鼻脑毛霉病:此型最为常见。感染通常起始于鼻窦部,可快速扩展到邻近组织,如上腭、眼眶等(图 5-17)。累及上腭时可导致鼻中隔或硬腭穿孔。累及眼眶时可导致眶周持续肿胀,类似蜂窝织炎。累及视神经时可导致视物模糊甚至失明。累及三叉神经可以导致面瘫、眼睑下垂、瞳孔散大、固定等症状。病情进展可侵入脑血管,引起栓塞和坏死,导致脑软化。

(2)肺毛霉病:通常由吸入毛霉孢子导致,主要表现为发热、咳嗽等症状,无特征性,如累及肺内大血管,可出现咯血。由于肺梗死周边出血重于中心,故而出现影像学上的反向晕轮征,具有一定的诊断价值。

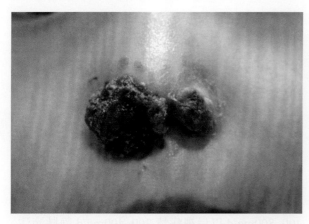

图 5-17　毛霉病

4 岁男孩。急性髓细胞白血病 M5a 型,化疗过程中出现鼻部坏死,进行性加重。鼻部可见暗红色坏死性斑块,边界欠清,表面可见黑痂(首都医科大学附属北京儿童医院提供)

(3)消化道毛霉病:此型比较罕见,主要通过食入途径感染。临床表现主要与累及部位和感染程度相关。可有恶心、呕吐、腹胀、腹痛、腹泻、发热、便血等非特异症状。主要见于严重营养不良、免疫抑制和危重症患者。

(4)皮肤毛霉病:此型感染通常由外伤性植入感染所致,偶可由其他部位感染播散而来。皮损表现多样,可以表现为丘疹、结节、溃疡、坏死、脓疱、脓肿等。此型相对较轻,死亡率低,预后最好。

(5)播散性毛霉病:此型由上述 4 型血源播散导致,预后最差,死亡率在 90% 以上。最常见的播散器官是脑、心、脾、皮肤等其他器官也可以。

2. 实验室检查

(1)真菌镜检:取鼻分泌物、脓液、痰等标本,直接镜检可见大量宽大菌丝,几乎不分隔。

(2)真菌培养有毛霉目真菌生长。因毛霉为实验室常见的污染菌,故而单纯培养出毛霉不能诊断本病,需结合临床表现、真菌镜检或病理结果等。

(3)组织病理:毛霉容易侵入血管,故而在病理上可见血管壁坏死与真菌学栓塞。毛霉病理下为宽大、壁薄、粗大的菌丝,无分隔或少分隔,呈 90° 直角分支。

3. 鉴别诊断　本病临床表现上无特征性,临床上不易与其他感染或肿瘤如结外 NK/T 细胞淋巴瘤进行区分。主要依赖于实验室检查结果,病理或真菌镜检看到典型毛霉结构,可确诊本病。菌种需要等待培养结果确定。

【治疗】本病起病急、预后差,整体死亡率在 40%~80%,如果为血液系统恶性肿瘤患者,死亡率更高[6]。需积极治疗,如有条件可外科手术去除坏死组织,同时积极治疗原发病。

本病一线用药包括以下三种:

1. 两性霉素 B　用法同隐球菌病。

2. 泊沙康唑　成人及 13 岁以上儿童推荐剂量 800mg/d,分 2 次或 4 次口服。13 岁以下儿童目前无推荐剂量,可根据体重酌减。

3. 艾沙康唑　成人推荐剂量为第 1~2 天 600mg/d,分 3 次口服,第 3 天起 200mg/d。儿童目前无推荐剂量,可根据体重酌减。

(周亚彬　肖媛媛　马琳　著,

郭一峰　卢宏昌　审)

参考文献

1. 高爱莉, 代歆悦, 刘玉梅, 等. 皮肤镜在头癣诊治中的应用及其进展. 中国真菌学杂志, 2019, 14 (1): 58.

2. 中国头癣诊疗指南工作组. 中国头癣诊断和治疗指南 (2018 修订版). 中国真菌学杂志, 2019, 14 (1): 4-6.

3. MAYSER P, NENOFF P, REINEL D, et al. S1 guidelines: Tinea capitis. J Dtsch Dermatol Ges, 2020, 18 (2): 161-179.

4. SHAMRIZ O, TAL Y, TALMON A, et al. Chronic mucocutaneous candidiasis in early life: insights into immune mechanisms and novel targeted therapies. Front Immunol, 2020, 11: 593289.

5. RODRIGUES AM, DELLA TERRA PP, GREMIÃO ID, et al. The threat of emerging and re-emerging pathogenic Sporothrix specis. Mycopathologia, 2020, 185 (5): 813.

6. CORNELY OA, ALASTRUEY-IZQUIERDO A, ARENZ D, et al. Global guideline for the diagnosis and management of mucormycosis: an initiative of the European Confederation of Medical Mycology in cooperation with the Mycoses Study Group Education and Research Consortium. Lancet Infect Dis, 2019, 19 (12): e405.

第六章
节肢动物感染、叮咬相关皮肤病

第一节　丘疹性荨麻疹

丘疹性荨麻疹（papular urticaria），也称虫咬皮炎、急性单纯性痒疹。多见于婴幼儿及儿童。多数为臭虫、蚊子、跳蚤、虱、螨虫等叮咬所致，少数与食物过敏有关。本病主要见于有特异性体质的儿童，全年均可发生，夏秋季较多见。

【诊断】

1. 症状、体征

（1）皮疹常分批发生，以躯干、四肢伸侧多见，群集或散在。

（2）皮损为绿豆或花生米大小略带纺锤形的红色风团样损害，有的可有伪足，顶端常有小水疱，有的发生后不久便成为半球形隆起的紧张性大疱，疱液清，周围无红晕。有的为较硬粟粒大丘疹，搔抓后呈风团样水肿。痒感剧烈，一般无发热等全身症状。

（3）病程7~10日后消退，留下暂时性色素沉着。新旧皮疹常同时存在。

（4）搔抓可导致继发感染，引起局部化脓和附近淋巴结肿大。

2. 鉴别诊断　本病依据发病季节、临床特点容易诊断。临床上需与水痘和 Hebra 痒疹相鉴别。

（1）水痘：皮疹呈向心性分布，头面及躯干较多，四肢较少，同时可见丘疹、水疱及结痂等不同时期的表现，发病前常有水痘患者接触史。丘疹性荨麻疹则多见于四肢暴露部位，皮疹成批反复出现，预后常有色素沉着。

（2）Hebra 痒疹：是以四肢伸侧为主的米粒至绿豆大丘疹，浸润显著，多为对称性分布，可见抓痕、血痂、湿疹化等，常伴有淋巴结肿大。丘疹性荨麻疹分布可不具有对称性，病程较短，仅在抓破继发感染时才伴有淋巴结肿大。

【预防与治疗】

1. 预防　加强护理，注意个人及环境卫生，消灭臭虫、跳蚤、虱、螨及其他昆虫；注意避免可疑食物。

2. 局部治疗　可外用炉甘石洗剂、氧化锌、樟脑乳膏或外用糖皮质激素等。局部合并感染时可外用抗生素。对出现大疱者，可无菌穿刺抽液。

3. 系统治疗　对瘙痒明显者可口服抗组胺药，如马来酸氯苯那敏、氯雷他定及西替利嗪等。对合并系统感染者可给予系统抗生素抗感染治疗。

第二节 疥 疮

疥疮(scabies)是由疥螨在人体皮肤表皮层内寄生引起的接触性传染性皮肤病。通过直接接触(包括性接触)而传染,也可通过患者使用过的衣物而间接传染。

【诊断】

1. 症状、体征

(1)多发生于冬季,有剧痒,以夜间为甚。

(2)本病好发于手指缝及其两侧、腕屈面、肘窝、腋窝、脐周、下腹部、生殖器、腹股沟、股上部内侧及女性乳房皱褶处等。头面一般不受侵犯。

(3)皮损为针头大小丘疹、丘疱疹或水疱,散在分布,搔抓后可致继发感染,有脓疱及黄痂,有时可见疥虫在表皮内穿凿的线状隧道(图6-1)。儿童或成年男性在阴囊、阴茎等处可见淡色或红褐色、绿豆至黄豆大半球形结节,称疥疮结节(图6-2),有剧痒。

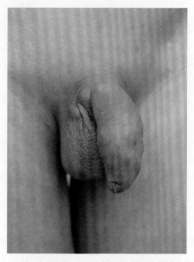

图6-2 疥疮结节
阴茎、阴囊红色丘疹及绿豆大小暗红色结节。
瘙痒剧烈(首都医科大学附属北京儿童医院提供)

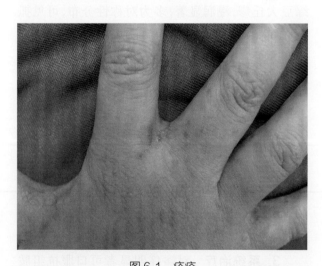

图6-1 疥疮
8岁男童,指缝处丘疹、丘疱疹,并可见疥疮挖掘的灰白色隧道(首都医科大学附属北京儿童医院提供)

(4)婴幼儿疥疮:常由看护人员传染。可累及颈、手掌、足跖,皮疹更广泛,并可侵犯头面部。常表现为小水疱或脓疱、湿疹样反应、结节样损害(图6-3A)[1]。偶可发生以大疱为主的大疱性疥疮。

(5)特殊类型:挪威疥,又称"角化型疥疮"或"结痂型疥疮",是一种严重的疥疮,多发于身体虚弱或免疫功能低下的患者,其特点为皮肤干燥、结痂、感染化脓严重,有特殊臭味,患处可查到较多疥螨。

2. 实验室检查 直接镜检:取隧道盲端或新发的炎性丘疹,皮屑中检到疥虫或虫卵(图6-3B)可以确诊。

3. 组织病理 表皮棘层不规则增生肥厚,有海绵形成及炎症细胞渗出,形成表皮内水肿,在角质层上部或棘层上部可见到隧道内有虫体或虫卵。真皮上层血管扩张,有大量嗜酸性粒细胞浸润。

4. 鉴别诊断 近年来由于糖皮质激素的广泛使用,使许多疥疮患者症状已不典型,易造成误诊。本病需与湿疹、丘疹性荨麻疹、痒疹、皮肤瘙痒症、虱病等鉴别。

【预防与治疗】

1. 预防 注意个人卫生,勤洗澡、勤晒被褥,不与患者同居、握手,不和患者的衣物放在一起。患者衣物要煮沸消毒,或用塑料包包扎1周,待疥螨饿死后清洗。

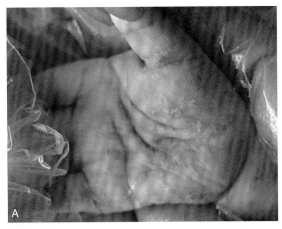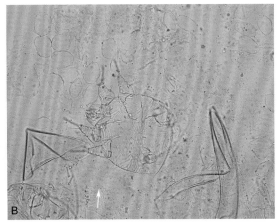

图 6-3　疥疮

10 个月男婴,手掌部(A)丘疹、丘疱疹、鳞屑、结痂和灰白色隧道。皮损中检测到雌性疥螨(B)

(首都医科大学附属北京儿童医院提供)

2. 治疗　治疗原则为早发现、早诊断、早治疗和集体同治。

(1)常用药物:成人可用 10% 硫黄软膏、苯甲酸苄酯洗剂或乳剂、克罗米通乳剂。儿童可用 5% 硫黄软膏、丁香罗勒乳膏。

(2)用法:自颈部以下外搽全身皮肤,早晚各 1 次,连用 3 天,搽药期间不洗澡,不换衣服,使粘在衣被上的药物也能杀虫。第 4 天洗澡更衣,并将污染的衣服、被单被罩煮沸消毒,换上已消毒的衣物。治疗后观察 2 周,如无新皮疹出现,即为痊愈。必要时可再治疗 1 次。如家属中有患者,应同时治疗。

(3)瘙痒严重时可加用抗组胺药,继发感染者在灭疥同时加用抗生素软膏。

(4)疥疮结节治疗:可用液氮冷冻、外用糖皮质激素或焦油凝胶,也可皮损内注射激素。

第三节　虱　病

虱病(pediculosis)是指头虱、体虱和阴虱叮刺皮肤引起的皮肤炎症性传染病。虱叮咬皮肤不仅引起皮肤损害,同时也是斑疹伤寒、回归热、战壕热等传染病的媒介。

【诊断】

1. 症状、体征

(1)头虱:多累及儿童,偶感染成人,自觉头皮瘙痒。虱寄生于头部,发干上附着针头大小的白色虱卵,少数患者眉毛、睫毛也可发现。虱叮咬的皮肤可见丘疹、瘀点,常因搔抓引起头皮抓痕、渗液、血痂或继发感染,形成疖肿,有腥臭味,日久可脱发或形成瘢痕。

(2)体虱:寄生于贴身内衣,皮肤被叮咬后局部出现红斑、丘疹或风团,中央有一出血点,常因搔抓出现线状抓痕、血痂或继发感染,日久苔藓化,有剧痒。

(3)阴虱:寄生于阴毛,偶见腋毛或眉毛;可通过性接触传播。皮损为红斑或丘疹,经搔抓出现表皮剥蚀、抓痕、血痂或毛囊炎及继发性损害,有剧痒;偶可出现青斑,不痒,指压不退色,见于股内侧、腹部。

2. 鉴别诊断　本病应与疥疮、湿疹、脂溢性皮炎、瘙痒症等鉴别。

【预防与治疗】

1. 预防　勤洗头、勤洗澡、勤换衣服,可预防虱病。

2. 治疗

(1)灭虱:内衣裤用开水烫煮,或用熨斗熨烫;

男性头虱患者最好将头发剃掉并焚烧,女性头虱用 50% 百部酊、25% 苯甲酸苄酯乳剂,涂于头皮、头发,并用毛巾包扎,每晚 1 次,连用 3 天,第 4 天用肥皂洗头,并用篦子去除死亡的成虫和虫卵;阴虱要剃除阴毛,外用 50% 百部酊、25% 苯甲酸苄酯乳剂。

(2)对症治疗:皮疹用糖皮质激素或止痒剂,有感染者外用抗生素软膏。

第四节　蚊　叮　咬

蚊叮咬(mosquito bite)是由蚊通过吸血刺伤皮肤引起皮肤炎症,同时蚊还可以传播疟疾、丝虫病、脑炎等疾病。

【诊断】症状、体征:

(1)人对蚊的叮咬反应不同,可以毫无反应,或出现红斑、丘疹、风团、水疱(图 6-4)。反应较重可出现红肿性斑块或瘀斑。

(2)皮损中心可见针尖大小红色瘀点,是蚊叮咬痕迹,有些皮疹周围可出现白晕。

(3)患者自觉瘙痒或轻度肿痛,2~3 天皮疹可逐渐消退。

(4)继发感染者可迁延较久,可伴局部淋巴结肿大。

【预防与治疗】

1. 预防　搞好环境卫生,清除污水积水;保护益鸟、青蛙、蝙蝠等动物;室内喷洒杀蚊剂、点蚊香等;皮肤上涂驱蚊药水,野外作业者穿长衣裤。

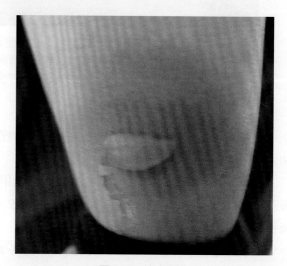

图 6-4　蚊虫叮咬
5 岁男孩。右小腿外侧红色风团,其上有大疱,疱液清亮(首都医科大学附属北京儿童医院提供)

2. 治疗　局部外搽止痒剂,如炉甘石洗剂。瘙痒严重者口服抗组胺药。避免搔抓,防止继发感染。

第五节　蜱　叮　咬

蜱(tick)分为硬蜱和软蜱,通过吸血损害皮肤,同时还是螺旋体、立克次体、病毒、细菌感染的媒介,传播鼠疫、出血热、脑炎、斑疹伤寒等疾病。

【诊断】症状、体征:

(1)蜱侵入人体后,用喙器刺入皮肤吸取血液,吸血时间长短和蜱种类有关,有的蜱可在体表停留 1 至数天。叮咬 24~48 小时局部出现红斑、瘀点、水疱、结节、溃疡,结节可持续数月或数年,可有疼痛,自觉瘙痒。典型蜱咬伤后可出现周围有红斑的小硬块(图 6-5)。

(2)蜱叮咬后可将唾液中能麻痹神经的毒素注入宿主体内,引起“蜱瘫痪症”,表现为上行性麻痹,引起呼吸中枢受侵而死亡,多见于儿童。

(3)蜱叮咬后引起畏寒、发热、头痛、腹痛、恶心、呕吐等症状,称“蜱咬热”。严重时还会使人体的白细胞、血小板减少,并伴随多脏器的破坏,严重影响人体的身体机能。

【预防与治疗】

1. 预防　消灭家畜体表和畜舍的蜱,喷洒杀

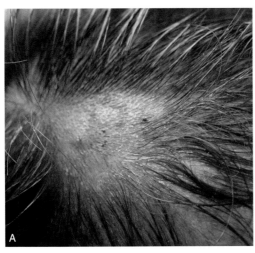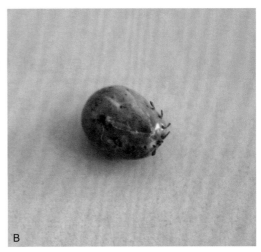

图 6-5　蜱叮咬

图 A 为蜱叮咬后咬痕。图 B 为吸血后蜱虫虫体（首都医科大学附属北京儿童医院提供）

虫剂。加强个人防护，进入林区或野外作业，要穿长袖衣裤。

2. 治疗

（1）局部消炎、止痒、止痛等对症处理。

（2）发现蜱叮咬不可强行拔出，以免撕伤皮肤或将口器折断在皮内，可用乙醚、松节油、氯仿、旱烟油涂在蜱的头部，或在蜱旁点燃蚊香或香烟，使其自行脱离，或用凡士林、液状石蜡、甘油厚涂蜱的头部，使其窒息死亡。

（3）去除蜱后伤口要消毒，口器断于皮内，要手术取出。

（4）出现全身中毒症状给予抗组胺药或糖皮质激素，出现蜱麻痹或蜱咬热要及时抢救。

（5）如创面有继发感染，要进行抗感染治疗。

第六节　隐翅虫皮炎

隐翅虫皮炎（paederia dermatitis）是由于皮肤接触隐翅虫体内的毒液引起的皮肤炎症。

【诊断】

1. 症状、体征　本病好发于夏秋季节，皮损常见于面颈部、四肢、躯干等暴露部位。典型损害为皮肤突然出现点簇状、斑片状、条索状水肿性红斑，其上密布的丘疹、水疱、脓疱，部分脓疱融合成片，可出现糜烂、结痂、坏死。自觉灼热、灼痛或瘙痒。严重者可出现发热、头痛、头晕、恶心、淋巴结肿大等全身症状。侵犯眼睑时肿胀明显，侵犯外阴可出现局部片状红斑。病程 1~2 周，干燥脱痂愈合，留有暂时性色素沉着。

2. 鉴别诊断　本病应与其他原因引起的接触性皮炎、急性湿疹、脓疱疮、虫咬皮炎等进行鉴别。

【预防与治疗】

1. 预防　搞好环境卫生，消灭居所周围隐翅虫的孳生地。避免直接在躯体上拍打虫体，接触部位应尽早用肥皂水清洗。

2. 治疗

（1）无糜烂、渗出的皮损可外涂炉甘石洗剂或者糖皮质激素霜剂。

（2）红肿明显或者有糜烂面可用 1:5 000 高锰酸钾溶液进行冷湿敷。

（3）若有脓疱或发生继发感染，用莫匹罗星或夫西地酸软膏外涂。

第七节 蜂 蜇 伤

蜂蜇伤(bee sting)是由蜜蜂、黄蜂、大黄蜂及土蜂尾部的毒刺刺伤皮肤所引起。

【诊断】

1. **症状、体征** 皮损多见于暴露部位。刺伤后立即有灼痒和刺痛感,有出血性瘀点、丘疱疹或者风团,重者有大片红肿或者坏死,如在面部时,唇及眼睑可出现明显水肿。严重者可有发热、头晕、头痛、恶心、呕吐及四肢麻木。大黄蜂蜇伤可以引起休克、昏迷、抽搐、心跳和呼吸麻痹等,甚至死亡。

2. **鉴别诊断** 与其他虫咬皮炎鉴别。

【预防与治疗】

1. **预防** 加强儿童的管理、教育,不要捅蜂窝。

2. **治疗**

(1)如被蜂蜇,皮肤内有折断的毒刺,应立即拔出蜂刺。

(2)局部外涂 3%~10% 氨水或肥皂水,也可用 5%~10% 碳酸氢钠溶液冷湿敷,或用季德胜蛇药片开水化开调成稀糊状涂于皮损处。

(3)局部红肿压痛明显者,可在损伤周围注射 2% 普鲁卡因,也可口服抗组胺药及止痛药。

(4)全身症状重者可以应用糖皮质激素。

(5)出现休克者要立即进行抢救。

(6)发生多器官功能障碍综合征,除了器官功能支持,尽早行血液透析或 CRRT 是救治成功的关键。

第八节 刺 胞 皮 炎

刺胞皮炎(nematocyst dermatitis)是由海蜇、海葵及水螅等刺胞动物引起的急性皮炎,少数人可有全身反应。

【诊断】症状、体征:

(1)常见于从事水产养殖、捕捞、加工及海中游泳者,夏秋季多见。

(2)蜇伤时皮肤突然出现闪电样针刺感,数分钟内出现奇痒、麻痛或灼热感,局部形成红斑、丘疹、风团样损害,呈点线状、条索状和地图状分布。严重者可有瘀斑、水疱或大疱。

(3)对毒素敏感者可在数小时内出现呼吸困难、肺水肿、血压下降、休克,可引起死亡。

(4)有些机械性损伤,表现为皮肤的破损和出血,重者可伤及肌肉引起大量出血。有些在受伤部位出现单发或多发结节。

【预防与治疗】

1. **预防** 不要触摸不明软体海生物。

2. **治疗**

(1)一旦被刺胞动物蜇伤要尽快刮去,并用海水冲洗粘在皮肤上的刺胞,切勿用淡水冲洗,因渗透压骤变可促使刺胞释放毒液。

(2)局部用明矾水、1% 氨水、10% 碳酸氢钠溶液冷湿敷。

(3)外用炉甘石洗剂、糖皮质激素霜剂。

(4)对皮损面积大、全身反应严重者,要及时给予抗组胺药和糖皮质激素,并给予输液以加快毒素的排泄。静脉输注 10% 葡萄糖酸钙。

(5)出现烦躁不安、面色苍白、手足湿冷、呼吸困难、血压下降时立即抗休克治疗,给予 0.1% 肾上腺素皮下或肌内注射,吸氧、补充血容量,同时静脉滴注氢化可的松。

第九节 蚁蜇伤

蚁蜇伤(ant sting)是由蚂蚁刺伤或咬伤皮肤释放毒液所引起。

【诊断】症状、体征：

(1)蜇伤后有刺痒和灼痛感,出现红斑、丘疹、风团,中央见蜇咬痕迹或瘀点、水疱,周围有水肿性红斑。

(2)火蚁及大黑蚁蜇伤后局部疼痛难忍,严重者有过敏性休克、横纹肌溶解、脏器功能衰竭等全身症状,若不及时处理会危及生命。

【预防与治疗】

1. 预防 外出劳作或游玩时,避免接触不明昆虫。可喷洒杀虫剂以杀死虫体。

2. 治疗

(1)立即用肥皂水冲洗,也可用 5%~10% 碳酸氢钠溶液湿敷。酌情给予口服抗组胺药及糖皮质激素,外涂消炎、止痒药物。

(2)局部红肿压痛明显者,可在损伤周围注射2% 普鲁卡因。

(3)全身症状重者应立即抢救,抗休克治疗,保护重要脏器。

第十节 毛虫皮炎

本病是毛虫的毒毛或毒刺进入皮肤后,其毒液引起的瘙痒性、炎症性皮肤病。

【诊断】症状、体征：

(1)常见于夏秋季节,颈、肩、上胸部、上背部及上肢屈侧等暴露部位,疏散分布,严重者可弥漫全身。

(2)皮肤接触毒毛后几分钟至十几分钟内,出现绿豆到黄豆大小的水肿性红斑、斑丘疹、丘疱疹、风团样损害,有的可发生水疱,剧烈瘙痒。

(3)毒毛揉进眼内可引起结膜炎、角膜炎,甚至失明。侵入鼻腔或吸入可引起支气管炎或哮喘。

(4)松毛虫毒毛可引起骨关节疼痛、肿胀、功能障碍,继发感染可致骨髓炎或脓毒血症。

(5)病程 1~2 周,愈后可留有色素沉着。

【预防与治疗】

1. 预防

(1)尽早扑灭越冬和幼龄的毛虫,焚烧有卵块的树叶,喷洒杀虫剂以杀死幼虫。

(2)加强个人防护,不在有毛虫的树荫下及下风口嬉戏、纳凉或晾晒衣物、被褥和尿布。

(3)保护毛虫的天敌,为益鸟创造良好的栖息环境。

2. 治疗

(1)发病后尽可能去除毒毛,可用胶布或透明胶带反复粘贴皮损部位,尽量拔除毒毛。

(2)及时用肥皂水或碱性水溶液冲洗局部,以中和毒素。局部外用止痒、保护性药物,如 1% 薄荷炉甘石洗剂及糖皮质激素霜。皮损泛发剧痒者可服用抗组胺药物,严重者可内服糖皮质激素。

(3)骨关节炎应以消炎止痛、防止关节残废为主。

(4)全身症状重者应立即抢救。

第十一节　皮肤幼虫移行症

本病是由某些线虫、吸虫或绦虫的幼虫移行于皮内所引起的曲折的线性损害,亦称匐行疹(creeping eruption)。

【诊断】

1. 症状、体征

(1)此类幼虫多寄生于皮肤表皮下或皮下组织,故皮损多见,偶有侵犯肺部及内脏。

(2)多发生于夏季,多见于儿童。皮肤病变部位出现线状或索状隆起的匐行性红斑,常有剧烈瘙痒。幼虫停止移行时可在局部形成硬结,瘙痒数月,以后皮肤干燥结痂。

(3)皮疹多发生于面、手足、小腿下端等处,接触被狗或猫钩虫卵污染过的物品(猫砂)或潮湿土壤的皮肤最常受累,尤其是足部。

(4)皮疹数目多少不定,一般一条,有时多条[2]。

(5)约 1/3 的患者可并发 Loeffer 综合征,表现为肺部暂时性、游走性浸润,血中嗜酸性粒细胞可达 51%,痰中可高达 90%。

2. 鉴别诊断　该病要和疥疮、蝇蛆病、线虫病、丝虫病、血吸虫皮炎、钩蚴皮炎等相鉴别。

【预防与治疗】

1. 预防

(1)避免接触被猫、犬排泄物污染的泥土,避免赤足在泥土中行走。

(2)注意个人卫生,儿童不要吮手指。

(3)勿食未煮熟的鱼、肉等不洁食品。

2. 治疗

(1)皮疹表面用液氮冷冻或用氯乙烷喷射等将幼虫杀死。

(2)皮疹面积不大、范围不广时,可手术切除。

(3)治疗可选择口服阿苯达唑,连续 3 天,或伊维菌素单次用药。

(4)局部外用左旋咪唑霜剂或软膏,10% 噻苯达唑混悬液,每天 4 次,瘙痒可在 3 天内明显减轻,皮下幼虫可在 1 周内停止活动。

（陈萍 著,汤建萍 王永平 审）

参考文献

1. LAVERY MJ, WOOD COCK D, SIMMONS W, et al. A baby with a widespread itchy rash. BMJ, 2019, 367: 15675.

2. ZHANG B, WEI L, MA L. A case of cutaneous larva migrans. Int J Infect Dis, 2019, 83: 44-45.

第七章
特应性皮炎及其他类型皮炎

第一节　特应性皮炎

特应性皮炎(atopic dermatitis, AD), 原称"异位性皮炎""遗传过敏性皮炎", 是一种与遗传过敏素质有关的慢性、复发性、炎症性皮肤病, 表现为瘙痒、湿疹样皮炎并有渗出倾向, 常伴发过敏性鼻炎及哮喘等其他特异性疾病, 故认为是一种系统性疾病。"异位性(atopy)"本身的含义是: ①常有易患哮喘、过敏性鼻炎、湿疹的家族倾向; ②对异种蛋白过敏; ③血清中 IgE 水平升高; ④外周血嗜酸性粒细胞增多。

【流行病学】目前的研究数据显示, AD 的患病率逐年增加。任何种族和地区均可患病, 但在城市和发达国家, 尤其西方国家患病率更高。全球约 5%~20% 的儿童患有 AD[1]。我国近 30 年 AD 的患病率亦呈明显上升趋势, 2014 年, 中国 12 个城市流行病学调查显示, 1~7 岁儿童 AD 的患病率上升至 12.94%[2], 同时, 40 个疫苗接种点的 5 967 名 0~12 月龄婴儿 AD 时点患病率为 30.48%[3]。Simon Bylund 等人发现每年有 17.1% 的成人和 22.6% 的儿童被诊断为 AD, 其中 9.6% 的儿童是新患儿, 约 50% 在儿童期被诊断为 AD 的患者, 其病情可能持续存在[4]。

【病因及发病机制】AD 是一种涉及多因素的疾病, 包括与表皮屏障功能障碍密切相关的遗传因素、与慢性炎症反应启动相关的免疫因素及环境因素[5]。父母亲等家族成员有过敏性疾病史是本病的最强风险因素[2]。遗传因素主要影响皮肤屏障

功能与免疫平衡[6]。本病患者往往伴有多种免疫学异常, 包括 Th2、Th22、Th17 和 Th1 为主型, 或混合型炎症模式, 其中 Th2 细胞活化为重要特征[7]。环境因素包括工作及日常生活环境中的变应原刺激、日常生活方式改变、环境温度变化、气候变化、不恰当洗浴、感染原、出汗、羊毛纤维及食物等都可能通过表观遗传修饰引起免疫系统与皮肤屏障异常, 参与 AD 发病。此外, 心理因素(如精神紧张、焦虑、抑郁等)也在 AD 的发病中发挥一定作用[6-8]。具体病因及发病机制分述如下:

1. 病因学

(1) 遗传易感性: 早在 1916 年 Cooke 和 Van de Meer 就发现了变态反应的家族现象。父母一方有 AD 者, 其子女出生后 3 个月内发病率可达 25% 以上, 2 岁内发病率可达 50% 以上, 如果父母双方均有特异性疾病史, 其子女 AD 发病率可高达 79%; 另有双生子研究显示, 同卵双生子与异卵双生子一方患 AD, 另一方患病的概率分别为 77% 和 15%[9], 这些提示某些特异性基因与 AD 相关。

近年来基因组学、连锁分析及相关研究, 对 AD 的遗传背景有了更深入了解。研究证实, 不同人群中目前已知有 70 多种基因与 AD 的发病有关[10,11]。按照基因在 AD 发病中的主要作用, 分为五组: 第一组, 主要与表皮屏障功能损伤有关, 包括 *Filaggrin*、*filaggrin 2*、*hornerin*; 角桥粒基因(*desmoglein*、*desmocollin*)和紧密连接基因(*claudins*、*ocludins*); 表

皮蛋白酶基因(*kallikreins*、*cathepsins*、*caspase 14*)及其抑制剂(*SPINK5*、*Cystatin A*);*OVOL1*(ovo 样转录抑制物)、调节 FLG 表达的上游转录因子[10-19]。第二组,主要与固有免疫反应相关,包括 *TLR1*、*TLR2*、*TLR4*、*TLR6*、*TLR9*、*TLR10*、*CD14*、*NOD1* 和 IgE 受体亚单位适应性免疫机制基因中的防御素(*DEFFB1*)基因和 Th2 型炎症反应相关基因(*IL-4*、*IL-5*、*IL-13*、*IL2RA*、*IL-13RA*、*IL-5RA* 和 *TSLPR*),该类基因突变可导致 TLR 系统反应过度、Th2 型细胞因子分泌过多或调节性 T 淋巴细胞功能紊乱[10,12,15,20-26]。第三组,主要与获得性免疫反应相关,包括 *IL-4R*、*IL-18*、*IL-31*、*IL17A*、*TNF-α*、*IL-22* 及 Treg 基因:*STAT-6*、*FOXP3* 和 *LRRC32*,主要参与 AD 慢性期的炎症反应[10,12,15,20-24]。第四组,主要与角质形成细胞暴露于外界压力(如紫外线或机械性创伤)时产生炎症相关的白介素基因,如 *IL-25*、*TSLP*、*IL-33*[10,12,15,27,28]。第五组,主要与维生素 D 代谢及其受体合成相关的基因,包括 *CYP27A1*、*CYP2R1* 和 *VDR*[10,13,14,29]。其中,*FLG*、*OVOL1* 和 *IL13* 三个基因,是在 31 个易感基因位点中,与 AD 最显著相关的易感基因[21]。*FLG* 突变与 AD 早年发病且病情持续至儿童和成人期、疾病严重程度重、面颊和双手部受累、掌纹症、伴发疱疹病毒感染、金黄色葡萄球菌感染、哮喘持续状态(治疗抵抗性哮喘)以及食物过敏密切相关。

(2)环境因素:

1)食物:AD 与食物过敏具有明显的相关性,两者之间是共病关系还是因果关系存在较大争议。

与 IgE 介导的经典食物过敏不同,AD 相关食物过敏可表现为非湿疹样表现、独立的湿疹样表现及混合型表现。AD 患儿食物过敏的诊断需结合病史(包括详细过敏史和喂养史)、临床表现及相关辅助检查包括皮肤点刺试验、血清特异性 IgE 检测、特应性斑贴试验及口服食物激发试验[30]。

近年的出生队列研究结果证实,AD 发生在食物过敏之前,两者之间存在因果关系[31]。北美及欧洲 AD 患儿经食物激发试验证实的食物过敏患病率高达 33%~63%[32-37],中国<2 岁的中重度 AD 患儿经食物激发试验证实的食物过敏患病率为 49.7%[38]。多项研究显示,AD 患儿发生食物过敏的风险与其疾病严重程度密切相关。重度 AD 发

生一种食物过敏的可能性是中度 AD 的 3.42 倍,多种食物过敏的可能性为 11.67 倍[39]。AD 患儿常见的食物过敏原包括鸡蛋、牛奶、小麦、大豆、坚果、鱼等[40]。不同年龄 AD 患儿的食物过敏原有所不同,<6 月龄 AD 患儿与鸡蛋、牛奶和鱼过敏高度相关[40]。对 150 例<2 岁中重度 AD 患儿进行食物激发试验显示,66.7%、62.7%、39.0% 的患儿分别对鸡蛋、牛奶、大豆过敏,24.1% 对小麦过敏[38]。

2)空气过敏原:婴儿期后的 AD 患儿,可能存在对环境中的屋尘螨、灰尘、花粉及宠物皮屑、毛发敏感性增加,使病情持续[39]。临床可通过仔细评估患儿病史、结合血清特异性 IgE 抗体滴度、皮肤点刺试验以及特应性斑贴试验(阳性率 15%~100%)进行综合判断[7,8]。

3)接触刺激因素:当 AD 患者按照标准治疗方案进行治疗而未达到预期治疗效果时,患者的皮损形态及部位与典型 AD 不同时,需注意考虑患者对局部使用的药物、化妆品、香料、洗发水、消毒剂以及金属制品过敏的可能,尤其是成人患者,必要时可进行斑贴试验进行诊断[41,42]。

4)非特异性刺激因素:日常生活中接触到的唾液、汗液、毛发、衣物都可能是导致 AD 的刺激因素,尤其是婴幼儿 AD 患者。因此,在常规治疗的同时,需要注意观察患儿病情的反复或加重是否与这些非特异性刺激因素有关[8]。

5)汗液:出汗障碍、环境温度和湿度过高导致过量的汗液残留在皮肤表面,可能会加重 AD 的症状。在 AD 患者皮肤表面汗液中的马拉色菌源性过敏原,是导致 AD 症状加重的原因之一[43]。

6)搔抓:反复搔抓可导致皮肤屏障进一步破坏和产生各种皮损,使皮肤炎症加重和持续,促进角质形成细胞产生炎症介质,也可导致自身抗原释放,产生针对自身抗原的 IgE[6]。

7)微生物:AD 患者皮肤屏障功能受损,皮损区和外观正常皮肤常伴有以金黄色葡萄球菌定植增加和菌群多样性下降为主要特征的皮肤菌群紊乱。AD 患者皮肤表面的菌群随着皮损分期不同而不同,在急性期,皮肤菌群多样性显著下降,以金黄色葡萄球菌数量明显上升为主,且与疾病的严重程度密切相关;通过宏基因组学的研究表明,葡萄球菌属的相对丰度由 35% 上升到 90% 左右,金黄

色葡萄球菌和表皮葡萄球菌均明显增加[44,45]；在菌群多样性下降的同时，皮损组织中用来抵抗外源性微生物入侵的抗菌肽（如 cathelicidins 家族抗菌肽和 β- 防御素）水平也下降，使 AD 皮损容易继发疱疹病毒、马拉色菌及各种霉菌感染，这些微生物抗原及超抗原亦可引发或加重皮肤超敏反应，导致 AD 病情恶化。

8）其他：心理因素，如精神紧张、焦虑、抑郁、疲乏、感情冲动都可能诱发症状。

（3）皮肤屏障功能障碍：表皮角质层是皮肤屏障功能的重要组成部分，由角质形成细胞、角质化细胞套膜和细胞间脂质等构成。

1）丝聚合蛋白与 AD：由 FLG 基因编码的丝聚合蛋白，其无活性前体主要聚集在颗粒细胞的角质透明颗粒中，在颗粒细胞向角质层分化过程中，在一些特异性磷酸酶及蛋白酶的作用下，经过去磷酸化以及蛋白水解过程转化为功能性丝聚合蛋白，协助角蛋白丝聚集成束，形成角质包膜，为角质形成细胞扁平坚韧的支架结构。同时，丝聚合蛋白的精氨酸基团在精氨酸脱氨酶作用下转化为瓜氨酸，使丝聚合蛋白从角蛋白纤维中解离出来，降解为亲水性的自由氨基酸及其衍生物（如吡咯烷酮羧酸和反式尿苷酸），是天然保湿因子的主要成分，参与表皮酸性皮脂膜的形成，维持皮肤水合作用和角质层的保水性。FLG 基因的功能无义突变，会导致丝聚合蛋白及其降解产物减少，天然保湿因子含量降低，表皮 pH 值升高、表皮蛋白酶活性增加，促进角质层释放前炎症介质，诱导 Th2 细胞介导的炎症反应；此外，FLG 基因突变还会影响角质形成细胞的分化，破坏表皮屏障，从而增加过敏原的暴露机会，导致免疫系统激活释放前炎症因子。因此，丝聚合蛋白含量及代谢异常为 AD 的重要发病机制之一[46]。

2）神经酰胺与 AD：表皮角质层的细胞间脂质，主要包括神经酰胺类、游离脂肪酸和胆固醇以 3∶1∶1 的比例以板层小体或 Orland 小体的形式储存在胞质内，以胞吐的形式分泌到细胞间隙，围绕在角质形成细胞周围，参与角质层的物理屏障结构。神经酰胺类鞘脂化合物是角质形成细胞的分化产物，研究显示，AD 患者的皮肤与健康人皮肤对比，神经酰胺类鞘脂化合物的含量降低，皮肤物

理屏障功能降低，使外界致敏原易于进入体内，同时经表皮水分丢失量增加，皮肤容易干燥[47,48]。

3）角质层的其他结构蛋白：除 FLG 外，AD 患者的皮肤中其他皮肤屏障相关蛋白也可能存在缺陷。在一项研究中，对 AD 患者的蛋白质组学分析显示，FLG-2、角膜锁链蛋白、桥粒芯糖蛋白 -1、桥粒芯胶蛋白 -1、转谷氨酰胺酶 -3，以及参与 NMF 生成的酶（如精氨酸酶 -1、半胱天冬酶 -14 和 γ- 谷氨酰环转移酶）在皮损部位的表达水平均低于正常皮肤[49]。

4）紧密连接相关蛋白：表皮颗粒层中紧密连接功能异常可能加剧了 AD 患者的皮肤屏障功能异常。紧密连接由多种跨膜蛋白组成，如密封蛋白家族的蛋白质、连接黏附分子 A（junctional adhesion molecule-A，JAM-A）、闭合蛋白和 tricellulin。目前已证实，AD 患者的非病变皮肤中，紧密连接蛋白、闭合蛋白 -1 的表达降低[50]。

5）其他：角质层蛋白酶［如，激肽释放酶和角质层糜蛋白酶（stratum corneum chymotryptic enzyme，SCCE）］与抗蛋白酶［如，淋巴上皮 Kazal 型相关抑制剂（lymphoepithelial Kazal-type-related inhibitor，LEKTI）］之间活性的不平衡、紧密连接异常、微生物定植以及促炎症细胞因子释放[51]，都可能参与破坏皮肤屏障功能的完整性。

2. 发病机制　AD 的确切发病机制尚不清楚，涉及多种因素，包括皮肤屏障异常、固有免疫应答缺陷、Th2 优势型（Th2-skewed）适应性免疫应答和皮肤常驻微生物菌群改变。关于皮肤炎症是起始于皮肤屏障功能异常（"由外向内"假说）还是免疫调节功能紊乱（"由内向外"假说），目前仍存在争议。国内外学者认为，AD 的发病从机制角度，主要分为免疫学机制和非免疫机制。

（1）免疫学机制：AD 的免疫学机制十分复杂，许多免疫细胞及其产生的细胞因子、趋化因子及前炎症因子等参与。

1）固有免疫应答：固有免疫系统是防止微生物侵袭的第一道快速反应机制，主要包括：物理屏障（角质层和细胞间连接），抗菌肽（antimicrobial peptides，AMPs）、细胞因子和趋化因子抗原呈递细胞，角质形成细胞、肥大细胞和多形核白细胞（polymorphonuclear neutrophils，PMNs）以及皮肤常

驻正常菌群四部分[52]。

微生物通过有缺陷或受损的物理屏障与机体接触,可引发快速的固有免疫应答,以防止微生物进一步侵袭和增殖。皮肤中的角质形成细胞和抗原呈递细胞表达大量固有免疫受体,称为模式识别受体,如 Toll 样受体(Toll-like receptor,TLR)。组织损伤或微生物通过刺激 TLR 受体释放多种炎症介质(如 AMPs、细胞因子和趋化因子),增强紧密连接的强度以进一步限制变应原和微生物的侵入[53]。

目前研究发现,AD 患者的 TLR2 和 TLR9 功能降低[17],由固有免疫介导的表皮屏障修复过程存在缺陷,可能会导致皮肤菌群改变和严重的炎症反应,如金黄色葡萄球菌在 AD 患者皮损处的定殖现象。

2)适应性免疫应答:Th1/Th2 不平衡是 AD 的主要免疫学机制。外界变应原通过受损的皮肤屏障侵入机体导致 Th2 型炎症环境,可能是 AD 患者表皮屏障缺陷和 Th2 极化之间的关键联系[54]。AD 急性期发病以 Th2、Th22 和 Th17 细胞因子的表达增加为特征[55]。Th2 和 Th22 的细胞因子(IL-4、IL-13、IL-31 和 IL-22)通过抑制角质形成细胞终末分化基因(如 FLG、兜甲蛋白和外皮蛋白)的表达、抑制 AMPs 的生成及促进表皮增生,来调节表皮屏障功能。AD 慢性期进一步产生 Th1 细胞因子,如 IL-12 和 IL-18 以及与重建相关因子 IL-11、IL-17 和 TGFβ-1。在 AD 皮损的发生中趋化因子也起着重要作用,如 MIP-4/CCL18、TARC/CCL17、PARC/CCL18、MDC/CCL22 及 CCL1 在急性和慢性损害中均起作用,趋化因子促使嗜酸性粒细胞、巨噬细胞及 T 细胞进入急慢性 AD 皮损。胸腺基质淋巴细胞生成素(thymic stromal lymphopoietin,TSLP):是一种在皮肤、黏膜屏障表面(如,皮肤、肠道和肺)的上皮细胞中高度表达的 IL-7 样细胞因子,在 AD 中与皮肤中树突状细胞(DC)活化及迁移有关,TSLP 活化皮肤 DC 使原始 TH4+T 细胞分化为 TH2 细胞,产生细胞因子 IL-4、IL-5、IL-13 及 TNF-α,抑制抗炎症细胞因子 IL-10 及 TH1 细胞因子 IFN-γ,为 AD 发生的关键性介质[56]。其他:树突状细胞、朗格汉斯细胞、肥大细胞及嗜碱性粒细胞等均参与了 AD 的免疫调节机制。

(2)非免疫机制:AD 通常具有对机械刺激的白色划痕反应及延缓苍白现象等血管功能失调的症状,以及 β 肾上腺能受体功能低下使磷酸二酯酶异构体的活化增加了环磷酸腺苷(cAMP)的水解,致使 cAMP 水平降低而不能正常下调免疫及炎症反应[56]。

【诊断】

1. 症状、体征　根据年龄、发病部位和皮损形态学改变将儿童特应性皮炎分为三个临床阶段,即婴儿期、儿童期和青少年与成人期。这些阶段可互相重叠,也可因为某一阶段疾病的自愈而分隔[6-8,57,58]。

(1)婴儿期(出生至 2 岁):约 60% 患者于 1 岁以内发病,以出生 2 个月以后为多。初发皮损多表现为双颊、额部或头部皮肤的干燥,继而出现红色丘疹,随病情延长,皮损融合成红斑或伴有渗出、结痂等,皮损亦可累及颈部、双肘窝、腘窝或四肢伸侧等部位(图 7-1)。

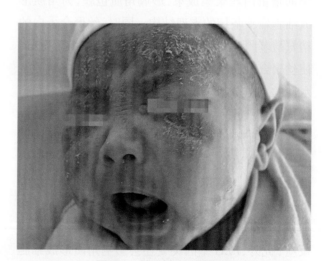

图 7-1　特应性皮炎婴儿期

1 个月女婴。该图显示面部弥漫性对称性分布的红斑、丘疹及鳞屑(首都医科大学附属北京儿童医院提供)

(2)儿童期(2~12 岁):多在婴儿期 AD 缓解 1~2 年后发生并逐渐加重,少数自婴儿期延续发生。此期患儿与婴儿期相比,皮损更局限,渗出较婴儿期减轻,红斑颜色变暗、变浅,多为慢性苔藓化表现,皮损界限不清,主要累及四肢屈侧,以肘窝及腘窝为著(图 7-2)。

(3)青少年与成人期:指 12 岁以后青少年期及成人阶段的 AD,可以从儿童期发展而来或直接发生。皮损与儿童期类似,常表现为局限性慢性苔藓样变,部分患者皮损表现为干皮和丘疹,有时可呈急性、亚急性湿疹样或痒疹样改变,严重者可出现红皮病。主要累及面颊、颈部和四肢屈侧,也可累及躯干、眼睑、手部等部位(图7-3)。

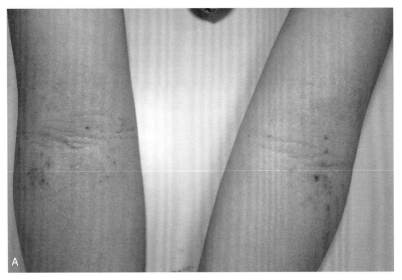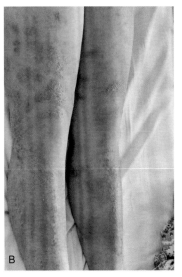

图 7-2　特应性皮炎儿童期

图 A 为典型肘窝皮损,可见红斑、丘疹及轻度苔藓样变;图 B 为双下肢大量对称性分布的
肥厚性苔藓样斑块及抓痕(首都医科大学附属北京儿童医院提供)

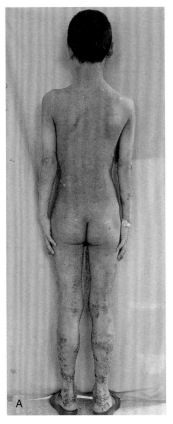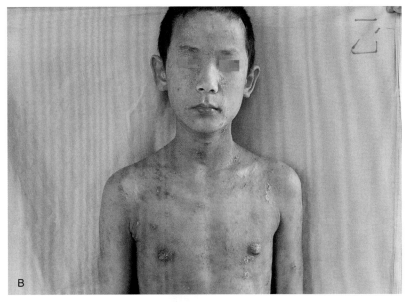

图 7-3　特应性皮炎青少年期

13 岁男童。患有严重的特应性皮炎,面颈部(B)、躯干、四肢(A)弥漫分布大量红斑、丘疹、鳞屑、苔藓样斑块及色素沉着,
累及双侧乳头及乳晕,以小腿及足踝周围为重(首都医科大学附属北京儿童医院提供)

特应性皮炎患者可伴有一系列皮肤特征性改变,包括干皮症、毛周隆起、眼睑湿疹、耳郭/耳后/鼻孔下裂隙(图 7-4)、Hertoghe 征、口角唇炎、掌纹症(图 7-5)、外阴湿疹、乳头湿疹、白色划痕征、Dennie-Morgan 眶下褶痕(图 7-6)、眶周黑晕、非特异性手足皮炎/湿疹、白色糠疹(图 7-7)、出汗时瘙痒及过度虫咬反应等,有助于 AD 的辅助诊断。

2. 诊断标准　根据不同时期的临床表现,结合患儿及其家族遗传过敏史(哮喘、过敏性鼻炎

或 AD)、嗜酸性粒细胞增高和血清 IgE 升高等特点,应考虑本病的可能。关于 AD 的诊断,各国都有相应的标准,其中 Williams 诊断标准[59]简单易行,且特异性和敏感性较好,适用于门诊日常工作(表 7-1);Hanifin 和 Rajka 标准内容详细、全面适用于临床观察研究,是目前 AD 诊断的"金标准"(表 7-2)[60]。我国有康克非诊断标准[61]、中国 AD 诊断标准[6]及中国儿童 AD 诊断标准[3,62],可供临床医生参考(表 7-3)。

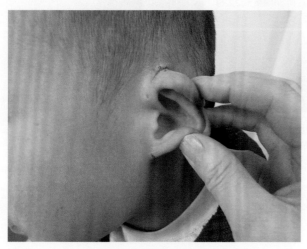

图 7-4　耳根裂隙
(首都医科大学附属北京儿童医院提供)

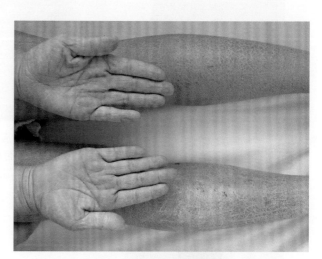

图 7-5　鱼鳞病及掌纹征
(首都医科大学附属北京儿童医院提供)

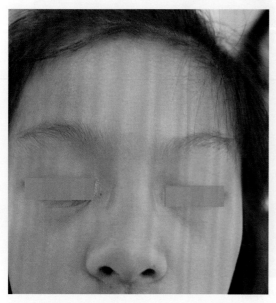

图 7-6　Dennie-Morgan 眶下褶痕
(首都医科大学附属北京儿童医院提供)

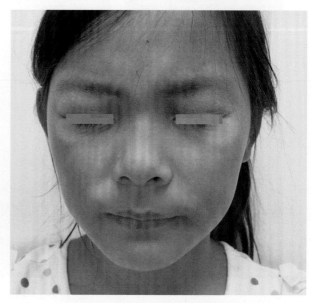

图 7-7　白色糠疹
(首都医科大学附属北京儿童医院提供)

表 7-1　Williams 诊断标准（英国特应性皮炎工作组于 1994 年制定发表）[59]

持续 12 个月的皮肤瘙痒加上以下标准中的三项或更多：
（1）2 岁以前发病
（2）身体屈侧皮肤受累（包括肘窝、腘窝、踝前或颈周，10 岁以下儿童包括颊部）
（3）有全身皮肤干燥史
（4）个人史中有其他过敏性疾病，如哮喘或花粉症，或一级亲属中有过敏疾病史
（5）有可见的身体屈侧湿疹样皮损

表 7-2　Hanifin 和 Rajka（1980 年）诊断标准[60]

基本特征	瘙痒		
	典型的皮损形态和分布：成人屈侧苔藓化或条状表现，婴儿和儿童面部及伸侧受累		
	慢性或慢性复发性皮炎		
	个人或家族遗传过敏史（包括哮喘、过敏性鼻炎和特应性皮炎）		
次要特征	干皮症		前囊下白内障
	鱼鳞病 / 掌纹症 / 毛周角化症		眶周黑晕
	即刻型（Ⅰ型）皮试反应		苍白脸 / 面部皮炎
	血清 IgE 增高		白色糠疹
	早年发病		颈前皱褶
	皮肤感染倾向（特别是金黄色葡萄球菌和单纯疱疹）/ 损伤的细胞中介免疫		出汗时瘙痒
	非特异性手足皮炎倾向		对羊毛敏感
	乳头湿疹		毛周隆起
	唇炎		对饮食敏感
	复发性结膜炎		病程受环境或情绪因素影响
	旦尼 - 莫根（Dennie-Morgan）眶下褶痕		白色划痕 / 延迟发白
	锥形角膜		

注：符合基本特征中 3 项或 3 项以上及次要特征中任何 3 项或 3 项以上，即可诊断特应性皮炎。

表 7-3　中国儿童 AD 临床诊断标准

中国婴儿特应性皮炎诊断标准（0~1 岁）[3]
（1）出生 2 周后发疹
（2）与皮疹相对应的瘙痒和 / 或易激惹 / 睡眠障碍
（3）符合以上两条者，加上以下两条中的任意一条，即可诊断特应性皮炎：
1）面颊部和 / 或头皮和 / 或四肢伸侧的湿疹样皮损
2）身体其他任意部位的湿疹样皮损，同时伴有干皮症
需排除接触性皮炎、银屑病、疥疮，或遗传、代谢性疾病和淋巴瘤
中国儿童特应性皮炎诊断标准（1~12 岁）[62]
（1）瘙痒
（2）典型的形态和部位（屈侧皮炎）或不典型的形态和部位同时伴发干皮症
（3）慢性或慢性复发性病程

注：同时具备以上 3 条，即可诊断 AD。典型的形态和部位（屈侧皮炎）包括儿童面部和肢端受累；非典型的形态和部位包括：①典型的湿疹样皮损：发生在非屈侧部位（头皮皮炎、眼睑湿疹、乳头湿疹、外阴湿疹、钱币状湿疹、指尖湿疹、非特异性手部或足部皮炎 / 特异性冬季足、甲或甲周湿疹和身体其他部位的湿疹样皮疹）；②非典型湿疹样皮损：单纯糠疹、唇炎、耳下和耳后 / 鼻下裂隙、痒疹、汗疱疹、丘疹性苔藓样变异。此标准的敏感性也高于 Hanifin-Rajka 标准和 Williams 标准。

3. **鉴别诊断**　按 AD 不同的临床表现进行相应的鉴别诊断[6-8,58]。

(1)以红斑、渗出或鳞屑为主要表现：应与脂溢性皮炎、接触性皮炎、慢性单纯性苔藓、银屑病、反向型银屑病、副银屑病、浅部真菌病、鱼鳞病、可变性红斑角化症、先天性外胚层发育不良、毛发红糠疹、肠病性肢端皮炎、朗格汉斯细胞组织细胞增生症、色素减退型蕈样肉芽肿或皮肌炎以及移植物抗宿主病等鉴别。

(2)以丘疹、结节、水疱或脓疱为主要表现：应与新生儿痤疮、毛周角化病、疥疮、苔藓样结核疹、疱疹样皮炎、大疱性类天疱疮、嗜酸性粒细胞增多症、Blau 综合征、痒疹型隐性遗传营养不良型大疱性表皮松解症以及白细胞黏附分子缺陷、高 IgE 综合征以及高 IgE 样综合征等鉴别。

(3)以红皮病为主要表现：应与 Netherton 综合征、Omenn 综合征、SAM 综合征、生物素酶缺乏症、全羧化酶合成酶缺乏症、苯丙酮尿症、Wiskott-Aldrich 综合征、皮肤 T 细胞淋巴瘤、X 连锁无丙种球蛋白血症、X 连锁多内分泌腺病肠病伴免疫缺陷失调综合征、IgA 缺乏症、药物相关副作用以及运动失调性毛细血管扩张症等鉴别。

4. **临床评估**

(1)疾病严重程度评价方法：AD 疾病严重程度的综合评估是制订合理方案的基础,HOME 团队(The Harmonising Outcome Measures for Eczema)方案已达成共识,对 AD 患者疾病严重程度评估主要包括对 AD 患者疾病严重程度的总体评估、体征严重程度评估、瘙痒评估、患者自我评估和患者及其监护人生活质量评估,各方面常用评估方法有:

1)疾病严重程度及局部皮损严重程度评估：如特应性皮炎评分(SCORAD)、湿疹面积和严重程度指数评分(EASI)、研究者整体评分法(IGA)、研究者静态评分法(ISGA)及严重指数(severity index)[14]评估,为临床药物和合理选择提供依据。严重指数评估主要适用于临床日常工作中,医务工作者可采用简单易行的指标进行判断[14],具体分为:轻度,仅可观察到轻微的炎性皮疹;中度,可观察到严重的炎症皮疹,少于体表面积的10%;重度,可观察到严重的炎症皮疹,体表面积占10%~30%;非常严重,可观察到严重的炎症皮疹,

体表面积>30%。

2)瘙痒的评估：瘙痒是 AD 患者最主要的临床症状,随着病情进展呈进行性加重,是导致皮损苔藓化或结节性痒疹样改变的重要启动因素,也是影响患儿睡眠质量、生活、工作和学习的重要因素[63]。然而很难对瘙痒进行客观评估。最常用的评估方法为瘙痒程度视觉模拟尺评分(visual analogue scale/score,VAS)和瘙痒峰值数字评分量表(numeric rating scale,NRS),为对患者的主观评估,这些方法与瘙痒具有很好的相关性。

3)患者自我评估：医生和患者对患者 AD 的评估,是做好疾病长期治疗管理的基础。患者湿疹自我评估量表(The Patient Oriented Eczema Measure,POEM)及基于患者的 PO-SCORAD 和患者报告结局(Patient-Reported Outcomes,PROs),主要是让患者或患者监护人对自己的疾病严重程度进行评估,可以用于患者与医生之间的良好沟通,以及帮助医生制订符合患者的个体化诊疗方案。

4)患者生活质量评估：由于 AD 瘙痒明显,因此对 AD 患者及其监护人的生活质量进行评估,也可以评估患者病情是否得到良好控制,具体包括婴儿皮肤病生活质量指数(Infant's Dermatology Quality of Life,IDQOL)、儿童皮肤病生活质量指数(Children's Dermatology Life Quality Index,CDLQI)、皮肤病生活质量指数(Dermatology Life Quality Index,DLQI)及皮炎家庭生活质量评估量表(Dermatitis Family Impact,DFI)等评估量表。

(2)实验室检查评估[60]：AD 的诊断及评估主要依靠临床表现,实验室检查仅提供参考依据,可表明患儿处于特异性状态,提示病情活动,或是给予存在相关疾病的提示。常用项目包括嗜酸性粒细胞计数、总 IgE、特异性 IgE(放射变应原吸附法、免疫荧光法或 ELISA 方法)、皮肤点刺试验、特应性斑贴试验、免疫状态指标(T 细胞亚群、免疫球蛋白)及 LDH 水平等。血清中 Th2 细胞趋化因子即胸腺活化调节趋化因子水平能反映 AD 短期内的状况,是评价 AD 严重程度非常有效和敏感的辅助指标。

【治疗与管理】特应性皮炎是慢性、复发性疾病,治疗目的是缓解或消除临床症状,消除诱发和/或加重因素,减少和预防复发,提高患者的生活质量[6-8,58,63]。

1. 健康教育与疾病管理　由于 AD 是慢性复发性瘙痒性疾病,需长期治疗,良好的医患关系是实现规范管理的基础。患者健康教育是实现这一基础的重要途径。在临床工作中应做到以下内容的健康教育:①AD 是一种慢性和反复发作性疾病,缓解期和复发期交替出现,70% 的患儿在儿童期后期症状会显著改善,但发病特别早和病情严重、有 AD 家族史和早期变应原致敏的患儿更可能病情迁延。②目前国际上公认的 AD 治疗策略为"阶梯式"分级治疗,AD 治疗的目标是控制症状、减轻瘙痒和改善生活质量。③在基础治疗中,保湿润肤被认为是 AD 治疗的基础,需要长期坚持。④尽可能避免生活中的一些诱发因素,如温度、湿度的剧烈改变,粗糙的衣服材质、使用有刺激性的沐浴露等。⑤关于饮食:尊重客观临床表现,强调过敏史,需要对过敏原检测结果有正确的解读,避免过度饮食回避;已经明确存在食物过敏的婴幼儿患者应该回避过敏食物,必要时可咨询营养师进行饮食指导。⑥不能滥用或过分恐惧糖皮质激素[6-8,58]。在此过程中,医生和患者互相配合,以获得尽可能好的 AD 治疗及管理疗效。

2. 治疗方案

(1)基础治疗:

1)对婴儿期 AD 患儿,提倡母乳喂养,辅食添加开始时间同正常婴儿,添加方式建议少量、逐一增加,充分蒸煮,对于有明确过敏的食物避免食用。目前食物过敏的诊断存在不规范及过度诊断的问题,而由此导致的不必要饮食回避对儿童健康具有潜在影响,关于 AD 与食物过敏的关系与诊断,需结合病史(包括详细过敏史和喂养史)、临床表现及相关辅助检查[包括皮肤点刺试验(SPT)、血清特异性 IgE(sIgE)检测、特应性斑贴试验(APT)及口服食物激发试验(OFC)]进行综合判断[37]。

2)热刺激和汗液是 AD 患儿病情加重的诱因之一,患儿衣物穿着应略薄、纯棉质地、宽松柔软;居室环境应凉爽、通风和清洁,勤换衣物和床单。

3)改善环境,需控制环境中的致敏物质,不养宠物、不铺地毯、少养花草,尽量减少生活环境中的变应原。

(2)皮肤护理:主要包括如何洗澡及合理使用润肤剂,修复皮肤屏障功能,为 AD 治疗的基础。

1)沐浴:合理洗澡可以清除皮肤表面的碎屑及痂皮,减少皮肤表面的金黄色葡萄球菌定植数量,增加皮肤含水量,增加母子间的乐趣,促进感情交流。洗澡水温以 32~37℃ 为宜(>42℃会诱发瘙痒),每天 1 次或隔天 1 次,每次 10~15 分钟;建议使用清水洗澡,如有必要可使用低敏无刺激 pH 值为弱酸性(约为 6)的洁肤用品。如皮损有感染倾向,可在盆浴时加入次氯酸钠(0.005% 含氯漂白浴)以抑制细菌活性,有助于病情缓解。

2)恢复和保护皮肤屏障功能:外用润肤剂不仅可以阻止皮肤水分蒸发,增加皮肤含水量;还可以外源性补充皮肤脂质含量,修复受损的皮肤,减弱外源性不良因素的刺激,从而减少疾病的发作,规律应用润肤剂可以降低中重度 AD 患儿的症状严重程度,还可以减少外用药物的使用量。患儿应在浴后 3 分钟内立即使用润肤剂,效果最佳,每天 1~2 次,使用需足量,儿童每周用量需>100g[64]。根据剂型不同,润肤剂分为润肤露(乳)、润肤霜及润肤膏三种,应根据气候、皮损部位和特点合理选择。使用方法上,为了降低毛囊炎发生的风险,外用润肤剂时要顺着毛发生长的方向。

(3)外用药物治疗:主要有外用糖皮质激素(topical corticosteroids,TCS)、外用钙调磷酸酶抑制药(topical calcineurin inhibitors,TCI)及磷酸二酯酶抑制剂(phosphodiesterase inhibitor)控制皮肤炎症反应,是儿童 AD 患者治疗的主要方法,儿童 AD 患者外用药物的选择方案详见表 7-4。

1)外用糖皮质激素制剂:为 AD 治疗的一线选择。

自 1952 年首次引入 TCS 以来,TCS 已经成为 AD 的主要治疗手段。主要是通过配体激活的糖皮质激素受体调控基因表达,以及基因表达的转录后调节发挥抗炎作用。

临床中应根据患儿病情严重程度、年龄、皮损部位、分期及季节因素制订不同的治疗方案。其中,外用糖皮质激素制剂根据剂型和药效强度可分为四级,详见《糖皮质激素类药物临床应用指导原则》[65](表 7-5)。①外用糖皮质激素制剂强度的选择:初治时应选用强度足够的制剂,以求快速控制炎症,此后逐渐降低 TCS 强度或使用 TCI 维持治疗。②外用糖皮质激素制剂使用方法:a. 急性发作期,选用足够强的 TCS,每天 1~2 次,根据皮损恢复情况,连续应用至炎症完全消退,最长不超过 6 周,使用时需根据儿童指尖单位(fingertip unit, FTU)计算使用剂量,以保证药物使用足量。b. 主动维持期:AD 急性期皮损炎症控制后,需根据皮损情况下调 TCS 的强度、用量及次数,中弱效 TCS 每周 2 次间歇治疗,最长可维持疗程 16 周;也可使用 TCI 进行维持治疗,可长期使用。如病情出现反复,需恢复至急性发作期治疗方案。③外用糖皮质激素制剂剂型的选择:软膏制剂适用于皮肤干性的 AD 患者,滋润和吸收效果较霜剂更好,涂抹时油腻感强,天气较热时,依从性较差;霜剂药膏使用

时肤感较好,更易被人们所接受,需要注意,有些制剂含有防腐剂,会引起刺痛、刺激症状或接触性皮炎;凝胶和乳液,使用时无油腻感,适用于头皮部位。④不同部位外用糖皮质激素制剂的选择:TCS 的吸收能力在不同个体间,以及相同个体的不同解剖部位间存在差异。表皮薄的比表皮厚的解剖区域透皮吸收能力更强。其中,前臂对 TCS 的吸收相对较低(1%),头皮约为 4%,阴囊吸收高达 35%。眼睑和足底部位渗透能力不同,相差约 300 倍。相对于正常皮肤,TCS 在炎症和脱屑区域更易吸收,在婴儿薄的角质层吸收更快。水合作用可以促进 TCS 的渗透,建议洗澡或淋浴后即刻使用。

表 7-4　特应性皮炎根据病情严重程度选择外用药物的原则

疾病严重程度	健康教育及基础治疗	外用糖皮质激素制剂	钙调磷酸酶抑制剂	外用磷酸二酯酶 4 抑制剂
仅有皮肤干燥	+	−	−	+
轻度	+	弱效或中效	+	+
中度	+	<2 岁:中效或弱效 2~12 岁:强效或中效 ≥12 岁:超强效或强效	+	+
重度 - 反复难治型	+	<2 岁:强效或中效 ≥2 岁:超强效或强效	+	

表 7-5　外用糖皮质激素制剂强度分级表[65]

作用强度	中文药品名	浓度 /%	儿童限制
弱效	醋酸氢化可的松	0.1	儿童可用
	醋酸甲泼尼龙	0.25	儿童可用
	地奈德	0.05	儿童可用
中效	醋酸泼尼松龙	0.5	儿童可用
	醋酸地塞米松	0.05	儿童可用
	丁酸氯倍他松	0.05	>10 岁
	曲安奈德	0.025~0.1	儿童可用
	丙酸氟替卡松	0.05	>1 岁
	丁酸氢化可的松	0.1	儿童可用
	醋酸氟氢可的松	0.025	婴儿慎用
	氟氢松醋酸酯	0.01	>6 岁
强效	丙酸倍氯米松	0.025	婴儿慎用
	糠酸莫米松	0.1	儿童可用
	氟轻松醋酸酯	0.025	>6 岁
	氯氟舒松	0.025	儿童慎用
	戊酸倍他米松	0.05	安全性未确定

续表

作用强度	中文药品名	浓度 /%	儿童限制
超强效	丙酸氯倍他索	0.02~0.05	>12 岁
	氯氟舒松	0.1	儿童慎用
	戊酸倍他米松	0.1	安全性未确定
	卤美他松	0.05	>12 岁
	双醋二氟松	0.05	儿童慎用

为了限制不良反应的发生,面、颈、阴囊等皮肤皱褶部,皮肤较薄,经皮吸收能力较强,原则上使用弱效或中效 TCS,2 次 /d,最长 1 周,待炎症控制后采用间断疗法或 TCI 替代治疗。

2)外用钙调磷酸酶抑制剂:是治疗 AD 的重要抗炎药物。

TCI 是大环内酰胺的衍生物,具有免疫调节和抗炎症作用。这类药物的抗炎效果来自抑制 T 细胞内促炎症细胞因子的产生,其止痒作用归因于抑制肥大细胞脱颗粒。主要有 1% 吡美莫司(pimecrolimus)乳膏和 0.03% 或 0.1% 他克莫司(tacrolimus)软膏。推荐用于 TCS 控制欠佳或不能长期应用 TCS 的 AD 患儿和皮肤薄嫩部位,也可与 TCS 序贯使用进行长期维持治疗或使用 TCI 作为主动间歇性治疗,2~3 次 / 周。0.03% 他克莫司软膏用于 2 岁以上,0.1% 的他克莫司软膏用于 16 岁以上,1% 吡美莫司乳膏用于 3 月龄以上 AD 患者。

该类药物的不良反应主要为:局部烧灼、瘙痒和刺激感,多发生于用药初始几天,持续约 5 分钟~1 小时,一般持续 7 天,灼热感的强度和持续的时间会逐渐降低,不适用于皮肤有糜烂和溃疡处。

3)外用磷酸二酯酶 4 抑制剂:磷酸二酯酶 4(phosphodiesterase 4,PDE4)可以调控促炎症细胞因子,在 AD 患者的炎症细胞中高表达。PDE4 靶向治疗可以减少 AD 中这些促炎症细胞因子的产生。局部外用或口服 PDE4 抑制剂目前已适用于 AD 的临床治疗。2% 克立硼罗(crisaborole)软膏是一种 PDE4 抑制剂的外用制剂,适用于 3 月龄及以上轻度至中度 AD 患儿,可以早期并持续改善疾病的严重程度、瘙痒和 AD 的其他症状,不良反应仅有灼热感和 / 或刺痛感。

4)其他外用药物:氧化锌油(糊)剂、黑豆馏油软膏等对 AD 也有一定疗效。

(4)系统治疗:

1)抗组胺药和抗炎症介质药物:用于瘙痒明显或伴有睡眠障碍的 AD 患者,可选用第一代(镇静)、第二代(止痒)抗组胺药,白三烯受体拮抗剂及肥大细胞膜稳定剂等,不推荐长期使用第一代抗组胺药,尤其是儿童。

2)糖皮质激素:原则上尽量不用或少用此类药物,对于重度 - 反复难治型的患者可给予,一般足量 1~2 周,病情控制后,在 1~2 周内减停。

3)免疫抑制剂:病情严重而常规疗法不易控制的反复难治型 AD 患者,可酌情选用环孢素、甲氨蝶呤、硫唑嘌呤及吗替麦考酚酯等。儿童慎用。

4)生物制剂:①度普利尤单抗(dupilumab):是白细胞介素 4(IL-4)/13 受体 α 链的全人源单克隆抗体,可以和 IL-4 受体的 α 亚基结合,抑制 IL-4 和 IL-13 的下游信号通路,其两者属于 Th2 淋巴细胞的细胞因子,在 AD 发病中发挥重要作用。对常规治疗无效的中重度 AD 具有良好疗效。用法:儿童需根据年龄和体重,成人首次 600mg 皮下注射,之后每 2 周 300mg 皮下注射,4~6 周起效,配合外用药物及保湿剂可用于长期维持治疗,部分患者用药后可发生结膜炎。②奥马珠单抗(omalizumab):是一种人源化的单克隆抗体,可以选择性地作用于循环 IgE。可降低 AD 患者血清 IgE 水平和 Th2 细胞因子的水平。

5)Janus 激酶抑制剂:Janus 激酶(Janus kinase,JAK)抑制剂可以抑制多种细胞因子和生长因子受体信号通路,阻止 JAK 将磷酸基团转移给相关细胞因子和生长因子受体。口服和局部外用 JAK 抑制剂均显示了良好的疗效。巴瑞替尼(baricitinib)可抑制 JAK1 和 JAK2;乌帕替尼(upadacitinib)为选择性 JAK1 抑制剂,治疗成人和 12 岁及以上青少年的难治性、中度至重度特应性皮炎；阿布昔替尼（abrocitinib）适用于患有难治性中重度特应性皮炎的成年人和 12 岁以上青少年，其疾病不能通过其他系统性药物（包括生物制剂）得到充分控制，或者不适宜使用这些疗法者；Tofacitinib 软膏为选择性 JAK1 和 JAK3 抑制剂，治疗轻中度 AD；该类药物尚缺乏我国儿童使用数据。

6）其他：硫代硫酸钠、复方甘草酸制剂在 AD 中的使用需要更多的循证医学支持。

（5）湿包裹：湿包裹（wet wraps）是一项适用于重度 AD 的有效治疗方法。使用方法一般有两种：第一种方法是将浸透了 TCS 药膏（稀释过的）的绷带缠绕患者的躯干和四肢，每天更换 2 次，治疗 3~5 天。第二种方法是将 TCS 直接外涂于炎症皮损部位，再用潮湿的绷带缠绕，然后外面用一层干绷带包裹。湿包裹作为一种封包疗法可以抑制瘙痒以及提高 TCS 在皮肤的存留，可起到舒缓剂有助于减轻夜间瘙痒症状的作用。

（6）紫外线治疗：紫外线治疗是治疗 AD 的有效方法，窄谱中波紫外线（NB-UVB）和 UVA1 安全有效，NB-UVB 是 AD 首选的光疗手段。窄波 UVB 可以诱导 T 细胞凋亡、抗炎症以及免疫抑制细胞因子的产生，减少 AD 患儿皮肤金黄色葡萄球菌的定植水平，抑制超抗原的产生，从而起到治疗 AD 的作用。

患有重度 AD 的年长儿和青少年通常对窄波 UVB 治疗具有良好的耐受性。不良反应包括短暂性红斑、水疱、单纯疱疹复发和焦虑。光疗后注意使用润肤剂。12 岁以下儿童避免全身光疗、急性期患者避免使用。

（7）瘙痒的治疗：瘙痒是 AD 的最主要症状，也是最痛苦的症状。"瘙痒 - 搔抓"的恶性循环导致

的压力和睡眠障碍严重影响儿童、心理健康，甚至影响整个家庭的生活质量。

有效控制瘙痒的方法是充分治疗 AD 皮损，因为皮损是导致瘙痒的主要原因。应用润肤剂及湿包裹可以临时缓解短期的瘙痒症状。具有镇静作用的抗组胺药可能由于催眠效果发挥作用；当合并有荨麻疹、食物过敏反应或过敏性鼻结膜炎时，非镇静作用的抗组胺药如西替利嗪或氯雷他定有时会有一定疗效。通过专注于游戏、讲故事以及音乐等体力或脑力活动而分散其注意力，可能有助于缓解瘙痒。

避免过热和出汗，床上用品和睡衣应当选择宽松和纯棉的，避免接触羊毛制品等措施也有助于预防瘙痒的发生。

（8）抗微生物的治疗：当继发大面积细菌感染伴发系统性感染症状时，可应用一代或二代头孢类抗生素或半合成青霉素治疗；继发单纯疱疹病毒感染时，首选阿昔洛韦治疗；继发真菌感染时，可局部使用唑类抗真菌药治疗。

（9）过敏原特异性免疫治疗：对尘螨过敏且病情严重的 AD 患者，给予尘螨过敏原特异性免疫治疗，可有效改善患者病情，降低疾病严重程度和减少复发次数，治疗周期约 3 年。

（10）中医中药：应根据临床症状和体征，进行辨证施治。

（11）心理咨询干预：在一些重度 AD 患者中，AD 的治疗应当包括关注疾病对孩子的教育、社会生活、情感健康以及家庭的影响，行为认知疗法作为一种辅助治疗手段，可有效降低 AD 患者疾病严重程度、减少心理后遗症。

（申春平　马琳　著，李萍　丁艳　审）

第二节　接触性皮炎

接触性皮炎（contact dermatitis）是指接触某些外源性物质后在皮肤、黏膜接触部位发生的急性或慢性炎症反应。根据致病因素的不同分为刺激性接触性皮炎（irritant contact dermatitis，ICD）和变应性接触性皮炎（allergic contact dermatitis，ACD）。

前者由原发性刺激物引起，是一种非免疫性的炎症反应，不需要致敏过程，可发生在任何个体。ACD 是由接触致敏物后引起的一种迟发性变态反应，其发生与个体易感性相关。有些物质在低浓度时可以为致敏物，在高浓度时则为刺激物或毒性物质。

【诊断】

1. 症状、体征

（1）分类：根据病因、发病机制及临床表现，本病至少可以分为六类：①刺激性接触性皮炎；②变应性接触性皮炎；③速发型接触性皮炎；④光接触性皮炎；⑤非湿疹样接触性皮炎；⑥系统性接触性反应。根据病程可分为急性、亚急性和慢性接触性皮炎，此外还存在一些病因、临床表现等方面具有一定特点的临床类型。

（2）ICD 的共同特点：①任何人接触后均可发病；②无一定潜伏期；③皮损多限于直接接触部位，边界清楚；④停止接触后皮损可消退。

（3）ACD 的共同特点：①有一定潜伏期，首次接触后不发生反应，经过 1~2 周后再次接触同样致敏物才发病；②皮损初期局限于接触部位，但严重者或后期皮疹可泛发；③易反复发作；④皮肤斑贴试验阳性。

（4）急性接触性皮炎：起病较急，皮损多局限于接触部位，少数可蔓延或累及周边部位。典型皮损为边界清楚的红斑，形态与接触物有关（如内裤染料过敏者皮损可呈裤型分布，接触物为气体、粉尘时皮损呈弥漫性分布于身体暴露部位），红斑上出现丘疹、丘疱疹，严重时红肿明显，并出现泛发性水疱、大疱，疱壁紧张、内容清亮，破溃后露出糜烂面[66]，偶可发生组织坏死（图 7-8~ 图 7-10）。常自觉瘙痒或灼痛，搔抓后可将致病物质带到远隔部位而产生类似皮损。少数病情严重者可有全身症状。去除接触物后经积极处理，1~2 周内可痊愈，遗留暂时性色素沉着；交叉过敏、多价过敏及治疗不当易导致反复发作、迁延不愈或转化为亚急性和慢性。

（5）亚急性和慢性接触性皮炎：如接触物的刺激性较弱或浓度较低，皮损开始可呈亚急性，表现为轻度红斑、丘疹，边界不清。长期反复接触可导致局部皮损慢性化，轻度增生及苔藓样变（图 7-11）。

（6）光接触性皮炎：常表现为光照部位的湿疹样皮炎。发病机制包括光毒性反应和光变态反应。光变态反应性接触性皮炎是指皮肤接触或全身吸收某种光化学物质后，再照光所引起的皮肤反应，皮疹大多位于光照部位。光毒性物质包括植物、药物等，其中常见的诱发药物包括噻嗪类、四环素类、补骨脂素、氨酮戊酸等[67]，常在日光暴露后数分钟至数小时发病，严重者可出现水疱、大疱。大部分光变态反应是由 UVA 引发，而非 UVB，其诱发物通常为药物，包括遮光剂、NSAIDs、奎尼丁、奎宁等[68]，该疾病对致敏物的浓度及光照射时间的依赖性小。

（7）其他特殊类型接触性皮炎：包括化妆品皮炎、纺织品皮炎、尿布皮炎、漆性皮炎、药物接触性皮炎、镍皮炎、气源性接触性皮炎等多种接触性皮炎。

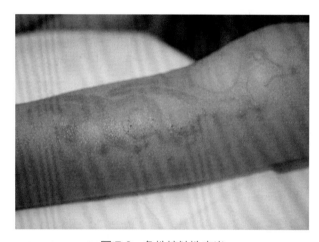

图 7-8　急性接触性皮炎

7 岁男孩。上肢贴纹身贴纸后出现皮疹。皮疹局限于贴纸部位，表现为与贴纸形态完全一致的不规则浮肿性红斑（首都医科大学附属北京儿童医院提供）

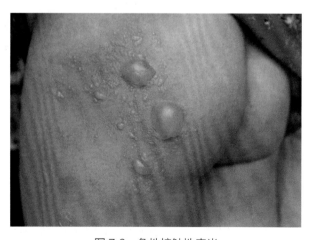

图 7-9　急性接触性皮炎

患儿左大腿外侧接触"敌敌畏"后出现皮疹。皮疹局限于接触部位，表现为水肿性红斑，其上散在分布水疱及大疱（首都医科大学附属北京儿童医院提供）

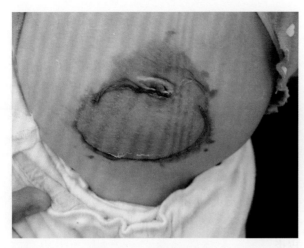

图 7-10　急性接触性皮炎
8 个月女婴。脐部接触大蒜后出现皮疹。皮疹局限于脐部接触部位,表现为水肿性红斑及糜烂(首都医科大学附属北京儿童医院提供)

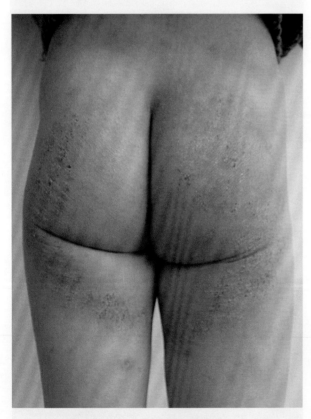

图 7-11　慢性接触性皮炎
由于马桶座垫的慢性刺激导致该患儿臀部接触马桶座垫的部位出现一圈鳞屑性暗红色斑片,轻度肥厚苔藓化,并见抓痕(首都医科大学附属北京儿童医院提供)

2. 实验室检查

(1)斑贴试验是诊断 ACD、筛查接触性变应原简单、可靠的方法。将变应原贴于患者背部或前臂内侧,48 小时后观察反应。

(2)病理学检查:特异性不高,无诊断意义。急性期以表皮细胞间水肿为特征,慢性期则主要表现为表皮增生、角化过度、棘层肥厚。

3. 鉴别诊断　主要根据起病前接触史和典型临床表现(皮损的形态、位置、去除病因后经适当处理皮损很快消退)来诊断。斑贴试验对于疑似接触性皮炎的诊断具有较高的价值。接触性皮炎需要与下列疾病鉴别:

(1)各类湿疹样皮炎:特应性皮炎有典型皮损分布和不同年龄阶段的特征表现,患者多有特异性疾病病史,如过敏性鼻炎史、哮喘史、过敏家族史。脂溢性皮炎皮损位于脂溢部位,一般无渗出。接触性皮炎皮疹首发于接触部位,斑贴试验阳性可鉴别。

(2)浅部真菌病:皮损呈环形或弧形、边界清楚,真菌检查阳性。

(3)丹毒:多由 β 溶血性链球菌引起,表现为皮肤红肿、疼痛,皮温升高,伴有发热、外周血白细胞升高,通常单侧发病,下肢与面部为较常累及的部位。急性接触性皮炎时也可表现为局部组织的肿胀和瘙痒,一般不伴有疼痛、发热等。

(4)其他:急性期水疱、大疱型皮损应与带状疱疹等疾病鉴别。慢性局限性皮损应与淤积性皮炎、银屑病、扁平苔藓等鉴别。

【治疗】寻找病因、迅速脱离刺激原 / 变应原是一切治疗的前提和基础,治愈后应尽量避免再次接触而引起复发。

1. 去除病因　大量清水冲洗,或者肥皂、酒精、汽油等化学或物理洗消剂清洗有机刺激物;活性炭吸附刺激性气体。

2. 修护皮肤屏障　外用由游离脂肪酸、胆固醇、神经酰胺等组成的生理性脂质可以修复受损的皮肤屏障功能,建议维持几周到几个月。

3. 外用药物　可按急性、亚急性和慢性皮炎的治疗原则来选择合适药物的品种、剂型和使用方式。

4. 系统治疗　根据病情轻重可予抗组胺药或糖皮质激素(需要早期、足量、规则减量)、肿瘤坏死因子拮抗剂和血液透析等,对于伴呼吸道损伤者,应及时进行抗炎、扩张支气管、祛痰、抗感染等对症处理,必要时给予气管插管、机械通气、体外膜氧合器等处理。对于全身中毒者,严密监测生命体征,预防多脏器损害及预防感染。

5. **物理治疗**　当慢性接触性皮炎的疗效不佳时,可考虑试用 PUVA 疗法或窄波紫外线治疗。

（常静　汤建萍　著,李萍　丁艳　审）

第三节　尿布皮炎

尿布皮炎(diaper dermatitis)是指由于使用尿布后局部受潮湿、摩擦、尿液和粪便等刺激而发生在婴幼儿臀部、外阴和股部的一种接触性皮炎。尿布皮炎是婴幼儿时期最常见的皮肤病之一,据估计发病率在 7%~35%,而实际上大多数婴幼儿均可发生程度不等的尿布皮炎。发病与性别无关,多见于 3 周~2 岁的婴幼儿,很少见于新生儿期早期。尿布皮炎的发生主要与内源性因素即尿布区独特的解剖部位导致的皮肤屏障功能异常和外源性因素如尿液和粪便刺激和护理不当有关。

【诊断】

1. **症状、体征**　尿布皮炎最常见的三种类型是摩擦性尿布皮炎、刺激性尿布皮炎和念珠菌性尿布皮炎,也是尿布区皮肤屏障功能下降和皮肤炎症反应逐渐加重而导致的尿布皮炎不同发展阶段。

(1)摩擦性尿布皮炎(图 7-12):主要累及最易受到摩擦的皮肤凸面,如大腿内侧面、生殖器区、臀部和下腹部,但是屈侧和皱褶不受累。皮损表现为淡红斑和少量鳞屑,尿布边缘可见"潮痕(tide mark)"状的皮炎改变,患儿多无明显自觉症状。此型发生和消退均很迅速,只需勤换尿布和保持清洁卫生即可自愈。

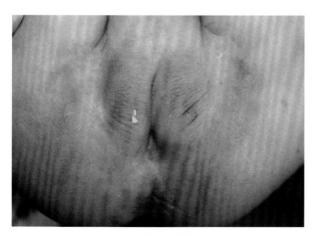

图 7-12　刺激性尿布皮炎
8 个月女婴,大阴唇、臀部片状淡红斑,呈"W"形,屈侧和皱褶不受累(首都医科大学附属北京儿童医院提供)

(2)刺激性尿布皮炎(irritant diaper dermatitis, IDD):皮损部位同前,但程度加重,表现为典型的发亮的釉面样鲜红甚至暗红斑,周边散在带有光泽的粉红色丘疹、斑块和结节,重者可发生糜烂、溃疡甚至继发感染。患儿可自觉瘙痒、疼痛,哭闹增加、躁动不安,甚至影响进食和睡眠。

(3)刺激性尿布皮炎因继发改变而定义了一些亚型,如继发溃疡糜烂的 Jacquent 尿布皮炎(Jacquent's diaper dermatitis)、继发结节的婴儿臀部肉芽肿(granuloma gluteale infantum,GGI)和继发白念珠菌感染的念珠菌性尿布皮炎(candida diaper dermatitis)。

1)Jacquet 尿布皮炎:是 IDD 的少见亚型,也是最重型,常见于尿布区护理不当,如不常更换尿布和尿布质量很差的患儿或慢性腹泻如短肠综合征的患儿。皮损分布于阴茎、阴唇或肛周凸面皮肤,特征为边缘隆起的红斑上穿凿样溃疡,周边可见直径 2~5mm 大小丘疹和结节,中央见脐凹和溃疡。

2)婴儿臀部肉芽肿:临床少见,多发生于 2~9 个月婴儿,病因不清,但尿布封包和局部外用强效糖皮质激素是易感因素。好发于臀部、股内侧、偶见下腹部,也有尿布区之外皮肤受累的报道,典型皮损为紫红色、卵圆形或长形的无痛性坚实结节或斑块。多数皮损可经数月自然消退。

3)念珠菌性尿布皮炎:是在 IDD 基础上,继发白念珠菌感染而形成的,典型表现为泛发的、牛肉红色的红斑,边界清楚,边缘隆起伴有白色鳞屑,周边散在的卫星状分布的脓疱和鳞屑性丘疹。皮损好发于臀部、下腹部和大腿内侧面,可扩展至生殖器区如全部阴囊和阴唇皮肤、会阴、肛周和腹股沟皱褶处也可受累,区别于 IDD。

2. **鉴别诊断**　尿布皮炎还需要注意与其他可发生于尿布区的皮肤病相鉴别,包括:①感染性疾病,如肛周链球菌病、大疱性脓疱疮、疥疮、先天性梅毒等;②原发或继发性炎症性皮肤病,如脂溢性皮炎、特应性皮炎、银屑病、肛周假疣状丘疹和结节等;③肿瘤性疾病,如朗格汉斯细胞组织细胞增生症;④代谢性疾病,如肠病性肢端炎;⑤其他,如水疱大疱性疾病等。常见尿布区皮损鉴别诊断见表7-6。

婴儿臀部肉芽肿临床上需要与疖疮结节、色素性荨麻疹、幼年黄色肉芽肿,一些良性淋巴或组织细胞增生性疾病,以及一些恶性病如卡波西肉瘤或淋巴瘤相鉴别。

表 7-6　尿布皮炎临床特点与鉴别诊断

疾病名称	临床特征	好发部位	病史 / 病因
尿布皮炎			
摩擦性尿布皮炎	淡红至红色斑片,伴少量鳞屑,边缘见特征性"潮痕"状炎症改变;时轻时重,无明显症状	皮肤凸面,皱褶处不受累	尿布更换不及时
刺激性尿布皮炎	釉面状发亮的融合、水肿性鲜红斑或暗红斑,边界清楚,周边散在光泽性丘疹,可伴鳞屑,自觉痒痛	皮肤凸面如大腿内侧、外阴、会阴、臀部和下腹部,呈"W"形,腹股沟等皱褶处不受累	腹泻、尿布更换不及时、尿布区过度封包如使用塑料布等
Jacquet 尿布皮炎	边缘隆起的红斑上穿凿样溃疡,周边可见直径2~5mm 大小丘疹和结节,中央见脐凹和溃疡,自觉疼痛,可影响排尿	阴茎、阴唇、肛周凹面皮肤	慢性腹泻如短肠综合征、尿布更换不及时和使用劣质尿布
婴儿臀部肉芽肿	紫红色结节,0.5~4cm,卵圆形或长形,质坚实,无痛感。经数周至数月自行消退,可遗留萎缩性瘢痕	好发于臀部、股内侧,偶见下腹部,也有尿布区之外皮肤受累的报道,如腋窝和颈部	IDD 和外用强效糖皮质激素
过敏性接触性尿布皮炎	早期皮损为边界清楚的红斑伴小水疱,数日后水疱破裂形成湿疹样皮损,自觉瘙痒	主要累及屈侧皮肤如皮肤皱褶	外用某些药物成分如羟苯甲酸、羊毛脂或新霉素;尿不湿中某些化学成分或尿布残留的清洁剂等
其他尿布区皮损			
念珠菌性尿布皮炎	泛发的"牛肉样"暗红斑,边界清楚,边缘隆起伴有白色鳞屑,周边散在的特征性卫星灶——针头大小脓疱或鳞屑性丘疹	全部生殖器区(阴囊或阴唇)、会阴前区、肛周和腹股沟区最常受累("山谷"较"山峰"更易受累,可与IDD 鉴别)	白色念珠菌感染,真菌镜检或培养阳性协助诊断
肛周链球菌性皮炎	边界清楚的粉红色至鲜红色浅表性斑片,表面潮湿、浸渍,可见肛周皲裂,偶伴黏液状或干酪样黄白色分泌物;自觉瘙痒甚至疼痛,尤其排便时	肛周区为主,其他间擦部位如颈部、腋下和腹股沟区也可受累	6 个月~10 岁儿童,男多于女,β溶血性链球菌(GABHS)感染引起;多经直接接触患者感染,或口-手-肛周途径自身接种,也可因吞咽 GABHS 而致病
银屑病	尿布区可见大小不等的红色斑块,不伴或少量鳞屑,边界清楚;躯干、面部、腋下、脐周和头皮可见典型的覆有银白色云母状鳞屑的红色斑块,以及甲凹点	1 岁以内婴儿银屑病好发于尿布区,同时累及凸面皮肤如臀部和屈侧皮肤如腹股沟区、腋下和颈;或仅累及尿布区皮肤	银屑病家族史有助于诊断

【治疗】诊断明确的IDD,其治疗的关键在于预防。轻中度的IDD通过加强皮肤护理,临床症状可迅速缓解;中重度IDD或轻中度IDD经初步治疗无效时,需要加用外用药物治疗,切忌使用肥皂水或热水烫洗。

1. 护肤剂治疗　护肤剂主要指含氧化锌和/或凡士林的润肤剂,可在皮肤表面形成一层脂膜以减少摩擦,防止水化过度、隔离尿便及其他刺激物和微生物,并使受损皮肤加速愈合。每次尿/便后或更换尿布时均需使用。

2. 抗感染治疗　选用低效价且不含氟的糖皮质激素制剂,如1%氢化可的松。避免使用强效或含氟制剂,以免因尿布封包造成吸收过度而引起皮肤萎缩等副作用。

3. 抗真菌治疗　若IDD经抗感染治疗持续数日无明显缓解,应注意白念珠菌感染可能,可外用抗真菌制剂,如克霉唑、咪康唑等,一般2周内见效,联合1%氢化可的松外用可加快红斑消退。

4. 治疗　IDD继发细菌感染时可选用外用抗菌制剂,如广谱抗菌剂三氯生、苯扎氯铵;或根据病原菌选用相应抗生素外用和系统治疗。

（李珂瑶　汤建萍　著,李萍　丁艳　审）

第四节　腔口周围皮炎

腔口周围皮炎(periorificial dermatitis)是一种好发于口、鼻、眼周皮肤特殊的丘疹、鳞屑性疾病,因皮损一般初发于口周,又称为口周皮炎(perioral dermatitis)。腔口周围皮炎的病因可能与下列因素有关,如局部滥用糖皮质激素或吸入糖皮质激素,梭菌感染,对化妆品、牙齿填充物或牙膏的反应,皮肤屏障功能障碍。

【诊断】

1. 症状和体征　本病常表现为初发于口周的红斑、鳞屑,继之出现针头大小的丘疹、脓疱,可累及鼻周、眼周,好发于颏部、鼻唇沟和眼周,但唇红周围皮肤一般不受累,面颊及鼻孔周围常见脓疱。

2. 实验室检查　可取脓疱或皮脂检查蠕形螨和细菌学检查。

3. 鉴别诊断　本病根据典型受累部位及临床表现即可确诊。需要与痤疮和湿疹鉴别。

(1)痤疮:好发于青春期,皮疹常见累及部位为前额和面颊,严重时可累及胸部和背部。主要皮疹是粉刺。

(2)湿疹:某些患者可表现出与轻度湿疹一致的特征,患者偶尔会以湿疹为主要表现,但一般不会有脓疱或丘疱疹的表现。

【治疗】主要是外用药物,包括甲硝唑乳膏或凝胶、5%的硫黄软膏、糖皮质激素类软膏、钙调磷酸酶抑制药软膏(他克莫司或吡美莫司)。严重者也可口服药物治疗,如红霉素、米诺环素、多西环素,多数患者采用低剂量的上述药物治疗有效[69]。

（罗勇奇　汤建萍　著,李萍　丁艳　审）

第五节　间　擦　疹

间擦疹(intertrigo)又称摩擦红斑、擦烂红斑,是指皮肤皱褶部位由于温暖、潮湿、摩擦等刺激而发生的皮肤表浅炎症。

【诊断】

1. 症状和体征　本病常见于肥胖的婴儿,多在夏季高温高湿的天气发生。皮损好发于容易摩擦、潮湿的皱褶部位,如颈部、腋下、乳房下、腹股沟、臀沟、腋窝、肘窝、脐窝、肛门周围等处。皮疹初期多为边界清楚的局限性的鲜红或暗红斑,逐渐加重出现丘疹、丘疱疹、丘脓疱疹、浸渍、糜烂、渗出,甚至浅溃疡。继发细菌感染时有脓性分泌物,炎症明显者可伴发淋巴结炎。自觉瘙痒、灼热或疼痛感。

2. 鉴别诊断　需要与下列疾病鉴别：

（1）湿疹：皮疹边缘不明显，不局限于皱褶部位，瘙痒明显。

（2）念珠菌性皮炎：皮损多为散在不融合的鳞屑性丘疹，有卫星灶，真菌镜检有菌丝或孢子。

（3）反向银屑病：除皱褶部位外，躯干、四肢伸侧可见到典型的银屑病皮疹，必要时可皮肤活检明确鉴别。

【治疗】

1. 避免过热，保持皱褶部位皮肤的清洁、干燥。

2. 早期红斑阶段多用粉剂或炉甘石洗剂；如已发生糜烂或渗出，可选用氧化锌糊剂或溶液湿敷。

3. 如继发感染，伴有真菌感染时外用抗真菌制剂，伴有细菌感染时外用抗生素软膏。

（罗勇奇　汤建萍　著，李萍　丁艳　审）

参考文献

1. WILLIAMS H, ROBERTSON C, STEWART A, et al. Worldwide variations in the prevalence of symptoms of atopic eczema in the International Study of Asthma and Allergies in Childhood. J Allergy Clin Immunol, 1999, 103: 125.

2. GUO Y, LI P, TANG J, et al. Prevalence of atopic dermatitis in Chinese children aged 1-7 ys. Sci Rep, 2016, 6: 29751.

3. GUO Y, ZHANG H, LIU Q, et al. Phenotypic analysis of atopic dermatitis in children aged 1-12 months: elaboration of novel diagnostic criteria for infants in China and estimation of prevalence. Journal of the European Academy of Dermatology and Venereology: JEADV, 2019, 33 (8): 1569-1576.

4. MORTZ CG, ANDERSEN KE, DELLGREN C, et al. Atopic dermatitis from adolescence to adulthood in the TOACS cohort: prevalence, persistence and comorbidities. Allergy, 2015, 70 (7): 836.

5. BIEBER T, D'ERME AM, AKDIS CA, et al. Clinical phenotypes and endophenotypes of atopic dermatitis: Where are we, and where should we go？ The Journal of allergy and clinical immunology, 2017, 139 (4S): S58-S64.

6. 中华医学会皮肤性病学分会免疫学组, 特应性皮炎协作研究中心. 中国特应性皮炎诊疗指南 (2020 版). 中华皮肤科杂志, 2020, 53 (2): 81-88.

7. WOLLENBERG A, CHRISTEN-ZÄCH S, TAIEB A, et al. ETFAD/EADV Eczema task force 2020 position paper on diagnosis and treatment of atopic dermatitis in adults and children. Journal of the European Academy of Dermatology and Venereology: JEADV, 2020, 34 (12): 2717-2744.

8. KATOH N, OHYA Y, IKEDA M, et al. Japanese guidelines for atopic dermatitis 2020. Allergology international: official journal of the Japanese Society of Allergology, 2020, 69 (3): 356-369.

9. BJÖRKSTEN B, KJELLMANN NLM. Perinatal factors influencing the development of allergy. Clin Rev Allergy, 1987, 5 (4): 339.

10. MARTIN, MJ, ESTRAVÍS M, GARCÍA-SÁNCHEZ A, et al. Genetics and Epigenetics of Atopic Dermatitis: An Updated Systematic Review. Genes, 2020, 11: 442.

11. NEDOSZYTKO B, RESZKA E, GUTOWSKA-OWSIAK D, et al. Genetic and Epigenetic Aspects of Atopic Dermatitis. International journal of molecular sciences, 2020, 04, 21 (18). 6484

12. LØSET M, BROWN SJ, SAUNES M, et al. Genetics of atopic dermatitis: From DNA sequence to clinical relevance. Dermatology, 2019, 235: 355-364.

13. LIANG, Y, CHANG C, LU Q. The Genetics and Epigenetics of Atopic Dermatitis-Filaggrin and Other Polymorphisms. Clinical reviews in allergy & immunology, 2016, 51 (3): 315-328.

14. BIN L, LEUNG DYM. Genetic and epigenetic studies of atopic dermatitis. Allergy Asthma Clin. Immunol Off J Can Soc Allergy Clin Immunol, 2016, 12: 52.

15. STEMMLER S, HOFFJAN S. Trying to understand the genetics of atopic dermatitis. Mol Cell Probes, 2016, 30: 374-385.

16. MU Z, ZHANG J. The Role of Genetics, the Environment, and Epigenetics in Atopic Dermatitis. Adv Exp Med Biol, 2020, 1253: 107-140.

17. GIMALOVA GF, KARUNAS AS, FEDOROVA YY, et al. Association of polymorphisms in the toll-like receptor genes with atopic dermatitis in the Republic of Bashkor-

tostan. Mol Biol, 2014, 48: 227-237.

18. ZHANG Y, WANG HC, FENG C, et al. Analysis of the Association of Polymorphisms rs5743708 in TLR2 and rs4986790 in TLR4 with Atopic Dermatitis Risk. Immunol Invest, 2019, 48: 169-180.

19. TRZECIAK M, WESSERLING M, BANDURSKI T, et al. Association of a Single Nucleotide Polymorphism in a Late Cornified Envelope-like Proline-rich 1 Gene (LELP1) with Atopic Dermatitis. Acta Derm Venereol, 2016, 96: 459-463.

20. SOKOŁOWSKA-WOJDYŁO M, GLE′N J, ZABŁOTNA MR, et al. The frequencies of haplotypes defined by three polymorphisms of the IL-31 gene: −1066, −2057, and IVS2+12 in Polish patients with atopic dermatitis. Int J Dermatol, 2015, 54: 62-67.

21. TSUJI G, HASHIMOTO-HACHIYA A, KIYOMATSU-ODA M, et al. Aryl hydrocarbon receptor activation restores filaggrin expression via OVOL1 in atopic dermatitis. Cell Death Dis, 2017, 8: e2931.

22. ZABLOTNA M, SOBJANEK M, GLEN J, et al. Association between the -1154 G/A promoter polymorphism of the vascular endothelial growth factor gene and atopic dermatitis. J Eur Acad Dermatol Venereol, 2010, 24: 91-92.

23. TRZECIAK M, GLE′N J, ROSZKIEWICZ J, et al. Association of single nucleotide polymorphism of interleukin-18 with atopic dermatitis. J Eur Acad Dermatol Venereol, 2010, 24: 78-79.

24. TRZECIAK M, GLE′N J, ROSZKIEWICZ J, et al. Relationship between serum levels of interleukin-18, IgE and disease severity in patients with atopic dermatitis. Clin Exp Dermatol, 2011, 36: 728-732.

25. NEDOSZYTKO B, NIEDOSZYTKO M, LANGE M, et al. Interleukin-13 promoter gene polymorphism -1112C/T is associated with the systemic form of mastocytosis. Allergy, 2009, 64: 287-294.

26. WILKOWSKA A, GLE′N J, ZABŁOTNA M, et al. The association of GM-CSF -677A/C promoter gene polymorphism with the occurrence and severity of atopic dermatitis in a Polish population. Int J Dermatol, 2014, 53: e172-e174.

27. TOTTÉ JEE, VAN DER FELTZ WT, HENNEKAM M, et al. Prevalence and odds of Staphylococcus aureus carriage in atopic dermatitis: A systematic review and meta-analysis. Br J Dermatol, 2016, 175: 687-695.

28. REBANE A, AKDIS CA. MicroRNAs: Essential players in the regulation of inflammation. J Allergy Clin Immunol, 2013, 132: 15-26.

29. HOFFJAN S, STEMMLER S. Unravelling the complex genetic background of atopic dermatitis: From genetic association results towards novel therapeutic strategies. Arch Dermatol Res, 2015, 307: 659-670.

30. 中国医师协会皮肤科医师分会儿童皮肤病专业委员会, 中华医学会皮肤性病学分会儿童学组, 中华医学会儿科学分会皮肤性病学组. 儿童特应性皮炎相关食物过敏诊断与管理专家共识. 中华皮肤科杂志, 2019, 52 (10): 711-716.

31. TSAKOK T, MARRS T, MOHSIN M, et al. Does atopic dermatitis cause food allergy? A systematic review. J Allergy Clin Immunol, 2016, 137 (4): 1071-1078.

32. SILVERBERG JI, SIMPSON EL. Association between severe eczema in children and multiple comorbid conditions and increased healthcare utilization. Pediatr Allergy Immunol, 2013, 24 (5): 476-486.

33. SAMPSON HA. The immunopathogenic role of food hypersensitivity in atopic dermatitis. Acta Derm Venereol Suppl (Stockh), 1992, 176: 34-37.

34. EIGENMANN PA, SICHERER SH, BORKOWSKI TA, et al. Prevalence of IgE-mediated food allergy among children with atopic dermatitis. Pediatrics, 1998, 101 (3): E8.

35. NIGGEMANN B, SIELAFF B, BEYER K, et al. Outcome of double-blind, placebo-controlled food challenge tests in 107 children with atopic dermatitis. Clin Exp Allergy, 1999, 29 (1): 91-96.

36. TANG ML, MULLINS RJ. Food allergy: is prevalence increasing? Intern Med J, 2017, 47 (3): 256-261.

37. BREUER K, HERATIZADEH A, WULF A, et al. Late eczematous reactions to food in children with atopic dermatitis. Clin Exp Allergy, 2004, 34 (5): 817-824.

38. YANG H, XIAO YZ, LUO XY, et al. Diagnostic accuracy of atopy patch tests for food allergy in children with atopic dermatitis aged less than two years. Allergol Immunopathol (Madr), 2014, 42 (1): 22-28.

39. HON KL, CHAN IH, CHOW CM, et al. Specific IgE of common foods in Chinese children with eczema. Pediatr Allergy Immunol, 2011, 22 (1 Pt 1): 50-53.

40. SICHERER SH, SAMPSON HA. Food hypersensitivity and atopic dermatitis: pathophysiology, epidemiology, diagnosis, and management. J Allergy Clin Immunol, 1999, 104 (3 Pt 2): S114-S122.

41. SCHAFER T, HEINRICH J, WJST M, et al. Association

between severity of atopic eczema and degree of sensitization to aeroallergens in school children. J Allergy Clin Immunol, 1999, 104: 1280e4.

42. FONACIER LS, AQUINO MR. The role of contact allergy in atopic dermatitis. Immunol Allergy Clin North Am, 2010, 30: 337e50.

43. HIRAGUN T, ISHII K, HIRAGUN M, et al. Fungal protein MGL_1304 in sweat is an allergen for atopic dermatitis patients. J Allergy Clin Immunol, 2013, 132: 608-615.

44. YING LIU, SHAN WANG, WENKUI DAI, et al. Distinct Skin Microbiota Imbalance and Responses to Clinical Treatment in Children With Atopic Dermatitis. Frontiers in cellular and infection microbiology, 2020, 10: 336.

45. 王珊, 刘盈, 马琳. 皮肤微生态在特应性皮炎领域的研究进展. 中国医学文摘 (皮肤科学), 2016, 33 (2): 122-127, 186.

46. ČEPELAK I, DODIG S, PAVIĆ I. Filaggrin and atopic march. Biochemia medica, 2019, 29 (2): 020501.

47. SHEN CP, ZHAO MT, JIA ZX, et al. Skin Ceramide Profile in Children With Atopic Dermatitis. Dermatitis: contact, atopic, occupational, drug, 2018, 29 (4): 219-222.

48. BHATTACHARYA N, SATO WJ, KELLY A, et al. Epidermal Lipids: Key Mediators of Atopic Dermatitis Pathogenesis. Trends in molecular medicine, 2019, 25 (6): 551-562.

49. BROCCARDO CJ, MAHAFFEY S, SCHWARZ J, et al. Comparative proteomic profiling of patients with atopic dermatitis based on history of eczema herpeticum infection and Staphylococcus aureus colonization. J Allergy Clin Immunol, 2011, 127 (1): 186-193.

50. DE BENEDETTO A, RAFAELS NM, MCGIRT LY, et al. Tight junction defects in patients with atopic dermatitis. J Allergy Clin Immunol, 2011, 127 (3): 773-786.

51. LEUNG DY. New insights into atopic dermatitis: role of skin barrier and immune dysregulation. Allergol Int, 2013, 62 (2): 151-161.

52. KUO IH, YOSHIDA T, DE BENEDETTO A, et al. The cutaneous innate immune response in patients with atopic dermatitis. J Allergy Clin Immunol, 2013, 131 (2): 266-278.

53. KUO IH, CARPENTER-MENDINI A, YOSHIDA T, et al. Activation of epidermal toll-like receptor 2 enhances tight junction function: implications for atopic dermatitis and skin barrier repair. J Invest Dermatol, 2013, 133 (4): 988-998.

54. BOGUNIEWICZ M, LEUNG DY. Atopic dermatitis: a disease of altered skin barrier and immune dysregulation. Immunol Rev, 2011, 242 (1): 233-246.

55. LEUNG DY, GUTTMAN-YASSKY E. Deciphering the complexities of atopic dermatitis: shifting paradigms in treatment approaches. J Allergy Clin Immunol, 2014, 134 (4): 769-779.

56. WEIDINGER S, BECK LA, BIEBER T, et al. Atopic dermatitis. Nature reviews. Disease primers, 2018, 4 (1): 1.

57. SINÉAD M LANGAN, ALAN D IRVINE, STEPHAN WEIDINGER. Atopic dermatitis. Lancet, 2020, 396 (10247): 345-360.

58. 中华医学会皮肤性病学分会儿童皮肤病学组. 中国儿童特应性皮炎诊疗共识 (2017 版). 中华皮肤科杂志, 2017, 50 (11): 784-789.

59. WILLIAMS HC, BURNEY PG, HAY RJ, et al. The U. K. Working Party's Diagnostic Criteria for Atopic Dermatitis. I. Derivation of a minimum set of discriminators for atopic dermatitis. Br J Dermatol, 1994, 131 (3): 383.

60. HANIFIN JM, RAJKA G. Diagnostic features of atopic dermatitis. Acta Derm Venereol Suppl (Stockh), 1980, 92: 44.

61. 康克非, 田润梅. 遗传过敏性皮炎诊断标准的探讨. 临床皮肤科杂志, 1986, 15: 60.

62. CHENG R, ZHANG H, ZONG W, et al. Development and validation of new diagnostic criteria for atopic dermatitis in children of China. Journal of the European Academy of Dermatology and Venereology: JEADV, 2020, 34 (3): 542-548.

63. 中国医师协会皮肤科医师分会过敏性疾病专业委员会, 中华医学会皮肤性病学分会特应性皮炎研究中心, 中国医疗保健国际交流促进会皮肤科分会. 特应性皮炎瘙痒管理专家共识. 中华皮肤科杂志, 2021, 54 (5): 391-396.

64. 中华医学会皮肤性病学分会儿童学组, 中国医师协会皮肤科医师分会儿童皮肤病专业委员会. 功效性护肤品在儿童特应性皮炎中的应用指南. 中国皮肤性病学杂志, 2020, 34 (9): 977-981.

65. 中华人民共和国卫生部. 糖皮质激素类药物临床应用指导原则〔C〕. 卫办医政发〔2011〕23 号, 2011: 26.

66. AQUINO M, ROSNER G. Systemic contact dermatitis. Clin Rev Allergy Immunol, 2019, 56 (1): 9-18.

67. MONTEIRO AF, RATO M, MARTINS C. Drug-induced photosensitivity: Photoallergic and phototoxic reactions. Clin Dermatol, 2016, 34 (5): 571-581.

68. KHANDPUR S, PORTER RM, BOULTON SJ, et al. Drug-induced photosensitivity: new insights into pathomechanisms and clinical variation through basic and applied science. Br J Dermatol, 2017, 176 (4): 902-909.

69. SEARLE T, ALI FR, AL-NIAIMI F. Perioral dermatitis: Diagnosis, proposed etiologies, and management. Journal of Cosmetic Dermatology, 2021, 20 (12): 3839-3848.

第八章
荨麻疹、红斑类和药物反应

第一节 荨 麻 疹

荨麻疹(urticaria)俗称风疹块,是由于皮肤、黏膜小血管扩张及渗透性增加而出现的一种限局性水肿反应,可单独发生,也可以是系统性疾病的皮肤表现。临床上的特征表现为大小不等的风团,常伴瘙痒,约20%的患者伴有血管性水肿。慢性荨麻疹是指风团持续发作或间歇发作,持续时间>6周。患病率为15%~20%。

【病因与发病机制】病因复杂,多数急性荨麻疹可找到病因,但慢性荨麻疹的病因难以明确。可将病因分为外源性和内源性[1-3]。外源性因素多为一过性,常见有食物、食物添加剂、药物、物理刺激、植入物及运动等;内源性因素多为持续性,常见有感染、系统性疾病、吸入物、肥大细胞对 IgE 高度敏感性、劳累、精神紧张、情绪波动及内分泌改变等,其中由感染引起的急性荨麻疹在儿童患者更常见。

荨麻疹的发病机制较为复杂,至今尚不完全清楚,可能涉及感染、变态反应、假变态反应和自身反应性。其中肥大细胞活化并脱颗粒,释放组胺、白三烯和前列腺素等炎症介质,从而导致真皮水肿是荨麻疹发病的中心环节[3]。诱导肥大细胞活化并脱颗粒的机制包括免疫性、非免疫性和特发性。免疫性包括 IgE 介导和补体介导,非免疫性可直接由肥大细胞释放剂引起或由于花生四烯酸代谢障碍所致,还有少数荨麻疹患者目前尚无

法阐明其发病机制,甚至可能不依赖于肥大细胞活化[2-4]。

【诊断】

1. 症状、体征 荨麻疹临床表现为风团和/或血管性水肿,发作形式多样。常先有皮肤瘙痒,随即出现风团。风团呈鲜红色、苍白色或皮肤色,少数病例亦可仅有水肿性红斑。风团的大小、形态不一,发作时间不定,可互相融合成片,由于真皮乳头水肿,可见表皮毛囊口向下凹陷。风团持续数分钟至数小时(通常不超过24小时)后可自行消退,消退后不留痕迹(图8-1)。皮损反复发作,时起时落,以傍晚发作者多。血管性水肿表现为突发的真皮和皮下组织或黏膜的红斑或皮肤颜色的肿胀,有时疼痛,而非瘙痒,消退比风团慢(可达72小时)。如果消化道受累,可出现恶心、呕吐、腹痛及腹泻等症状。支气管及喉头受累,则出现咽喉发堵、胸闷、气促、呼吸困难,甚至窒息而危及生命。

对于儿童患者,由于感染和食物过敏是常见病因,此类患儿多表现为急性重症荨麻疹。患儿起病急,皮损面积广泛,可伴有手足、关节、眼睑甚至整个面部水肿,部分患儿可有发热、喘憋、胸闷及腹痛等症状。

按照发病模式、结合临床表现,可将荨麻疹进行临床分类,不同类型荨麻疹的临床表现有一定差异,详见表8-1[2]。

表 8-1 荨麻疹的分类及定义

分类	亚类	定义
自发性	急性自发性荨麻疹	自发性风团和/或血管性水肿,病程≤6周
	慢性自发性荨麻疹	自发性风团和/或血管性水肿,病程>6周
诱导性		
物理性	人工荨麻疹(皮肤划痕症)	机械切力后1~5min内局部形成条状风团
	冷接触性荨麻疹	遇到冷的物体(包括风、液体、空气等)在接触部位形成风团
	延迟压力性荨麻疹	垂直受压后30min~24h局部形成红斑样深在性水肿,可持续数天
	热接触性荨麻疹	皮肤局部受热后形成风团
	日光性荨麻疹	暴露于紫外线或可见光后诱发风团
	振动性血管性水肿	皮肤被振动刺激后数分钟内出现局限红斑和水肿
	胆碱能性荨麻疹	皮肤受产热刺激如运动、进辛辣食物、情绪激动时诱发的直径2~3mm风团,周边有红晕
非物理性	水源性荨麻疹	接触水后诱发风团
	接触性荨麻疹	皮肤接触一定物质后诱发瘙痒、红斑或风团

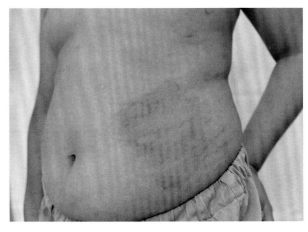

图 8-1 荨麻疹

14岁男童,其腹部可见圆形、椭圆形部分融合成片的红色风团,中央苍白、隆起,周围绕有红晕(首都医科大学附属北京儿童医院提供)

2. **实验室检查** 在儿童中对于急性荨麻疹和慢性荨麻疹急性发作者,需详细询问病史,了解有无过敏因素;对考虑感染因素引起者,需进行血常规和C反应蛋白检查,以进行有效的对因治疗。对于慢性荨麻疹患者不建议行昂贵的检查,如病情严重、病程较长或对常规剂量的抗组胺药治疗反应差者,可考虑进行以下检查如大便查虫卵、肝肾功能、免疫球蛋白、红细胞沉降率、补体和各种自身抗体及幽门螺杆菌感染鉴定检查,对于怀疑存在IgE介导

的食物变应原患者,可行过敏原IgE检查,但对多数慢性荨麻疹发病诱因的提示作用较为有限。诱导性荨麻疹还可根据诱因不同,做划痕试验、光敏试验、冷热临界阈值等检测,以评估病情的严重程度。

3. **诊断及鉴别诊断** 根据风团时起时落,24小时内消退,不留痕迹,诊断不难。儿童患者的荨麻疹主要需与荨麻疹性血管炎、多形红斑、川崎病和荨麻疹型药疹相鉴别(表8-2),另外还需要与表现为风团或血管性水肿的其他疾病如色素性荨麻疹、丘疹性荨麻疹、单纯性回状红斑、遗传性血管性水肿、血清病样反应、Still病、Sweet综合征以及系统性红斑狼疮和皮肌炎的荨麻疹样皮损相鉴别。儿童的一些自身炎症性疾病也可表现为荨麻疹样皮损,需注意鉴别,尤其是合并周期性发热、浆膜炎、淋巴结肿大和关节炎的小婴儿,比如Cryopyrin蛋白相关周期性综合征(即CAPS,表现为荨麻疹样皮疹、反复发热、关节痛或关节炎、眼炎、乏力和头痛),包括家族性冷自身炎症综合征(FCAS)、Muckle-Wells综合征(MWS)或新生儿起病的多系统炎症性疾病(NOMID)等,亦需除外Schnitzler综合征(表现为反复荨麻疹样皮疹、单克隆丙种球蛋白血症、反复发热、骨骼及肌肉疼痛、关节痛、淋巴结病变)。

表 8-2 荨麻疹的诊断及鉴别诊断

项目	荨麻疹	荨麻疹性血管炎	川崎病	多形红斑	荨麻疹型药疹
好发年龄	任何年龄	多见于中年或老年,也可见于儿童	<5 岁儿童	任何年龄,20% 为青少年	任何年龄,多有青霉素类、氨基糖苷类抗生素或抗癫痫药等药物服用史
皮损表现及持续时间	鲜红色、苍白色或皮肤色风团,24 小时内消退	风团样损害,持续时间 2~3 天,可伴色素沉着、紫癜或坏死	荨麻疹样皮损,发热≥39.4℃,持续 5 天,唇部充血/皲裂,掌、跖红斑,手足硬肿、双侧结膜充血,颈部淋巴结肿大。超声心动图:25% 可见冠状动脉病变	皮疹多形,可为红斑、丘疹、风团及水疱,典型为水肿性红斑伴靶型损害,黏膜可受累。多见于四肢末端,也可累及躯干	大小不等的风团,色泽鲜红,持续时间长
自觉症状	瘙痒	刺痛或烧灼感	痒感不明显	疼痛或瘙痒	瘙痒、刺痛,伴触痛
关节症状	无	有	有	无	有
血沉	正常	增快	增快	重型可增快	增快
血清补体	正常	减低或正常	正常	正常	正常
组织病理	真皮水肿、毛细血管及小血管扩张,血管周围轻度炎症细胞浸润,可有少许嗜酸性粒细胞,无血管炎改变	白细胞碎裂性血管炎	大至中等大小动脉炎,伴毛细血管后微静脉内皮细胞水肿、小血管扩张、真皮动脉/小动脉血管周围淋巴细胞/单核细胞浸润	浅层血管周围炎伴基底细胞液化变性引起的界面皮炎,表皮可见坏死角质形成细胞	真皮水肿和血管扩张,伴血管周围淋巴细胞和嗜酸性粒细胞浸润,常有肥大细胞脱颗粒,无血管炎改变
治疗	抗组胺药治疗有效	激素、秋水仙碱、氨苯砜有效	免疫球蛋白、阿司匹林	病因及对症治疗,重症者可系统应用糖皮质激素及免疫球蛋白	停用可疑药物、支持治疗,重症者可系统应用糖皮质激素及免疫球蛋白

4. **病情评估** 荨麻疹对患者的日常活动、心理都会产生一定的影响,可依据荨麻疹的两个核心症状(风团和瘙痒)来评估患者病情严重性和对治疗的反应情况(表 8-3),常应用于临床观察研究。

【治疗】荨麻疹的基本治疗原则是:发现和清除潜在的病因和/或诱发因素,缓解症状;治疗的目的是使症状完全缓解[1,2,4]。

1. **急性荨麻疹**

(1)积极寻找并祛除病因:对于明确感染引起者应给予有效抗感染治疗,对于过敏引起者应避免接触过敏原。

(2)抗组胺药:首选第二代非镇静或低镇静抗组胺药,如西替利嗪、左西替利嗪、氯雷他定和地氯雷他定等;效果不佳时可考虑增量(增加标准剂量的 2~4 倍)。

表 8-3 荨麻疹活动度评分

评分	风团	瘙痒
0	无	无
1	轻度(<20 个风团/24h)	轻度(有瘙痒,但不引起患者的烦恼)
2	中度(20~50 个风团/24h)	中度(引起患者烦恼,但尚未影响患者的日常活动或睡眠)
3	重度(>50 个风团/24h 或者大片融合的风团)	重度(影响患者的日常活动或睡眠)

（3）糖皮质激素：对于严重的泛发性荨麻疹或者合并头、面、手足严重水肿的患儿，可使用地塞米松 0.3~0.5mg/（kg·d）静脉滴注或肌内注射（或相当剂量泼尼松口服），疗程 3~5 天，症状缓解后停用。

（4）肾上腺素：用于急性荨麻疹伴喉水肿或过敏性休克者，需立即给予 1mg/ml（1∶1 000）的肾上腺素 0.01mg/kg 肌内注射，14 岁及以上单次最大剂量不超过 0.5mg，14 岁以下单次最大剂量不超过 0.3mg，5~15 分钟后效果不理想者可重复给药[5]。

2. 慢性荨麻疹

（1）患者教育：使患者对本病的病因、发病机制及治疗方法的选择有详细了解。使其了解本病病因不明，病情反复发作，病程迁延，除极少数并发呼吸道或其他系统症状，绝大多数呈良性经过。

（2）病因治疗：应尽量通过详细询问病史和进行全面系统检查，寻找和祛除病因，如不能除去则应尽量避免各种诱发加重因素，对于感染引起者应合理选择抗生素给予抗感染治疗。

（3）控制症状：药物选择应遵循安全、有效和规律使用的原则，以提高患者生活质量为目的。

1）一线治疗：首选第二代非镇静或低镇静抗组胺药，治疗有效后逐渐减量，以达到有效控制风团发作为标准。慢性荨麻疹疗程 ≥ 1 个月，必要时可延长至 3~6 个月或更长时间。第一代抗组胺药疗效确切，但因中枢镇静、抗胆碱作用等不良反应限制其临床应用。

2）二线治疗：对常规剂量使用 1~2 周后不能控制症状，可选择更换品种、联合用药或在患者知情同意的情况下增加 2~4 倍剂量。联合用药可选择：第一代抗组胺药，可以睡前服用，以降低不良反应；第二代抗组胺药，提倡同类结构的药物联合使用，以提高抗炎作用。如果联合第一代抗组胺药，可以早上服用第二代抗组胺药，睡前服用第一代抗组胺药，以降低不良反应，但应注意第一代抗组胺药对儿童中枢神经系统和认知能力的影响，权衡利弊后酌情使用，不建议在儿童长期使用。

3）三线治疗：中国荨麻疹诊疗指南给出的三线治疗药物则包括雷公藤、环孢素、糖皮质激素、生物制剂或光疗。生物制剂如奥马珠单抗（omalizumab，抗 IgE 单抗）治疗慢性自发性荨麻疹取得初步成效，目前国内已批准用于 12 岁以上采用 H_1 抗组胺药治疗仍有症状的慢性自发性荨麻疹患者，剂量为每 4 周皮下注射 150mg 或 300mg。对于环孢素等三线治疗，目前支持儿童使用的证据非常稀缺。任何时候如果病情加重，可予短疗程（最多 10 天）口服激素治疗。

3. 中医中药　中医中药在治疗荨麻疹中有一定疗效，需辨证施治。

（申春平　王珊　马琳　著，李萍　陈谨萍　审）

第二节　血管性水肿

血管性水肿（angioneurotic edema），又称血管神经性水肿或巨大荨麻疹，是发生于皮下疏松组织或黏膜的局限性暂时性水肿。可分为获得性和遗传性血管性水肿。遗传性血管性水肿因反复喉水肿导致窒息，死亡率高达 30%。

一、获得性血管性水肿

【病因及发病机制】该病发病主要是血管扩张、渗透性增高导致的真皮深部和皮下疏松组织的局限性水肿。获得性和遗传性血管性水肿两者发病机制明显不同。获得性血管性水肿发病诱因与荨麻疹相似，药物、食物、吸入物、感染、蚊虫叮咬、冷、热等物理刺激均可诱发。

【诊断】

1. 症状、体征　皮损表现为突然发生的局部组织水肿，通常累及组织疏松部位，如眼睑、口唇、耳垂和外生殖器，口腔、舌、喉的黏膜也可受累，亦可见于非松弛部位的皮肤，如手足肢端。皮损为局限性肿胀，边界不清，压之无凹陷，呈淡红色、肤色或苍白色。可伴有轻度瘙痒、麻木或胀痛感。通常在夜间发病，醒时被发现。水肿一般持续 2~3 天，也有更持久者,消退后不留痕迹。常与荨麻疹伴发,亦可单独发生。咽喉受累时可出现胸闷、喉部不适、声嘶、呼吸困难,甚至引起窒息死亡;消化道受累时可有腹痛、腹泻等表现。一般不伴发热、乏力等全身症状。

2. 鉴别诊断

(1)接触性皮炎:有刺激物接触史,皮疹为接触部位边界清晰的红斑、水疱。

(2)丹毒:由溶血性链球菌引起的急性皮肤炎症,皮损为边界清楚的水肿性红斑,可伴畏寒、发热等全身症状。

(3)虫咬症:与蚊虫叮咬有关,叮咬处可以出现大片红肿斑,若发生于眼睑、口唇、阴囊、包皮、手足背等组织疏松部位,水肿明显,有蚊虫叮咬痕迹。

(4)面部皮肤淋巴瘤:常为一侧性面部或上口唇持久性肿胀,表面皮肤无变化,亦无自觉症状,需行组织病理检查证实。

(5)Melkersson-Rosenthal综合征:在颜面发生非凹陷性水肿,以上、下唇多见。可有面部神经麻痹和皱襞舌。组织病理检查可鉴别诊断。

【治疗】首先应祛除可疑病因,避免再接触。

1. 局部治疗　可外用炉甘石洗剂。

2. 系统治疗

(1)抗组胺药:首选二代非镇静抗组胺药如西替利嗪或氯雷他定等。

(2)水肿严重时可酌情全身应用糖皮质激素;出现喉水肿症状时,应立即给予吸氧及拟交感神经药物,如1:1 000肾上腺素;有窒息危险时,应立即行气管切开术。

二、遗传性血管性水肿

遗传性血管性水肿(hereditary angioedema,HAE)是一种罕见病,以反复发作的皮下和/或黏膜下水肿为特征,通常不伴荨麻疹或瘙痒。HAE是一种常染色体显性遗传性疾病,已知的发病相关基因包括补体1酯酶抑制剂基因、FⅫ基因、纤维蛋白溶解酶原基因以及血管生成素1基因等。发病率为1/50 000~1/10 000。

【病因及发病机制】补体1酯酶抑制剂(C1 esterase inhibitor,C1-INH)是一种丝氨酸蛋白酶抑制剂,是血浆中补体、纤溶、凝血和激肽形成几大系统的重要调节因子。典型的HAE是由位于11号染色体q11-q13.1的基因突变导致的C1-INH量的减少和/或功能缺乏所导致,从而使缓激肽过度产生,后者是强效血管舒张介质,有增强血管渗透性的重要作用,介导血管性水肿的发生。这种与C1-INH突变相关的HAE称为HAE-C1-INH,分为两型,Ⅰ型患者血中C1INH浓度低同时有功能缺陷(占85%);Ⅱ型为血中C1INH量正常但功能缺陷(占15%)。由于其他基因突变所导致的HAE称为HAE-nCl-INH。2000年,Bork等报道了一种新型HAE,其发病与C1-INH缺陷无关,而与凝血因子Ⅻ有关,为X连锁显性遗传病,仅发生于女性,将这一类型HAE定义为Ⅲ型(1%)。最近又发现血管生成素-1基因(ANGPT1)突变和纤溶酶原基因(PLG)突变导致的HAE。此外尚有部分患者的发病机制不清[6-11]。

【诊断】

1. 症状、体征　好发于儿童或少年,多有遗传史,家族中常有多个患者,约50%患者在10岁以前发病,青春期突然加重,50岁左右时可缓解。

患儿临床表现为突然发作的局部组织水肿,具有发作性、反复性及非凹陷性的特点。水肿无痒感,不伴有荨麻疹,大多数由轻微外伤或撞击诱发,发作前偶有皮肤环状红斑。水肿可持续2~3天,以后自然缓解,消退后不留痕迹。发作间隔不定,短则几天,长可间隔数年。水肿可发生于身体的任何部位,以四肢及面部多见。

40%~80%患儿可出现胃肠道受累表现,腹痛为主要症状,反复发作的腹部绞痛有时可与急性阑尾炎混淆。腹部胀满、恶心及呕吐也是常见症状。腹部超声检查可见肠壁水肿和腹腔积液。

上呼吸道及喉头黏膜也可受累,出现憋气、声音嘶哑等,有25%的患者可出现窒息症状而导致死亡,常见于30岁左右的患者。

2. 诊断　主要根据典型的临床表现、家族史、C1-INH及补体检查来确诊。1型HAE患者,血清补体C4、C1-INH浓度和功能均低下;2型患者,血清补体C4和C1-INH功能低下,但C1-INH浓度正常或稍增高。对于HAE-nC1-INH患者,C4 水平、C1-INH 浓度及功能均正常,需要进行基因检测进一步明确。注意补体检查均需重复1 次。对于 1 岁以下的婴幼儿,C1-INH 浓度及功能正常不能排除 HAE 的诊断,需在满 1 岁后重复检查。

【治疗】抗组胺药和糖皮质激素对该病的治疗无效。肾上腺素仅对极少数患者有效。

HAE 的治疗可分为发作期的急诊治疗和缓解期的预防性治疗,而预防性治疗又包括短期预防性治疗和长期预防性治疗[11-12]。

1. 急性发作期　主要包括 C1-INH 替代疗法、缓激肽抑制剂、冻干新鲜血浆及对症治疗等方法。C1-INH 替代疗法包括血源性 C1-INH(pd-C1-INH) 和重组人 C1-INH(rh C1-INH);缓激肽抑制剂包括激肽释放酶抑制剂艾卡拉肽和缓激肽受体拮抗剂艾替班特。缺乏以上药物时,也可使用新鲜冷冻血浆。同时如有急性喉水肿发作应及时施行气管插管,必要时行气管切开术。

2. 预防性治疗

(1)短期预防性治疗:当 HAE 患者进行手术、口腔操作、有创检查前,或者有阈值的情绪应激及过度疲劳时,需行短期预防性治疗,在操作时输注 C1-INH 浓缩剂即可,在没有 C1-INH 浓缩剂的情况下,国内推荐可予达那唑或者氨甲环酸,在诱发因素前 5 天至结束后 2 天连续应用。

(2)长期预防性治疗:对于所有明确诊断的患者,均应给予雄激素(达那唑、康立龙等)、抗纤溶制剂(6- 氨基己酸及氨甲环酸,长期应用需注意有血栓倾向)或 C1-INH 浓缩剂进行长期预防性治疗,目的是减少 HAE 对日常生活的影响,防止致命性水肿的发生。目前激肽酶释放抑制剂拉那利尤单抗(lanadelumab)已获我国批准用于 12 岁及以上患者 HAE 复发发作期长期治疗,通过抑制活化的血浆激肽释放酶预防 HAE 患者水肿发作,降低发作率,改善生活质量。

(王珊　申春平　马琳　著,李萍　陈谨萍　审)

第三节　Stevens-Johnson 综合征和中毒性表皮坏死松解症

Stevens-Johnson 综合征(Stevens-Johnson syndrome,SJS) 和中毒性表皮坏死松解症(toxic epidermal necrolysis,TEN)是一类严重的皮肤黏膜炎症反应,最常由药物引起,发生急性表皮细胞和黏膜上皮细胞大量坏死凋亡,临床以水疱和表皮广泛松解剥脱和 2 处以上黏膜(眼、口和生殖器)受累为特征,又称为急性皮肤衰竭,同时可累及全身多系统脏器,造成多器官功能衰竭、继发重症感染甚至休克,致死率高达 30%~50%,属于皮肤科危重症。目前公认 SJS/TEN 属于同一疾病谱,区别在于 SJS 为轻型(表皮剥脱面积<10%),TEN 为重型(表皮剥脱面积>30%),剥脱面积介于两者之间的称为 SJS-TEN 重叠型。SJS/TEN 是一类罕见而高致死性的重症药疹,世界范围内年发病率为(2~7)/100 万人,其中 TEN 的年发病率为(0.4~1.2)/100 万人。一项 2009—2012 年全美儿科住院患者中 SJS/TEN 的横断面研究发现,SJS、SJS-TEN 和 TEN 的儿童平均年发病率分别为 5.3/100 万人、0.8/100 万人和

0.4/100 万人[13]。

【病因及发病机制】药物是 SJS/TEN 的主要病因,也与宿主遗传背景相关。常见诱发药物包括别嘌醇、抗惊厥药(苯巴比妥、卡马西平和拉莫三嗪等)、抗抑郁药、磺胺类抗生素(包括柳氮磺吡啶)、非甾体抗炎药、抗感染药物等,近年来部分靶向抗癌药物以及免疫检测点抑制剂等也有报道。儿童最常诱发 SJS/TEN 的药物是抗惊厥药、解热镇痛药和抗生素。因约 1/4~1/3 的病例不能明确归因于某一药物,所以这一比例在儿科患者可能更高。潜伏期通常为药物治疗,最初的 8 周以内,最常见为持续用药的 4 天 ~4 周后发病。SJS/TEN 第二位诱因是感染,尤其对于儿童,肺炎支原体感染容易诱发 SJS。但肺炎支原体相关的病例临床以超过 2 处黏膜严重受累而皮肤几乎不累及为特征,因此目前更倾向于这种几乎不累及皮肤的肺炎支原体相关黏膜炎是一种独立疾病,即支原体诱发的皮疹和黏膜炎(mycoplasma-induced rash and mucositis,MIRM)。有

超过 1/3 的 SJS/TEN 病例无法识别病因。

药物遗传学研究发现,药物诱导的 SJS/TEN 与宿主遗传背景有关,主要是某些人类白细胞抗原(human leukocyte antigen,HLA)类型,如 HLA-B*1502 与卡马西平诱发的 SJS/TEN 强相关、HLA-B*5701 与阿巴卡韦、HLA-B*5801 与别嘌醇、HLA-B*5901 与醋甲唑胺诱发的 SJS/TEN 相关,HLA-B*1301 与氨苯砜、柳氮磺吡啶和复方磺胺甲噁唑诱发的药物超敏反应综合征及 SJS/TEN 相关等[14]。因此,美国 FDA 建议对亚洲裔患者使用卡马西平或奥卡西平前应筛查 HLA-B*1502。

SJS/TEN 发病机制的核心为表皮角质形成细胞大量坏死、凋亡、程序性坏死等多种细胞死亡方式均可能参与 SJS/TEN 发病,此过程主要由药物特异性的 CD8+ 细胞毒性 T 细胞(cytotoxic T lymphocyte,CTL)介导,其特征为 HLA-Ⅰ类分子限制性,且直接针对药物原型而非活性代谢产物。目前认为,药物原型可以直接与角质形成细胞的主要组织相容性复合体(major histocompatibility complex,MHC)Ⅰ类分子和 CTL 细胞的受体 TCR 结合,从而导致一组药物特异性 CTL 克隆激活并大量扩增,一方面直接杀死角质形成细胞,另一方面募集自然杀伤(natural killer,NK)细胞和 NK/T 细胞,通过释放可溶性死亡介质如粒溶素,间接杀死角质形成细胞。此外,多种细胞毒性蛋白和细胞因子如 IL-15、Fas 配体、穿孔素、颗粒酶、肿瘤坏死因子 α、TNF 相关的凋亡诱导配体及干扰素 -γ 等均参与了 SJS/TEN 中角质形成细胞的凋亡或坏死。

【诊断】

1. 症状、体征　皮肤黏膜病变发生前的 1~3 天可能出现发热及类似上呼吸道感染的症状,常为 38℃以上中高热,还可出现眼部畏光、瘙痒或烧灼感、吞咽时疼痛等黏膜受累的早期表现。皮疹往往初发于患儿的面部、颈部和胸部,然后扩散到其他部位,并呈对称性分布。皮损最初表现为粟粒至绿豆大小、鲜红色至暗红色斑疹,中央呈紫癜样,周边边界不清,又称为不典型靶形红斑,很快融合成弥漫性、大片状、暗红褐色的红斑,并迅速发展至全身,部分红斑中央很快出现水疱,进而融合成大疱,尼氏征(+),甚至出现大面积融合成片的表皮松解,可导致真皮外露形成大片糜烂面,伴有渗出、皮肤触痛明显(图 8-2A、B),容易导致出血和继发感染。

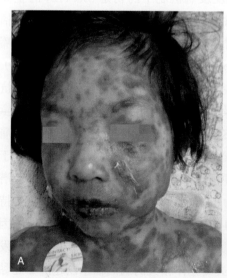
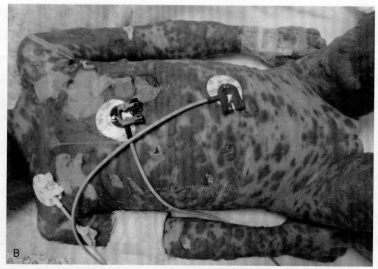

图 8-2　大疱性表皮松解型药疹
4 岁女童。面部(A)、躯干(B)及四肢可见弥漫暗红色水肿性红斑,上见大小不等水疱,前胸部可见大片状表皮剥脱,双眼及口周黏膜受累。尼氏征(+)(首都医科大学附属北京儿童医院提供)

黏膜受累是 SJS/TEN 的临床特征之一,眼部、口唇及生殖器等所有黏膜表面均可发生,最常见为口腔黏膜,93% 的患者可受累,唇红和口腔黏膜表现为疼痛的出血性糜烂,其上附有灰白色膜,口炎和黏膜炎可影响经口摄食,容易导致营养不良和脱水;约 80% 的患者有眼部受累,急性期以重度结膜炎和假膜形成最为常见,也可发生球结膜水肿、结膜和角膜上皮缺损、角膜溃疡、葡萄膜炎或全眼球炎,伴有疼痛和畏光;63% 的患者可累及泌尿道及生殖器黏膜,发生尿道炎、尿潴留、复发性膀胱炎、外阴糜烂、溃疡性阴道炎和阴道粘连等。2/3 的患者可同时累及以上三个黏膜部位。其他黏膜受累包括上呼吸道黏膜坏死松解引起的支气管阻塞及通气障碍,胃肠道黏膜充血、糜烂、浅表或深层溃疡导致的腹泻甚至血便,肾小管上皮损伤导致的急性肾损伤等,血清转氨酶轻度升高(正常值的 2~3 倍)、急性胰腺功能损伤也可见于 SJS/TEN 患者。

SJS/TEN 急性期一般持续 8~12 天,此后开始再上皮化,通常需 2~4 周恢复。急性期患者因为表皮大面积松解剥脱,容易发生大量体液丢失、低白蛋白血症、电解质紊乱、失血性休克伴肾衰竭、胰岛素抵抗(血糖升高)、分解代谢过度状态(血清尿素氮升高)、菌血症以及多器官功能障碍等并发症。其中细菌感染风险最高,脓毒症和脓毒症休克是 SJS/TEN 患者的主要死因,最常由金黄色葡萄球菌和铜绿假单胞菌引起。25% 的 SJS/TEN 患者急性期可发生肺部并发症,表现为呼吸急促、呼吸困难和低氧血症,入院时胸部 X 线片表现正常,后期出现弥漫性肺部浸润,纤维支气管镜显示气管及支气管上皮弥漫坏死剥脱但无感染征象。该部分患者中约 90% 需要机械通气,死亡率可达 70%。而 SJS/TEN 急性期没有呼吸道症状者或延迟出现肺部表现者均无呼吸道上皮剥脱且死亡率低。因此,肺部黏膜受累是 SJS/TEN 容易被低估的表现,虽然与表皮剥脱面积无关,但与整体疾病严重程度和死亡率相关。食管、肠道黏膜上皮坏死导致的胃肠道并发症也可见于 SJS/TEN 急性期,表现为腹泻、黑便、小肠溃疡、结肠穿孔和肠套叠等。

SJS/TEN 的组织病理学特点为程度不等的角质形成细胞坏死,即从表皮局灶性坏死、基底细胞液化变性,到表皮全层坏死甚至表皮下大疱形成的表皮损伤。真皮浅层可见血管周围少量淋巴细胞、组织细胞及少量嗜酸性粒细胞浸润。直接免疫荧光检查阴性。

2. 诊断及鉴别诊断 SJS/TEN 的诊断主要根据病史和临床表现,首先明确发病前 8 周内,尤其前驱期前 4 天~4 周(平均 2 周)内首次可疑药物暴露史,如果是再次药物暴露可能在 48 小时后即出现症状。其次,皮损由疼痛性不典型靶形红斑快速融合进展为水疱、大疱,以及不同程度的表皮松解剥脱;再结合口腔、眼部和 / 或生殖器疼痛性糜烂渗出性黏膜炎,即可临床诊断为 SJS/TEN。

致敏药物的确定对于 SJS/TEN 的诊断至关重要,而且早期停用致敏药物可以减缓病情进展和改善预后,更可避免患者再次暴露导致 SJS/TEN 复发。药物因果关系的评估主要基于详细的病史采集和临床判断,针对 SJS/TEN 的药物因果关系评估算法(algorithm for drug causality for epidermal necrolysis,ALDEN)从六项参数进行评估:①初次使用药物到发病的潜伏期;②发病首日体内存在药物的可能性;③既往暴露于相同药物的病史(有无发病);④发病后药物是否持续使用;⑤该药是否列入既往明确可导致 SJS/TEN 的药物名单中级风险等级;⑥是否存在其他致病原因。分数越高则致敏药物可能性越大,≥6 分则认为非常可能,≤1 分则认为不太可能。

SCORTEN(score of toxic epidermal necrolysis)是 SJS/TEN 进展期预后评分体系,用于 SJS/TEN 病情严重程度评估和预测死亡率。SCORTEN 基于 7 项与 SJS/TEN 死亡率相关的临床和实验室指标,包括:①年龄>40 岁;②伴恶性肿瘤(包括恶性实体瘤和血液系统肿瘤);③心率>120 次 /min;④入院时表皮松解面积>10% 体表面积;⑤血清尿素氮水平>10mmol/L;⑥血糖>14mmol/L;⑦血清碳酸氢盐水平<20mmol/L。每项指标占 1 分,分数越高,预测死亡率越高,0~1 分为 3.2%,2 分为 12.1%,3 分为 35.3%,4 分为 58.3%,≥5 分则>90%。SCORTEN 评分主要用于 SJS/TEN 患者在入院第 1 日和第 3 日的评估。儿童 SCORTEN 评分分为 SCORTEN A 和 SCORTEN B 两型,除了各项指标根据儿童参考值调整外,SCORTEN A 仅由 6 项指标组成,不包含年龄>40 岁这一项;SCORTEN B

则把年龄>40 岁这项指标替换为有无干细胞移植史,仍为 7 项指标(表 8-4)。

表 8-4 儿童 SCORTEN 评分 A/B

指标	评分
伴有恶性肿瘤	1
入院时表皮剥脱面积大于体表面积 10%	1
心动过速:<6 个月,心率>162 次/min 6~12 个月,心率>144 次/min 1~6 岁,心率>132 次/min ≥6 岁,心率>120 次/min	1
血清尿素氮>25mg/dl	1
血清葡萄糖>210mg/dl	1
血清碳酸氢盐<21.6mmol/L	1
干细胞移植*	1

注:*SCORTEN A 不含干细胞移植项(6 项);SCORTEN B 含有干细胞移植项(7 项)。

临床上,SJS/TEN 需要与多种疾病进行鉴别诊断,包括其他药疹,如多形红斑型药疹、泛发性大疱性固定性药疹、急性泛发性发疹性脓疱病、药物超敏反应综合征等;自身免疫性疱病,如寻常型天疱疮、大疱性类天疱疮、副肿瘤性天疱疮等;还有大疱性红斑狼疮、重度光毒性皮疹、急性移植物抗宿主病等。儿童患者尤其注意与葡萄球菌性烫伤样皮肤综合征、线状 IgA 大疱性皮肤病、发热性溃疡坏死性 Mucha-Habermann 病等鉴别。

【治疗】

1. **一般原则** 疑似 SJS/TEN 的患者应迅速入院以明确诊断并评估疾病严重程度,立即停用致敏药物及一切可疑药物并及时启动支持治疗,同时联合临床经验丰富的医生团队包括皮肤科、眼科、口腔、耳鼻喉、呼吸、消化、心脏、内分泌、泌尿生殖、麻醉科和重症医学科等进行多学科综合管理。有研究发现,出现皮损前就早期停用致病药物,可显著降低 SJS/TEN 患者的死亡风险,每提前一天死亡率下降 31%;但是,使用半衰期长的药物时可增加 SJS/TEN 的死亡风险,而且不受早期或晚期停药的影响。

2. **支持疗法**[15] SJS/TEN 患者大面积的表皮松解剥脱类似烧伤患者,可以导致体液电解质丢失、白蛋白或其他蛋白质丢失、发生血容量变化、体温调节功能紊乱、剧烈疼痛或焦虑状态以及皮肤感染乃至败血症,因此尽早启动支持治疗非常关键,包括液体和电解质管理、营养支持、体温管理、疼痛控制和继发感染的监测与预防等。

(1)补液和营养支持:SJS/TEN 患者需要及时补液以预防外周组织器官低灌注及休克,但也要避免过度补液导致肺部、皮肤及胃肠道水肿。SJS/TEN 患者补液量按照累及同等面积烧伤患者的 2/3 来计算,即入院前 3 天每 1% 表皮剥脱面积静脉输液量为 2~4ml/kg,并密切监测每日液体出入量,从而调整补液量。早期静脉补液维持出入量平衡和血容量稳定后,可在患者能耐受的情况下逐渐增加口服补液量。注意及时纠正低蛋白血症,必要时补充白蛋白(0.5~1g/kg)或血浆(5~10ml/kg)。

SJS/TEN 患者的表皮松解不仅造成白蛋白和其他蛋白质的丢失,而且经口摄入量减少、急性期高代谢反应,使得能量消耗约为日常静息状态下的 2 倍,应尽早开始营养支持治疗以保证代谢平衡、减少蛋白流失并促进创面愈合。给予患儿高能量高蛋白流质饮食、多种维生素及能量合剂等,保证正氮平衡和维持体重。肠内营养优于肠外营养,可减少消化性溃疡的形成和肠道细菌迁移,因此应尽快开始经口进食,急性期口腔黏膜炎无法正常进食时可行鼻饲。SJS/TEN 急性期以分解代谢为主时,每日热量供给 20~25kcal/kg;SJS/TEN 恢复期以合成代谢为主时,每日热量供给 25~30kcal/kg。

(2)体温和疼痛控制:SJS/TEN 患者表皮缺失可造成热量过度损失和体温调节障碍,需注意保暖。室温应升至 30~32℃,空气加热或身体取暖器也可使用。

SJS/TEN 患者常伴皮肤疼痛,尤其在表皮剥脱面积广泛的 TEN 患者疼痛可以非常剧烈,此外伤口护理和操作也会加剧疼痛,因此疼痛强度评估和止痛镇静治疗非常重要,不仅可以使患者对应激刺激反应降至最低,还可以降低患者能量消耗及代谢压力,保持在最低耗能状态。SJS/TEN 患者疼痛管理原则与烧伤患者一致。急性期每 4 小时评估一次疼痛强度,轻度疼痛(<4 分)时使用布洛芬或对乙酰氨基酚等非阿片类镇痛药;中至重度疼痛(≥4 分)时需要使用阿片类药物。在患者进行有创操作或伤口护理期间可以额外追加镇痛药。

（3）预防继发感染：SJS/TEN患者表真皮松解处裸露的真皮渗出的大量血清、表皮坏死细胞和血痂均为微生物定植的优质培养基，继发感染风险较高，初期常为金黄色葡萄球菌，后期则以革兰阴性杆菌尤其是铜绿假单胞菌常见。皮肤感染会抑制再上皮化，并可导致败血症，这是SJS/TEN患者最常见的死因，因此防止继发感染是支持治疗的重要一环。无明显感染依据的患者不建议预防性全身应用抗生素，主要以加强无菌操作、局部抗菌治疗、促进创面愈合、密切监测体温变化、定期进行细菌培养等措施对SJS/TEN患者潜在感染风险做到早预防、早发现、早处理。

SJS/TEN患者应置于超净病房或单间隔离治疗，每天用短波紫外线照射0.5~1小时，进行室内消毒。护理和陪住人员严格执行消毒隔离制度和无菌操作，无论是否直接接触患者，进出病房前后均应清洁手部、穿脱无菌手套和隔离衣。由于疼痛剧烈及表皮剥脱，尽量减少搬动患儿的次数，接触患者时应动作轻柔，避免使用血压计袖带、心电监测导联贴片、黏合性敷料甚至手腕标签等以减少表皮损伤和剥离，若手套污染严重需及时更换，应用烫伤支架、铺不粘贴的消毒床单。条件允许时，医疗设备应专患专用，共用设备在重复使用前应清洁和消毒。

SJS/TEN急性期时每48小时对皮肤创面尤其是剥脱面和结痂区域选取3处不同部位取样进行细菌培养，其他黏膜分泌物、血液、导管、胃管和尿管也需要采样行细菌培养，必要时同时进行真菌如念珠菌、病毒如单纯疱疹病毒拭子采样培养。如果出现皮肤创面愈合缓慢且疼痛加重或出现表皮下脓液、局部表皮腐烂等继发感染征象，体温突然下降、精神异常、低血压、尿量减少、血氧饱和度降低，以及多个部位取样培养提示同一优势微生物阳性，血常规示中性粒细胞及CRP升高，则提示继发感染或脓毒症可能，需要立即给予全身性抗生素治疗，尽量基于药敏结果选择敏感抗生素。

3. 创面治疗

（1）皮肤护理：皮肤创面可予温热无菌水、生理盐水或抗菌溶液如氯己定溶液（1∶5 000）、聚维酮碘清洁消毒。水疱大疱部位，应用无菌注射器抽出疱液减压，疱壁保留覆盖在松解处真皮上方；脱落的损伤性表皮可留在原部位，作为生物敷料保护真皮层并减少体液丢失、预防感染并促进上皮新生；表皮剥脱面可将凡士林油纱加局部抗生素油膏覆盖封包，也可以选用硝酸银或含银纳米晶体纱布保护创面，但需限制使用面积以免吸收过多。SJS/TEN的急性期时，在全身皮肤外用温和润肤剂并覆盖烫伤纱有助于修复屏障功能，减少经皮水分丢失，加速上皮新生。

对于已经坏死的表皮或创面愈合延迟，局部出现脓液、表皮腐烂等继发感染的表皮，或创面从浅表糜烂自发进展为较深溃疡时，可以全麻下烧伤外科进行局部清创处理。早期未发生感染时，表皮松解面积较大的融合区域可以应用生物膜、自体或异体皮肤移植进行生理性创面封包，可以减少体液和蛋白质丢失，控制微生物定植和感染，辅助缓解疼痛并加速再上皮化。

SJS/TEN恢复期患儿因皮肤和黏膜上皮细胞、黑素细胞、汗腺和皮脂腺等附属器均处于新生期，皮肤屏障功能不足，注意使用润肤剂和防晒霜以避免皮肤干燥、色素异常甚至瘢痕形成等并发症。

（2）黏膜护理：

1）眼部：SJS/TEN患者入院后应立即进行基线眼科会诊，在急性期需要每日评估并积极治疗，以免发生永久性眼部并发症。首先需要仔细检查整个眼表，采用荧光素染色法明确有无眼表上皮缺损以评估眼部病变的严重程度，无眼部受累为0级（无病变），结膜充血为1级（轻度），眼表上皮缺损或假膜形成为2级（重度），眼表上皮缺损合并假膜形成为3级（极重度）。

急性期眼部治疗原则是尽量减少眼表和睑缘的破坏性炎症，管理和预防结膜粘连，预防感染，及时识别和处理角膜暴露、溃疡和感染等致盲并发症。对于没有明显眼部受累（0级）的患者，每2小时使用一次不含防腐剂的眼部润滑剂，如透明质酸或羟甲纤维素滴眼液等，并在急性期持续使用。有眼部受累的患者，每天由眼科医生进行眼卫生操作，用生理盐水冲洗眼睑和眼表以清除炎性碎屑，并用斜视钩、眼科镊以及眼科剪分离结膜粘连和清除假膜，不建议使用棉签或玻璃棒盲扫结膜穹窿部，以免损伤结膜上皮和干细胞，操作前可进行局部麻醉如丙泊卡因或丁卡因。对于1级患者，在眼科医生指导下,预防性使用广谱抗生素眼膏如左氧氟沙星,每天 4 次;急性期可联合外用糖皮质激素如地塞米松滴眼剂来缓解眼表炎症。对于 2 级和 3 级患者,除了外用抗生素、糖皮质激素和润滑剂外,在病程早期(7~10 天内)进行羊膜移植术(amniotic membrane transplantation,AMT)可防止视力丧失和瘢痕性后遗症。怀疑角膜感染尤其角膜基质缺失时,应增加外用广谱抗生素眼膏的频率为每小时 1 次,并根据结膜囊病原培养及药敏结果随时调整抗生素种类。外用糖皮质激素类眼药可能会掩盖角膜感染的症状,在出现角膜上皮缺损时应谨慎使用。此外,念珠菌性角膜炎在眼表疾病中较为常见,注意同时进行结膜囊细菌和真菌培养。

用生理盐水定时清除口腔、眼、肛门及外生殖器部位的分泌物。抗生素眼药水及可的松眼药水交替点眼,正确处理假膜粘连及角膜溃疡,以免引起眼睑粘连及失明,可请眼科会诊协助诊疗。口腔、肛门及外生殖器部位涂金霉素鱼肝油或制霉菌素鱼肝油或金霉素软膏,男性患儿包皮处可予以半月形油纱保护以免后期发生包皮粘连。

2)其他部位:急性期用温热的生理盐水清除口腔、肛门及外生殖器部位的分泌物,黏膜表面每 2~4 小时外涂一次白凡士林油膏或金霉素眼膏保护创面,避免粘连和瘢痕形成,同时外用镇痛药和外用抗生素以止痛抗感染,局部外用糖皮质激素可减轻黏膜炎症。

口腔每天用温热的生理盐水漱口或口腔海绵清洁口腔,轻轻擦拭唇沟和颊沟,以减少瘢痕形成。进食前可使用局麻喷剂或镇痛漱口水以缓解疼痛,每天 2 次使用抗菌漱口水以减少黏膜细菌定植预防感染。所有患者均进行尿管导尿,以防止尿道狭窄。男性患儿包皮处可予半月形油纱保护以免后期发生包皮粘连。

入院时有呼吸系统症状和低氧血症的 SJS/TEN 患者应密切监测,若病情恶化需要转至 ICU 进行机械通气,可行纤维支气管镜检查以确定支气管受累情况,并可清除脱落的气道上皮而预防肺不张和气道阻塞。有持续呼吸道症状的患者应密切监测肺功能和行肺部高分辨率 CT 检查。

4. 系统治疗 根据 SJS/TEN 的免疫学机制,临床上常用糖皮质激素、静脉注射免疫球蛋白(intravenous immunoglobulin,IVIG)、环孢素、血浆置换及 TNF-α 抑制剂等作为 SJS/TEN 的系统治疗方案。2021 年最新的一项荟萃分析评价 6 种 SJS/TEN 治疗方法疗效的研究发现,与支持疗法、单用激素、单用 IVIG 相比,环孢素、依那西普(一种 TNF-α 抑制剂)和激素联合 IVIG 三种疗法的实际死亡率低于 SCORTEN 预测的死亡率,证实了这 3 种治疗的有效性,但在进一步的网络荟萃分析中,没有治疗能显著降低标准化死亡率,因此虽然上述 3 种治疗方法显示出更好的效果,但没有足够的证据推荐它在所有患者中广泛使用[16]。一项随机开放对照研究发现 TNF-α 拮抗剂对 SJS/TEN 的临床疗效、死亡率及严重不良事件均优于系统糖皮质激素,支持使用 TNF-α 拮抗剂治疗 SJS/TEN。

(1)糖皮质激素:对于中重度 SJS/TEN 患者,在病程早期尤其是症状发作的 24~48 小时内可以短期系统应用中至高剂量的糖皮质激素,如泼尼松 1.5~2mg/(kg·d),或地塞米松 1.5mg/(kg·d),或甲泼尼龙琥珀酸钠 7.5~30mg/(kg·d)冲击,连续 3~5 天,这是基于临床经验常用的治疗方法,病情控制后可逐渐减量。但是,激素用于治疗 SJS/TEN 的益处和风险一直存在争议,尤其对于儿童患者。虽然早期大剂量系统应用糖皮质激素可有效抑制炎症反应,但会增加潜在败血症风险,还会延缓皮损愈合、增加胃肠道出血风险,而其用于 SJS/TEN 的疗效及是否能降低死亡率仍然存在争议。2020 年美国费城儿童医院 16 例儿童 SJS/TEN 病例的回顾性分析发现,相对于单用激素或单用 IVIG,激素联合 IVIG 治疗儿童 SJS/TEN 疗效更好,但需要更大的队列分析来证实[17]。

(2)IVIG:宜早期与系统糖皮质激素联合使用,1g/(kg·d)连续 2 天静脉输注或 400mg/(kg·d),静脉输注 3~5 天,黏膜损伤越重需要量越大。IVIG 应用于治疗 SJS/TEN 的机制是由于 Fas 及 Fas 配体(Fas-FasL)在患者角质形成细胞的凋亡中发挥作用,而免疫球蛋白可通过抗 Fas 活性抑制 Fas-FasL 的相互作用及细胞凋亡。一项系统荟萃分析发现 IVIG 联合糖皮质激素治疗 SJS/TEN 可缩短恢复时间,并存在降低死亡率的趋势[18]。

(3)环孢素:建议在 SJS/TEN 患者尽早开始环孢素治疗,推荐剂量为 3~5mg/(kg·d),分 2 次给药,连用 7~21 天。环孢素可抑制 T 细胞活化,从而防止 CTL 和 NK 细胞产生及释放细胞因子,从而对 SJS/TEN 产生疗效。多项临床病例系列研究和系统评价研究表明环孢素可减缓 SJS/TEN 疾病进展、缩短住院时间并降低死亡率。

(4)TNF-α 拮抗剂:近年来,TNF-α 在 SJS/TEN 发病机制中的作用逐渐明确,TNF-α 拮抗剂也开始应用于 SJS/TEN 的治疗。一项纳入 96 例 SJS/TEN 患者的开放、随机、对照、非盲研究比较依那西普和糖皮质激素的疗效和不良反应,发现依那西普组的表皮修复时间显著少于糖皮质激素组(14 天 vs. 19 天,P=0.01);11 例患者死亡,其中 4 例(8.3%)为依那西普组,7 例(16.3%)属糖皮质激素组,依那西普组的死亡率低于入组时基于 SCROTEN 评分的预测死亡率(8.3% vs. 17.7%),而糖皮质激素组没有这种差别(16.3% vs. 20.3%);依那西普组胃肠道出血的发生率也显著低于糖皮质激素组(2.6% vs. 18.2%,P=0.03)[19]。2020 年一项荟萃分析[20]先对 IVIG 联合激素、单用激素和单用 IVIG 三组进行比较选出优选方案 IVIG 联合激素后,与 TNF-α 拮抗剂再次进行荟萃分析,最终发现 IVIG 联合激素治疗的实际死亡率较预期死亡率下降 46%,而 TNF-α 拮抗剂在降低死亡率方面更有优势,死亡率下降可达 75%。TNF-α 拮抗剂成功治疗儿童 SJS/TEN 也有报道。临床可选用单次静脉输注 5mg/kg 的英夫利昔单抗或依那西普 50mg 单次皮下注射治疗,国内有研究推荐皮下注射重组人 II 型肿瘤坏死因子受体 - 抗体融合蛋白 25mg/次治疗方案,首剂加倍,每 3 天 1 次,连续治疗 4~8 次[21]。推荐尽早应用,尤其在发病 24~48 小时内。儿童可单次 25mg 依那西普皮下注射治疗,或间隔 24 小时或 3 天重复给药 1 次。

(5)其他:血浆置换可以清除患者血浆中的药物、药物代谢产物或毒性介质成分,在常规治疗抵抗时可考虑使用。临床中还可联合上述药物治疗 SJS/TEN,临床广泛应用的主要是系统糖皮质激素联合 IVIG 或 TNF-α 抑制剂。此外,病程中注意观察患儿情绪和行为变化,如出现异常表现,需及时进行心理治疗,用心理学方法,通过语言或非语言方式,对患者进行训练、教育和治疗,用以减轻或消除疾病对患儿精神、情绪、心理乃至行为的影响,改

善心理精神状态,适应家庭、社会和学习环境。

【预后】

1. 死亡率 SJS/TEN 患者的总死亡率约为 25%,其中 SJS 低于 10%,TEN 则在 30% 以上。儿童死亡率低于成人,在不同医疗中心为 0~9.5% 不等,美国 2009—2012 报道儿童 SJS、SJS-TEN 和 TEN 死亡率分别为 0、4% 和 16%,败血症等感染性并发症是包括儿童在内所有 SJS/TEN 患者最常见的死亡原因[13],其他常见原因还有急性呼吸窘迫综合征及多器官功能衰竭。

2. 远期后遗症 SJS/TEN 最常见的后遗症为皮肤并发症,包括炎症后色素减退或色素沉着、瘢痕形成、毛发或甲等附属器异常再生、慢性瘙痒等。SJS/TEN 最重要的后遗症之一是眼部远期并发症,约 50%~90% SJS/TEN 患者会发生,最常见的是水样液不足引起的严重干眼,主要成因在于泪小管和副泪腺瘢痕形成,也可继发于睑板腺功能障碍以及杯状细胞破坏引起的黏蛋白缺之。其他眼部并发症包括倒睫、双行睫、睑内翻、睑球粘连、角膜新生血管、角膜炎、角膜和结膜瘢痕形成及眼表功能衰竭,极少数患者可能失明。慢性眼部受累的患者需要终生治疗干眼、结膜炎和眼部不适。无论是 SJS/TEN 整体严重程度,还是急性期眼部受累严重程度都不能预测晚期眼部并发症的发生,所以 SJS/TEN 患者需要长期进行眼科随访。

急性口腔受累的远期并发症是唇部和口内瘢痕形成,导致张口受限,影响进食或说话。多达 40% 的患者由于小唾液腺损伤出现慢性持续的干燥综合征。儿童患者还可发生严重的牙齿生长异常如牙齿发育不全、牙根畸形、牙根构建停滞和小牙畸形等。

其他泌尿生殖系统远期并发症包括阴唇粘连、阴道口狭窄、尿潴留等。有早期肺部表现的部分 SJS/TEN 患者会发展成慢性呼吸问题,如闭塞性细支气管炎、支气管扩张和慢性支气管炎,预后差,死亡率约为 40%。部分患者还可出现长期心理并发症和精神障碍。

3. 患者教育 告知 SJS/TEN 患者及家属未来避免使用致敏药物或化学结构密切相关的类似药物,在门诊或住院病历封面标明致敏药物,以防再次误用。用药前详细询问曾患 SJS/TEN 患者的

药物过敏史,避免药物交叉反应。对用药过程中突然出现的与原发病无关的发热、瘙痒及皮疹应高度怀疑药疹,并及时处理。随着精准医学和药物遗传学进展,未来有望通过治疗前筛查特定 HLA 风险基因预防某些药物诱发的 SJS/TEN。

（梁源　马琳　著,李萍　陈谨萍　审）

第四节　药物反应伴嗜酸性粒细胞增多和全身症状

药物反应伴嗜酸性粒细胞增多和全身症状(drug reaction with eosinophilia with systemic symptoms,DRESS)或药物超敏反应综合征(drug-induced hypersensitivity syndrome,DIHS)是一类以发热、皮疹、淋巴结肿大、血液系统异常和内脏器官受累为临床特征的重症药疹,同时还具有发病延迟、症状迁延以及人类疱疹病毒(human herpes virus,HHVs)再活化等临床特点,使其区别于其他药物反应,具有高度临床异质性、可变性和不可预测性。Bocquet 等[22]指出 DRESS 中的 R 代表 "Reaction" 而非 "Rash",以强调 DRESS 中皮疹的异质性。Shear 等[23]则提出 DRESS 这一缩写,用小写的 e 表示嗜酸性粒细胞增多不是诊断的必要条件,强调血液学检查的重要性不仅在于发现嗜酸性粒细胞增多,还有异型淋巴细胞增多等其他异常表现。日本学者[24]曾提出 HHV-6 再活化为 DIHS 诊断标准之一,但目前认为它可能只是一个加重因素,是疾病严重程度的标志,而非诊断 DIHS 的必要条件,因此 DIHS 和 DRESS 同属一个疾病谱,DIHS 代表 DRESS 中的重型,与HHVs 再活化密切相关[25]。发生在儿童群体的DRESS 具有不同于成人的独特之处,如致敏药物不同、皮疹特点不同、累及系统及脏器有差异,且病程短、程度轻、发病率和死亡率均低于成人、预后更好等。

【流行病学】DRESS 发病没有年龄或性别倾向,但某些种族的发病率较高。芳香族抗惊厥药引发的 DRESS 更易发生在非洲裔美国人,而中国汉族人则更易在服用别嘌醇后发生 DRESS。儿童的DRESS 发病率似乎比成人低,但实际发病率尚不清楚。Fiszenson-Albala 等报道,有用药史的人群中 DRESS 发病率约为 1/10 000~1/1 000[26]。实际上,由于 DRESS 临床表现的多样性和不典型性,其发病率应高于该数值,且呈逐年增长的态势。日本和欧洲的数据显示,DRESS 的年增长率从 1991—2000 年间的 5/100 万明显上升至 2001—2009 年间的 10/100 万[27]。DRESS 发生率还取决于药物类型和患者的免疫状态,暴露于抗癫痫药如卡马西平和苯妥英钠的患者中 DRESS 发生率升至(1~5)/10 000,而在使用拉莫三嗪的患者中更高,成年人中为 1/300,儿童中为 1/100[28-29]。RegiSCAR研究发现,在 DRESS 患者中既往自身免疫病的发生率高达 8.5%,癌症的发生率为 5.1%[30]。Mizukawa 等[31]研究显示约半数患者在发病前 4周内有病毒感染症状,特别是,许多患者在带状疱疹后的几周内出现 DRESS,提示病毒感染可能使以前患有自身免疫病的个体更易发生药物触发的DRESS。

【病因及发病机制】

1. **致敏药物**　以往认为引起 DRESS 的药物种类有限,最常见为芳香族抗惊厥药(卡马西平、苯妥英钠、苯巴比妥、拉莫三嗪和唑尼沙胺),其次为磺胺类药物(柳氮磺吡啶、复方磺胺甲噁唑)和别嘌醇,其他包括氨苯砜、米诺环素、美西律以及反转录酶抑制剂(阿巴卡韦、奈韦拉平)。近年来,已有超过 40 种药物被报道可以诱发 DRESS,如抗生素类药物中的 β- 内酰胺类、抗结核药、四环素类及其他如万古霉素、利奈唑胺、甲硝唑等;非甾体抗炎药,如布洛芬、阿司匹林和塞来昔布;抗高血压药物,如卡托普利和氨氯地平;生物制剂,如依法珠单抗和伊马替尼;抗精神病药,如安非他酮和氟西汀等。据报道 25% 的 DRESS 病例在使用非相关药物时出现复发。DRESS 患者对芳香族抗惊厥药交叉过敏的概率达 40%~80%,而对非芳香族抗惊厥药多可耐受。

致敏药物种类也与 DRESS 中受累脏器类型有

关,如别嘌醇容易引起肾脏受累,米诺环素容易引起肺部受累,而阿莫西林和磺胺类药物更易引起心脏受累;此外,致敏药物不同也会影响 DRESS 潜伏期,Soria 等[23,32]认为 DRESS 潜伏期可以短于 2 周,并提出以潜伏期 2 周为界分为快速发作型和延迟发作型两类 DRESS,前者以抗生素和碘化造影剂为主要致敏药物,后者则以抗癫痫药卡马西平和拉莫三嗪、别嘌醇以及柳氮磺吡啶为致敏药物,并得出结论,DRESS 最常与发生皮疹前 15 天内使用的药物有关,而潜伏期长短则取决于致敏药物种类。

由于儿童疾病谱及用药特殊性,儿童 DRESS 的致敏药物具有自身特点。Metterle 等[33]对 130 例儿童 DRESS 系统综述发现抗癫痫药仍为儿童 DRESS 首位致敏药物(占 50%),其中芳香族抗惊厥药占 86.2%,依次为卡马西平、苯妥英钠、苯巴比妥和拉莫三嗪,其他丙戊酸、左乙拉西坦、乙琥胺等亦有报道;抗生素类药物位居第二(占 30.8%),依次为 β- 内酰胺类、万古霉素、复方磺胺甲噁唑、米诺环素等;非甾体抗炎药位居第三(占 8.5%),主要为柳氮磺吡啶和阿司匹林,双氯芬酸、布洛芬、萘普生和对乙酰氨基酚也有报道。与 Kim 等对 148 例儿童 DRESS 和 Afiouni 等对 354 例儿童 DRESS 的系统综述分析结果基本一致[34,35]。

2. 发病机制　DRESS 的确切发病机制尚不清楚,目前认为是药物代谢、免疫反应和疱疹病毒再活化 3 种因素在宿主遗传素质的基础之上相互作用的结果。药物遗传学研究发现,特定人种中携带特定 HLA 单体型的个体,当接触特定致敏药物时有发生 DRESS 的倾向。2002 年首次发现 HLA-B*5701 基因与欧洲和非洲人群中阿巴卡韦致超敏反应有关,后陆续发现不同 HLA 等位基因与特定药物在特定人种中引起的重症药疹具有强关联性。在中国汉族人群中,HLA-B*5801 与别嘌醇导致的重症药疹(包括 DRESS)强相关,在欧洲和中国汉族人群中,HLA-A*3101 与卡马西平所致 DRESS 强相关,一项中国人全基因组研究发现,HLA-B*1301 与氨苯砜超敏反应综合征存在关联,另有研究发现,中国汉族人群中该位点还与柳氮磺吡啶所致 DRESS 相关。此外,遗传因素还可以通过药物代谢酶或药物转运体相关基因变异而使个

体发生 DRESS 的风险增加,CYP2C9*3 已被证实与泰国癫痫儿童中苯妥英钠引发的 DRESS 相关,磺胺药超敏反应综合征患者中以慢乙酰化表型为主。药物遗传学筛查使得预测严重药物不良反应成为可能,有条件者在临床用药前进行相关检测,可提高用药安全性。

DRESS 发病初期常可观察到免疫抑制状态,如 B 淋巴细胞计数减少,血清免疫球蛋白包括 IgG、IgA 和 IgM 水平下降,这种免疫抑制对随后发生的疱疹病毒再活化起到了重要作用。患者体内还可检测到与致敏药物及病毒均可发生交叉反应的记忆性 T 细胞的扩增。DRESS 患者血清中几种前炎症性细胞因子如肿瘤坏死因子和白介素 -6(IL-6)均升高,发病早期患者外周血和皮肤中的调控性 T 细胞(Treg)数量均增加,但当出现脏器和系统受累时,Treg 数量则相应减少,并与器官功能恶化程度成正比。一些药物如卡马西平、苯妥英钠、拉莫三嗪和磺胺甲基异噁唑可以激活药物特异性 T 淋巴细胞,导致其分泌干扰素 -γ(IFN-γ)和白介素 -5(IL-5)等,这些升高的细胞因子和嗜酸性粒细胞趋化因子一同引起显著的嗜酸性粒细胞增多症。

人类疱疹病毒再活化包括人类疱疹病毒 6 型(HHV-6)、巨细胞病毒(CMV)、EB 病毒(EBV)和人类疱疹病毒 7 型(HHV-7)与 DRESS 的发病有直接关系,在疱疹病毒、抗病毒免疫和药物特异性免疫反应之间存在复杂的相互作用,已经证实在 DIHS 宿主体内发生疱疹病毒序贯性再活化,在病程早期起始于 HHV-6 或 EBV,随后为 HHV-7,最终为 CMV 的再活化,这种疱疹病毒级联反应与移植物抗宿主病非常相似。目前认为 HHVs 可能只是 DRESS 的加重因素,是疾病严重程度的标志,而非诊断必要条件,因此 DIHS 和 DRESS 同属一个疾病谱,DIHS 代表 DRESS 中的重型,与 HHVs 再活化密切相关[25]。

【临床特征】

1. 一般情况及皮疹特点　Kardaun 等[30]报道 117 例成人 DRESS 平均发病年龄为 48 岁,男女比例为 0.8,潜伏期 22 天。首位致敏药物为抗癫痫药(35%);第二位为抗生素类(23%),其中磺胺类最多,其次为万古霉素、米诺环素和 β- 内酰胺类;第

三位为别嘌醇。儿童 DRESS 好发于 8~9 岁,潜伏期 2~3 周,无明显性别差异。致敏药物的首位和第二位仍为抗癫痫药(49%)和抗生素类(31%),但占比均明显高于成人患者(49% vs. 35%;31% vs. 23%),而且抗生素类致敏药物中以 β- 内酰胺类为主,其次为磺胺类;别嘌醇仅占 1%[33-35]。

皮疹是 DRESS 最常见的临床表现,发生率接近 100%。鲜红色斑丘疹或者麻疹样发疹是 DRESS 初始阶段最常见的皮疹形态,逐渐进展为紫红色、水肿性、浸润性斑丘疹,毛囊处加重,伴或不伴瘙痒,因此斑丘疹或者麻疹样发疹是 DRESS 初始阶段最常见的皮疹形态,但随着疾病进展,还可出现其他多种类型皮疹如靶形、脓疱、苔藓样或湿疹样皮损,略带紫癜,逐渐融合超过 50% 体表面积,甚至发展成超过体表面积 90% 的红皮病样或剥脱性皮炎样表现(图 8-3A、B)。皮疹通常最先累及面部并伴有特征性的颜面尤其眶周水肿,之后由上向下累及躯干上部和上肢,随后扩展至下肢,掌跖通常不受累,停用致敏药物后皮疹仍可持续数月。2 种以上皮疹形态、超过 50% 体表面积及面部水肿是 DRESS 最具特征性的表现。其中麻疹样发疹更常见于儿童,高达 89.2%,而成人为 60%;特征性的颜面水肿在儿童相比成人少见,仅为 1/3,成人可达 3/4。

约半数 DRESS 患者可有黏膜损害,常为单一部位且严重程度远低于 SJS/TEN,不会进展为渗出糜烂或溃疡出血。儿童 DRESS 较成人黏膜损害发生率低,最常见为唇炎和口腔炎,其次为结膜炎、咽炎 / 扁桃体炎和外生殖器受累。

2. 系统及脏器受累 发热是 DRESS 仅次于皮肤表现的第二常见症状,通常为 38~40℃ 的中高热,发生率均在 90% 以上。淋巴结肿大作为 DRESS 第三常见症状,一般定义为单个淋巴结肿大超过 1cm,对称性分布,且累及 2 个及以上部位,最常见于双侧颈部、腋下和腹股沟,儿童患者更为多见,发生率约占 3/4,而成人约为 1/2。

血液系统异常,如白细胞增多、嗜酸性粒细胞增多、非典型淋巴细胞增多、血小板减少和粒细胞缺乏症常见于 DRESS。成人患者血液系统受累率高达 100%,儿童患者则较成人发生率低,其中白细胞增多($>10 \times 10^9/L$)最多见;其次为嗜酸细胞增多($>0.7 \times 10^9/L$)和异型淋巴细胞增多。

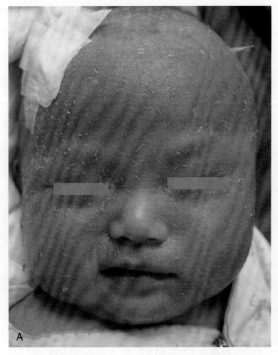
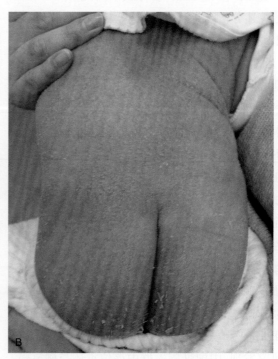

图 8-3 药物超敏反应综合征
7月女童。全身(A、B)可见弥漫潮红肿胀,上覆细碎鳞屑(首都医科大学附属北京儿童医院提供)

在内脏器官中，肝脏是所有 DRESS 患者中最常受累的，儿童中达 73%~84.5%，成人 75%~94%。严重皮肤不良反应登记中心（Registry of Severe Cutaneous Adverse Reactions，RegiSCAR）提出的评分系统中，将肝脏受累定义为至少 2 次不同日期检测发现血清 ALT 水平>2 倍正常值上限和 / 或碱性磷酸酶>1.5 倍正常值上限。在少数患者中，肝损伤可发展为广泛肝坏死和暴发性肝衰竭，这是 DRESS 患者死亡的主要原因。凝血酶原时间延长［国际标准化比值（international normalized ratio，INR）>1.5］、血清胆红素升高或有意识受损的表现，提示急性肝衰竭；而明显升高的 AST 和胆红素伴黄疸以及存在肝性脑病，是死亡或肝移植的重要预测指标。

DRESS 第二位受累脏器为肾脏（15.4%），表现为急性间质性肾炎，出现肌酐水平中度升高、轻度蛋白尿以及尿沉渣异常等；第三位为肺（7.7%），表现为非特异性症状，包括咳嗽、呼吸急促或呼吸困难、低氧血症等，胸部影像学可证实有间质性肺炎和 / 或胸腔积液，支气管肺泡灌洗液中可发现药物特异性 CD8[+]T 淋巴细胞和嗜酸性粒细胞。其他还包括胃肠炎，如腹泻、黏膜糜烂、出血等；肌肉如肌炎、肌酸激酶升高，嗜酸性粒细胞性心肌炎、心包炎、胰腺炎、脾大，自身免疫性甲状腺炎、胆囊炎、脑炎、脑膜炎、周围神经炎 / 多神经炎和眼葡萄膜炎等，也有少数与弥散性血管内凝血和噬血细胞综合征有关的休克或多器官衰竭的病例报道。

总之，麻疹样发疹、发热、嗜酸性粒细胞增多是儿童 DRESS 的临床特征，肝肾均为儿童和成人常见受累脏器，但肺部受累以成人多见，而胃肠道受累以儿童多见。

3. **临床病程**　成人 DRESS 平均病程为 6.4 周，而儿童 DRESS 平均病程为 3 周。与病情严重程度相关的 HHV-6 阳性率在成人为 80%，儿童为 42.9%，说明儿童 DRESS 病程更短、程度更轻。费城儿童医院 29 例儿童 DRESS 回顾性分析发现，HHV-6 阳性组患儿较 HHV-6 阴性组患儿住院时间更长（11.5 天 vs. 5 天），发热时间更长（12.5 天 vs. 3 天），HHV-6 阳性组患儿全部接受系统糖皮质激素治疗，也证实 HHV-6 阳性与 DRESS 严重程度相关[36]。

Afiouni 等[34]总结 354 例儿童 DRESS 复发率为 4.8%，主要为精神神经障碍和先天性心脏病，需要长期使用抗癫痫药或其他药物，导致复发风险增加。与非复发患儿相比，复发患儿有更多合并症。发热、面部水肿、白细胞持续增多、淋巴结肿大伴红皮病、肾衰竭、急性呼吸窘迫和心脏受累是儿童 DRESS 严重且易复发的预测指标，更需要临床密切监测此类患儿病情进展。另外，有报告表明，当糖皮质激素减量过快时，复发更为频繁，因此，至少 3 个月以上的激素减量过程是防止 DRESS 复发的重要措施。

4. **组织病理及实验室检查**

（1）组织病理特点：DRESS 患者皮肤组织病理学无特异性，表现为真皮乳头层血管周围炎，以淋巴细胞浸润为主，可见嗜酸性粒细胞和异型淋巴细胞，有时可见棘细胞层水肿。淋巴结活检的组织病理学表现为两种：一是良性的淋巴样组织增生；二是假性淋巴瘤样表现，需要与淋巴瘤相鉴别。

（2）实验室检查特点：DRESS 急性期（≤10 天）血清免疫球蛋白（Ig）水平显著下降，通常在发病后 1~2 周达到最低点，尤其是 IgG 可以低至 300~600mg/dl，同时 HHV-6 开始再活化；在 DRESS 亚急性期（11~36 天）通常为发病后 2~3 周可检测到 HHV-6 血清 IgG 滴度显著升高或外周血白细胞中 HHV-6 DNA 阳性为证据的 HHV-6 再激活，启动由 HHV-6 或 EBV 开始，到 HHV-7，最终到 CMV 的级联再激活。DRESS 患者在停用致病药物后仍会出现临床症状恶化或反复，与 HHVs 在各种器官中依次发生再活化有关，但器官中病毒 DNA 水平与血液白细胞中病毒 DNA 的存在不一定相关，反之亦然。由于 HHVs 再激活是 DRESS 病程迁延和并发症风险升高的标志，应在入院时进行血清学检测，并以 2~3 周的间隔重复检测以监测 HHV-6、HHV-7、EBV 和 CMV 抗体滴度或 DNA 载量的变化。目前认为血清或血浆定量 PCR 分析是证实活动性 HHVs 感染或再激活的最佳方法。此外，DRESS 特征性实验室指标还有急性期（3~10 天）伴随疱疹病毒再激活的全功能性 Treg 扩增，及亚急性期（第 11~36 天）的 Treg 功能逐步丧失。

【诊断进展】关于 DRESS 的诊断，迄今为止尚无绝对可靠的诊断标准，现有可供参考的 3 个版本（表 8-5）都是基于临床表现和实验室检查基础之上的，临床医师必须排除所有可能的其他疾病，如感染性、肿瘤性、自身免疫性或结缔组织病等。

欧洲 RegiSCAR 根据临床特征、皮肤受累程度、器官受累情况和临床病程，制定了 RegiSCAR 评分系统，分值范围为 –4~9，将 DRESS 分类为确诊（definite ≥6 分）、拟诊（probable 4~5 分）、疑诊（possible 2~3 分）和排除（exclude<2 分）。具体见表 8-6。

表 8-5　DRESS 的诊断标准

Bocquet 等[22]	RegiSCAR[37]	J-SCAR[24]
1. 药疹	1. 急性发疹	1. 斑丘疹，发生时间>3 周，从开始使用致敏药物后
2. 血液学改变	2. 与药物相关	2. 停用致敏药物后临床症状仍迁延 2 周以上
嗜酸细胞计数>1.5×10⁹/L	3. 需要住院	3. 发热>38℃
√ 出现异型淋巴细胞	4. 发热>38℃	4. 肝脏受累：ALT>100U/L 或其他器官受累
3. 系统损害	5. 肿大淋巴结 ≥2 个部位	5. 白细胞异常（≥1 项）
√ 腺体病：淋巴结直径 ≥2cm	6. 脏器受累 ≥1 个器官	√ 白细胞增多>11×10⁹/L
√ 肝炎：ALT ≥2 倍正常值	7. 血液学改变	√ 异型淋巴细胞>5%
√ 间质性肾炎	√ 淋巴细胞计数高或低于正常值	√ 嗜酸细胞增多症>1.5×10⁹/L
√ 间质性肺炎	√ 嗜酸细胞计数高于正常值	6. 淋巴结病
√ 心肌炎	√ 血小板计数低于正常	7. HHV-6 再活化
以上 1~3 项标准必须满足，其中 2 和 3 中至少满足 1 项	前 1~3 项为必要条件，后 4~7 项中需满足 3 项	满足全部 1~7 项为典型 DRESS，满足 1~5 项为不典型 DRESS

注：DRESS，drug reaction with eosinophilia and systemic symptom，药物反应伴嗜酸性粒细胞增多和全身症状；RegiSCAR，European Registry of Severe Cutaneous Adverse Reactions to drugs，欧洲严重药物皮肤不良反应登记处；J-SCAR，Japanese Research Committee on Severe Cutaneous Adverse Reaction to drugs，日本严重药物皮肤不良反应研究委员会。

表 8-6　RegiSCAR 诊断 DRESS 评分系统

评分项目	得分
• 发热 ≥38.5℃	否 / 不详 = –1，是 = 0
• 淋巴结肿大 [>1cm，且 ≥2 个不同部位（右侧 + 左侧不符合）]	否 / 不详 = 0，是 = 1
• 嗜酸细胞增多 √ 嗜酸细胞计数 √ 嗜酸细胞百分比（白细胞<4×10⁹/L 时）	否 = 0，(0.7~1.49)×10⁹/L 时 = 1，≥1.5×10⁹/L 时 = 2 否 = 0，10%~19.9% 时 = 1，≥20% 时 = 2
• 异型淋巴细胞	否 / 不详 = 0，是 = 1
• 皮肤受累 √ 受累面积>50%BSA √ 皮疹提示 DRESS [≥2 种症状：紫癜样改变（除下肢以外），面部水肿，皮疹融合伴浸润感，银屑病样脱屑] √ 皮肤活检提示 DRESS	否 = 0，是 = 1 否 = –1，不详 = 0，是 = 1 否 = –1，是 = 0
• 器官受累　否 =0，1 个器官 =1；≥2 个器官 =2 √ 肝脏受累（ALT>2 倍 UNL 或 DBIL>2 倍 UNL 或 AST、TBIL、ALP 均>2 倍 UNL，且连测 2 天） √ 肾脏受累（肌酐>1.5 倍基线值且连测 2 天；或蛋白尿>1g/d，血尿，肌酐清除率下降或 GFR 下降） √ 肺部受累（影像学示肺间质改变；或异常肺泡灌洗液或异常病理；或异常血气结果） √ 心脏 / 肌肉受累（CK>2 倍 UNL 或 CK-MB/MM 升高；或肌钙蛋白 T>0.01μg/L） √ 胰腺或其他器官受累（淀粉酶和 / 或脂肪酶 ≥2 倍 UNL）	

续表

评分项目	得分
• 病程 ≥ 15 天	否 = -1, 是 = 0
• 除外其他病因, 检查 ≥ 3 项目为阴性	否 = 0, 是 = 1
∨ ANA	
∨ 血培养 (发病 3 天内)	
∨ 血清 HAV/HBV/HCV/ 衣原体 / 肺炎支原体	

注: DRESS, drug reaction with eosinophilia and systemic symptoms, 药物反应伴嗜酸性粒细胞增多和全身症状; RegiSCAR, European Registry of Severe Cutaneous Adverse Reactions to Drugs, 欧洲严重药物皮肤不良反应登记处; BSA, body surface area, 体表面积; ALT, alanine transaminase, 丙氨酸氨基转移酶; UNL, upper normal limit, 正常值上限; DBIL, direct bilirubin, 直接胆红素; AST, aspartate transaminase, 天冬氨酸氨基转移酶; TBIL, total bilirubin, 总胆红素; ALP, alkaline phosphatase, 碱性磷酸酶; GFR, glomerular filtration rate, 肾小球滤过率; CK, creatine kinase, 肌酸激酶; CK-MB/MM, creatine kinase-MB/MM, 肌酸激酶 MB 亚型 /MM 亚型; ANA, antinuclear antibodies, 抗核抗体。EBV/CMV/HHV-6/HHV-7 均记录结果, 但不计入评分。

【治疗进展】DRESS 治疗最首要的措施是尽早停用可疑药物, 在病程中尽量简化用药、避免启用新的药物, 特别是 β- 内酰胺类抗生素, 以免发生不明原因的交叉过敏反应从而混淆甚至加重病情。对于涉及抗癫痫药的病例, 丙戊酸通常用于替代疑似致病药物。

同时给予支持治疗对于维持 DRESS 患者内环境稳态和情绪稳定非常重要, 如退热、止痒、补液、纠正电解质紊乱、保持室温和保暖、高热量饮食、保护重要脏器功能以及加强皮肤黏膜护理等, 注意避免继发感染或败血症。

系统性糖皮质激素已被公认为改善急性期 DRESS 临床症状的金标准治疗方法。开始治疗几天内皮疹和发热就会迅速缓解。但是糖皮质激素的用量、用时和减量方式尚不统一, 主要依据内脏器官受累严重程度进行选择。没有严重器官受累时, 即没有肾脏或肺部受累的临床、实验室或影像学依据, 且肝脏丙氨酸氨基转移酶仅有轻微升高 (ALT<3 倍正常值上限), 可以仅外用强效甚至超强效糖皮质激素而非全身性使用, 每天 2~3 次, 持续 1 周; 严重器官受累时, 即肝脏 ALT ≥ 5 倍正常值上限, 或肺部受累严重, 出现呼吸困难、胸部 X 线片异常或低氧血症, 或肾脏受累严重, 出现肌酐>1.5 倍基线水平及蛋白尿或血尿时, 给予全身性糖皮质激素, 按照 1mg/(kg·d) 泼尼松或等效剂量, 直至临床改善和实验室指标恢复正常, 之后在 3~12 个月内逐渐减量, 避免快速减量可降低复发

风险[38]。当口服足量糖皮质激素仍无法控制病情恶化时, 可予甲泼尼龙 30mg/(kg·d)(最大量 1g) 静脉冲击治疗 3 天。

静脉注射免疫球蛋白(intravenous immunoglobulin, IVIG)具有免疫调节和抗炎作用, 因含有抗病毒 IgG, 可以中和对抗疱疹病毒再活化, 包括 HHV-6。法国皮肤病学会建议[38], 出现威胁生命的临床表现时, 如伴骨髓衰竭的噬血细胞综合征、脑炎、重症肝炎、肾衰竭和呼吸衰竭等, 可予大剂量 IVIG 作为糖皮质激素的辅助治疗, 推荐剂量为 2g/kg, 分 2 天或 5 天静脉输入。Marcu N 等[39] 报道了 7 例应用 IVIG(1~2g/kg) 联合糖皮质激素成功治疗儿童重症 DRESS 的最大病例系列。需要注意的是 IVIG 不应该在没有糖皮质激素的情况下单独使用, 系统糖皮质激素联合 IVIG 是严重儿童 DRESS 患者的有效且有价值的治疗选择。

目前, 环孢素被认为是对 DRESS 中系统性糖皮质激素疗效不佳的严重脏器受累患者和糖皮质激素禁忌患者的二线治疗。环孢素作为钙调磷酸酶抑制剂, 不仅可以抑制 T 淋巴细胞活性, 还可以抑制白介素 -5 的产生, 从而降低嗜酸性粒细胞趋化和增多, 以及药物特异性 T 淋巴细胞的生成。研究报道环孢素单独作为 DRESS 一线治疗, 经 3~7 天短疗程 [3 天 5mg/(kg·d) 和 7 天 200mg/d] 取得快速显著疗效[40]。Nguye 等进行回顾性病例对照研究, 比较了环孢素 2 周疗程组 [7 天 3~5mg/(kg·d) 和 7 天 1.5~2.5mg/(kg·d)] 和糖皮质激素 [1~2mg/(kg·d)]

组在 DRESS 治疗的效果，无论皮损改善(15.7 天 *vs.* 21.7 天)、受累脏器恢复、实验室指标正常及平均住院天数(8.1 天 *vs.* 16.2 天)等方面，环孢素组均能快速有效控制疾病进展，而且避免了长期系统糖皮质激素的相关副作用，以及激素相关的病毒再活化和激素依赖性 DRESS 变异型的发生，表明环孢素可作为单药治疗 DRESS[41]。另一方面，环孢素也有用于 DRESS 发生致死性结果的报道，尚无随机对照研究的评估结果[23]。

在亚洲和欧洲，70%~80%DRESS 患者在发病后 2~3 周的某个时间点，可以观察到以 HHV-6 的血清 IgG 滴度显著升高或白细胞中检测到 HHV-6 DNA 为证据的 HHV-6 的再激活；而且 HHVs 再活化是 DRESS 严重程度的标志，预示可能发生威胁生命的并发症[42]，因此法国皮肤病学会建议[38]，若证实重症 DRESS 患者有明确 HHV-6 再激活时，可在系统应用糖皮质激素同时加用抗病毒治疗如更昔洛韦，可联合或不联合 IVIG。此外，已有研究证实系统性糖皮质激素治疗后病毒再活化显著高于局部激素治疗后，系统性糖皮质激素治疗期间 HHV-6 和 CMV 的病毒载量增加，可能与 DRESS 病程延长、频繁复发、激素依赖性 DRESS 变异型发生以及出现严重并发症如 CMV 小肠结肠炎相关胃肠道出血等有关，因此在系统应用糖皮质激素治疗的同时积极抗病毒治疗有利于减少相关并发症[23,43]。

对于严重且糖皮质激素治疗抵抗的 DRESS 病例，使用更强的免疫抑制剂如环磷酰胺、硫唑嘌呤、干扰素、吗替麦考酚酯等，以及生物制剂如莫罗单抗 -CD3、利妥昔单抗、IL-5 单抗(mepolizumab)等均有报道，有时与 IVIG 和血浆置换辅助治疗联用[42]。

【预后】据统计成人 DRESS 死亡率为 5%~10%，死亡主要原因包括急性肝衰竭、多器官功能衰竭、暴发性心肌炎和噬血现象[38]。Kim 等[24]发现 133 例儿童 DRESS 总体死亡率明显低于成人，仅为 3.0%(4 例)，死因主要为急性重症肝炎、凝血功能障碍、脓毒血症、急性呼吸窘迫综合征 / 纵隔气肿、多脏器衰竭和休克等。因此，DRESS 发病期间的严重并发症作为 DRESS 主要死因需要严密监测和评估。2019 年，日本学者 Mizukawa 等[31]建立了一个新的评分系统，用于监测 DRESS 严重程

度、早期识别巨细胞病毒再激活，指导调整糖皮质激素用量和进行抗 CMV 治疗，一方面，避免 CMV 再激活相关小肠结肠炎引发胃肠道出血、肾功能不全、心肌炎、脓毒血症等多种致命性并发症的发生；另一方面，也有效地减少了其他疱疹病毒相关并发症的风险，从而降低 DRESS 死亡率。

DRESS 长期后遗症包括肾衰竭、慢性贫血、自身免疫性疾病(自身免疫性甲状腺疾病、1 型糖尿病、系统性红斑狼疮、自身免疫性溶血性贫血)、系统性硬化症、肾上腺功能不全等。儿童 DRESS 随诊 24 个月内后遗症发生率为 8%~10.8%，甲状腺功能减退、甲状腺功能亢进、肝衰竭和糖尿病是最常见的后遗症，其他斑秃、溶血性贫血、周围神经病变和医源性库欣综合征均有报道[25]。据报道，曾患 DRESS 的儿童中有 12.5% 发生了甲状腺炎[42]。这些症状可能会在发病后的数月至数年出现，因此对 DRESS 患儿长期随诊非常重要，建议在第 2、3、4、5、6、12 个月时进行复诊，此后每年复诊一次。

此外，虽然糖皮质激素冲击或大剂量静脉注射免疫球蛋白(IVIG)可有效治疗 DRESS 的急性炎症，但是有研究认为这种积极的治疗，特别是在儿科患者，可能矛盾性地使未来发展成自身免疫性疾病的后遗症的风险增加，尤其是Ⅲ型多腺体性自身免疫综合征(polyglandular autoimmune syndrome Ⅲ, PAS Ⅲ)[25]。在文献综述中，发现 5 例 DRESS 患者在发病后 2~7 个月(平均 4.8 个月)出现与 PAS Ⅲ一致的自身免疫性疾病的后遗症。重要的是，5 名患者中有 4 人在 DRESS 急性期接受了泼尼松龙冲击或 IVIG 治疗。在严重肝损伤的高峰期进行这些治疗可能会进一步加速 B 细胞的快速恢复，从而导致随后对包括自身抗原在内的多种表位具有特异性的自身反应 B 细胞的扩增。为了防止快速的免疫恢复，建议 DRESS 患者系统应用糖皮质激素以常规剂量起始，并且减量时间 >8 周。

综上，DRESS 是一种少见的重症药疹，芳香族抗癫痫药是儿童 DRESS 首位致敏药物，其次为β- 内酰胺类药物。虽然儿童 DRESS 死亡率仅为 3%，但仍会发生致命的并发症如急性重症肝炎、肾功能不全、急性呼吸窘迫、胃肠道出血、心肌炎、脓毒血症、多脏器功能衰竭或休克等，因此通过详细的病史(包括用药史)、临床评估和实验室检查来早

期诊断 DRESS 非常关键。面部水肿、淋巴结肿大伴红皮病、白细胞持续增多及内脏器官受累与儿童 DRESS 严重度及复发率相关。严重病例中，糖皮质激素与 IVIG 联合使用可作为儿童 DRESS 有效

的治疗方法。多数 DRESS 患者预后良好，约 10% 可有长期后遗症，因此需要对患儿进行长期随诊观察。

（梁源　马琳　著，李萍　陈谨萍　审）

参考文献

1. 中华医学会皮肤性病学分会免疫学组. 中国荨麻疹诊疗指南 (2018 版). 中华皮肤科杂志, 2019, 52 (1): 1-5.
2. ZUBERBIER TW, ABERER, ASERO R, et al. The EAACI/GA2 LEN/EDF/WAO Guideline for the Definition, Classification, Diagnosis and Management of Urticaria. Allergy, 2018, 73 (5): 1145-1146.
3. 钟华, 郝飞. 荨麻疹的病理生理与临床. 中华皮肤科杂志, 2007, 40 (10): 652.
4. 何晓蕾, 雷铁池, 刘小明, 等. 自体血清皮肤试验对诊断慢性荨麻疹的临床意义. 中华皮肤科杂志, 2012, 45 (1): 5.
5. 李晓桐, 翟所迪, 王强, 等.《严重过敏反应急救指南》推荐意见. 药物不良反应杂志, 2019, 21 (02): 85-91.
6. 曹阳, 刘爽, 支玉香. 遗传性血管性水肿发病机制研究进展. 中国医学科学院学报, 2020, 42 (5): 686-690.
7. ZURAW BL, HERSCHBACH J. Detection of C1 inhibitor mutations in patients with hereditary angioedema. J Allergy Clin Immunol, 2000, 105: 541.
8. BORK K, BARNSTEDT SE, KOCH P, et al. Hereditary angioedema with normal C1-inhibitor activity in women. Lancet, 2000, 356: 213.
9. BAFUNNO V, FIRINU D, D'APOLITO M, et al. Mutation of the angiopoietin-1 gene (ANGPT1) associates with a new type of hereditary angioedema. J Allergy Clin Immunol, 2018, 141: 1009-1017.
10. BORK K, WULFF K, STEINMÜLLER-MAGIN L, et al. Hereditary angioedema with a mutation in the plasminogen gene. Allergy, 2018, 73: 442-450.
11. 中华医学会变态反应学分会, 中国医师协会变态反应医师分会. 遗传性血管性水肿的诊断和治疗专家共识. 中华临床免疫和变态反应杂志, 2019, 13 (1): 1-4.
12. Consensus on treatment goals in hereditary angioedema: A global Delphi initiative. The Journal of Allergy and Clinical Immunology, 2021, 148 (6): 1526-1532.
13. HSU DY, BRIEVA J, SILVERBERG NB, et al. Pediatric Stevens-Johnson syndrome and toxic epidermal necrolysis in the United States. J Am Acad Dermatol, 2017, 76: 811-817. e4.
14. 中华医学会皮肤性病学分会药物不良反应研究中心. Stevens-Johnson 综合征/ 中毒性表皮坏死松解症诊疗专家共识. 中华皮肤科杂志, 2021, 54 (5): 376-381.
15. CREAMER D, WALSH SA, DZIEWULSKI P, et al. UK guidelines for the management of Stevens-Johnson syndrome/toxic epidermal necrolysis in adults 2016. British Journal of Dermatology, 2016, 174 (6): 1194-1227.
16. I TORRES-NAVARRO, Á BRIZ-REDÓN, R BOTELLA-ESTRADA. Systemic therapies for Stevens-Johnson Syndrome and Toxic Epidermal Necrolysis: a SCORTEN-based systematic review and meta-analysis. Journal of the European Academy of Dermatology and Venereology: JEADV, 2021, 35 (1): 159-171.
17. CATHRYN S, ELANA P, ROBERT M, et al. Retrospective review of drug-induced Stevens-Johnson syndrome and toxic epidermal necrolysis cases at a pediatric tertiary care institution. Pediatric Dermatology, 2020, 37 (3): 461-466.
18. YE LP, ZHANG C, ZHU QX. The effect of intravenous immunoglobulin combined with corticosteroid on the progression of Stevens-Johnson syndrome and toxic epidermal necrolysis: a meta-analysis. PLoS One, 2016, 11 (11): e0167120.
19. WANG CW, YANG LY, CHEN CB, et al. Randomized, controlled trial of TNF-alpha antagonist in CTL-mediated severe cutaneous adverse reactions. J Clin Invest, 2018, 128: 985-996.
20. 司佳薇. 比较不同方案治疗 SJS/TEN 的 Meta 分析. 宁夏医科大学, 2020.
21. 陆晓君, 经晶, 施辛, 等. 重组人 Ⅱ 型肿瘤坏死因子受体- 抗体融合蛋白治疗中毒性表皮坏死松解症的临床疗效观察. 中华皮肤科杂志, 2020, 53 (6): 428-434.
22. BOCQUET H, BAGOT M, ROUJEAU JC. Drug-induced pseudolymphoma and drug hypersensitivity syndrome (drug rash with eosinophilia and systemic symptoms: DRESS). Semin Cutan Med Surg, 1996, 15: 250-257.

23. MARTÍNEZ-CABRIALES SA, RODRÍGUEZ-BOLAÑOS F, SHEAR NH. Drug Reaction with Eosinophilia and Systemic Symptoms (DReSS): How Far Have We Come？ American Journal of Clinical Dermatology, 2019, 20 (2): 217-236.

24. SHIOHARA T, LIJIMA M, LKEZAWA Z, et al. The diagnosis of a DRESS syndrome has been sufficiently established on the basis of typical clinical features and viral reactions. Br J Dermatol, 2007, 156: 1083-1084.

25. TETSUO S, YOSHIKO M. Drug-induced hypersensitivity syndrome (DiHS)/drug reaction with eosinophilia and systemic symptoms (DRESS): An update in 2019. Allergology international: official journal of the Japanese Society of Allergology, 2019, 68 (3): 301-308.

26. FISZENSON-ALBALA F, AUZERIE V, MAHE E, et al. A 6-month prospective survey of cutaneous drug reactions in a hospital setting. Br J Dermatol, 2003, 149: 1018-1022.

27. SHIOHARA T, KANO Y, TAKAHASHI R, et al. Drug-induced hypersensitivity syndrome: recent advances in the diagnosis, pathogenesis and management. Chem Immunol Allergy, 2012, 97: 122-138.

28. TENNIS P, STERN RS. Risk of serious cutaneous disorders after initiation of use of phenytoin, carbamazepine, or sodium valproate: a record linkage study. Neurology, 1997, 49 (2): 542-546.

29. GUBERMAN AH, BESAG FM, BRODIE MJ, et al. Lamotrigine-associated rash: risk/benefit considerations in adults and children. Epilepsia, 1999, 40 (7): 985-991.

30. KARDAUN SH, SEKULA P, VALEYRIE-ALLANORE L, et al. RegiSCAR study group; Drug reaction with eosinophilia and systemic symptoms (DRESS): an original multisystem adverse drug reaction. Results from the prospective RegiSCAR study. The British journal of dermatology, 2013, 169 (5): 1071-1080.

31. MIZUKAWA Y, HIRAHARA K, KANO Y, et al. Drug-induced hypersensitivity syndrome/drug reaction with eosinophilia and systemic symptoms severity score: A useful tool for assessing disease severity and predicting fatal cytomegalovirus disease. Journal of the American Academy of Dermatology, 2019, 80 (3): 670-678. e2.

32. SORIA A, BERNIER C, VEYRAC G, et al. Drug reaction with eosinophilia and systemic symptoms (DRESS) may occur within two weeks of drug exposure: a retrospective study. J Am Acad Dermatol, 2020, 82: 606-611.

33. LAUREN M, LEIGH H, LUCIA S-V. Pediatric drug reaction with eosinophilia and systemic symptoms: A systematic review of the literature. Pediatric dermatology, 2020, 37 (1): 124-129.

34. RYM A, PERLA Z, ELIO K, et al. Pediatric drug reaction with eosinophilia and systemic symptoms: A systematic review of the literature, with a focus on relapsing cases. Pediatric Dermatology, 2021, 38 (1): 125-131.

35. GRACE YK, KATELYN RA, DAWN MRD, et al. Drug reaction with eosinophilia and systemic symptoms (DRESS) in the pediatric population: A systematic review of the literature. Journal of the American Academy of Dermatology, 2020, 83 (5): 1323-1330.

36. AHLUWALIA J, ABUABARA K, PERMAN MJ, et al. Human herpesvirus 6 involvement in paediatric drug hypersensitivity syndrome. Br J Dermatol, 2015, 172 (4): 1090-1095.

37. KARDAUN SH, SIDOROFF A, VALEYRIE-ALLA-NORE L, et al. Variability in the clinical pattern of cutaneous side-effects of drugs with systemic symptoms: does a DRESS syndrome really exist？ Br J Dermatol, 2007, 156 (3): 609-611.

38. DESCAMPS V, BEN SAID B, SASSOLAS B, et al. Management of drug reaction with eosinophilia and systemic symptoms (DRESS)[in French]. Ann Dermatol Venereol, 2010, 137: 703-708.

39. MARCUS N, SMUEL K, ALMOG M, et al. Successful Intravenous Immunoglobulin Treatment in Pediatric Severe DRESS Syndrome. J Allergy Clin Immunol Pract, 2018, 6: 1238-1242.

40. KIRCHHOF MG, WONG A, DUTZ JP. Cyclosporine Treatment of Drug-Induced Hypersensitivity Syndrome. JAMA Dermatol, 2016, 152: 1254-1257.

41. EMILY N, DANIEL Y, SOTONYE I, et al. Evaluation of Cyclosporine for the Treatment of DRESS Syndrome. JAMA dermatology, 2020, 156 (6): 704-706.

42. FRANCESCA M, CARLO C, SILVIA C, et al. Drug reaction with eosinophilia and systemic symptoms (DRESS) in children. Acta bio-medica: Atenei Parmensis, 2019, 90 (3-S): 66-79.

43. USHIGOME Y, KANO Y, ISHIDA T, et al. Short-and long-term outcomes of 34 patients with drug-induced hypersensitivity syndrome in a single institution. J Am Acad Dermatol, 2013, 68 (5): 721-728.

第九章
丘疹鳞屑性皮肤病

丘疹鳞屑性皮肤病系一组病因不明、临床表现以红斑鳞屑或丘疹鳞屑为主的炎症性皮肤病(表9-1)。在儿童皮肤科和儿科的临床工作中,常可遇到大量的此类患者。此类皮肤病的基本发病机制为真皮的炎症反应以及由此引起的表皮角化异常。儿童丘疹鳞屑性皮肤病多为慢性过程,可持续数月至数年,甚至延续到成人期,本类疾病中以玫瑰糠疹最常见,预后较好。银屑病在儿童并不少见,且多与感染和遗传因素相关。儿童银屑病在皮损形态、分布以及疾病的发病过程等方面都与成人有许多不同,在治疗用药上也有所不同,其治疗更注重安全性,许多新的治疗方法能够在儿童银屑病中使用有以下两种情况:一是该方法已在成人广泛应用,逐渐尝试用于儿童;二是一些药物在儿科其他疾病(特别是风湿免疫性疾病和血液病)中应用,疗效和安全性均已证实后,被借鉴到儿童皮肤病的治疗中。儿童副银屑病以苔藓样糠疹较常见,其预后明显好于成人。

表 9-1　丘疹鳞屑性疾病的鉴别诊断

	临床特点	常见部位	特征性病理表现	病程	其他
银屑病	鳞屑性斑块,银白色鳞屑,较厚,似云母状	头皮、四肢伸侧、腰骶部	融合性角化不全,Munro 微脓肿	大多数呈慢性,反复发作	薄膜现象、Auspitz 征(+)束状发、顶针甲、油滴甲
副银屑病	分为急性痘疮样苔藓样糠疹、慢性苔藓样糠疹、小斑块型副银屑病、大斑块型副银屑病,鳞屑较银屑病薄	躯干及四肢,较少累及头面部	缺乏特异性	慢性	无
毛发红糠疹	毛囊角化性丘疹,部分伴有掌跖角化	四肢伸侧、躯干部、手背、指背等	表皮在垂直和水平方向可交替出现角化过度和角化不全,伴有毛囊角栓	慢性病程,部分可缓解自愈	无
玫瑰糠疹	沿皮纹分布的椭圆形玫瑰色斑疹或斑片	躯干及四肢	缺乏特异性	自限性(6~8 周),极少复发	有时可见母斑
扁平苔藓	紫红色扁平丘疹,表面可见 Wickham 纹	四肢屈侧	颗粒层楔形增厚,真皮上部淋巴细胞呈带状浸润	慢性,反复发作	甲翼状胬肉

第一节　银　屑　病

银屑病（psoriasis）是一种有遗传背景、与免疫反应异常有关的、常见的慢性红斑鳞屑性炎症性皮肤病。约 1/3 的成人银屑病发病在 16 岁之前，近年来儿童银屑病的发病率呈上升趋势[1]。该病是一种身心疾病，严重影响患儿及其家庭的生活质量。目前的治疗虽有效，但不能达到长期缓解的功效。儿童银屑病的临床表现、治疗选择、转归与成人有所不同，应早期确诊并规范治疗。

【流行病学】银屑病的发病率与种族、地理位置、环境等因素有关，男女发病率无明显差异。欧美国家银屑病患病率约 1%~3%，我国 2010 年对 6 个城市的调查显示其患病率为 0.47%[2]，较 1987 年（0.123%）升高[3]。关于儿童银屑病的流行病学资料尚少。儿童银屑病可发生在儿童各期，有报告刚出生婴儿发病者。10% 患儿发病年龄在 10 岁之前，其中 14%~27% 患者初次发病年龄在 2 岁以前[4]。

【病因及发病机制】尚未完全阐明。目前认为与遗传、环境、免疫等多种因素有关，伴有皮肤屏障功能障碍。

1. **遗传因素**　目前已报道的儿童银屑病家族史的发生率为 4.5%~91% 不等，差异很大，我国学者统计国内约 1/3 有家族史[5]。迄今国内外已确定的银屑病易感基因位点有 *PSORS1-9*、*IL-12B*、*IL23R*、*LCE3B/3C/3D*、*ZNF313*、*IL23A*、*ERAP1*、*TNFAIP3*、*TRAF3IP2*、*NFKBIA*、*PTPN22* 等，其中仅 *PSORS1* 基因得到多次验证。*HLA-B27* 与关节病型银屑病有关。近年来国内外研究发现 *IL-36RN*［编码 IL-36Ra（IL-36 受体拮抗剂）的基因］、*CARD14*、*AP1S3* 与脓疱型银屑病的发病相关[6,7]，其他新报道的相关基因还有 *SERPINA3* 及 *MPO* 等[8-10]。

2. **环境因素**　外源性和内源性因素，如感染、皮肤外伤、情绪紧张、药物（β 受体阻滞剂、阿司匹林、锂制剂、碘制剂、抗疟药物等），可加重或诱发儿童银屑病。研究发现咽部和肛门周围链球菌感染是儿童点滴型银屑病的主要病因[11]。儿童与成人相比，反复咽部感染和皮肤损伤更易诱发或加重

银屑病。肥胖也是儿童银屑病发病的危险因素之一[12]，银屑病的严重程度与 BMI 呈正相关[13]。

3. **免疫因素**　角质形成细胞（KC）和树突细胞（DC）作为固有免疫的主要细胞成分主要介导银屑病发病的起始环节，并且在银屑病发生发展整个过程中持续发挥作用。除了 KC、DC 外，固有免疫中的中性粒细胞、NK 细胞、肥大细胞、成纤维细胞等均在疾病早期通过释放细胞因子或者趋化因子参与银屑病的免疫炎症反应。Th17 细胞及 IL-23/IL-17 轴在银屑病的发病机制中处于关键地位。KC 与免疫细胞间这种交互反应所致的恶性循环导致炎症级联放大，并成为银屑病炎症慢性持续的重要机制[14]。

【诊断】

1. **症状、体征**　根据临床特征一般可分为寻常型、脓疱型、红皮病型和关节病型四种类型。寻常型最常见[15]。

（1）寻常型银屑病（psoriasis vulgaris）：

1）占 90% 以上。以斑块型银屑病最常见，典型皮损为覆有银白色鳞屑的红色或棕红色丘疹或斑块，边界清楚，基底浸润，常伴瘙痒（图 9-1）。轻轻刮除表面鳞屑，可露出一层半透明薄膜，称薄膜现象。刮除薄膜，则出现针尖样小出血点，称点状出血现象，即 Auspitz 征（图 9-2）。银白色鳞屑、薄膜现象和点状出血是诊断本病的特征性表现。银屑病的皮损在形态上有点滴状、钱币状、回状、环形、线状、蛎壳样等。儿童与成人比较，皮损较小，鳞屑较薄。首发时以点滴型常见。

2）好发于头皮、四肢伸侧（特别是肘部、膝部）、腰骶部。不同部位皮损表现有所不同。头皮受累表现为边界清楚的红色斑块，表面覆厚层鳞屑，可越过发际线。掌跖部受累表现为过度角化及疣状增生，可有皲裂。尿布银屑病常见于 <2 岁的婴幼儿。由于尿布区潮湿，鳞屑可不明显，表现为界限清楚的红斑及少许鳞屑，可局限或累及整个尿布区（图 9-3）。

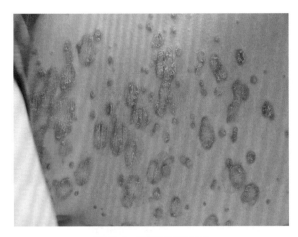

图 9-1　斑块型银屑病
12 岁女童，胸背部可见红色丘疹和斑块，表面有较厚银白色鳞屑，斑块中央浸润较轻而成环状（首都医科大学附属北京儿童医院提供）

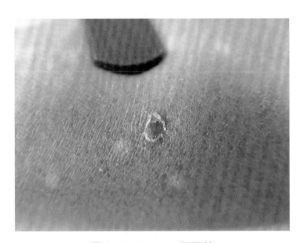

图 9-2　Auspitz 征阳性
（首都医科大学附属北京儿童医院提供）

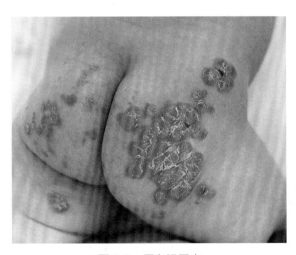

图 9-3　尿布银屑病
8 个月女童，尿布区可见红色斑块，上覆银白色鳞屑
（首都医科大学附属北京儿童医院提供）

3）按病程分为进行期、静止期、退行期，进行期是指新皮疹不断出现，旧皮疹不断扩大，进行期有同形反应（Koebner 现象）。静止期指皮疹保持稳定，无新发皮疹。退行期是指炎症逐渐消退、鳞屑减少、红斑变淡，皮损周围出现浅色环状皮肤，最后残留色素减退斑或色素沉着斑。

4）寻常型银屑病的特殊类型：

A. 点滴型银屑病（guttate psoriasis）：儿童较成人常见。发病前 1~3 周常有咽部链球菌感染史，急性起病，典型表现为散在或泛发直径 0.3~0.5cm 大小的红色丘疹、斑丘疹，覆少许鳞屑，躯干及四肢常见，伴不同程度瘙痒（图 9-4）。经正规治疗可在数周内消退，部分患者可转化为慢性斑块型银屑病。

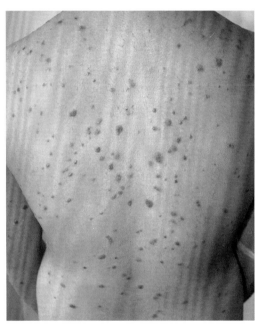

图 9-4　点滴型银屑病
10 岁女童，背部散在分布直径 0.3~0.5cm 红色丘疹，上覆白色鳞屑（首都医科大学附属北京儿童医院提供）

B. 反向性银屑病（inverse psoriasis）：是指银屑病皮损局限于屈侧的皱褶部位（腋下、乳房下、腹股沟、外阴、龟头和肛周等）。由于局部潮湿，皮损表现为边界清楚的红斑或斑块，少有鳞屑（图 9-5）。

（2）脓疱型银屑病（psoriasis pustulosa）：

1）临床少见，占 1% 左右。分为泛发性和局限性两种。儿童多为泛发性，可发生于任何年龄。病情反复，周期性发作。

2）泛发性脓疱型银屑病（generalized pustular psoriasis）包括急性 GPP、环状脓疱型银屑病、婴幼

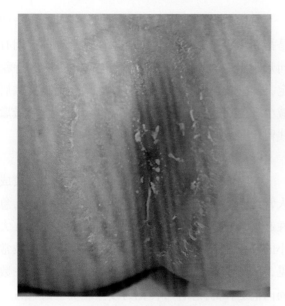

图 9-5　反向性银屑病

3岁男童,肛周可见境界清楚红色斑块,表面覆有淡黄色片状鳞屑(首都医科大学附属北京儿童医院提供)

儿脓疱型银屑病及 GPP 的局限型。临床表现为红斑及正常皮肤基础上播散性无菌性脓疱,红斑可呈环状或回状。常伴反复高热、寒战、关节肿胀等全身症状,可合并败血症、电解质紊乱、肝功能损害、感染性休克、充血性心力衰竭等并发症,严重者危及生命。口腔黏膜及甲亦可出现簇集脓疱,常伴地图舌、沟纹舌等。

　　泛发性脓疱型银屑病临床分为有寻常型银屑病病史(图 9-6)和无寻常型银屑病病史(图 9-7)两类,前者常由不适当外用药刺激或系统应用糖皮质激素骤停或骤减诱发。后者以感染为常见诱发因素。且儿童以后者常见。

　　3)局限性脓疱型银屑病包括掌跖脓疱病和连续性肢端皮炎。掌跖脓疱病表现为掌跖对称性红斑,上有较多针头至粟粒大小的无菌性脓疱,疱壁不易破裂,经 1~2 周后可自行干涸脱屑。病情反复,周期性发作。手足侧缘、腕部、跟腱以及足踝亦可累及。连续性肢端皮炎是一种罕见类型,常起病于指/趾末端指节外伤后,随后向近端进展,可泛发全身。临床表现为指/趾端红色斑块上散在无菌性脓疱,因反复红斑及脓疱可导致甲萎缩、变形、甲溶解,甚至无甲,可能发生远端指/趾骨炎,进而导致骨溶解。

　　(3)关节病型银屑病(psoriatic arthritis):多数继发于银屑病后,少部分可与银屑病同时发生或先于银屑病发生。除银屑病的皮损外还有类风湿关节炎的症状,类风湿因子常阴性。儿童关节病型银屑病可发生于任何年龄,从脊柱到外周指/趾远端关节均可累及,表现为红肿、疼痛、活动受限,病情迁延反复,晚期可致残。在儿童期寻常型银屑病中要注意早期观察,提高早期识别此型的能力,减少致残率。

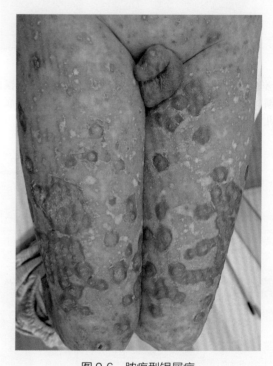

图 9-6　脓疱型银屑病

10岁男童,有寻常型银屑病病史,双下肢弥漫分布红色斑块及大小不等脓疱,部分融合成脓湖(首都医科大学附属北京儿童医院提供)

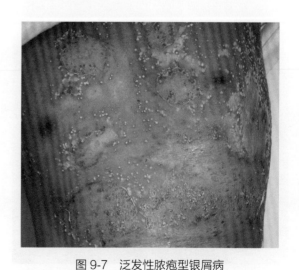

图 9-7　泛发性脓疱型银屑病

11岁男童,无寻常型银屑病病史,前胸部弥漫针尖大小的脓疱,部分融合成环形,中央见黄色鳞屑(首都医科大学附属北京儿童医院提供)

（4）红皮病型银屑病（erythroderma psoriaticum）：临床少见。常因寻常型银屑病在治疗中外用刺激性较强或不适当的药物，或因长期大量服用糖皮质激素突然停药或减量过快所致。表现为大于体表面积90%的皮肤弥漫性潮红、浸润肿胀并伴有大量糠状鳞屑，其间可有片状正常皮岛（图9-8）。可伴有全身症状，如发热、全身不适、表浅淋巴结肿大等。病程较长，易复发。

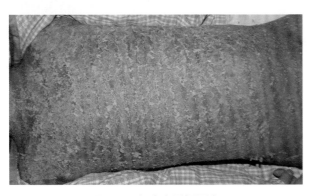

图9-8　红皮病型银屑病

11岁男童，全身弥漫潮红肿胀，表面覆云母状淡黄色片状鳞屑，图为躯干部皮损（首都医科大学附属北京儿童医院提供）

（5）毛发、甲及黏膜表现：

1）头皮部皮损处毛发由于较厚鳞屑紧缩而使毛发呈束状（束状发），但不脱发（图9-9）。

2）甲损害可以是银屑病表现之一，也可以是唯一受累部位。以点状凹陷（顶针甲）最常见（图9-10A），其次表现为甲纵嵴、甲变色。还可表现甲板不平无光泽、甲下"油滴状"斑点、甲剥离、甲床浑浊肥厚（图9-10B）。脓疱型银屑病可表现为甲下脓疱及脓湖形成（图9-10C），进而导致甲分离。

3）眼、口腔、外阴部黏膜等均可累及，舌黏膜损害常表现为地图舌（图9-11A）、沟纹舌（图9-11B），在脓疱型银屑病中多见。临床易被忽视。

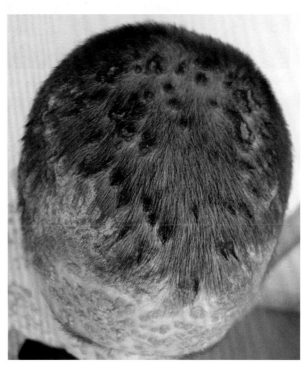

图9-9　束状发

（首都医科大学附属北京儿童医院提供）

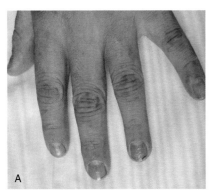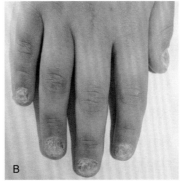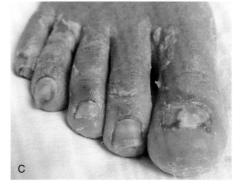

图9-10　银屑病甲改变

图A为顶针样点状凹陷，图B为甲角化过度，表面粗糙，覆黄色鳞屑。图C为脓疱型银屑病甲改变，表现为右足大趾甲下积脓，甲碎裂、溶解，甲板完全消失（首都医科大学附属北京儿童医院提供）

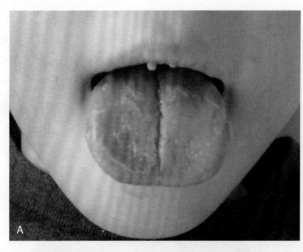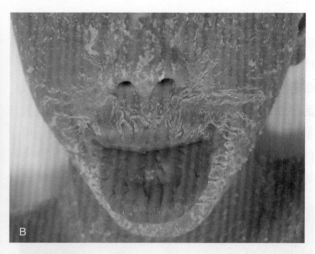

图 9-11　银屑病舌黏膜改变

图 A 为地图舌,图 B 为沟纹舌(首都医科大学附属北京儿童医院提供)

2. 实验室检查

(1)组织病理学特征:寻常型银屑病表现为表皮角化不全并角化过度,颗粒层变薄或消失,棘层肥厚,表皮嵴延长,乳头顶部表皮明显变薄,角质层可见 Munro 微脓疡;真皮乳头部血管扭曲扩张水肿,血管周围有中性粒细胞和淋巴细胞浸润。脓疱型银屑病主要病理改变为棘层上部出现海绵状脓疱(Kogoj 微脓疡),真皮内炎症细胞浸润,其余变化同寻常型银屑病。

(2)影像学检查:用于关节病型银屑病的诊断。包括 X 线、CT、MRI 及超声。CT 对微小病变比 X

线敏感,磁共振可较早诊断关节周围软组织的病变,超声可帮助早期诊断关节病变。

(3)其他:点滴型银屑病需行血常规、抗链球菌溶血素“O”、咽部和肛周细菌培养。脓疱型银屑病及红皮病型银屑病伴全身症状时需进行血常规、血沉、血生化、电解质、血培养等检查评估病情及并发症。HLA-B27 可辅助诊断关节病型银屑病,类风湿因子可帮助鉴别类风湿关节炎。

3. 鉴别诊断　银屑病临床表现不同,不同部位皮损表现亦有差异,根据部位及形态主要鉴别详见表 9-2。

表 9-2　不同类型银屑病的鉴别诊断

银屑病类型		鉴别诊断
寻常型银屑病	斑块型银屑病	钱币状湿疹、体癣、脂溢性皮炎、毛发红糠疹、扁平苔藓、副银屑病
	头皮银屑病	头癣、特应性皮炎、脂溢性皮炎、石绵状糠疹
	线状银屑病	炎性线状疣状表皮痣、线状苔藓、线状扁平苔藓、线状红斑狼疮
	尿布银屑病	尿布皮炎、念珠菌病、红癣、肠病性肢端皮炎
	反向性银屑病	念珠菌病、红癣、体癣、接触性皮炎
	点滴型银屑病	扁平苔藓、玫瑰糠疹、毛发红糠疹、慢性苔藓样糠疹、二期梅毒
	甲银屑病	甲外伤、甲营养不良、甲癣、甲扁平苔藓
脓疱型银屑病	泛发性脓疱型银屑病	急性泛发性发疹性脓疱病、葡萄球菌性烫伤样皮肤综合征、角层下脓疱病
	掌跖脓疱病	手足癣、汗疱疹继发感染
关节病型银屑病		类风湿关节炎、Reiter 综合征、强直性脊柱炎
红皮病型银屑病		各种原因引起的红皮病:毛发红糠疹、湿疹、药疹、皮肤淋巴瘤等

【疾病严重程度评估】 对银屑病的严重程度进行评估是制订合理治疗方案的前提,需结合皮损面积、部位及对生活质量的影响等诸多因素综合评价。临床常以体表受累面积(body surface area,BSA)、银屑病面积和严重度指数(psoriasis area and severity index,PASI)、医生整体评价(physician's global assessment,PGA)及儿童皮肤病生活质量指数(CDLQI)作为严重程度评价标准。定义重度银屑病的一个简单方法称为 10 分制规则,即 BSA ≥ 10%(10 个手掌的面积),或 PASI ≥ 10,或 CDLQI ≥ 10 即为重度银屑病。临床疗效判定建议以 PASI90、PGA0/1、CDLQI ≤ 3 作为满意疗效的指标,即"达标"。

【治疗】 银屑病目前尚无法根治,治疗的目的在于减轻症状和控制病情发展,减少复发,提高患儿的生活质量[16]。儿童银屑病治疗尚缺乏大规模的临床对照实验研究,多数药物是自成人用药推论而来,考虑到儿童自身的生理特点,其治疗不能等同于成人银屑病,需考虑年龄、疾病严重程度、生活质量及合并症等,兼顾安全性及疗效,以安全性为首要前提。患儿及其家庭教育贯穿银屑病治疗始终,其目的在于建立其对疾病及治疗方案的正确认识,提高依从性。

轻度银屑病主要以外用药为主,中重度银屑病可用光疗或系统用药。单一疗法效果不明显时,应给予联合、交替或序贯治疗。

1. **一般治疗**　尽可能避免并祛除内源性和外源性促发或加重因素,如上呼吸道感染、扁桃体炎、情绪紧张、皮肤外伤等,存在链球菌感染者应积极治疗。应注重患儿生活规律,合理饮食,避免盲目忌食;加强患儿心理教育。建议患儿规律且长期使用润肤剂以恢复皮肤屏障功能。

2. **局部治疗**　轻中度寻常型银屑病、点滴型银屑病首选局部治疗。糖皮质激素、维生素 D_3 衍生物是一线用药。

(1)糖皮质激素:临床中根据患儿的年龄、皮损部位及病情严重程度选择不同类型和强度的糖皮质激素。一般情况下,敏感及皱褶部位(颈部、腹股沟、腋下等)应用弱效或中效糖皮质激素,躯干、四肢、掌跖及头皮部位选用中效或强效糖皮质激素。避免大面积使用强效糖皮质激素。皮损控制后需调整激素应用的强度、频率及用量,激素使用过程中需逐渐减量,避免突然停药,以免疾病反复。联合其他非激素类药物交替或间断应用可减少用量,降低其副作用发生率。

(2)维生素 D_3 衍生物:主要包括卡泊三醇软膏、他卡西醇软膏。卡泊三醇用于儿童(2~14 岁)有效且耐受良好[16]。其副作用主要是局部刺激,应避免用于皮肤皱褶部位及面部。他卡西醇刺激性小,可用于面部。长期应用此类药物需监测血清钙磷水平及维生素 D 代谢水平。

维生素 D_3 衍生物与糖皮质激素联合序贯疗法[16]:治疗开始两者联合,每天各 1 次,早上和晚上分开用。待病情迅速控制后调整为维生素 D_3 衍生物周一至周五每天 2 次外用,糖皮质激素仅周末外用。皮损明显减轻后可停止外用糖皮质激素,继续外用维生素 D_3 衍生物每天 2 次,待皮损基本消退后可改为每天 1 次或间断使用。

(3)钙调磷酸酶抑制药:包括 0.03% 他克莫司软膏、0.1% 他克莫司软膏、1% 吡美莫司乳膏,近年来其治疗儿童银屑病的疗效得到肯定,建议应用于 2 岁以上面部及外生殖器部位银屑病。其副作用主要为局部暂时性的烧灼感和刺激感。

(4)其他局部用药还包括煤焦油、水杨酸、地蒽酚、尿素、他扎罗汀等。

3. **光疗**　适用于中重度银屑病、对药物治疗抵抗的寻常型患者和掌跖脓疱病患者,光疗对脓疱型和红皮病型银屑病疗效不佳。许多研究已证实光疗在儿童银屑病中应用的有效性[17],首选窄谱 UVB(NB-UVB),阿维 A 联合 NB-UVB 或 NB-UVB 联合外用焦油类药物、卡泊三醇,可减少 UVB 局部剂量的累积和降低致癌风险。建议 PUVA 应用于 12 岁以上的儿童。

4. **系统治疗**　系统治疗仅用于脓疱型、红皮病型、关节病型或其他治疗方法无效的斑块型患者,且必须让父母了解其治疗方法及可能出现的各种不良反应以及进行长期监测的必要性。

(1)甲氨蝶呤(MTX):用于治疗中重度儿童斑块型银屑病的最常见系统性药物[18],推荐剂量为 0.2~0.4mg/(kg·w),每周口服 1 次。主要不良反应包括胃肠道反应、肝脏毒性、肺纤维化、血液学异常、中枢神经系统毒性等,以胃肠道反应最常见。

治疗前需进行全血计数、尿常规、电解质、肝炎病毒学、肝肾功能、血白蛋白、胸部X线等检查。服药期间需要密切监测血细胞计数、肝肾功能,注意骨髓抑制、肝毒性的风险和药物总蓄积量。叶酸可竞争性抑制MTX作用,建议临床医生在兼顾MTX疗效的情况下考虑加用叶酸。

(2)维A酸类:临床代表药物为阿维A,常用于泛发性脓疱型银屑病。推荐剂量一般为0.5~1mg/(kg·d),症状显著改善后,应逐渐减量至0.2mg/(kg·d),并维持治疗直至皮损完全消退后2个月。短期用药的不良反应以唇炎、皮肤干燥、脱屑和鼻出血为常见,部分患儿可以出现可逆性肝损伤和血脂升高,长期使用应注意骨骼损害。治疗过程中应密切监测血脂和转氨酶水平。最初需要每月复查,以后每3个月复查一次,因维A酸类可能导致骨骺早熟闭合,建议每12~18个月进行一次骨X线检查。

(3)环孢素:推荐起始剂量为3.0~5.0mg/(kg·d),病情控制后逐渐减量至能控制病情的最低剂量。环孢素的不良反应与剂量相关,主要包括高血压和肾毒性,应定期监测血清尿素氮和肌酸酐。

(4)生物制剂及小分子药物:近年来基于对银屑病免疫机制研究的深入,以TNF-α、IL-12/23、IL-23及IL-17为靶标的药物的研发及应用极大地提高了PASI75和PASI90的应答率。随着生物制剂在儿童银屑病循证医学证据的增多,国内外陆续批准部分生物制剂用于儿童银屑病,为中重度斑块型银屑病、特殊部位(甲、掌跖、头皮等)及脓疱型银屑病等提供更多选择。常规治疗无效的患者可尝试应用,但应严格掌握适应证。主要包括TNF-α抑制剂(依那西普、阿达木单抗)、IL-12/23抑制剂(乌司奴单抗)及IL-17抑制剂(司库奇尤单抗、依奇珠单抗),具体用法用量、国内外批准情况及副作用见表9-3。我国已经批准阿达木单抗以及司库奇尤单抗治疗儿童中重度斑块型银屑病[19]。随着循证医学证据的增多,其他生物制剂以及小分子药物(PDE4抑制剂、JAK抑制剂、RoRγT抑制剂、A3AR激动剂等)未来可能获批用于儿童银屑病[20]。

(5)中医中药:应辨证分型,辨证施治。常用的复方类中成药包括青黛胶囊、郁金银屑片、消银颗粒、银屑灵等。

表9-3　国内外批准用于儿童银屑病的生物制剂种类、用法用量、国内外批准情况及相关副作用

药物种类	药物名称	用量	用法	国内外批准情况	副作用
TNF-α抑制剂	依那西普	0.8mg/kg(最高剂量为每周50mg)	每周皮下注射	中国:尚未批准 FDA:≥4岁适合系统治疗及光疗的中重度斑块型银屑病 EMA:≥6岁对其他系统治疗及光疗效果不佳或不耐受的重度斑块型银屑病	感染(上呼吸道感染、胃肠炎、肺炎等)、鼻咽炎、头痛、局部注射反应(红斑、瘙痒、疼痛、肿胀等)、鼻塞、胃肠道反应、皮肤乳头状瘤等
	阿达木单抗	体重15~30kg,每次20mg;体重≥30kg,每次40mg	于第0周及第1周皮下注射,以后每间隔2周用药	中国:≥4岁局部治疗及光疗效果不佳或者不适合光疗的重度斑块型银屑病 FDA:尚未批准 EMA:≥4岁局部治疗和光疗效果不佳或不适合的重度斑块型银屑病	鼻咽炎、头痛、上呼吸道感染及胃肠道反应、注射部位反应、过敏反应、结核感染、带状疱疹、血液学异常等

续表

药物种类	药物名称	用量	用法	国内外批准情况	副作用
IL-12/23 P40 亚基抑制剂	乌司奴单抗	体重<60kg，每次 0.75mg/kg；体重≥60kg且≤100kg，每次 45mg；体重>100kg，每次 90mg	第 0 周及第 4 周皮下注射，以后每间隔 12 周用药	中国：≥6 岁对其他系统治疗或光疗应答不足或无法耐受的中重度斑块型银屑病 FDA：≥6 岁适合光疗或者系统治疗的中重度斑块型银屑病 EMA：≥6 岁光疗及系统治疗无效或无法应用以上治疗的中重度斑块型银屑病	感染（鼻咽炎、上呼吸道感染、咽炎、胃肠炎、中耳炎、扁桃体炎、其他严重感染）、腹痛、局部注射反应等
IL-17 抑制剂	司库奇尤单抗	体重<25kg，每次 75mg；体重≥25kg且<50kg，每次 75mg；体重≥50kg，每次 150mg（可提高剂量至 300mg）	第 0、1、2、3、4 周皮下注射，随后每间隔 4 周用药	中国：≥6 岁且体重≥50kg 适合系统治疗或光疗的中重度斑块型银屑病 FDA：≥6 岁适合系统治疗或光疗的中重度斑块型银屑病 EMA：≥6 岁适合系统治疗的中重度斑块型银屑病	鼻咽炎、头痛、咽炎、注射部位反应、过敏反应、中性粒细胞减少症、念珠菌感染等
	依奇珠单抗	体重>50kg，第 0 周予 160mg；体重≥25kg且≤50kg，第 0 周予 80mg；体重<25kg，第 0 周予 40mg；以后每间隔 4 周予初始剂量的半量皮下注射	第 0 周皮下注射，以后每间隔 4 周皮下注射	中国：尚未批准 FDA：≥6 岁适合光疗或者系统治疗的中重度斑块型银屑病 EMA：≥6 岁且体重≥25kg 需要系统治疗的中重度斑块型银屑病	感染、注射部位反应、过敏反应、炎症性肠病、抑郁、肝脏相关事件、血细胞减少、严重感染等

（宋俐　王召阳　徐子刚　著，汤建萍　杨苏　审）

第二节　副银屑病

副银屑病（parapsoriasis）是一组以红斑、丘疹、浸润为特征的持久性鳞屑性炎症性皮肤病，包括苔藓样糠疹及斑块型副银屑病，其中苔藓样糠疹又分为急性痘疮样苔藓样糠疹（pityriasis lichenoides et varioliformis acuta，PLEVA）及慢性苔藓样糠疹（pityriasis lichenodes chronica，PLC），斑块型副银屑病分为小斑块型副银屑病（small parapsoriasis en plaques，SPP）及大斑块型副银屑病（large parapsoriasis en plaques，LPP）。这组疾病的共同特点是慢性发病、缓慢进展，基本无症状或微痒，基本病理表现为角化不全、海绵水肿以及真皮乳头的炎症细胞浸润。因其症状、临床表现与银屑病相似，而被命名为副银屑病或类银屑病。

【病因及发病机制】尚不完全清楚。苔藓样糠疹的发病机制可能有[21,22]：①感染、药物、疫苗等诱发的非典型免疫反应；②免疫复合物沉积或细胞介导的超敏反应；③淋巴细胞克隆性增殖；④与肿瘤性疾病及自身免疫性疾病相关。斑块型副银屑病目前认为是 T 细胞克隆性增殖性疾病。

【诊断】根据临床症状及组织病理检查可作出诊断。

1. **急性痘疮样苔藓样糠疹（PLEVA）** ①本型又称痘疮样型副银屑病，多见于儿童和青少年，急性起病，皮疹广泛分布，多见于躯干前部、四肢近端及屈侧、腋下、臀部。②皮损表现为多形性，原发皮损为淡红色或红褐色针头至豌豆大小的斑疹、丘疹、丘疱疹，随后皮损中央出现出血、坏死及结痂，愈后留有色素沉着斑、色素减退斑或痘疮样瘢痕,通常无全身症状(图9-12)。③发热溃疡坏死性Mucha-Habermann病(febrile ulceronecrotic Mucha-Habermann's disease,FUMHD)是PLEVA的一种重症表现,临床表现为突然出现的大量弥漫性、融合性、深在性溃疡,覆有黑色结痂,伴疼痛及瘙痒,分布于躯干及间擦部位,部分有黏膜受累,伴高热、乏力及淋巴结肿大等全身症状[23](图9-13)。④病程长短不一,大部分约经数周至6个月可自行消退,也可持续10余年不愈。⑤组织病理表现:表皮灶状角化不全,细胞内及细胞间水肿,可出现变性和坏死;以真皮浅层为主,致密炎症细胞浸润,楔形分布,伴有炎症细胞进入表皮,可见淋巴细胞性血管炎,浸润的细胞多为CD8[+]T淋巴细胞,伴少量中性粒细胞;表真皮中见红细胞外渗。

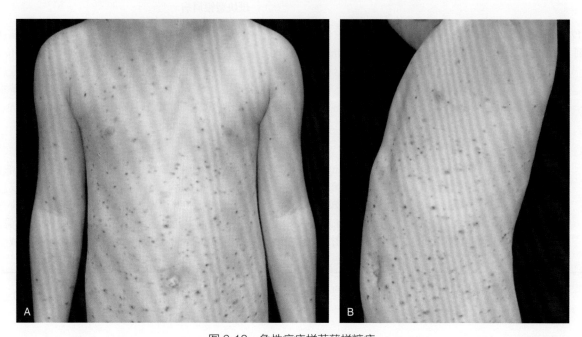

图9-12　急性痘疮样苔藓样糠疹
4岁男孩,躯干前端、上肢屈侧(A)及侧胸部(B)见大量米粒至黄豆大小斑疹、丘疹,部分丘疹中央出现坏死及结痂
(首都医科大学附属北京儿童医院提供)

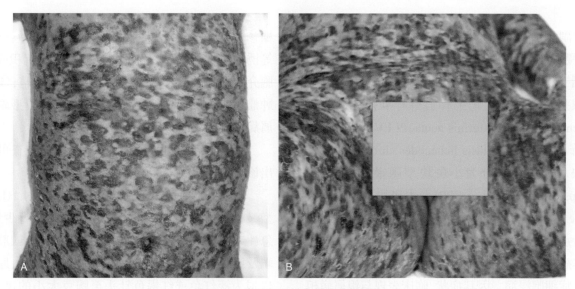

图9-13　发热坏死性急性痘疮样糠疹
4岁男孩,躯干部可见大量痘疮样皮疹,中央有坏死结痂及溃疡形成
(首都医科大学附属北京儿童医院提供)

2. 慢性苔藓样糠疹（PLC） ①本型又称点滴型副银屑病（parapsoriasis guttata），较为常见，常在青少年时期发病，男性患者较多，一般无自觉症状。可与 PLEVA 同时或先后出现。②皮疹主要分布于躯干两侧、四肢、颈部等处，尤以屈侧多见。一般不累及头面部、掌跖及黏膜。③皮疹表现为淡红色或红褐色针头至豌豆大小的红斑、丘疹或斑丘疹，相互不融合，皮疹上覆少量细薄鳞屑，中央黏附、四周游离。单个皮损经过数周或数月可自行消退，遗留暂时性色素减退斑，但新皮疹可陆续出现，形成不同时期皮疹同时存在的多形性表现（图 9-14）。④本病经数月或 1 年后可自愈，也有数年不愈者。⑤组织病理与 PLEVA 类似，但表真皮改变更为轻微，主要表现为角化不全，少量表皮坏死，基底细胞空泡变性，真皮血管周围稀疏淋巴组织细胞浸润，浸润的细胞多为 CD4⁺T 细胞，真表皮中度红细胞外渗。

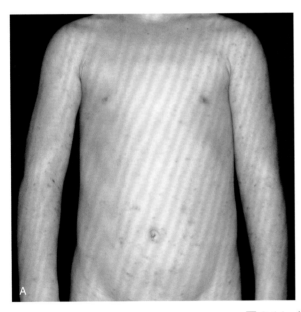
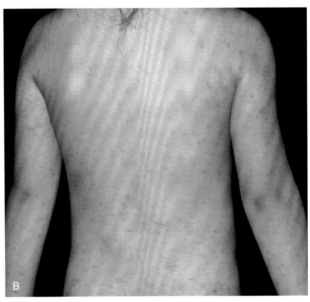

图 9-14 慢性苔藓样糠疹
4 岁女孩，躯干前端及上肢屈侧（A）、躯干背侧及上肢伸侧（B）见大量淡红色粟粒至黄豆大小斑疹、斑丘疹，部分表面覆有黏附性鳞屑（首都医科大学附属北京儿童医院提供）

3. 小斑块型副银屑病（SPP） ①本型又称慢性浅表性鳞屑性皮炎，可广泛分布于躯干、四肢，多为对称分布。②皮疹表现为淡红色、淡黄色或色素减退性斑片，圆形、卵圆形或长条形，上覆细薄鳞屑，边界清楚，直径为 1~5cm（图 9-15）。③病程慢性，少数患者自行消退，多数持续数年、数十年不愈。一般不发生恶变。④组织病理表现为角化不全，表皮轻度棘层肥厚，轻度海绵形成；真皮浅层血管周围炎症细胞浸润，浸润的细胞主要为淋巴细胞，浸润的密度不一，通常较为稀疏；浸润的淋巴细胞无异型性，多为 CD4 阳性，CD2、CD3 及 CD5 阳性，CD7 可能缺如。

4. 大斑块型副银屑病（LPP） ①本型又称皮肤异色症样副银屑病，好发于躯干、臀部及四肢屈

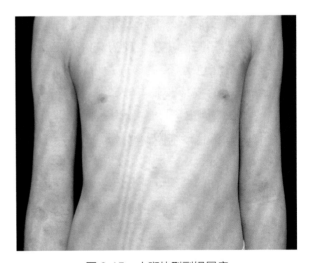

图 9-15 小斑块型副银屑病
10 岁男孩，上肢屈侧与躯干前端可见淡红色椭圆形斑，大小不等，表面可见少许细碎鳞屑（首都医科大学附属北京儿童医院提供）

侧。②皮疹表现为浅棕色或橙红色斑片,卵圆形或不规则形,上覆细小鳞屑,可伴有表皮萎缩、毛细血管扩张、斑驳状色素沉着或减退,边界清楚,直径为5~10cm或更大。③苔藓样型副银屑病是大斑块副银屑病的一种变型,皮疹好发于颈部两侧、躯干、四肢近端及乳房处,皮疹表现为网状或斑马线样分布的红色或棕红色扁平丘疹,针头至米粒大小,可伴皮肤异色症样改变。此型可进展为蕈样肉芽肿。④病程慢性,不易自行消退,部分病例经过数年可进展为蕈样肉芽肿[24]。斑片状皮损中出现浸润型斑块为预后不良的标志。⑤组织病理表现为轻度角化过度伴灶状角化不全,轻度棘层肥厚,可伴有轻度海绵水肿;真皮浅层及血管周围散在或致密带状淋巴细胞浸润,伴有亲表皮现象;浸润的细胞多数为小的形态正常的淋巴细胞,CD4 阳性,CD7 通常缺如。

【诊断】需要与以下多种疾病进行鉴别:

1. **寻常型银屑病**　常于感染后发病,全身均可见典型皮疹,伸侧皮疹多于屈侧,表现为边界清楚的斑块、上覆银白色鳞屑,刮除鳞屑时有蜡滴现象,可见薄膜现象和点状出血,多数伴有瘙痒,病理表现典型。

2. **二期梅毒疹**　皮疹分布广泛,早期对称,后期呈现多形性,常累及掌跖,一般表现为斑疹、丘疹、斑丘疹、丘疹鳞屑性皮疹等,一般 2~10 周后皮疹可消退,可有黏膜损害、全身淋巴结肿大,梅毒血清试验阳性。

3. **玫瑰糠疹**　本病好发于躯干部、四肢近端,常常可见一母斑,皮损表现为分散性泛发性圆形、椭圆形玫瑰色斑疹,皮疹周边可见细薄鳞屑,Auspitz 征阴性,皮疹长轴与皮纹平行,伴轻度瘙痒,一般经 3~8 周皮疹可自行消退,是一种自限性疾病,不易复发,根据临床表现易于鉴别。

4. **扁平苔藓**　本病临床表现多样,但典型皮损为略高出皮面的紫红色扁平丘疹,呈多角形或类圆形,表面无鳞屑,可见 Wickham 纹。组织病理表现为表皮角化过度,颗粒层楔形增厚,棘层肥厚,基底细胞液化变性,真皮上部可见密集的淋巴细胞呈带状浸润。

5. **丘疹坏死性结核疹**　皮损好发于青年人,对称分布于四肢的伸侧,表现为绿豆至豌豆大小的丘疹、脓疱,鲜红、暗红或红褐色,部分中心可见坏死、溃疡,上覆暗褐色痂皮,愈后留下凹陷性瘢痕。结核菌素试验阳性。

6. **其他**　苔藓样糠疹还需要和淋巴瘤样丘疹病、朗格汉斯细胞组织细胞增生症、血管炎、药疹、丘疹性荨麻疹、水痘、毛囊炎、多形红斑、疱疹样皮炎等鉴别。斑块型副银屑病还需要和湿疹、药疹、结缔组织病(如皮肌炎、红斑狼疮、硬皮病等)、慢性放射性皮炎等鉴别。

【治疗】

1. **物理治疗**　光疗是副银屑病的一线治疗方案,可以起到免疫调节作用[25]。NBUVB 较适合儿童,每周 2~3 次,疗效确切,安全性好。还可采用日光浴疗法。常需要长期维持治疗,以防止疾病复发。

2. **外用药物治疗**　部分患者使用外用制剂治疗有一定效果,可根据不同的皮损类型,选择不同的外用药膏,如:糖皮质激素软膏、10% 尿素软膏、维 A 酸软膏、5% 硫黄水杨酸软膏等。对于苔藓样糠疹,外用糖皮质激素可缓解瘙痒症状,但并不能改变疾病病程。

3. **系统药物治疗**　①抗生素类:大环内酯类抗生素兼具抗炎及抗感染的作用,可用于治疗苔藓样糠疹,特别是急性痘疮样苔藓样糠疹。在儿童中多口服红霉素 30~50mg/(kg·d)或阿奇霉素 10mg/(kg·d)(最大剂量 500mg/d,口服 3 天停 4 天)治疗[26-29]。疗程视治疗效果制定,逐渐减量有助于预防疾病复发。②其他:系统使用糖皮质激素、甲氨蝶呤、环孢素及阿维 A 等,可用于治疗严重的或伴有系统症状的苔藓样糠疹。异维 A 酸、干扰素等可用于治疗斑块型副银屑病。

4. **定期随访**　斑块型副银屑病有进展为恶性疾病的可能,因此定期随访非常重要,常需要 3~6 个月随访 1 次。

(陈云刘　徐子刚　马琳　著,汤建萍　杨苏　审)

第三节　白色糠疹

白色糠疹(pityriasis alba)又称单纯糠疹、面部干性糠疹,俗称"桃花癣""虫斑"。目前病因不清,有时为特应性皮炎的一种表现,但不一定限于特异性体质的患者[30]。本病可能与营养不良、维生素缺乏、皮肤干燥、寄生虫感染、紫外线照射及脾胃不和等有关,儿童多见。

【诊断】

1. **症状、体征**　常见于3~16岁儿童及青少年,男女发病率相等。多在冬春皮肤干燥时起病,夏秋后消退。皮疹多见于面部,少数可出现在颈部、躯干及四肢。典型皮损为圆形或椭圆形的斑疹,早期为淡红色斑,以后红斑逐渐消退转变为色素减退的苍白色斑,皮损通常几个或单个发生,大小不一,直径0.5~2cm,边界较清楚,表面有少量细小而黏着性的糠秕状鳞屑。皮损一般无自觉症状,有时有轻度瘙痒。

2. **鉴别诊断**

(1)白癜风:皮损呈乳白色,色素完全脱失,局部毛发可以变白,也可以正常,伍德灯下呈亮白色荧光。

(2)花斑糠疹:皮损为多发性的浅白色或浅棕色的圆形或卵圆形斑疹,表面有少许细小的鳞屑,皮损镜检真菌阳性。

【治疗】

1. 避免过多地使用热水及肥皂清洗,避免过度日晒,补充维生素B。

2. 可规律外用润肤霜,红斑炎症期可外用弱效糖皮质激素霜剂。

3. 若有肠道寄生虫感染,给予驱虫治疗。必要时给予中药调节脾胃。

(宋俐 著,汤建萍 杨苏 审)

第四节　毛发红糠疹

毛发红糠疹(pityriasis rubra pilaris,PRP)是一种少见的慢性红斑鳞屑性角化性炎症性皮肤病,以黄红色鳞屑性斑片和角化性毛囊性丘疹为特征[31]。1857年由Devergie首先报道。1889年Besnier首次提出毛发红糠疹这一病名,沿用至今。本病病因不清,分为家族性(遗传性、先天性)和获得性两型,前者少见,常见于儿童期发病,后者常见于成人期发病。其发病率在各种人群中约为1/50 000~1/5 000[32],有报道新发儿童皮肤病患者中毛发红糠疹约为1/500[33]。成人发病无性别差异,儿童中男性高于女性,比率约为3:2。本病可发生于任何年龄,但明显出现双峰现象,即10岁以前及40~60岁之间的两个发病高峰期,后者高于前者。

【病因及发病机制】毛发红糠疹发病机制尚不十分清楚,儿童PRP的病因和成人相似。

1. **遗传因素**　尽管患者大部分为散发,但遗传因素仍在发病中有明显作用,大约6.5%的患者可能与遗传有关,大部分为常染色体显性遗传伴有可变外显率[34]。Fuchs-Telem等[35]对4例常染色显性PRP家系进行分子遗传学研究发现,所有家系中的患者均出现CARD14基因杂合性突变,提示毛发红糠疹为定位于染色体17q25.3的CARD14杂合突变激活下游核因子(NF)-κB的信号转导通路所致。

2. **角化障碍**　有学者发现PRP表皮增殖过度。患者皮损中p53蛋白表达比正常人明显升高,这可能是一种抑制表皮异常增生的一种生理反应,提示毛发红糠疹患者存在表皮细胞分化周期异常[36]。博来霉素水解酶是一种中性半胱氨酸蛋白酶,在哺乳动物中广泛表达,皮肤表面含量最高。Kamata等[37]研究发现,与正常皮肤比较,PRP皮损中博来霉素水解酶表达降低,推测博来霉素水解酶参与角化障碍。王大虎等[38]研究结果显示毛发红糠疹皮损中角蛋白1(K1)和角蛋白10(K10)的表达水平比正常表皮中增高,推测K1/K10的表达增多可能是毛发红糠疹表皮增殖过度和角化障碍的原因之一,K1、K10的异常表达在毛发红糠疹发病中有一定的作用。

3. 自身免疫异常　PRP患者可能和系统性硬化症、关节炎、皮肌炎、甲状腺功能减退等有关。Shvelli D等报道一个6个月的PRP患者中T-抑制细胞的自然活化增强,同时伴有T-辅助细胞的功能受损[39]。幼年PRP中发现低丙种球蛋白血症和IgA缺陷[40]。局限型PRP可合并Down综合征和白癜风[41]。

4. 维生素A缺乏或代谢异常　早期曾提出维生素A缺乏,但至今尚未证实。有学者检查了本病患者及其无症状亲属血清视黄醇结合蛋白,结果全部低下。视黄醇是维生素A的前体,血清视黄醇结合蛋白是视黄醇的特异载体蛋白。因此,毛发红糠疹可能存在视黄醇结合蛋白的合成缺陷。

5. 感染和创伤　在儿童患者中尤其重要,很多患者发病前合并发热感染史。其中A族乙型溶血性链球菌感染在PRP发病中起着极其重要的作用。甲型肝炎亦与儿童PRP发病有关[42]。

6. 其他　Bell等认为PRP发病可能与药物如血管紧张素转化酶抑制剂和恶性肿瘤等有关[43],目前还未见到在儿童中的报道。

【诊断】本病的分型尚有争论,目前更广泛地应用Grifliths分类法,根据发病年龄、临床表现、病程和预后分为六型(表9-4)。

1. 症状、体征

(1)成人典型PRP(Ⅰ型):本型发病率最高,常无明显诱发因素,40~60岁中老年常见。临床表现一般先以头、面、躯干上部出现红斑伴细小鳞屑,继而出现弥散性毛囊性丘疹,可呈正常肤色、淡红色或暗红色,质硬,丘疹顶端伴细小锥形针尖形角质栓,周围绕以红晕。之后丘疹逐渐增多出现融合,呈鸡皮样,红晕累及毛囊间皮肤,毛囊性损害逐渐被橙黄色鳞屑性斑掩盖。特征性皮疹是小的毛囊角化性丘疹和散在性融合成糠秕状鳞屑性棕红色橘红色斑片或斑块,对称分布。皮疹可逐渐向全身发展,部分患者可发展成红皮病,可见散在的直径约1cm大小的边界清楚的正常皮岛。掌跖部可并发橙黄色、蜡样光泽的弥漫性角化,易发生皲裂。其中毛囊性角化性丘疹和掌跖角皮症是其最具诊断意义的两个特征[1]。常可伴随指、趾甲改变。

(2)成人非典型PRP(Ⅱ型):本型始发于成人,较少见。皮损不典型,与Ⅰ型相比,病程更长,不易发展为红皮病。

表9-4　Griffiths的PRP临床分型[45]

	类型	比例	发病年龄	分布	临床特点	预后和病程
Ⅰ	成人经典型	55%	成人	全身性	毛囊性角化性丘疹,掌跖角皮症,正常皮岛,甲改变,皮疹逐渐向全身发展	大部分在3年内消退,少数可复发
Ⅱ	成人非经典型	5%	成人	全身性	腿部的鱼鳞病样脱屑,部分皮疹呈特应性湿疹样改变,掌跖角化,可见非瘢痕性脱发	慢性
Ⅲ	幼年经典型	10%	1~2岁或5~10岁	全身性	与Ⅰ型类似	90%在1~3年内消退
Ⅳ	幼年局限型	25%	青春期前(3~10岁)	局限性	局限于肘、膝部的边界清楚的鳞屑性红斑,表面覆盖毛囊性角化性丘疹	不确定
Ⅴ	幼年非经典型	5%	幼儿期	全身性	指、趾硬皮病样改变,毛囊性角化性丘疹,大部分遗传性	慢性,很少自愈
Ⅵ	HIV相关型	<5%	各种年龄	全身性	与Ⅰ型类似,HIV-阳性	慢性,预后差

（3）幼年经典型PRP（Ⅲ型）：本型在儿童中发病率相对较高，多继发于急性上呼吸道感染。临床表现与成人典型PRP相似（图9-16A、B），弥漫性掌跖角化是本型的突出特征（图9-16C）。可有同形反应。少数患者可发展为红皮病。病程呈良性，部分患者转化为幼年局限型PRP（Ⅳ型）。

（4）幼年局限型PRP（Ⅳ型）：本型在儿童PRP中发病率最高，皮损常局限于肘、膝、踝、手足背部，临床表现为边界清楚的鳞屑性红斑，表面覆盖毛囊或非毛囊性丘疹，角质栓较明显，部分患者可出现不同程度的掌跖角化（图9-17）。病程、预后差异较大，部分患者进入青春期前完全缓解。

（5）幼年非典型PRP（Ⅴ型）：本型较少见，起病年龄较早，出生后即可发病，临床表现为轻中度的红斑、毛囊角质栓、掌跖角化症。常伴有毛囊性鱼鳞病，少数可出现指、趾硬皮病样改变。本型常有家族史，很少自愈。

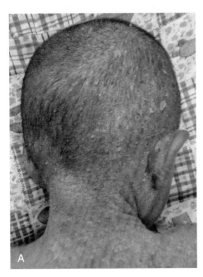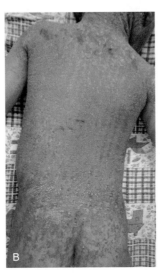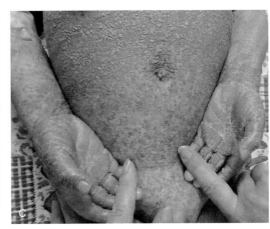

图9-16　毛发红糠疹

3岁男孩。头皮（A）、背部（B）弥漫鳞屑性红斑，其上可见密集分布的黄红色丘疹，大部分融合成片，呈苔藓样变，其间可见正常皮岛。背部还可见抓痕、结痂。皮损边缘可见典型毛囊角化性丘疹，同时伴有手掌弥漫性角化（C）（首都医科大学附属北京儿童医院提供）

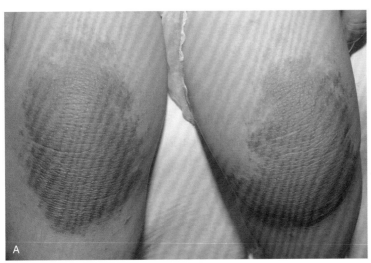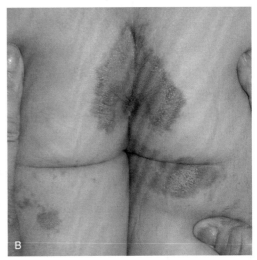

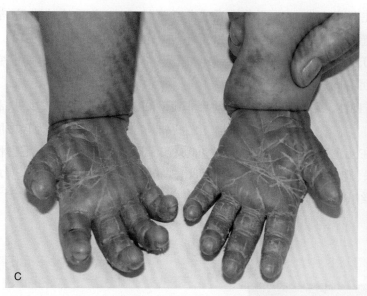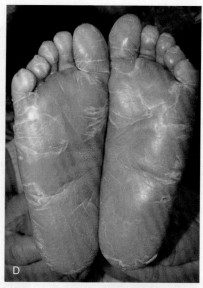

图 9-17   毛发红糠疹

2 岁 7 个月女孩。双膝(A)、臀部(B)可见典型的边界清楚的黄红色鳞屑性斑块,边缘可见孤立的毛囊角化性丘疹,
同时伴有弥漫性掌跖角化(C、D)(首都医科大学附属北京儿童医院提供)

(6)HIV 相关型 PRP(Ⅵ型):本型合并 HIV 感染,可发生于不同年龄段,但以青壮年多见。可能是 HIV 感染的首发症状。皮损类似于成人典型 PRP,常呈对称分布,伴瘙痒。面部、躯干出现丝状角化是本型的重要特征。可发展成红皮病,常可并发聚合性痤疮、小棘苔藓、化脓性汗腺炎等。

(7)其他:指甲改变包括甲板增厚、远端黄棕色、甲下过度角化和裂片状出血。毛发和牙齿一般不会受累。口腔黏膜受累少见,可出现颊黏膜类似扁平苔藓样的弥漫性白斑,有眼睑外翻的报道[44]。此外,PRP 的发病可能与恶性肿瘤相关,一些难治的特殊的患者应当引起临床医生的重视,注意寻找有无其他相关问题。

2. **组织病理**   本病的组织学变化可随病程和部位的不同而有变化,因此取活检标本时应取自毛囊较多的皮损部位。

(1)经典的幼年 PRP 与经典成人型相似。共同特征是:表皮在垂直和水平方向可交替出现角化过度和角化不全,毛囊角栓,局灶性角化不全在毛囊口周围形成"肩"样结构,颗粒层增厚,棘层肥厚、呈银屑病样增生,基底细胞轻度液化变性,真皮浅层血管及毛囊周围轻至中度淋巴细胞浸润。

(2)幼年局限型 PRP 可能会有板层状的角化过度,颗粒层细胞正常或者增多,以及轻度棘层松解,

真皮少量组织细胞浸润和轻度血管扩张。

(3)PRP 角质层中有时可见到中性粒细胞浸润或细菌菌落,表明有角质层的细菌或真菌感染,但少见,而这种现象在银屑病中常见,应注意区分,充分发展的银屑病皮损还会有其他典型表现。

(4)在经典 PRP 中,可见到皮肤棘层松解和皮肤棘层松解性角化不良,认为是发展成红皮病前的一个病理线索,同时嗜酸性粒细胞和/或苔藓样浸润也很明显。而这在银屑病中是没有的,可以此来区别两种疾病。

3. **诊断及鉴别诊断**

(1)诊断:本病临床和组织病理多样化,典型病例根据发病部位和特征性棕红色或黄红色毛囊角化性丘疹及橘红色鳞屑性斑片或斑块,皮损周围可找到毛囊性丘疹一般不难诊断。不典型患者,需要用排除法通过鉴别诊断进行明确诊断。

(2)鉴别诊断:

1)银屑病:幼年局限型或经典型 PRP 常常容易误诊为银屑病,然而,PRP 在年龄发病上的双峰表现、头皮糠秕状脱屑、红皮病中有正常皮岛,都可以同银屑病区别。在病理上,幼年局限型 PRP 与幼年经典型相比更容易出现银屑病样增生,但缺乏 Murno 微脓肿的表现。

2)进行性对称性红斑角皮症:幼年局限型或

幼年非典型 PRP 需要与之鉴别。

3）毛囊性鱼鳞病：幼年非典型 PRP 容易与其混淆。无论在疾病的早期还是晚期，病理表现也很难给出确切依据，因此，需要仔细观察随诊和多次病理活检。

4）儿童 PRP 还需与一些毛囊性皮肤病鉴别：

A. 毛周角化症或毛发苔藓：成人、儿童、青少年均可发病。为发生于四肢伸侧的毛囊周围的红斑，内有卷曲的毛发和毛囊角栓，可合并特异性体质和鱼鳞病，随着夏季到来和年龄增长减轻，病理变化为毛囊角栓和内有卷曲的毛发。

B. Darier 病或毛囊角化病：成人、10~20 岁发病。好发于脂溢性部位和四肢屈侧，为油腻的、有恶臭的毛囊性丘疹，可类似疣状肢端角化病。指甲可见甲凹点、白色或红色纵纹，甲游离缘有三角形裂纹。夏季和使用激素可加重，慢性或持续病程，病理示基底层上的棘层细胞松解，可见圆体和谷粒。

C. 小棘苔藓：发生在儿童。好发于四肢伸侧、躯干、腘窝、臀部，为一簇毛囊性丘疹合并角化性棘状突起，有自限性，病理示角化过度合并毛囊角栓。

D. 维生素 A 缺乏症（蟾皮病）：任何年龄均可发病，儿童好发。为发生于肘部、大腿的形态一致的、色素性的毛囊性丘疹，因维生素 A 缺乏引起，可治愈。病理示角化过度合并毛囊角栓。

E. 毛囊性银屑病：发病年龄不定，10~20 岁发生。皮疹分布在四肢伸侧或躯干，表现为头皮脱屑、甲生长增快、甲凹点、甲脱落，鳞屑性毛囊性皮疹融合成斑块，反复发生，病理示角化过度、角化不全、颗粒层减少、棘层增厚、Munro 微脓肿。

F. 瘰疬性苔藓：儿童期 10~30 岁发病。为躯干、四肢近心端的无症状的尖锐的角化性毛囊性丘疹，可合并淋巴结结核、骨结核，可治愈。病理示毛囊周围的结核样肉芽肿。

5）药疹：有些药物可导致 PRP 样皮疹[46]，临床中应注意鉴别。

【治疗】

1. **一般治疗**　积极治疗原发病，如感染相关性 PRP 给予抗感染治疗。营养支持和细心护理是儿童 PRP 患者的基础治疗。

2. **局部治疗**　外用润肤剂、角质剥脱剂、糖皮质激素类乳膏、维 A 酸制剂、卡泊三醇、钙调磷酸酶抑制药等。其中外用润肤剂进行皮肤护理是所有 PRP 患者治疗的基础，有助于提高皮肤的水合作用，修复皮肤屏障，缓解皮肤干燥、瘙痒症状，且安全性高，建议贯穿整个病程[47]。对于幼年局限型 PRP，总体预后良好，以局部治疗为主，采用润肤剂或者角质剥脱剂可以起到较好的治疗作用，国外有报道Ⅳ型 PRP 患者在局部给予糖皮质激素外用和角质促成剂效果不理想后，给予润肤剂联合应用后病情得到明显缓解[48]。Lane JE 等报道单纯使用局部外用激素治疗 12 岁幼年经典型 RPR 有效[49]；Karimian-Teherani D 采用外用他扎罗汀治疗儿童局限型 PRP 有效[50]；Gregoriou S 等用 0.1% 吡美莫司治疗 RPR 2 周后皮损消退，可作为局限性 RPR 的治疗选择之一[51]。

3. **系统治疗**

(1) 维 A 酸制剂：是治疗难治性成人型 PRP 的首选；通常采用异维 A 酸（isotretinoin）1~1.5mg/（kg·d），疗程数周，待皮损缓解后，小剂量维持治疗 4~6 个月。也可用于儿童型 PRP 的治疗。Sehgal VN 等采用异维 A 酸治疗Ⅰ型和Ⅴ型，0.5~1mg/（kg·d），监测 4~12 周，皮损痊愈[52]。有报道儿童 PRP 口服异维 A 酸 0.75~1.5mg/（kg·d）6 个月，皮疹大部分消退。而采用阿维 A（acitretin）0.77~1.0mg/（kg·d）口服治疗儿童 PRP 有效[53]。治疗期间要监测血脂及肝肾功能，儿童还要注意对骨骼发育的影响。有报道口服阿利维 A 酸（alitretinoin）治疗成人Ⅱ型 RPR 有效，还用来治疗难治或抵抗型的 PRP 患者[54]。

(2) 免疫抑制剂：对于难治性病例，可考虑给予甲氨蝶呤、环孢素 A、硫唑嘌呤等免疫抑制剂。通常甲氨蝶呤 0.2~0.5mg/（kg·w），可每周一次顿服，或分 3 次给予，每隔 12 小时 1 次，平均疗程 6 个月。硫唑嘌呤一般 1~4mg/（kg·d），连用 3~4 周。两者均易导致骨髓抑制及肝肾功能损害，特别是甲氨蝶呤可导致肝纤维化，临床上应谨慎使用并严密监测其不良反应。另有报道环孢素 A 单独和联合其他疗法具有一定疗效。环孢素 A 3mg/（kg·d）分次口服，待皮损消退后维持治疗 3~4 个月逐渐减量停药。

(3) 糖皮质激素：一般治疗无效，当 PRP 转变为红皮病时,可考虑使用。

(4)生物制剂:在常规治疗无效时再考虑使用,近年来被逐渐广泛应用,但在儿童 PRP 中的经验尚少。TNF-α 抑制剂是 PRP 中应用最广泛的一类生物制剂,包括依那西普、英夫利昔单抗和阿达木单抗。最近的研究表明 IL-23/Th17 通路可能在 PRP 的发病机制中发挥了核心作用[55],乌司奴单抗是一种针对 IL-12/23p40 亚基的单克隆抗体,有报道认为乌司奴单抗对于伴 CARD14 基因突变并有阳性家族史的 PRP 患者反应良好,是这组患者的首选治疗方案[56]。司库奇尤单抗是一种 IL-17A 拮抗剂,近年来发现其在难治性 PRP 治疗中效果显著。Liang JY 等报道 1 例患有严重 V 型 PRP 的 7 岁男童给予司库奇尤单抗治疗 5 周皮损几乎完全缓解[57]。

(5)其他:如维生素 A、甘草制剂、免疫增强剂、IVIG、抗 HIV 治疗、司坦唑醇、羟氯喹、延胡索酸酯等都有治疗有效的报道。

另外,物理治疗如糠浴、淀粉浴、矿泉浴、光疗和光化学疗法对有些病例有效,还可以联合中医中药治疗。

(宋俐 著,汤建萍 杨苏 审)

第五节　玫 瑰 糠 疹

玫瑰糠疹(pityriasis rosea,PR)是一种丘疹鳞屑性急性炎症性皮肤病,皮损以被覆糠秕状鳞屑的玫瑰色斑丘疹为特征。病程呈自限性。约占皮肤科门诊就诊患者的 0.3%~3%。本病可发生在任何年龄,但大多是在 10~40 岁发病,人群中两性发病率女性略高,春秋季多发[58]。

【病因及发病机制】尚不明确,目前有病毒感染、自身免疫、变态反应、遗传性过敏等各种学说。病程有自限性,较少复发,皮疹有先出现母斑和急性泛发等特点,以往一般认为与感染(尤其是病毒性感染,如人类疱疹病毒 VI 型和 VII 型、H1N1 病毒)有关,近期的研究表明与感染后细胞免疫和 / 或体液免疫失衡有关[59],其发病机制可能是微生物感染后,LC 将抗原呈递给局部淋巴结的淋巴细胞使其致敏,当这些致敏的淋巴细胞再次接触此类抗原时,随即释放一系列淋巴因子而吸引炎症细胞引起迟发型变态反应,同时产生 CD8+ 效应 T 细胞[60]直接攻击抗原,从而导致皮肤的炎症反应,促使 PR 皮损发生和疾病发展。

【诊断】

1. 症状、体征

(1)约 5% 的患者有前驱症状,包括全身不适、低热、头痛、咽痛、肌肉关节疼痛、胃肠道不适、浅表淋巴结肿大等。

(2)损害初起为在躯干或四肢近端直径 2~3cm 的圆形或椭圆形橙红色斑疹,上覆细小鳞屑,几日后此斑渐增大,可达 2~5cm,称为母斑或先驱斑(herald patch),常无自觉症状,易被忽视。50%~90% 的病例可见到母斑,但也有母斑缺如的病例。母斑大多为一个,但 5.5% 的患者可有 2 个或多个母斑,它们常靠在一起。母斑出现 1~2 周后,逐渐在四肢近端及躯干成批出现皮损,对称分布,边缘略高出皮面,呈玫瑰红色,中心略呈黄色,圆形或椭圆形,表面有少许细碎糠状鳞屑。皮损边缘鳞屑更清楚,呈领圈状,称为子斑或继发斑,其长轴与皮纹走向一致,散发或密集,很少融合,此时母斑已变暗淡或趋于消退。少数患者也可波及头面部、四肢远端,瘙痒程度不等,有的患者可出现水疱、风团及紫癜,也可累及口腔黏膜。

(3)本病呈自限性,约经 4~8 周自中央向边缘消退,一般发病后不再复发,但也有报道约 2.8% 的病例愈后可复发,且可出现指甲凹痕和甲营养不良,有少数患者病程可迁延 6 个月以上。

(4)本病有一些特殊类型:仅出现母斑无子斑的称为顿挫型;有渗出倾向的称为渗出型;还有丘疹型、水疱型、荨麻疹型、紫癜型、脓疱型、多形红斑型等。

2. 组织病理
表现为非特异性炎症,表皮局灶性角化不全及棘层轻度肥厚,有细胞内水肿及海绵形成,或有小水疱出现。真皮上部水肿及毛细血管扩张,并有密集的淋巴细胞浸润。

3. 诊断及鉴别诊断

(1)诊断:根据皮损好发于躯干及四肢近端,圆形或椭圆形玫瑰红斑疹,呈向心性分布,表面有糠状鳞屑,皮疹长轴与皮纹走向一致等特点不难诊断(图9-18)。

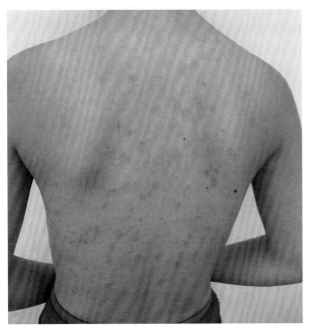

图9-18 玫瑰糠疹

15岁女孩,背部可见多发的淡红色丘疹和椭圆形斑疹,边界清楚,覆有细薄的糠秕样鳞屑,皮疹的长轴与皮纹方向平行排列。左肩胛下角下方可见3cm×1.5cm大小母斑(首都医科大学附属北京儿童医院提供)

(2)鉴别诊断:应与下列疾病鉴别:

1)体癣:皮疹呈圆形,边缘有丘疹水疱,渐向外扩大,中心炎症较轻,鳞屑中可查见真菌的菌丝及孢子。

2)二期梅毒:皮疹呈铜红色或暗红色,分布广泛,手掌及足跖部有孤立角化性圆形脱屑性斑丘疹。梅毒血清反应检查可资鉴别。

3)点滴型银屑病:为浸润性丘疹及斑丘疹,边界更清楚,Auspitz征(+),病程反复迁延。

4)药疹:尤其是玫瑰样疹[61]有服药史,发病急骤,无母斑,瘙痒显著,皮疹色鲜红,多形态。病程短,经治疗易于消退。

【治疗】本病有自限性,以对症治疗为主,治疗目的是减轻症状,缩短病程。

1. 避免饮酒及食用辛辣刺激食物,局部避免搔抓、热水洗烫。

2. 口服抗组胺药物及维生素 B_{12}、维生素 C 及钙剂等。一般不需要用糖皮质激素,可内服复方青黛丸。因与疱疹病毒感染有关,也可应用更昔洛韦治疗,但需注意药物不良反应。

3. 外用止痒的保护性药物如炉甘石洗剂、硫黄霜、少量糖皮质激素制剂等,不宜外用刺激性强的药物,对皮肤干燥者可外用润肤剂。

4. 物理治疗可选用窄谱中波紫外线照射(UVB)。

(宋俐 著,汤建萍 杨苏 审)

第六节 扁平苔藓

扁平苔藓(lichen planus,LP)是一种发生于皮肤、毛囊、黏膜和指/趾甲的常见的慢性炎症性疾病,病因不明。典型皮损为紫红色、多角形、瘙痒性扁平丘疹,组织病理有特征性。儿童较少见,大约占所有 LP 患者的 2%~3%[62],儿童发病的最早年龄是 2 周[63],平均发病年龄 7.1~8.4 岁[63,64],男孩比女孩的皮损出现更早。本病有自限性,经 1 个月~7 年可自行消退[65]。

【病因及发病机制】LP确切的发病机制不明。与儿童 LP 相关的因素包括遗传因素、疫苗接种、病毒感染等,本病还可与其他疾病伴发,如特应性

皮炎、血友病、支气管哮喘、活动性肝炎以及白癜风等。

【诊断】

1. 症状、体征

(1)好发于中青年,儿童也可发病,伴有不同程度的瘙痒。

(2)皮肤表现为多角形扁平丘疹,呈紫红色或蓝紫色,边缘清楚,表面干燥发亮,有蜡样光泽,覆有鳞屑(图9-19)。皮疹大小基本一致,中央轻度凹陷。液状石蜡涂抹表面后,用放大镜观察可见灰白色具有光泽的小点及浅细的网状条纹,称 Wickham

纹。皮疹好发于四肢,尤以腕屈侧、前臂、股内侧、踝部、腰部和臀部多见。皮疹发生于头皮时,可引起永久性脱发,发生于掌跖者少见。皮疹多局限于一处,泛发者少见。

(3)损害最常见于皮肤,但也常累及黏膜。可单独发生于皮肤或黏膜,或同时发病或先后发病。发生于黏膜者主要位于口腔黏膜和龟头,偶有报道发生于眼结膜、外阴、胃、膀胱及肛门直肠等处。

(4)甲受累在儿童较少见,儿童甲 LP 的临床特征和成人一样,甲纵嵴最常见,其次为甲凹点及甲板变薄,其他表现有甲粗糙并脆裂、甲变色、甲下角化过度、甲脱落、甲分离、甲板变厚和白甲及反甲合并萎缩(部分甲会出现永久性破坏)。翼状胬肉(图9-20)为甲 LP 的特征之一。甲受累可以是儿童 LP 唯一受累部位[66],由于缺乏皮肤和黏膜的病变,儿童甲 LP 常常被低估,而使临床诊断变得更难。

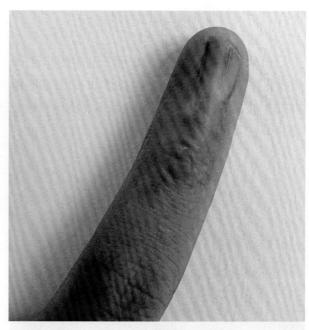

图9-20　指甲扁平苔藓

10 岁男孩。左手示指可见一带状皮损,表现为局部皮肤发红、增厚,远端甲基质灶性破坏,甲皱襞的甲小皮过度增长,覆盖且粘连于无甲片的甲床,形成甲翼状胬肉(首都医科大学附属北京儿童医院提供)

(5)特殊类型:本病临床表现多样,可有近 20种特殊类型,经典型 LP 最常见,其次是发疹性、肥厚性、线状、色素性、环状和萎缩性较少见[67]。儿童 LP 的变异型如表 9-5 所示。

(6)病程慢性,易复发。本病有自限性,多数患者皮疹可在 1~2 年内消退,部分留有色素沉着可持续数月或数年。

2. 组织病理　具有特征性,表现为表皮角化过度,颗粒层楔形增厚,棘层不规则增厚,表皮突呈锯齿状,基底细胞液化变性,真皮上部淋巴细胞呈带状浸润,真皮乳头层可见胶样小体及噬黑素细胞。直接免疫荧光显示松散的纤维蛋白在真表皮交界沉积。

3. 诊断及鉴别诊断

(1)诊断:主要根据临床典型皮疹表现诊断,临床诊断困难时行组织病理学检查明确诊断。

(2)鉴别诊断:儿童 LP 有时需要同苔藓样药疹、色素性扁平疣、慢性单纯性苔藓、淀粉样苔藓等鉴别。主要根据形态学和受累部位进行鉴别(表 9-6)。

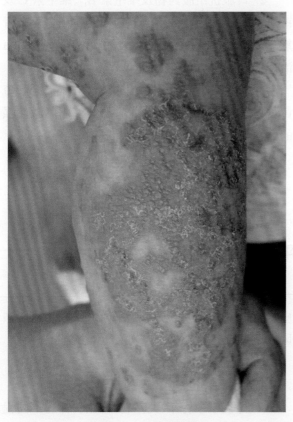

图9-19　扁平苔藓

11 个月男婴。皮疹位于右小腿外侧,由针头至米粒大小紫红色或蓝紫色扁平发亮丘疹组成,丘疹密集分布,彼此融合成大小不等形状不一的斑块,局部有抓痕、鳞屑和结痂(首都医科大学附属北京儿童医院提供)

表 9-5　儿童 LP 的变异型[68]

变异型	临床特征
线状	孤立的线状皮损,可能呈带状或出现在原先有损伤的部位,表现为同形反应
肥厚性	剧烈的瘙痒,为鳞屑性肥厚性的结节,常常出现在下肢伸侧,尤其膝部周围
环状	单纯的环状丘疹很少见,颊部黏膜可发生紫红色斑片,中央见萎缩性改变
毛囊性	头皮部位的角化性丘疹,可能融合成斑块,女性常见,可能导致瘢痕性脱发
口腔	常发现在口腔黏膜表面的侵蚀性或溃疡性的皮损,伴疼痛,可能导致瘢痕
光线性	曝光部位的中度瘙痒性皮损,有特征性的钱币状斑片,色素沉着周边围绕着色素减退带
大小疱性	在扁平苔藓皮损中可见小水疱和大疱,大部分出现在下肢或口腔
类天疱疮样	水疱发展成扁平苔藓的斑块,同时具有扁平苔藓和大疱性类天疱疮的临床、组织学和免疫学的特点

表 9-6　儿童扁平苔藓的鉴别诊断[69]

类型	鉴别诊断
肥厚性 LP	慢性单纯性苔藓(LSC)
	淀粉样苔藓
	苔藓样银屑病
毛囊性 LP	Darier 病或毛囊角化病
	毛周角化症
	瘰疬性苔藓
线状 LP	线状苔藓
	线状银屑病
	炎性线状表皮痣
光线性 LP	多形性苔藓样日光疹
	盘状红斑狼疮
	光化性痒疹
	固定性药疹
	环状肉芽肿
	光敏性苔藓样药疹
	黄褐斑
环状 LP	环状银屑病
	环状肉芽肿
萎缩性 LP	硬化萎缩性苔藓
点滴状 LP	点滴状银屑病
口腔黏膜 LP	银汞合金的接触性皮炎
	寻常型天疱疮的口腔糜烂
掌跖 LP	银屑病
	局灶性掌跖角化病
	寻常疣
	胼胝

【治疗】

1. 一般治疗　治疗慢性病灶,避免搔抓及烫洗等刺激。详细了解发病前的预防接种及用药等情况,要排除药物性扁平苔藓,停用可能诱发本病的药物。口腔 LP 患者银汞合金的牙科材料等要去除。光线性 LP 应尽量避光或使用遮光剂。

2. 内用药治疗

(1)糖皮质激素:治疗严重的病例、明显的口腔黏膜损害或指/趾甲受累严重时,可给予泼尼松 1~2mg/(kg·d)短期口服,持续 1~2 周到 3 个月,然后逐渐减量[67]。受累指甲较多时可口服地塞米松 2.5mg/d,每周连续服用 2 天[69]。

(2)维 A 酸类:阿维 A 0.5mg/(kg·d)口服 6 个月可治疗儿童发疹性 LP[70],注意此类药物的副作用。

(3)灰黄霉素:10~15mg/(kg·d),连用 3~6 个月,主要用于黏膜及大疱性扁平苔藓。

(4)氯喹或羟氯喹口服:主要用于光线性 LP 的治疗[71]。

(5)环孢素 A:可用于皮肤 LP 和严重的口腔黏膜 LP 的治疗。

(6)甲氨蝶呤:小剂量治疗儿童类天疱疮样 LP 有效[72]。

(7)生物制剂:可用于泛发性 LP 等难治性 LP 的治疗,阿达木单抗、利妥昔单抗、依那西普均有成人病例报道,但在儿童中应用经验很少。

(8)JAK 抑制剂:托法替尼可有效治疗口腔糜烂性 LP、毛囊性 LP 及甲 LP[73]。

3. 外用药治疗

(1)糖皮质激素软膏或霜剂:是大部分局限性

经典皮损儿童 LP 患者的治疗选择[40]。强效糖皮质激素的封包治疗或皮损内注射曲安奈德可用于肥厚性 LP。也有治疗儿童发疹性 LP 和类天疱疮性 LP 成功的报道[74,75]。

（2）维 A 酸制剂：可使用 0.025%~0.1% 维 A 酸乳膏。只有少数指甲受累时，采用 0.05% 的他扎罗汀凝胶涂抹甲周皱襞皮肤有效。

（3）钙调磷酸酶抑制药：0.03% 的他克莫司用于局限性经典儿童 LP 皮损的治疗[76]。0.1% 他克莫司治疗甲 LP，每天 2 次，共 6 个月有效[77]。

4. 物理疗法　光疗、液氮冷冻和二氧化碳激光对部分患者有效。UVB 光疗对急性泛发儿童 LP 患者安全有效[78]。

（宋俐 著，汤建萍 杨苏 审）

第七节　线 状 苔 藓

线状苔藓（lichen striatus）是一种以线状排列的多角形丘疹为典型皮损的慢性炎症性皮肤病，多见于儿童，有自限性。该病病因不明，可能与脊髓神经的功能障碍有关，或患处的末梢神经对外来的刺激反应性增强所致，亦有可能与病毒感染或创伤[79]有关。也有观点认为与特异性体质相关，但并没有明确的统计学相关报道[80]。

【诊断】

1. 症状、体征

（1）好发人群：多累及儿童，女孩多见。

（2）好发部位：好发于躯干、四肢，少数发生在面部，多为单侧性。

（3）皮损特点：初发皮损为针尖至粟粒大小的扁平丘疹，呈多角形或圆形，淡红色或肤色，有光泽，上覆少量白色鳞屑，皮损增多后可形成沿 Blaschko 线分布的连续或断续的线状排列，宽约 0.2~3cm（图 9-21），无自觉症状或偶有痒感。多数患者数月后皮损自行消退。愈后皮肤正常或留有暂时色素沉着。个别患者可能复发。

（4）本病可累及甲：出现甲板变薄、甲纵嵴、分裂、甲床角化过度、甲营养不良。

2. 组织病理检查　真皮浅层血管周围有致密的淋巴细胞和组织细胞浸润，偶见浆细胞和嗜酸性粒细胞，表皮细胞内和组织间水肿，伴有淋巴细胞外移和局灶性角化不全。有时棘层内可见散在的坏死的角质形成细胞和充满朗格汉斯细胞的角质层下海绵状水疱。在真皮网状层的小汗腺周围和毛囊周围有较致密的炎症细胞浸润，此特点有助于诊断。

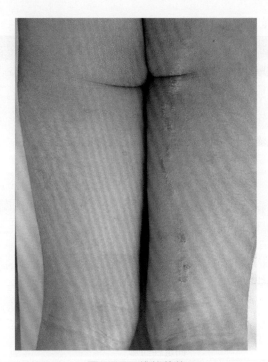

图 9-21　线状苔藓

8 岁女孩。右腿屈侧可见一线状皮损，皮损为淡红色丘疹及融合的斑块，表面可见轻度苔藓化（首都医科大学附属北京儿童医院提供）

3. 鉴别诊断

（1）线状扁平苔藓：皮损为多角形紫红色扁平丘疹，有 Wickham 纹，瘙痒剧烈。其他部位尚有皮损，组织病理可鉴别。

（2）带状银屑病：基本皮损为厚积性鳞屑的红色斑丘疹，可有 Auspitz 征阳性，其他部位尚有皮损，组织病理可鉴别。

（3）慢性单纯苔藓：有典型皮肤苔藓样变，瘙痒剧烈，持续时间长。

（4）单侧疣状痣：多在出生时便存在，有角质性疣状突起,无自愈倾向,组织病理可鉴别。

【治疗】

1. 多为自限性,无需治疗。

2. 顽固者或皮损显著者可外用糖皮质激素或0.1% 维 A 酸软膏。另亦有外用他克莫司[81]或吡美莫司[82]治疗有效的报道。

3. 甲损害可用糖皮质激素封包治疗或口服维生素 B$_2$ 治疗。

（宋俐　著,汤建萍　杨苏　审）

第八节　硬化性苔藓

硬化性苔藓(lichen sclerosus,LS),也称硬化萎缩性苔藓,是一种慢性炎症性皮肤黏膜疾病,常见于青春期前女孩和绝经后妇女[83],以外阴及肛周皮肤和黏膜萎缩变薄为主要特征。

【病因及发病机制】本病病因复杂,涉及局部刺激因素、免疫功能紊乱、遗传因素、性激素及其受体影响、某些病原体感染、表皮生长因子及受体、自由基等分子生物学因素、微量元素以及心理因素等方面[84]。

【诊断】

1. 症状、体征　本病初起表现为有光泽、质硬、象牙色的丘疹,周围通常绕以紫罗兰色的晕。表面可见扩张的毛囊皮脂腺或者汗管孔,中央可见黄色或棕色栓子。丘疹可融合形成不规则的斑块,大小不等,边缘可能会形成血疱。后期,萎缩导致低平的斑块表面皱缩。女孩比男孩更容易患病。女孩好发于外阴、肛周及会阴部皮肤。广泛的发展可以形成一个硬化的、萎缩的漏斗状斑块,阴唇收缩,也可以发生阴道口狭窄(图 9-22)。近 20% 的患者,阴道分泌物异常早于外阴病变。在男孩,常常累及阴茎包皮及龟头,通常与包皮过长有关。其他部位的皮损最常见于躯干上部、颈部、腋下、手腕屈侧,以及脐周和眼周。本病可伴剧烈瘙痒。

2. 组织病理　表现为表皮角化过度和毛囊堵塞,基底细胞水肿变性,真皮淋巴细胞带状浸润,均匀分布的胶原蛋白,真皮浅层弹力纤维可减少。

3. 鉴别诊断

(1) 外阴白癜风:患处无炎症性皮损,表面光滑,白斑可以对称,也可以不对称,无瘙痒,伍德灯下皮损呈纯白色,边界清楚。

(2) 局限性硬皮病:外阴以外硬化性苔藓与初起的局限性硬皮病在临床上很难鉴别,后者除皮肤萎缩外,也会出现白斑,两者常需组织病理加以鉴别。

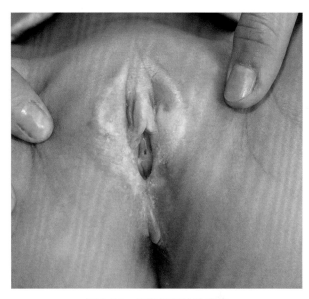

图 9-22　硬化性萎缩性苔藓
7 岁女童,大阴唇及小阴唇瓷白色丘疹及斑块
（首都医科大学附属北京儿童医院提供）

【治疗】幼女硬化性苔藓至青春期时有自愈可能,其治疗有别于成年妇女,应以局部治疗为首选。局部外用糖皮质激素为本病首选药物[85],可抗炎止痒,但长期应用可致皮肤黏膜萎缩。钙调磷酸酶抑制药外用疗效显著,与糖皮质激素不同,长期应用后一般不引起皮肤萎缩变薄,已被广泛使用。儿童可采用刺激性较小的 1% 吡美莫司乳膏,每天 2 次,疗程 3~6 个月[86]。但也有学者担心应用钙调磷酸酶抑制药有增加硬化性苔藓恶性进展的风险而反对使用[87]。手术、激光、光疗和冷冻疗法在儿童中较少使用,对于外用治疗无效,有不典型增生、粘连或癌变可能的患者可进行手术治疗。

（宋俐　著,汤建萍　杨苏　审）

第九节　光泽苔藓

光泽苔藓(lichen nitidus)是一种原因不明的慢性丘疹性疾病,有其独特的临床和组织学特征。本病病因不明,最初报道该病的Pinkus发现组织病理中有结核样结构而认为是结核相关性皮肤病,但皮肤组织内未找到结核分枝杆菌,动物接种也是阴性,抗结核治疗无明显疗效,故目前认为本病为非结核相关性疾病。也有报道称本病是一种过敏原引起细胞介导的免疫反应[88]。

【诊断】

1. 症状、体征

(1)大多发生在儿童及青少年,无性别差异。

(2)典型损害为一致性针尖大小平顶或圆顶、坚硬、发亮的丘疹,呈皮肤色或淡白色,丘疹中心常有凹陷,皮损孤立散在,从不融合,但可密集成群(图9-23),分布于身体任何部位,最常见于阴茎、下腹、乳房下及上肢屈侧,搔抓后可有同形反应。掌跖受累时表面粗糙增厚。通常无自觉症状,偶尔有瘙痒。

(3)可有甲改变,表现为点状下凹、纵嵴、甲板增厚、变脆而裂开。

2. 组织病理学检查　颇为特殊,有诊断价值。皮损处表皮扁平,有时有基底层液化变性,表皮下有空隙。真皮乳头内局限性球形浸润灶,主要内容物为组织细胞、淋巴细胞、少数成纤维细胞、浆细胞与噬黑素细胞,偶可见朗格汉斯细胞。每个浸润灶只占据一个真皮乳头,病灶旁的表皮突呈环抱状。虽有结核样结构,但无结核性结节或干酪样坏死。

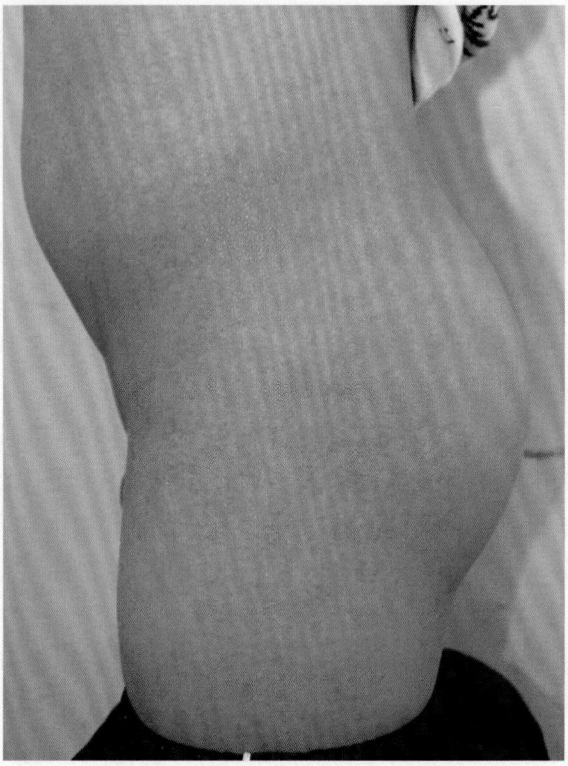

图9-23　光泽苔藓

5岁男童。左侧躯干部及下肢可见均匀一致性针尖大小平顶或圆顶、坚硬、发亮的丘疹,呈皮肤色或淡白色,皮损孤立散在,无融合(首都医科大学附属北京儿童医院提供)

3. 鉴别诊断　本病需与瘰疬性苔藓、扁平苔藓及阴茎珍珠样丘疹相鉴别。

【治疗】本病无自觉症状,且病程有自限性,故大都无需治疗,发生于阴茎者可局部外用糖皮质激素治疗,全身泛发者局部使用1%吡美莫司软膏可取得良好疗效[89]。

(宋俐　著,汤建萍　杨苏　审)

参考文献

1. TOLLEFSON MM, CROWSON CS, MCEVOY MT, et al. Incidence of psoriasis in children: A population-based study. J Am Acad Dermatol, 2010, 62: 979-987.

2. 丁晓岚, 王婷琳, 沈佚葳, 等. 中国六省市银屑病流行病学调查. 中国皮肤性病学杂志, 2010, 24 (7): 598-601.

3. 全国银屑病流行调查组. 全国1984年银屑病流行调查报告. 中华皮肤科杂志, 1986, 19 (5): 253-261.

4. ROMITI R, MARAGNO L, ARNONE M, et al. Psoriasis in childhood and adolescence. An Bras Dermatol, 2009, 84 (1): 9-20.

5. FAN X, XIAO FL, YANG S, et al. Childhood psoriasis: a study of 277 patients from China. J Eur Acad Dermatol Venereol, 2007, 21 (6): 762-765.

6. HERVEZ BACHELEZ. Pustular Psoriasis: The Dawn of a New Era. Acta dermato-venereologica, 2020, 100 (3): 87-92.

7. TAKEICHI T, AKIYAMA M. Generalized Pustular Psoriasis: Clinical Management and Update on Autoinflammatory Aspects. American journal of clinical dermatology, 2020, 21 (2): 227-236.

8. HASKAMP S, BRUNS H, HAHN M, et al. Myeloperoxidase Modulates Inflammation in Generalized Pustular Psoriasis and Additional Rare Pustular Skin Diseases. American Journal of Human Genetics, 2020, 107 (3): 527-538.

9. VERGNANO M, MOCKENHAUPT M, BENZIAN-OLSSON N, et al. Loss-of-Function Myeloperoxidase Mutations Are Associated with Increased Neutrophil Counts and Pustular Skin Disease. American Journal of Human Genetics, 2020, 107 (3): 539-543.

10. FREY S, STICHT H, WILSMANN-THEIS D, et al. Rare Loss-of-Function Mutation in SERPINA3 in Generalized Pustular Psoriasis. The Journal of investigative dermatology, 2020, 140 (7): 1451-1455. e13.

11. CORDORO KM. Management of childhood psoriasis. Adv Dermatol, 2008, 24: 125-169.

12. BOCCARDI D, MENNI C, LA VECCHIA C, et al. Overweight and childhood psoriasis. British Journal of Dermatology, 2009, 161: 484-670.

13. ZHU KJ, HE SM, ZHANG C, et al. Relationship of the body mass index and childhood psoriasis in a Chinese Han population: A hospital-based study. J Dermatol, 2012, 39 (2): 181-183.

14. ALBANESI C, MADONNA S, GISONDI P, et al. The Interplay Between Keratinocytes and Immune Cells in the Pathogenesis of Psoriasis. Frontiers in immunology, 2018, 9: 1549.

15. 赵辨. 中国临床皮肤病学. 2 版. 南京: 江苏凤凰科学技术出版社, 2017: 1008.

16. 中华医学会皮肤性病学分会儿童学组, 中国医师协会皮肤科医师分会儿童皮肤病学组, 中华医学会儿科学分会皮肤性病学组, 等. 中国儿童银屑病生物治疗专家共识 (2021). 中华皮肤科杂志, 2021, 54 (11): 943-950.

17. CORRALES IL, RAMNARINE S, LANSANG P. Treatment of childhood psoriasis with phototherapy and photochemotherapy. Clin Med Insights Pediatr, 2013, 7: 25-33.

18. BRONCKERS IMGJ, SEYGER MMB, WEST DP, et al. Safety of Systemic Agents for the Treatment of Pediatric Psoriasis. JAMA dermatology, 2017, 153 (11): 1147-1157.

19. 中华医学会皮肤性病学分会银屑病学组, 中华医学会皮肤性病学分会儿童学组. 中国儿童银屑病诊疗专家共识 (2021). 中华皮肤科杂志, 2021, 54 (7): 559-581.

20. THAKUR V, MAHAJAN R. Novel Therapeutic Target (s) for Psoriatic Disease. Front Med (Lausanne), 2022, 9: 712313.

21. KHACHEMOUNE A, BLYUMIN ML. Pityriasis lichenoides: pathophysiology, classification, and treatment. Am J Clin Dermatol, 2007, 8 (1): 29-36.

22. GELLER L, ANTONOV NK, LAUREN CT, et al. Pityriasis Lichenoides in Childhood: Review of Clinical Presentation and Treatment Options. Pediatr Dermatol, 2015, 32 (5): 579-592.

23. NOFAL A, ASSAF M, ALAKAD R, et al. Febrile ulceronecrotic Mucha-Habermann disease: proposed diagnostic criteria and therapeutic evaluation. Int J Dermatol, 2016, 55 (7): 729-738.

24. VAKEVA L, SARNA S, VAALASTI A, et al. A retrospective study of the probability of the evolution of parapsoriasis en plaques into mycosis fungoides. Acta Derm Venereol, 2005, 85 (4): 318-323.

25. FERNANDEZ-GUARINO M, ABOIN-GONZALEZ S, CIUDAD BLANCO C, et al. Treatment of adult diffuse pityriasis lichenoides chronica with narrowband ultraviolet B: experience and literature review. Clin Exp Dermatol, 2017, 42 (3): 303-305.

26. BELLINATO F, MAURELLI M, GISONDI P, et al. A systematic review of treatments for pityriasis lichenoides. J Eur Acad Dermatol Venereol, 2019, 33 (11): 2039-2049.

27. JUNG F, SIBBALD C, BOHDANOWICZ M, et al. Systematic review of the efficacies and adverse effects of treatments for pityriasis lichenoides. Br J Dermatol, 2020, 183 (6): 1026-1032.

28. HAPA A, ERSOY-EVANS S, KARADUMAN A. Childhood pityriasis lichenoides and oral erythromycin. Pediatr Dermatol, 2012, 29 (6): 719-724.

29. CHEN Y, ZHAO M, XIANG X, et al. Oral erythromycin in pityriasis lichenoides chronica and pityriasis lichenoides et varioliformis acuta. Dermatol Ther, 2020, 33 (3): e13311.

30. 赵辨. 中国临床皮肤病学. 2 版. 南京: 江苏凤凰科学技术出版社, 2017: 1135.

31. 赵辨. 中国临床皮肤病学. 2 版. 南京: 江苏凤凰科学技术出版社, 2017: 1136-1139.

32. BESNIER E. Observations pour servier a Phistoire chenique due pityriasis rubra pilaris. Ann Dermatol Syphilol, 1989, 10: 253.

33. VIJAYALAKSHMI AM, MALLIKA A. Pityriasis rubra pilaris. Indian Pediatr, 2003, 40 (5): 432.

34. VASHER M, SMITHBERGER E, LIEN MH, et al. Familial pityriasis rubra pilaris: report of a family and therapeutic response to etanercept. J Drugs Dermatol, 2010, 9 (7): 844.

35. FUCHS-TELEM D, SARIG O, VAN STEENSEL MA, et al. Familial pityriasis rubra pilaris is caused by mutations in CARD14. Am J Hum Genet, 2012, 91 (1): 163-170.

36. BARAN W, SZEPIETOWSKI JC, SZYBEJKO-MACHAJ G. Enhanced expression of p53 protein in pityriasis rubra pilaris. Acta Derm Venereol, 2006, 86 (3): 276.

37. KAMATA Y, MAEJIMA H, WATARAIA, et al. Expression of bleomycin hydrolase in keratinization disorders. Arch Dermatol Res, 2012, 304 (1): 31-38.

38. 王大虎, 王爱学, 张晓光, 等. 角蛋白 10 在毛发红糠疹中的表达及意义. 临床皮肤科杂志, 2014, 43 (10): 16-18.

39. SHVELLI D, DAVID M, MIMOUM M. Childhood onset pityriasis rubra pilaris with immunological abnormalities. Pediatr Dermatol, 1987, 4: 21.

40. CASTANET J, LACOUR JP, PERRIN C, et al. Juvenile pityriasis rubra pilaris associated with hypogammaglobulinaemia and furunculosis. Br J Dermatol, 1994, 137: 717.

41. HOLDER CA, CURLEY RK. Down syndrome and pityriasis rubra pilaris. Clin Exp Dermatol, 1989, 14: 332.

42. ERDEM T, ATASOY M, ALIAGAOGLU C, et al. Pityriasis rubra pilaris in association with hepatitis A. Saudi Med J, 2006, 27 (9): 1421.

43. BELL SL, PATEL AN, LEACH IH, et al. Consider triggers for pityriasis rubra pilaris. Clin Exp Dermatol, 2014, 39 (3): 403.

44. ALLISON DS, ETAZHARY RA, CALOPRISI SD. Pityriasis rubra pilaris in children. J Am Acad Dermatol, 2002, 47: 386.

45. GRIFFITHS WAD. Pityriasis rubra pilaris: the problem of its classification. J Am Acad Dermatol, 1992, 26: 140.

46. SCHMUTZ JL, TRECHOT P. Telaprevir-induced pityriasis rubra pilaris. Ann Dermatol Venereol, 2013, 140 (5): 414.

47. ROENNEBERG S, BIEDERMANN T. Pityriasis rubra Pilaris: algorithms for diagnosis and treatment. J Eur Acad Dermatol Venerol, 2018, 32 (6): 889-898.

48. RAZA N, BARI A, DAR NR. Juvenile onset classical pityriasis rubra pilaris: every patient may not require systemic therapy. J Coll Physicians Surg Pak, 2007, 17 (9): 564.

49. LANE JE, GUILL MA. Juvenile pityriasis rubra pilaris. Pediatr Dermatol, 2004, 21 (4): 512.

50. KARIMIAN-TEHERANI D, PARISSA M. Response of juvenile circumscribed pityriasis rubra pilaris to topical tazarotene treatment. Pediatr Dermatol, 2008, 25 (1): 125.

51. GREGORIOU S, ARGYRIOU G, CHRISTOFIDOU E, et al. Treatment of pityriasis rubra pilaris with pimecrolimus cream 1%. J Drugs Dermatol, 2007, 6 (3): 340.

52. SEHGAL VN, SRIVASTAVA G, AGGARWAL AK, et al. Efficacy of isotretinoin in pityriasis rubra pilaris: unapproved use. Int J Dermatol, 2006, 45 (10): 1238.

53. ZHANG XB, LUO Q, LI CX, et al. Clinical investigation of acitretin in children with severe inherited keratinization disorders in China. J Dermatolog Treat, 2008, 19 (4): 221.

54. SCHMITT L, INHOFF O, DIPPEL E. Oral alitretinoin for the treatment of recalcitrant pityriasis rubra pilaris. Case Rep Dermatol, 2011, 3 (1): 85.

55. FELDMEYER L, MYLONAS A, DEMARIA O, et al. Interleukin 23-helper T cell 17 axis as a treatment target for pityriasis Rubra Pilaris. JAMA Dermatol, 2017, 153 (4): 304-308.

56. CRAIGLOW BG, BOYDEY LM, HU R, et al. CARD14-associated papulosquamous eruption: A spectrum including features of psoriasis and pityriasis rubra pilaris. J Am Acad Dermatol, 2018, 79 (3): 487-494.

57. LIANG JY, YE RX, TIAN X, et al. Secukinumab monotherapy successfully treated severe refractory type V (atypical juvenile) pityriasis rubra pilaris: A case report and literature review. Dermatol Ther, 2020, 33 (6): e14097.

58. 赵辨. 中国临床皮肤病学. 2 版. 南京: 江苏凤凰科学技术出版社, 2017: 1132-1134.

59. ROBERT A, SCHWARTZ W, CLARK LAMBERT. Pityriasis rosea and activation of latent herpesvirus infections. Journal of the American Academy of Dermatology, 2014, 70 (1): 197.

60. KEMPF W, BURQ G. Pityriasis rosea-a virus-induced

skin disease? An update Archives of Virology, 2000, 145 (8): 1509-1520.

61. DRAGO F, BROCCOLO F, AGNOLETTI A, et al. Pityriasis rosea and pityriasis rosea-like eruptions. Journal of the American Academy of Dermatology, 2014, 70 (1): 196.

62. MILLIGAN A, GRAHAM-BROWN RA. Lichen planus in children-a review of six cases. Clin Exp Dermatol, 1990, 15 (5): 340.

63. KANWAR AJ, DE D. Lichen planus in childhood: Report of 100 cases. Clin Exp Dermatol, 2010, 35 (3): 257.

64. HANDA S, SAHOO B. Childhood lichen planus: A study of 87 cases. Int J Dermatol, 2002, 41 (7): 423.

65. 顾有守. 扁平苔藓. 临床皮肤科杂志, 2010, 39 (1): 61.

66. TOSTI A, PIRACCINI BM, CAMBIAGHI S, et al. Nail lichen planus in children: clinical features, response to treatment, and long-term follow-up. Arch Dermatol, 2001, 137 (8): 1027.

67. PANDHI D, SINGAL A, BHATTACHARYA SN, et al. Lichen planus in childhood: a series of 316 patients. Pediatr Dermatol, 2014, 31 (1): 59-67.

68. SHARMA A, BIALYNICKI-BIRULA R, SCHWARTZ RA, et al. Lichen planus: an update and review. Cutis, 2012, 90 (1): 17.

69. KANWAR AJ, DE D. Lichen planus in children. Indian J Dermatol Venereol Leprol, 2010, 6 (4): 366.

70. MEADS SB, KUNISHIGE J, RAMOS-CARO FA, et al. Lichen planus actinicus. Cutis, 2003, 72 (5): 377.

71. MADKE B, GUTTE R, DOSHI B, et al. Hyperkeratotic Palmoplantar Lichen Planus in a child. Indian J Dermatol, 2013, 58 (5): 405.

72. FROTINA AB, GIULIONI E, TONIN E. Topical tacrolimus in the treatment of lichen planus in a child. Pediatr Dermatol, 2008, 25 (5): 570.

73. DAMSKY W, WANG A, OLAMIJU B, et al. Treatment of severe lichen planus with the JAK inhibitor tofacitinib. Journal of Allergy and Clinical Immunology, 2020, 145 (6): 1708-1710. e2.

74. OTT H, FRANK J, POBLETE-GUTERRE P. Eruptive lichen planus in a child. Pediatr Dermatol, 2007, 24 (6): 637.

75. BOACKOW K, ABECK D, HAUPT G, et al. Exanthematous lichen planus in a child-response to acitretin. Br J Dermatol, 1997, 136 (2): 287.

76. PAVLOTSKY F, NATHANSOHN N, KRIGER G, et al. Ultraviolet-B treatment for cutaneous lichen planus: Our experience with 50 patients. Photodermatol Photoimmunol Photomed, 2008, 24 (2): 83.

77. UJIIE H, SHIBAKI A, AKIYAMA M, et al. Successful treatment of nail lichen planus with topical tacrolimus. Acta Derm Venereol, 2010, 90 (2): 218.

78. NANDA A, AL-AJMI HS, AL-SABAH H, et al. Childhood lichen planus: A report of 23 cases. Pediatr Dermatol, 2001, 18 (1): 1.

79. ROMITA P, ETTORRE G, BUFANO T, et al. Lichen striatus successfully treated with oral cyclosporine. Int Jimmnuopatholpharmacol, 2017, 30 (4): 420-422.

80. RICHARZ NA, FUSTA-NOVELL X, FATSINI-BLANCH V, et al. Lichen striatus following scarlet fever in a 3-year-old female patient. Intjdermatol, 2018, 57 (9): 1118-1119.

81. KIM GW, KIM SH, SEO SH, et al. Lichen striatus with nail abnormality successfully treated with tacrolimus ointment. J Dermatol, 2009, 36 (11): 616.

82. CAMPANTI A, BRANDOZZI G, GIANGIACOMI M, et al. Lichen striatus in adults and pimecrolimus: open off-label clinical study. Int J Dermatol, 2008, 47 (7): 732.

83. ISMAIL D, OWEN CM. Paediatric vulval lichen sclerosus: a retrospective study. Clin Exp Dermatol, 2019, 44 (7): 753-758.

84. 杨弟芳. 外阴硬化性苔藓病因学研究进展. 医学信息, 2010, 5 (3): 460.

85. ANDERSON K, ASCANIO NM, KINNEY MA, et al. A retrospective analysis of pediatric patients with lichen sclerosus treated with a standard protocol of class I topical corticosteroid and topical calcineurin inhibitor. J Dermatolog Treat, 2016, 27 (1): 64-66.

86. BOMS S, GAMBICHLER T, FREITAG M, et al. Pimecrolimus 1% cream for anogenital lichen sclerosus in childhood. BMC Dermatol, 2004, 4 (1): 14.

87. FISTAROL SK, ITIN PH. Diagnosis and treatment of lichen sclerosus: an update. Am J Clin Dermatol, 2013, 14 (1): 27-47.

88. 赵辨. 中国临床皮肤病学. 2 版. 南京: 江苏凤凰科学技术出版社, 2017: 1162-1163.

89. FARSH S, MANSOURI P. Letter: Generalized lichen nitidus successfully treated with pimecrolimus 1 percent cream. Dermatol Online J, 2011, 17 (7): 11.

第十章

血管炎及血管病

皮肤血管炎是指原发于皮肤血管壁及周围的一类炎症性疾病。其临床表现多样,可为原发性或继发性改变。血管炎分类较困难,通常以组织病理学特征为基础,主要根据受累血管的大小进行分类(如大血管、中等血管或小血管)。大血管血管炎包括巨细胞动脉炎和大动脉炎,在此不做讨论。中等血管炎主要累及内脏动脉,包括两种最常见的儿童血管炎综合征(结节性多动脉炎和川崎病),后面将分别介绍。另外,本章涉及的其他血管炎均为小血管炎,主要累及毛细血管及小血管。应注意的是按血管大小进行分类是不确切的,受累血管有时会有重叠。表 10-1 为儿童血管炎的分类。

表 10-1 儿童血管炎的分类

受累血管大小	疾病名称
大血管	大动脉炎
中等血管	结节性多动脉炎
	川崎病
小血管	变应性皮肤血管炎(皮肤白细胞碎裂性血管炎)
	过敏性紫癜
	小儿急性出血性水肿
	荨麻疹性血管炎
	冷球蛋白血症性血管炎
	持久性隆起性红斑(主要为成人)
	ANCA- 相关性血管炎
	Churg-Strauss 综合征
	显微镜下多血管炎

注:ANCA,抗中性粒细胞胞质抗体。

第一节　过敏性紫癜

过敏性紫癜(anaphylactoid purpura),又称 Henoch-Schönlein purpura(HSP),是侵犯皮肤或其他器官的毛细血管及细小静脉的小血管炎,是儿童最常发生的血管炎。主要发生于 2~11 岁的儿童,4~6 岁为发病高峰,男童多见,比例为 1.28:1,1 周岁以内婴儿少见[1]。

【病因及发病机制】

1. 病因及发病机制仍未完全阐明。

2. 可能与感染、药物、食物、化学毒物、物理因素、妊娠、免疫紊乱、免疫接种、淋巴瘤、遗传等因素

等有关[2]。

3. 发病机制以 IgA 介导的体液免疫异常为主。IgA 沉积于小血管壁引起的自身炎症反应和组织损伤在 HSP 发病中起重要作用,特别是 IgA1 糖基化异常及 IgA1 分子清除障碍在 HSP 的肾脏损害中起着关键作用,紫癜性肾炎(Henoch-Schönlein purpura nephritis,HSPN)患儿血清半乳糖缺乏 IgA1(galactose-deficient IgA1,Gd-IgA1)水平增高,大分子的 IgA1-IgG 循环免疫复合物沉积于肾脏可能是导致 HSPN 的重要发病机制[3]。

4. C4 缺陷可能是过敏性紫癜肾炎的危险因素。

5. 白三烯 E4 可能也起作用。

【诊断】

1. 症状、体征

(1)发病前 1~3 周常有上呼吸道感染等前驱症状。

(2)典型皮损:以小腿伸侧为主的可触及性出血性紫癜(图 10-1),对称分布,可逐渐扩散至躯干及面部,受压部位损害多而重,可融合成大片瘀斑,亦可发生水疱、血肿样损害、坏死性紫癜及溃疡。急性发作期部分患儿尚有手臂、腓肠肌、足背、眼周、头皮、面部及会阴部血管神经性水肿和压痛[4]。本病常持续一段时间,皮疹一般在数周后消退,可遗留铁锈色或棕色色素沉着或瘀斑,但是会逐渐消退,但一些病例间隔数周至数月皮损可反复。

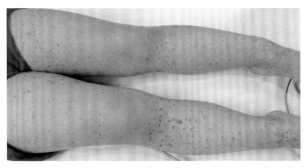

图 10-1 过敏性紫癜

6 岁女童,双下肢可见对称性分布的紫红色淤点及淤斑,下肢远端为著(首都医科大学附属北京儿童医院提供)

(3)腹型紫癜:较为常见,约 2/3 患儿出现消化道症状,可发生于本病任何阶段,可在紫癜出现的 2 周前发生。最常见症状为下腹疼痛,表现为阵发性脐周绞痛,也可波及腹部任何部位。可有压痛,很少有反跳痛。同时伴有呕吐。约半数患儿大便潜血阳性,部分患儿出现血便,甚至呕血。肠套叠是少见但很严重的并发症,可见于 1%~5% 的患者,男孩更多见。还可有少见的肠系膜血管炎、胰腺炎、胆囊炎、胆囊积水、蛋白丢失性肠病及肠壁下血肿至肠梗阻[5]。有研究报道,过敏性紫癜患者在急性病程后数月可发生结肠狭窄,导致慢性肠梗阻。

(4)肾型紫癜:可为肉眼血尿、显微镜下血尿、蛋白尿或管型尿。肾损害可发生于过敏性紫癜病程的任何时期,但几乎不在紫癜出现之前而是多数

于紫癜后 2~4 周出现,也可出现于皮疹消退后或疾病静止期。HSPN 的纵向研究表明,91% 的病例在前 6 周内发生肾损害,97% 病例在 6 个月内发生肾损害,因此长期随访患者有无该并发症很重要[1]。虽然半数以上患儿的肾脏损害可以临床自行痊愈,但少数患儿的血尿、蛋白尿及高血压可持续很久,部分可进展为肾小球病变。40%~50% 的儿童过敏性紫癜患者可出现肾小球肾炎,通常病程较短,预后较好。肾脏受累与长期预后相关性最大。过敏性紫癜出现肾损害的潜在相关因素包括 4 岁以上发病、持久性紫癜、严重的腹痛和凝固酶XIII活性<80%。

(5)关节型紫癜:大多数患儿的关节受累以关节周围肿胀伴关节痛为特征,以单个关节为主,主要累及双下肢,尤其是踝关节及膝关节等大关节,但肘关节、手、足均可受累,但鲜有侵蚀性关节炎发生。关节病变常为一过性,很少出现永久性损害。

(6)其他系统累及情况:儿童发生非特异性的低热和不适高达 50%[1],神经系统受累占 2%,常见的是头痛,可出现抽搐、瘫痪、舞蹈症、运动失调、失语、失明、昏迷、蛛网膜下腔出血、视神经炎、吉兰-巴雷综合征[6-7]。生殖系统受累以睾丸炎常见,男孩发生率为 27%[7]。呼吸系统受累可出现从无症状性肺部浸润到反复性肺出血的不同表现[8]。也有患儿出现肌肉内出血、结膜下出血、反复鼻出血、腮腺炎和心肌炎。

2. 实验室检查 过敏性紫癜目前尚无特异性诊断方法,相关辅助检查仅有助于了解病情和并发症,可根据病情选择下列检查[2]:

(1)外周血检查:白细胞正常或增加,中性粒细胞可增高。一般情况下无贫血,胃肠道出血严重时可合并贫血。血小板计数正常或升高。凝血功能检查包括出凝血时间、凝血因子通常正常,抗凝血酶原-III可增高或降低,部分患儿纤维蛋白原含量、D-二聚体含量增高。毛细血管脆性试验阳性,抗链 O、CRP 可升高,血沉正常或增快,可有 CH50、C3、C4 降低,ANCA 常阴性。

(2)尿常规:可有红细胞、蛋白、管型,重症可见肉眼血尿。镜下血尿和蛋白尿为最常见的肾脏表现。

(3)便常规:便潜血可阳性。

(4)血液生化检查:血肌酐、尿素氮多数正常,

极少数急性肾炎和急进性肾炎表现者可升高。血谷丙转氨酶（ALT）、谷草转氨酶（AST）少数可有升高。少数血磷酸肌酸激酶同工酶（CK-MB）可升高。血白蛋白在合并肾病或蛋白丢失性肠病时可降低。

（5）免疫学检查：部分患儿血清 IgA 升高，类风湿因子 IgA 和抗中性粒细胞抗体 IgA 升高。

3. **组织病理**　典型病理改变为白细胞碎裂性血管炎，真皮浅层毛细血管和细小血管的内皮细胞肿胀、管腔闭塞，管壁有纤维蛋白沉积、变性和坏死，血管及其周围有中性粒细胞和嗜酸性粒细胞浸润，有核尘、水肿及红细胞外渗。皮损及皮损旁皮肤直接免疫荧光示真皮血管壁有 IgA、C3、纤维素、IgM 沉积[9]。

【鉴别诊断】

1. 紫癜样皮损鉴别诊断（表 10-2）

表 10-2　紫癜样皮损鉴别诊断[10]

	好发部位	皮损特点	自觉症状/全身症状	实验室检查	组织病理	病因或诱因	其他
过敏性紫癜	四肢伸侧及臀部	瘀点、瘀斑及多形性皮损	瘙痒或无自觉症状，可伴有关节痛或腹痛	血小板计数、出凝血时间、凝血因子正常，毛细血管脆性试验阳性	真皮浅层毛细血管和细小血管炎	与感染、药物、食物、物理因素、虫咬、遗传等有关	起病前 1~3 周可有上呼吸道感染
特发性血小板减少性紫癜	全身	瘀点、瘀斑、血肿、泛发	黏膜和内脏出血，急性型伴发冷、发热	血小板减少，骨髓巨核细胞增多，血小板生成型巨核细胞减少	—	急性型与病毒感染有关，慢性型与自身免疫有关	—
进行性色素性紫癜性皮病	下肢尤其是小腿、踝部多见	红色瘀点，群集，连成片向外扩展，中心处消退，呈棕褐色，其内或周围又有新瘀点	无自觉症状或自觉轻痒	血液学检查正常	淋巴细胞围管性毛细血管炎，晚期可见含铁血黄素沉积	与药物、迟发性超敏反应或全身性疾病等有关	有的患者有家族史
色素性紫癜性苔藓样皮炎	小腿	粟粒大小丘疹，呈轻度苔藓样或少许鳞屑，也可有瘀点、瘀斑	自觉明显瘙痒	血液学检查正常	淋巴细胞围管性毛细血管炎，晚期可见含铁血黄素沉积	可能与药物、超敏反应有关	40~60 岁男性多见
毛细血管扩张性环状紫癜	双小腿	紫红色环状斑，可见毛细血管扩张或辣椒粉样小点，可扩展形成多环状、半环状	无自觉症状或轻痒	血液学检查正常	淋巴细胞围管性毛细血管炎，晚期可见含铁血黄素沉积	可能与药物、超敏反应等有关	多见于青年女性
家族性色素性紫癜性皮病	四肢、身体屈侧	与进行性色素性皮病或毛细血管扩张性环状紫癜相似，分布广泛	无自觉症状	—	—	呈家族性发病，可能与遗传有关	好发于儿童或青春期
单纯紫癜	小腿伸侧	瘀点及瘀斑，略隆起，压不褪色	自觉轻痒，偶有低热、不适、关节痛、头痛等	血小板计数正常，凝血因子正常或轻度异常	—	可能为显性遗传	可自行消退，但反复发作

续表

	好发部位	皮损特点	自觉症状/全身症状	实验室检查	组织病理	病因或诱因	其他
Leterer-Siwe病	头面、下腹部、躯干、四肢	瘀点、瘀斑、丘疹、斑丘疹、毛囊角化性丘疹	可伴有发热,贫血,肝脾淋巴结肿大、肺、胃肠道病变,溶骨性损害等	有的血中嗜酸性粒细胞增多,X线胸部检查示粟粒状斑点	增生反应,大量组织细胞浸润	病因不明,属于朗格汉斯细胞组织细胞增生症	内脏受累,预后不好
Hand-Schüller-Christian病	全身	紫癜、结节、红斑、鳞屑、丘疹、斑丘疹,色素沉着,小的黄瘤样皮损	可有骨损害、尿崩症、突眼,伴发热、贫血、肺浸润和纤维化等	X线示骨损害	肉芽肿性反应,组织细胞密集分布	病因不明,属于朗格汉斯细胞组织细胞增生症	骨损害,好发于颅骨,为溶骨性改变

2. **细菌感染**　脑膜炎双球菌菌血症、败血症及亚急性细菌性心内膜炎均可出现紫癜样皮疹,皮疹一开始即为瘀血斑,其中心部位可有坏死。但本症起病急骤,全身中毒症状重,白细胞明显增高,血培养阳性。

3. **风湿性关节炎**　两者均可有关节肿痛及低热,于紫癜出现前较难鉴别,随着病情的发展,皮肤出现紫癜,则有助于鉴别。

4. **急腹症**　在皮疹出现前发生腹痛等症状应与急腹症鉴别。过敏性紫癜的腹痛虽较剧烈,但位置不固定,压痛轻,无腹肌紧张和反跳痛,除非出现肠穿孔才有上述情况。儿童期出现急性腹痛者,要考虑有过敏性紫癜可能,此时应仔细寻找典型皮肤紫癜,注意关节、腹部、肾脏的综合表现。

(1)肠套叠:多见于2岁以下的婴幼儿。如患儿阵阵哭闹,腹部触及包块,腹肌紧张时应疑为本病。钡灌肠透视可予鉴别。但过敏性紫癜可同时伴有肠套叠,多为2岁以上儿童。

(2)阑尾炎:两者均可出现脐周及右下腹痛伴压痛。但过敏性紫癜腹肌不紧张,皮肤有紫癜,可予鉴别。

5. **睾丸扭转**　男性过敏性紫癜患者可出现阴囊水肿,可伴或不伴红斑、紫癜,有时可伴严重疼痛,与睾丸扭转相似,可行超声或放射性核素扫描进行鉴别。

【治疗】HSP 具有自限性,治疗目的为缩短病程,控制急性期症状和影响预后的因素。

1. **一般支持治疗**　急性期卧床休息。有消化道出血者应禁食,如腹痛不重,仅大便潜血阳性者,

可进食少量少渣易于消化的流食。如有明显感染,应给予有效抗生素,注意寻找并去除致敏因素。

2. **抗感染治疗**　急性期呼吸道及胃肠道等感染可适当给予抗感染治疗,急性期抗感染治疗对HSP 并无治疗和预防作用。

3. **对症治疗**　有腹痛者应用解痉挛药。关节痛者可口服非甾体抗炎药。

4. **单纯皮肤型**　抗组胺药、芦丁、双嘧达莫、钙剂、维生素 C。

5. **糖皮质激素**　伴严重胃肠道、关节、阴囊及肾损害的患者应系统用糖皮质激素[11]。对于只有皮损、关节痛或轻微胃肠道不适者可酌情应用糖皮质激素。

6. **过敏性紫癜肾炎**　可采用口服甲泼尼龙或泼尼松龙、大剂量静脉冲击甲泼尼龙、尿激酶、环磷酰胺、硫唑嘌呤、ACEI 类药物、双嘧达莫、肝素、丙种球蛋白、血浆置换及透析治疗。但没有证据表明全身性糖皮质激素治疗可以预防持续性肾病的进展[12]。

7. **中医**　根据本病的临床症状辨证论治。

【预后】大多数过敏性紫癜患者的预后很好,可痊愈而不留后遗症。多数在 8 周内痊愈,但是一年内复发率大约 30%~40%。在年龄较小的儿童,病情通常较轻,病程较短,很少出现肾脏及胃肠道症状,且很少复发。肾脏损害是最重要的与预后相关的指标,85% 发生在病程 4 周内,HSP 肾炎的预后取决于临床表现和病理改变,初始临床症状与预后相关,以肾病和/或肾炎综合征发病者较轻微血尿和/或蛋白尿者预后不良,5%~20% 起病表现为肾炎综合征、肾病综合征、肾炎型肾病患儿发展

为终末期肾病。有肾脏损害的患儿需进行长期随访。建议对尿液分析正常患儿至少随访6个月，随访6个月后尿液检查无异常者少见长期肾损害发生，6个月后尿液检查仍异常者需要继续随访3~5年[13]。

（李璐 卫风蕾 韩秀萍 著，郭一峰 冉琴 审）

第二节 变应性皮肤血管炎

变应性皮肤血管炎（allergic cutaneous vasculitis，ACV）又称皮肤小血管血管炎、皮肤白细胞碎裂性血管炎，是一种主要累及真皮浅层毛细血管及小血管的坏死性血管炎。本病在成人最常见，青年女性多见，儿童相对少见。

【病因与发病机制】病因不明。可能的致病因子包括感染（细菌、病毒、真菌、蠕虫）、异种蛋白及药物、化学物质（杀虫剂、除草剂及石油产品）、淋巴细胞增生性肿瘤和实质性肿瘤及自身免疫性疾病[14]。发病机制亦与Ⅲ型变态反应有关。

【诊断】

1. 症状、体征

（1）皮损特点：以可触及性紫癜为主的多形性损害，表现为红斑、丘疹、风团、紫癜、水疱、大疱、脓疱、血疱、糜烂、溃疡、坏死和浅表结节等。常对称分布，好发于下肢和臀部等下垂以及受压部位，尤以小腿为多，有反复发作倾向。

（2）通常无自觉症状，可有轻度瘙痒或烧灼感，部分有疼痛。

（3）可伴有低至中度发热、倦怠、关节酸痛等全身症状。

（4）个别可累及肾、胃肠道、心脏、肺、眼及中枢神经系统，称为系统性变应性血管炎。

2. 实验室检查 白细胞可增高，可有嗜酸性粒细胞增多，血小板轻度减少，血沉增快。肾脏受累者可伴有蛋白尿、血尿及管型。部分患者有类风湿因子滴度阳性，血清总补体水平可降低。严重者可有贫血。

3. 组织病理 真皮毛细血管及小血管内皮细胞肿胀、闭塞。管壁有纤维蛋白渗出、变性和坏死。血管壁及血管周围有中性粒细胞浸润和核碎裂，有少数嗜酸性粒细胞及单核细胞浸润，有数量不等的红细胞外渗。

直接免疫荧光：早期皮损真皮乳头血管周围有IgA、IgG、IgM或C3和纤维蛋白的沉积[15]。

【鉴别诊断】需要与小腿结节和斑块性皮肤病鉴别（表10-3）。

表10-3 小腿结节和斑块性皮肤病的鉴别诊断[16]

	好发部位	皮损特点	自觉症状/全身症状	实验室检查	组织病理	病因或诱因	其他
皮肤变应性血管炎	下肢，也见于其他部位	皮损多形性，红斑、丘疹、风团、紫癜、网状青斑、水疱、血疱、脓疱、结节、溃疡、瘢痕	自觉瘙痒、烧灼或疼痛，伴发热、关节肿痛等，可有各脏器受累的表现	血沉增快，外周血白细胞升高、贫血、嗜酸性粒细胞升高，C3和总补体降低	真皮浅层毛细血管及小血管坏死性血管炎	感染、异种蛋白、药物及化学物质等所致的Ⅲ型超敏反应	青年多见，可有肾脏、胃肠、肺、神经系统、心、肝、脾等受累
结节性红斑	小腿伸侧，也见于大腿、前臂伸侧、面颈部	疼痛性结节、鲜红或紫红色，隆起于皮面，周围水肿	自觉疼痛，可伴有低热、全身不适、肌痛及关节痛	血沉增快，抗O滴度升高	脂肪小叶纤维间隔内炎症浸润，血管壁内膜增生，管腔狭窄、闭塞	与感染、药物、自身免疫性疾病、恶性肿瘤、麻风、妊娠等有关	多见于青年女性

续表

	好发部位	皮损特点	自觉症状/全身症状	实验室检查	组织病理	病因或诱因	其他
硬红斑	小腿	Bazin 硬红斑表现为皮下结节,质硬,边界不清,可融合成斑块,边缘不规则,可形成溃疡,深在、潜行;Whitfield 硬红斑表现为疼痛性结节或斑块,表面红,不破溃	自觉疼痛,烧灼感	—	Bazin 硬红斑示真皮和皮下组织血管内皮肿胀、变性、增生,炎症浸润,干酪坏死以后纤维化,形成瘢痕,Whitfield 硬红斑示血管炎	Bazin 硬红斑是结核疹,Whitfield 硬红斑是结节性血管炎	女性多见
结节性痒疹	四肢,尤其是小腿伸侧	半球形硬性结节,红褐色或灰褐色,顶部角化明显,呈疣状,表面粗糙,可凹陷,周围可有色素沉着或呈苔藓样变	自觉剧痒	—	表皮角化过度,棘层肥厚,表皮突不规则增生,假性上皮瘤状,真皮非特异性炎症	可能与蚊虫叮咬、外伤、胃肠功能紊乱、神经精神疾病、内分泌障碍、某些疾病有关	多见于成年女性
结节性血管炎	下肢,尤其是小腿屈侧,也见于大腿和上臂	红色斑块或结节,结节可呈线状排列。溃疡少见,压痛阳性	自觉疼痛	急性期可有血沉增快	血管壁增厚,管腔狭窄、闭塞,血管周围有淋巴细胞浸润,可见脂膜炎	病因不明,是一种血管炎	30~60 岁女性多见

【治疗】

1. 寻找并去除可能的致病因素、抗原物质、药物,治疗存在的感染,对结缔组织病或肿瘤都应进行治疗。

2. 一般支持治疗 注意休息,抬高患肢,适当饮食,避免外伤、受凉,补充多种维生素,选择抗组胺药物、抗血小板凝集药物、非甾体抗炎药。

3. 对严重的难治性、复发性、严重皮肤或系统损害的患者可选择糖皮质激素、秋水仙碱、氨苯砜、免疫抑制剂、肿瘤坏死因子拮抗剂、丙种球蛋白治疗[17,18]。

【预后】除暴发性及严重内脏损害外,一般预后好,皮损常在数周或数月消退,10% 左右病例可复发,病程迁延数月至数年。

(李璐 卫风蕾 韩秀萍 著,郭一峰 冉琴 审)

第三节 荨麻疹性血管炎

荨麻疹性血管炎(urticarial vasculitis,UV)是一种临床上表现为持续性荨麻疹样皮损而病理表现为白细胞碎裂性血管炎的疾病,可伴有不同程度血清补体水平下降或补体水平正常。

【病因及发病机制】本症是一种免疫复合物疾病,病因尚不明确。可能与多种因素有关:①与免疫性疾病相关:自身免疫性疾病,如干燥综合征和系统性红斑狼疮、IgM/IgG 单克隆丙种球蛋白病、血清病等;②感染:病毒感染,尤其是乙型肝炎病毒、丙型肝炎病毒及 EB 病毒、细菌和寄生虫感染;③药物和化学物品:如疫苗[19]、抗结核药物、生物制剂、碘化钾、氟西汀和非甾体抗炎药、甲醛等;④肿瘤:结肠癌、肾细胞癌、IgA 多发性骨髓瘤、淋巴瘤等;⑤物理因素:如反复寒冷刺激、运动、紫外线照射。

UV 的发病机制与免疫复合物介导的Ⅲ型超敏反应有关,其中包括异常的免疫球蛋白和补体、肥大细胞脱颗粒、Th2 细胞激活及不同程度的嗜酸性粒细胞浸润。低补体荨麻疹性血管炎与系统性红斑狼疮之间具有密切的相关性，许多患者两病同时或先后出现。两者共同存在可加快疾病进展，导致不良预后[20]。

【诊断】

1. 症状与体征　表现为躯干、四肢近端皮肤浸润性红色风团、血管性水肿及紫癜样损害（图10-2）；网状青斑、结节和水疱者也可见，伴瘙痒或灼痛感，皮损持续时间长，24~72小时不能消退，甚至数天不消失。皮损消退后可留有色素沉着或脱屑。

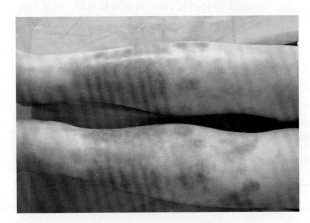

图 10-2　荨麻疹性血管炎

16岁女童，双下肢可见水肿性红斑、风团，消退后留有片状瘀斑，伴痒痛感，不伴有发热（湖南省儿童医院提供）

UV伴低补体血症患儿病情通常较无低补体者重，可伴有关节肿胀疼痛、肺炎和胃肠道症状、慢性阻塞性肺疾病和眼部炎症（如虹膜炎、巩膜炎和葡萄膜炎），以及不规则发热、乏力、淋巴结肿大和肝脾大等全身症状。晚期还可出现肾脏损害，少数病例可发生癫痫、脑膜炎等。补体正常的患者通常很少或没有全身受累，预后较好。

2. 实验室检查　血白细胞数正常或增加，中性粒细胞比例增加，红细胞沉降率增快。血清补体水平、抗C1q沉淀素和循环C1活性水平降低，25%患者抗dsDNA抗体阳性。

3. 组织病理　主要表现为白细胞碎裂性血管炎改变。间质及血管周围中性粒细胞浸润为主，可见嗜酸性粒细胞，局灶性纤维素样血管改变，少许核尘和红细胞溢出。直接免疫荧光显示活动期皮损血管壁上有免疫球蛋白、补体的沉积。

【鉴别诊断】根据荨麻疹样皮损、皮损消退时间、伴随的其他临床症状及组织病理检查综合判断。本病需与荨麻疹、过敏性紫癜、多形红斑、系统性红斑狼疮、间质型环状肉芽肿、蕈样肉芽肿、获得性/遗传性血管性水肿等相鉴别。

【治疗】早期诊断后及时应用糖皮质激素以预防肾损害等全身并发症，一般以中等剂量或大剂量治疗，硫唑嘌呤、甲氨蝶呤和环磷酰胺可单用或与糖皮质激素联合使用[21]。抗组胺类药物可联合非甾体抗炎药使用。对于以上治疗效果欠佳者，也可选用氨苯砜、秋水仙碱、环孢素、羟氯喹或吗替麦考酚酯、静脉注射免疫球蛋白；也有报道生物制剂奥马珠单抗、利妥昔单抗和英夫利昔单抗及托法替尼治疗[22,23]有效。

（常静　汤建萍　著，郭一峰　冉琴　审）

第四节　色素性紫癜性皮病

色素性紫癜性皮病（pigmented purpuric dermatoses）是一组原因不明的以紫癜样丘疹及含铁血黄素沉着为主的毛细血管炎性疾病，主要包括：进行性色素性紫癜性皮病、色素性紫癜性苔藓样皮炎及毛细血管扩张性环状紫癜，三者在临床表现及组织病理有许多相似之处。

【病因及发病机制】这是一组紫癜性皮肤病，病因不明，属于淋巴细胞性毛细血管炎。重力和局部静脉压增高是重要的局部诱发因素，运动也可能导致病情加重，也有报道认为本病可由局灶感染、药物[24]或化学物质摄入等引起。可合并各种疾病，包括糖尿病、类风湿关节炎、甲状腺功能障碍、红斑狼疮、血液病、肝病、遗传性球形红细胞增多症、卟啉病、高脂血症、恶性肿瘤等。

【诊断】

1. 症状和体征

（1）进行性色素性紫癜性皮病：又称Schamberg病，青壮年男性多见，儿童及老年也可发病，曾有家族性发病的报道。下垂部位最早发生,也是症状最显著的部位,如下肢静脉曲张或长期站立而致下肢静脉回流不畅者,使得血管通透性增高,红细胞外溢并导致含铁血黄素沉着而发病。初为群集细小的红色瘀点,后扩展增多成形状不规则的橘红或棕红色斑片,中心部位随时间延长逐渐变为棕褐色,周围新生瘀点陆续出现,呈胡椒粉样(图10-3),皮损数目不等,好发于小腿伸面和足踝周围,无自觉症状或轻微瘙痒,可持续多年,最终可自愈。

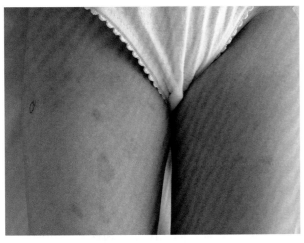

图10-3　进行性色素性紫癜性皮病

6岁女童,双下肢对称性分布的红褐色斑片,形状及大小不规则,其上可见胡椒粉样出血点(首都医科大学附属北京儿童医院提供)

(2)色素性紫癜性苔藓样皮炎:又称 Gougerlt-Blum 病,中老年男性多见,表现为细小铁锈色苔藓样皮疹,伴有紫癜性损害,可融合成不同颜色、边界不清的丘疹、斑块及苔藓样改变,可覆有少许鳞屑,好发于小腿、大腿及躯干下部,伴有不同程度瘙痒。

(3)毛细血管扩张性环状紫癜:又称 Majocchi 病,任何年龄均可发生,无性别差异,青春期和青壮年更多见。初为紫红色环状斑疹,其中出现点状暗红色毛细血管扩张或胡椒粉样小点(图10-4)。皮损由于含铁血黄素沉积而呈紫色、黄色或褐色,可持续数月或数年,新旧皮疹交替,一般对称发生于小腿,可扩展至大腿、臀、躯干,无自觉症状,有自愈倾向。

2. **组织病理**[25]　三者组织病理基本相似,表现为真皮上部和真皮乳头内毛细血管内皮细胞肿胀,毛细血管周围有大量淋巴细胞、组织细胞、少量中性粒细胞浸润;随着病情发展,真皮乳头纤维化,炎症细胞浸润减少,可见多数含铁血黄素细胞。直接免疫荧光显示真皮乳头血管壁有 C3、C1q、纤维蛋白和免疫球蛋白沉积,电子显微镜检查在血管内皮细胞和基底膜带有细颗粒沉积。同时,通过皮肤镜检查[26]可以发现红色、棕色、玫瑰花状结构、浅棕色背景和红色背景等改变,从而协助诊断,减少侵入性方法的使用。

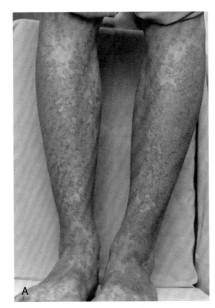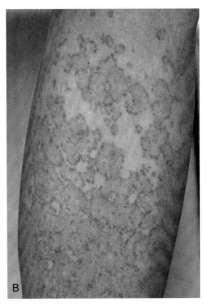

图10-4　毛细血管扩张性环状紫癜

14岁男童,皮疹位于小腿,表现为对称性分布的大量红褐色斑片,大小不等并融合成片,呈环状,斑片周围有红色出血点(图A)。图B为左下肢近影(首都医科大学附属北京儿童医院提供)

【鉴别诊断】

1. **淤积性皮炎**　本症多有小腿静脉曲张,后继发导致皮肤水肿、红斑、丘疱疹、水疱、糜烂、渗液、结痂及色素沉着改变等。

2. **过敏性紫癜**　多见于青少年,起病急、发展快,皮疹成批出现,伴有关节肿痛、腹痛呕吐及肾脏损害,组织病理可见真皮浅层白细胞碎裂性血管炎改变。

3. **蕈样肉芽肿**　MF早期临床表现多样,因红细胞外渗及含铁血黄素的形成可有紫癜色素样改变;或者进行性加重的色素性紫癜性皮病也有可能是早期蕈样肉芽肿的一种表现,数年后可发展为MF。皮肤活检和基因重排可鉴别有恶性潜在的病变。

【治疗】可予维生素C、维生素E、芦丁、丹参口服,外用糖皮质激素制剂及活血化瘀类中药;PUVA和窄波UVB有较好的疗效。症状较重者可口服泼尼松、氨苯砜、秋水仙碱、雷公藤多苷、沙利度胺等。同时,使用激光和强脉冲光可以缓解血铁质导致的色素沉着,并通过免疫调节介导和破坏靶向病变的血管,改善患者的临床症状。

(常静　汤建萍　著,郭一峰　冉琴　审)

第五节　暴发性紫癜

暴发性紫癜(purpura fulminans)又名坏疽性紫癜、坏死性紫癜和出血性紫癜,是一种罕见的急性、严重、致死性的皮肤广泛瘀斑,并快速发展成出血性皮肤坏死和弥散性血管内凝血(disseminated intravascular coagulation,DIC),以及多器官功能衰竭和大血管栓塞的疾病。

【病因及发病机制】暴发性紫癜的病因分四种情况:①急性感染性暴发性紫癜(acute infectious purpura fulminans,AIRF):通常发生于儿童感染恢复期,也可发生于成人,这些感染包括猩红热、链球菌性咽峡炎、扁桃体炎、肺炎球菌性脓毒血症、脑膜炎球菌性败血症、水痘、麻疹、亚急性细菌性心内膜炎、败血症、病毒性肝炎、粟粒性结核、斑疹伤寒、艾滋病等;其中脑膜炎球菌感染最常见,肺炎球菌、A族溶血性链球菌、流感嗜血杆菌、肺炎克雷伯菌、金黄色葡萄球菌也可引起。②特发性暴发性紫癜:由自身免疫获得性蛋白C、蛋白S缺乏以及其他原因不明者。③遗传性暴发性紫癜:是由遗传性蛋白C、蛋白S、抗凝血酶Ⅲ缺乏或其他凝血障碍所致。④药物:有报道解热镇痛类、抗肿瘤类药物(吉非替尼)可引起。

本症主要病理生理机制[27]是急性炎症反应激活凝血系统和补体系统,导致内皮细胞功能损伤,同时大范围的凝血物质激活进一步加剧凝血因子和血小板的消耗,抗凝和抗炎的蛋白如蛋白C/蛋白S丢失,导致血栓形成和纤溶系统抑制,最终发展为DIC。

【临床表现】本症是一种非血小板减少性紫癜,以发热、突发皮肤大面积坏死肿胀、触痛性瘀斑以及DIC为特征。新生儿可在出生后数小时到5天内发病,起病急,可迅速进展为对称性皮肤紫癜,并累及全身皮肤出现大片触痛性紫癜、出血性大疱、坏死(图10-5)及肢端缺血性坏疽(图10-6)。典型皮损早期由红斑、瘀点增大融合为大面积瘀斑,基底肿胀坚硬与周围组织分界清楚,颜色由鲜红渐变为暗紫色,坏死后成为黑色焦痂,浆液坏死区发生水疱或血疱,并融合成大疱。也可在细菌和病毒感染后的2周内突然起病,伴寒战、高热、血压下降、昏迷和DIC。皮损常位于四肢,尤其是受压部位,也可累及躯干和头面部,同时伴有皮肤外其他组织的微血管血栓及出血性梗死,常见于肺、肾、中枢神经系统、肾上腺等。患者起病后2~3天内可因内出血、休克、多器官功能衰竭而死亡,病死率可高达40%以上。

【诊断及鉴别诊断】根据发病年龄、感染史、起病突然、全身症状严重、四肢泛发性大片触痛性瘀斑和坏死,结合凝血机制障碍的实验室检查,皮肤病理活检显示有表皮坏死而确诊。本病应与各种严重性紫癜、DIC和坏死性筋膜炎鉴别,后者多见于年老体衰者,常继发于腹部或会阴部手术或

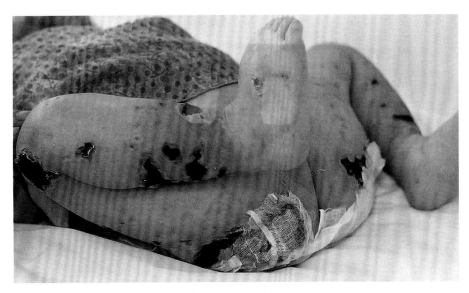

图 10-5　暴发性紫癜

1岁半女婴。暴发性紫癜（流脑所致）所引起的皮肤坏死，其臀部及下肢可见许多对称性
分布的大小不等的溃疡，表面见干痂（首都医科大学附属北京儿童医院提供）

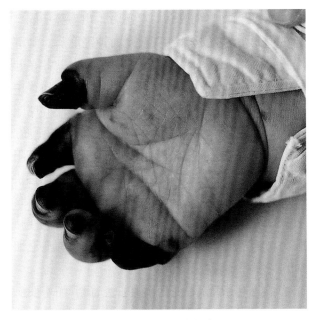

图 10-6　暴发性紫癜

该图显示一个小婴儿因为败血症所引起的肢端干性坏死
（首都医科大学附属北京儿童医院提供）

肢体微小创伤后，是由多种细菌混合感染引起的皮下筋膜和皮肤的进行性坏死，局部皮肤病变与暴发性紫癜有相似之处，但其皮肤触诊有漂浮感，穿刺可抽出恶臭脓液并混有气体，可培养出多种细菌，切开筋膜液化坏死严重，周围常有广泛潜行边缘。

【治疗】

1. 一旦确诊，立即给予新鲜冷冻血浆每24小时 10~15ml/kg。在抗感染和抗休克的同时，使用外源性蛋白 C 或活化蛋白 C 替代治疗，有助于纠正凝血失衡，可减轻暴发性紫癜的组织损伤，一般最小负荷量为 250U/kg，每日维持剂量为 200U/kg。

2. 抗感染　仍然是急性感染性暴发性紫癜的主要治疗手段[28]。对于有感染征象且伴有皮肤瘀斑的患儿，首选第三代头孢菌素或联合使用能覆盖上大部分细菌的抗生素。

3. 对症支持治疗　改善微循环、补液、维持水电解质平衡，同时可使用丙种球蛋白调节机体免疫力。糖皮质激素具有抗炎、抗毒、抗休克的功能，病情进展迅速的患儿可给予甲泼尼龙冲击治疗或免疫抑制剂环磷酰胺治疗。补充凝血因子 AT-Ⅲ，最小负荷量为 150U/kg，每日维持剂量为 150U/kg。抗凝治疗可早期持续滴注肝素 100~200U/(kg·d) 或低分子量肝素 75U/(kg·d)；予重组组织型纤溶酶原激活剂（rt-PA），每小时 0.25~0.5mg/kg。对纯合蛋白 C 缺乏者有用肝移植治疗的成功报道[29]。华法林和利伐沙班等口服抗凝剂也可以作为长期维持治疗时安全有效的选择，改善预后[30]。

4. 外科治疗　坏疽性病变可早期用高压氧和进行局部清创，针对皮肤坏死、肢端坏死，可行筋膜切开术、皮肤移植术、截肢术。

（常静　汤建萍　著，郭一峰　冉琴　审）

第六节　肉芽肿性多血管炎

肉芽肿性多血管炎（granulomatosis with polyangiitis，GPA），又被称为韦格纳肉芽肿（Wegener granulomatosis，WG），由 Friederich Wegener 于1936年首次报道。此病为一种中小型血管坏死性血管炎，与抗中性粒细胞胞质抗体高度相关。目前病因不明，可累及全身多个系统。病变可累及小动脉、静脉以及毛细血管，偶可累及大动脉，出现坏死性血管炎、坏死性肉芽肿性炎及坏死性肾小球肾炎。典型临床特点为累及上呼吸道、肺、肾脏的"三联症"。GPA 年发病率为 10~20/ 百万人口，男女发病率相当，成人发病率高于儿童组。64~75 岁为高发病年龄[31]。

【病因及发病机制】 本病病因不明。目前普遍认为抗中性粒细胞胞质抗体（ANCA）在 GPA 炎症中起主要作用。可能为遗传易感人群在感染、环境、化学、毒物或药物诱导下引发。

1. **遗传因素** HLA-B50、HLA-B55、HLA-DR1、HLA-DR2、HLA-DR4、HLA-DR8、HLA-DR9 和 HLA-DQ7 的表达频率增高，而 HLA-DR3、HLA-DR6、HLA-DR13 和 HLA-DRB1*13 表达频率降低[32]。以下因素参与了 GPA 的发病：α_1- 抗胰蛋白酶等位基因缺陷；细胞毒性 T 淋巴细胞相关蛋白 4（CTLA-4），参与 T 细胞活化；蛋白酶 3（PRTN3）基因；主要组织相容性复合体Ⅱ类，*DPα1*（HLA-DP）基因；中性粒细胞和大细胞 / 单核细胞表面的某些类型的 FCγ 受体Ⅲb。

2. **感染因素** 包括细菌、分枝杆菌、真菌或耳、鼻和呼吸道的病毒感染。鼻部金黄色葡萄球菌携带是 GPA 暴发的常见诱因[33]。

3. **药物诱导的 ANCA 相关性血管炎** 药物可以诱发遗传易感性患者的 GPA 发作。常见药物包括抗生素（如头孢噻肟、米诺环素、柳氮磺吡啶）、抗甲状腺药物（如苄硫尿嘧啶、卡比马唑、甲巯咪唑）、抗肿瘤坏死因子 α 药物（如阿达木单抗、依那西普、英夫利西单抗）、作用于神经精神类药（如氯氮平、甲硫哒嗪）及其他药物（如别嘌醇、可卡因、

D- 青霉胺、肼苯哒嗪、左旋咪唑及苯妥英）[34]。

【诊断】

1. **症状、体征**

（1）活动性的 GPA 可能会出现全身疾病的症状，如乏力、肌痛、关节痛、畏食、体重减轻和发热。

（2）皮肤及黏膜：GPA 患者可出现白细胞碎裂性血管炎、指状梗死、紫癜、皮肤溃疡和坏疽。皮肤表现为系统性血管炎的非特异性表现，有助于 GPA 临床诊断。活动期的 GPA 的黏膜累及包括口腔溃疡和口腔肉芽肿病变。

（3）呼吸系统：上呼吸道受累主要包括鼻炎、咽炎、喉炎和中耳炎，表现为鼻塞、流涕（鼻涕可呈脓性）、鼻出血、嗅觉改变。严重者可出现鼻中隔穿孔、声嘶、听力减退、耳疼，甚至面神经麻痹。肺部受累是 GPA 的基本特征之一。约 50% 患者在起病时即有肺部表现。80% 以上患者在整个病程中出现下呼吸道症状，当支气管 - 肺受累时出现咳嗽、咯血、胸痛和呼吸困难。多数患者表现为干咳。患者胸部影像学表现多样，但胸部体格检查少有阳性体征。上气道梗阻性疾病以声门以下或气管狭窄形式发生。活动性的 GPA 下呼吸道表现包括咳嗽、呼吸困难、喘鸣、小气道梗阻、肺结节、空泡性肺病变、胸膜炎、胸腔积液、肺浸润、肺出血、肺泡毛细血管炎和呼吸衰竭。

（4）循环系统：表现为小血管炎、血管闭塞性疾病、心包炎、心包积液、心肌病、心脏瓣膜病、缺血性心脏病和心脏衰竭[35]。

（5）消化系统：表现为急腹症，继发于腹膜炎或肠缺血、肠系膜血管炎。患者可有肝脾大、消化道出血等。

（6）泌尿系统和生殖系统：大部分患者有肾脏病变，严重者伴有高血压和肾病综合征，可导致肾衰竭，是 GPA 的重要死因之一。肾脏 GPA 为寡免疫复合物型新月形坏死性肾小球肾炎。若临床上患者有血尿、蛋白尿、管型尿，肾损害表现为急性肾损伤、慢性肾脏疾病或终末期肾衰竭应怀疑 GPA。

无肾脏受累患者为局限性 GPA,部分患者在起病时无肾脏病变,但可逐渐发展为肾小球肾炎。睾丸炎、附睾炎等少见[36]。

(7)神经系统:临床表现多种,包括头痛、脑膜炎、癫痫、脑血管意外、脊髓损伤、脑神经麻痹、感觉或运动周围神经病变、多发性单神经炎、感音神经性听力损失等。外周神经病变常见,多发性单神经炎是主要病变类型。

(8)运动系统:关节病变在 GPA 中较常见,30% 患者发病时有关节病变。多表现为关节痛、肌痛、炎症性关节炎,少见关节毁损或变形[37]。

(9)其他:最高可达 50% 患者出现眼部受累,约 15% 患者首发症状在眼部。可表现为眼球凸出、视神经及眼肌损伤、结膜炎、角膜溃疡、巩膜炎、虹膜炎、视网膜血管炎及视物障碍等。

(10)GPA 可分为两型:①局限型,仅累及上呼吸道及下呼吸道,或上、下呼吸道同时受累;②完全型,累及肾脏和上、下呼吸道之一,或肾脏和上、下呼吸道同时受累[32]。

2. **实验室检查**

(1)ANCA 检查:胞质型 ANCA(c-ANCA)阳性对于 GPA 有较高诊断价值。核周型 ANCA(p-ANCA)对诊断意义不大。GPA 患者经过治疗后 ANCA 转阴,复发前 c-ANCA 滴度升高。

(2)影像学检查:典型 GPA 表现为双肺多发的大小不等的结节状阴影。肺部结节见于 70% 左右的患者,多为 2~10cm 结节,分布在支气管和血管周围,GPA 患者胸部影像学改变有"三多"特点:①多发:多个肺野病变双侧散在;②多形:病灶形态及新老不一,浸润、空洞及结节多种形式同时存在;③多变:短时间内病变大小和形态可发生较快变化。

(3)纤维支气管镜检查:主要用于发现气道内病变以及活体组织检查。

(4)血液学检查:无特异性。活动性 GPA 患者 ESR 及 CRP 增高,抗核抗体和 RF 可阳性。

(5)尿常规检查:所有 GPA 患者均应进行尿液检查,可见蛋白尿和 / 或镜下血尿、管型尿等。

3. **病理表现** 主要病理学特点是血管炎、肉芽肿和坏死。典型的血管炎为小、中动脉的坏死性或肉芽肿性血管炎。病理学特点是诊断的主要依据,活检的组织不同,病理改变会有所不同。在鼻咽黏膜活检易获阳性结果,其次是肺、肾脏处活检。由于 GPA 病变多变,不要因为一次活检阴性而排除本病。

4. **诊断标准** 1990 年美国风湿病协会(ACR)制定的标准如下:①鼻或口腔炎症:痛或无痛性口腔溃疡、脓性或血性鼻腔分泌物;②胸部影像学异常:结节、空洞或固定浸润灶;③尿残渣异常:出现红细胞管型或镜下血尿(红细胞> 5 个 /HP);④病理检查:动脉壁或动脉及小动脉周围或外部区域有肉芽肿炎症。符合以上 2 条或 2 条以上标准时,即可诊断。

临床上若出现以下情况需高度警惕 GPA:①三联症或两联症者;②不明原因的牙龈炎、牙龈出血、口腔溃疡;③不明原因的中耳炎、听力下降;④不明原因的鼻窦炎、鼻腔脓性或血性分泌物;⑤不明原因发热,尤其胸部 CT 呈现"三多"病变。

5. **鉴别诊断** 本病需与感染如肺结核、肺炎和鼻窦炎、肿瘤、结缔组织病、药物毒性及其他肉芽肿性疾病鉴别,如 Churg-Strauss 综合征(CSS)、显微镜下多血管炎(MPA)、肺出血肾炎综合征、结节性多动脉炎(PAN)等。

【治疗】治疗分为 3 期:诱导缓解、维持缓解以及控制复发。

1. **糖皮质激素** 活动期泼尼松 1~1.5mg/(kg·d)。4~6 周后维持减量并以小剂量维持。对于严重病例可冲击治疗:甲泼尼龙 1g/d,连用 3 天,第 4 天改为口服泼尼松 1~1.5mg/(kg·d),并逐渐减量。疗程维持 6 个月。

2. **环磷酰胺** 1~2mg/(kg·d) 口服,危重者可增加至 3~5mg/(kg·d),2~3 天后减量至 2mg/(kg·d) 口服或静脉用药,病情缓解后至少维持治疗 1 年。每周监测外周白细胞计数和中性粒细胞。

3. **甲氨蝶呤** 适用于病情较轻、无明显肾脏累及或不能耐受环磷酰胺但需免疫抑制剂治疗的患者。剂量为 0.3mg/(kg·周),最大剂量为 15mg/周,每周 1 次口服,1~2 周后可以耐受时可以每周增加 2.5mg,直至每周 20~25mg,并维持到临床缓解。

4. **硫唑嘌呤** 用于环磷酰胺治疗缓解后不能耐受环磷酰胺患者的维持治疗。1~2mg/(kg·d)。

5. **环孢素**　3~5mg/(kg·d),病情缓解后继续维持 1 年或以上。

6. **吗替麦考酚酯**　初始用量 1.5g/d,分 3 次口服,维持 3 个月,维持剂量 1g/d,分 2~3 次口服维持 6~9 个月。

7. **丙种球蛋白**　一般与激素及其他免疫抑制剂合用,剂量为 300~400mg/(kg·d),连用 5~7 天。

糖皮质激素加环磷酰胺联合治疗有显著疗效,特别是肾脏受累及具有严重呼吸系统疾病的患者应作为首选治疗方案。复方磺胺甲噁唑可作为预防感染治疗。利妥昔单抗能够诱导复发和难治性 GPA 的缓解或部分缓解。TNF-α 抑制剂对于难治性或常规治疗多次复发患者可能有效。血浆置换对于活动期或危重病例可作为临时性治疗,但需要与激素以及其他免疫抑制剂合用。急性期患者若出现肾衰竭需要透析治疗。对于声门下狭窄、支气管狭窄患者可以考虑外科治疗[32,36,38]。

【**预后**】未经治疗的 GPA 病死率高达 90%,平均生存期是 5 个月。近年来,通过早期诊断以及及时治疗,预后明显改善。大部分患者通过用药,尤其糖皮质激素加环磷酰胺联合治疗和严密随诊,能够诱导和维持长期的缓解。影响预后的主要因素是高龄、感染和不可逆肾脏损害[36]。

常见并发症:听力丧失、永久性视力丧失、鞍鼻畸形或中隔穿孔、弥漫性肺出血致急性缺氧性呼吸衰竭、慢性肾病或终末期肾病、多发性单神经炎等。免疫抑制治疗引起的并发症包括感染、癌症(如淋巴瘤)、骨髓增生异常综合征、输液反应和死亡。

(胡瑾 李泓馨 著,郭一峰 冉琴 审)

第七节　结节性多动脉炎

结节性多动脉炎(polyarteritis nodosa,PAN)是主要累及中小动脉的一种少见的血管炎,最早于 1866 年由 Kussmaul 和 Maier 报道,病情严重的患者在血管炎症的局部区域能形成可触及的结节而得名。PAN 发病率有地域差异,在欧洲每年的发病率为 0~1.6 例/百万,美国发病率为 9 例/百万,任何年龄、性别、种族均可发病,发病高峰在 50~60 岁[39,40]。儿童期 PAN 常致严重损害甚至早期死亡,研究发现其死亡率可达 4%,复发率达 35%[41]。

【**病因及发病机制**】结节性多动脉炎的病因及发病机制仍不清楚,有研究认为主要与遗传和感染两大因素有关。遗传因素包括常染色体隐性遗传基因 *CECR1* 缺失突变和家族性地中海热病史。目前被报道与之相关的感染因素包括乙型肝炎病毒、丙型肝炎病毒、人类免疫缺陷病毒、巨细胞病毒、细小病毒 B19、结核分枝杆菌和 A 族 β 溶血性链球菌等感染[42]。

【**临床表现**】PAN 患者可出现发热、多汗、乏力、体重减轻、关节疼痛、肌肉痛等非特异性症状,根据系统是否受累分为皮肤型和系统型 PAN,大约 10%PAN 为皮肤型。在一项多中心研究中发现系统性 PAN 占 57.3%,92% 患者有皮肤受累,71.4% 患者有肌痛,43% 患者有高血压,33.3% 患者有中枢神经系统受累,14% 患者有心脏受累,11% 患者有肺受累[43]。在儿童中皮肤受累和关节症状比成人更常见,而体重减轻及肾脏、胃肠道和神经系统受累比成人少见[44]。

皮肤型 PAN 主要局限于皮肤,特征性的表现为发生在网状青斑上的疼痛性结节或皮肤溃疡,最常发生于足踝附近、小腿、臀部、上肢和手部,偶有肌痛、关节痛、神经痛等,诊断主要依赖临床组织病理学的支持[45]。

系统型 PAN 可波及多个器官和系统,主要表现为神经系统受累、高血压、腹痛和肾脏损害等。神经系统受累最常表现为周围神经病变,如多发性神经炎、末梢神经炎。也可出现中枢神经系统表现,主要表现弥漫性或局限性脑功能受损,出现意识障碍、脑血管意外等。肾脏受累表现为肾脏组织梗死或血栓形成,肾梗死可以无症状,或表现为血尿、轻度蛋白尿。胃肠道受累表现为腹痛、恶心、呕吐,严重者可出现胃肠道出血、梗阻、穿孔或胰腺炎。心脏受累表现为心肌缺血甚至梗死、心包积液和心肌病等[46]。

【实验室与辅助检查】

1. **实验室检查**　实验室检查并无特异性,与其他血管炎相似,红细胞沉降率、C反应蛋白等急性时相反应物常升高,白细胞升高和慢性贫血常见。如果累及肾血管,则可能发生肾功能不全,血清白蛋白下降,显微镜下血尿、蛋白尿。HBV、HCV等慢性病毒血清学检查对诊断病毒相关性PAN及治疗非常有用,HBV相关的PAN可出现肝功能异常,冷球蛋白、补体C3和补体C4下降,部分患者可出现低滴度抗核抗体(ANA)和类风湿因子(RF)阳性,20%患者可出现核周型中性粒细胞胞质抗体(p-ANCA)阳性[40,45]。

2. **影像学检查**　四肢可采用超声进行筛查,腹部可以用CT血管成像作为筛查,而对于高度怀疑患者应采用血管造影检查,典型动脉造影可见动脉囊状或纺锤样微动脉瘤,并常和狭窄、闭塞、扩张并存,多种表现同时存在于同一动脉时,可形成串珠样改变[45]。怀疑累及肾脏患者可采用静脉肾盂造影,可见肾梗死区有斑点状充盈不良影像,如有肾周出血,则显示肾脏边界不清和不规则块状影[40]。

3. **组织病理**　病理学改变以血管中层病变最明显,急性期为多形核白细胞渗出到血管壁各层和血管周围区域,其后有单核细胞、淋巴细胞和组织细胞浸润。亚急性和慢性过程为血管内膜增生,血管壁退行性改变伴纤维蛋白原渗出和纤维素样坏死,管腔内血栓形成,甚至可使血管腔闭塞。有临床症状的PAN患者,肌肉组织和神经活检联合检测敏感度高达80%,肌肉活检的敏感度仅为65%,累及睾丸的PAN患者不建议盲目进行睾丸活检,仅当其他部位活检阴性时才考虑行睾丸活检[40]。

【诊断及鉴别诊断】

1. **诊断**　目前均采用1990年美国风湿病学会(ACR)的诊断标准(表10-4)[47]。

2008年由EULAR/PRINTO/PRES联合提出了儿童结节性多动脉炎诊断标准:全身性炎症性疾病伴坏死性血管炎或中小动脉造影异常加上以下5个指标之一:①皮肤受累;②肌痛或肌肉压痛;③高血压;④周围神经病变;⑤肾脏受累[48]。

2. **鉴别诊断**　皮肤型PAN要与坏疽性脓皮病、变应性血管炎、青斑样血管炎、感染性溃疡、硬红斑、结节性红斑、抗磷脂抗体综合征等鉴别,系统型PAN要与川崎病、冷球蛋白血症性血管炎、嗜酸性肉芽肿性多血管炎、自身免疫性血管炎、显微镜下血管炎、肉芽肿性多血管炎、药物诱发的ANCA血管炎、白塞病和Churg-Strauss综合征等鉴别。

表 10-4　结节性多动脉炎诊断标准

诊断标准	定义
体重下降≥4kg	无节食或其他原因所致的体重下降
网状青斑	分布在四肢或躯干
睾丸痛或压痛	并非感染、外伤或其他原因引起
肌痛、乏力或下肢压痛	弥漫性肌痛(不包括肩部和臀围)或肌肉无力或压痛
单神经炎或多神经炎	单神经炎、多发性单神经炎或多神经炎
舒张压≥90mmHg	有高血压,舒张压≥90mmHg
血尿素氮或肌酐升高	血尿素氮>40mg/dl 或肌酐>1.5mg/dl
乙型肝炎	HBsAg 或 HBsAb 阳性
动脉造影异常	动脉造影见动脉瘤或血管闭塞,排除动脉硬化、纤维肌肉发育不良或其他非炎症原因
中小动脉壁活检	中小动脉壁活检有中性粒细胞或单核细胞浸润

注:上述10条中至少3条即可诊断PAN,诊断敏感性82.5%,特异性86.6%。

【治疗】PAN 治疗缺乏可靠的循证医学证据，治疗方案的选择取决于器官受累程度和疾病进展程度。法国血管炎研究组（French Vasculitis Study Group，FVSG）于 1996 年提出了 5 个因素的 FFS 评分法（严重胃肠道疾病、蛋白尿、肾功能不全、心脏疾病、中枢神经系统受累，每项 1 分）来评估系统性坏死性血管炎疾病的严重程度以及预后，指导临床治疗[49]。FFS 为 0 分时，文献推荐只需要糖皮质激素[泼尼松 1mg/（kg·d）]治疗，并在 6 个月内逐渐减量，在激素减量过程中若出现疾病复发，可考虑加用免疫抑制剂。FFS≥1 分时建议免疫抑制剂与激素联用，首选环磷酰胺，推荐剂量为口服 2mg/（kg·d）或每月静脉注射 $0.6g/m^2$，连续使用 6~12 个月，其中每月静脉注射安全性更好。在疾病快速进展或恶化的病例中可考虑加甲泼尼龙冲击治疗。如患儿为乙型或丙型肝炎病毒相关 PAN，可应用小剂量激素[泼尼松 1mg/（kg·d），1 周后逐渐减量]，一般不用环磷酰胺，必要时可考虑吗替麦考酚酯口服，加用抗病毒药物治疗，如干扰素 α-2b、拉米夫定等作为一线疗法。文献报道其他可用于治疗 PAN 患者药物还包括硫唑嘌呤、甲氨蝶呤、吗替麦考酚酯、秋水仙碱、氨苯砜、非甾体抗炎药、静脉注射人丙种球蛋白以及生物制剂（英夫利昔单抗、利妥昔单抗、阿达木单抗）等。PAN 预后取决于受累器官，FFS=0 分患者 5 年死亡率为 12%，FFS=1 分患者达 26%，而 2 分以上患者高达 46%[50]。

（罗鸯鸯 汤建萍 著，郭一峰 冉琴 审）

第八节 川 崎 病

川崎病（Kawasaki disease，KD）又名皮肤黏膜淋巴结综合征，是一种好发于 5 岁以下儿童的急性发热性出疹性疾病，属于急性系统性炎症性血管炎，主要累及中小动脉，发病率在儿童血管炎性疾病中居于第二位，仅次于 IgA 血管炎。典型临床表现包括：持续性发热、多形性皮疹、眼结膜充血、手足硬肿和颈部淋巴结肿大等，一般具有自限性，但 20%~30% 未经治疗的患者最终会发生严重的血管并发症，如冠状动脉扩张、冠状动脉瘤、冠状动脉瘘或冠状动脉狭窄，是儿童获得性心脏病最常见的原因。本病好发于亚洲、欧洲和北美，5 岁以下儿童发病率为（3.4~218.6）/100 000，男性高发，男：女 =（1.4~1.9）：1[51]。

【病因及发病机制】川崎病病因尚不明确，目前认为感染（金黄色葡萄球菌、化脓性链球菌、疱疹病毒、流感病毒、冠状病毒等）、环境因素（春夏季节、臭氧含量高环境、环境污染、严重晒伤等）、免疫失调（外周血中性粒细胞和单核细胞绝对计数增加、T 淋巴细胞亚群失调等）和遗传倾向（ITPKC、CASP3、BLK、CD40、FCGR2A、KCNN2 等易感基因）是主要病因[52,53]。

川崎病发病机制亦未完全阐明，研究发现川崎病患者外周血中 FOXP3 表达下调，TREG 细胞数量减少，致免疫系统异常活化，上调 TNF-α 等炎症细胞因子表达，进一步引起血管内皮细胞损伤和功能障碍，从而引发系统性血管炎发生。

【诊断】

1. **症状、体征** 临床病程分三期：急性期（1~2 周）、亚急性期（3~4 周）和恢复期（5~8 周）。急性期发热是主要临床表现，可伴双眼球结合膜充血、口唇充血、杨梅舌、四肢末端硬性水肿及多形性皮疹（图 10-7）等。亚急性期，体温趋于稳定，手足末端开始出现脱皮，血小板增多，此期可出现冠状动脉瘤，甚至有猝死的风险。恢复期所有临床症状消失，炎症指标完全恢复至正常，血管内皮细胞功能失调可引起心血管急性事件[54]。

（1）主要临床症状：KD 典型临床表现包括发热、双眼球结合膜充血、口唇充血、杨梅舌、四肢末端硬性水肿、颈淋巴结非化脓性肿大及多形性皮疹。

（2）全身各系统症状：KD 是一种系统性血管炎，可累及全身中小动脉出现系统症状（表 10-5）[54]。

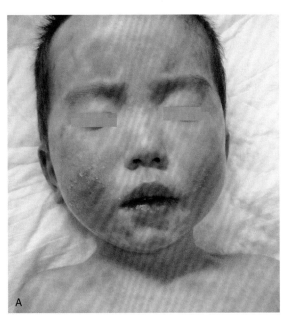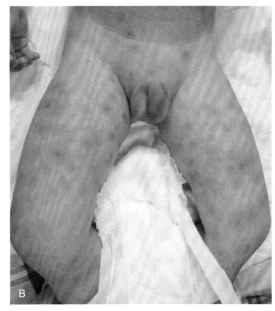

图 10-7 川崎病

2 岁男童,头面部(A)及下肢(B)可见圆形水肿性红斑,中央颜色加深呈"虹膜样",未见水疱。
面部红斑融合成片,口唇发红伴脱屑(首都医科大学附属北京儿童医院提供)

表 10-5 川崎病系统症状

器官或系统	临床表现
心脏	心包炎、心肌炎、心内膜炎、心律失常、二尖瓣和三尖瓣反流、主动脉扩张、心力衰竭、休克
血管系统	雷诺现象、周围性坏疽
关节	关节炎或关节痛
神经系统	易激惹、无菌性脑膜炎、脑病、癫痫、共济失调、感觉神经性听力丧失、短暂性单侧周围神经麻痹等
消化系统	腹泻、呕吐、腹痛、急腹症、肝大、黄疸、急性非结石性胆囊扩张、急性胰腺炎等
泌尿系统	无菌性脓尿、蛋白尿、尿道炎、睾丸肿胀
呼吸系统	咳嗽、肺炎、肺结节等
皮肤	卡介苗接种处皮肤反应

(3)川崎病休克综合征:可发生在少数患者中,早期表现缺乏特异性,可以以发热、休克为首发表现,伴有多系统受累,各项炎性指标明显增高,极易被误诊为脓毒症休克。本病的诊断标准为收缩压持续低于同年龄正常儿童收缩压 20%,或具有末梢循环灌注障碍表现[55]。这种患者需要使用血管活性药物和转入重症监护病房监护管理。

2. **实验室检查** 白细胞增多是本病急性期的典型表现,以未成熟和成熟粒细胞为主,常伴有贫血,为正常细胞正常色素性贫血。急性期反应物如血沉和 C 反应蛋白常升高,但因 IVIG 治疗可升高血沉,血沉不作为随访期间评估患儿病情的指标。

血小板增多症常在发病第二周出现,第三周达到高峰,发病后 4~6 周恢复正常。血小板减少罕见,可能是弥散性血管内凝血的标志,是冠状动脉异常的危险因素。40%~60% 患者血清转氨酶轻度至中度升高,10% 患者有轻度高胆红素血症。研究发现川崎病患者血浆中急性期 IL-6、IL-17、IL-23、IL-4、IL-10 等常升高,且 IL-6 是川崎病发生冠状动脉损伤的危险因素[56-57]。

超声心电图检查是诊断和评估川崎病的重要指标,主要诊断依据包括:①左前降支或右冠状动脉 Z 值 ≥2.5;②冠状动脉瘤;③左心室功能减低、二尖瓣反流、心包积液、左前降支或右冠状动脉 Z

值 2.0~2.5。日本循环学会联合日本心脏外科学会于 2020 年颁布了《川崎病心血管后遗症的诊断与管理指南》强烈推荐 Z 值评估患儿心脏受累程度,评估标准为:①无病变:Z 值始终 <2;②仅冠状动脉扩张:Z 值 2~2.5,或最初 Z 值下降 >1;③小型冠状动脉瘤:Z 值 2.5~5;④中型冠状动脉瘤:Z 值 5~10,或绝对值内径 <8mm;⑤大型冠状动脉瘤:Z 值 ≥10[58]。

3. **病理检查**　该病主要累及中小型血管,早期表现为急性血管周围炎和血管炎,晚期表现为肉芽肿形成、钙化及瘢痕。冠状动脉病变表现为内皮细胞水肿,管壁全层单核细胞、淋巴细胞和浆细胞浸润,内弹力板破坏,血栓形成,管腔狭窄阻塞等。心肌病变表现为心肌细胞大小不一,退行性变,心肌周围出血水肿,血管纤维化和淋巴细胞浸润等。皮肤病变表现为表皮增生,局灶角化不全,真皮乳头层毛细血管扩张及血管周围淋巴细胞浸润。

4. **诊断标准**　2017 年美国心脏协会颁布了典型川崎病(表 10-6)和不完全川崎病诊断标准[59]。

表 10-6　典型川崎病诊断标准

必要指标	发热 ≥5 天*
次要指标	四肢末端改变:急性期掌跖发红、指/趾端硬肿,恢复期甲床及皮肤移行处膜样脱皮
	多形性皮疹
	双眼结膜充血(非渗出性)
	唇和口腔改变:口唇潮红或皲裂、杨梅舌、口腔及眼部黏膜弥漫性充血
	颈部淋巴结肿大,常为单侧,直径 >1.5cm

注:*满足必要指标和 5 项次要指标中至少 4 项可以诊断。若发热 ≥5 天,主要临床症状不足 4 项,但二维超声心电图或冠状动脉造影发现冠状动脉瘤或冠状动脉扩张者也可诊断 KD。对于满足至少 4 项次要指标患者,在发热第 4 天亦可诊断,有经验的医生还可诊断更早。不完全川崎病定义为发热 ≥5 天,但 5 项次要指标中仅具有 2 项或 3 项的患儿,或婴儿发热 ≥7 天且无其他原因可解释者,应评价其炎性指标,若血沉 >40mm/h 或 CRP>30mg/L,且满足以下 6 条中至少 3 条或超声心电图有川崎病阳性改变均可诊断不完全川崎病:①贫血;②发热 7 天后血小板 ≥450 000/ml;③白蛋白 ≤3.0g/dl;④谷丙转氨酶升高;⑤白细胞 ≥15 000/mm³;⑥尿白细胞 ≥10WBC/hpf。

【鉴别诊断】本病需与病毒性疾病(麻疹、腺病毒感染、EB 病毒感染、肠道病毒感染)、细菌性疾病(猩红热、风湿热、落基山斑疹热、钩端螺旋体病、

葡萄球菌烫伤样皮肤综合征、中毒休克综合征)、药物反应(药物超敏反应综合征、Stevens-Johnson 综合征)和风湿性疾病(幼年特发性关节炎、结节性多动脉炎)等鉴别[56]。

【治疗】美国心脏协会和美国儿科学会推荐口服阿司匹林联合静脉滴注丙种球蛋白(IVIG)作为川崎病急性期治疗。根据我国 2021 年关于静脉输注 IVIG 在儿童川崎病中应用的专家共识,IVIG 可通过抑制与 Fc 受体结合的自身抗体调节巨噬细胞活性、中和细菌表面抗原、抑制 TNF-α 和 Th17 细胞分化、上调 Treg 功能从而达到治疗川崎病作用,指南提出最佳 IVIG 给药时间为发病后 5~10 天,7 天内最佳,对于 5 天内患者当合并低血压、休克、血流动力学不稳定心肌炎、麻痹性肠梗阻时也应及时使用,而对于病程 >10 天的患者如排除其他原因引起的持续发热并 ESR、CRP 升高仍需给予 IVIG 治疗,给药剂量为 IVIG(2g/kg),并在 12~24 小时内静脉滴注完,能获得最大疗效。即便早期足量 IVIG,仍有 5% 患者可出现冠状动脉扩张,1% 患者出现冠状动脉瘤。阿司匹林在急性期有抗炎作用,在亚急性期可抗血小板活化,美国心脏协会推荐急性期 80~100mg/(kg·d)分 4 次口服,亚急性期减量至 3~5mg/(kg·d),维持 6~8 周,若患者有冠状动脉异常,建议阿司匹林维持剂量持续至冠状动脉恢复正常。但在日本和我国急性期常采用 30~50mg/(kg·d),分 2~3 次口服,以减少肝损害发生。长期服用阿司匹林治疗川崎病如继发流感或水痘感染可出现瑞氏综合征,此时建议使用氯吡格雷来替代阿司匹林[60,61]。

难治性 KD 是指接受 IVIG 治疗 36 小时后仍有发热的患者,可考虑再次接受丙种球蛋白治疗或使用糖皮质激素。文献报道其他治疗选择还包括 TNF-α 抑制剂(英夫利昔单抗、依那西普)、血浆置换、阿托伐他汀、阿昔单抗、阿那白滞素、环孢素、环磷酰胺或甲氨蝶呤等[60]。对于合并川崎病休克综合征患者,一旦确诊,尽早抗炎及维持血流动力学稳定是治疗成功的关键,大多数此类患者需第二剂 IVIG 或联合大剂量甲泼尼龙冲击治疗;英夫利昔单抗可代替第二剂 IVIG 或激素,三线治疗药物还包括血浆置换、甲氨蝶呤和环孢素等[55]。

(罗鸳鸯　汤建萍　著,郭一峰　冉琴　审)

第九节 青斑样血管病

青斑样血管病（livedoid vasculopathy，LV）又称白色萎缩或青斑样血管炎，是一种罕见的、慢性、周期复发性皮肤内血管阻塞性疾病，以双下肢远端反复出现疼痛性溃疡、网状青斑以及瓷白色萎缩性瘢痕为主要临床表现。本病罕见，发病率约1/100 000，好发于中青年女性，女:男为3:1，且夏重冬轻。

【病因及发病机制】LV 的病因及发病机制不明确，可能与机体高凝状态（抗凝血酶缺乏、蛋白 C 和蛋白 S 缺乏等）、纤维蛋白溶解障碍或免疫系统疾病（抗磷脂抗体综合征、系统性红斑狼疮、硬皮病等）相关[62-64]。血管的高凝状态及血小板的聚集能力增强导致真皮内血管出现阻塞，血管壁内免疫球蛋白（IgM、IgG 和 IgA）和补体的存在表明免疫过程可能参与了其发病机制[65]。最新研究发现 LV 患者血清中纤维蛋白肽 A、纤溶酶原激活物抑制剂 -1、血清脂蛋白（a）、血小板膜糖蛋白、IL-2/IL-2R、亚甲基四氢叶酸还原酶等升高，提示与 LV 发病有关[66]。

【诊断】

1. **症状、体征** 典型临床表现为红斑、紫癜以及疼痛性、持续性、穿凿性溃疡。皮损初起表现为周边伴有毛细血管扩张的紫癜性丘疹、斑块，之后出现结痂、溃疡，最终形成白色萎缩性星状瘢痕，皮损多累及小腿、足背及足踝。本病多为慢性病程，发病呈季节性变化。临床上分为三个阶段：初始表现为紫红色斑疹、丘疹（常对称分布于双下肢、踝部、足背部），随后进展为疼痛性溃疡，最终溃疡愈合形成瓷白色萎缩性瘢痕，周围伴有毛细血管扩张和色素沉着样改变（图 10-8）。

2. **实验室检查** 与血液高凝状态相关的部分患儿可出现活性蛋白 C、蛋白 S、血栓调节蛋白、抗凝血酶Ⅲ水平下降，而纤维蛋白原、同型半胱氨酸水平、Ⅴ因子活性定量升高；与自身免疫相关者可检测到自身抗体。Vasudevan 等总结了本病建议做的相关检查（表 10-7）[67]。研究还发现青斑样血管

炎在皮肤镜下具有特征表现，包括：中央结痂性溃疡或白色萎缩性瘢痕，周围可见网状色素沉着及线状或球状血管[65]。

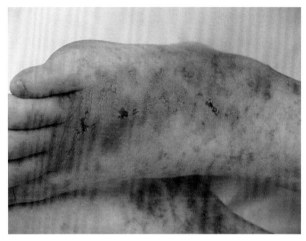

图 10-8　青斑样血管炎
16 岁女童，足背部可见紫癜样红斑、水疱、坏死及结痂
（首都医科大学附属北京儿童医院提供）

表 10-7　青斑样血管炎推荐检查项目

检查目的	检查项目
常规检查	血常规、肝肾功能、血糖、血脂、甲状腺功能、血沉及 C 反应蛋白
评估高凝状态	PT/PTTK、APTT、纤维蛋白原、D- 二聚体、蛋白 C、蛋白 S、脂蛋白 a、血清同型半胱氨酸、血清纤维蛋白肽 A 等
评估是否合并系统疾病	ANA 及 ANA 谱、血清补体、维生素 B_6、维生素 B_{12}、叶酸、ANCA、类风湿因子、乙型肝炎抗原、丙型肝炎抗原、HIV 抗体检测等
筛选疾病相关其他原因	血管彩超、血清免疫球蛋白、血清和尿蛋白电泳

3. **病理检查** 本病有 3 个特征性病理学改变：血管腔内血栓形成、血管内皮细胞增生和血管壁透明变性。早期表现为真皮浅层血管扩张，血管内皮细胞增生、水肿，最具特征的是真皮浅层小血管纤维蛋白样变性和血栓形成。晚期 LV 皮损表现为表皮萎缩，表皮突变平，真皮内胶原增生硬化，

小静脉扩张,部分腔内有血栓。皮损处直接免疫荧光示血管壁上有免疫球蛋白,主要是 IgM、补体及纤维素的沉积[63,68]。

4. 鉴别诊断 本病尚无规范化诊断标准,以网状青斑、疼痛性溃疡及白色萎缩为主要临床表现,呈慢性阶段性病程,辅助典型皮损部位的病理检查有助于诊断。本病需与其他血管炎疾病(过敏性紫癜、变应性血管炎、结节性多动脉炎)和静脉疾病(静脉曲张、下肢静脉功能不全和淤积性皮炎)鉴别[63,69]。

【治疗】LV 治疗以缓解疼痛和防止病损进展为中心,常用药物有抗凝剂、血小板抑制剂、纤溶剂、血管扩张剂、糖皮质激素、抗炎药、物理疗法等[62]。抗凝剂是最常见的单一疗法,国内常用药物为华法林、肝素、低分子量肝素等,国外优选利伐沙班。第

二种单一疗法是达那唑,它可以干扰肝脏凝血因子的合成。也可使用抗血小板药物如阿司匹林、氯吡格雷、己酮可可碱、西洛他唑、双嘧达莫等。最近报道与 LV 相关的 PAI-1 突变,溶栓药物如重组组织纤溶酶激活剂(rtPA)可绕过突变的 PAI-1 对 tPA 的抑制从而达到治疗目的,其他治疗药物包括血管扩张剂(硝苯地平、西洛他唑、烟酸、贝前列素钠、前列地尔等)、抗炎药(秋水仙碱、氨苯砜、柳氮磺吡啶、四环素、雷公藤多苷等)、静脉注射用免疫球蛋白、补骨脂素加长波紫外线光化学疗法、高压氧、静脉腔内激光消融术等[62]。当 LV 合并高半胱氨酸血症时应及时补充叶酸和维生素 B_{12},外用血小板衍生生长因子也可促进 LV 溃疡愈合,此外还建议患者戒烟及避免长期站立[62]。另外,Vasudevan 等总结 LV 的治疗方案见表 10-8[67]。

表 10-8 青斑样血管病治疗方案

LV 类型	一线治疗	二线治疗	三线治疗
特发性	阿司匹林、己酮可可碱、华法林、创面护理	一线 + 血管扩张剂 + 高压氧或秋水仙碱或氨苯砜或 IVIG 或糖皮质激素	二线治疗 + 硫唑嘌呤或环磷酰胺或利妥昔单抗
合并冷球蛋白血症	抗凝药必选 加口服糖皮质激素		
合并高同型半胱氨酸血症	抗凝药必选,禁止吸烟 加口服叶酸、维生素 B_{12}		
合并低纤维蛋白原血症	加达那唑、司坦唑醇		
合并 SLE/APLA	加羟氯喹		
合并 FLV 突变	抗凝药必选		
合并凝血酶原基因突变	抗凝药必选		
合并黏性血小板综合征	肝素必选		
合并蛋白 C 和 S 缺陷	抗凝药必选	加达那唑	
合并脂蛋白 a	加抗纤溶剂		
合并血管炎特征	加口服糖皮质激素或秋水仙碱或氨苯砜		

(罗鸳鸯 汤建萍 著,郭一峰 冉琴 审)

第十节 持久性隆起性红斑

持久性隆起性红斑(erythema elevatum diutinum,EED)是一种慢性皮肤小血管炎,好发于 30~60 岁

中青年,发病无性别及种族倾向[70]。

【病因及发病机制】EED 的发病机制尚不十

分清楚。皮肤表现可能是由于免疫复合物沉积于皮肤小血管,导致补体激活、中性粒细胞浸润以及破坏性酶释放[71]。直接免疫荧光检查可见血管周围有补体、IgG、IgM、IgA 和纤维蛋白沉积[72]。体外研究表明,白细胞介素 -8 等细胞因子的激活可促使白细胞选择性募集至受累皮肤处[73]。抗中性粒细胞胞质抗体(antineutrophil cytoplasmic antibody,ANCA)也可能在 EED 的发病机制中起着一定作用[74]。

【诊断】诊断依据临床表现和组织病理学。尚无血清学检查可确诊 EED。

1. 症状、体征

(1)EED 的皮肤表现一般无自觉症状,病程早期可伴烧灼感、刺痛感、瘙痒[75]。典型表现为双侧肢端、关节周围见紫罗兰色、红棕色或淡黄色丘疹、斑块或结节。早期质软,呈红斑状。后期病灶常因纤维化而变得更为坚硬。多见于肘、膝、踝、手和手指的伸侧。较少累及面部、耳后、躯干、腋窝、臀部、生殖器、手掌和足底(图 10-9、图 10-10)。HIV 感染相关的 EED 可见巨大结节性病变。

(2)EED 的皮肤外表现包括关节痛、眼部异常和发热。眼部异常包括:边缘性角膜炎、结节性巩膜炎、全葡萄膜炎和失明[76-78]。

2. 组织病理学表现

(1)皮肤活检是确诊所必需的。EED 的组织病理学特点随病程长短而变化。活检时选取质软的早期病灶优于选取纤维化的较陈旧病灶。直接免疫荧光检查不是必需的。

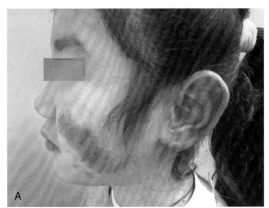
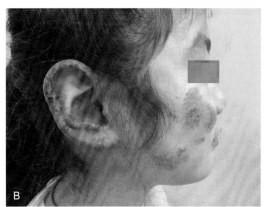
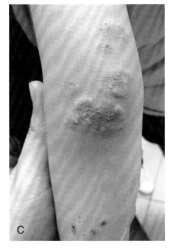
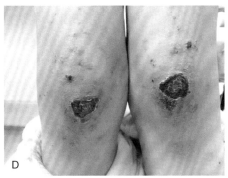
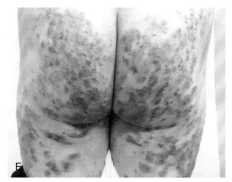

图 10-9 持久性隆起性红斑

7 岁女孩,患儿面部(A、B)、耳部(A、B)可见对称分布红色斑块及结痂。肘部(C)、膝部(D)散在少许水肿性斑块,膝部可见坏死和黑色结痂。臀部(E)可见大量红色扁平丘疹、斑块,部分融合成片,散在少许水疱、脓疱(首都医科大学附属北京儿童医院提供)

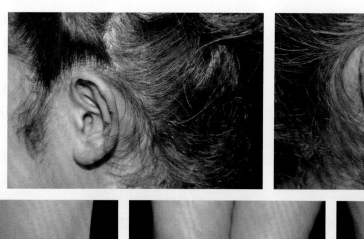
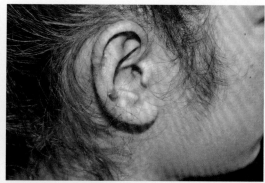
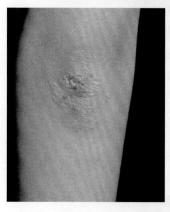
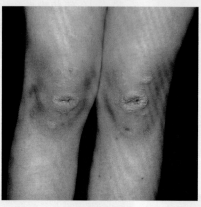
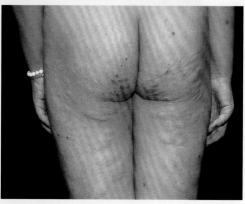

图 10-10 持久性隆起性红斑
与图 10-9 为同一患儿,为治疗后皮损情况(首都医科大学附属北京儿童医院提供)

(2)早期 EED 呈白细胞破碎性血管炎,表现为真皮上部和中部血管周围中性粒细胞浸润,以及小血管壁内或周围有纤维蛋白沉积。也存在淋巴细胞、组织细胞及(偶尔)少量嗜酸性粒细胞。随着病灶成熟,组织细胞和肉芽组织逐渐增多[79]。

(3)晚期 EED 表现为真皮纤维化伴梭形细胞浸润,以及毛细血管壁纤维蛋白样坏死或纤维化。垂直走行的毛细血管可能较为明显。在某些病例中,血管炎不易辨认。可能存在表现为胆固醇裂隙的细胞内脂质沉积[80]。

3. 其他检查 EED 可见于多种全身性疾病。包括:①感染相关:HIV 感染、β 溶血性链球菌感染、乙型肝炎和丙型肝炎、CMV、HHV-6、结核病、麻风病和风湿热;②血液系统疾病相关:浆细胞病(尤其是 IgA 单克隆丙球蛋白病)、骨髓增生异常、骨增生性疾病、B 细胞淋巴瘤和毛细胞白血病;③自身免疫性疾病相关:炎症性肠病、类风湿关节炎、乳糜泻、复发性多软骨炎、红斑狼疮、肉芽肿性多血管炎、皮肌炎和糖尿病。

这些疾病与 EED 之间的因果关系尚不能确

定。一旦 EED 确诊,应完善相关检查评估全身性疾病存在的可能。EED 可在血液系统疾病确诊数年后出现[81]。

4. 鉴别诊断 早期 EED 鉴别包括:面部肉芽肿的面部外受累、Sweet 综合征、类风湿嗜中性皮炎(rheumatoid neutrophilic dermatitis,RND)或栅栏状中性粒细胞性及肉芽肿性皮病(palisaded neutrophilic granulomatous dermatosis,PNGD)。

晚期 EED 鉴别包括:结节性黄瘤、类风湿结节和多中心网状组织细胞增生症。

【治疗】EED 的病程一般较长,加重期和稳定期可交替出现。疾病可在 5~10 年后自行缓解,但个别亦可持续 40 年[62,82]。EED 不会进展为系统性血管炎[75]。

1. 一线治疗 氨苯砜对早期病变最有效,包括关节痛及眼部等皮肤外症状[78,79]。对于纤维化的结节性 EED 往往无效。剂量范围是 50~300mg/d[79]。小剂量(25~50mg)开始,根据耐受性及疗效逐步增加剂量。疗效可能与剂量有关[82]。成人 EED 常用剂量为 100mg/d。氨苯砜不良反应包括溶血、粒细胞缺乏、高铁血红蛋白血症、氨苯砜超敏反应综合征以及周围神经病变等。为避免发生严重溶血性贫血,治疗前应筛查葡萄糖 -6- 磷酸脱氢酶(glucose-6-phosphate dehydrogenase,G6PD)缺乏症。治疗期间需监测血液系统和肝功能等化验指标。

2. 其他治疗 ①局部治疗:外用强效糖皮质激素或病灶内注射糖皮质激素[75]。②全身性治疗:包括多种抗生素、抗炎药物和免疫抑制药物。例如柳氮磺吡啶、磺胺吡啶或磺胺甲氧嗪[79,82,83]、四环素加烟酰胺[84]、秋水仙碱[85]、甲氨蝶呤[86]、氯喹[82]、苯乙双胍[87]、吗替麦考酚[88]、环孢素联合氨苯砜治疗[89]、克拉霉素、红霉素及青霉素、口服糖皮质激素单用或联合氨苯砜或其他治疗[78,90,91]等。③手术适用于切除局限性纤维化结节[92]。

(向欣 马琳 著,郭一峰 冉琴 审)

参考文献

1. PERTER H, VERONICA K, ALBERT Y. Harper's Textbook of Pediatric Dernatology. 4th Edition. John Wiley & Sons Ltd, 2020: 1865-1870.

2. 中华医学会儿科学分会免疫学组,《中华儿科杂志》编辑委员会. 儿童过敏性紫癜循证诊疗建议. 中华儿科杂志, 2013, 51 (5): 502-507.

3. LAU KK, SUZUKI H, NOVAK J, et al. Pathogenesis of Henoch-Schönlein purpura nephritis. Pediatr Nephrol, 2010, 25: 19-26.

4. OZEN S. The spectrum of vasculitis in children. Best prac Res Clin Rheumatol, 202, 16: 411-425.

5. CHANG WL, YANG YH, LIN YT, et al. Gastrointestinal manifestations in Hemoch-Schönlein purpura: a review of 261 patients. Acta Paediatr, 2004, 93: 1427-1431.

6. TRAPANI S MICHELI A, GRISOLIA F, et al. Hemoch-Schönlein purpura in childhood: epidemiological and clinical analysis of 150 cases over a 5 year period and review of literature. Semin Arthritis Rheum, 2005, 35: 143-153.

7. HA TS, LEE JS. Scrotal involvement in childhood Hemoch-Schönlein purpura. Acta Paediatr, 2007, 96: 552-555.

8. NADROUS HF, YU AC, SPECKS U, et al. Pulmonary involvement in Hemoch-Schönlein purpura. Mayo Clin Proc, 2004, 79: 1151-1157.

9. 赵辨. 中国临床皮肤病学. 2 版. 南京: 江苏凤凰科学技术出版社, 2017: 947-949.

10. FRETAZYAS A, SIONTI I, MOUSTAKI M, et al. Hemoch-Schönlein purpura: a long-term prospective study in Greek children. J Clin Rheumatol, 2008, 14: 324-331.

11. 卫生部办公厅关于印发. 过敏性紫癜等 6 种疾病诊疗指南 [R]. 卫发明电〔2010〕80 号, 2-12.

12. 黄松明, 李秋, 郭艳芳. 紫癜性肾炎的诊治: 儿童常见肾脏疾病诊治循证指南 (试行) 解读 (二). 中华儿科杂志, 2009, 47: 914-916.

13. NARCHI H. Risk of long term renal impairment and duration of follow up recommended for Hemoch-Schönlein purpura with mormal or minimal urinary findings: a systematic review. Arch Dis Child, 2005, 90: 916-902.

14. FIORENTINO DF. Cutaneous Vasculitis. J Am Acad Dermatol, 2003, 48 (3): 311-340.

15. MAGRO CM, CROWSON AN. A clinical and histology study of 37 cases of immunoglobulin A-associated vasculitis. Am J Dermatopathol, 1999, 21 (3): 234-240.

16. 宋芳吉. 皮肤性病鉴别诊断学. 北京: 军事医学科学出版社, 2006: 307-311.

17. HAZEN PG, MICHEL B. Management of necrotizing vasculitis with colchicine. Improvement in patients with cutaneous lesions and Behcet's syndrome. Arch Dermatol, 1979, 115 (11): 1303-1306.

18. FREDENBERG MF, MALKINSON FD. Sulfone therapy in the treatment of leukocytoclasic vasculitis. Report of three cases. J Am Acad Dermatol, 1987, 16 (4): 772-778.

19. SIDDHARTHA D, BISWANATH B, MADHUSMITA S, et al. COVID-19 vaccine-induced urticarial vasculitis. Dermatol Ther, 2021, 34 (5): e15093.

20. 郑庆玲, 刘朝奇, 曹经江. 低补体荨麻疹性血管炎与系统性红斑狼疮的相关性. 中国皮肤性病学杂志, 2022, 36 (6): 618-623.

21. PAVEL K, MARIA G, HANNA B, et al. Treatment of urticarial vasculitis: A systematic review. J Allergy Clin Immunol, 2019, 143 (2): 458-466.

22. CASADO AF, MUNOZ LC, GUERRA EG, et al. Effectiveness of omalizumab in a case of urticarial vasculitis. Clin Exp Dermatol, 2017, 42 (4): 403-405.

23. PARVIN M, NIKOO M, REZA C, et al. Efficacy of oral tofacitinib in refractory chronic spontaneous urticaria and urticarial vasculitis. Dermatol Ther, 2022, 13: e15932.

24. NWANESHIUDU AI, PETRONIC RV. Novel drugs implicated in pigmented purpuric dermatoses. Skinmed, 2018, 16 (1): 13-17.

25. HUANG YK, LIN CK, WU YH. The pathological spectrum and clinical conelation of pigmented purpuric dermatosis: a retrospective review of 107 cases. J Cutan Pathol, 2018, 45 (5): 325-332.

26. MAHMUT SM, ÖMER FE. Dermoscopic profile of pigmented purpuric dermatosis: new observations. Postepy Dermatol Alergol, 2019, 36 (6): 687-691.

27. HERVE L, DELPHINE B, XAVIER N, et al. Pathogenesis of meningococcal purpura fulminans. Pathog Dis, 2017, 75 (3).

28. KUGAI T, NAKAGAWA H. Evolution of Purpura Fulminans. N Engl J Med, 2017, 376 (22): 2182.

29. MEAGHAN EC, PAVAN KB. Purpura Fulminans: Mechanism and Management of Dysregulated Hemostasis. Transfus Med Rev, 2018, 32 (2): 69-76.

30. 宋予晴, 肖娟, 唐晓艳, 等. 口服抗凝剂治疗以新生儿暴发性紫癜或颅内出血为首发表现的遗传性复合杂合突变的重度蛋白 C 缺乏症 2 例病例报告并文献复习. 中国循证儿科杂志, 2022, 17 (1): 18-23.

31. LUTALO PM, D'CRUZ DP. Diagnosis and classification of granulomatosis with polyangiitis (aka Wegener's granulomatosis). Journal of Autoimmunity, 2014, 48-49: 94-98.

32. 何权瀛. 韦格纳肉芽肿病的诊断与治疗. 临床内科杂志, 2020, 37 (10): 693-695.

33. CARTIN-CEBA R, PEIKERT T, SPECKS U. Pathogenesis of ANCA-associated vasculitis. Current Rheumatology Reports, 2012, 14 (6): 481-493.

34. GAO Y, ZHAO MH. Review article: Drug-induced antineutrophil cytoplasmic antibody-associated vasculitis. Nephrology (Carlton), 2009, 14 (1): 33-41.

35. SEO P, STONE JH. The antineutrophil cytoplasmic antibody-associated vasculitides. The American journal of medicine, 2004, 117 (1): 39-50.

36. 中华医学会风湿病学分会. 韦格纳肉芽肿病诊断和治疗指南. 中华风湿病学杂志, 2011, 15 (3): 194-196.

37. HOLLE JU, GROSS WL. Neurological involvement in Wegener's granulomatosis. Current Opinion in Rheumatology, 2011, 23 (1): 7-11.

38. HELLMICH B, LAMPRECHT P, GROSS WL. Advances in the therapy of Wegener's granulomatosis. Current Opinion in Rheumatology, 2006, 18 (1): 25-32.

39. 巫梦娟, 欧阳, 陈柳香, 等. 乙肝相关结节性多动脉炎致缺血性肠病 1 例报道及文献复习. 临床消化病杂志, 2020, 32 (2): 123-126.

40. 米克拉依·曼苏尔, 达展云, 郭江涛, 等. 结节性多动脉炎诊疗规范. 中华内科杂志, 2022, 61 (7): 749-755. DOI: 10. 3760/cma. j. cn112138-20211201-00852.

41. LEE JS, KIM JG, LEE S. Clinical presentations and long term prognosis of childhood onset polyarteritis nodosa in single centre of Korea. Sci Rep, 2021, 11 (1): 8393.

42. 黄灿辉, 陶怡. 结节性多动脉炎的诊治进展. 临床内科杂志, 2014, 31 (10): 664-667.

43. OZEN S, ANTON J, ARISOY N, et al. Juvenile polyarteritis: results of a multicenter survey of 110 children. J Pediatr, 2004, 145 (4): 517-522.

44. 余茜, 鞠强, 易雪梅, 等. 皮肤型结节性多动脉炎 1 例. 临床皮肤科杂志, 2013, 42 (2): 110-111.

45. SCHIRMER JH, MOOSIG F. Update: polyarteritis nodosa. Z Rheumatol, 2018, 77 (5): 397-408.

46. 钟华, 严晓伟. 结节性多动脉炎累及冠状动脉的临床特点与诊治. 中国心血管杂志, 2014, 19 (3): 221-224.

47. LIGHTFOOT RJ, MICHEL BA, BLOCH DA, et al. The American College of Rheumatology 1990 criteria for the classification of polyarteritis nodosa. Arthritis Rheum, 1990, 33 (8): 1088-1093.

48. OZEN S, PISTORIO A, IUSAN SM, et al. EULAR/PRINTO/PRES criteria for Henoch-Schonlein purpura, childhood polyarteritis nodosa, childhood Wegener granulomatosis and childhood Takayasu arteritis: Ankara 2008. Part Ⅱ: Final classification criteria. Ann Rheum Dis, 2010, 69 (5): 798-806.

49. GUILLEVIN L, PAGNOUX C, SEROR R, et al. The Five-Factor Score revisited: assessment of prognoses of systemic necrotizing vasculitis based on the French Vasculitis Study Group (FVSG) cohort. Medicine (Baltimore), 2011, 90 (1): 19-27.

50. HERNANDEZ-RODRIGUEZ J, ALBA MA, PRIETO-GONZALEZ S, et al. Diagnosis and classification of polyarteritis nodosa. J Autoimmun, 2014, 48-49: 84-89.

51. SINGH S, JINDAL AK, PILANIA RK. Diagnosis of Kawasaki disease. Int J Rheum Dis, 2018, 21 (1): 36-44.

52. 陈永琴. 川崎病发病机制及诊治的研究进展. 中国临床

新医学, 2019, 12 (11): 1254-1258.

53. 肖蓉, 陈丽清. 川崎病与基因多态性的研究进展. 医学综述, 2019, 25 (21): 4196-4200.

54. MARCHESI A, TARISSI DJI, RIGANTE D, et al. Kawasaki disease: guidelines of the Italian Society of Pediatrics, part I-definition, epidemiology, etiopathogenesis, clinical expression and management of the acute phase. Ital J Pediatr, 2018, 44 (1): 102.

55. 高微微, 邹映雪. 川崎病休克综合征早期识别与诊治研究进展. 临床儿科杂志, 2021, 39 (3): 237-240.

56. RIFE E, GEDALIA A. Kawasaki Disease: an Update. Curr Rheumatol Rep, 2020, 22 (10): 75.

57. 王亮, 司萍. 川崎病诊断相关生物学标志物的研究现状及进展. 临床儿科杂志, 2020, 38 (10): 789-793.

58. 穆志龙, 焦富勇, 谢凯生. 《川崎病心血管后遗症的诊断和管理指南 (JCS/JSCS2020)》解读. 中国当代儿科杂志, 2021, 23 (3): 213-220.

59. MCCRINDLE BW, ROWLEY AH, NEWBURGER JW, et al. Diagnosis, Treatment, and Long-Term Management of Kawasaki Disease. A Scientific Statement for Health Professionals From the American Heart Association. Circulation, 2017, 135 (17): e927-e999.

60. NEWBURGER JW, TAKAHASHI M, GERBER MA, et al. Diagnosis, treatment, and long-term management of Kawasaki disease: a statement for health professionals from the Committee on Rheumatic Fever, Endocarditis and Kawasaki Disease, Council on Cardiovascular Disease in the Young, American Heart Association. Circulation, 2004, 110 (17): 2747-2771.

61. AGARWAL S, AGRAWAL DK. Kawasaki disease: etiopathogenesis and novel treatment strategies. Expert Rev Clin Immunol, 2017, 13 (3): 247-258.

62. 赵晨静, 冯素英. 青斑样血管病的治疗进展. 中华医学美学美容杂志, 2021, 27 (4): 268-270.

63. 闫雨荷, 崔炳南, 吴小红, 等. 青斑样血管病的诊疗进展. 中国麻风皮肤病杂志, 2017, 33 (4): 254-256.

64. CRIADO PR, RIVITTI EA, SOTTO MN, et al. Livedoid vasculopathy as a coagulation disorder. Autoimmun Rev, 2011, 10 (6): 353-360.

65. HU SC, CHEN GS, LIN CL, et al. Dermoscopic features of livedoid vasculopathy. Medicine (Baltimore), 2017, 96 (11): e6284.

66. ESWARAN H, GOOGE P, VEDAK P, et al. Livedoid vasculopathy: A review with focus on terminology and pathogenesis. Vasc Med, 2022 Oct 26: 1358863X221130380.

67. VASUDEVAN B, NEEMA S, VERMA R. Livedoid vasculopathy: A review of pathogenesis and principles of management. Indian J Dermatol Venereol Leprol, 2016, 82 (5): 478-488.

68. 胡凤侠, 丁媛, 康晓静. 青斑样血管炎 18 例临床分析. 中国皮肤性病学杂志, 2017, 31 (1): 36-38.

69. FREITAS TQ, HALPERN I, CRIADO PR. Livedoid vasculopathy: a compelling diagnosis. Autops Case Rep, 2018, 8 (3): e2018034.

70. High WA, Hoang MP, Stevens K, et al. Late-stage nodular erythema elevatum diutinum. J Am Acad Dermatol, 2003, 49: 764.

71. SHINKAI K, FOX LP. Cutaneous vasculitis//Dermatology. 3rd ed. Bolognia JL, Jorizzo JL, Schaffer J. Elsevier Limited, 2012, Vol 1: 385.

72. SHIMIZU S, NAKAMURA Y, TOGAWA Y, et al. Erythema elevatum diutinum with primary Sjögren syndrome associated with IgA antineutrophil cytoplasmic antibody. Br J Dermatol, 2008, 159: 733.

73. GRABBE J, HAAS N, MÖLLER A, et al. Erythema elevatum diutinum—evidence for disease-dependent leucocyte alterations and response to dapsone. Br J Dermatol, 2000, 143: 415.

74. AYOUB N, CHARUEL JL, DIEMERT MC, et al. Antineutrophil cytoplasmic antibodies of IgA class in neutrophilic dermatoses with emphasis on erythema elevatum diutinum. Arch Dermatol, 2004, 140: 931.

75. GIBSON LE, EL-AZHARY RA. Erythema elevatum diutinum. Clin Dermatol, 2000, 18: 295.

76. ALDAVE AJ, SHIH JL, JOVKAR S, et al. Peripheral keratitis associated with erythema elevatum diutinum. Am J Ophthalmol, 2003, 135: 389.

77. MITAMURA Y, FUJIWARA O, MIYANISHI K, et al. Nodular scleritis and panuveitis with erythema elevatum diutinum. Am J Ophthalmol, 2004, 137: 368.

78. LEKHANONT K, PATARAKITTAM T, MANTACHOTE K, et al. Progressive keratolysis with pseudopterygium associated with erythema elevatum diutinum. Ophthalmology, 2011, 118: 927.

79. MOMEN SE, JORIZZO J, AL-NIAIMI F. Erythema elevatum diutinum: a review of presentation and treatment. J Eur Acad Dermatol Venereol, 2014, 28: 1594.

80. KANITAKIS J, COZZANI E, LYONNET S, et al. Ultrastructural study of chronic lesions of erythema elevatum diutinum: "extracellular cholesterosis" is a misnomer. J Am Acad Dermatol, 1993, 29: 363.

81. YIANNIAS JA, EL-AZHARY RA, GIBSON LE. Erythema elevatum diutinum: a clinical and histopathologic study of 13 patients. J Am Acad Dermatol, 1992, 26: 38.

82. WILKINSON SM, ENGLISH JS, SMITH NP, et al. Erythema elevatum diutinum: a clinicopathological study. Clin Exp Dermatol, 1992, 17: 87.

83. CHEN ML, CHLOPIK A, HOANG MP, et al. Complete resolution of erythema elevatum diutinum using oral sulfasalazine. Dermatol Online J, 2017, 23 (10): 13030/qt8267v8v9.

84. KOHLER IK, LORINCZ AL. Erythema elevatum diutinum treated with niacinamide and tetracycline. Arch Dermatol, 1980, 116: 693.

85. HENRIKSSON R, HOFER PA, HÖRNQVIST R. Erythema elevatum diutinum--a case successfully treated with colchicine. Clin Exp Dermatol, 1989, 14: 451.

86. CHOWDHURY MM, INALOZ HS, MOTLEY RJ, et al. Erythema elevatum diutinum and IgA paraproteinaemia: a preclinical iceberg. Int J Dermatol, 2002, 41: 368.

87. SCHUMACHER HR, CARROLL E, TAYLOR F, et al. Erythema elevatum diutinum: cutaneous vasculitis, impaired clotlysis, and response to phenformin. J Rheumatol, 1977, 4: 103.

88. BEVANS SL, KEELEY JM, SAMI N. Erythema Elevatum Diutinum Treated With Mycophenolate Mofetil. J Clin Rheumatol, 2019, 25: e93.

89. TAKAHASHI H, FUKAMI Y, HONMA M, et al. Successful combination therapy with dapsone and cyclosporine for erythema elevatum diutinum with unusual appearance. J Dermatol, 2012, 39: 486.

90. DELGADO J, GÓMEZ-CEREZO J, SIGÜENZA M, et al. Relapsing polychondritis and erythema elevatum diutinum: an unusual association refractory to dapsone. J Rheumatol, 2001, 28: 634.

91. MARIE I, COURVILLE P, LEVESQUE H. Erythema elevatum diutinum associated with dermatomyositis. J Am Acad Dermatol, 2011, 64: 1000.

92. AHMAD S, DELAROSA M, KLEINMAN W, et al. Primary Surgical Treatment of Erythema Elevatum Diutinum. J Hand Surg Am, 2019, 44: 522. e1.

第十一章
脂肪组织疾病

第一节　结节性红斑

结节性红斑(erythema nodosum)是一种常见的炎症性脂膜炎，以下肢伸侧疼痛性红斑、结节为临床特征。临床分为两型：一型为急性结节性红斑，为常见类型；另一型为慢性结节性红斑，较少见。

【诊断】

1. **症状、体征**　发疹前 7~14 天，多数患者有低热、乏力、关节痛[1]和上呼吸道感染。急性期常伴有头痛、乏力、低热和肌肉酸痛等不适；其中约 70% 病例可出现关节不适，表现为关节痛和晨僵，主要累及膝关节。儿童发生关节痛的可能性较成人小[2,3]。皮损常突然发生，为双侧对称性、疼痛性皮下结节，好发于小腿伸侧，初为鲜红色，直径 1~5cm，稍高出皮肤，表面光亮，皮温高，类似撞伤后的肿块，渐变为紫红色，逐渐进展为棕色或紫色瘀斑样外观，最后变为黄色。不会出现萎缩、溃疡、坏死和瘢痕(图 11-1)[2]。常伴有自发性疼痛或压痛，持续数日或数周，可在 3~6 周缓慢消退，但可反复发作。整个病程可能持续数周甚至数月，有文献报道儿童的平均病程为 11.5 天[3]，较成人短。

2. **实验室检查**

(1) 白细胞计数升高，血沉增快，C 反应蛋白升高。

(2) 寻找感染证据：怀疑链球菌感染者可行 A 族链球菌快速抗原检测或咽拭子培养、抗链球菌溶血素"O"监测；怀疑结核感染者需进行 PPD 试验、T-Spot 及胸部 X 线检查；如果有腹泻或胃肠道症状，应考虑进行粪便常规和培养[2]。

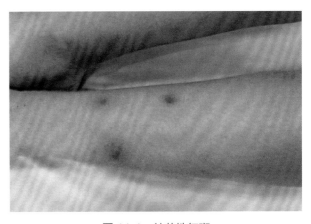

图 11-1　结节性红斑
13 岁女孩。双下肢对称性多发红色结节，伴明显压痛。图示左腿胫前结节(首都医科大学附属北京儿童医院提供)

(3) 病理变化：主要表现为间隔性脂膜炎。早期为急性炎症阶段，小叶间隔增宽、水肿，间隔内毛细血管扩张，血管周围炎症细胞浸润，形成噬脂性肉芽肿。病理的特征表现为 Miescher 结节，为组织细胞围绕细小静脉或卫星形裂隙周围呈放射状排列。浸润细胞在早期以中性粒细胞为主，晚期为淋巴细胞和组织细胞，还可见到数量不等的多核巨细胞。最后出现纤维化。可发生局灶性脂肪坏死。

【鉴别诊断】

1. **结节性血管炎**　分布常不对称，好发于小腿屈侧。皮损范围广、更小、质硬，持续时间较长，消退缓慢,可出现溃疡、坏死,愈后可留下萎缩性瘢痕。

2. **其他系统性疾病的皮肤表现**　如白塞病,除下肢结节性损害外,还伴有口腔、生殖器溃疡,点刺试验阳性等其他白塞病的特征性临床表现。

【治疗】

1. 寻找病因(尤其是慢性复发性病例),有明显感染时,予相应抗感染治疗。

2. 急性期适当休息,抬高患肢以减轻局部水肿。

3. 对症治疗　当出现疼痛、炎症或关节痛症状时可使用非甾体抗炎药,如布洛芬、吲哚美辛、阿司匹林等。

4. 口服碘化钾　除外结核感染后可采用。

5. 糖皮质激素　严重的、持续的或复发病灶可口服糖皮质激素治疗,如口服泼尼松每天1~2mg/kg。皮损内注射糖皮质激素常可使单发皮损快速消退。

6. 中医疗法　清热除湿、活血散瘀。

(王森分　李萍　著,郭一峰　姬爱华　审)

第二节　硬　红　斑

硬红斑(erythema induratum,EI)是一种罕见的以皮下脂肪组织改变为主的炎症性疾病(脂膜炎)(图11-2)。以往认为患者过去或现在身体其他部位通常有活动性结核病灶,但近来发现并非所有病例都与结核病有关。本节主要讨论结核病相关EI,该内容已在第四章细菌感染性皮肤病第二节皮肤分枝杆菌感染其中四结核疹中叙述,详见该章节。

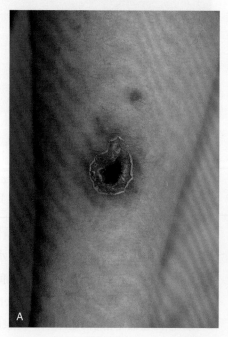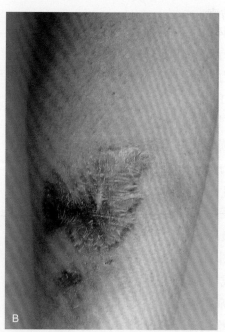

图 11-2　硬红斑

9岁男孩。下肢屈侧皮损4个月。小腿屈侧可见直径3cm红色结节,表面形成边缘不整齐溃疡,周边可见绿豆大小红色丘疹(图A)。PPD强阳性。图B为皮损恢复后形成的瘢痕(首都医科大学附属北京儿童医院提供)

(何娅　李萍　著,郭一峰　姬爱华　审)

第三节　脂肪瘤和脂肪瘤病

脂肪瘤（lipoma）是一种常见的间叶组织来源的良性肿瘤，由成熟脂肪细胞构成。脂肪瘤病（lipomatosis）是一个总称，指的是发生在不同临床表现中的成熟脂肪组织的弥漫性过度生长[4]。

【诊断】

1. 症状、体征

（1）脂肪瘤可发生于任何年龄，成人多见。可发生于任何脂肪组织。表现为圆形或椭圆形肿物，质地柔软、可以移动，基底较宽，触诊呈分叶状。主要分布于皮下组织，也可能累及筋膜或更深的肌层，但深部和肌肉内病变在儿童中很少见[4]。多无自觉症状，肿瘤可逐渐长大，侵犯和压迫神经时可引起疼痛，极少数患者可发生恶变。出现在骶尾部中线的脂肪瘤可以是脊柱闭合不良的表现[5]。

（2）脂肪瘤病可见于面部先天性浸润性脂肪瘤病、泛发性脂肪瘤病、家族性多发性脂肪瘤病、良性对称性脂肪瘤病、Gardner 综合征、Bannayan-Riley-Ruvalcaba 综合征、Cowden 综合征、Proteus 综合征等[6]。面部先天性浸润性脂肪瘤病是一种非遗传性先天性疾病，通常在出生时或儿童早期表现为单侧面部肿胀。病变的特点是浸润性脂肪瘤病、神经束和血管数量增加，并伴有骨肥大。在患者的多个组织中发现了体细胞 PIK3CA 突变[7]。泛发性脂肪瘤病常发生在 30 岁之前，罕见先天性发生者。特征是无包膜的成熟脂肪组织浸润至皮下组织、肌肉、皮肤，有时甚至到筋膜和骨组织。家族性多发性脂肪瘤病与遗传相关，同一家族中多个成员发生多发性脂肪瘤，可达数百个，一般较小，尚可伴发中

枢系统疾病。良性对称性脂肪瘤病常表现为头、颈和肩部的弥漫性、对称性无痛性脂肪沉积。多见于中年酗酒男性。在少数患者中发现了线粒体赖氨酸 tRNA 基因突变。Gardner 综合征是由 APC 基因突变引起。皮肤损害包括多发性脂肪瘤或纤维瘤，其他病变包括结肠息肉、多发性骨髓瘤等。Bannayan-Riley-Ruvalcaba 综合征和 Cowden 综合征均是由 PTEN 基因突变引起，前者临床表现包括多发性脂肪瘤、肠道错构瘤、生殖器小细胞瘤、巨头畸形和智力低下等。后者临床表现包括多发性脂肪瘤、口腔乳头状瘤病、毛发上皮瘤、点状掌跖角化症和胃肠道息肉等。Proteus 综合征由 AKT1 致癌基因突变（偶尔为 PTEN 基因）引起，临床表现包括脂肪瘤、表皮痣、血管瘤、掌跖脑回状结缔组织痣、脊柱侧弯等。

2. 组织病理　由均一成熟的脂肪细胞群集成小叶状，周围由不等的结缔组织间质及毛细血管包裹。与正常脂肪组织唯一的不同点是脂肪瘤周围有完整的包膜。多发性脂肪瘤可能混有多少不等的间叶成分和其他成分，可出现一些亚型，称之为纤维脂肪瘤、血管脂肪瘤、肌脂肪瘤。

【鉴别诊断】表皮囊肿：是最常见的皮肤囊肿，皮损为圆形、界限清楚的真皮结节，不位于皮下，临床上可见一中央孔，代表囊肿起源于毛囊。

【治疗】较小的单发脂肪瘤可手术切除，切除困难的较大的或系统性的脂肪瘤也可采用脂肪抽吸治疗。

（肖星　李萍　著，郭一峰　姬爱华　审）

参考文献

1. OZBAGCIVAN O, AKARSU S, AVCI C, et al. Examination of the Microbial Spectrum in the Etiology of Erythema Nodosum: A Retrospective Descriptive Study. J Immunol Res, 2017, 2017: 8139591.

2. LEUNG A, LEONG KF, LAM JM. Erythema nodosum. World J Pediatr, 2018, 14 (6): 548-554.

3. KAKOUROU T, DROSATOU P, PSYCHOU F, et al. Erythema nodosum in children: a prospective study. J Am

Acad Dermatol, 2001, 44 (1): 17-21.

4. PUTRA J, AL-IBRAHEEMI A. Adipocytic tumors in Children: A contemporary review. Semin Diagn Pathol, 2019, 36 (2): 95-104.

5. DEHNER LP, GRU AA. Nonepithelial Tumors and Tumor-like Lesions of the Skin and Subcutis in Children. Pediatr Dev Pathol, 2018, 21 (2): 150-207.

6. COFFIN CM, ALAGGIO R. Adipose and myxoid tumors of childhood and adolescence. Pediatr Dev Pathol, 2012, 15 (1 Suppl): 239-254.

7. COUTO JA, KONCZYK DJ, VIVERO MP, et al. Somatic PIK3CA mutations are present in multiple tissues of facial infiltrating lipomatosis. Pediatr Res, 2017, 82 (5): 850-854.

第十二章
结缔组织疾病

第一节 红 斑 狼 疮

红斑狼疮(lupus erythematosus,LE)是一种最为经典的系统性自身免疫病。其免疫学改变复杂多样,包括大然免疫系统的异常激活,自身反应性T、B细胞增殖活化,多种自身抗体的产生、细胞因子分泌及其受体表达的异常、免疫复合物清除功能障碍、补体系统缺陷、NK细胞功能异常等。临床表现复杂而多变,可累及多个脏器和器官,常以缓解和复发交替出现,病程慢性迁延。

红斑狼疮目前分类可分为皮肤型红斑狼疮(cutaneous lupus erythematosus,CLE)和系统性红斑狼疮(systemic lupus erythematosus,SLE)。CLE包括急性皮肤型红斑狼疮(acute cutaneous lupus erythematosus,ACLE)、亚急性皮肤型红斑狼疮(subacute cutaneous lupus erythematosus,SCLE)和慢性皮肤型红斑狼疮(chronic cutaneous lupus erythematosus,CCLE)[1]。CLE与SLE相关性研究显示,80%SLE患者病程中出现各种类型的皮肤损害,CLE可以是独立的疾病过程而不发展为SLE,CLE的发病率是SLE的3倍。横断面研究和回顾性研究[2,3]提示,各种CLE类型发展为SLE的概率为ACLE >90%,SCLE 50%,局限型DLE 5%~10%,泛发性DLE 15%~28%,深在性狼疮/狼疮性脂膜炎5%~10%,肿胀性红斑狼疮与SLE无关。常见的CLE包括新生儿红斑狼疮(neonatal lupus erythematosus,NLE)、盘状红斑狼疮(discoid lupus erythematosus,DLE)和亚急性皮肤型红斑狼疮(subacute cutaneous lupus erythematosus,SCLE)。

一、新生儿红斑狼疮

新生儿红斑狼疮(neonatal lupus erythematosus,NLE)是一种由母亲自身抗体(主要为Ro/SSA、La/SSB抗体)通过胎盘进入胎儿体内导致的获得性被动性自身免疫病。临床以一过性皮肤损害和/或先天性心脏传导阻滞为主要表现[4,5]。

【病因与发病机制】母亲体内的自身抗体(主要为SSA、SSB抗体)经胎盘传递给胎儿。患儿母亲为SLE、干燥综合征或其他自身免疫病患者,也可能在分娩时处于未发病状态。

【诊断】

1. **症状、体征** 本病主要表现为皮肤环形红斑和先天性心脏传导阻滞。皮损有自限性,一般于生后6个月内自行消退,心脏病变则持续存在。

(1)皮肤表现:皮疹多出现于生后数天至数周,也有生后即发的。典型皮疹为多发性环形或椭圆形红斑,大小不等(图12-1)。皮损可发生于身体任意部位,如头面部、躯干、四肢和掌跖处。皮疹多于生后6个月内自行消退而不留痕迹,少数皮损消退后遗留色素沉着或萎缩。

(2)先天性心脏传导阻滞:可表现为Ⅰ度、Ⅱ度或Ⅲ度传导阻滞。文献报道,亚洲人群NLE以皮肤表现为主,心脏传导阻滞发生率低,约10%,且都为Ⅰ度传导阻滞。

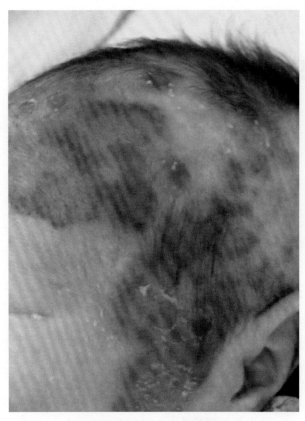

图 12-1　新生儿红斑狼疮
3 个月男婴，头皮部位的多环状红斑
（上海交通大学医学院附属新华医院提供）

2. **实验室检查**　几乎所有 NLE 患儿和母亲均有抗 SSA 和 / 或抗 SSB 抗体阳性，抗 SSA 和 / 或抗 SSB 抗体阳性已经成为 NLE 血清学诊断标志。

【鉴别诊断】本病如出生时即发现，需要与先天性梅毒鉴别。先天性梅毒是梅毒螺旋体由母体经胎盘进入胎儿血液循环中所致。皮疹表现为暗红色斑疹、斑丘疹、丘疹或脓疱，皮疹好发于手掌、唇和口、肛门、外阴等处，常融合成片，表面潮湿或有皮屑。

出生至数周后发病者，需与花斑癣、玫瑰糠疹等鉴别。

【治疗】

1. 对于只有皮肤损害的患儿，一般只需避光防护，皮损可自行消退。如皮疹明显可外用弱效糖皮质激素软膏。

2. 对于合并心脏传导阻滞或全血细胞减少患儿，可应用小剂量糖皮质激素治疗。

3. 严重的心脏传导阻滞（如Ⅲ度传导阻滞）可能危及生命，需要植入心脏起搏器。

二、盘状红斑狼疮

盘状红斑狼疮（discoid lupus erythematosus，DLE）罕见。发病年龄 2~16 岁，平均 10 岁。无性别差异。无狼疮家族史。其发生主要与紫外线照射有关，80% 以上患儿伴有光敏现象。本病以皮肤受累为主，一般无系统性累及，预后较好。约 28% 病例可转变为 SLE[2,6]，DLE 发生进展的危险因素包括：更广泛的皮损、关节痛和关节炎、抗核抗体滴度升高、白细胞减少以及红细胞沉降率上升。

【诊断】

1. **症状、体征**　皮损好发于头面部曝光部位，特别是两颊和鼻梁，常呈蝶形分布，其次为耳郭、颈外侧、头皮。基本损害为紫红色丘疹或斑块，边界清楚，上覆黏着性鳞屑，剥去鳞屑，可见毛囊口扩大，角质栓嵌入。

2. **实验室检查**　一般血尿常规、免疫学检查无特殊。少数患者低滴度 ANA 阳性，少数播散型患者可有白细胞减少、血沉增高、球蛋白增高等。

组织病理示表皮角化过度、毛囊角栓、表皮萎缩、基底细胞液化变性，真皮血管和附属器周围有淋巴细胞为主的灶性浸润，胶原纤维间黏蛋白沉积。

直接免疫荧光检查，即狼疮带试验（lupus band test，LBT）可见皮损的真皮 - 表皮交界处有免疫球蛋白和补体 C3 沉积，呈颗粒状荧光带。正常皮肤 LBT 阴性。

【鉴别诊断】本病需与扁平苔藓、脂溢性皮炎、多形性日光疹鉴别，主要依据皮疹特点、组织病理进行鉴别，LBT 试验有重要鉴别诊断价值。

【治疗】

1. 避免日晒，外用遮光剂。

2. 糖皮质激素药物局部外用。

3. 皮损广泛者，可内服硫酸羟氯喹。

4. 上述药物无效或病情严重者，可系统性应用糖皮质激素治疗。

三、亚急性皮肤型红斑狼疮

亚急性皮肤型红斑狼疮（subacute cutaneous

lupus erythematosus,SCLE)罕见。发病年龄 5~13 岁,多为女性儿童。无狼疮家族史。10%~15% 表现为 SCLE 的患者后续会出现 SLE 的临床表现[7]。

【诊断】

1. **症状、体征** 儿童 SCLE 皮疹表现有两种,主要以环形红斑型为主。

(1)环形红斑型:好发于面部,也可见于躯干、四肢,为水肿性红斑,向周围扩大成环或弧状,邻近的融合成多环状或脑回状,内侧缘覆细小鳞屑,外边缘鲜红色,水肿隆起,愈后遗留色素沉着(图 12-2A、B)。

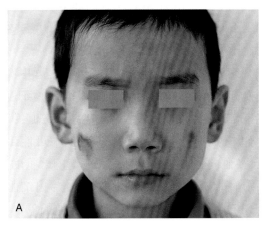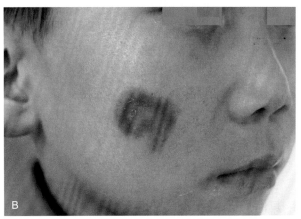

图 12-2 亚急性皮肤型红斑狼疮
12 岁男孩。双侧面颊水肿性、环状红斑(A)。右侧面颊水肿性、坏状红斑,有浸润感,少量鳞屑(B)。
皮损持续时间长,不易消退(首都医科大学附属北京儿童医院提供)

(2)红斑丘疹鳞屑型:皮疹较广泛,好发于曝光部位如面部、颈上胸 "V" 形区、背部、上臂和前臂外侧等处。为红色丘疹和斑片,表面有鳞屑。

2. **实验室检查** 可有白细胞减少、血小板减少、血沉加快等。ANA 多为弱阳性;抗 Ro/SSA 抗体、抗 La/SSB 抗体、Scl-70 抗体、Jo-l 抗体、抗 Sm 抗体、RNP/U1 抗体和类风湿因子均为阴性。

组织病理多表现为表皮角化过度,毛囊角栓,基底细胞液化变性,真皮浅层水肿,胶原间黏蛋白沉积,真皮血管及附属器周围以淋巴细胞为主的浸润。

直接免疫荧光检查(即皮损处狼疮带试验)阳性,表皮 - 真皮交界处可见 IgG、C3 沉积。

【鉴别诊断】 与环形红斑、银屑病、皮肤 T 细胞淋巴瘤等鉴别。主要依据皮疹特点、组织病理进行鉴别,直接免疫荧光检查有重要鉴别诊断价值。

【治疗】

1. 避免日晒,外用遮光剂等。

2. 外用糖皮质激素类药物。

3. 口服硫酸羟氯喹。

四、系统性红斑狼疮

儿童和青少年系统性红斑狼疮(systemic lupus erythematosus,SLE)指儿童包括青春期前后发病的狼疮,发病率约为 0.6/10 万[8]。儿童 SLE 与成人 SLE 具有相似的病因、发病机制和实验室检查结果,但某些临床表现的发生频率和严重程度有所不同[9-10]。早期发病的儿童(<10 岁)往往疾病活动性更严重[11]。由于疾病本身及其治疗均可对患儿躯体、心理、社会和情感方面造成影响,儿童和青少年 SLE 的管理与成人 SLE 有所不同。

【病因及发病机制】 SLE 的病因及发病机制目前尚未明了。普遍认为其发病是在遗传易感素质的基础上,多种因素如免疫调节紊乱、激素水平失衡以及环境因素(包括感染因素)等共同作用诱发[12,13]。

1. **遗传** 文献报告家族发病率高达 3%~12%,同卵双生者发病率达 62.9%。目前发现与 SLE 有关的基因位点有 50 余个,多为 HLA Ⅱ、Ⅲ

类基因,如 HLA Ⅱ 类 D 区的 *DR2*、*DR3*、*DQA1*、*DQB1* 和 HLA Ⅲ 类基因中 *C4AQ*。

2. **药物**　肼苯哒嗪、普鲁卡因胺、氯丙嗪、苯妥英钠、异烟肼等药物可诱发 SLE 的临床症状和实验室改变,停药后症状可自行消退。

3. **感染**　SLE 的发病与某些病毒如麻疹病毒、副流感病毒(Ⅰ、Ⅱ型)、EB 病毒、风疹病毒和黏病毒等感染有关。亦有学者认为 SLE 的发病与结核或链球菌感染有关。

4. **物理因素**　紫外线能诱发皮损或使原有皮损加剧,少数病例可诱发或加重系统性病变。寒冷、强烈电光照射亦可诱发或加重本病。

5. **内分泌因素**　鉴于本病女性显著多于男性,且多在生育期发病,故认为雌激素与本病发生有关。

6. **其他**　精神紧张和创伤等都可诱发或加剧本病。

【诊断】

1. **症状、体征**

(1)全身症状:儿童 SLE 通常起病隐匿,首发表现多样,任何器官系统均可受累。儿童 SLE 的全身表现缺乏特异性,包括发热、乏力、关节痛、体重减轻等,多出现于疾病初期。

(2)皮肤黏膜表现:皮肤表现是儿童 SLE 最常见的症状,约 55%~85% 患儿可出现皮肤损害。SLE 的皮肤损害有红斑、脱发、光过敏、雷诺现象、口腔溃疡、荨麻疹、皮肤血管炎等[14](图 12-3A、B)。

(3)骨骼肌肉系统表现:有 50% 的患儿以关节疼痛为首发症状,关节炎为非毁形性,一般累及髋关节和膝关节。SLE 患儿的肌肉损害较成人少见。

(4)肾脏损害:肾脏损害是 SLE 最重要的临床表现之一,又称狼疮性肾炎(lupus nephritis,LN)。70% 的儿童 SLE 病程中会出现临床肾脏受累,肾活检显示几乎所有 SLE 均有病理学改变。表现为程度不同的蛋白尿、血尿、白细胞尿、管型尿,水肿、高血压及肾功能不全等。

(5)血液系统表现:SLE 患儿在病程中经常出现血细胞异常,病情活动期更为多见,血细胞异常也常常是 SLE 的首发症状,包括:①贫血:几乎所有 SLE 患儿在病程中的某一时期均可能出现贫血,贫血的轻重与病程长短和病情的严重度有关,多为轻~中度贫血;②白细胞异常:白细胞减少是 SLE 患儿伴发的另一种血液异常征象,与疾病活动、药物治疗、自身抗体及骨髓功能降低等有关;③血小板异常:SLE 患儿的血小板异常包括数量异常和质量异常,约有 15% 的患儿以血小板减少为 SLE 的首发症状,血小板减少也可是病情活动的一种临床表现;④淋巴结病变:约有 50% 以上的 SLE 患儿伴有淋巴结肿大,多出现于 SLE 的活动期;⑤脾脏病变:9%~46% 的 SLE 患儿有脾大,SLE 活动期更为多见;⑥骨髓异常:可伴骨髓增生低下。

(6)心血管系统表现:儿童 SLE 的心脏病变较少见,偶尔可见心包炎、心肌炎及轻度瓣膜病变,少数可发生心脏压塞。

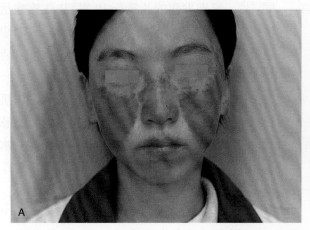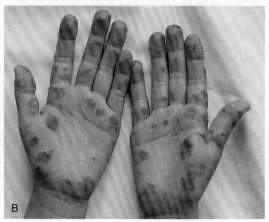

图 12-3　系统性红斑狼疮

13 岁女孩。面部蝶形红斑(A),手掌、指端出血性红斑(B)(首都医科大学附属北京儿童医院提供)

(7)呼吸系统表现:77%的儿童患儿有肺部受累,病变侵及胸膜、肺实质、气道、肺血管和呼吸肌等处,其临床表现可有胸痛、咳嗽、呼吸困难等。SLE所引起的肺间质性病变表现为活动后气促、干咳、低氧血症,少数病情危重、伴有肺动脉高压者或血管炎累及支气管黏膜者可出现咯血。肺动脉高压和急性肺出血等严重并发症亦可出现。

(8)消化系统表现:儿童SLE的消化系统损害常见。常见的症状为食欲减退、恶心呕吐、腹痛、腹泻、口腔溃疡、消化道出血、腹胀和肝损害等。发生的原因:一方面是SLE本身病变;另一方面是并发症所致,如尿毒症、SLE脑炎、心功能不全等。此外,治疗药物也可引起消化道症状。

(9)神经、精神系统表现:可表现为精神病、突发性人格改变、癫痫发作、舞蹈症、横贯性脊髓炎、周围性神经病和假性脑瘤等。糖皮质激素的治疗也会引起精神症状,主要表现为欣快、兴奋、失眠以及焦虑等。

2. 分类标准 SLE的诊断仍是一个"排他性"诊断,即患者的临床表现和实验室检查符合SLE分类标准中的数项指标而又能除外其他疾病时才能诊断为SLE。

(1)目前应用最广泛的是1982年美国风湿病学会(ACR)制定的SLE分类标准1997年修订版(表12-1),包括11项症状、体征及实验室检查,符合其中4项或以上者,排除其他疾病,可诊断为SLE[15]。其诊断的敏感性83%、特异性96%。儿童SLE分类标准同样采用此标准。

表 12-1 1982年美国风湿病学制订的SLE分类标准1997年修订版

项目	定义
颊部蝶形红斑	位于颊部的固定红斑,扁平或隆起
盘状红斑	红色隆起的斑片伴角化性鳞屑和毛囊角栓;陈旧皮损可发生萎缩性瘢痕
光敏感	通过患儿病史和医师观察,日照后可出现皮疹这一异常反应
口腔溃疡	口腔或鼻咽处溃疡,多为无痛性
非侵蚀性关节炎	累及2个以上的关节,表现为肿胀或有渗出,病变较轻微
胸膜炎或心包炎	胸膜炎:有明确的胸膜疼痛病史,或听到胸膜摩擦音,或胸膜渗出征象
	心包炎:心电图表现,或心包渗出的摩擦或征象
肾脏病变	持续蛋白尿>0.5g/d,或>(+++)
	细胞管型:红细胞、颗粒、管状或混合型管型
神经系统异常	抽搐:排除药物或其他代谢异常(如尿毒症、酮症酸中毒或电解质紊乱)
	精神病:排除药物或其他代谢异常(如尿毒症、酮症酸中毒或电解质紊乱)
血液学异常	溶血性贫血
	白细胞减少<4.0×10^9/L,至少2次以上
	淋巴细胞减少<1.5×10^9/L,至少2次以上
	血小板减少<100×10^9/L,排除药物原因
免疫学异常	抗ds-DNA抗体效价增高
	抗Sm抗体阳性
	抗心磷脂抗体综合征:①异常的IgG或IgM型抗心磷脂抗体;②狼疮抗凝物质检查阳性;或③梅毒螺旋体血清试验假阳性(持续至少6个月)
抗核抗体阳性	用免疫荧光法或其他测定方法检测出高滴度的抗核抗体,排除药物干扰

（2）系统性红斑狼疮国际临床协作组（systemic lupus interna-tional collaborating clinics，SLICC）在美国风湿病学会（ACR）1997 年 SLE 分类标准的基础上做了新的修订[16]，更强调 SLE 诊断的临床相关性。SLICC 分类标准分为临床标准和免疫学标准两部分，与 ACR-1997 相比，有更高的敏感性（97% 与 83%），但特异性上低于后者（84% 与 96%）。经临床验证，两种分类方法在诊断的差异性上没有统计学意义（$P=0.24$）。SLICC 分类标准取消了一些特异性和敏感性不高的临床表现，更为重视脏器受累、更强调临床和免疫的结合。

近期的研究认为，对于诊断儿童 SLE，SLICC 分类标准较 ACR1997 分类标准特异性更强[17]，最为突出的一点就是将肾活检作为一项独立的标准，如果肾活检确诊患者为狼疮肾炎，那么只需再符合抗核抗体或抗 dsDNA 抗体阳性就可以诊断为 SLE。

【鉴别诊断】SLE 可累及全身多个脏器，临床表现复杂，首发症状多种多样，对于 ANA 阳性且合并多系统疾病的儿童，鉴别诊断和评估时主要考虑感染和其他自身免疫性和全身炎症性疾病：

1. 有发热、皮疹者应与日光性皮炎、皮肌炎、感染性疾病及肿瘤性疾病等相鉴别。

（1）日光性皮炎：皮疹集中于暴露部位，红斑、丘疹为主，不伴全身症状，免疫学指标阴性，脱离日晒 1 周内好转。

（2）皮肌炎：皮肌炎皮肤表现可与 LE 重叠，但有其特征性表现：双上眼睑水肿性红斑、颈胸部 V 字区红斑和掌指 - 指间关节伸侧 Gottron 疹，而 SLE 为蝶形红斑、盘状红斑狼疮和指 / 趾远端的丘疹、紫癜与红斑。

2. 以关节炎为主的应与幼年特发性关节炎、类风湿关节炎、急性风湿热等相鉴别。

（1）幼年特发性关节炎：以周围关节滑膜炎伴软组织肿胀渗出为特点，部分可导致关节功能障碍。而 SLE 关节炎的特征是非畸形的。

（2）类风湿关节炎：关节炎呈持续性，伴晨僵，类风湿因子效价升高，骨及关节损害明显。影像学检查可发现骨关节的侵蚀性破坏、骨质疏松和关节间隙消失。SLE 关节疼痛、肿胀、晨僵等关节症状均较轻，持续时间短，为非侵袭性，不出现关节畸形。

3. 以肾脏受累为主的应与原发性肾小球疾病相鉴别　原发性肾小球肾炎：通常没有多器官受损的表现，无关节疼痛和关节炎的表现，无皮肤损害，血清中自身抗体阴性。

【治疗】SLE 的治疗原则为早期、个体化治疗，最大程度地延缓疾病进展，降低器官损害，改善预后。SLE 治疗的短期目标为控制疾病活动、改善临床症状，达到临床缓解或可能达到的最低疾病活动度；长期目标为预防和减少复发，减少药物不良反应，预防和控制疾病所致的器官损害，实现病情长期持续缓解，降低病死率，提高患者的生活质量。对于儿童和青少年需要尽量满足患儿正常生长和发育的需求。系统评价显示，早期较高的疾病活动度会增加患者发生器官损害和死亡的风险，早诊早治有利于控制疾病活动，改善患者预后。目前 SLE 的治疗包括糖皮质激素、硫酸羟氯喹、免疫抑制剂和生物制剂等多种药物，各类药物的疗效及不良反应差异很大，应尽可能根据患儿的具体情况，制订个体化的治疗方案。

1. 一般治疗

（1）患儿宣教：避免过多的紫外线暴露，使用防紫外线用品；注意休息，避免过度疲劳；平衡、健康、营养的膳食等。配合治疗、遵从医嘱，定期随诊。

（2）对症治疗和去除各种影响疾病预后的因素，如注意控制高血压，防治各种感染。

2. 药物治疗　对无禁忌的 SLE 患者，推荐长期使用硫酸羟氯喹（HCQ）作为基础治疗。对于全身症状重、有明显脏器损害的患者，选择使用系统性糖皮质激素、环磷酰胺、硫唑嘌呤、环孢素 A、吗替麦考酚酯以及生物制剂等。

（1）HCQ：成人和儿童风湿病医生一致认为，所有 SLE 患者在整个病程中均应接受 HCQ 治疗。为尽量降低发生不可逆视力损伤风险，儿童 HCQ 剂量不超过 $5mg/(kg \cdot d)$，每天最大剂量 200mg。需要定期做眼底检查，包括色觉和视野检查。

（2）糖皮质激素：治疗 SLE 的基础用药，根据疾病活动及受累器官的类型和严重程度制订个体化的激素治疗方案。

轻度活动的 SLE 患者，当 HCQ 不能控制病情时或疗效不佳时，可考虑使用小剂量激素［泼尼松≤0.35mg/(kg·d)或等效剂量的其他激素]来控制疾病。

中度活动的SLE患者,推荐使用中等剂量的激素[0.35~1mg/(kg·d)]泼尼松或等效剂量的其他激素进行治疗。中等剂量激素难以快速控制病情的中度SLE患者,可联合使用免疫抑制剂等帮助减少激素的使用剂量,降低发生长期不良反应的风险。

重度活动的SLE患者,推荐使用大剂量的激素[≥1mg/(kg·d)泼尼松或等效剂量的其他激素]联合免疫抑制剂进行治疗,待病情稳定后调整激素用量。同时,对病情严重的SLE患者,必要时可使用激素冲击治疗。

使用激素时应根据疾病活动度、激素不良反应发生情况对剂量进行调整和确定减、停药的时机,减量过程必须逐步而缓慢,避免突然停药;对病情稳定的患者,亦应尽早开始激素减量,减量过程必须逐步而缓慢,以避免疾病复发。

(3)细胞毒性药物和免疫抑制剂:细胞毒性药物/免疫抑制剂与糖皮质激素合用可减少激素用量,提高疗效,降低激素副作用的发生。

1)环磷酰胺:是治疗重症SLE、狼疮性肾炎的有效药物之一。目前普遍采用的标准环磷酰胺冲击疗法是:0.6~1.0g/m²体表面积,加入生理盐水200ml中静脉滴注,每月1次,连续3次;后如效果明显则改为每2~3个月1次,连续3~6次。

2)环孢素A:对狼疮性肾炎(特别是V型LN)有效,可用环孢素每日剂量3~5mg/kg,分2次口服。对骨髓无抑制作用,但肾功能不全、高血压的发生率高。

3)吗替麦考酚酯:主要用于经糖皮质激素与环磷酰胺治疗无效的Ⅳ型狼疮性肾炎,治疗剂量一般1.5~2g/d。主要副作用有骨髓抑制、胃肠道刺激等。

(4)生物制剂:对难治性(经常规治疗效果不佳)或复发性SLE患者,使用生物制剂能较为显著地增加患者的完全和部分缓解率,降低疾病活动度、疾病复发率及减少激素用量。

贝利尤单抗是世界范围内第一个用于治疗SLE的单抗药物[18],2019年7月在国内通过优先审评审批上市。贝利尤单抗是一种人单克隆抗体,能抑制可溶形式的B细胞存活因子,即B淋巴细胞刺激因子(B lymphocyte stimulator,BlyS)或B细胞活化因子(B-cell activating factor,BAFF)。推荐用于对糖皮质激素或其他免疫抑制剂标准治疗无反应的患者,不推荐将其用于治疗严重活动性狼疮性肾炎或严重活动性中枢神经系统狼疮。

利妥昔单抗(CD20单克隆抗体)可联合糖皮质激素和CTX治疗难治性SLE,改善疗效,减少CTX和糖皮质激素剂量[19,20]。

(徐倩玥　鲁智勇　著,李萍　杨挺　审)

第二节　儿童皮肌炎

皮肌炎(dermatomyositis,DM)是一种病因不明的自身免疫性结缔组织疾病,表现为对称性四肢近端伸肌炎症性肌病和特征性皮疹。儿童皮肌炎(juvenile dermatomyositis,JDM)是一种较少见的儿童期特发性炎性肌病[21,22],年发病率为2~4例/百万儿童,发病高峰年龄为5~9岁。JDM的临床表现多种多样,标志性表现是特征性皮疹和肌无力。

【病因及发病机制】JDM与全身性血管病变有关,病因尚不明确,一般认为是由具有遗传易感

性个体受到外界因素(如感染、化学物质等)触发,发生自身免疫反应引起[23]。

1. 遗传学因素　单卵双生发病率高,提示疾病具有遗传易感性。全基因组关联研究,发现在人类白细胞抗原(HLA)8.1祖传单倍型(AH8.1)等位基因中存在单核苷酸多态性是遗传性危险因素[24]。

2. 自身免疫因素　与多种自身免疫疾病相关,如SLE、桥本甲状腺炎、Graves病、重症肌无力、原发性胆汁性肝硬化、白癜风和其他自身免疫

性结缔组织病。可检测出肌炎特异性自身抗体（myositis-specific autoantibodies，MSAs）及针对对氨酰基 tRNA 合成酶、非合成酶、胞质抗原和核抗原的抗体，说明发病有体液免疫参与，且抗体阳性的儿童皮肤病变更广泛[25]。

3. 感染因素　发现了一些亲肌性病原体感染的证据，如 RNA 病毒、柯萨奇 B 组病毒、埃可病毒、大肠埃希氏菌、弓形虫等。

【诊断】

1. 症状、体征

（1）皮肤表现：JDM 患儿皮肤表现常见，包括向阳性皮疹、Gottron 丘疹、甲襞毛细血管扩张等[26]。皮疹可能与肌肉受累同时出现，或者在肌无力出现之前。

1）以眼睑为中心的特征性紫红色水肿性皮损，常伴眼睑肿胀，称为向阳性皮疹或 Heliotrope 征（图 12-4）。

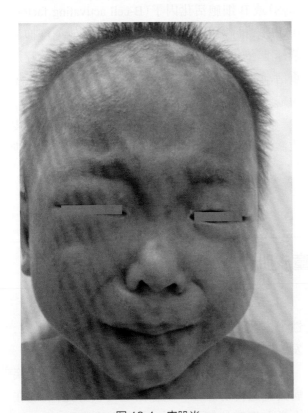

图 12-4　皮肌炎
2 个月男孩。上眼睑紫红色斑伴毛细血管扩张和色素减退
（上海交通大学医学院附属新华医院提供）

2）指、趾关节伸侧紫红色丘疹，可伴萎缩、色素减退和毛细血管扩张，称为 Gottron 丘疹（图 12-5）。类似皮疹也可发生于膝、肘关节及足踝伸侧。

3）甲襞毛细血管扩张。

4）面部、前额、颈部、肩后部、上胸部 V 字区、上肢伸侧和手背、指背对称性紫红色斑。

5）皮肤钙质沉着常见于儿童患者，好发于外伤部位（图 12-6）。

6）血管萎缩性皮肤异色病（图 12-7）。

7）皮肤溃疡是一种严重的表现。溃疡反映皮肤的严重血管病变，可以是其他器官（如肺和胃肠道）血管病变的信号。

8）其他：非典型皮疹包括一过性红斑、多形红斑、荨麻疹、结节性红斑、光感性皮炎、血管炎、雷诺现象等，还包括头皮的皮肤异色病样皮损、肘膝部脓疱疹、向心性靶形红斑、水疱大疱性损害、牙龈毛细血管扩张、脂膜炎和皮下脂肪萎缩等。

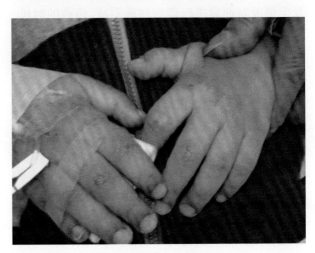

图 12-5　皮肌炎
5 个月男孩。手背 Gottron 征（上海交通大学医学院附属新华医院提供）

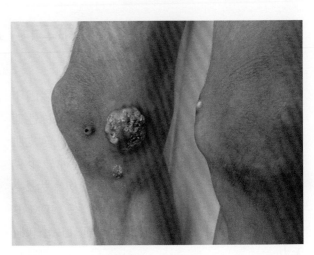

图 12-6　皮肌炎
10 岁男孩。膝盖处多发的钙质沉着（上海交通大学医学院附属新华医院提供）

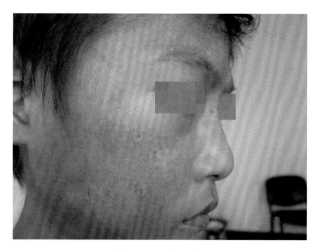

图 12-7 皮肌炎

14 岁男孩。面部皮肤异色病样改变(上海交通大学医学院附属新华医院提供)

(2)肌无力:主要表现为对称性四肢近端肌无力,尤其是伸肌群。表现为功能受限,如不愿意运动、上抬手臂梳头困难、平卧时爬起困难、下蹲后站起困难等。急性期可有肌痛和压痛。严重者累及腭肌和环咽肌可导致吞咽困难、气管误吸和食物反流进鼻咽部。

(3)其他系统表现:

1)肺部受累 JDM 较成人患者少见,可发生肺间质病变,表现为弥漫性间质纤维化。

2)胃肠道血管病变较罕见,如腹痛、胃肠道出血或穿孔,可危及生命。

3)在病程中可出现非侵蚀性关节痛和关节炎。

4)全身性水肿较罕见,是一种预后不良征象。

2. 辅助检查

(1)常规检查:贫血,白细胞增多,CRP、血沉升高等。

(2)免疫学异常:ANA 可阳性,不具有特异性。抗 Mi、PM1 和 Jo1 抗体可检出,阳性率不高。

(3)血清肌酶水平:肌酸激酶(CK)、门冬氨酸氨基转移酶(AST)、丙氨酸氨基转移酶(ALT)、乳酸脱氢酶(LDH)和醛缩酶(ALD)显著升高,是肌肉损伤的敏感指标。CK 和 ALD 是横纹肌组织含有的酶,特异性高。

(4)肌电图:显示肌源性损害。

(5)组织病理:皮肤活检的特征性表现非常轻微,包括表皮萎缩、基底细胞液化变性。真皮改变包括间质黏蛋白沉积和少量淋巴细胞浸润。

Gottron 丘疹的病理表现为苔藓样浸润,有棘层增生而没有表皮萎缩。肌肉局灶性或弥漫性炎症,淋巴细胞为主的炎症细胞在肌纤维和小血管周围浸润。肌纤维肿胀,甚或萎缩坏死。严重时肌纤维断裂,呈颗粒状或空泡变性,巨噬细胞吞噬退行性变肌肉的碎片。晚期肌纤维结构消失,被结缔组织取代。有时见钙沉着。

(6)肌肉 MRI:多个肌群弥漫性信号增强。

3. 诊断标准 如果存在特征性皮疹和对称性近端肌无力,JDM 诊断会比较明确。通常采用 Maddin 1982 年皮肌炎诊断标准:

(1)肢带肌(肩胛带肌和四肢近端肌)和颈前屈肌对称性软弱无力,有时尚有吞咽困难或呼吸肌无力。

(2)肌肉活检可见受累的肌肉有变性、再生、坏死、吞噬作用和单一核细胞浸润表现。

(3)血清中骨骼肌酶增高,特别是肌酸激酶、氨基转移酶、乳酸脱氢酶和醛缩酶。

(4)肌电图为肌病表现。

(5)皮肌炎的典型皮疹:眼眶周围水肿伴眼睑紫红斑,指关节背侧红斑、丘疹、护膜增厚而粗糙和甲周毛细血管扩张;肘膝关节伸侧、上胸三角肌区红斑鳞屑性皮疹和面部皮肤异色病样改变。

1)确诊为皮肌炎:具有 3~4 项标准加上皮疹。

2)确诊为多发性肌炎:需 4 项标准(无皮疹)。

3)可能为皮肌炎:2 项标准加上皮疹。

4)可能为多发性肌炎:3 项标准(无皮疹)。

【鉴别诊断】通过典型的皮肤损害和显著的肌肉症状,配合辅助检查可以较为容易和其他结缔组织疾病相鉴别。同时还要和其他许多引起近端肌无力的疾病,如各种感染性肌病、遗传性肌病、神经肌肉性疾病、可以累及肌肉的内分泌代谢性疾病和中毒性肌病相鉴别。具体见表 12-2。

【治疗】

1. 治疗目标 包括控制炎性肌病及皮疹,以及预防和 / 或治疗并发症(如关节挛缩和钙质沉着)。

2. 加强护理 注意防晒、卧床休息、预防感染、加强营养支持、补充钙剂和维生素 D 预防骨质疏松、心理护理等,慢性期进行按摩推拿等物理治疗。

表 12-2　儿童特发性炎症性肌病的鉴别诊断[27]

仅有肌无力

- 肌营养不良

肢带肌营养不良、营养不良性疾病、面肩肱臂营养不良、其他营养不良

- 代谢性肌病

肌肉糖原贮积症（糖原贮积性疾病）、脂质贮积性疾病、线粒体肌病

- 内分泌性肌病

甲状腺功能减退、甲状腺功能亢进、库欣综合征或外源性类固醇性肌病、糖尿病

- 药物诱导性肌病

患者摄入了下述药物或生物学治疗：他汀类、α-干扰素、糖皮质激素、羟氯喹、利尿剂、两性霉素 B、卡因类麻醉剂、生长激素、西咪替丁、长春新碱

- 神经肌肉传导性疾病

重症肌无力

- 运动神经元疾病

髓性肌萎缩

肌无力伴或不伴皮疹

- 病毒：肠病毒、流感病毒、柯萨奇病毒、埃可病毒、细小病毒、脊髓灰质炎病毒、乙型肝炎病毒、人类嗜 T 细胞病毒

- 细菌和寄生虫：葡萄球菌、链球菌、弓形虫、旋毛虫、莱姆螺旋体

- 其他风湿性疾病：系统性红斑狼疮、硬皮病、幼年特发性关节炎、混合结缔组织病、特发性血管炎

- 其他炎症性疾病：炎症性肠病、腹腔疾病

仅有皮疹、无肌无力

- 银屑病、特应性皮炎（湿疹）、过敏

3. 药物治疗

（1）糖皮质激素：是治疗的首选药物，早期足量用药缓慢减量维持。应用指征是发现活动性的肌肉病变。肌肉受累的检查要全面，即便是肌酶正常的患儿，出现肌电图和肌活检的异常，或者其中之一加上 MRI 或肌肉超声的异常，就须考虑到肌肉病变。一般用量为泼尼松每日 1~2mg/kg，儿童剂量往往需要更大，起始剂量可达每日 1.5~2mg/kg 甚至更多。持续用药 1~2 个月，待症状好转、肌力恢复、肌酶恢复正常后进行逐渐减量。6 个月后逐渐减量至最大剂量的 50% 左右。总疗程可达 2~3 年。过快减量或骤然停药，可导致血清酶再次升高，皮肌炎症状再现。也可选择冲击疗法，甲泼尼龙 15~20mg/kg，连续 3 天，减量为 2~3mg/kg 维持。

（2）免疫抑制剂：对糖皮质激素反应不佳或不能耐受大剂量者，可以加用甲氨蝶呤 15mg/m^2 或硫唑嘌呤 2~3mg/（kg·d）。也可应用环磷酰胺、苯丁酸氮芥或环孢素等。

（3）静脉注射免疫球蛋白：每月 1g/kg，连续应用 3~6 个月。

（4）血浆置换。

（5）利妥昔单抗：375mg/m^2，每周 1 次，连续 4 周[28]。

（6）皮肤损害的治疗：很多患者的肌肉损害消失后其皮肤损害仍迁延不愈，可用遮光剂；局部应用糖皮质激素软膏和他克莫司；羟氯喹有一定疗效。

（7）钙质沉着的治疗：口服地尔硫䓬或手术切除。

（8）中医疗法。

（徐倩玥　鲁智勇　著，李萍　杨挺　审）

第三节　儿童局限性硬皮病

儿童局限性硬皮病(juvenile localized scleroderma,JLS)是一种罕见的儿童自身免疫性疾病,以炎症、皮肤增厚及纤维化为特征。JLS常导致功能损害和生长障碍。其中线状硬皮病是JLS最常见的亚型。JLS通常仅累及皮肤,较少有内脏器官受累。

【病因及发病机制】JLS的病因及发病机制仍不清楚。有很多可能病因,包括药物及环境因素、局部创伤和感染等,但均与该病无明确关联。发病机制涉及两种可能的病理过程:

1. 成纤维细胞功能异常　皮损中增加成纤维细胞胶原合成的细胞因子水平升高,成纤维细胞的胶原生成增加。JLS患儿的外周血中主要为Ⅰ型T辅助细胞(Th1)、IFN-γ和Th17。

2. 免疫功能障碍导致自身免疫　JLS患者及其亲属常存在器官特异性自身抗体,自身免疫性疾病的发病率增加,尤其是桥本甲状腺炎、白癜风和1型糖尿病。皮损中有淋巴细胞聚集,也可见于其他自身免疫性疾病,如幼年型皮肌炎、新生儿红斑狼疮、干燥综合征和系统性硬化症。硬皮病与慢性移植物抗宿主病的临床和组织学表现相似。

【诊断】

1. 症状、体征　JLS分为5个亚型,即线状硬皮病、局限性硬斑病、全身性硬皮病、全硬化性硬皮病和混合性硬皮病[29]。

(1)线状硬皮病:是JLS中最常见的亚型,占50%[30]。这些病变呈带状或带状硬化或萎缩,累及真皮、皮下组织、肌肉等。线状硬皮病主要有两类:躯干或四肢的硬皮病和头部的硬皮病。头部硬皮病表现为两种形式:刀劈状硬斑病(scleroderma en coup de sabre,ECDS)和Parry-Romberg综合征(PRS)(图12-8)。ECDS类似于四肢线性硬皮病,表现为带状皮损可垂直或延伸于额头或头皮,可导致脱发、颅骨变薄或凹陷。ECDS病变和四肢线状硬皮病病变遵循一种称为Blaschkos线的胚胎模式,这种模式已被发现代表其他疾病的遗传嵌合现象[31]。PRS的特征是进行性面部半萎缩,通常表面皮肤外观正常,而皮下组织、肌肉和骨骼显示不同程度的萎缩(图12-9)。

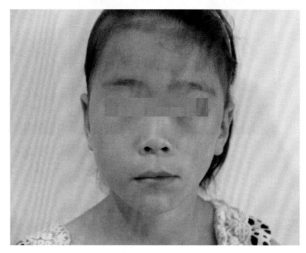

图12-8　额部线状硬皮病

11岁女孩。左额部延至左下颌部可见皮肤萎缩及沟状凹陷,伴左侧颜面偏侧萎缩(上海交通大学医学院附属新华医院提供)

(2)局限性硬斑病:在25%~40%的JLS[32]中发现。局限性硬斑病有两种不同的类型:浅表型或深在型。病变可以是单个或多发,表现为卵圆形或圆形局限性质硬斑块,通常发生在躯干,较少发生在四肢或面部。

(3)泛发性硬斑病:4个或4个以上的斑块,每个斑块>3cm,涉及2个或多个解剖部位(头颈、右上肢、左上肢、右下肢、左下肢、躯干前侧、躯干后侧)。

(4)全硬化性硬斑病:皮损可累及皮肤、皮下组织、肌肉甚至骨骼,也可累及躯体其他部位,但内脏无受累。

(5)混合性硬斑病:混合性硬斑病是2种或2种以上亚型的组合,通常为线型和外切型,约20%的JLS患者存在这种亚型。

皮外受累:22%~71%的JLS有皮外系统的受累,包括所有亚型都可能会有。最常受累的是肌肉骨骼,表现为关节痛、关节炎、关节挛缩、肌炎、肌痛、肌肉痉挛、脊柱侧弯等。肢体功能显著受限时

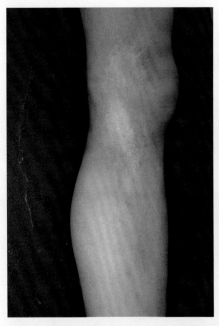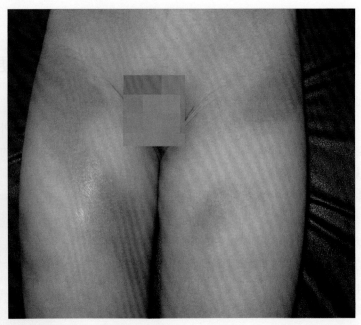

图 12-9 局限性硬皮病 (斑块状硬斑病)
7 岁男孩。下肢多发的硬化性斑片,中央蜡样光泽(上海交通大学医学院附属新华医院提供)

需要手术治疗。有研究报道半数患有头部线状硬皮病的患者有面部半萎缩。头部病变有更高的神经、眼睛或口腔问题的风险。

2. 辅助检查

(1)皮肤活检:皮肤病理可见网状真皮致密胶原纤维增多、表皮变薄、表皮突消失、皮肤附属器萎缩。真皮和皮下组织内(也可在广泛纤维化部位)可见 T 淋巴细胞大量聚集。

(2)自身抗体检测:可将 JLS 与其他疾病如混合性结缔组织病或系统性红斑狼疮等区别开来。在 JLS 自身抗体检测中,ANA 阳性颗粒型常见。

(3)眼科检查:建议对所有 JLS 患者进行包括葡萄膜炎筛查在内的眼科检查,并建议定期随访。

(4)头部检查:对于头部病变的患者,建议在诊断时和随访时进行正畸和颌面评估,并在必要时进行头部 MRI 检查。

【鉴别诊断】需要和环状红斑、固定性药疹、游走性红斑、皮肤真菌感染、慢性单纯性苔藓、硬化萎缩性苔藓等进行鉴别。表现为硬斑病的结节病也有报告。孤立、深在的萎缩性损害类似于肌内注射糖皮质激素、疫苗和维生素 K 后出现的皮肤、皮下脂肪的萎缩。早期炎症性的局限性硬皮病可以

出现毛细血管扩张,需要鉴别毛细血管扩张性血管畸形。发生于儿童的局限性硬皮病(主要为带状亚型)要鉴别嗜酸性筋膜炎、Buschke-Ollendorf 综合征(结缔组织痣)和类脂质渐进性坏死。

【治疗】

1. 一般治疗　包括皮肤护理、理疗、心理关怀。理疗有助于功能活动、肌肉力量锻炼、关节运动同时防止屈曲挛缩。线状硬皮病注意关节的正合和肌肉的发育尤为重要。还需要注意避光、保暖、休息和营养支持等。

2. 对于浅表型硬斑病可局部外用糖皮质激素软膏和 / 或钙调磷酸酶抑制剂。

3. 对于泛发性硬斑病、线状硬斑病和刀砍状硬皮病,需要抑制炎症反应,可口服或静脉使用糖皮质激素 3 个月,同时口服 MTX 15mg/(m²·w)共 24 个月。对于 MTX 不耐受患儿可使用吗替麦考酚酯[33]。

4. 新型治疗药物　包括 JAK 激酶抑制剂[34]、酪氨酸激酶抑制剂[35]、托珠单抗(tocilizumab)[36]、阿巴西普(abatacept)[37]、英夫利昔单抗(infiximab)[38],有个别病例报道治疗有效。

(徐倩玥　鲁智勇　著,李萍　杨挺　审)

第四节　嗜酸性筋膜炎

嗜酸性筋膜炎(eosinophilic fasciitis)又称 Shulman 综合征,是一种累及肢体深筋膜的硬皮病样表现的结缔组织病[39,40]。好发于男性。早期表现为肢体或躯干红斑和水肿,后期出现皮下筋膜胶原增生。病因不明,多与外伤或运动相关,根据临床表现多认为是一种免疫相关性疾病,也有观点认为是局限性硬皮病的一种亚型。

【诊断】

1. 症状、体征

(1)发病前,部分患者有负重劳累史、运动史或外伤史。通常急性起病,出现受累肢体潮红、肿胀及硬化。也可表现为亚急性病程,受累皮肤增厚、硬化[39]。

(2)皮损初起为受累肢体肿胀、疼痛,最初可表现为非凹陷性水肿。病情进展,肿胀消退,出现硬化表现,形成浅凹或橘皮样外观。手套征描述的是硬化的皮肤部位静脉下陷出现的线状凹陷。

(3)损害对称分布,最好发于四肢、颈部和躯干,通常不累及手足和面部皮肤。

(4)约 40% 患者会发生关节炎,受累皮肤和筋膜硬化可导致关节活动度受限,甚至发生关节挛缩。

(5)肌痛和肌无力也是常见症状。

2. 实验室检查　外周血嗜酸性粒细胞显著增高,血沉增快,高 γ- 球蛋白血症。骨髓嗜酸性粒细胞增高。ANA、类风湿因子少数阳性。血清肌酸激酶水平通常正常。

组织病理:病程早期,皮下组织下层和筋膜层水肿,伴淋巴细胞、浆细胞、组织细胞和嗜酸性粒细胞浸润。随疾病进展,皮下组织下层和筋膜层逐渐增厚、硬化,炎症细胞浸润逐渐减少、消失。

【治疗】

1. 糖皮质激素治疗　使用全身性糖皮质激素进行治疗,最初一般使用 1mg/(kg·d) 的泼尼松等效剂量[41]。症状缓解,皮肤软化后逐渐减量,维持数周至数月。

2. 为控制病情和 / 或减少糖皮质激素用量,可加用免疫抑制剂,如低剂量甲氨蝶呤。

(徐倩玥 鲁智勇 著,李萍 杨挺 审)

第五节　抗磷脂综合征

抗磷脂综合征(antiphospholipid syndrome,APS)是一种反复发生动脉、静脉血栓,习惯性流产和抗磷脂抗体(APL)阳性的自身免疫病。可继发于 SLE 或者其他自身免疫病(继发性 APS),但也可单独出现(原发性 APS)。儿童较少见,男女之比约为 2:3,发病年龄为 8 个月 ~16 岁,平均年龄 10 岁[42]。

【病因与发病机制】抗磷脂抗体是指狼疮抗凝物质(lupus anticoagulant,LAC)、抗心磷脂抗体(anticardiolipin antibody,ACL)或针对其他磷脂或磷脂复合物的一组自身抗体。产生的原因尚不清楚,可能与感染、遗传因素相关。

APS 最基本的特点是血栓形成。抗磷脂抗体可直接作用于一种或多种与磷脂结合的血浆蛋白或这些蛋白与磷脂结合的复合物,其中最重要的是 β_2- 糖蛋白 I(β_2-glycoprotein-1,β_2GP1)和凝血酶原[43]。

【诊断】

1. 症状、体征

(1)血管栓塞:可出现任何组织或器官的动、静脉和小血管血栓,反复发作。较小年龄发病的儿童 APS 多为原发性 APS,易发生动脉血栓,其中又以脑动脉血栓较常见;较大年龄发病的儿童 APS 多为继发性 APS,多易发生静脉血栓,以及血小板减少、贫血和皮疹[44]。儿童发生肺栓塞较少见。

（2）流产：典型的 APS 患者流产多发生在妊娠的 10 周以后。

（3）非特异性表现：如血小板减少、网状青斑、自身免疫性溶血性贫血、心脏瓣膜病（瓣膜赘生物或增厚）、弥漫肺泡出血、肺动脉高压、舞蹈症或其他脊髓病等。

2. **实验室检查**　血清中可检测到 ACL、LAC 或抗 β₂GP1 抗体。

3. **诊断**　2004 年修订的 APS 分类诊断标准（Sapporo）：

（1）临床标准：

1）血管栓塞：任何组织或器官的动、静脉和小血管发生血栓 ≥1 次。

2）异常妊娠：① ≥1 次发生于妊娠 10 周或 10 周以上无法解释的形态学正常的胎儿死亡；或 ② ≥1 次发生于妊娠 34 周之前因严重的先兆子痫、子痫或者明确的胎盘功能不全所致的形态学正常的新生儿早产；或③ ≥3 次发生于妊娠 10 周之前的无法解释的自发性流产，必须排除母体解剖或激素异常以及双亲染色体异常。

（2）实验室标准：

1）狼疮抗凝物至少 2 次阳性，间隔至少 12 周。

2）中 / 高滴度 IgG/IgM 型 ACL 至少检测 2 次，间隔至少 12 周。

3）IgG/IgM 型抗 β₂GP1 抗体至少检测 2 次，间隔至少 12 周。

诊断 APS 必须符合至少 1 项临床标准和 1 项实验室标准。

【鉴别诊断】APS 的血栓形成易反复发生，但每次发生一般都为单一血栓，散发于不同的血管。血小板增多症、抗凝血酶Ⅲ缺乏、红细胞增多症、阵发性睡眠性血红蛋白尿及尿高胱氨酸血症等疾病均可出现血栓形成，诊断时需加以鉴别。

少数重症 APS，短时间内出现广泛的血管内凝血，需与败血症、血栓性血小板减少性紫癜及 DIC 相鉴别。

【治疗】

1. **抗凝治疗**　阿司匹林、华法林、肝素等。

2. **免疫抑制剂**　环磷酰胺。

（徐倩玥　鲁智勇　著，李萍　杨挺　审）

参考文献

1. LEE LA, WERTH VP. Lupus erythematosus//Dermatology. 3rd ed. BOLOGNIA JL, JORIZZO JL, RAPINI RP, et al. Singapore: Elsevier Limited, 2012: 615.

2. CHONG BF, SONG J, OLSEN NJ. Determining risk factors for developing systemic lupus erythematosus in patients with discoid lupus erythematosus. Br J Dermatol, 2012, 166: 29.

3. JARUKITSOPA S, HOGANSON DD, CROWSON CS, et al. Epidemiology of systemic lupus erythematosus and cutaneous lupus erythematosus in a predominantly white population in the United States. Arthritis Care Res (Hoboken), 2015, 67: 817.

4. INZINGER M, SALMHOFER W, BINDER B. Neonatal lupus erythematosus and its clinical variability. J Dtsch Dermatol Ges, 2012, 10 (6): 407.

5. HON KL, LEUNG AK. Neonatal lupus erythematosus. Autoimmune Dis, 2012: 301274.

6. PETERSEN MP, MÖLLER S, BYGUM A, et al. Epidemiology of cutaneous lupus erythematosus and the associated risk of systemic lupus erythematosus: a nationwide cohort study in Denmark. Lupus, 2018, 27: 1424.

7. STAVROPOULOS PG, GOULES AV, AVGERINOU G, et al. Pathogenesis of subacute cutaneous lupus erythematosus. J Eur Acad Dermatol Venereol, 2008, 22: 1281.

8. LEVY DM, KAMPHUIS S. Systemic lupus erythematosus in children and adolescents. Pediatr Clin North Am, 2012, 59 (2): 345.

9. DAS CHAGAS MEDEIROS MM, BEZERRA MC, BRAGA FN, et al. Clinical and immunological aspects and outcome of a Brazilian cohort of 414 patients with systemic lupus erythematosus (SLE): comparison between childhood-onset, adult-onset, and late-onset SLE. Lupus, 2016, 25: 355.

10. HERSH AO, VON SCHEVEN E, YAZDANY J, et al. Differences in long-term disease activity and treatment of adult patients with childhood-and adult-onset systemic lupus erythematosus. Arthritis Rheum, 2009, 61: 13.

11. LOPES SRM, GORMEZANO NWS, GOMES RC, et al.

Outcomes of 847 childhood-onset systemic lupus erythematosus patients in three age groups. Lupus, 2017, 26: 996.

12. STICHWEH, PASCUAL V. Autoimmune mechanisms in children with systemic lupus erythematosus. Curr Rheumatol Rep, 2005, 7 (6): 421.

13. HIRAKI LT, SILVERMAN ED. Genomics of Systemic Lupus Erythematosus: Insights Gained by Studying Monogenic Young-Onset Systemic Lupus Erythematosus. Rheum Dis Clin North Am, 2017, 43: 415.

14. HEDRICH CM, ZAPPEL H, STRAUB S, et al. Early onset systemic lupus erythematosus: differential diagnoses, clinical presentation, and treatment options. Clin Rheumatol, 2011, 30 (2): 275.

15. GLADMAN DD, UROWITZ MB, GOLDSMITH CH, et al. The reliability of the Systemic Lupus International Collaborating Clinics/American College of Rheumatology Damage Index in patients with systemic lupus erythematosus. Arthritis Rheum, 1997, 40 (5): 809.

16. PETRI M, ORBAI AM, ALARCÓN GS, et al. Derivation and validation of the Systemic Lupus International Collaborating Clinics classification criteria for systemic lupus erythematosus. Arthritis Rheum, 2012, 64: 2677.

17. TAO JJ, HIRAKI LT, LEVY DM, et al. Comparison of Sensitivities of American College of Rheumatology and Systemic Lupus International Collaborating Clinics Classification Criteria in Childhood-onset Systemic Lupus Erythematosus. J Rheumatol, 2019, 46: 731.

18. DOOLEY MA, HOUSSIAU F, ARANOW C, et al. Effect of belimumab treatment on renal outcomes: results from the phase 3 belimumab clinical trials in patients with SLE. Lupus, 2013, 22: 63.

19. TAMBRALLI A, BEUKELMAN T, CRON RQ, et al. Safety and efficacy of rituximab in childhood-onset systemic lupus erythematosus and other rheumatic diseases. J Rheumatol, 2015, 42: 541.

20. MAHMOUD I, JELLOULI M, BOUKHRIS I, et al. Efficacy and Safety of Rituximab in the Management of Pediatric Systemic Lupus Erythematosus: A Systematic Review. J Pediatr, 2017, 187: 213.

21. MENDEZ EP, LIPTON R, RAMSEY-GOLDMAN R, et al. US incidence of juvenile dermatomyositis, 1995-1998: results from the National Institute of Arthritis and Musculoskeletal and Skin Diseases Registry. Arthritis Rheum, 2003, 49: 300.

22. GARDNER-MEDWIN JM, DOLEZALOVA P, CUMMINS C, et al. Incidence of Henoch-Schönlein purpura, Kawasaki disease, and rare vasculitides in children of different ethnic origins. Lancet, 2002, 360: 1197.

23. ORIONE MA, SILVA CA, SALLUM AM, et al. Risk factors for juvenile dermatomyositis: exposure to tobacco and air pollutants during pregnancy. Arthritis Care Res (Hoboken), 2014, 66: 1571.

24. MILLER FW, CHEN W, O'HANLON TP, et al. Genome-wide association study identifies HLA 8.1 ancestral haplotype alleles as major genetic risk factors for myositis phenotypes. Genes Immun, 2015, 16: 470.

25. GUNAWARDENA H, WEDDERBURN LR, NORTH J, et al. Clinical associations of autoantibodies to a p155/140 kDa doublet protein in juvenile dermatomyositis. Rheumatology (Oxford), 2008, 47: 324.

26. MAMYROVA G, KATZ JD, JONES RV, et al. Clinical and laboratory features distinguishing juvenile polymyositis and muscular dystrophy. Arthritis Care Res (Hoboken), 2013, 65: 1969.

27. FELDMAN BM, RIDER LG, REED AM, et al. Juvenile dermatomyositis and other idiopathic inflammatory myopathies of childhood. Lancet, 2008, 371 (9631): 2201.

28. LEVINE TD. Rituximab in the treatment of dermatomyositis: an open-label pilot study. Arthritis Rheum, 2005, 52 (2): 601.

29. LAXER RM, ZULIAN F. Localized scleroderma. Curr Opin Rheumatol, 2006, 18: 606-613.

30. TASHKIN DP, ELASHOFF R, CLEMENTS PJ, et al. Cyclophosphamide versus placebo in scleroderma lung disease. N Engl J Med, 2006, 354 (25): 2655.

31. BADESCH, DB, TAPSON VF, MCGOON MD, et al. Continuous intravenous epoprostenol for pulmonary hypertension due to the scleroderma spectrum of disease. A randomized, controlled trial. Ann Intern Med, 2000, 132 (6): 425.

32. RUBIN LJ, BADESCH DB, BARST RJ, et al. Bosentan therapy for pulmonary arterial hypertension. N Engl J Med, 2002, 346 (12): 896.

33. ZULIAN F, MARTINI G, VALLONGO C, et al. Methotrexate treatment in juvenile localized scleroderma: a randomized, double-blind, placebo-controlled trial. Arthritis Rheum, 2011, 63: 1998.

34. CHIMENTI MS, TEOLI M, DI STEFANI A, et al. Resolution with rituximab of localized scleroderma occurring during etanercept treatment in a patient with rheumatoid arthritis. Eur J Dermatol, 2013, 23 (2): 273-274.

35. INAMO Y, OCHIAI T. Successful combination treatment of a patient with progressive juvenile localized scleroderma (morphea) using imatinib, corticosteroids, and methotrexate. Pediatr Dermatol, 2013, 30 (6): e191-e193.

36. FOELDVARI I, ANTON J, FRISWELL M, et al. Tocilizumab is a promising treatment option for therapy resistant juvenile localized scleroderma patients. J Scleroderma Relat Disord, 2017, 2 (3): 203-207.

37. LI SC, TOROK KS, ISHAQ SS, et al. Preliminary Evidence on Abatacept Safety and Efficacy in Refractory Juvenile Localized Scleroderma. Rheumatology, 2021, 2; 60 (8): 3817-3825.

38. FERGUSON ID, WEISER P, TOROK KS. A case report of successful treatment of recalcitrant childhood localized scleroderma with infliximab and leflunomide. Open Rheumatol J, 2015, 9: 30.

39. PINAL-FERNANDEZ I, SELVA-O'CALLAGHAN A, GRAU JM. Diagnosis and classification of eosinophilic fasciitis. Autoimmun Rev, 2014, 13: 379.

40. LAKHANPAL S, GINSBURG WW, MICHET CJ, et al. Eosinophilic fasciitis: clinical spectrum and therapeutic response in 52 cases. Semin Arthritis Rheum, 1988, 17: 221.

41. LEBEAUX D, FRANCFX C, BARETE S, et al. Eosinophilic fasciitis (Shulman disease): new insights into the therapeutic management from a series of 34 patients. Rheumatology (Oxford), 2012, 51: 557.

42. GIORDANO P, TESSE R, LASSANDRO G, et al. Clinical and laboratory characteristics of children positive for antiphospholipid antibodies. Blood Transfus, 2012, 10 (3): 296.

43. BERKUN Y, PADEH S, BARASH J, et al. Antiphospholipid Syndrome and Recurrent Thrombosis in Children. Arthritis & Rheumatism, 2006, 55 (6): 850.

44. AVCIN T, CIMAZ R, SILVERMAN ED, et al. Pediatric antiphospholipid syndrome: clinical and immunologic features of 121 patients in an international registry. Pediatrics, 2008, 122 (5): 1100.

第十三章
儿 童 疱 病

第一节 天 疱 疮

天疱疮(pemphigus)是一种严重的慢性、复发性自身免疫性大疱性疾病,主要分为三型:寻常型天疱疮、落叶型天疱疮、副肿瘤性天疱疮[1],均以周身出现水疱大疱样皮疹,疱破后出现糜烂面为主要临床表现。本病病因不明,患者体内形成的自身特异性抗体沉积在表皮棘层细胞之间致棘层松解导致表皮内出现水疱。

【病因及发病机制】 天疱疮是发生在皮肤黏膜的自身免疫性大疱性疾病,由抗表皮中桥粒芯糖蛋白 1(Dsg1)和 3(Dsg3)的自身抗体 IgG 与抗原结合后,激活蛋白水解酶,致细胞间黏附性丧失、棘层松解[2]。出现薄壁水疱、尼氏征阳性,为临床诊断的重要依据。

【诊断】

1. 症状、体征 本病多数发生于中年以上患者,儿童亦可发病。慢性病程,反复发作。皮疹表现为在外观正常的皮肤出现水疱、大疱,疱液清或稍浑,疱壁薄而松弛易破,尼氏征阳性(图 13-1)。水疱易破裂形成潮红糜烂面,有少许渗液或结痂,愈后留色素沉着(图 13-2)。水疱可以发生于全身任何部位,常见于头面、颈、胸背、腋下、腹股沟和四肢近端等处。可有甲营养不良和急性甲沟炎、甲下出血。也可累及口鼻、眼、外生殖器和肛门等部位。自觉皮损部位瘙痒、灼痛感,可伴有发热等全身症状。

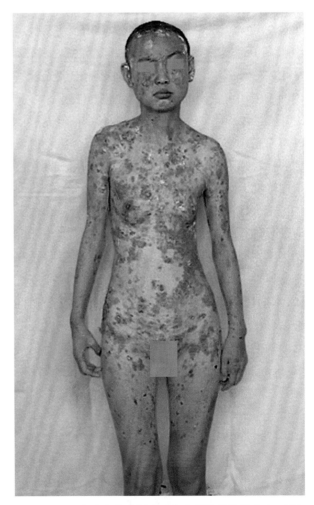

图 13-1 天疱疮患者皮损表现为大量的松弛性水疱,疱液清亮至混浊,多数水疱干瘪、结痂。痂脱落后形成毛细血管扩张性红斑。全身皮肤均受累,尤以躯干及四肢近端为重

(首都医科大学附属北京儿童医院提供)

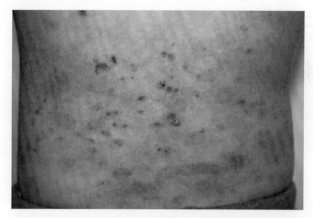

图 13-2　天疱疮恢复期皮损表现为背部水疱结痂,结痂愈合脱落后留有片状色素沉着及外周色素减退斑

2. 辅助检查

(1)组织病理:表皮棘层细胞间形成裂隙或水疱、大疱,疱内见棘层松解细胞和少量嗜酸性粒细胞。

(2)免疫荧光:直接免疫荧光(DIF)显示棘层细胞间 IgG 及补体 C3 为主的蛋白沉积,少数为 IgM 或 IgA 沉积。大部分患者间接免疫荧光检查(IIF)血清中可查到沉积于棘细胞间 IgG。

(3)实验室检查:可有轻度贫血,创面继发感染时可有白细胞及中性粒细胞增加。部分患者血液嗜酸性粒细胞升高,血沉增快,可有血清总蛋白、白蛋白降低。

3. 诊断要点

诊断要点为皮肤上有松弛性大疱,尼氏征阳性,常伴有黏膜损害,水疱基底涂片可见天疱疮细胞,组织病理改变见表皮内棘层松解有特异性。间接免疫荧光检查血清中有天疱疮抗体,水疱周围正常皮肤或新皮损直接免疫荧光检查,表皮细胞间有 IgG 和 C3 沉积。目前应用最广泛的病情严重程度评估体系为天疱疮疾病面积指数(pemphigus disease area index,PDAI),活动性损害共 250 分,轻度 0~8 分,中度 9~24 分,重度 ≥ 25 分[3]。

【鉴别诊断】

1. 大疱性类天疱疮　周身紧张性大疱、血疱,组织病理为表皮下疱,疱内以嗜酸性粒细胞为主浸润,DIF 典型表现为 IgG 和 / 或 C3 沿基底膜带线状沉积。

2. 疱疹样皮炎　皮疹对称性分布,痒感明显。常有谷胶敏感性肠病。病理表现为真皮乳头小脓肿,表皮下多房性疱,伴较多的嗜酸性粒细胞浸润;DIF 真皮乳头有颗粒状 IgA 沉积。

【治疗】

天疱疮是严重的大疱性疾病,由于广泛的水疱及糜烂,蛋白质大量丢失导致低蛋白血症,很容易继发皮肤及系统感染,严重者可导致死亡。因此及早控制皮损、尽早使糜烂面得到愈合是降低死亡率、提高治疗成功率的关键。治疗内容包括全身治疗、支持治疗和局部护理治疗。

1. 全身治疗

(1)口服或静脉使用糖皮质激素:根据皮损范围、严重程度选择剂量。病情重者应给予较高的初始量,以便尽快加到最大控制量。具体给药方法如下:儿童可口服泼尼松,控制剂量为 3~5mg/(kg·d),年龄越小的儿童患者单位体重给予糖皮质激素的初始剂量相对更大。若 3~5 天内无好转,且仍有新发水疱,应及时增加泼尼松的用量,增加剂量应为原剂量的 40%~50%。在皮疹完全控制、原有糜烂面基本上均为新生上皮覆盖后可以减量。开始减药的速度可快些,如最初 3~4 周,可每 7~10 天减总量的 10%,以后每 2~4 周减一次。过渡到维持剂量后,常需服药 2~3 年的时间。对皮损范围>体表面积 50% 以上的重症病例,或采用了大剂量泼尼松治疗未能控制皮损发展的病例,可采用糖皮质激素冲击治疗,以迅速控制病情。同大量口服糖皮质激素给药相比,糖皮质激素冲击治疗能更加迅速地控制严重患者的病情活动[4]。如甲泼尼龙 20mg/(kg·d)静脉滴注,视病情需要最多可连给 3 天,冲击后仍用原来的口服剂量。糖皮质激素治疗期间,应注意监测其可能的副作用如高血压、消化道出血、骨质疏松、水电解质紊乱和继发感染等。天疱疮预后与疾病严重程度、最大控制量、并发症和激素累积总量有关。

(2)免疫抑制剂:对糖皮质激素有禁忌证者或应用了大剂量糖皮质激素仍不能控制皮损的病例,可同时加用免疫抑制剂。免疫抑制剂可抑制自身抗体的形成,是本病主要的辅助治疗方法。联合应用免疫抑制剂可缩短激素开始减量的时间,可在激素减量过程中防止疾病复发[3]。免疫抑制剂一般起效慢,通常需用药 2~4 周方能显效,因此中重度患者应早期应用免疫抑制剂。如甲氨蝶呤 0.5~1mg/(kg·次),每周 1 次。连用数周后逐渐减停。应注意其抑制血红蛋白生成和引起肝功能损伤的副作用。

（3）静脉内输注免疫球蛋白：对有糖尿病等并发症而不能采用糖皮质激素冲击者，或血中天疱疮抗体滴度高的患者，可以加用静脉滴注丙种球蛋白，如 400mg/(kg·d)，连续 3 天，以中和患者体内的天疱疮抗体。

（4）生物制剂：2017 年英国皮肤科医师协会[5]、2018 年国际专家组提出的天疱疮诊疗建议[6]均将利妥昔单抗作为初始中重度天疱疮患者的一线治疗选择，但目前儿童中的使用经验仍较少。

2. 支持治疗　天疱疮患者因皮损面积广泛和渗出多，导致蛋白丢失较多，加之应用糖皮质激素或免疫抑制剂，应注意多补充蛋白质，给予高蛋白饮食，必要时可输白蛋白、新鲜血浆，补充多种维生素。注意水、电解质平衡，从而促进上皮生长，创面

愈合。

3. 局部护理　清洁皮肤创面保护黏膜，防止继发感染。口腔糜烂可用激素含服生理盐水每 3~4 小时漱口 1 次。皮肤糜烂处可用 1:2 000 小檗碱纱布剪成邮票大小外贴创面，早期应每日换 1 次，用以保护皮肤避免继发感染。具体方法是：将无菌纱布剪成普通邮票大小的方块，用上述小檗碱溶液浸透纱布，以溶液不会滴落的湿度为宜。再轻取纱布，小心覆盖在糜烂创面上，每块纱布间隔 1.5cm 左右适宜的距离。糜烂处可以外用抗生素避免感染，如先祛除创面的坏死组织，然后外涂莫匹罗星软膏抗感染治疗。在青春期或以上的年长儿科患者，如渗液结痂较多，患者一般情况好，可采取 1:10 000 高锰酸钾溶液进行药浴。

（王雪　徐哲　马琳　著，李萍　韩秀萍　审）

第二节　大疱性类天疱疮

大疱性类天疱疮（bullous pemphigoid，BP）是一种获得性自身免疫性大疱性疾病，好发于 60 岁以上的老年人，偶见儿童及婴儿发病。BP 患儿的皮损表现、实验室检查、治疗及愈后与成人类似[7]。临床上以躯干、四肢出现张力性大疱为特点，可累及黏膜。病理为表皮下大疱，多数患者血清中有抗表皮基底膜带自身抗体。

【病因及发病机制】本病病因不明，研究表明大疱性类天疱疮抗原位于表皮基底细胞。BPAG1 是细胞内蛋白，是构成半桥粒的主要成分，分子量为 230kD；BPAG2 是一种跨膜蛋白，分子量为 180kD，BPAG2 跨越基底细胞质膜，细胞外部分为胶原结构。BP 患者血清中存在抗 BPAG1、BPAG2 的两种主要自身抗体，亦称之为抗 BP230 类天疱疮、抗 BP180 类天疱疮。近年来，陆续发现了抗板层素 5 类天疱疮、抗 P200 类天疱疮、抗 P105 类天疱疮及抗 P450 类天疱疮。多数大疱性类天疱疮患者体内的抗基底膜自身抗体为 IgG，也有 IgE，并且有报道显示 IgE 抗体滴度与皮损范围有相关性[8]。免疫电镜定位 IgG 和 C3 在基底细胞膜下方透明

板内。因为抗原与血清抗体结合后一系列的免疫反应导致基底膜在透明板部位的分离，临床上出现表皮下疱[9]。

【诊断】

1. 症状、体征　大疱性类天疱疮患者皮损前驱表现多种多样，可表现为丘疹、红斑、风团样皮损[10]，但典型皮损为正常皮肤或水肿性红斑上发生张力性厚壁水疱或大疱，尼氏征阴性。多数皮疹分布广泛，体表任何部位都可受累，最常见于下腹部、股内部、腋下、腹股沟和前臂屈侧（图 13-3~ 图 13-5）。皮损常伴瘙痒，有时有灼烧感，尼氏征通常阴性。部分患者可有黏膜损害，多在皮损泛发期和疾病后期发生，主要累及口腔、外阴、肛周等处黏膜。本病病程数周到 10 余年不等，与天疱疮相比，死亡率低，预后较为良好[11]。

2. 辅助检查

（1）组织病理：表皮下疱，疱内主要为嗜酸性粒细胞浸润，少量中性粒细胞。

（2）免疫荧光：直接免疫荧光示表皮基底膜带线状 IgG 及 C3 沉积。部分患者间接免疫荧光检查示血清中可见抗基底膜带循环抗体。

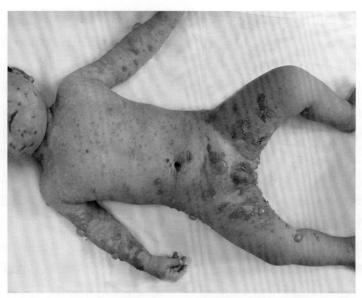

图 13-3　大疱性类天疱疮
全身以口周、四肢和腹股沟为重,可见红斑、水疱和大疱、糜烂和结痂,
水疱和大疱为半球形,疱壁紧张,疱液清亮,尼氏征阴性

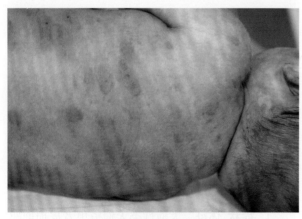

图 13-4　大疱性类天疱疮患儿躯干部位
大片水肿性红斑,互相融合
(首都医科大学附属北京儿童医院提供)

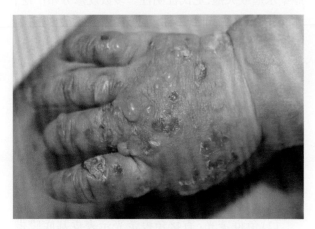

图 13-5　同一大疱性类天疱疮患儿手背部皮损
大片水肿性红斑基础上可见糜烂、水疱及结痂
(首都医科大学附属北京儿童医院提供)

(3)约半数左右患者可有周围血嗜酸性粒细胞升高,血清 IgE 常升高。

3. **诊断标准**　皮肤损害以不易破裂的张力性水疱、大疱为特征,口腔较少受累,尼氏征阴性。组织病理学检查可见表皮下疱,无棘层松解,真皮有大量嗜酸性粒细胞、中性粒细胞及淋巴细胞浸润。直接免疫荧光见 IgG 和 / 或 C3 基底膜带线状沉积,偶尔可见 IgA 和 IgE 沉积[12]。间接免疫荧光有部分患者血清中抗体效价高。

【鉴别诊断】

1. **线状 IgA 大疱性皮病**　为环形红斑和张力性水疱,尼氏征阴性,表皮基底膜带线状 IgA 沉积。

2. **大疱性多形红斑**　为红斑基础上的松弛性大疱,壁薄易破。病理检查水疱位于表皮内。可有感染史或病前用药史。

【治疗】治疗大疱性类天疱疮基本用药原则类似于天疱疮,口服糖皮质激素是治疗的首选药物,但首剂量略低于天疱疮的剂量。根据皮损范围、严重程度选择剂量。儿童可口服泼尼松 3~5mg/(kg·d),一般在皮疹完全控制后的 7~10 天时开始减药。减药时遵循 3 个原则:①开始减药速度快些,最初的 3~4 周,可每周减总量的 10%,以后每 2~4 周减一次;②初始给药剂量越大,开始减药的幅度越大;③应密切观察病情变化,一旦有新出皮疹,则应暂停减药,可加外用激素药物,一般无需加大口服剂量。通常类天疱疮的口服激素控制剂量相对天疱疮稍低。当病情控制后逐渐减至维持剂量,总服药时间2~3年[13]。对重症病例,采用了大剂量泼尼松仍未能控制,可考虑用冲击疗法,方法是甲泼尼龙20mg/(kg·d)静脉滴注,连续给予3天冲击后仍用原来的口服剂量。

在以糖皮质激素治疗期间,应注意其不良反应如高血压、糖尿病、溃疡病、消化道出血;继发细菌或真菌感染如口腔白念珠菌感染、肺炎;水电解质紊乱及精神神经症状等;长期服用者应注意白内障、骨质稀疏,甚至腰椎压缩骨折、股骨头无菌性坏死等的发生。一旦出现,应予以相应处理。为预防不良反应的发生,对长期服用激素者宜同时给予保驾药物,如鱼肝油丸、钙片用于预防骨质疏松;氢氧化铝凝胶、胃膜素或H_2受体拮抗剂预防胃溃疡;10%枸橼酸钾或缓释钾片预防激素引起的电解质紊乱。并应定期监测患者的血压、血尿常规、便潜血、血糖、电解质及胸部X线片等。

部分患者可予柳氮磺吡啶、氨苯砜或米诺环素治疗。局部治疗包括清洁创面、防止感染等(具体方法详见天疱疮第十三章第一节)。皮疹渗出较多时可用高锰酸钾药浴,红斑损害外用糖皮质激素,口腔念珠菌感染可用过氧化氢溶液漱口预防。

(王雪 徐哲 马琳 著,李萍 韩秀萍 审)

第三节 线状 IgA 大疱性皮病

线状 IgA 大疱性皮病(linear IgA bullous dermatosis,LABD)又名儿童慢性大疱病,是一种发生于儿童和成年人的慢性获得性表皮下水疱病,儿童患者的发病年龄通常在6个月~10岁之间。本病有自行缓解倾向,典型临床表现为腊肠样环形排列的水疱。

【病因及发病机制】大部分病因不详,为特发性。IgA 抗体的靶抗原主要为 BP180、BP230 和 LAD285 抗原。患者血清中的 IgA 抗体与 BP180 抗原结合,少数病例还有 IgG 和 C3 的沉积,提示 BP180 抗原是表皮中的主要抗原[14]。患者水疱内和水疱下有明显的活性中性粒细胞和嗜酸性粒细胞浸润,血管周围淋巴细胞浸润,皮损处 TNF-α、γ-干扰素和 IL-8 等细胞因子明显升高,提示这些细胞和细胞因子可能参与发病。文献报道多种药物也可诱发本病,如万古霉素等抗生素和非甾体抗炎药是常见的诱发药物[15]。

【诊断】

1. 症状、体征 本病可发生于任何年龄,急性起病,慢性病程,有两个发病高峰,即<5岁的儿童和>60岁的老年人,女性稍多于男性。

皮损局限或广泛分布于头面部、躯干及四肢,常伴有瘙痒,有时表现为剧烈瘙痒[16]。临床表现为红斑基础上或外观正常的皮肤上出现水疱和大疱,环状、腊肠样和串珠样水疱性皮疹有特征性(图13-6、图13-7)。面部多累及口周,且患儿的串珠样皮疹较成年患者更加频繁[17]。受累最严重的部位常常是会阴、下腹部和大腿内侧。疱壁紧张,疱液清亮,尼氏征阴性。部分患儿皮疹表现为多形红斑样,部分水疱破裂,出现糜烂和结痂。患者可出现黏膜损害,最常见受累部位为口腔和眼部黏膜。

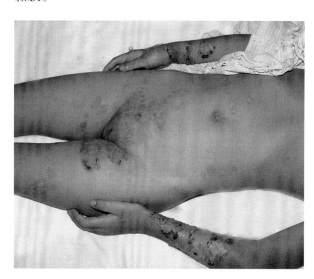

图 13-6 线状 IgA 大疱性皮病患者躯干、双前臂及腹股沟区可见花环状分布的水疱,疱壁紧张,疱液清亮,少数疱液呈血性。可见水疱干瘪、结痂。水疱消退处遗留色素沉着和色素减退斑

(首都医科大学附属北京儿童医院提供)

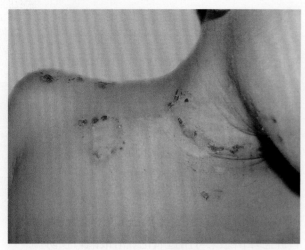

图 13-7　线状 IgA 大疱性皮病患者头颈部
花环状分布的水疱
（首都医科大学附属北京儿童医院提供）

2. 辅助检查

（1）组织病理：表现非特异。表皮下水疱，真皮乳头内中性粒细胞为主的浸润，可见淋巴细胞、嗜酸性粒细胞及真皮乳头微脓肿。

（2）免疫荧光：直接免疫荧光标本取材病灶周围表现正常的皮肤，可见表皮基底膜带线状 IgA 和 C3 沉积。间接免疫荧光检查显示少数患者血中存在循环的抗基底膜带 IgA 自身抗体。也有 IgG 抗体，但滴度明显比 IgA 低。

3. 诊断标准　根据临床表现、组织病理学为表皮下水疱，真皮乳头内中性粒细胞为主的浸润，直接免疫荧光发现皮损周围皮肤基底膜带有 IgA 线状沉积，即可基本确诊。儿童多在学龄前发病，大疱发生于面部、口周、外阴周围，病程有自限性，且以后发病逐渐减轻，多在青春期前缓解。

【鉴别诊断】

1. 大疱性类天疱疮　周身紧张性大疱、血疱，

组织病理为表皮下疱，疱内以嗜酸性粒细胞为主浸润，直接免疫荧光见基底膜带 IgG 及 C3 沉积。

2. 疱疹样皮炎　两者临床表现和组织病理学特征非常类似，患者通常表现为头皮、四肢伸侧或臀部有簇集性小疱或大疱，疱疹样皮炎 DIF 表现为真皮乳头内颗粒状 IgA 沉积。

【治疗】局限性小面积皮疹者外用糖皮质激素辅以对症支持治疗一般可控制病情。全身泛发者，应加用系统治疗。与其他以 IgA 抗体致病为主的大疱病类似，氨苯砜是治疗线状 IgA 大疱性皮病的首选药物，不良反应大部分较轻。但患者于治疗前最好先排除葡萄糖 -6- 磷酸脱氢酶缺乏症，因患有该症者用氨苯砜治疗可出现严重溶血。治疗宜从小剂量开始以减少不良反应的发生，0.5~2mg/（kg·d）使用 2 周左右病情改善后减量维持[5]。需定期查血常规和肝功能，注意有无骨髓抑制和药物性肝损伤的发生。儿童可加大剂量到 25~50mg/d，以减少不良反应的发生。近年来氨苯砜难于购得，也可以用柳氮磺吡啶或中小剂量糖皮质激素治疗。柳氮磺吡啶 5~10mg/（kg·d），2 岁以下小儿禁用。遇有胃肠道刺激症状，除强调餐后服药外，也可分成小量多次服用，甚至可每小时 1 次，以减轻副作用；多饮水，防止出现尿路结石，肾功能不全患者要减量。可用泼尼松 1~2mg/（kg·d）治疗，对大部分患者有较好的疗效，待皮疹控制后逐渐减量。还可选用的药物有四环素联合烟酰胺治疗、秋水仙碱、环孢素和硫唑嘌呤等[18]。本病有一定的自限性，2~3 年后可自行缓解，少数患者可持续至青春期，但病情常逐渐减轻。因此，治疗上应避免过度治疗，且应注意观察治疗的不良反应。

（王雪　徐哲　马琳 著，李萍　韩秀萍 审）

第四节　疱疹样皮炎

疱疹样皮炎（dermatitis herpetiformis，DH）是一种较为少见的慢性良性复发性大疱性皮肤病，病因不明。我国少见，北欧国家高发。特点是反复发作、病程呈慢性经过、皮疹对称分布形态多样、剧烈瘙痒。多发生于 22~55 岁。常有无症状的谷胶过

敏性肠病。服用碘剂可诱发加重本病。

【病因及发病机制】

疱疹样皮炎（DH）是一种乳糜泻（CD）的皮肤表现，在具有 HLA DQ2 或 DQ8 单倍型的基因易感个体中，谷蛋白引起发痒、水疱等皮疹[19]。约 75%

的 DH 患者有小肠黏膜绒毛萎缩,其余为乳糜泻型炎症。在患者的皮损和正常皮肤真皮层有免疫物质 IgA 沉积,提示体内可能存在与 IgA 相关的抗原抗体反应。

【诊断】

1. **症状、体征** 本病皮疹好发分布于肘部、膝盖和臀部,对称分布。皮疹呈多形性,成群或环形排列。初起为点状红斑或小丘疹,迅速变为粟粒或更大的水疱,水疱紧张壁厚不易破,尼氏征阴性。1~2 日后,水疱变为脓疱。早期剧烈瘙痒,夜间尤甚,常因搔抓而不断出现新疹。接触碘化钾可加重病情。

2. **辅助检查**

(1)组织病理:表皮下水疱形成,疱液中多量中性粒细胞浸润,真皮乳头水肿,特征性改变是真皮乳头处中性粒细胞微脓肿,可见真皮内血管内皮细胞肿胀,血管周围有多数嗜酸性粒细胞及中性粒细胞浸润,偶见血管炎改变。

(2)免疫荧光:直接免疫荧光示皮损周围 3mm 内外观正常皮肤或淡红斑处真皮乳头部位颗粒状 IgA 沉积,可见 C3 沉积。表皮谷氨酰胺转氨酶(TG3)已被确定为 DH 皮肤免疫反应的靶点[19]。水疱处由于炎症的破坏常呈阴性结果。间接免疫荧光检查显示少数患者血清 IgA 升高,IgM 减低,在谷胶敏感性肠病患者中常有 IgA 抗肌膜抗体。

3. **诊断标准** 病理和直接免疫荧光为诊断金标准,诊断要点为:多形性皮疹,以水疱为主,排列呈环形,好发于肩胛、臀部和四肢伸侧,对称分布,剧烈瘙痒,尼氏征阴性,可伴有胃肠道异常表现;组织病理为表皮下疱,真皮乳头部有中性粒细胞浸润为主的微脓疡,直接免疫荧光显示真皮乳头内 IgA 呈颗粒状沉积。检测到表皮谷氨酰胺转氨酶 3 IgA 免疫复合物是诊断的金标准[20]。

【鉴别诊断】

1. **大疱性类天疱疮** 周身紧张性大疱、血疱,组织病理为表皮下疱,疱内嗜酸性粒细胞为主浸润,直接免疫荧光见基底膜带 IgG 及 C3 沉积。

2. **线状 IgA 大疱性皮病** 两者的临床及组织病理表现相似,但线状 IgA 大疱性皮病的皮疹直接免疫荧光显示基底膜带有均质型线状 IgA 沉积是主要鉴别点。

【治疗】包括一般治疗和全身治疗。所有患者应该严格采用终生无谷蛋白饮食,因皮疹和小肠绒毛萎缩都是谷蛋白依赖的。由于皮疹对饮食反应缓慢,皮疹完全消失通常需要几个月的时间,因此,患有广泛、活跃皮疹的患者应给予氨苯砜和柳氮磺吡啶额外治疗[21]。既往氨苯砜为首选,能在几天内缓解瘙痒和皮疹,但对肠病无效。治疗宜从小剂量开始以减少不良反应的发生,1~2mg/(kg·d)使用 2 周左右病情改善后减量维持。也可服用柳氮磺吡啶 5~10mg/(kg·d),2 岁以下禁用。偶有胃肠道刺激症状,除强调餐后服药外,也可分成小量多次服用,甚至可每小时 1 次,使症状减轻;多饮水,防止出现尿路结石,肾功能不全患者要减少剂量。也可选用抗组胺药物控制瘙痒。

局部皮损创面应止痒对症治疗,破溃处外用抗生素制剂预防感染。

(王雪 徐哲 马琳 著,李萍 韩秀萍 审)

第五节　副肿瘤性天疱疮

副肿瘤性天疱疮(paraneoplastic pemphigus,PNP)是一种罕见且严重的自身免疫性水疱性疾病,其特征是黏膜皮肤病变伴良恶性肿瘤。PNP 的发病年龄一般在 45~70 岁之间,无性别差异。也有关于儿童和青少年 PNP 的报道[22]。我国 80% PNP 患者合并的肿瘤为 Castleman 病。临床表现多样,其中口腔损害是最初出现并持续整个病程的独特表现,为广泛的、难以控制的糜烂性黏膜炎,可累及唇周皮肤,舌侧缘是常见受累部位,颊黏膜也可发生糜烂,但很难被观察到小疱和水疱[23]。

【病因及发病机制】机制尚不明确,但体液和细胞介导的免疫反应均参与发病。

1. 抗体介导的免疫反应[24-28]

（1）致病性 IgG 抗体为多克隆抗体，可与 Dsg 1/3、Dsc 1/2/3、血小板容素家族（如旁血小板溶蛋白、桥粒斑蛋白 I、桥粒斑蛋白 II、网蛋白、BP230 等）等多个抗原结合，从而导致皮损的发生。

（2）发生原因：①肿瘤诱导产生针对表皮蛋白的自身抗体；②肿瘤与表皮抗原有交叉反应；③IL-6 升高导致 B 细胞分化和免疫球蛋白产生；④表位扩散（肿瘤诱导的界面皮炎暴露表皮表位，产生针对多种表皮蛋白的自身抗体）。

2. 细胞介导的免疫反应[29]　细胞毒性在苔藓样皮疹中起到关键作用。

3. 遗传易感多态性在各个种族间存在差异。与 PF、PV 和健康个体相比，HLA-DRB*03 的存在与法国白人个体的 PNP 显著相关（P=0.03），而 HLA-Cw*14 在中国汉族 PNP 患者中增加[30,31]。

【诊断】

1. 症状、体征　通常表现为全身不适、虚弱及体重减轻。皮损常呈多形性改变。大部分患者有口腔黏膜损害。儿童及青少年患者均有弥漫性口腔糜烂，约 50% 伴有苔藓样皮疹、生殖器糜烂及眼部黏膜受累（图 13-8A~F），少部分患者同时合并其他部位的皮肤损伤[11]。患者常合并肿瘤，血液系统恶性肿瘤最为常见，包括非霍奇金淋巴瘤、慢性淋巴细胞白血病、Castleman 病、胸腺瘤、Waldenström 巨球蛋白血症、霍奇金淋巴瘤和单克隆抗体病。儿童和青少年的 PNP 常与 Castleman 病相关[12]。少部分患者合并实体肿瘤，如乳腺、结肠、胰腺、前列腺和皮肤等上皮来源肿瘤及间质来源的肉瘤[32]。

2. 辅助检查

（1）组织病理：与临床表现有密切联系。在以苔藓样或红斑多形性病变为代表的主要细胞毒性反应的患者中，通常显示棘层肥厚、角化不良和坏死角化细胞、空泡变性和淋巴细胞浸润，角质形成细胞坏死甚至可扩展到表皮全层。水疱和糜烂常见于以体液反应为主的个体，表现为表皮棘皮松解伴基底上或表皮下剥离。

（2）免疫荧光：皮损周围皮肤直接免疫荧光显示 IgG 和 / 或 C3 沉积在棘层细胞间和 / 或 BMZ。间接免疫荧光表现为 IgG 的细胞间沉积。

3. 诊断标准　目前对副肿瘤天疱疮的诊断尚无共识。1990 年，Anhalt 等人提出了 5 个诊断标准：①疼痛的黏膜糜烂和多形性皮肤疹，伴隐匿或

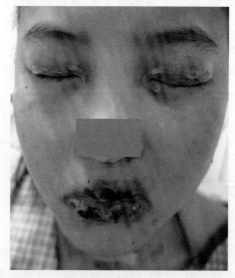

图 13-8A　副肿瘤性天疱疮（paraneoplastic pemphigus，PNP）

患儿，女，13 岁。全身皮疹伴黏膜糜烂 2 个月，伴左纵隔后 Castleman 肿瘤。图示患儿眼周红斑、多发黄豆大小水疱，口唇糜烂、结痂（首都医科大学附属北京儿童医院提供）

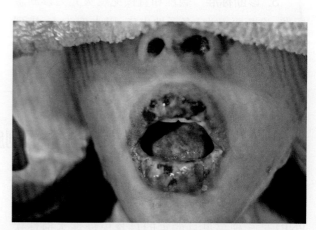

图 13-8B　与图 13-8A 为同一患儿，口唇糜烂、结痂，舌体可见溃疡（首都医科大学附属北京儿童医院提供）

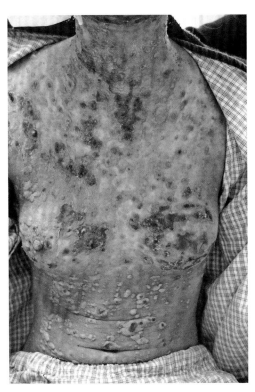

图 13-8C　与图 13-8A 为同一患儿,患儿颈前、前胸、腹部皮损,为多形性,弥漫水肿性红斑基础上大小不等水疱、脓疱及结痂,部分皮损呈靶型损害,似多形红斑样。可见皮损破溃糜烂。水疱为张力性小疱,疱液部分清亮,部分浑浊(首都医科大学附属北京儿童医院提供)

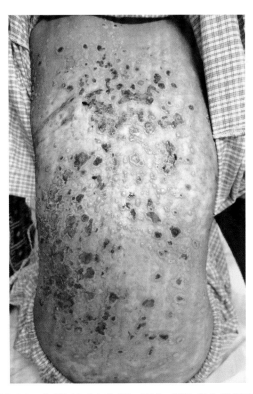

图 13-8D　与图 13-8A 为同一患儿,图为患儿背部皮损。可见大量张力性水疱,疱液较清亮(首都医科大学附属北京儿童医院提供)

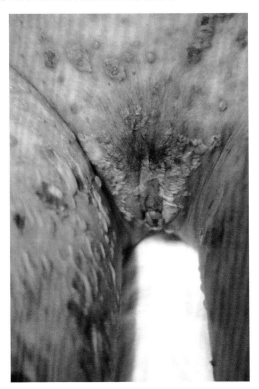

图 13-8E　与图 13-8A 为同一患儿,图为患儿外阴区皮损,可见外阴黏膜糜烂(首都医科大学附属北京儿童医院提供)

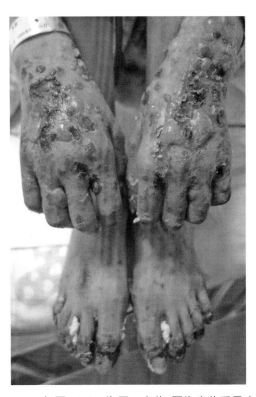

图 13-8F　与图 13-8A 为同一患儿,图为患儿手足皮损。手足背部可见大小不等张力性水疱及大疱,疱壁厚,疱液浑浊。双手背及足趾甲缘可见坏死结痂(首都医科大学附属北京儿童医院提供)

确诊的肿瘤；②组织学表现：表皮内棘层松解、角质形成细胞坏死、界面皮炎；③直接免疫荧光：IgG和C3在表皮细胞内沉积，C3沿表皮基底膜带颗粒沉积；④间接免疫荧光：细胞间 IgG 沉积，IIF 阳性患者伴单纯性、柱状和移行上皮；⑤ 4 种斑蛋白（250kDa、230kDa、210kDa 和 190kDa）的免疫共沉淀反应阳性。

【鉴别诊断】由于 PNP 的多样表现，必须考虑广泛的鉴别诊断，包括寻常型天疱疮、黏膜类天疱疮、大疱性类天疱疮、类天疱疮样扁平苔藓、获得性大疱性表皮松解症等。

【治疗】目前尚无标准的治疗方法，根据患者的临床情况和免疫抑制药物的潜在不良反应等进行个体化治疗[33]。PNP 的治疗包括对潜在肿瘤的治疗和对自身免疫反应的治疗两方面。治疗的关键因素之一是完全切除并发实体瘤或控制相关的血液学肿瘤。肿瘤细胞可能产生能够识别参与 PNP 发病机制的表皮抗原的自身抗体，从而促进副肿瘤表现的发展。使用全身类固醇如泼尼松 1.0~1.5mg/(kg·d) 或冲击治疗可以控制皮肤病变，但单药治疗很难改善黏膜症状。治疗顽固性黏膜受累者可联合使用免疫抑制剂和生物制剂，如硫唑嘌呤、吗替麦考酚酯、环孢素、利妥昔单抗、阿伦单抗等。

（王雪 徐哲 马琳 著，李萍 韩秀萍 审）

第六节 慢性家族性良性天疱疮

慢性家族性良性天疱疮（familial benign chronic pemphigus），又称 Hailey-Hailey 病（Hailey-Hailey disease，HHD），是一种常染色体显性遗传性疾病，发病率为 1/50 000，无性别差异[34]。常见发病年龄为 30~40 岁，2010 年徐哲等人[35]汇报一例婴儿期发病的 HHD 患儿。

【病因及发病机制】该病是位于 3q22-24 的 ATP2C1 基因突变导致角质形成细胞内钙离子调节障碍，细胞内钙离子信号转导障碍导致棘刺松解的发生，从而出现本病特有的病理改变。

【诊断】

1. 症状、体征 临床表现为红斑基础上的松弛性水疱、大疱，可引起糜烂、裂缝和赘生物，浸渍和重复感染较为常见[36]。皮损常对称发生于间擦部位，如耳后、颈部、腋下、脐部、腹股沟和肛周等。伴有瘙痒、疼痛和继发性多重微生物感染引起的恶臭（图 13-9A~D）。不典型的损害还包括斑丘疹、角化性丘疹、乳头状瘤样增殖病变、掌部点状角化性丘疹。高达 71% 的患者在甲板上也有无症状的线性白色带。该病为慢性病程，反复发作，极大地影响了患者的生活质量，同时增加了发生鳞状细胞癌的风险。

2. 辅助检查

(1)组织病理表现为表皮内水疱、大疱，棘层全层松解，如倒塌砖墙样。可伴有轻度角化不良，水疱内可见中性粒细胞。

(2)直接免疫荧光为阴性，不显示任何免疫球蛋白和补体。

3. 诊断标准 根据临床表现、组织病理学为表皮内水疱、棘层全层松解，直接免疫荧光检查阴性，家族史及基因检测即可确立诊断。皮损表现为皱褶部位皮疹，伴有瘙痒及恶臭。

【鉴别诊断】

1. 间擦疹、湿疹 组织病理学无倒塌砖墙样表现。

2. 增殖性天疱疮 两者临床表现类似，可根据家族史、皮损周围的 DIF 鉴别。

【治疗】该病的治疗主要分为局部治疗、系统治疗、物理治疗及外科治疗[37]。

1. 局部治疗 外用糖皮质激素软膏及抗生素治疗有效。亦可外用环孢素、他卡西醇、钙调磷酸酶抑制药，局部注射肉毒素。

2. 系统治疗 合并严重感染者可系统应用抗生素；对于个别严重患者，可使用泼尼松、环孢素A、甲氨蝶呤和氨苯砜治疗。

3. 物理治疗 PUVA、光动力疗法效果显著，CO_2 激光及射频消融均可起到一定效果。

4. 外科治疗 对于常规治疗无效者，可考虑外科治疗，如皮肤磨削术、皮肤移植。

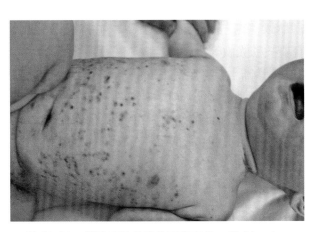

图 13-9A　慢性家族性良性天疱疮（familial benign
pemphigus）

9 个月男婴。躯干、腋下、腹股沟、手足掌可见红斑、水疱、糜
烂、浸渍、结痂、鳞屑（首都医科大学附属北京儿童医院提供）

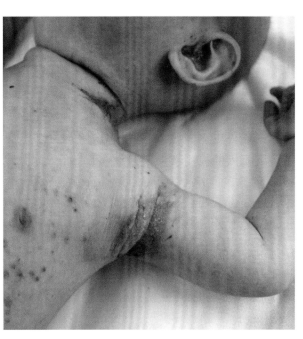

图 13-9B　与图 13-9A 同一患儿。腋下皮损
（首都医科大学附属北京儿童医院提供）

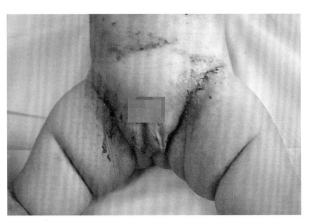

图 13-9C　与图 13-9A 为同一患儿。腹股沟皮损
（首都医科大学附属北京儿童医院提供）

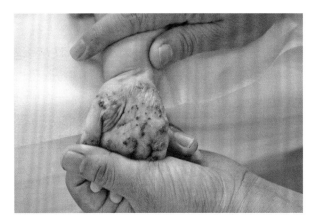

图 13-9D　与图 13-9A 为同一患儿。手掌皮损
（首都医科大学附属北京儿童医院提供）

（徐哲　马琳 著，李萍　韩秀萍 审）

第七节　遗传性大疱性表皮松解症

遗传性大疱性表皮松解症（epidermolysis
bullosa，EB）是一组具有异质性的以皮肤和黏膜轻
微外伤后出水疱为特点的遗传性疾病，人群发病率
约为 2/10 万活产儿。各种类型 EB 的水疱或裂隙

形成的位置不同，分别发生在表皮、表皮和真皮交
界部位或致密板下层。临床上有 20 余种不同类型
的 EB，通常需要根据患者病史和皮损的临床特征
来初步认定。但要指出的是，许多除皮肤外的其他

系统表现如黏膜部位的糜烂、牙齿和毛发的异常、呼吸道或消化道的狭窄梗阻、肌肉萎缩等症状都可以是不同类型 EB 的复杂表现。最终确诊 EB 还需进一步做水疱处或水疱旁皮肤的病理检查、分析光镜和电镜表现，再结合免疫荧光检查来综合分析。有条件的病例还要应用分子生物学技术，参考致病基因的检测结果方可明确诊断。依据国际 EB 专家组于 2008 年制定的 EB 分类系统[38,39]，本病主要分为四类：单纯型大疱性表皮松解症（epidermolysis bullosa simplex，EBS）；交界型大疱性表皮松解症（junctional epidermolysis bullosa，JEB）；营养不良型大疱性表皮松解症（dystrophic epidermolysis bullosa，DEB）；Kindler 综合征（Kindler syndrome）。

【病因及发病机制】本病属于常染色体遗传，其中 EBS 和显性 DEB 属于显性遗传模式，JEB 和隐性 DEB 属于隐性遗传模式。

1. EBS 的致病基因主要为编码角蛋白 5/14 的基因 KRT5/KRT1，其他还有桥粒斑蛋白基因 DSP、斑菲素蛋白 1 基因 PKP1、网格蛋白 PLEC1、转谷氨酰胺酶 5 基因 TGM5、外泌素 5 基因 EXPH5，以及近年新发现的编码基底膜区表达的四跨膜蛋白 24 的基因 CD151 和编码泛素连接酶复合物成分 kelch 样蛋白的基因 KLHL24。KRT5、KLHL24 及大多数 KRT14 基因突变为常染色体显性遗传，其余基因为常染色体隐性遗传。这些基因突变所致的缺陷会使表皮基底层细胞的张力细丝功能异常而导致细胞松解，表 - 真皮连接处基底膜带的基底细胞层出现水疱。此型的水疱发生在表皮内，位置表浅，水疱破溃糜烂后可以完全愈合不留瘢痕。

2. JEB 的致病基因包括编码层粘连蛋白 332 的基因 LAMA3、LAMB3、LAMC2，编码 XVII 型胶原的基因 COL17A1 和编码整合素 α6β4 及 α3 亚单位的基因 ITGA6、ITGB4、ITGA3。本型因以上基因异常导致基底膜带透明板区域的附着力降低，从而出现水疱。随着致病蛋白所在位置的加深达到了表皮和真皮交界处，此型病例的水疱样皮损在愈合后可以留有萎缩性瘢痕，还能影响皮肤毛囊附属器而出现毛发和指甲脱落等临床表现。

3. DEB 是编码基底膜带下锚原纤维的主要组分 VII 型胶原的 COL7A1 基因发生突变所致。此型

EB 的水疱位置深达真皮乳头部位，皮损深在广泛而不易愈合，愈后常留有瘢痕和粟丘疹，并常见手足远端残毁性假性并指畸形。

4. Kindler 综合征系编码黏着斑蛋白 Kindlin-1 的基因 FERMT1 突变，导致基底膜区多层组织裂开所致，属于常染色体隐性遗传。除水疱样皮损外还有皮肤光敏等特征[38-42]。

【诊断】

1. **症状、体征**　EB 共同的临床特点是：皮肤和黏膜在受到轻微外伤后出现水疱及血疱[38-42]。具体表现有生后或 2 岁内发病，摩擦部位如手足、膝、肘、踝和臀部等都可出疱。皮肤摩擦后出现大小不等的水疱、血疱、糜烂、结痂和色素沉着。可见粟丘疹、萎缩、瘢痕、甲营养不良、秃发和继发感染等。指 / 趾瘢痕后可以出现假性并指畸形，从而使肢体运动功能受损，甚至致残。现将不同亚型 EB 的临床特点简述如下，以及比较单纯型、交界型和营养不良型三种主要 EB 的临床表现，见表 13-1。

表 13-1　三型大疱表皮松解症临床表现比较

	EBS	JEB	DEB
遗传方式	AD、AR	AR	AD、AR
发病率	1/5 万	<1/30 万	1/30 万
皮肤症状			
水疱、糜烂	+	+	+
尼氏征	−	++	++/−
瘢痕	−	+	+
粟丘疹	−	+	+
甲改变	−	+	++
掌跖角化	−/+	+/−	+/−
秃发	−	+/−	+
黏膜损害	+/−	+	++
皮肤外表现			
发育迟缓	−	+	+
贫血	−	++	+
消化道异常	−	+	++
牙龈异常	−	+	+
预后	较好	可致死	易致残、致死

注：EBS，单纯性大疱性表皮松解症；JEB，交界型大疱性表皮松解症；DEB，营养不良性大疱性表皮松解症；AD，常染色体显性；AR，常染色体隐性。

（1）单纯型大疱性表皮松解症（EBS）：为临床最常见的 EB 亚型，水疱出现在表皮基底细胞层位置，因此皮疹愈后不形成瘢痕。根据疾病严重程度至少可进一步分 11 种不同的亚型，严重者在出生时即有明显表现。常见以下几种亚型：

1）手足局限型 EBS：亦称 Weber-Cockayne 型，或称为局限性大疱性表皮松解症，是最常见的 EBS 亚型，为常染色体显性遗传。水疱可发生于身体任何部位，基本局限于手足部位（图 13-10），偶尔出现于身体其他部位。在新生儿或婴儿期发病，少数延迟至青春期或成年期。冬轻夏重，长时间行走及机械摩擦均可使病情加重。随年龄增长，有些患者的病情有所缓解，少数患者有甲营养不良、粟丘疹和瘢痕形成，皮肤外病变较少见。

2）泛发性 Koebner 型 EBS：也称为泛发性大疱性表皮松解症，为常染色体显性遗传，为 EBS 的第二常见亚型。常起病于新生儿期和婴儿早期，大疱最常出现于受压部位如肘、膝，也可见于四肢和手足（图 13-11、图 13-12）。本型的水疱呈全身泛发，可有甲损害、粟丘疹和／或瘢痕，但瘢痕表浅而局限，也可见掌跖过度角化和脱屑，指甲可能脱落但常常再生，黏膜受累仅发生于婴儿期。除有些患者在婴儿早期口腔内会出现轻微而局限的水疱外，无皮肤外病变。预后相对较好，随年龄增长易出水疱的情况逐渐好转。

3）疱疹样型 EBS：亦称 Dowling-Meara 型，为 EBS 的第三常见亚型，为常染色体显性遗传。出生时即可起病，在新生儿期和婴儿期出现广泛的疱疹样水疱是其特征，以躯干和四肢近端为主（图 13-13），可累及口腔黏膜。因水疱裂隙位于表皮内，愈后不留瘢痕。大多数患者的皮损与 Koebner 型相似，其他表现包括甲萎缩、掌跖皮肤角化等是本型 EBS 的后期特点，并随年龄增长逐渐改善。一般至青春期症状可减轻，常见皮肤广泛剥脱易于继发感染，致患儿在生后第 1 年内死亡。

4）伴有神经肌肉病的 EBS：又称为致死性 EBS，为常染色体隐性遗传。此型罕见而严重，常伴有肌营养不良或先天性重症肌无力，儿童早期死亡率高。患儿出生时或出生不久皮肤和黏膜出现水疱，伴有牙釉质发育不全和甲萎缩。在生后晚期常发生进行性肌肉萎缩。有些病例表现有萎缩

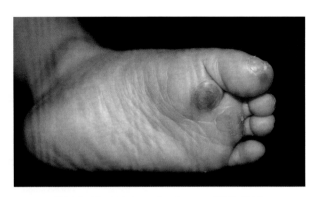

图 13-10　Weber-Cockayne 亚型 EBS
患者足掌面的清亮厚壁水疱
（首都医科大学附属北京儿童医院提供）

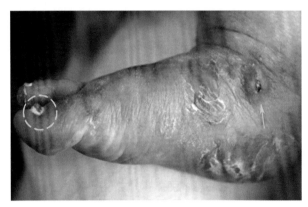

图 13-11　Koebner 型 EBS
患者足部大疱样皮损。注意箭头所示处患者踝部清亮大疱；圆圈内所示患者足趾甲板的变形和增厚（首都医科大学附属北京儿童医院提供）

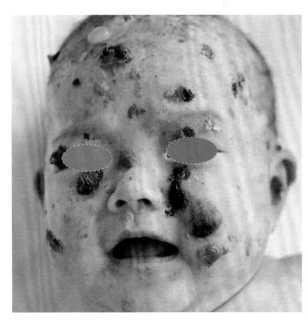

图 13-12　Koebner 型 EBS
患者面部泛发水疱和血疱，口腔黏膜未受累
（首都医科大学附属北京儿童医院提供）

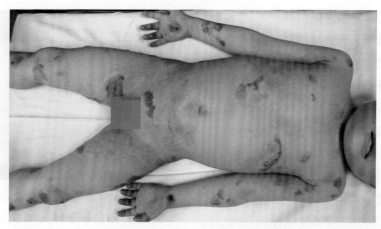

图 13-13　Dowling-Meara 型 EBS
患者周身泛发水疱、大疱,愈后留有淡褐色色素沉着
(首都医科大学附属北京儿童医院提供)

性瘢痕、色素改变和甲营养不良,此时临床上难与
JBS 鉴别。常有多器官受累,如骨髓异常导致的严
重贫血和小肠异常导致的中～重度生长发育迟缓。

(2)交界型大疱性表皮松解症(JEB):所有 JEB
均为常染色体隐性遗传,特点是皮肤、黏膜水疱,伴
萎缩性瘢痕、肉芽组织及慢性溃疡。根据皮损累及
的范围和其他一些特点将此型进一步分为 6 个亚
型。其中有 3 种常见亚型:Herlitz 型、非 Herlitz 型
和伴有幽门闭锁型。

1)重型交界型大疱性表皮松解症(JEB,gravis):
亦称 Herlitz 型,由于婴儿期死亡率很高,故亦称致
死性 JEB(EB letalis)。本型是最严重的大疱性表
皮松解症,40% 患儿在生后第 1 年内死亡。出生
时发现全身泛发性水疱,头皮、口周和身体受压的
其他部位出现大疱和糜烂(图 13-14)。一些糜烂处
出现增殖性肉芽肿,为诊断特征。当皮损累及头皮
时,可形成部分或完全性秃发。在口鼻周围可形成
高度增生的肉芽组织,当累及鼻孔时,可形成鼻孔狭
窄甚至闭塞。肉芽组织还可累及颈后(图 13-15)、背
部中上部、腋窝和甲周皱褶。此型皮肤脆性增高,
常见甲营养不良,可造成甲脱落,甲床被瘢痕组织
覆盖。由于腋窝瘢痕形成可造成挛缩。皮肤外受
累广泛而严重,常见的有口腔损害导致的小口畸形
和舌系带短缩,食管狭窄、小肠受累导致的生长发
育障碍,其他还可累及眼和泌尿生殖道。由于小肠
损害导致的铁吸收不良和慢性广泛皮损导致的体
液丢失常造成贫血。少数患者可出现严重的气管
和喉部病变。15% 此型患者伴发幽门闭锁,至少有

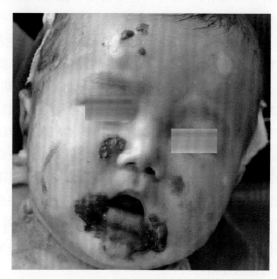

图 13-14　Herlitz 型 JEB
患者头面部广泛水疱、大疱和糜烂,愈后留有片状色素脱失
斑,注意口周肉芽肿样皮损(首都医科大学附属北京儿童医
院提供)

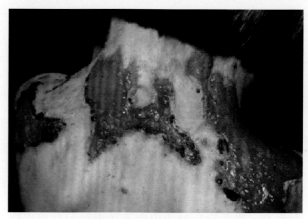

图 13-15　Herlitz 型 JEB
患者肩背部增殖性肉芽肿样皮损
(首都医科大学附属北京儿童医院提供)

30% 的此型患者出现气管、喉部病变。常死于败血症、多器官衰竭和营养不良。

2）轻型交界型大疱性表皮松解症（JEB, mitis）：亦称非 Herlitz 型或全身性萎缩性良性 EB（generalized atrophic benign EB），是交界型中预后最好的类型。本型出生时表现为中等程度的皮肤损害，可见水疱、糜烂、萎缩瘢痕和炎症后色素减退或加深（图 13-16），而且除了气管、喉部病变外，缺乏其他皮肤外病变，甲、头皮病变与 Herlitz 型相似，部分可表现严重皮损，但可存活过婴儿期，并随年龄增长而缓解，寿命与正常人类似。除了牙釉质发育不良外，在许多方面此型与显性 DEB 相似。

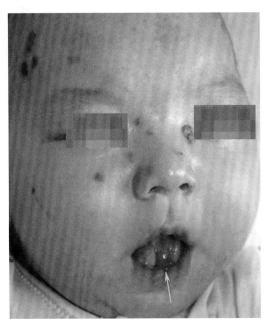

图 13-16 非 Herlitz 型 JEB
患者头面部泛发水疱，注意其口腔内新发水疱，疱液清亮略呈血性（首都医科大学附属北京儿童医院提供）

3）伴幽门闭锁型 JEB：此型罕见，为常染色体隐性遗传。妊娠期 B 超可发现羊水过多，提示可能伴胃幽门闭锁。出生时可见全身水疱和皮肤黏膜糜烂，类似 Herlitz 型，可在新生儿期死亡。泌尿道常受累，存活者常出现泌尿道生殖道受累的并发症。

4）反向性交界型大疱性表皮松解症（JEB inversa）：水疱、糜烂和萎缩瘢痕仅发生在皮肤皱褶部位，如腋窝、腹股沟和颈部，除口腔和食管内会出现类似 Herlitz 型 JEB 严重的水疱和瘢痕外，无皮肤外病变。

（3）营养不良型大疱性表皮松解症（DEB）：此型的共同特点是周身广泛的水疱、糜烂、结痂、萎缩性瘢痕、粟丘疹和甲营养不良或甲缺乏。黏膜症状重，合并症多。通常分为常染色体显性遗传和常染色体隐性遗传两大类型。

1）常染色体显性遗传型 DEB（dominant dystrophic epidermolysis bullosa, DDEB）：此型病变较轻，出生时全身出现松弛性大疱，尼氏征阳性。某些病例的水疱可能仅出现于手、足、肘或膝部；常由于机械创伤引起，愈后留有萎缩性瘢痕，瘢痕很少引起手足活动受限或畸形。瘢痕处可见小囊肿或粟丘疹（图 13-17），某些患者躯干和肢端出现白斑和棕色斑。少数患者黏膜受累，可出现轻微的口腔糜烂和口周瘢痕。患儿生长和智力发育正常，通常不累及毛发、牙齿。有时伴有鱼鳞病、毛周角化症、多汗和厚甲。有些轻症患者可仅有大拇趾甲营养不良。

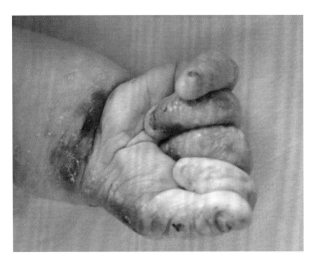

图 13-17 DDEB
患者右手部位水疱和血疱，可见甲板部分脱失和粟丘疹
（首都医科大学附属北京儿童医院提供）

2）常染色体隐性遗传型营养不良型大疱性表皮松解症（recessive dystrophic epidermolysis bullosa, RDEB）：亦称 Hallopeau-siemens 型 EB，是最严重的一型 EB[14]。出生时或新生儿期出现广泛分布的松弛性水疱，可有血疱。水疱出现于身体所有皮肤表面，常反复破溃后形成广泛糜烂（图 13-18），手足常见甲脱落，随后指 / 趾的活动性严重受损，出现指融合，骨再吸收，发生手足指 / 趾缺失或连指手套样假性并指畸形（图 13-19），最后形成严重的功能障碍。婴儿早期死亡率高，存活者发生皮肤癌的

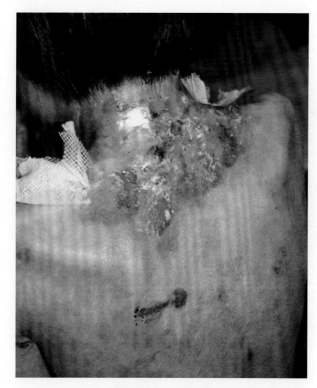

图 13-18　RDEB

患者颈肩部的水疱、大疱和广泛糜烂

（首都医科大学附属北京儿童医院提供）

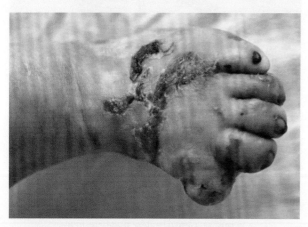

图 13-19　RDEB

患者由于反复出疱和炎症后造成的足趾缺失和畸形

（首都医科大学附属北京儿童医院提供）

风险显著增加，常在反复发生水疱和瘢痕的皮肤表面发生侵袭性鳞状细胞癌，30 岁前发生鳞状细胞癌的风险约为 40%。大多数鳞癌都会发生局限或全身性转移，从而导致死亡。常见严重的多器官受累，口腔受累引起小口畸形和舌系带短缩、广泛的龋齿导致牙齿早期脱落而出现进一步的营养摄入困难。此外还有食管狭窄、营养不良、骨矿物质降低、生长迟缓和严重贫血等并发症。少见并发症有

角膜和结膜水疱、糜烂和结痂，偶有广泛的泌尿生殖道和下消化道受累。反复的继发感染还可导致脓毒血症。

（4）Kindler 综合征（Kindler syndrome）：患者自出生时或生后早期发病。在新生儿时期其临床表现类似于 JEB 的 Herlitz 型或 DEB，水疱症状严重且泛发，到后期则与 JEB 的非 Herlitz 型相似，症状趋向缓和。除此之外，患者有光敏感现象并可伴有皮肤萎缩及皮肤异色症。后者的表现为皮肤受累部位出现色素沉着、色素减退和毛细血管扩张的表现（图 13-20）。

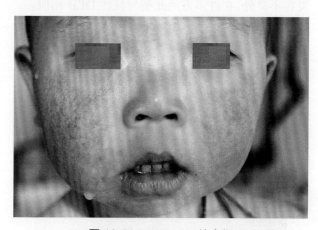

图 13-20A　Kindler 综合征

患者 3 岁男孩，面部异色、少毛

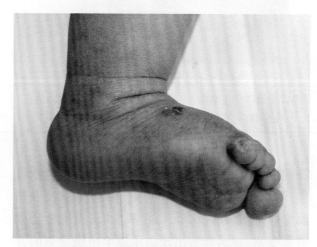

图 13-20B　患者右足背、足趾端水疱破溃后结痂

（5）先天性局限型皮肤缺损（Bart syndrome）：此种症状性的诊断可以出现在前述的三种主要的 EB 患者中。临床表现通常为出生后可见双侧胫前和足背表皮的缺失，形成大片状糜烂面（图 13-21），护理不当可导致体液的缺失和继发感染。本病常

见于 JEB 和 DEB 患者,偶为 EBS 病例。此患儿经临床随访和基因突变检测结果已证实为一例 JEB 患者。

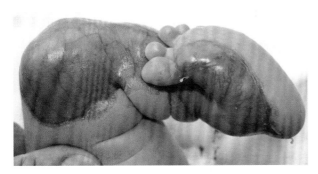

图 13-21 先天性局限型皮肤缺损
患者左胫前和足背表皮的缺失后出现大片状糜烂面,并造成足向小腿侧过度屈曲(首都医科大学附属北京儿童医院提供)

2. **组织病理** 光镜下除了表浅型 EBS,所有 EBS 的水疱或裂隙都在表皮内接近表皮最下方,JEB 和 DEB 的水疱或裂隙均位于表皮下,因此光镜下不能区分两者。Kindler 综合征的皮肤分离可以发生在表皮、交界部位或致密板下层。因此,各型 EB 的普通病理表现均为表皮下疱形成。

透射电镜显示表浅性 EBS 的裂隙发生于颗粒层,而其他所有 EBS 的裂隙均在基底层或基底层上,JEB 的水疱发生于透明板中层,DEB 的裂隙位于真皮 - 表皮交界下方的致密板处。在严重的 RDEB 患者中锚原纤维缺如,大多数普通的 RDEB 患者仅有锚原纤维减少,在 DDEB 中为减少或正常。在大多数 DEB 的真皮上部,有不同数量的胶原溶解。在新生儿大疱性皮肤松解型 DDEB 中,基底细胞核周可见无定型的星状小体。

免疫荧光抗原定位显示,EBS 患者中大疱性类天疱疮血清、Ⅳ型胶原抗体和板层素抗体均在真皮侧;JEB 患者中大疱性类天疱疮血清在表皮侧,Ⅳ型胶原抗体和板层素抗体在真皮侧;DEB 患者中大疱型类天疱疮型血清、Ⅳ型胶原抗体和板层素抗体均在表皮侧[42]。

3. **诊断标准** 在新生儿期,水疱分布的部位可作为诊断线索,最初皮损出现于易摩擦的部位,如足跟、手腕、膝和骶部。应仔细询问是否有水疱性疾病的家族史。根据 2 岁前发病,摩擦部位出现水疱的临床表现结合病史可作出初步诊断。进行皮肤活检结合透射电镜、免疫荧光抗原定位及基因检测后方能明确诊断。在明确诊断单纯型、交界型和营养不良型 EB 后,再进行亚型及变异型诊断。

【**鉴别诊断**】EB 在新生儿期首先需要与新生儿脓疱疮鉴别,后者为周围红晕不显著的薄壁脓疱,水疱易破裂,脓液培养可发现葡萄球菌或链球菌,可伴有感染症状,预后好。EB 有时还需要与单纯疱疹、先天性卟啉病、色素失禁症、大疱性肥大细胞增生症、葡萄球菌烫伤样皮肤综合征和表皮松解角化过度型鱼鳞病等疾病鉴别。

【**治疗**】虽然医生和患者家属对 EB 的诊断和分型十分关注,并希望根据准确的诊断来进一步地治疗,但目前各型遗传性 EB 均无特效治疗方法,目前主要采用对症治疗防止发生严重并发症。另外,对皮肤系统以外的其他系统的治疗同样重要,这将有效地改善患者的生活质量和节约社会资源[43]。

1. **一般治疗** 可以口服补充从皮损处丢失的营养。口服多种维生素及微量元素,如钙和维生素 D、锌、铁、硒等的补充。

2. **全身治疗** 通过骨髓移植等干细胞移植疗法对重度 DEB 进行全身治疗可改善某些患者的症状及总体状况[44],但不能治愈 DEB。其不良反应发生率可能较高,一些患者报道死于骨髓移植并发症。

3. **局部治疗** ①保护:保护皮肤,减少摩擦,防止水疱发生;适当选用敷料,如凡士林油纱、水凝胶敷料、脂质胶体敷料、泡沫敷料、硅胶带等。②抽疱:出现水疱时,可挑破水疱,抽出疱液,防止水疱进一步扩大。③预防和治疗继发感染:保持创面清洁,必要时每日或隔日清洁创面,外用抗炎霜剂。慢性感染的创面外用莫匹罗星软膏抗感染。

4. **外科治疗** 少数 JEB 及 DEB 患儿,可行狭窄扩张术、尿道松弛术和手足指 / 趾间假蹼松解术等[45]。长期不愈的糜烂行皮片移植,或采用同种或自体角质形成细胞培养后移植覆盖创面。EB 皮损处发生鳞癌时,应将病损完整切除。某些 JEB 患者,必要时气管切开,维持自主呼吸,避免气道梗阻而死亡。牙釉质发育不全的患者早期行牙齿修复术。

5. **基础研究进展** ①基因疗法:如 JEB 和

RDEB 中进行基因校正的自体表皮移植。②细胞疗法：如相关供体的间充质干细胞输注来治疗 RDEB。③蛋白疗法：使用静脉内或皮内重组胶原蛋白Ⅶ注射液改善 DEB 小鼠模型的表型。④ RNA 靶向治疗：小鼠实验表明反义寡核苷酸介导的外显子跳跃可通过部分功能性胶原蛋白Ⅶ改善皮肤稳定性。⑤诱导过早终止密码子读取：局部使用或皮内注射诱导剂庆大霉素治疗的 DEB 患者临床研究显示皮肤中的胶原蛋白Ⅶ增多。⑥症状缓解疗法：氯沙坦通过抑制 DEB 成纤维细胞中的 TGF-β 信号转导，可降低 DEB 小鼠皮肤中的 TGF-β 活性、炎症和纤维化。全身应用氯沙坦抗纤维化治疗临床试验正在开展，用于缓解中重度 DEB 纤维化症状；白介素 -1β 抑制剂双醋瑞因局部外用抗感染治疗 EBS 减轻炎症反应等[46-48]。

（杨舟　徐哲　马琳　著，李萍　韩秀萍　审）

第八节　获得性大疱性表皮松解症

获得性大疱性表皮松解症（epidermolysis bullosa acquisita，EBA）是一种罕见散发的慢性自身免疫性大疱性皮肤病，血液循环中有抗Ⅶ型胶原的自身抗体[49]，导致表皮下大疱形成。临床表现可类似营养不良型大疱性表皮松解症，但其病因不同，是一种获得性疾病，而不是遗传性疾病。EBA 分两种临床类型：①经典型 / 机械性水疱型；②炎症型 / 非机械性水疱型。临床表现可类似大疱性类天疱疮、瘢痕性类天疱疮、线状 IgA 大疱性皮病等其他自身免疫性疱病[50]。

【病因及发病机制】EBA 是由 IgG 介导的一种表皮下水疱形成的皮肤黏膜疾病。患者血液循环中存在抗Ⅶ型胶原的自身抗体。Ⅶ型胶原是相对分子量为 290kD 的真皮提取多肽，它由角质形成细胞和成纤维细胞所产生，是皮肤和黏膜基底膜带中构成锚原纤维的主要成分。患者体内产生的抗Ⅶ型胶原抗体，在与锚原纤维结合后形成免疫复合物并激活补体，产生趋化因子并吸引中性粒细胞至基底膜带，中性粒细胞释放蛋白酶和活性氧，导致表皮和真皮的分离形成水疱[49,50]。

儿童 EBA 的预后和疗效比成人好。EBA 可能合并多种系统性疾病，如炎症性肠病、甲状腺炎、多发性内分泌腺病综合征、类风湿关节炎、肺纤维化、慢性淋巴细胞白血病、胸腺瘤、糖尿病、淀粉样变和系统性红斑狼疮等[49]。

【诊断】

1. 症状、体征　EBA 多见于成年人，儿童和老年人也可发病。①经典型 / 机械性水疱型主要表现为非炎症性发疹，好发于肢端等易受摩擦和受压部位，特征是皮肤脆性增加，轻微外伤可引起水疱和大疱，水疱起于非炎症性皮肤上，疱壁紧张，继而发生糜烂、结痂、脱屑、瘢痕、萎缩、粟丘疹和甲萎缩。严重者可致甲脱失、手足纤维化和食管狭窄。②炎症型 / 非机械性水疱型则类似大疱性类天疱疮、瘢痕性类天疱疮、线状 IgA 大疱性皮病等其他自身免疫性疱病。泛发的炎症性水疱累及躯干、肢端和皮肤皱褶处，通常伴有瘙痒。经典型与炎症型均常见黏膜受累，可表现为口、眼、鼻、咽喉、食管、肛门生殖器黏膜的糜烂或粘连。相对于经典型，该型无显著的皮肤脆性增加，很少或无瘢痕和粟丘疹，皮损分布不只在易受外伤的部位。在病程中两种类型可以相互转化，同一患者可同时有两种类型皮损[50,51]。

2. 组织病理　本病病理可见表皮下疱，疱内可见纤维素，无棘层松解现象和角质形成细胞坏死，大多数仅见真皮浅层血管周围稀疏淋巴细胞浸润，偶见明显的以中性粒细胞为主的混合细胞浸润。可见真皮内瘢痕形成。

直接免疫荧光显示在皮损周围外观正常的皮肤组织中可见 IgG、C3 在表皮 / 真皮交界区呈带状沉积。盐裂皮肤直接免疫荧光见 IgG 结合在真皮侧。免疫印迹示循环抗体识别相对分子量为 290kD 的真皮蛋白。免疫电镜显示免疫球蛋白沉积在致密板及其下方的锚原纤维处[50]。

3. 诊断标准　1981 年 Roenigk 等[52]制定的诊断标准是：①临床表现类似遗传性营养不良性

大疱性表皮松解症,包括皮肤脆性增加,损伤诱发的水疱伴糜烂、伸侧皮肤萎缩性瘢痕、粟丘疹和甲营养不良;②婴儿期之后发病;③无大疱性表皮松解症家族史;④排除所有其他大疱性疾病,如迟发性皮肤卟啉病、类天疱疮、天疱疮、疱疹样皮炎、大疱性药疹;⑤直接免疫荧光(DIF)可见基底膜带有 IgG;⑥电镜证实水疱形成位于基底板下的真皮侧;⑦免疫电镜发现基底板下有 IgG 沉积。

【鉴别诊断】EBA 需要与其他大疱性皮病相鉴别:

1. **大疱性类天疱疮**　好发于老年人,皮损不限于易受摩擦的部位,皮肤脆性无明显增加,很少或没有粟丘疹和瘢痕形成。皮肤组织病理显示为表皮下疱,伴嗜酸性粒细胞浸润。盐裂免疫荧光试验显示荧光线状沉积于表皮侧,而 EBA 的荧光沉积于真皮侧。

2. **线状 IgA 大疱性皮病**　好发于口周、躯干下部、腹股沟、大腿内侧和外生殖器,为紧张性大疱,呈腊肠样环形排列,很少累及黏膜。皮肤组织病理显示表皮下水疱内和真皮乳头有大量中性粒细胞。盐裂免疫荧光试验显示荧光线状沉积于表皮或真皮侧。

3. **大疱性系统性红斑狼疮**　罕见的表皮下水疱性疾病,抗Ⅶ型胶原抗体参与其发病机制,其免疫荧光结果与 EBA 相似,但其存在系统性红斑狼疮的基础诊断可鉴别。

4. **隐性营养不良型大疱性表皮松解症**　罕见的常染色体隐性遗传性疱病,基因突变导致先天缺乏Ⅶ型胶原,婴儿期发病,重度皮肤脆弱易损及广泛水疱、瘢痕,常见指/趾假性并指畸形、多系统受累等严重并发症。

5. **迟发性卟啉病**　遗传性或获得性代谢性疾病,曝光部位分布,非炎症性水疱、结痂、粟丘疹,但常伴随色素沉着、面部多毛、局部硬皮病样斑块,并可检测到血、尿卟啉升高,常有真皮血管周围 IgG 沉积可鉴别。

【治疗】本病治疗困难。一般首选系统应用糖皮质激素,也有联合或单独应用免疫抑制剂、抗炎药获得成功的报告。免疫抑制剂包括甲氨蝶呤、硫唑嘌呤、环孢素、环磷酰胺、麦考酚酸酯等;抗炎药包括氨苯砜、秋水仙碱、米诺环素、苯妥英钠等[53]。

联合治疗中,儿童可口服泼尼松,控制剂量为 $3\sim5mg/(kg\cdot d)$,如不能控制病情或糖皮质激素减量困难时,可考虑用免疫抑制剂,如环孢素,剂量为每天 $4\sim5mg/kg$。对病情顽固者,可选用静脉用免疫球蛋白(IVIG),常用剂量每天 400mg/kg,5 天为一个疗程,IgG 抗体滴度可明显下降,之后每间隔 4~6 周进行一个疗程,症状控制后,可逐渐加长间隔时间维持治疗[54]。而对于难治性病例,有报道可联合使用 CD-20 单克隆抗体利妥昔单抗[55]。对皮损泛发的炎症性 EBA,局部外用强效糖皮质激素也有效。外用强效糖皮质激素治疗有效可能与药物在皮肤高浓度聚集,影响局部的炎症过程和抑制自身抗体的产生有关。除以上治疗方法外,患者还应避免皮肤创伤、防治皮肤感染、加强营养及支持治疗。有黏膜受累时,常需要眼科、口腔科、胃肠科等多学科管理。EBA 的治疗较其他自身免疫性疱病更顽固,病程常迁延。近年来动物模型研究发现磷脂酰基醇 -3- 激酶 δ(PI3Kδ)抑制剂、肿瘤坏死因子 α(TNF-α)抑制剂、磷酸二酯酶 4(PDE4)抑制剂和可溶性 CD32 可抑制中性粒细胞活化、抑制 ROS 释放而减少水疱形成,有望成为新的治疗选择[53,56]。

(杨舟　徐哲　马琳 著,李萍　韩秀萍 审)

第九节　婴儿肢端脓疱病

婴儿肢端脓疱病(infantile acropustulosis,IA)是一种良性、复发性、瘙痒性、自限性、水疱脓疱性皮病。IA 于 1979 年首次被描述为一种罕见的皮肤病,其病因学仍不清楚[57,58]。通常初发于生后 3~6 个月,偶见出生时即有。本病表现为婴儿四肢的远端反复瘙痒的水疱脓疱,通常是慢性病程。

【病因及发病机制】　本病少见,病因不清,发病无性别及种族差异。尽管两者之间的关系仍不清楚,但有报道描述了 IA 在疥疮感染后发生的病例[59]。IA 可能是一种对疥螨的过敏反应,但与疥疮不同,IA 不会传染,很少见到线性隧道和生殖器皮损。部分患儿伴有特异性个人史及家族史。

【诊断】

1. 症状、体征　本病常在 3~6 个月发病,但也可能在出生时出现。通常每 2~4 周发生一次,可能持续长达 14 天。洗浴、出汗、搔抓及夏季症状会加重。发作的强度和持续时间随每次发作而降低[58]。IA 在几年后可完全消退,没有后遗症。皮损特征为位于肢端瘙痒剧烈的水疱、脓疱,直径约 1~3mm,主要累及掌跖,可扩散至手背、足背、指/趾侧缘,偶见于头皮、躯干、四肢近端(图 13-22)。皮疹成批出现、持续 1~2 周,常于 3~4 周复发。但其发作频率及严重程度可逐渐减轻,可在发病后几年内,特别是 2 或 3 岁左右自发消退[60]。

2. 辅助检查

(1)脓疱疱液涂片:可见大量中性粒细胞,偶见嗜酸性粒细胞,无细菌及真菌。

(2)组织病理:表皮内/角层下疱,疱液中大量中性粒细胞浸润,偶有嗜酸性粒细胞,灶状角质形成细胞变性,真皮中血管周围可见中性粒细胞和嗜酸性粒细胞浸润[61]。

3. 诊断标准　本病可通过典型的皮损特征及发病年龄诊断,诊断要点为:婴儿期发病,肢端出现复发性水疱、脓疱,有自限倾向。

【鉴别诊断】主要有疥疮、汗疱性湿疹、脓疱型银屑病、脓疱性嗜酸性毛囊炎、新生儿毒性红斑、新生儿暂时性脓疱黑变病和脓疱疮[62]。婴幼儿出现肢端脓疱,需做疥螨的镜检协助除外疥疮。

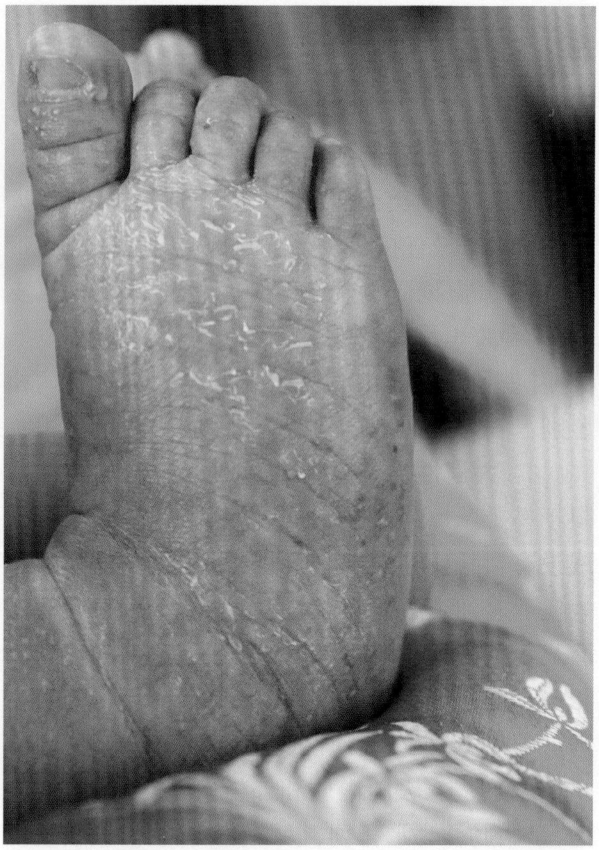

图 13-22　婴儿肢端脓疱病(infantile acropustulosis)
15 天男婴。足部可见红斑、丘疱疹、脓疱、结痂
(首都医科大学附属北京儿童医院提供)

【治疗】间断外用糖皮质激素,口服抗组胺药可控制症状。口服红霉素和口服氨苯砜有报道具有临床益处[60]。有报道局部外用 0.002 5% 马沙骨化醇软膏可较好改善皮损症状并增加复发间隔[62]。然而,由于 IA 呈良性病程,通常不需要治疗。临床医生认识到本病的特征很重要,避免误诊。

(杨舟　徐哲　马琳　著,李萍　韩秀萍　审)

参考文献

1. DIDONA D, MAGLIE R, EMING R, et al. Pemphigus: Current and future therapeutic strategies. Front Immunol, 2019, 10: 1418.

2. JOLY P, HORVATH B, PATSATSI A, et al. Updated S2K guidelines on the management of pemphigus vulgaris and foliaceus initiated by the european academy of dermatology and venereology (EADV). J Eur Acad Dermatol Venereol, 2020, 34 (9): 1900-1913.

3. 中国医师协会皮肤科医师分会自身免疫疾病亚专业委员会. 寻常型天疱疮诊断和治疗的专家建议. 中华皮肤科杂志, 2016, 49 (11): 761-765.

4. Committee for Guidelines for the Management of Pemphigus Disease. Japanese guidelines for the management of pemphigus. J Dermatol, 2014, 41 (6): 471-486.

5. HARMAN KE, BROWN D, EXTON LS, et al. British Association of Dermatologists'guidelines for the manage-

ment of pemphigus vulgaris 2017. Br J Dermatol, 2017, 177 (5): 1170-201.

6. MURRELL DF, PENA S, JOLY P, et al. Diagnosis and Management of Pemphigus: recommendations by an International Panel of Experts. J Am Acad Dermatol, 2020, 82 (3): 575-585. e1.

7. WAISBOURD-ZINMAN O, BEN-AMITAI D, COHEN AD, et al. Bullous pemphigoid in infancy: clinical and epidemiologic characteristics. J Am Acad Dermatol, 2008, 58 (1) z: 41-48.

8. UJIIE H, IWATA H, YAMAGAMI J, et al. Japanese guidelines for the management of pemphigoid (including epidermolysis bullosa acquisita). J Dermatol, 2019, 46 (12): 1102-1135.

9. EGAMI S, YAMAGAMI J, AMAGAI M. Autoimmune bullous skin diseases, pemphigus and pemphigoid. J Allergy Clin Immunol, 2020, 145 (4): 1031-1047.

10. KASPERKIEWICZ M, ZILLIKENS D, SCHMIDT E. Pemphigoid diseases: pathogenesis, diagnosis, and treatment. Autoimmunity, 2012, 45 (1): 55-70.

11. NANDA A, AL-SAEID K, AL-SABAH H, et al. Clinicoepidemiologieal features and course of 43 cases of bullous pemphigoid in Kuwait. ClinExPDermatol, 2006, 31 (3): 339-432.

12. FELICIANI C, JOLY P, JONKMAN MF, et al. Management of bullous pemphigoid: the European Dermatology Forum consensus in collaboration with the European Academy of Dermatology and Venereology. Br J Dermatol, 2015, 172 (4): 867-77.

13. 王娣, 陈喜雪, 朱学俊. 124 例大疱性类天疱疮治疗回顾. 中华皮肤科杂志, 2007, 40 (1): 7-9.

14. ALLEN J, WOJNAROWSKA F. Linear IgA disease: the IgA and IgG response to dermal antigens demonstrates a chiefly IgA response to LAD285 and a dermal 180-kDa protein. Br J Dermatol, 2003, 149 (5): 1055-1058.

15. ARMSTRONG AW, FAZELI A, YEH SW, et al. Vancomycin-induced linear IgA disease manifesting as bullous erythema multiforme. J Cutan Pathol, 2004, 31 (5): 393-397.

16. JURATLI HA, SÁRDY M. Linear IgA bullous dermatosis. Hautarzt, 2019, 70 (4): 254-259.

17. GENOVESE G, VENEGONI L, FANONI D, et al. Linear IgA bullous dermatosis in adults and children: a clinical and immunopathological study of 38 patients. Orphanet J Rare Dis, 2019, 14 (1): 115.

18. CULTON DA, DIAZ LA. Treatment of subepidermal immunobullous diseases. Clin Dermatol, 2012, 30 (1): 95-102.

19. SALMI TT. Dermatitis herpetiformis. Clin Exp Dermatol, 2019, 44 (7): 728-731.

20. JURATLI HA, GÖRÖG A, SÁRDY M. Dermatitis herpetiformis. Hautarzt, 2019, 70 (4): 260-264.

21. BONCIOLINI V, BONCIANI D, VERDELLI A, et al. Dermatitis herpetiformis: not only in adults. Pediatr Dermatol, 2014 Jul-Aug; 31 (4): 538

22. MARUTA CW, MIYAMOTO D, AOKI V, et al. Paraneoplastic pemphigus: a clinical, laboratorial, and therapeutic overview. An Bras Dermatol, 2019, 94 (4): 388-398.

23. LIM JM, LEE SE, SEO J, et al. Paraneoplastic Pemphigus Associated with a Malignant Thymoma: A Case of Persistent and Refractory Oral Ulcerations Following Thymectomy. Ann Dermatol, 2017, 29 (2): 219-222.

24. YONG AA, TEY HL. Paraneoplastic pemphigus. Australas J Dermatol, 2013, 54: 241-250.

25. WANG J, ZHU X, LI R, et al. Paraneoplastic pemphigus associated with Castleman tumor: a commonly reported subtype of paraneoplastic pemphigus in China. Arch Dermatol, 2005, 141: 1285-1293.

26. ZHANG B, ZHENG R, WANG J, et al. Epitopes in the linker subdomain region of envoplakin recognized by autoantibodies in paraneoplastic pemphigus patients. J Invest Dermatol, 2006, 126: 832-840.

27. NOUSARI HC, KIMYAI-ASADI A, ANHALT GJ. Elevated serum levels of interleukin-6 in paraneoplastic pemphigus. J Invest Dermatol, 1999, 112: 396-398.

28. CHAN LS. Epitope spreading in paraneoplastic pemphigus: autoimmune induction in antibody-mediated blistering skin diseases. Arch Dermatol, 2000, 136: 663-664.

29. NGUYEN VT, NDOYE A, BASSLER KD, et al. Classification, clinical manifestations, and immunopathological mechanisms of the epithelial variant of paraneoplastic autoimmune multiorgan syndrome: a reappraisal of paraneoplastic pemphigus. Arch Dermatol, 2001, 137: 193-206.

30. MARTEL P, LOISEAU P, JOLY P, et al. Paraneoplastic pemphigus is associated with the DRB1*03 allele. J Autoimmun, 2003, 20: 91-95.

31. LIU Q, BU DF, LI D, et al. Genotyping of HLA-I and HLA-II alleles in Chinese patients with paraneoplastic pemphigus. Br J Dermatol, 2008, 158: 587-591.

32. OHZONO A, SOGAME R, LI X, et al. Clinical and

immunological findings in 104 cases of paraneoplastic pemphigus. Br J Dermatol, 2015, 173 (6): 1447-1452.

33. MIMOUNI D, ANHALT GJ, LAZAROVA Z, et al. Para-neoplastic pemphigus in children and adolescents. Br J Dermatol, 2002, 147 (4): 725-732.

34. CHIARAVALLOTI A, PAYETTE M. Hailey-Hailey disease and review of management. J Drugs Dermatol, 2014, 13 (10): 1254-1257.

35. 徐哲, 张立新, 李丽, 等. 婴儿期发病的慢性家族性良性天疱疮家系 ATP2C1 基因突变研究. 中华皮肤科杂志, 2010, 43 (4): 266-268.

36. BEN LAGHA I, ASHACK K, KHACHEMOUNE A. Hailey-Hailey Disease: An Update Review with a Focus on Treatment Data. Am J Clin Dermatol, 2020, 21 (1): 49-68.

37. 陶一叶. 家族性良性慢性天疱疮的治疗进展. 皮肤病与性病, 2020, 42 (4): 491-493.

38. FINE D, EADY RA, BAUER EA, et al. The classifica-tion of inherited epidermolysis bullosa (EB): Report of the Third International Consensus Meeting on Diagnosis and Classifieation of EB. J Am Acad Dermatol, 2008, 58 (6): 931-950.

39. FINE JD, BRUCKNER-TUDERMAN L, EADY RA, et al. Inherited epidermolysis bullosa: updated recom-mendations on diagnosis and classification. J Am Acad Dermatol, 2014, 70 (6): 1103-1126.

40. HAS C, BAUER JW, BODEMER C, et al. Consensus reclassification of inherited epidermolysis bullosa and other disorders with skin fragility. Br J Dermatol, 2020, 183 (4): 614-627.

41. INTONG LR, MARRELL DF. Inherited epidermolysis bullosa: New diagnostic criteria and classification. Clin Dermatol, 2012, 30 (1): 70-77.

42. HAS C, LIU L, BOLLING MC, et al. Clinical practice guidelines for laboratory diagnosis of epidermolysis bullosa. Br J Dermatol, 2020, 182 (3): 574-592.

43. EI HACHEM M, ZAMBRUNO G, BOURDON-LANOY E, et al. Multicentre consensus recommendations for skin care in inherited epidermolysis bullosa. Orphanet J Rare Dis, 2014, 9: 76.

44. TOLAR J, ISHIDA-YAMAMOTO A, RIDDLE M, et al. Amelioration of epidermolysis bullosa by transfer of wild-type bone marrow cells. Blood, 2009, 113 (5): 1167.

45. FREW W, MARTIN K, NIJSTEN T, et al. Quality of life evaluation in epidermolysis bullosa (EB) through the development of the QOLEB questionnaire: an EB-specific quality of life instrument. BR J DERMATOL, 2009, 161 (6): 1323.

46. BRUCHERNER-TUDERMAN L. Newer Treatment Modalities in Epidermolysis Bullosa. Indian Dermatol Online J, 2019, 10 (3): 244-250.

47. PRODINGER C, REICHELT J, BAUER JW, et al. Epidermolysis bullosa: Advances in research and treat-ment. Exp Dermatol, 2019, 28 (10): 1176-1189.

48. WALLY V, HOVNANIAN A, LY J, et al. Diacerein orphan drug development for epidermolysis bullosa simplex: A phase 2/3 randomized, placebo-controlled, double-blind clinical trial. J Am Acad Dermatol, 2018, 78 (5): 892-901.

49. KIM JH, KIM SC. Epidermolysis bullosa acquisita. J Eur Acad Dermatol Venereol, 2013, 27 (10): 1204-1213.

50. PROST-SQUARCIONI C, CAUX F, SCHMIDT E, et al. International bullous diseases group: consensus on diag-nostic criteria for epidermolysis bullosa acquisita. Br J Dermatol, 2018, 179 (1): 30-41.

51. CHAMBERLAIN AJ, COOPER SM, ALLEN J, et al. Paraneoplastic immunobullous disease with an epider-molysis bullosa acquisita phenotype: two cases demon-strating remission with treatment of gynaecological malignancy. Australas J Dermatol, 2004, 45: 136.

52. ROENIGR HH, PEARSON RW. Epidermolysis bullosa acquisita. Arch Dermatol, 1981, 117(7): 383.

53. KRIDIN K, KNEIBER D, KOWALSKI EH, et al. Epider-molysis bullosa acquisita: A comprehensive review. Auto-immun Rev, 2019, 18 (8): 786-795.

54. KMOMORI T, DAINICHI T, KUSUBA N, et al. Effi-cacy of intravenous immunoglobulins for the treatment of mucous membrane pemphigoid-like epidermolysis bullosa acquisita. Eur J Dermatol, 2017, 27 (5): 563-564.

55. BEVANS SL, SAMI N. The use of rituximab in treatment of epidermolysis bullosa acquisita: three new cases and a review of the literature. Dermatol Ther, 2018, 31 (6): e12726.

56. LUDWIG RJ. Signaling and targeted therapy of inflam-matory cells in epidermolysis bullosa acquisita. Exp Dermatol, 2017, 26 (12): 1179-1186.

57. KAHN G, RYWLIN AM. Acropustulosis of infancy. Arch Dermatol, 1979, 115: 831-833.

58. GOOD LM, GOOD TJ, HIGH WA. Infantile acropus-tulosis in internationally adopted children. J Am Acad Dermatol, 2011, 65 (4): 763-771.

59. ELPERN DJ. Infantile acropustulosis and antecedent

scabies. J Am Acad Dermatol, 1984, 11: 895.

60. FERREIRA S, MACHADO S, SELORES M. Infantile acropustulosis. J Paediatr Child Health, 2020, 56 (7): 1165-1166.

61. VIGNON-PENNAMEN MD, WALLACH D. Infantile acropustulosis. A clinicopathologic study of six cases. Arch Dermatol, 1986, 122 (10): 1155-1160.

62. KIMURA M, HIGUCHI T, YOSHIDA M. Infantile acropustulosis treated successfully with topical maxacalcitol. Acta Derm Venereol, 2011, 91 (3): 363-364.

第十四章
遗传角化性皮肤病

第一节 鱼 鳞 病

鱼鳞病(ichthyosis)是一组以全身皮肤干燥并伴有鳞状脱屑为特征的角化障碍性皮肤病。鱼鳞病包括先天遗传性鱼鳞病和后天获得性鱼鳞病。本章节重点介绍先天遗传性鱼鳞病。先天性鱼鳞病归属于孟德尔角化病(Mendelian disorders of cornification, MEDOC),该组疾病在临床上和病因学上均存在异质性,其临床表现因致病基因的不同而有很大差异。2009 年举行的国际鱼鳞病共识会议根据先天性鱼鳞病的临床表型、分子机制和病理生理学特征,制定了国际先天性鱼鳞病分类共识,包含先天性鱼鳞病种类共 30 余种,并将其大致分为非综合征型和综合征型两大类:非综合征型,包括寻常型鱼鳞病、X 连锁隐性遗传鱼鳞病、常染色体隐性遗传鱼鳞病、角蛋白鱼鳞病及其他特殊类型;综合征型,包括多种鱼鳞病相关综合征[1,2]。

一、寻常型鱼鳞病

寻常型鱼鳞病(ichthyosis vulgaris, IV)是临床最常见的类型,为常染色体半显性遗传,人群发病率为 1 : 1 000~1 : 300。

【病因及发病机制】目前与寻常型鱼鳞病有关唯一明确的基因是 *FLG* 基因,编码丝聚蛋白,其突变类型已经报道 20 余种。丝聚蛋白是透明角质颗粒的主要成分,*FLG* 基因突变可导致表皮中的丝聚蛋白及丝聚蛋白原结构改变并明显减少,引起颗粒层透明角质颗粒数量减少且结构异常,导致颗粒层变薄或消失,出现角化性皮损[3,4]。

【诊断】

1. 症状、体征

(1)常染色体半显性遗传,纯合子临床症状相对较重,杂合子相对较轻,甚至仅见胫前鳞屑。

(2)出生后数月发病,大多数 3 岁以前有表现。

(3)四肢伸侧和腹部褐色菱形或多角形鳞屑,边缘游离(图 14-1),尤以小腿明显(图 14-1),面部及皮褶处不受累,个体差异较大。

(4)常伴毛周角化症及掌纹征。

(5)冬重夏轻。

(6)易合并特应性皮炎、哮喘、鼻炎等症状[3,4]。

2. 组织病理 表皮角质层显著增厚,正角化过度;毛囊角栓;颗粒层减少或消失,棘层厚度正常;真皮浅层血管周围稀疏淋巴细胞浸润,可出现皮脂腺及汗腺萎缩。

二、X 连锁鱼鳞病

X 连锁鱼鳞病(X-linked ichthyosis, XLI)又称类固醇硫酸酯酶缺乏症。此型为 X 连锁隐性遗传鱼鳞病,发病率约为 1 : 6 000~1 : 1 000。该病男性发病,女性仅为携带者。

【病因及发病机制】X 连锁鱼鳞病是由于编码类固醇硫酸酯酶的 *STS* 基因突变,进而导致皮肤成

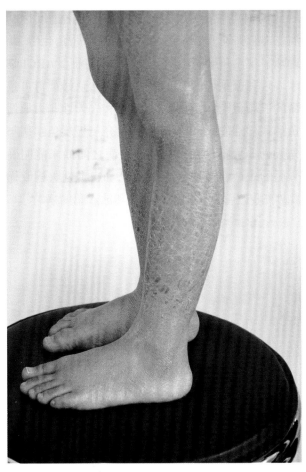

图 14-1 寻常型鱼鳞病
下肢胫前菱形或多角形鳞屑，鳞屑间见白色沟纹，呈网状
（首都医科大学附属北京儿童医院提供）

纤维细胞缺乏类固醇硫酸酯酶，造成硫酸胆固醇的聚集，角质层细胞黏着异常无法正常脱落，还会合并出现表皮屏障功能损害。90% 以上患者是 *STS* 基因完全缺失，完全缺失还可累及 *STS* 基因两侧的侧翼序列。如缺失累及邻近基因，可出现相应综合征的表现。少数患者为部分缺失或点突变，临床上的表现没有太大的区别[2,5]。

【诊断】

1. 症状、体征

（1）X 连锁隐性遗传模式，患者几乎均为男性，女性携带者无明显临床表现或症状轻微。

（2）发病早，出生后 3 个月内起病。

（3）周身弥漫性分布大片状暗褐色鳞屑，以躯干、下肢为著，皮肤呈污浊状（图 14-2）。

（4）腹部受累常较背部更多，皮损向下延伸至整个小腿伸侧。

（5）无毛周角化、眼睑外翻及掌跖角化，特应性皮炎少见。

（6）可伴有角膜后壁和后弹力层点状浑浊、隐睾及睾丸癌[2,3]。

2. 组织病理 表皮角质层中度增厚，角化亢进；颗粒层特征性增厚，无角栓；棘层轻度增厚；真皮浅层稀疏淋巴组织细胞浸润。

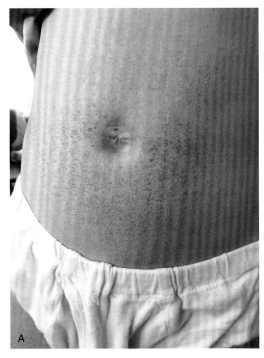
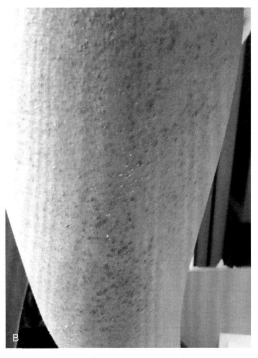

图 14-2 X 连锁鱼鳞病
腹部（图 A）及下肢（图 B）黑褐色鳞屑，有脏污感（首都医科大学附属北京儿童医院提供）

三、常染色体隐性遗传鱼鳞病

常染色体隐性遗传鱼鳞病（autosomal recessive congenital ichthyosis，ARCI）是一组具异质性的非综合征型角化障碍性疾病，临床表型多有重叠，发病率约 1/(20 万~30 万)。大多数新生儿是火棉胶样婴儿（colloid baby），即一层覆盖新生儿身体的紧绷半透明膜，皮肤僵硬，肢体半屈曲状、活动受限，眼睑、口唇外翻及耳畸形（图 14-3）。胶样膜在出生后几周内可脱落，出现红斑基础上角化过度性鳞屑，亦可伴有红皮病及不同程度的掌跖角化等，并逐渐显现出鱼鳞病不同亚型的临床特征。ARCI 临床表现和严重程度可能有很大差异，从最严重可致命的丑胎鱼鳞病，到板层鱼鳞病和先天性非大疱性鱼鳞病样红皮病，以及临床症状介于板层鱼鳞病与先天性非大疱性鱼鳞病样红皮病之间尚未能明确分类的表型和轻微变异的亚型，如自愈性火棉胶样儿 / 自我改善型火棉胶鱼鳞病和泳衣鱼鳞病[1,2]。

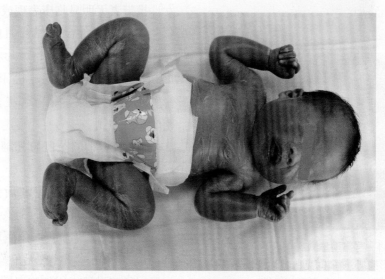

图 14-3 胶样儿
生后 10 小时患儿，全身皮肤似覆盖羊皮纸样胶样膜，紧张、发亮，局部有裂隙、脱屑。
眼睑轻度外翻（首都医科大学附属北京儿童医院提供）

【病因及发病机制】在 ARCI 各表型中，丑胎鱼鳞病（harlequin ichthyosis）是临床上独特的基因同质性疾病，由 *ABCA12* 基因的功能丧失性突变引起。板层状鱼鳞病（lamellar ichthyosis）和先天性非大疱性鱼鳞病样红皮病（nonbullous congenital ichthyosiform erythroderma）等其他表型是 *TGM1*、*ALOXE3*、*ALOX12B*、*NIPAL4*、*CYP4F22*、*ABCA12*、*CASP14*、*CERS3*、*LIPN*、*PAPLA1*、*SULT2B1*、*SDR9C7*、*SLC27A*、*ST14* 和其他未知的基因突变引起的一组疾病。这些编码角质形成细胞脂质处理相关酶的基因致病性突变，导致角质形成细胞分化这些酶的功能受损，不能产生和 / 或分泌所需的脂质，影响了保护性角质化细胞包膜和角质层的形成，显著降低了皮肤的屏障功能，引起病理性表皮鳞屑[7]。

【诊断】

1. 症状、体征

（1）丑胎鱼鳞病：出生即全身覆有"盔甲状"皮肤，严重角化过度伴有裂纹；严重的睑外翻、唇外翻、"O"形嘴、耳郭畸形（图 14-4）；症状严重，具致死性，出生后可因感染、呼吸、喂养困难而死亡[6]。

（2）板层鱼鳞病：出生时常为火棉胶样儿；之后出现全身大片褐色鳞屑、厚似铠甲，明显角化过度，睑唇外翻，严重掌跖角化症，可伴或不伴红皮病（图 14-5）；可伴关节处皮肤棘状突起，毛囊口火山口样改变，出汗困难。

（3）先天性非大疱性鱼鳞病样红皮病：出生时常为火棉胶样儿；之后弥漫性红斑基础上出现角化性鳞屑、睑外翻、不同程度掌跖角化症、少汗（图 14-6）；下肢鳞屑较大呈板状，头面、躯干较细小；可出现瘢

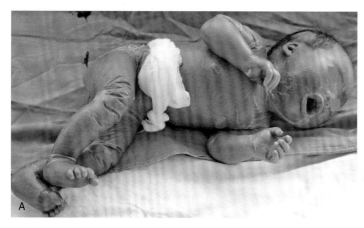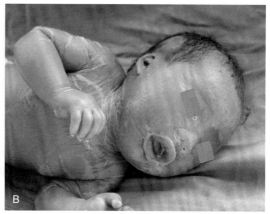

图 14-4　丑胎

生后 12 小时患儿，全身皮肤紧张、发亮，触之硬，如暗红色角质斑片覆盖全身（图 A）。前胸可见皮肤裂隙，
口呈"O"型，眼睑显著外翻（图 B）（首都医科大学附属北京儿童医院提供）

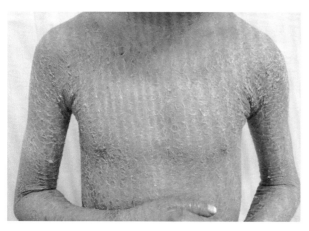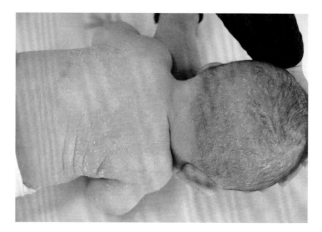

图 14-5　板层状鱼鳞病

躯干、上肢大片褐色鳞屑，周边游离，中央黏着
（首都医科大学附属北京儿童医院）

图 14-6　先天性非大疱性鱼鳞病样红皮病

生后发病，全身弥漫红斑，上覆白色细碎鳞屑，无水疱（首都
医科大学附属北京儿童医院提供）

痕状脱发、甲营养不良，继发基底细胞癌及鳞状细胞癌。

（4）自愈性火棉胶样儿/自我改善型火棉胶鱼鳞病（self-improving collodion ichthyosis）：在出生时出现火棉胶样膜，随后膜脱落出现正常或接近正常的皮肤；此后随年龄增长逐渐出现轻症鱼鳞病的表现，如皮肤干燥、少汗、局限性轻度红斑、细薄鳞屑、面部潮红及掌纹征（图 14-7）[8]。

（5）泳衣鱼鳞病（bathing suit ichthyosis）：属板层鱼鳞病的一种罕见变异型，脱屑可局限于躯干和较温暖部位的皮肤，可由 *TGM1* 基因隐性错义突变引起，导致谷氨酰胺转移酶对温度敏感[9]。

2. 组织病理　ARCI 各个亚型组织病理可出现不同程度的表皮角化过度，棘层增厚，表皮突延

长，颗粒层正常或轻度增厚；真皮浅层血管扩张，血管周围少量淋巴组织细胞浸润。

四、角蛋白鱼鳞病

角蛋白鱼鳞病（keratinopathic ichthyosis，KI）是由角蛋白 K1、角蛋白 K2、角蛋白 K10 基因突变所致的一组角化过度性鱼鳞病，大多数是常染色体显性遗传，发病率约 1/（20 万~30 万）[2,3]。

【病因及发病机制】角蛋白 K1 或 K10 基因突变可导致表皮松解角化过度型鱼鳞病、环状表皮松解型鱼鳞病、Confetti 鱼鳞病、Curth-Macklin 型鱼鳞病以及其嵌合突变所致表皮松解角化过度痣[8]。其中，表皮松解角化过度型鱼鳞病和环状表

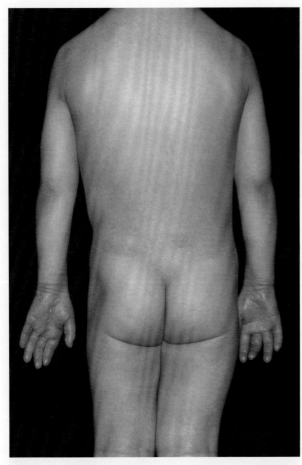

图 14-7   自愈性火棉胶样儿 / 自我改善型火棉胶鱼鳞病
生后火棉胶样膜，消退后逐渐出现轻症鱼鳞病。躯干、四肢
皮肤干燥，局限性白色细小鳞屑，掌跖轻度角化（首都医科
大学附属北京儿童医院提供）

皮松解型鱼鳞病多数由 *KRT1/KRT10* 的 1 号外显子（H1 编码部分）和 6 号外显子（2B 结构域）错义突变引起[10,11]；浅表型表皮松解型鱼鳞病由角蛋白 2 基因突变导致[2]；Confetti 鱼鳞病可由 *KRT10* 或 *KRT1* 中的尾部 V2 结构域杂合移码突变导致[12,13]。Curth-Macklin 型鱼鳞病由 *KRT1* 尾部 V2 结构域杂合移码突变及 *KRT10* 在 2B 结构域末端的氨基酸取代导致[14]。

【诊断】症状、体征：

（1）表皮松解角化过度型鱼鳞病（epidermolytic ichthyosis，EI）：也称表皮松解性角化过度或先天性大疱性鱼鳞病样红皮病。临床表现为出生或生后不久即发病，全身潮红伴浅表松弛性大疱，屈侧较多，部分皮肤见疣状灰褐色鳞屑。随年龄增长，皮肤潮红逐渐改善，呈现屈侧及间擦部位疣状角化过度（图 14-8）[15]。组织病理表现为角质层致密的

正角化过度、颗粒层增厚、粗大的角质透明颗粒，基底上层及颗粒层的角质形成细胞空泡变性、细胞溶解。也可发现角化不良及轻度血管周围淋巴细胞浸润[16]。

（2）环状表皮松解型鱼鳞病（annular epidermolytic ichthyosis，AEI）：属表皮松解角化过度型鱼鳞病的独特变异表型，常在出生时有广泛的红皮病和水疱病史，随年龄增长，皮损位置变得更为局限，其特征为多环形、迁移性红斑及鳞屑性斑块。组织病理学特征与经典的表皮松解角化过度型鱼鳞病相似[11]。

（3）浅表性表皮松解型鱼鳞病（superficial epidermolytic ichthyosis，SEI）：亦称西门子大疱性鱼鳞病。临床特征与表皮松解角化过度型鱼鳞病相似，但较轻，缺乏红皮病。婴儿期创伤后会出现水疱，多见于手脚（图 14-9）。皮肤脆性更浅表，随年龄增长水疱减少，出现集中于四肢的浅表暗褐色鳞屑，可见特征性脱屑 Mauserung 现象[3]。组织病理特

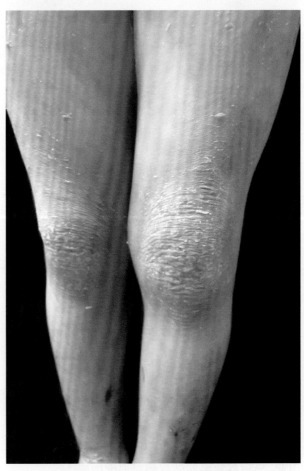

图 14-8   表皮松解角化过度型鱼鳞病
双下肢膝部角化过度、皮肤粗糙，可见表皮松解性脱屑
（首都医科大学附属北京儿童医院提供）

点为棘层上部及颗粒层出现细胞松解,伴大量透明角质颗粒。

(4)Curth-Macklin 型鱼鳞病(ichthyosis Curth-Macklin,ICM):广泛的暗色尖刺状或疣状斑块,累及四肢伸侧及躯干,可合并严重的掌跖角化症(图 14-10)。组织病理特征为表皮角化过度、棘层增厚、乳头状瘤增生,棘层细胞核周空泡化和双核细胞的形成[14]。

(5)Confetti 鱼鳞病(ichthyosis with Confetti,IWC):出生时表现与先天性鱼鳞病样红皮病类似,没有水疱,但随年龄增长,逐渐在红皮病中出现小片正常皮肤,并随时间的推移逐渐增大、增多。由 KRT10 基因突变导致 IWC-Ⅰ型,而 KRT1 基因突变导致 IWC-Ⅱ型。其中 IWC-Ⅰ型还具有额外的皮外特征,如睑外翻、耳畸形、多毛症、身材矮小或乳头发

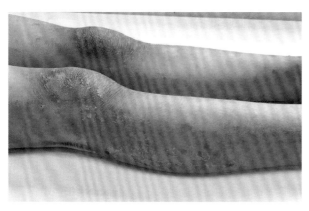

图 14-9　浅表性表皮松解型鱼鳞病
双下肢可见浅表的暗褐色薄层鳞屑
(首都医科大学附属北京儿童医院提供)

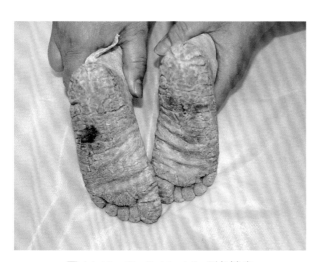

图 14-10　Curth-Macklin 型鱼鳞病
双足底可见严重的掌跖角化
(首都医科大学附属北京儿童医院提供)

育不全[12,13]。

五、综合征型鱼鳞病

综合征型鱼鳞病多种多样,可累及皮肤和其他器官或系统。目前已报道 20 余种,涉及 X 连锁或常染色体遗传。伴毛发异常的有毛囊性鱼鳞病 - 秃发 - 畏光综合征(ichthyosis follicularis-alopecia-photophobia syndrome,IFAP 综合征)、毛发硫营养不良、Netherton 综合征、角膜炎 - 鱼鳞病 - 耳聋综合征(keratitis-ichthyosis-deafness syndrome,KID 综合征)、鱼鳞病少毛综合征等;伴神经系统异常的有多发性硫酸酯酶缺乏症、Sjögren-Larsson 综合征、Refsum 病、戈谢病等;伴骨骼异常的有 X 连锁显性软骨发育不良、先天性偏侧发育不良伴鱼鳞病样红皮病及肢体缺陷(CHILD 综合征)等。另外亦可伴发耳部或眼部异常、掌跖角化症、肠病、胆管炎、胆汁淤积、关节挛缩、肾小管功能障碍、发育不良等多系统异常[17]。

【诊断及鉴别诊断】

1. **诊断**　结合各类型鱼鳞病的遗传模式、临床表现、组织病理以及基因型可明确诊断。

2. **鉴别诊断**　根据以下疾病分类,结合各种先天性鱼鳞病特点进行鉴别诊断(表 14-1)。

【治疗】先天性鱼鳞病尚无长期有效治疗。局部治疗:主要包括沐浴加强水合;保湿剂(如油脂霜剂、尿素、凡士林、甘油、乳酸等)及功效性医学护肤品修复皮肤屏障;角质剥离剂(如水杨酸、丙二醇、N- 乙酰半胱氨酸酰胺)减少角质细胞黏附;角质分化调节剂(维 A 酸、卡泊三醇)调节角化过度。系统治疗:重症病例口服阿维 A 可改善症状,减轻角化和鳞屑,儿童期使用应严格监测其副作用,如黏膜干燥、肝功能异常、骨骼异常等[15]。皮肤有继发性感染时,可适当应用抗生素软膏。丑胎鱼鳞病及火棉胶样儿重在加强支持治疗,提高生存率及生活质量[1-3]。

近年有研究报道使用转录激活因子样效应核酸酶技术,在体外细胞中特异性地靶向导入移码突变来使突变基因失活。通过正确基因编辑单细胞克隆的免疫荧光分析,观察到与表皮松解型鱼鳞病相关的角蛋白中间丝脆性表型的逆转。该研究在

表 14-1　鱼鳞病及鱼鳞病相关疾病

分类	疾病名称	致病基因
非综合征型鱼鳞病	常染色体半显性遗传鱼鳞病	寻常型鱼鳞病
	常染色体隐性遗传鱼鳞病	丑胎鱼鳞病
		板层状鱼鳞病
		先天性非大疱性鱼鳞病样红皮病
		自愈性火棉胶样儿 / 自我改善型火棉胶鱼鳞病
		泳衣鱼鳞病
	常染色体显性遗传鱼鳞病	表皮松解角化过度型鱼鳞病
		环状表皮松解型鱼鳞病
		浅表性表皮松解型鱼鳞病
		Curth-Macklin 型鱼鳞病
		Confetti 鱼鳞病
综合征型鱼鳞病	毛囊性鱼鳞病 - 秃发 - 畏光综合征	
	X 连锁显性软骨发育不良	
	先天性偏侧发育不良伴鱼鳞病样红皮病及肢体缺陷综合征	
	Netherton 综合征	
	角膜炎 - 鱼鳞病 - 耳聋综合征	
	毛发硫营养不良	
	鱼鳞病少毛综合征	
	鱼鳞病 - 痉挛性瘫痪 - 智力障碍综合征	
	鱼鳞病 - 多发性神经炎 - 共济失调综合征	
	智力减退 - 肠病 - 耳聋 - 神经病变 - 鱼鳞病 - 角化综合征	
	脑发育障碍 - 神经病变 - 鱼鳞病 - 掌跖角化症综合征	
	鱼鳞病 - 痉挛性四肢麻痹 - 智力低下 - 脊髓小脑共济失调综合征	
	多发性硫酸酯酶缺乏症	
	中性脂质沉积病	
	戈谢病	
	鱼鳞病早产综合征	
后天获得性鱼鳞病	淋巴瘤	
	结节病	
	红斑狼疮	
	皮肌炎	
	麻风	
	AIDS	
	内脏肿瘤和卡波西肉瘤	
	甲状腺功能减退	
	严重营养不良	
	某些药物(烟酸、三苯乙醇和丁酰苯)的反应	

患者角蛋白细胞中证实了这种方法的有效性,并表明超过 95.6% 的显性 *KRT10* 突变离体基因编辑疗法的可行性,有望成为临床治疗的新方法[18]。

CHILD 综合征由于 *NSDHL* 基因突变,引起胆固醇生物合成酶 3β-羟基固醇脱氢酶功能缺失,导致胆固醇合成途径中脂质中间代谢产物蓄积以及胆固醇合成障碍。依据其发病机制,有报道外用洛伐他汀/辛伐他汀加胆固醇混合制剂,可降低脂质中间代谢产物蓄积引起的毒性作用,同时补充胆固醇促进正常皮肤形成,可显著改善先天性偏侧发育不良-鱼鳞病样痣-肢体缺陷综合征(CHILD 综合征)皮损[19,20],亦有报道其用于治疗常染色体隐性遗传鱼鳞病的皮损有效。基于突变基因突变致病机制的治疗有望成为先天性鱼鳞病患者个体化精准治疗的方向。

(杨舟　徐哲　著,郭一峰　吴波　审)

第二节　Darier 病

Darier 病(Darier disease,DD)又称为毛囊角化病(keratosis follicularis),本病是一种少见的、以表皮细胞角化不良为病理变化的慢性角化性皮肤病,具有融合、增殖的倾向。

【病因及发病机制】由编码肌浆网和内质网的钙离子 2 型 ATP 酶(SERCA2)的 *ATP2A2* 基因突变引起,该基因位于染色体 12q23-q24.1[21]。

【诊断】

1. 症状、体征

(1)常染色体显性遗传模式,散发病例的发生率约为 40%~50%。

(2)通常儿童期开始发病,持续整个青春期,男女比例相等[21]。

(3)病变部位:既包括皮脂溢出部位,如头皮、前额、耳、鼻唇沟、颈、肩、前胸、背中线、腋下等,也可扩展至整个躯干、四肢屈侧、臀部、生殖器部位等;并可累及无皮脂腺部位,如掌跖、黏膜、甲,甚至累及口咽、食管、肛门直肠黏膜。皮疹分布通常对称、广泛,明显不对称、带状、痣样分布也可发生;如为局限型毛囊角化病,皮疹沿 Blaschko 线局限性或带状分布,躯干为其好发部位,大多呈线状。

(4)皮疹特征:

1)面部、前额、头皮和胸背等出现细小、坚实、正常肤色的毛囊性丘疹,有油腻性、灰棕色、黑色的痂覆盖在丘疹顶端凹面,丘疹逐渐增大成疣状,融合形成不规则斑块,部分皮损处可发生大疱(图 14-11)。

2)屈侧、腋下、臀沟及阴股部等多汗、摩擦处的

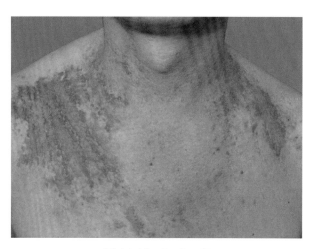

图 14-11　Darier 病
前胸见针尖至豌豆大小坚硬丘疹,表面有油腻性结痂,相互融合成片,伴增殖性损害(上海交通大学医学院附属新华医院提供)

损害增殖尤为显著,形成有恶臭的乳头状瘤样和增殖性损害,其上有皲裂、浸渍及脓性渗出物覆盖。

3)舌背可发生斑状角化和浅表性糜烂,齿龈及腭部可有白色小丘疹。

4)掌跖点状角化,并逐渐融合呈弥漫性角化。

5)甲下角化过度、甲脆裂、白色或红色纵纹,甲游离缘楔形缺损。

(5)皮疹夏季加重,患者对热敏感,日晒可诱发本病;冬季可好转。

(6)除了典型的皮肤表现外,DD 还与一些皮肤外的表现有关,特别是神经精神类疾病,比如抑郁症、双相情感障碍、癫痫和认知困难[22]。

2. 组织病理　表皮乳头状瘤样增生,基底层和棘层细胞松解,基底层上方形成裂隙,基底层上

方的棘层上部可见角化不良细胞形成的大而核深染的圆体,上方角层内可见角化不良细胞形成的小椭圆形胞质强嗜酸性的谷粒。真皮浅层血管周围轻~中度炎症细胞浸润。

3. 鉴别诊断

(1)脂溢性皮炎:发生于脂溢性部位的边界清晰的红斑,伴有油腻的鳞屑或痂皮,摩擦部位可以观察到潮湿的表面。

(2)黑棘皮病:皮损颜色较深,多局限于腋下、腹股沟等屈侧部位,呈柔软的乳头状瘤状,恶性型合并内脏腺瘤。

(3)融合性网状乳头状瘤病:青年期发病,发生于两乳房间、双肩胛间,呈棕黄色扁平丘疹,融合成网状斑片。

(4)暂时性棘层松解性皮病:好发于中年人躯干部,皮疹以丘疹及丘疱疹为特征,部分患者数月内可自行消退。组织病理上为灶状棘层松解性角化不良,可以与毛囊角化病相似。

【治疗】

1. 避免病情加剧的因素(湿、热、机械刺激)和药物(锂),使用润肤剂,日晒加重者使用防晒霜,注意卫生,避免细菌、病毒感染。

2. 外用药物　外用维A酸(异维A酸、他扎罗汀和阿达帕林)、氟尿嘧啶、他卡西醇、他克莫司软膏、外用糖皮质激素、双氯芬酸钠等。维A酸和氟尿嘧啶是最有效的外用药物[23]。

3. 口服药物　口服维A酸(阿维A和异维A酸)、环孢素、多西环素等。口服维A酸是泛发的DD首选的口服药物。

4. 顽固皮损可以考虑皮肤磨削术、电切术、外科切除、激光(CO_2、铒、PDL)、光动力疗法、放射线疗法等。

5. 婚育前进行遗传咨询。

(李梅云　陈戟　著,郭一峰　吴波　审)

第三节　汗孔角化症

汗孔角化症(porokeratosis,PK)是一种较少见的慢性进行性角化不全性皮肤病,以边缘堤状疣状隆起、中央轻度萎缩为临床特征。

【病因及发病机制】汗孔角化症的病因尚不清楚,许多因素都与其发生有关,如遗传易感性、紫外线辐射和免疫状况[24]。播散性浅表性光线性汗孔角化症是最常见的类型,研究已表明具有常染色体显性遗传模式,潜在的位点包括DSAP1-4以及戊酸磷酸激酶通路的突变,如甲戊酸脱羧酶(MVD)和甲戊酸激酶(MVK)。PK也与日晒和人工照射有关,比如PUVA。在免疫缺陷患者中易发生,药物反应也可能促发PK,特别是服用生物制剂以及光疗和放疗的患者[25]。

【诊断】

1. 症状、体征

(1)不论性别,所有身体部位,不同的年龄和种族都可能发生,但具体亚型之间存在差异。

(2)基本皮损特点:开始为小的角化性丘疹,向周围扩大形成环形、地图形、匐形性或不规则的边界清楚斑片,边缘呈堤状、有沟槽的角质性隆起,中心部分皮肤干燥光滑而有轻度萎缩,缺乏毳毛,可见针头大细小角质栓(图14-12)。

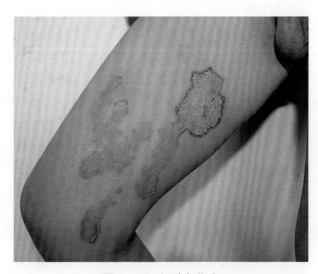

图14-12　汗孔角化症

6岁男童,右股部内侧可见环形、匐形性或不规则的边界清楚斑片,边缘呈堤状、有沟槽的角质性隆起,中心部分皮肤干燥光滑而有轻度萎缩,缺乏毳毛(首都医科大学附属北京儿童医院提供)

（3）病变通常无症状，但也有瘙痒明显者。

（4）根据皮损的数量、大小和分布，PK 主要有以下临床亚型（表 14-2）。此外，还有其他一些罕见的类型，如折叠反向型汗孔角化症（porokeratosis ptychotropica）、面部汗孔角化症、巨大汗孔角化症、肥厚性疣状汗孔角化症、网状汗孔角化症和发疹性瘙痒性丘疹性汗孔角化症等[24]。

（5）不同部位皮疹特点：受压或摩擦部位皮肤的堤状角质性隆起边缘显著；趾间似鸡眼；面部边缘呈一黑线而隆起不明显；踝部似疣状痣；头皮产生局部秃发；口腔黏膜边缘浸渍、呈乳白色升高的条索；阴茎部位可产生糜烂性龟头包皮炎；甲母质受累产生甲营养不良、甲板增厚、浑浊并起嵴纹。

（6）随时间皮损增大、数目增多，可发生恶变，常发生于经典斑块型和线状汗孔角化症大的、孤立的长期皮损。

表 14-2　汗孔角化症临床亚型

分型	特征
经典 Mibelli 汗孔角化症（porokeratosis of Mibelli，PM）	常在儿童期发病，男性发病率较高，表现为单个斑块或少量大小不一的斑块，好发于四肢，但其他部位也可能发生（如掌跖、口唇、生殖器等）
播散性浅表性汗孔角化症（disseminated superficial porokeratosis，DSP）	好发于面、颈、前臂、躯干、掌跖，边缘纤细如一圈黑线，中央色素沉着
播散性浅表性光化性汗孔角化症（disseminated superficial actinic porokeratosis，DSAP）	常染色体显性遗传，20~40 岁发病，好发于四肢、胸背部，面部受累者约占 15%，皮损一般发生于毛囊部位，随年龄增长而增多，50 岁后皮损可逐渐减少和消退
点状汗孔角化症（punctate porokeratosis，PP）	成年发病，发生于掌跖部位，表现为种子状的点状角化，边缘薄而凸起，中央凹陷
掌跖播散性汗孔角化症（porokeratosis palmaris et plantaris disseminata，PPPD）	PP 的一个少见的变种，男性多见，先见于掌跖部，后泛发至全身，偶尔累及黏膜，常对称分布
线状汗孔角化症（linear porokeratosis，LP）	常沿 Blaschko 线分布，类似疣状线状表皮痣，婴儿期起病并可自愈；或为外伤所致的同形反应现象

2. 组织病理　所有的 PK 临床亚型都有一个共同的组织病理学特征：鸡眼样板层，即由角化不全细胞紧密堆积形成的细圆柱，通常斜插入角质层内，其下方颗粒层明显变薄或消失，下方棘层内可见角化不良细胞。真皮内的淋巴细胞浸润可出现在血管周围、局限在板层下方或呈致密的苔藓样浸润模式。

3. 鉴别诊断　本病需要与扁平苔藓、硬化萎缩性苔藓、疣、光化性角化病、银屑病、Darier 病、疣状表皮痣等鉴别。

【治疗】 目前汗孔角化症没有标准治疗方法[26]。

1. 外用药物　10% 水杨酸软膏、0.05%~0.1% 维 A 酸软膏、氟尿嘧啶或 5% 咪喹莫特乳膏封包、胆固醇 / 洛伐他汀外用制剂等。

2. 口服药物　阿维 A 酯、阿维 A 或异维 A 酸，与日晒有关者口服氯喹。

3. 咪喹莫特乳膏治疗 Mibelli 汗孔角化症疗效最佳。外用维生素 D 衍生物可能是 DSP 的最佳治疗选择。LP 最好用局部或全身类维 A 酸治疗。最新的研究显示胆固醇 / 洛伐他汀外用制剂治疗 DSAP 取得了满意的疗效[27]。

4. 可考虑光动力、二氧化碳激光、冷冻、电灼或手术切除、皮肤磨削。对于在局部药物使用困难或禁忌的部位，手术干预和冷冻治疗可能是首选。

5. 遇有癌变趋势皮损即应手术切除行病理检查。

6. 婚育前进行遗传咨询。

（李梅云　陈戟　著，郭一峰　吴波　审）

第四节 掌跖角化病

掌跖角化病（keratosis palmaris et plantaris）又称掌跖角皮症（palmoplantaris keratoderma，PPK），为一组以手掌和足跖皮肤增厚、角化过度为特点的慢性皮肤病。分为先天性和获得性。大部分为先天性，常有家族史，如弥漫性掌跖角皮症、点状掌跖角皮症、梅勒达病、残毁性掌跖角皮症等；也有部分为获得性，是银屑病、毛发红糠疹、反应性关节炎、痣样基底细胞癌综合征等系统性疾病的皮肤表现。先天性 PPK 可单独发生（非综合征型 PPK），也可同时伴有皮肤病以外的其他临床表现（即综合征型 PPK）[28,29]。本节主要介绍先天性 PPK。

【病因与发病机制】很多先天性 PPK 已找到致病基因，其遗传模式包括常染色体显性遗传、常染色体隐性遗传或 X 连锁遗传，线粒体遗传也有报道。

【诊断】

1. 症状、体征　按临床表现分为弥漫性、局限性、条纹状及点状 PPK。

（1）弥漫性 PPK：多自婴儿期开始发病，轻者仅有掌跖皮肤粗糙，严重者掌跖出现弥漫斑块状、边缘清晰的黄色角质增厚，或呈疣状增厚，可伴有皲裂及疼痛。手足背可受累，足弓一般不受累，肘、膝很少累及（图 14-13）。

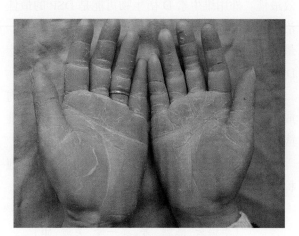

图 14-13　弥漫性掌跖角皮症
双手掌均一、对称的角化过度性斑块
（上海交通大学医学院附属新华医院提供）

（2）局限性 PPK：以婴幼儿起病多见，表现为掌跖受力部位的角化过度性斑块，常伴有疼痛感。

（3）条纹状 PPK：以婴幼儿起病多见，表现为手掌沿手指呈现辐射状条纹状的角化过度，有时肘、膝关节伸侧也可受累。

（4）点状 PPK：通常开始于 20~30 岁或更晚，皮损表现为双手掌和双足跖部高出皮面分散分布的圆形或椭圆形角质丘疹，质地硬，色暗黄，中心呈火山口形凹陷（图 14-14）。

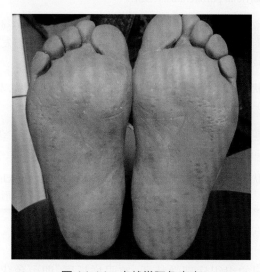

图 14-14　点状掌跖角皮症
双侧足底可见较多硬的、黄色圆形或卵圆形角化性丘疹，不规则分布在掌跖、趾，中央可见角质壁围绕的似弹坑的凹陷（上海交通大学医学院附属新华医院提供）

先天性掌跖角化病较有价值的临床鉴别诊断要点包括皮损边缘是否有红斑、病变部位是否多汗以及是否有掌跖以外部位的受累（表 14-3）。

诊断过程中需要注意患者是否存在听力受损、伴有羊毛状发者是否有心脏疾病、假性断指/趾症、指节垫、萎缩、甲病变等特征。伴发食管癌又称豪威尔-埃文斯综合征（Howel-Evans syndrome）；伴发牙周病称为帕皮永-勒菲弗综合征（Papollin-Lèfèvre syndrome）。

2. 组织病理　显著的正角化，颗粒层增厚，棘层肥厚；真皮浅层稀疏炎症细胞浸润；有的皮损还

表 14-3 常见的先天性掌跖角化病

分类	疾病名称	致病基因	遗传模式	起病年龄	是否多汗	四肢伸侧受累	红色边缘	其他特征
弥漫型	表皮松解性 PPK（Vörner 型）	KRT9,KRT1 [28]	AD	0~3 岁	是	否	是	可有指节垫,病理提示表皮松解角化过度
	梅勒达病（Meleda disease）（图 14-15A,B）	SLURP-1 [29]	AR	0~3 岁	是	是	是	伴湿疹、易感染,可有指节垫、假性断指症
	Bothnian 型 PPK	AQP5 [28]	AD	0~3 岁	否	是	不明显	遇水海绵状发白
	长岛型 PPK	SERPINB7 [30]	AR	0~3 岁	是	是	不明显	亚洲人最常见;遇水海绵状发白
局限型	局限型 PPK	KRT6C,KRT16,DSG1,TRPV3 [31]	AD	0~3 岁	否	否	不明显	缺乏真皮内改变
条纹状	条纹状 PPK	DSG1,DSP,KRT1 [28]	AD	4~10 岁	部分	否	否	可累及颊黏膜、角膜,可有假性断指
点状	点状 PPK	AAGAB,COL14A1 [32]	AD	≥20~30 岁	少	少	无	伴甲营养不良

注:AD,常染色体显性遗传;AR,常染色体隐性遗传。

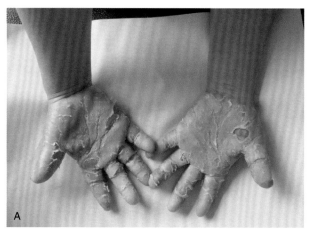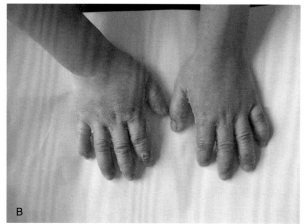

图 14-15 梅勒达病
双手掌红斑伴岛屿状角化过度及脱屑性皮损(上海交通大学医学院附属新华医院提供)

可见表皮松解性角化过度的改变,即表皮松解性掌跖角化病。其价值在于明确是否存在表皮松解角化过度。

3. 诊断及鉴别诊断

(1)诊断:根据对称性掌跖角化过度皮疹易于诊断,关键在于区分遗传性和获得性,在遗传性掌跖角化病中对疾病进行进一步分类,基因诊断可明确。

(2)鉴别诊断:首先应区分是遗传性还是获得

性掌跖角化病;获得性 PPK 一般不在婴幼儿期出现。弥漫性掌跖角化病需要与梅勒达病(图 14-15)相鉴别。点状掌跖角化病需要与疣、掌跖汗孔角化症、持久性豆状角化过度症、砷角化症相鉴别。

【治疗】

1. 护理 一般无特效治疗,基础护理:某些 PPK 患者可从每日清洁沐浴中获益,用锉刀等工具去除表面厚痂;提倡使用润肤剂;物理治疗对手指或者手掌的挛缩可能有效;继发细菌或者真菌感染时,建议局部或系统性抗感染治疗[29]。

2. 外用 10%~20% 水杨酸软膏、甲基硅油、20%~30% 尿囊素、0.05%~0.1% 维 A 酸软膏。

3. 口服 维 A 酸类:由于其骨毒性,停药后容易复发,故而实际不常用。阿维 A 可考虑用于非表皮松解性掌跖角化病,尤其对点状掌跖角皮病

有显著疗效;阿利维 A 酸(alitretinoin)对散发的梅勒达病患者显示一定疗效[29]。

4. 手术治疗 如断指/趾症可考虑 Z- 成形术。

5. 婚育前 进行遗传咨询。

(万朋杰 陈载 著,郭一峰 吴波 审)

第五节 进行性对称性红斑角化症

红斑角化症是一组临床和基因上具有异质性的疾病,特征表现为边界清楚的红斑、角化性斑块,包括一组疾病。现今,其分为两大主要亚型:进行性对称性红斑角化症(progressive symmetric erythrokeratoderma,PSEK)和可变性红斑角化症(erythrokeratoderma variabilis,EKV)[33]。PSEK 是一种罕见的常染色体显性遗传的角化过度性皮肤病,其分子遗传机制尚不清楚,常有家族史,但有 40% 病例为散发性[34]。

本病首次报道于 1911 年,在 1922 年由 Gottron 将其命名为进行性对称性红斑角化症,本病又称为 Gottron 综合征。

【病因及发病机制】进行性对称性红斑角化症为表皮细胞增殖性角化病,其分子及病理机制不明,可能与兜甲蛋白基因及连接蛋白 -31 基因相关,变异的兜甲蛋白在细胞核内聚集,破坏了角质形成细胞的凋亡过程,导致了病理上角质层的增厚,也有其他的相关基因突变,尚未特别明确。2006 年我国学者张学军等研究发现该病的致病基因位于 21q11.2-q21.2 区域间[35]。2017 年 Lynn 等报道了 KDSR 突变导致的常染色体隐性进行性对称性红斑角化症[36]。

【诊断】

1. 症状、体征

(1)常染色体显性遗传,异质性表达。

(2)通常于婴儿期发病,也有成年后发病者。

(3)缓慢进展的非迁移性红色鳞屑性斑块。

(4)皮疹常非常对称,分布于四肢伸侧、臀部、面部,可伴有掌跖角皮症(图 14-16A~E)。

(5)至青春期皮损发展充分且开始稳定,部分患者可自然缓解。

2. 组织病理 表皮角化过度、角化不全,颗粒层消失,棘层显著肥厚。

3. 鉴别诊断

(1)可变性红斑角化症:仅凭临床和病理有时很难与 PSEK 鉴别,临床上 EKV 尚具有迁移

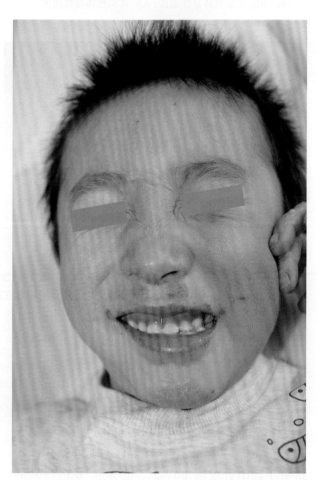

图 14-16A 进行性对称性红斑角化

4 岁男孩。面部以鼻周、口周、下颌为主可见红斑角化伴脱屑(首都医科大学附属北京儿童医院提供)

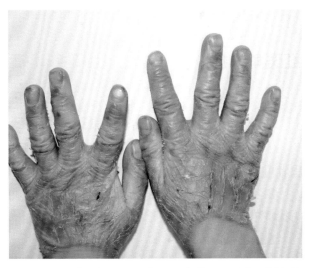

图 14-16B　与图 14-16A 为同一患儿。双手背可见角化增厚性红斑,伴皲裂、脱屑(首都医科大学附属北京儿童医院提供)

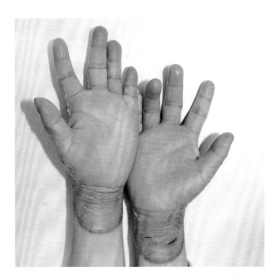

图 14-16C　与图 14-16A 为同一患儿。双手掌红斑、角化增厚。手腕处境界清晰(首都医科大学附属北京儿童医院提供)

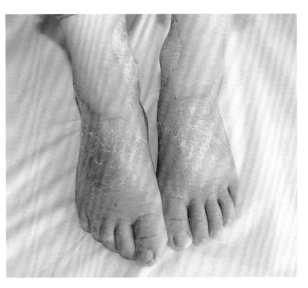

图 14-16D　与图 14-16A 为同一患儿。双足背角化增厚性红斑,伴皲裂、脱屑(首都医科大学附属北京儿童医院提供)

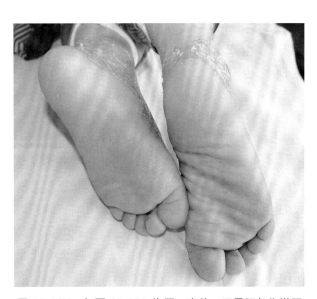

图 14-16E　与图 14-16A 为同一患儿。双足跖角化增厚(首都医科大学附属北京儿童医院提供)

性的红斑表现,但在 PSEK 中有时也能见到此种红斑;面部受累和掌跖角皮症在 PSEK 中更常见,但其同样也可发生在 EKV 中。但是 EKV 主要是由 1p34.3 染色体上的 *GJB3* 或 *GJB4* 基因突变所致,而 PSEK 中尚无特别明确相关的基因突变。

(2)毛发红糠疹:其重要特征是棕红色或橘红色毛囊性角化性丘疹。

(3)遗传性掌跖角皮症:是一种常染色体显性遗传病,但通常手足背和四肢无弥漫性红斑。

【治疗】本病的治疗目前还是以角质松解剂为主,如尿素等,有报道口服阿维 A 获得较好疗效者,但如何维持口服阿维 A 的服用时间、用量并没有具体的证据可循,远期疗效有待观察。近年来也有报道外用卡泊三醇可获得治疗成功[33]。

(陈琢 陈戟 著,郭一峰 吴波 审)

第六节　可变性红斑角化症

可变性红斑角化症(erythrokeratoderma variabilis, EKV)是以地图状可变性红斑和局限或广泛的角化过度为主要特征的罕见遗传性皮肤病,目前国内外对此病研究的突变基因主要是 GJB3 和 GJB4[37]。EKV 于 1907 年由荷兰医生首次报道并描述、命名。如上一节中所提到的,因 PSEK 和 EKV 有部分重叠,有些学者提出了可变性进行性红斑角化症(erythrokeratodermia variabilis et progressiva,EKVP)的概念[38],将这两种疾病同时包括,OMIM 网站将 EKVP 分为 5 型:EKVP1,由 GJB3(1p34.3)突变引起,有常染色体显性和隐性遗传的报道;EKVP2,由 GJB4(1p34.3)突变引起,常染色体显性遗传;EKVP3,由 GJA1(6q22.31)突变引起,常染色体显性遗传[39];EKVP4,由 KDSR(18q21.33)突变引起,常染色体隐性遗传[36];EKVP5,由 KRT83(12q13.13)突变引起,常染色体隐性遗传[40]。

【病因及发病机制】GJB3 和 GJB4 基因属于跨膜连接蛋白大家族中的 β 类,分别编码跨膜连接蛋白 31 和跨膜连接蛋白 30.3。跨膜连接蛋白是构成细胞间缝隙连接的重要组成部分,并对细胞间通信起关键作用。所有跨膜连接蛋白家族成员均具有共同的结构,包括 4 个跨膜区、2 个胞外环、1 个胞内环、2 个末端结构。每 6 个跨膜连接蛋白构成 1 个连接子,而相邻的两个连接子构成 1 个完整的细胞间水通道,此通道对跨膜的物质、离子及第二信使有选择性通透作用[41]。

【诊断】

1. 症状、体征

(1)常染色体显性遗传。

(2)通常于出生后幼儿期发病,于儿童或成人后很少再发展。

(3)四肢伸侧角化过度,伴有多形性可变性的红斑,可累及臀部及躯干(图 14-17)。

(4)约 50% 患者伴有掌跖角皮症。

(5)至青春期皮损发展充分且开始稳定,部分患者可自然缓解。

2. 组织病理　表皮角化过度,棘层肥厚,上皮乳头状瘤样增生,血管周围淋巴细胞及组织细胞浸润。

3. 鉴别诊断

(1)进行性对称性红斑角化:仅凭临床和病理

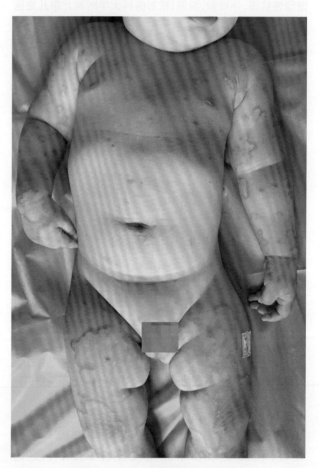

图 14-17A　可变性红斑角皮症

患儿,男,10 月龄,反复皮损 5 个月余,不伴有瘙痒。初期皮损为红斑或丘疹,逐渐向周围扩展,伴有明显角化,轻度脱屑,中央皮损逐渐好转。图示患儿皮损以四肢为主,表现为点状、片状、弧形或圆形(首都医科大学附属北京儿童医院提供)

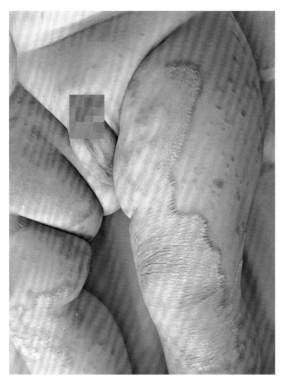

图 14-17B　与图 14-17A 为同一患儿。图示患儿股部皮损呈弧形或圆形，可见角化及少许脱屑，中央可见正常皮肤（首都医科大学附属北京儿童医院提供）

有时很难与之鉴别，临床上 EKV 具有迁移性的红斑表现，但在 PSEK 中有时也能见到此种红斑；面部受累和掌跖角皮症在 PSEK 中更常见，但其同样也可发生在 EKV 中。但是 EKV 是由 1p34.3 染色体上的 *GJB3* 或 *GJB4* 基因突变所致，而 PSEK 中尚无特别明确相关的基因突变。

（2）泛发性体癣：可表现为环状或弧状红色斑丘疹、斑块伴有鳞屑，真菌镜检查见真菌菌丝可明确诊断，与 EKV 鉴别。

（3）Netherton 综合征：是一种罕见常染色体显性遗传病，由 *SPINK5* 基因突变所致，表现为先天性伴有细小鳞屑的泛发性红皮病、纤曲性线状鱼鳞病、竹节样头发，常有生后最初几年生长迟缓。

【治疗】本病终生不愈，无特效治疗方法，可口服阿维 A、异维 A 酸、维生素治疗，但停药后可复发。外用保湿剂、角质剥脱剂、糖皮质激素和 PUVA 有一定效果。

（陈琢　陈戟　著，郭一峰　关波　审）

第七节　毛发苔藓

毛发苔藓（lichen pilaris）又称毛发糠疹（pityriasis pilaris）或毛周角化病（keratosis pilaris），是一种以成群的毛囊性微小角栓或者角化性丘疹为特征的慢性毛囊角化性皮肤病。

【病因及发病机制】病因尚不完全清楚，一般认为本病的发生与遗传因素有关，为常染色体显性遗传病，还可能与维生素 A 缺乏、代谢障碍有关。

【诊断】

1. 症状、体征

（1）儿童期发病，但也可发生在婴儿中，至青春期达到高峰，以后随年龄增长逐渐改善；儿童中发病率在 3.19%~12.5% 左右，男女发病率无差异[42,43]。

（2）一般无自觉症状，偶有轻度痒感；冬季较重。

（3）皮疹特点：皮疹为针头大小皮肤色或淡褐色较硬的毛囊性丘疹，不融合，顶端有角栓，内含卷曲毛发，剥去角栓后露出一个漏斗形小窝，伴程度不等的毛囊周围红斑。好发于面颊、上肢伸侧、股

外侧和臀部，严重者还可发生于腹部、肩胛、前臂和小腿，受累部位有粗糙感。

（4）常与特应性皮炎、寻常型鱼鳞病等伴发。

（5）特殊类型：包括萎缩性毛发角化病和红色毛发角化病。

2. 组织病理　毛囊口扩大，内有角栓，其中含有一根或多根扭曲的毛发，表皮角化过度，真皮内可有轻度的炎症细胞浸润。

3. 鉴别诊断　本病需要与毛发红糠疹鉴别，后者表现为淡红色或棕红色毛囊角化性丘疹，可融合成斑块，上覆糠秕状鳞屑，手指第 1、2 指节背面的毛囊性角化性丘疹具有诊断意义。掌跖及头皮有较大片的鳞屑及角化过度。

【治疗】

1. 本病预后良好，一般不需要治疗。

2. 一线治疗是润肤剂和局部角质溶解剂：含有乳酸、水杨酸或者尿素的制剂有助于软化角化性

丘疹;其他治疗包括 0.025%~0.1% 维 A 酸乳膏、0.1% 阿达帕林凝胶、0.05% 他扎罗汀等;对一些严重的有强烈治疗需求的患者,系统性维 A 酸类药物、激光疗法或微晶焕肤术可在一定程度上缓解患者症状[44,45]。

（万朋杰 陈戟 著,郭一峰 吴波 审）

参考文献

1. SIMPSON JK, MARTINEZ QM, ONOUFRIADIS A, et al. Genotype-phenotype correlation in a large English cohort of autosomal recessive ichthyosis. Br J Dermatol, 2020, 182 (3): 729-737.

2. OJI V, TADINI G, AKIYAMA M, et al. Revised nomenclature and classification of inherited ichthyoses: results of the First Ichthyosis Consensus Conference in Sorèze 2009. J Am Acad Dermatol, 2010, 63 (4): 607-641.

3. TAKEICHI T, AKIYAMA M. Inherited ichthyosis: Non-syndromic forms. J Dermatol, 2016, 43 (3): 242-251.

4. THYSSEN JP, GODOY-GE, ELIASA PM. Ichthyosis vulgaris: the filaggrin mutation disease. Br J Dermatol, 2013, 168 (6): 1155-1166.

5. XU H, LI Z, WANG T, et al. Novel homozygous deletion of segmental KAL1 and entire STS cause Kallmann syndrome and X-linked ichthyosis in a Chinese family. Andrologia, 2015, 47 (10): 1160-1165.

6. AKIYAMA M. ABCA12 mutations and autosomal recessive congenital ichthyosis: a review of genotype/phenotype correlations and of pathogenetic concepts. Hum Mutat, 2010, 31 (10): 1090-1096.

7. CRUMRINE D, KHNYKIN D, KRIEG P, et al. Mutations in Recessive Congenital Ichthyoses Illuminate the Origin and Functions of the Corneocyte Lipid Envelope. J Invest Dermatol, 2019, 139 (4): 760-768.

8. VAHLQUIST A, BYGUM A, GANEMO A, et al. Genotypic and clinical spectrum of self-improving collodion ichthyosis: ALOX12B, ALOXE3, and TGM1 mutations in Scandinavian patients. J Invest Dermatol, 2010, 130 (2): 438-443.

9. BOURRAT E, BLANCHET BC, DERBOIS C, et al. Specific TGM1 mutation profiles in bathing suit and self-improving collodion ichthyoses: phenotypic and genotypic data from 9 patients with dynamic phenotypes of autosomal recessive congenital ichthyosis. Arch Dermatol, 2012, 148 (10): 1191-1195.

10. HOTZ A, OJI V, BOURRAT E, et al. Expanding the Clinical and Genetic Spectrum of KRT1, KRT2 and KRT10 Mutations in Keratinopathic Ichthyosis. Acta Derm Venereol, 2016, 96 (4): 473-478.

11. ZAKI TD, YOO KY, KASSARDJIAN M, et al. A p. 478I>T KRT1 mutation in a case of annular epidermolytic ichthyosis. Pediatr Dermatol, 2018, 35 (6): e414-e415.

12. SUZUKI S, NOMURA T, MIYAUCHI T, et al. Revertant Mosaicism in Ichthyosis with Confetti Caused by a Frameshift Mutation in KRT1. J Invest Dermatol, 2016, 136 (10): 2093-2095.

13. CHOATE KA, LU Y, ZHOU J, et al. Mitotic recombination in patients with ichthyosis causes reversion of dominant mutations in KRT10. Science, 2010, 330 (6000): 94-97.

14. TERRINONI A, DIDONA B, CAPORALI S, et al. Role of the keratin 1 and keratin 10 tails in the pathogenesis of ichthyosis hystrix of Curth Macklin. PLoS One, 2018, 13 (4): e0195792.

15. PETER RD, NAIR A, GUPTA A, et al. Epidermolytic hyperkeratosis: clinical update. Clinical, Cosmetic and Investigational Dermatology. Clin Cosmet Investig Dermatol, 2019, 12: 333-344.

16. EL HH, ELMAHDI M, SALEM M. Epidermolytic Hyperkeratosis: A Challenging Pathology for Clinical Correlation. Balkan Med J, 2019, 36 (5): 294-295.

17. SARAL S, VURAL A, WOLLENBERG A, et al. A practical approach to ichthyosis with systemic manifestation. Clin Genet, 2017, 91 (6): 799-812.

18. MARCH OP, LETTNER T, KLAUSEGGER A, et al. Gene Editing Mediated Disruption of Epidermolytic Ichthyosise Associated KRT10 Alleles Restores Filament Stability in Keratinocytes. J Invest Dermatol, 2019, 139 (8): 1699-1710.

19. PALLER AS, VAN SM, RODRIGUEZ MM, et al. Pathogenesis-based therapy reverses cutaneous abnormalities in an inherited disorder of distal cholesterol metabolism. J Invest Dermatol, 2011, 131 (11): 2242-2248.

20. KIRITSI D, SCHAUER F, WOLFLE U, et al. Targeting epidermal lipids for treatment of Mendelian disorders of cornification. Orphanet J Rare Dis, 2014, 9: 33.

21. TAKAGI A, KAMIJO M, IKEDA S. Darier disease. J Dermatol, 2016, 43 (3): 275-279.

22. DODIUK-GAD RP, COHEN-BARAK E, KHAYAT M, et al. Darier disease in Israel: combined evaluation of genetic and neuropsychiatric aspects. Br J Dermatol, 2016, 174 (3): 562-568.

23. HABER RN, DIB NG. Management of Darier disease: A review of the literature and update. Indian J Dermatol Venereol Leprol, 2021, 87 (1): 14-21.

24. SERTZNIG P, FELBERT VV, MEGAHED M. Porokeratosis: present concepts. Journal of the European Academy of Dermatology & Venereology, 2012, 26 (4): 404-412.

25. LU J D, MUFTI A, SACHDEVA M, et al. Drugs associated with development of porokeratosis: A systematic review. Dermatologic Therapy, 2021, 34 (1): e14560.

26. WEIDNER T, ILLING T, MIGUEL D, et al. Treatment of Porokeratosis: A Systematic Review. American Journal of Clinical Dermatology, 2017, 18 (4): 435-449.

27. ATZMONY L, LIM YH, HAMILTON C, et al. Topical cholesterol/lovastatin for the treatment of porokeratosis: a pathogenesis-directed therapy, Journal of the American Academy of Dermatology, 2020, 82 (1): 123-131.

28. GUERRA L, CASTORI M, DIDONA B, et al. Hereditary palmoplantar keratodermas. Part I. Non-syndromic palmoplantar keratodermas: classification, clinical and genetic features. J Eur Acad Dermatol Venereol, 2018, 32 (5): 704-719.

29. JIA W, ZHANG Y, WU Y, et al. Mal de Meleda with homozygous mutation p. G86R in SLURP-1. Int J Dermatol, 2020, 59 (6): 751-754.

30. HUANG C, YANG Y, HUANG X, et al. Nagashima-Type Palmoplantar Keratosis: Clinical Characteristics, Genetic Characterization, and Clinical Management. Biomed Res Int, 2021: 8841994.

31. ZHANG Y, WU Y, JIA W, et al. Novel keratin 16 mutation in a Chinese family with focal palmoplantar keratoderma. Int J Dermatol, 2021, 60 (5): e187-e189.

32. LI M, YANG L, SHI H, et al. Loss-of-function mutation in AAGAB in Chinese families with punctuate palmoplantar keratoderma. Br J Dermatol, 2013, 169 (1): 168-171.

33. TARIKCI N, GÖNCÜ EK, YÜKSEL T, et al. Progressive symmetrical erythrokeratoderma on the face: A rare condition and successful treatment with calcipotriol. JAAD Case Rep, 2016, 2 (1): 70-71.

34. KHOO BP, TAY YK, TAN SH. Generalized erythematous plaques. Progressive symmetric erythrokeratodermia (PSEK)(erythrokeratodermia progressive symmetrica). Arch Dermatol, 2000, 136: 665-668.

35. CUI Y, YANG S, GAO M, et al. Identification of a novel locus for progressive symmetric erythrokeratodermia to a 19. 02-cM interval at 21q11. 2-21q21. 2. J Invest Dermatol, 2006, 126 (9): 2136-2139.

36. BOYDEN LM, VINCENT NG, ZHOU J, et al. Mutations in KDSR Cause Recessive Progressive Symmetric Erythrokeratoderma. Am J Hum Genet, 2017, 100 (6): 978-984.

37. GLATZ M, STEENSEL M, GEEL M, et al. An unusual missense mutation in the GJB3 gene resulting in severe erythrokeratodermia variabilis. Acta Dermato-Venereologica, 2011, 91 (6): 714-715.

38. VAN STEENSEL MA, ORANJE AP, VAN DER SCHROEFF JG, et al. The missense mutation G12D in connexin30. 3 can cause both erythrokeratodermia variabilis of Mendes da Costa and progressive symmetric erythrokeratodermia of Gottron. Am J Med Genet A, 2009, 149A (4): 657-661.

39. BOYDEN LM, CRAIGLOW BG, ZHOU J, et al. Dominant de Novo mutations in GJA1 cause erythrokeratodemia variablilis et Pregressiva, without features of oculodentodigital dysplasia. J Investing Dermatol, 2015, 135 (6): 1540-1547.

40. SHAH K, ANSAR M, MUGHAL ZU, et al. Recessive progressive symmetric erythrokeratoderma results from a homozygous loss-of-function mutation of KRT83 and is allelic with dominant monilethrix. J Med Genetics, 2017, 54 (3): 186-189.

41. ISHIDA-YAMAMOTO A. Erythrokeratodermia variabilis et progressive. J Dermatol, 2016, 43 (3): 280-285.

42. INANIR I, SAHIN MT, GÜNDÜZ K, et al. Prevalence of skin conditions in primary school children in Turkey: differences based on socioeconomic factors. Pediatr Dermatol, 2002, 19 (4): 307-311.

43. POZZOMAGAÑA BRD, LAZOLANGNER A, GUTIÉRREZ-CASTRELLÓN P, et al. Common Dermatoses in Children Referred to a Specialized Pediatric Dermatology Service in Mexico: A Comparative Study between Two Decades. ISRN Dermatol, 2012, 2012: 351603.

44. KECHICHIAN E, JABBOUR S, EL HACHEM L, et al. Light and Laser Treatments for Keratosis Pilaris: A Systematic Review. Dermatol Surg, 2020, 46 (11): 1397-1402.

45. IBRAHIM O, KHAN M, BOLOTIN D, et al. Treatment of keratosis pilaris with 810-nm diode laser: a randomized clinical trial. JAMA Dermatol, 2015, 151 (2): 187-191.

第十五章
真 皮 疾 病

第一节　Ehlers-Danlos 综合征

Ehlers-Danlos 综合征（Ehlers-Danlos syndrome，EDS）也称为皮肤弹性过度。这是一组遗传性结缔组织病变，其特征为皮肤过度伸展和脆性增加、关节过度伸展、容易形成瘢痕和纤维性假瘤、钙化性假瘤[1]。

【诊断】

1. 症状、体征　本病的特点是皮肤和血管的脆性增加、皮肤弹性过度、关节过度伸展，还可能合并眼睛、骨骼、内脏病变及其他先天畸形。最早在幼儿时发生，尤其开始学走路的时候出现症状。

（1）皮肤弹性过度表现为皮肤可以被过度拉伸，放松后可恢复原状（图 15-1A）；皮肤柔软，触之有绒样感；轻微的外伤可引起明显的血肿或造成一个很大的伤口。典型的瘢痕表现为萎缩性鱼口样瘢痕（图 15-1B）。

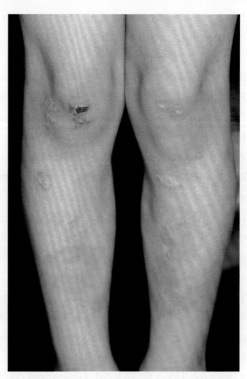

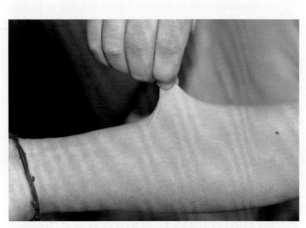

图 15-1A　家属发现患儿皮肤过度拉伸、关节过度伸展 5 年余。此图显示患儿皮肤可以被过度拉伸（重庆医科大学附属儿童医院提供）

图 15-1B　患儿膝关节及附近皮肤可见鱼口样萎缩性瘢痕（重庆医科大学附属儿童医院提供）

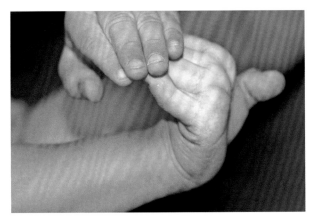

图 15-1C　掌指关节可被反屈
（重庆医科大学附属儿童医院提供）

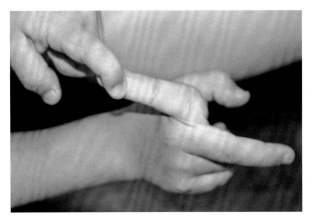

图 15-1D　右食指掌指关节可被反屈
（重庆医科大学附属儿童医院提供）

（2）关节过度伸展的表现轻重不一。轻者累及指间关节或掌指关节，可被反屈（图 15-1C、D）。重度患者步态不稳，容易摔跤。大关节在轻度外力下可引起半脱臼，有时发生自发性半脱臼。可伴有膝关节反屈和脊柱后侧弯。

（3）患者也有一些其他特征性表现，比如眼距增宽、鼻背宽平、内眦皮赘、眼部血肿。四肢多个豌豆大小皮下结节。由于胶原纤维和弹性纤维的病变，可引起内脏的疝病和憩室、大血管动脉瘤等。

2. 组织病理　表皮轻度角化过度，颗粒层和棘层增厚。弹性纤维和胶原纤维染色显示真皮胶原纤维数量减少、排列紊乱。真皮弹性纤维数量增加、肿胀、断裂。皮下脂肪层减少。

【治疗】EDS 必须尽量避免创伤和手术。基质金属蛋白酶抑制剂有望成为治疗药物[1]。维生素 C 能增加皮肤抵抗力、促进伤口愈合。

（任发亮 王华 著，李萍 李钦峰 审）

第二节　皮肤松弛症

皮肤松弛症（cutis laxa）是以皮肤和皮下组织松弛、下垂为特征的疾病，可伴有内脏受累[2]。按病因分为原发性和继发性。原发性：①全身性皮肤松弛症；②局部性皮肤松弛症；③弹性纤维性假黄瘤。继发性：①肥胖；②水肿；③炎症；④神经纤维瘤病。

【诊断】

1. 症状、体征　本病临床上可分为先天性、获得性和局限性三种。

（1）先天性：为出生即有或生后几个月发生，多属常染色体隐性遗传，亦可为常染色体显性遗传或 X 连锁隐性遗传。特征为身体各部位的皮肤极度松弛，可以捏起明显的皱褶，不能随即弹回。多见于面、颈、肩及大腿等处。皮肤松弛的程度与年俱增，终生不能恢复正常，最后小儿的容貌宛如老人（图 15-2）。面部畸形主要表现为钩状鼻和上唇过长。除皮肤损害外，本病还可引起其他组织的弹力消失。有时可与先天愚型或先天性肾小管性酸中毒等并发。

（2）获得性：临床表现与先天性相似，但发病年龄晚，发病前可能出现青霉胺或青霉素过敏，或由于补体缺乏、系统性红斑狼疮、急性发热性嗜中性皮病[3]或皮肤淀粉样变等疾病诱发。本病患者鼻外形大多正常，一般不伴有毛发稀少、牙齿稀疏、婴儿型外生殖器等发育上的缺陷。获得性皮肤松弛无家族发病史。

（3）局限性：一般为皮肤肉芽肿性疾病，如梅毒、结节病等引起的继发性改变。有时也可发生于弹性纤维假黄瘤或多发性神经纤维瘤之后。病变部位一般在腹或胸部。常伴有腹部肌肉发育不良、胸部畸形和纵隔疝等。

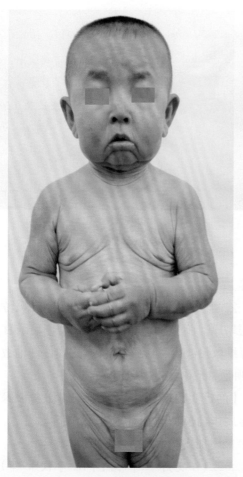

图 15-2　患儿生后 6 个月开始皮肤逐渐松弛并出现早老貌，该图显示其面部、颈部、躯干、四肢和生殖器多部位皮肤松弛，多皱褶部位下垂（首都医科大学附属北京儿童医院提供）

2. 组织病理　HE 染色可能无法显示病变，地衣红染色最为理想。正常人的弹性纤维由真皮向表皮方向伸入真皮乳头体内，并环绕皮脂腺和毛囊。皮肤松弛症患者弹性纤维明显减少甚至缺乏，尤以真皮中部为明显。弹性纤维除数量减少外，形态也不正常，纤维大多变短、增粗、粗细不一致，有的呈梭形，外形可能模糊不清，高倍镜下见颗粒状变性和断裂。

【鉴别诊断】

1. 弹性过度　本病为皮肤的弹性过度而非松弛，外观基本正常，皮肤脆性增加，易形成瘢痕。

2. 纤维假黄瘤　本病的皮肤松弛以颈两侧及皱褶处为明显，面部外形一般正常，具有典型特征性黄色皮疹。

3. 纤维瘤　本病的皮肤松弛为柔软的局限性隆起，不对称，还伴有其他表现如咖啡牛奶斑等。

【治疗】本病尚无满意的治疗方法，如无严重并发症，预后良好。必要时可施行外科整形手术，切除多余皮肤，以改善受损的外貌。此类患者往往伴有严重的抑郁症，故心理治疗对改善患儿的生活质量起着更为关键的作用[2]。

（任发亮　王华 著，李萍 李钦峰 审）

第三节　弹力纤维假黄瘤

弹力纤维假黄瘤（pseudoxanthoma elasticum，PXE）是一种由于编码跨膜转运蛋白 ATP 结合盒（ABC）-C6 的基因突变引起的遗传病，突变导致皮肤、眼和心血管系统的弹性纤维钙化。发病率约为1∶100 000~1∶70 000，根据其遗传学特点可分为常染色体显性遗传和常染色体隐性遗传。

【病因及发病机制】大多数 PXE 属于散发病例。少部分 PXE 具有遗传倾向，遗传模式通常为常染色体隐性遗传和常染色体显性遗传，其中常染色体隐性遗传比常染色体显性遗传更为普遍。PXE 的基因位于人染色体 16p13.1。PXE 的成纤维细胞内有锌依赖性半胱氨酸蛋白酶异常，此酶可能

与 PXE 的生化异常有关。大部分常染色体隐性遗传患者可能有此酶的缺陷。

【诊断】

1. 症状、体征　根据临床表现不同，PXE 分为Ⅰ、Ⅱ两型，每型又分为常染色体显性遗传和常染色体隐性遗传。临床症状以Ⅰ型显性遗传为代表，可累及皮肤、眼、心血管系统；Ⅰ型隐性遗传仅有皮肤松弛；Ⅱ型显性遗传表现为非典型皮损、轻度眼和心血管损害；Ⅱ型隐性遗传表现为广泛的皮肤松弛而无全身症状。

（1）皮肤：最常见的皮肤损害表现为象牙色或黄色的丘疹，直径 1~3mm，呈直线或网状排列，可

相互融合成斑块。许多 PXE 病例可见皮肤变得褶皱、松弛。皮损通常最先发生于颈旁,并逐渐累及皱襞部位如腋窝、腹股沟、肘窝、脐周,很少发生在面部。皮损长期存在不消退,多无明显自觉症状,因此早期不易被患者察觉(图 15-3A、B)。

(2)眼:

1)眼底损害最常见血管样条纹。通常 20~30 岁初现,此后条纹逐渐增长、增宽、增多,相互缠绕的血管样条纹往往沿视盘呈放射状分布。病程在 20 年以上的患者血管样条纹的发生率接近 100%。

2)PXE 患者眼部特异性损害为:位于视网膜的中央部位的视网膜色素上皮出现白色小圆点状损害,直径大约为 125μm,并可扩展至巩膜,在视网膜色素上皮留下细长的色素沉着的尾部。

3)大多数 PXE 患者会出现视力下降,但双目失明罕见。

(3)胃肠道:本病常伴有胃肠道症状,以消化道出血最为严重,出血主要发生在上消化道。有报道对 2 例 PXE 患者行胃镜检查发现有胃肠道出血,并发现消化道的黏膜下有和皮肤相似的淡黄色结节损害。

(4)心血管:主要侵犯中等口径的动脉,导致动脉结缔组织发生退行性变和钙化。临床上症状和体征表现为心绞痛、心动过缓、高血压病、限制性心肌病、主动脉瓣脱垂和狭窄、心内膜和心室瓣膜纤维增厚、猝死,除后者外,最严重的并发症是逐渐加重的动脉硬化症。动脉粥样硬化性心脏病和高血压已有在 4 岁儿童中发生的报道。

(5)其他脏器:25% 的 PXE 患者出现肾、脾、胰腺动脉钙化,有些甚至早在 10 岁就发病。蛛网膜下腔、鼻腔、肺部、肾脏、膀胱以及关节的出血较少见。

2. **组织病理**　皮肤的特征性改变是真皮弹性纤维变性、肿胀、数量增多并发生钙化。主要位于真皮中部,真皮上部和下部病变较轻。早期改变为汗腺四周钙质沉积。典型皮疹期,汗腺四周钙化更为明显,真皮的弹性纤维肿胀、深染、扭转、断裂,含无定型颗粒,甚至呈不规则碎片状和颗粒状,并可有大片钙化组织同时存在(图 15-3C、D、E)。

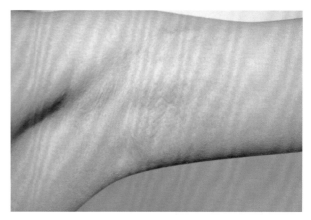

图 15-3A　弹力纤维假黄瘤患者左腋窝黄色斑块(首都医科大学附属北京儿童医院提供)

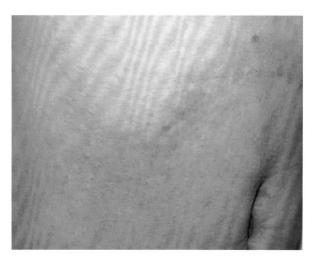

图 15-3B　弹力纤维假黄瘤患者上腹部网状分布的黄色丘疹、斑块,鹅卵石样外观(首都医科大学附属北京儿童医院提供)

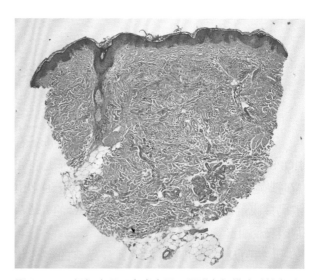

图 15-3C　组织病理示真皮中层可见弹力纤维嗜碱性变、扭曲、断裂(HE ×40)(首都医科大学附属北京儿童医院提供)

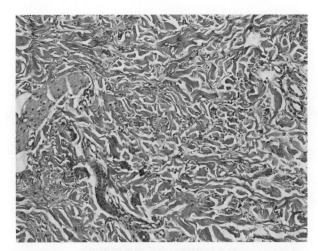

图 15-3D　组织病理示胶原纤维束间可见明显的弹力纤维断裂（HE ×200）（首都医科大学附属北京儿童医院提供）

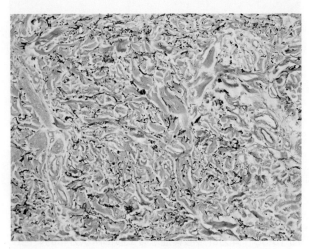

图 15-3E　组织病理行弹力纤维染色显示弹力纤维断裂（弹力纤维染色 ×200）（首都医科大学附属北京儿童医院提供）

【鉴别诊断】

1. 弹力纤维假黄瘤样真皮乳头层弹性组织溶解症（pseudoxanthoma elasticum-like papillary dermal elastolysis，PDE）　本病是与老化相关性疾病，皮损与 PXE 相似，为小的无症状的斑丘疹，对称分布在颈部及锁骨上区等，但无眼及心脏受累。组织病理示真皮乳头层弹力纤维网减少或完全消失。根据结构观察发现，真皮成纤维细胞具有丰富的拉长的树枝状细胞质，缺乏成肌纤维细胞。

2. 局限性真皮弹性组织变性（focal dermal elastosis）　本病好发于老年人，临床缺乏 PXE 的特征性表现，组织病理示弹力纤维堆积外，尚有弹性硬蛋白（elastin）和胶原含量增高。一般无其他系统受累。

3. 脐周贯穿弹力纤维假黄瘤（periumbilical perforation pseudoxanthoma elasticum）　本病多发生在中成年多产的黑人妇女，多伴有肥胖、高血压，皮损主要发生在脐周，呈斑丘疹，周围多有角化性丘疹，组织学表现和 PXE 相似。

【治疗】本病预后主要依据内脏累及的程度。有学者研究提示阿托伐他汀有治疗作用[4]。如影响美容可考虑行整形手术或局部注射胶原蛋白治疗。

（任发亮　王华 著，李萍　李钦峰 审）

第四节　儿童早老症

早老症（Hutchinson-Gilford progeria syndrome，HGPS）是常染色体显性遗传性疾病，其特征是自儿童时期起加速过早衰老，引起多系统改变。通常由编码核膜蛋白即核纤层蛋白 A（lamin A）的 LMNA 基因突变引起[5]。

【病因及发病机制】LMNA 最经典的突变位点是 c.1824C>T（p.Gly608Gly），为一种沉默点突变，引起经典型 HGPS。LMNA 基因编码两种产物——核纤层蛋白 A 和 C，为核膜层的主要组成部分，并构成细胞核的支架。尽管 LMNA 的 c.1824C>T 突变通常不改变编码的氨基酸（甘氨酸）序列，但突变导致 LMNA 基因 11 外显子 3 区的隐蔽剪切位点激活，造成 150 个碱基对的缺失，使得生成的蛋白质在羧基端缺失 50 个氨基酸，进而形成"法尼基化"的核纤层蛋白 A，被称为"早老素（progerin）"[6]。核纤层蛋白 A 是细胞核内膜的一种结构蛋白，早老素替代表达会破坏核膜、改变染色质组织结构和对机械应力的反应，以及干扰 DNA 的转录、复制和修复等行为，从而导致早老症状[7]。

【诊断】

1. **症状、体征** 早老症的提前老化速度为正常衰老速度的 7 倍,可导致包括皮肤、皮下组织、毛发、心血管和骨骼系统在内的多器官系统发生病理改变而出现一系列临床表现[8]。通常于 6~20 岁死亡,平均生存年龄约为 13 岁。常见死亡原因为严重的动脉粥样硬化、心肌梗死和脑卒中。早老症儿童通常出生时表现正常,生后第一年内开始出现明显的生长发育迟缓。婴儿早期出现皮肤硬肿是

HGPS 早期的特征性改变,也往往是该病首发表现(图 15-4A)。硬肿主要累及下腹、臀部、生殖器、下肢,皮肤先出现硬化、肿胀,后逐渐变薄、萎缩。但在硬化初期双侧乳头和大阴唇并不受影响,质地仍软,导致在外观上形成了"隆起柔软的乳头和大阴唇"的现象,我们将其命名为"比基尼隆起征"[9]。皮肤硬肿是一过性的,通常在 1~2 年后自行缓解,逐渐出现下述临床表现(图 15-4B),但智力发育正常。

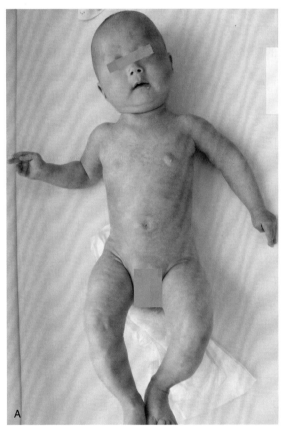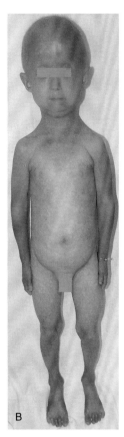

图 15-4 儿童早老症
A. 早老症患儿 6 月龄,可见全身硬肿表现;B. 图 15-3A 患儿 6 岁时。身材矮小,特征性面容,全身皮下脂肪菲薄。(均为首都医科大学附属北京儿童医院提供)

(1)生长发育迟缓:身材矮小(低于第 3 百分位线),体重低下(低于第 3 百分位线),体重较身高明显偏低,头部增大与面部不成比例,声音尖细。

(2)特征性的颅面外观异常:包括颅面部比例失调(头大脸小)、小颌畸形、突眼(鸟眼)、眉毛脱落、鹰钩鼻、嘴唇薄、口周发绀、小耳垂、头皮静脉显露、囟门迟闭等。这些表现似"老人貌",并且跨越年龄及种族,保持高度一致的特点,具有诊断意义。

(3)全身皮下脂肪减少:头皮和全身大部分静脉显露,口周发绀,突眼,部分病例耳垂缺如。

(4)皮肤、毛发和甲改变:皮肤干燥伴有点状色素沉着和色素减退,下腹和股部可见硬皮病样皮肤,毛发细软稀疏,眉毛和睫毛可脱落,甲萎缩,兔眼(少数病例可有角膜溃疡),嘴唇非常薄。

(5)牙齿改变:乳牙萌出延迟,萌出的乳牙换牙延迟,部分恒牙缺失,牙列不整齐。

（6）骨关节改变：窄鼻梁、尖鼻头，远端指/趾骨溶骨性改变，前囟闭合延迟，梨状胸廓，小下颌，锁骨变短萎缩，骨关节炎，骑马样站姿、曳行步态，髋关节外翻，骨密度降低，四肢瘦小，关节僵硬。

（7）心血管和神经系统病变：严重的进行性加重的动脉粥样硬化，可表现为心绞痛、充血性心力衰竭、心肌梗死和脑卒中；部分病例有雷诺现象。

（8）听力障碍：低频传导性听力损失。

（9）内分泌系统：第二性征不发育，血清瘦素下降，近半数个体有胰岛素抵抗。

（10）心脑血管并发症：是 HGPS 最严重的并发症，是导致患者死亡的主要原因。患儿易出现冠状动脉及脑动脉硬化，早期和临床上无症状的脑卒中有报道称可见于 5~10 岁的儿童。

2. 辅助检查

（1）实验室检查：常规实验室研究通常无显著异常。有研究报道会出现凝血酶原时间延长、血小板计数和血清磷水平升高、高密度脂蛋白胆固醇（IIDL-C）和胰岛素样生长因子（IGF-I）和血清瘦素水平降低，多达 1/2 的患者出现胰岛素抵抗。

（2）影像学检查：X 线检查受累患儿可提示骨质疏松、肢端骨溶解（远端指/趾骨骨质吸收）、锁骨细短、肋骨变窄。颅部 X 线可见颅骨变薄、囟门开放以及下颌骨发育不全伴牙齿拥挤。部分患儿血管影像学可以发现颈内动脉及椎动脉狭窄。

（3）皮肤病理：病理组织学上 HGPS 无特异性表现，且特征随部位和年龄而异。组织病理改变包括表皮大致正常、部分轻微角化过度，真皮胶原增生及透明化，血管周围淋巴细胞浸润，部分病例可见附属器减少。

3. 诊断标准　HGPS 的诊断主要根据典型临床表现和基因检测共同确诊。患儿早期出现皮肤硬肿伴 "比基尼隆起征" 以及有特征性的颅面异常（老人貌）的表现都有重要的诊断性提示意义，此时应尽早完善基因检测，若发现 LMNA 基因相关异常，即可进行诊断。早期诊断对于及时治疗干预、改善患儿预后具有重要的价值。

【治疗】既往 HGPS 的治疗只针对于出现的并发症，而非针对疾病本身。近年来，潜在治疗方法和新药的出现给患儿带来希望。Lonafarnib 是一种法尼基转移酶抑制剂（farnesyltransferase inhibitor, FTI），可抑制核纤层蛋白 A 转化为早老素。该药已被证明小幅度显著增加患儿存活率[10,11]，目前已被美国 FDA 批准用于 HGPS 的治疗。依维莫司及其类似物雷帕霉素可促进早老素的自噬降解，也具有一定的应用前景[12]。此外，还有其他正在研究的潜在靶点途径，在未来可使更多患者获益。

（王珊　褚岩　徐子刚　马琳　著，
李萍　李钦峰　审）

第五节　局灶性真皮发育不良

局灶性真皮发育不良（focal dermal hypoplasia, FDH），又称 Goltz 综合征，是 X 连锁显性遗传病，由 Wnt 信号通路调控因子 PORCN 缺陷导致，主要表现为皮肤、眼睛、中枢神经系统和骨骼的发育缺陷。大多数患者为女性。

【诊断】症状、体征：皮损表现为萎缩性红褐色斑疹，部分呈筛孔样或线状，好发于臀部、腋窝、大腿。可沿 Blaschko 线分布。毛细血管扩张也是常见表现。在口腔、肛周、阴道口可见乳头状瘤，常被误诊为尖锐湿疣。80% 的患者有骨缺损，最常累及四肢，可合并少指/趾、无指/趾、并指/趾畸形。40%~50% 的患者有眼或牙的异常，最常见的眼部异常是眼组织缺损。

【治疗】脉冲染料激光可治疗萎缩性红斑。其他系统缺陷可在相关科室随访处理。

（任发亮　王华　著，李萍　李钦峰　审）

第六节　皮肤僵硬综合征

皮肤僵硬综合征（stiff skin syndrome）是常染色体显性或隐性遗传病，可能属于黏多糖病。

【诊断】

1. 症状、体征　出生时皮肤坚硬如石，以臀部、大腿、腰部病变显著。也可累及颈部、上肢、躯干、小腿，但手足不受累。股臀部毛发稍增多。肘膝关节、髋关节活动常受限。腰椎、颈椎活动也有一定程度受限。

2. 组织病理　表皮大致正常，真皮胶原纤维增生，胶原束间可见黏液样物质沉积，阿辛蓝染色阳性。

【治疗】本病无理想的治疗方法。

（任发亮　王华　著，李萍　李钦峰　审）

第七节　结缔组织痣

结缔组织痣（connective tissue nevus）是由真皮中细胞外基质成分（如胶原纤维、弹性纤维或黏多糖等）增多形成的错构瘤。与常染色体显性遗传有关。

【诊断】症状、体征：此病可单独存在，也可作为系统疾病的皮肤表现如结节性硬化症、脆性骨硬化症（Buschke-Ollendorff syndrome）、局灶性真皮发育不良、Proteus综合征等疾病的皮肤表现。特征性皮损表现为单发或多发的，皮色或淡黄色结节、斑块（图15-5），呈线状或带状排列，表面类似鲨革皮。常发生于腰骶部、躯干。根据相应的表现和病变成分，又可命名为发疹性胶原瘤、孤立性胶原瘤、播散性豆状皮肤纤维瘤、家族性胶原瘤、孤立性弹性组织瘤、黏蛋白痣。如无严重并发症，预后良好。

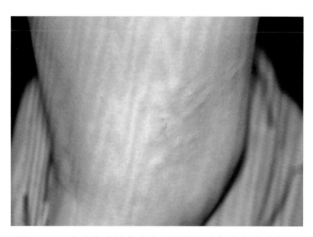

图15-5　患儿右膝关节上方可见数个小指头大小皮色斑块，质地稍韧（重庆医科大学附属儿童医院提供）

【治疗】局部病变可选择手术切除。注意筛查其他系统病变。

（任发亮　王华　著，李萍　李钦峰　审）

第八节　儿童和青少年萎缩纹

萎缩纹（striae atrophicae）是指皮肤出现原发的条纹状萎缩。妊娠后发生者称为妊娠纹，萎缩纹也可发生于儿童和青少年。

【病因及发病机制】皮肤因弹性纤维变性脆化，再被过度伸张而断裂，导致本病发生。在儿童和青少年，常见原因为体重突然增加、身高迅速生长。其他病因有库欣病、长期使用糖皮质激素等。

【诊断】症状、体征：皮损表现为边界清楚的波浪形条纹状萎缩(图 15-6),起初微隆起,颜色淡红或紫红色,随着时间延长变为淡白色,微凹,柔软有光泽,表面呈细微皱纹改变。无自觉症状,一般不会消退。好发部位为大腿、臀部,其次为腰骶部、乳房、四肢。

【治疗】外用维 A 酸或可减轻萎缩纹。对于病变广泛、无明确诱因的患者,可考虑行内分泌检查。

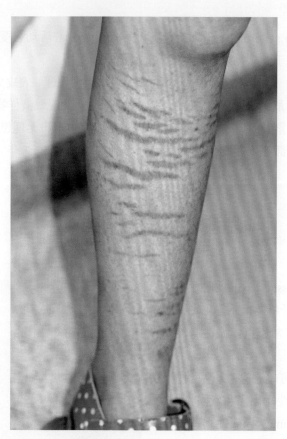

图 15-6　患儿反复外用皮炎平、氟轻松等药物 1 年余。此图显示患儿小腿皮肤多个暗红色条萎缩性条纹(重庆医科大学附属儿童医院提供)

(任发亮　王华　著,李萍　李钦峰　审)

参考文献

1. WILLIAM DJ, TIMOTHY GB, DIRK ME, 等. 安德鲁斯临床皮肤病学. 12 版. 雷铁池, 译. 北京: 科学出版社, 2019: 503-505; 570-571.

2. 赵辨. 中国临床皮肤病学. 2 版. 南京: 江苏凤凰科学技术出版社, 2017: 1218-1221.

3. TAN Q, REN FL, WANG H. Postinflammatory cutis laxa in a child. Archives of Disease in Childhood, 2021, 106 (6): 618.

4. TIEMANN J, LINDENKAMP C, PLÜMERS R, et al. Statins as a Therapeutic Approach for the Treatment of Pseudoxanthoma Elasticum Patients: Evaluation of the Spectrum Efficacy of Atorvastatin In Vitro. Cells, 2021, 19; 10 (2): 442.

5. MOULSON CL, FONG LG, GARDNER JM, et al. Increased progerin expression associated with unusual LMNA mutation causes severe progeroid syndromes. Hum Mutat, 2007, 28 (9): 882.

6. ERIKSSON M, BROWN WT, GORDON LB, et al. Recurrent de novo point mutations in lamin A cause Hutchinson-Gilford progeria syndrome. Nature, 2003, 423 (6937): 293-298.

7. KREIENKAMP R, GONZALO S. Hutchinson-Gilford

Progeria Syndrome: Challenges at Bench and Bedside. Biochemistry and Cell Biology of Ageing: Part Ⅱ Clinical Science, 2019: 435-451.

8. MAZEREEUW-HAUTIER J, WILSON LC, MOHA-MMED S, et al. Hutchinson-Gilford progeria syndrome: clinical findings in three patients carrying the G608G mutation in LMNA and review of the literature. Br J Dermatol, 2007, 156: 1308.

9. SHAN WANG, YANG ZHOU, ZHE XU, et al. Clinical and Genetic Features of Children with Hutchinson-Gilford Progeria Syndrome: a Case Series and a Literature Review. Journal of the J Eur Acad Dermatol Venereol, 2021, 35 (6): e387-e391.

10. GORDON LB, KLEINMAN ME, MASSARO J, et al. Clinical trial of the protein farnesylation inhibitors lona-farnib, pravastatin, and zoledronic acid in children with Hutchinson-Gilford progeria syndrome. Circulation, 2016, 134: 114-125.

11. GORDON LB, SHAPPELL H, MASSARO J, et al. Association of Lonafarnib Treatment vs No Treatment With Mortality Rate in Patients With Hutchinson-Gilford Progeria Syndrome. JAMA, 2018, 319 (16): 1687.

12. CAO K, GRAZIOTTO JJ, BLAIR CD, et al. Rapamycin Reverses Cellular Phenotypes and Enhances Mutant Protein Clearance in Hutchinson-Gilford Progeria Syndrome Cells. Sci Transl Med, 2011, 3 (89): 89-89.

第十六章

色素异常及相关疾病

色素异常及相关疾病包括色素减退性皮肤病及色素增加性皮肤病,其中色素减退性皮肤病因为影响美观,临床上引起广泛关注。尤其是皮损位于暴露部位时,会导致患儿及家长严重的心理压力。尽管大多患色素减退性皮肤病的孩子身体健康,发育正常,但少数患儿可合并系统损害,故其先天出现的体表色素减退斑可能为系统疾病的早期诊断线索。比如生后不久出现的色素减退斑很可能是结节性硬化症或 Ito 色素减少症最初的临床表现,所以有时需要对受累儿童进行仔细的内科系统、神经系统、眼科及耳鼻喉科的相关检查,并密切观察其神经系统发育情况,以除外系统损害。大面积皮肤损害可能提示早期胚胎发育缺陷,是系统受累和基因遗传异常的高危因素。

临床上色素减退性疾病可以根据皮损是先天还是后天、是原发还是继发、是局限分布还是弥漫全身、是完全的色素脱失还是色素减退来加以鉴别,具体见表 16-1。

表 16-1 色素减退性疾病的鉴别诊断

	白癜风	无色素性痣	Ito 色素减少症	贫血痣	斑驳病	白化病	结节性硬化症	炎症后色素减退
发病时间	后天性	先天性,出生即有或生后不久发现	先天性,出生即有或生后不久发现	先天性,出生即有或生后不久发现	先天性,出生即有	先天性,出生即有	先天性,出生即有或生后不久出现	后天性
发病机制	黑素细胞破坏	黑素转运障碍	不清	局部血管发育障碍	c-kit 基因突变	酪氨酸酶活性下降或缺失,详见相关章节	TSC1、TSC2 基因突变	继发于皮肤炎症
临床特征	完全色素脱失,边界清楚,周围可见色素沉着,进行性加重	色素减退,边缘呈锯齿状或花边状,相对大小和形状终生不变	线条状或带状色素减退斑,常合并肌肉或骨骼系统畸形	淡白色斑片,玻片压诊与周围正常组织不易区别;摩擦局部周围发红而白斑区不红	完全色素脱失,白色额发,白斑区可见色素沉着	眼、皮肤和毛发弥漫性色素脱失或色素明显减退	局限或多发的色素减退或色素脱失斑,常合并系统损害和其他皮肤改变,详见相关章节	色素减退性斑片,大小及形状与原发病一致
黑素细胞	黑素细胞明显减少或完全缺失	黑素细胞数目正常或减少	不清	黑素细胞正常	白斑区黑素细胞缺失;色沉区正常	黑素细胞数目正常	黑素细胞数目可能正常	黑素细胞数目正常

第一节　白　癜　风

白癜风（vitiligo）为较常见的难治性疾病,临床以皮肤、黏膜和毛囊的黑素细胞缺失为特征。其黑素细胞破坏的机制目前尚不清楚,可能与遗传、自身免疫、氧化应激、黑素细胞自身破坏、神经精神因素和角质形成细胞功能障碍等多种因素有关。

【诊断】

1. 症状、体征

(1)可发生于任何年龄,约 1/2 患者在 20 岁以前发病,约 25% 的患者在 10 岁以前发病,无种族和性别差异,女性初发年龄较男性早[1-3]。

(2)皮损可发生于身体的任何部位,但好发于面部、体窍周围(如口周、眼周和肛周)、生殖器和手部及骨骼隆突或摩擦部位。典型皮损表现为大小、形态不一的色素脱失斑,边界清楚,白斑周围皮肤可正常或黑素增加(图 16-1)。如累及头皮,局部头发颜色可正常或呈白色(图 16-2)。

(3)单侧或对称发生,也可沿神经呈节段性分布(图 16-3)。

(4)皮损可以长期稳定于一处,也可以逐渐增多,甚至泛发于全身。

(5)临床上分为四型:节段型、非节段型、混合型和未定类型。非节段型又进一步分为:散发型、

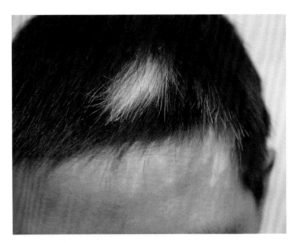

图 16-2　头部白癜风,毛发变白
(首都医科大学附属北京儿童医院提供)

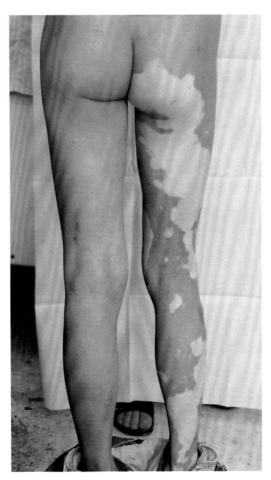

图 16-3　单侧节段分布白癜风
(首都医科大学附属北京儿童医院提供)

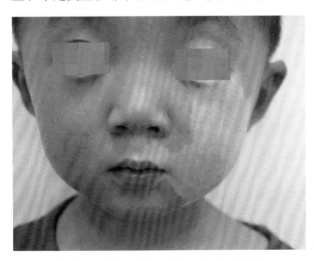

图 16-1　面部白癜风,累及口周,边界清楚,
周边可见色素沉着
(首都医科大学附属北京儿童医院提供)

泛发型、面颈型、肢端型和黏膜型。

（6）本病可引起眼色素上皮或脉络膜黑素细胞破坏，导致葡萄膜炎、脉络膜视网膜脱色和色素性视网膜炎等，但一般不影响视力。耳蜗黑素细胞受累可导致听力损失。少数患儿伴发甲状腺炎、甲状腺功能亢进、甲状腺功能减退、艾迪生病、恶性贫血、糖尿病、斑秃、红斑狼疮、多发性骨髓瘤、硬皮病和自身免疫性多腺体综合征等。

2. 实验室检查

（1）典型皮损在伍德灯下呈亮白色荧光。皮肤镜有助于鉴别进展期白癜风斑片与有类似色素减退模式的其他疾病。在皮肤镜下，白癜风常有残留的毛囊周围色素沉着和毛细血管扩张，其他色素减少疾病则无此表现[4,5]。

（2）组织病理学特征：疾病进展期表皮基底层黑素细胞明显减少，晚期黑素细胞完全缺失。白斑边缘或早期皮损的真皮浅层可见到淋巴细胞和组织细胞浸润。

（3）甲状腺功能及其自身抗体、自身免疫性抗体、血常规、空腹血糖及 T 细胞亚类等检查，有助于排除其他伴发疾病。

【鉴别诊断】

1. 无色素痣　为先天性疾病，白斑出生即有或生后不久出现；相对大小及形状终生不变；白斑边缘不规则，呈锯齿状或泼溅状；为色素减少而非色素缺失；伍德灯下呈暗白色荧光；组织病理学显示表皮中存在黑素细胞。

2. 结节性硬化症　叶状白斑为结节性硬化症的最初表现，临床上有误诊为白癜风的可能，但患儿常有家族史，并可有其他系统受累（如颅内多发皮质结节、视网膜错构瘤、心脏横纹肌瘤及肾脏的囊肿性损害等）和皮肤的其他改变（如面部血管纤维瘤、鲨革样斑、甲周纤维瘤等）。详细的病史，体格检查，影像学检查及 *TSC1*、*TSC2* 基因检测等有助于本病的早期诊断。

3. 贫血痣　为先天性疾病，系受累区血管组织发育缺陷。与白癜风的鉴别要点在于贫血痣用玻片压诊后白斑与周围正常组织不易区分；用手摩擦局部，周围正常皮肤发红而白斑不红（图 16-4）；伍德灯下白斑不明显。

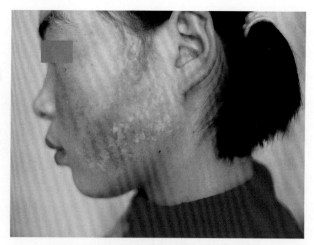

图 16-4　贫血痣右侧颊部可见多发的圆形及不规则形的色素减退斑

注意该图显示用手摩擦局部后，白斑区无变化而周围皮肤发红，使得白斑更为明显（首都医科大学附属北京儿童医院提供）

4. 斑驳病　为先天性疾病，也可表现为边界清楚的完全性色素脱失斑，易误诊为白癜风，两者主要的鉴别要点在于斑驳病为先天性，其白斑出生即有，并终生稳定无发展；而白癜风为后天获得性，极少在新生儿期出现，并随着年龄增长而逐渐加重。此外，斑驳病为常染色体显性遗传，患儿存在 *c-kit* 基因突变，80%~90% 患儿有白色额发，白斑中心有色素岛，此与白癜风不同。

5. 白色糠疹　好发于特应性皮炎患儿，以面部最为常见，为色素减退而非色素脱失，故其白斑呈淡白色，边界不清，表面常覆有细小鳞屑，伍德灯下呈暗白色无荧光。

【治疗】目前治疗白癜风的方法较多，应根据患儿病期、白斑面积、白斑部位和患儿年龄等进行选择[6]。白斑累及面积<3% 的稳定期患儿建议单纯局部治疗，快速进展期及皮损泛发者应予联合（系统＋局部）治疗。

1. 激素治疗

（1）局部外用激素：适用于白斑累及面积<3% 的进展期皮损。<2 岁患儿，可外用中效激素治疗，采用间歇外用疗法较为安全；≥2 岁患儿，可外用中强效或强效激素。

（2）系统用激素：口服激素治疗白癜风存在争议[7]。快速进展期白癜风患儿可以试用，建议口服小剂量激素治疗，推荐口服泼尼松 5~10mg/d 连用 2~3 周，如有必要，可在 4~6 周后再重复治疗 1 次。

或泼尼松 0.3mg/(kg·d)，连续使用 1~3 个月，皮损稳定后 1~3 个月内逐渐减量至停用。

2. 光疗及光化学疗法

（1）局部及全身光疗：308nm 准分子激光或窄波 UVB 局部或全身照射是目前公认的操作简便、不良反应小、疗效确切的治疗方法。可安全用于儿童。308nm 准分子激光建议每周治疗 2 次[8,9]；窄谱 UVB 建议每周 2~3 次[10]。

（2）光化学疗法：由于其疗效不优于 NB-UVB，且不良反应多，已被窄波 UVB 取代。

3. 移植治疗
适用于稳定期患儿，尤其适用于未定类型和节段型稳定期白癜风患儿。

4. 免疫调节剂
2 岁以上儿童可以外用钙调磷酸酶抑制药（包括他克莫司软膏及吡美莫司乳膏）[11,12]。特殊部位如眶周可首选，黏膜部位和生殖器部位也可以使用，不产生激素特别是强效激素引起的副作用[13,14]。基于此类药治疗儿童特应性皮炎的文献和经验，婴儿期白癜风也可应用。

5. 维生素 D₃ 衍生物
外用卡泊三醇软膏或他卡西醇软膏。可以和光疗、外用激素及钙调磷酸酶抑制药等联合使用[11,15]。

6. 中医中药
进展期以祛邪为主，疏风清热利湿，疏肝解郁；稳定期以滋补肝肾、活血化瘀为主，根据部位选择相应引经药。

7. 脱色治疗
适用于白斑累及体表面积>95% 的患儿。

8. 遮盖疗法
适用于暴露部位皮损，采用含染料的物理或化学遮盖剂搽于白斑处，使颜色接近周围正常皮肤色，从而改善美观问题。

9. 维持治疗
白斑完全恢复正常或者达到患者预期目标后，仍需维持治疗 3~6 个月。局部外用钙调磷酸酶抑制药，每周 2 次，持续使用 3~6 个月，可有效预防复发或脱色现象[16]。

（王利娟　邢嬛 著，汤建萍　葛宏松 审）

第二节　白　化　病

白化病（albinism）是由于先天性酪氨酸酶生成不足、活性减少或缺乏所致的皮肤病，主要为常染色体隐性遗传，少数为性联隐性遗传。临床上以皮肤、毛发和眼部色素部分或完全缺失为特征，其发病至少与 18 种基因突变有关[17]。根据突变的基因和临床表现的不同，本病可分为眼皮肤白化病及眼白化病[18]。

【诊断】

1. 症状、体征

（1）眼皮肤白化病（oculocutaneous albinism，OCA）：又称为泛发性白化病，主要为常染色体隐性遗传，受累患儿全身皮肤、毛发（图 16-5A）和眼部（图 16-5B）色素明显减少或完全脱失。

OCA 可分为 7 型[17]：

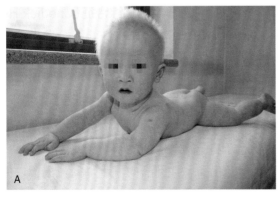
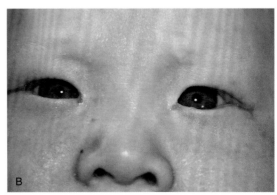

图 16-5　白化病
图 A 示皮肤及毛发弥漫性色素脱失；图 B 示患儿眼部损害（首都医科大学附属北京儿童医院提供）

1）眼皮肤白化病Ⅰ型（OCA1）：此型既往称为酪氨酸酶阴性型，是由于酪氨酸酶基因（*TYR*）突变引起酪氨酸酶活性明显下降或完全丧失所致。酪氨酸酶是黑色素合成过程中的关键酶[16]。据其是否还有残留活性，将OCA1进一步分为两个亚型：OCA1A和OCA1B。前者酪氨酸酶活性完全丧失，故患儿出生时皮肤、毛发和眼部完全缺乏色素，并且终生不变。后者酪氨酸酶活性并没有完全丧失而是显著下降，虽然出生时与OCA1临床表现相似，最初也没有色素存在，但由于部分酪氨酸酶还保留一定的活性，所以随着年龄的增长，患儿皮肤、毛发和眼部的色素可以略有增加。

2）眼皮肤白化病Ⅱ型（OCA2）：此型既往称为酪氨酸酶阳性型，是P蛋白基因（*OCA2*）突变所致。OCA2与OCA1B的主要区别在于前者出生时毛发有少量色素沉着，可呈银白色、淡白色、黄白色、金色或红色等；而后者出生时毛发色素完全缺失呈白色。由于全身皮肤色素缺乏致使毛细血管显露而呈现粉红色，对紫外线高度敏感。此型色素可随年龄增长而增加，故又称为不完全性白化病。眼部改变具有特征性，由于视网膜和虹膜缺乏色素，儿童期虹膜为透明淡灰色，瞳孔呈现红色，而成年期虹膜常呈现青灰色或淡褐色，患儿常有畏光、视力下降、眼球水平震颤、斜视等。

3）眼皮肤白化病Ⅲ型（OCA3）：此型为酪氨酸酶相关蛋白1基因（*TYRP-1*）基因突变所致，目前报道仅见于黑人，患者形成的色素不是黑色而是褐色，故临床表现为浅褐色的皮肤和头发，蓝色或浅褐色虹膜。常伴有眼球震颤和视力下降。

4）眼皮肤白化病Ⅳ型（OCA4）：此型为膜相关转运蛋白基因（*SLC45A2*）突变所致。OCA4患儿的临床表现与OCA2相似，但较OCA2为轻。与OCA2的主要区别在于多数患者色素沉着不会随着年龄增长而增加。

5）眼皮肤白化病Ⅴ型（OCA5）：此型致病突变基因不清。

6）眼皮肤白化病Ⅵ型（OCA6）：此型为膜相关转运蛋白基因（*SLC24A5*）突变所致，编码钠/钙离子交换蛋白，该蛋白参与黑素小体的成熟。

7）眼皮肤白化病Ⅶ型（OCA7）：此型为*LRMDA/C10ORF11*基因突变所致，编码富亮氨酸黑色素细胞分化相关蛋白，该蛋白参与黑素细胞分化。

（2）眼白化病（ocularalbinism，OA）：亦称为部分白化病，主要为性联隐性遗传，为*OA1/GPR143*基因突变所致，编码黑色素体GPCR膜蛋白，该蛋白参与黑色素合成。患儿仅表现为眼部色素部分或完全缺失，而皮肤及毛发色素正常。主要见于女性，眼部特征性改变与OCA相似，只是相对较轻。

2. 实验室检查

（1）组织病理学特征：表皮黑素细胞数目与形态正常，但银染色缺乏黑素。多巴反应可阳性，也可阴性。前者见于酪氨酸酶阳性患儿，表明患儿体内残留形成色素的能力。而后者主要见于酪氨酸酶阴性患儿，表明患儿体内不能形成色素。

（2）临床表现相似时，基因检测有助于分型。

【鉴别诊断】

1. 白癜风　为后天性疾病，多呈局限性分布，边缘常有色素沉着，易和白化病鉴别。当白癜风泛发而导致全身弥漫性色素脱失时，可能和白化病相混淆，两者鉴别要点在于白化病为先天性，而白癜风为后天性；白癜风缺乏白化病的眼部特征性损害，如眼球震颤、视力下降等。

2. 苯丙酮尿症　为遗传代谢性疾病，由于基因突变使患儿体内的苯丙氨酸不能正常转化为酪氨酸所致。患儿出生时常表现正常，3~6个月后眼、皮肤和毛发的颜色逐渐变浅，可能和白化病相混淆。两者的鉴别要点在于前者除了色素改变外，患儿尿液和汗液有特殊的鼠尿味道，同时患儿还有生长发育迟缓、智力低下、惊厥等表现。血液及尿液中苯丙氨酸浓度检查可明确诊断。

3. 白细胞异常白化综合征（Chediak-Higashi syndrome，CHS）　除眼、皮肤和毛发出现弥漫性色素减少外，患儿常伴有白细胞吞噬功能障碍，导致发热、肝脾大、淋巴结肿大和黄疸等，并常伴有全血细胞下降和出血倾向。

【治疗】目前无有效治疗方法，患儿应终生注意避光和防晒。使用遮阳伞和遮光剂以防止皮肤过早老化和恶性肿瘤的发生。佩戴墨镜以保护眼睛和视力。定期全身皮肤检查以及时发现和处理皮肤恶性肿瘤。

（王利娟　邢嬛　著，汤建萍　葛宏松　审）

第三节　斑　驳　病

斑驳病(piebaldism)又称图案状白皮病(patterned leukoderma)、部分白化病(partial albinism),是一种少见的常染色体显性遗传性皮肤病[19],其发病主要是位于染色体 4q21 区带的肥大细胞/干细胞生长因子受体(mast cell/sterm cell growth factor receptor, *c-kit*)基因突变,进而引起其编码受体功能的部分缺失,黑素母细胞分化受阻导致的[20]。临床上以先天性局部皮肤色素完全脱失伴白色额发为特征。

【诊断】症状、体征:

(1)先天性发病,皮损出生即有。常有家族史。

(2)最具特征性的改变是白色额发(white forelock),即生后出现的位于前额中线部位的色素消失斑伴白色头发,呈三角形或菱形,可跨越发际线(图 16-6)。白色额发大约累及 80%~90% 患儿,有时白色额发是本病的唯一表现。

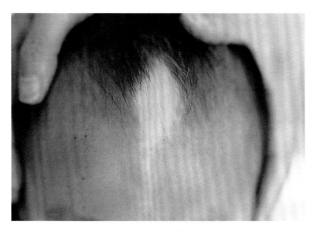

图 16-6　斑驳病

图示其典型的白色额发,表现为前额中线部位的菱形色素脱失斑,其上头发呈白色(首都医科大学附属北京儿童医院提供)

(3)除白色额发外,患儿体表其他部位也可出现白斑,以躯干和四肢多见。白斑往往出生即有,多成双侧但可以不对称性分布,边界清楚。色素完全脱失,酷似白癜风皮损,但其白斑终生稳定,不随年龄增长而变化。其另一特征是色素脱失部位或正常皮肤中有过度色素沉着的斑片,所以其白斑中

央可见岛屿状的色素沉着,具特征性(图 16-7)。

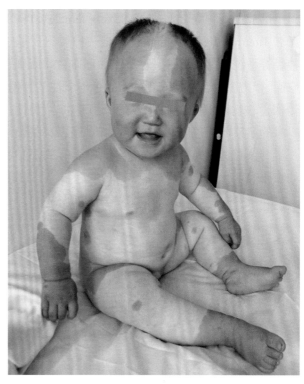

图 16-7　斑驳病

图示其白色额发以及躯干、四肢大片色素脱失斑,白斑区可见岛屿状的正常皮肤(首都医科大学附属北京儿童医院提供)

【鉴别诊断】

1. 白癜风　鉴别要点在于斑驳病常有家族史,其白斑为先天性,出生即有,终生稳定无变化,并常有白色额发及白斑区岛屿状色素沉着。而白癜风为后天性,往往进行性加重,边缘皮肤常有色素沉着。虽然头皮白癜风其白斑区头发也可变白,但极少为三角形,且不局限于中线部位,此有助于两者的鉴别。

2. Waardenburg 综合征　除斑驳病,白色额发也可见于 Waardenburg 综合征,但后者常有融合性眉毛、宽鼻根、虹膜异色、内眦异位及神经性耳聋等改变。

【治疗】本病的治疗目的多为改善美观,故可

使用遮盖剂。其他方法如自体表皮移植[21]、皮肤磨削及黑素细胞悬浮液治疗[22]均有治疗成功报道,未来亦存在基因治疗[23]可能。

（王忱　邢嬛　著,汤建萍　葛宏松　审）

第四节　结节性硬化症

结节性硬化症(tuberous sclerosis complex,TSC)又名 Bourneville 病、Epiloia 病,是一种侵犯皮肤、神经等系统,以叶状色素脱失斑、面部血管纤维瘤、癫痫、智力障碍为主要表现的常染色体显性基因遗传病,发病率为 1/20 000。本病具有遗传异质性,一半的家族与染色体 9q34 上的 TSCI 基因有关,另一半与染色体 16p13.3 上的 TSC2 基因有关,两族的临床表现无明显差异。

【诊断】

1. 症状、体征

(1)结节性硬化症的临床表现复杂,患儿常有家族史,并可有其他系统受累,如颅内多发皮质结节、视网膜错构瘤、心脏横纹肌瘤及肾脏的囊肿性损害等。

(2)皮肤损害主要为叶状白斑(图 16-8A)、面部血管纤维瘤(图 16-8B)、鲨革样斑(图 16-8C)和甲周纤维瘤(图 16-8D)等。

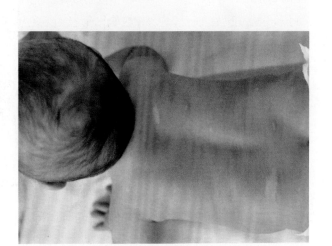

图 16-8A　结节性硬化症多发的叶状白斑
（首都医科大学附属北京儿童医院提供）

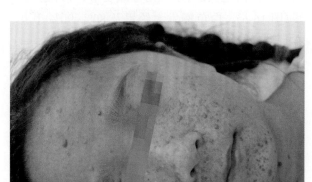

图 16-8B　结节性硬化症面部血管纤维瘤
（首都医科大学附属北京儿童医院提供）

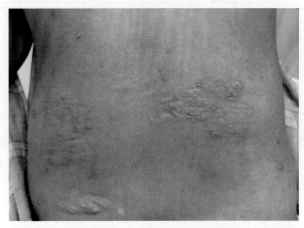

图 16-8C　结节性硬化症鲨革样斑
（首都医科大学附属北京儿童医院提供）

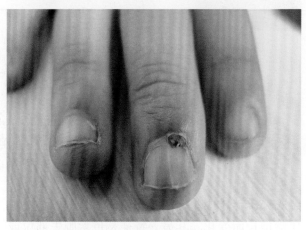

图 16-8D　结节性硬化症甲周纤维瘤
（首都医科大学附属北京儿童医院提供）

（3）由于叶状白斑常为结节性硬化症的最初表现，临床上有误诊为白癜风的可能，故详细的病史、体格检查、影像学检查及 *TSC1* 和 *TSC2* 基因检测等有助于本病的早期诊断[24]。

2. **诊断标准** 1992 年国际结节性硬化症联盟制定了结节性硬化症的诊断标准，2012 年又对这一诊断标准作了重新修订。

（1）基因学诊断标准：任何一处来自正常组织的基因检测，查出 *TSC1* 或 *TSC2* 基因突变即可明确诊断该病。因 10%~25% 患者查不到基因突变，故基因检测不能作为结节性硬化症排除性检查。

（2）临床诊断标准：

1）主要症状：①色素脱失斑（≥3，直径最少 5mm）；②血管纤维瘤（≥3）或头部纤维性斑块；③甲周纤维瘤（≥2）；④鲨鱼皮样斑；⑤多发性视网膜错构瘤；⑥脑皮质发育不良；⑦室管膜下结节；⑧室管膜下巨细胞星形细胞瘤；⑨心脏横纹肌瘤；⑩肺淋巴管肌瘤病；⑪血管平滑肌脂肪瘤。

2）次要症状：①"Confetti" 皮损损害（碎纸屑样白斑）；②牙釉质凹陷（>3）；③口腔内纤维瘤（≥2）；④视网膜色素缺失斑；⑤多发肾囊肿；⑥非肾性错构瘤。

明确诊断：2 个主要症状或一个主要症状加 ≥2 个次要症状。可能诊断：任何一个主要症状或 ≥2 个次要症状。

（其中主要症状⑩和⑪必须结合其他主要症状共同诊断）

【**鉴别诊断**】

1. 叶状白斑需要与白癜风和无色素性痣等其他色素减退性疾病相鉴别，详见白癜风第十六章第一节。

2. **寻常痤疮** 发生于青春期，好发于面、躯干上部，有粉刺、红色丘疹、囊肿等，无毛细血管扩张。无智力障碍、癫痫等。

3. **皮脂腺瘤** 中年以后发病，好发于面及躯干部，皮疹单发或多发，质较硬，基底缩窄略带蒂状。无智力障碍及癫痫等。

【**治疗**】由于 TSC 临床表现的多样性和发病机制的复杂性，成为目前临床治疗的难点和重点，发病早期即给予治疗可以明显改善 TSC 患者的临床症状，改善预后，降低病死率[25,26]。欧美国家应用 mTOR 抑制剂（依维莫司或西罗莫司）治疗 TSC，证实具有减小病变结节大小，改善皮肤症状，控制癫痫发作的良好疗效[27]。Dahdah 等[28]通过研究发现，婴儿期早期给予依维莫司可明显降低 TSC 患儿心肌横纹肌瘤心力衰竭的发生。Jiang 等[29]通过对 mTOR 抑制剂治疗 SEGA 的研究，发现 mTOR 抑制剂可以降低外科手术中出血量，明显减小 SEGA 的结节。对于抗癫痫药物耐药的 TSC 儿童患儿可采用癫痫外科手术、迷走神经刺激术、生酮饮食等治疗手段[27]。

面部血管纤维瘤、甲周纤维瘤可选用激光、电灼、冷冻、微波等物理疗法或者皮肤磨削术去除。对于面部血管纤维瘤，也可考虑外用西罗莫司治疗，可有一定的改善[30]。

（肖媛媛 邢嬛 著，汤建萍 葛宏松 审）

第五节 无色素痣

无色素痣（achromic nevus）或色素减退痣（nevus depigmentosus）是一种先天性、非家族性、界限清楚的白色斑片。本病最常见于出生时，但也可以在婴幼儿期出现。无色素痣具有皮肤镶嵌模式，可沿 Blaschko 线呈现泛发的表现，累及一个或多个区域，可伴随有相应区域组织器官的改变。

【**诊断**】症状、体征：

（1）无色素痣的白斑不是完全脱色而是色素减退，这点与白癜风不同。伍德灯下为灰白色，无荧光。

（2）无色素痣通常位于躯干或者近端肢体，表现为孤立性边界清晰的类圆形或者椭圆形色素减退斑片，边缘锯齿状，类似飞溅的墨点（图 16-9）。有时可沿 Blaschko 线呈现泛发的表现，累及一个或多个区域，还可累及眼部，引起虹膜病变[31]。虽然大多数的病变是在出生时就有，但在儿童充分暴露在阳光下之前，这些病灶可能难以被识别。

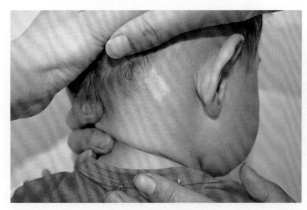

图 16-9   无色素痣

图示枕右侧局限性类椭圆形色素减退斑,边缘锯齿状,
边界尚清(首都医科大学附属北京儿童医院提供)

(3)皮肤外表现:主要累及神经、眼及肌肉骨骼等器官组织,可能与色素减退的嵌合体有关,特别是在多个 Blaschko 线受累的患者中。其中包括伊藤色素减少症,后者最常见的中枢神经系统表现是发育迟缓和智力低下[32]。第二常见的表现是癫痫。最常见的发作类型是全身强直阵挛性发作、部分性发作、肌阵挛性发作和婴儿痉挛。眼科异常也与色素减退嵌合体有关,包括小眼症、上睑下垂、睑球粘连、泪囊狭窄、斜视、眼球震颤、近视、弱视、角膜浑浊、白内障、虹膜异色、视网膜变性等[33-35]。骨骼异常包括身材矮小、面部和四肢不对称、胸部畸形(漏斗胸或鸡胸)、脊柱侧弯和各种指/趾异常(并指、多指、短指等)[33,36-38]。牙齿改变,如牙齿釉质变化或缺陷,如错构瘤性尖牙[39]。

【鉴别诊断】

1. 临床中与结节性硬化症的色素减退斑有时难以区别,通常情况下,后者数量>3 个,且头颅磁共振有典型的改变,有些患儿还有心脏、肾脏等多器官病变,基因检测可明确区别。

2. 白癜风通常为色素脱失斑,白斑的边缘较为锐利、整齐,伍德灯下显示亮白色,荧光明显,而无色素痣在伍德灯下为灰白色,无荧光改变。

【治疗】目前尚无有效的治疗方案。

(肖媛媛 邢嬛 著,汤建萍 葛宏松 审)

第六节   炎症后色素减退

炎症后色素减退(postinflammatory hypopigmentation)为皮肤炎症后继发的色素性改变。

【诊断】症状、体征:

(1)炎症后色素减退为继发性改变,后天发生,先有皮肤炎症,随后出现色素减少。

(2)炎症后色素减退可出现在任何炎症后,如湿疹、脂溢性皮炎、线状苔藓、银屑病及硬皮病等,其临床特征为色素减退性斑片,局限于原发病部位,其大小、形状与原发皮损基本一致。如在湿疹消退后可能在原有湿疹的部位出现片状淡白色斑片;线状苔藓消退期会在原有皮损部位出现线条状淡白色斑片(图 16-10);银屑病皮损消退后会在原皮损部位出现小片状白色斑片(图 16-11)。

(3)其白斑为色素减退而非色素脱失,故白斑为淡白色,边界不清,有时可伴有细小鳞屑,伍德灯下呈暗白色。

【鉴别诊断】

1. 炎症后色素减退需要与白癜风相鉴别,鉴

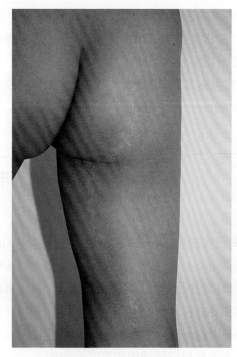

图 16-10   炎症后色素减退

图示线状苔藓消退期的条带状色素减退斑
(首都医科大学附属北京儿童医院提供)

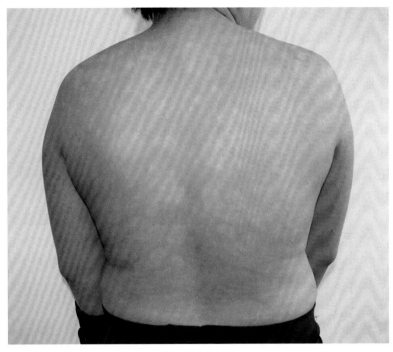

图 16-11 炎症后色素减退

图示寻常型银屑病消退后局部色素减退斑(首都医科大学附属北京儿童医院提供)

别要点在于后者的白斑为色素脱失,边界清楚,周围有色素沉着,伍德灯下呈亮白色。

2. 儿童花斑糠疹也可呈白色,但花斑糠疹常局限于额部和躯干等皮脂溢出的部位,为多发的小片状圆形淡白色斑片,大小和形状一致,伴细小的鳞屑。真菌镜检阳性和伍德灯下呈蜡黄色或棕色荧光,有助于与炎症后色素减退鉴别。

【治疗】本病有自愈性,不需特殊处理,以治疗原发病为主。饮食均衡、防晒、润肤有助于皮损早日消退。

(肖媛媛 邢嬛 著,汤建萍 葛宏松 审)

第七节 色素失禁症

色素失禁症(incontinentiapigmenti)是一种遗传性累及多系统的疾病[40],临床上以红斑水疱、疣状损害及色素沉着三期皮损依次出现为特征,并常伴有眼、骨骼和中枢神经系统等多系统损害。本病为少见的 X 连锁显性遗传性疾病,主要见于女性,异常基因位于 X 染色体上。女性患者因为存在于另一个 X 染色体上的正常基因可将其掩盖,使症状减轻,而男性患者仅有一个 X 染色体,因此病情严重,多于子宫内死亡,亦有少数男性存活的报道。近年来研究发现,位于 Xq28 的 *IKBKG*(亦称 *NEMO*)基因突变是产生色素失禁症的主要原因。*IKBKG* 基因是编码 NF-κB 调节蛋白的基因,而 NF-κB 是一种与免疫及炎症反应相关的转录因子,能够保护细胞免受肿瘤坏死因子介导的细胞凋亡。*IKBKG* 基因的缺陷导致了 NF-κB 活性降低,造成多系统发育和代谢异常。

【诊断】

1. 症状、体征

(1)97% 以上的患儿为女性。

(2)皮肤改变常于出生时即发生,有的在出生后 2 周内发病。

(3)皮肤损害分为四期:

1）Ⅰ期(红斑水疱期)：出生时或出生后不久的线状排列的红斑及水疱(图 16-12)，多累及四肢，沿 Blaschko 线分布，持续几天或 1~2 个月。

2）Ⅱ期(疣状增生期)：四肢、躯干出现线状排列的疣状损害(图 16-13)，可持续数周至数月。

3）Ⅲ期(色素沉着期)：不规则的泼墨状或涡轮状的色素沉着(图 16-14)，可持续数年。消退后不留痕迹或稍留有淡的色素减退斑。

上述三期皮损常依次出现，但同一患者可同时见到三期皮损。

4）Ⅳ期(萎缩或色素减退期)：沿 Blaschko 线分布的色素减退、萎缩以及毛发缺失，最常见于下肢。多在青春期发生，并有 75% 或更多的患者可

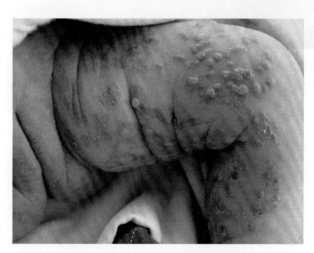

图 16-12　色素失禁症丘疹水疱期
图示下肢沿 blaschko 线分布的丘疹及水疱，疱液清亮，淡黄色，基底呈淡红色(首都医科大学附属北京儿童医院提供)

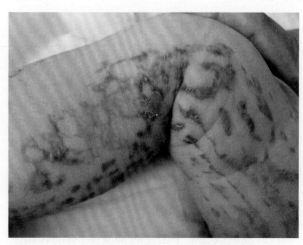

图 16-13　色素失禁症疣状增生期
图示下肢沿 blaschko 线分布的条带状疣状增生和色素沉着
(首都医科大学附属北京儿童医院提供)

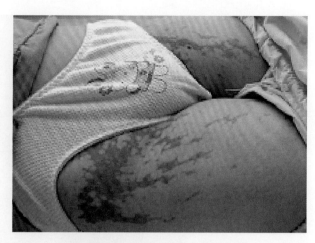

图 16-14　色素失禁症色素沉着期
(首都医科大学附属北京儿童医院提供)

持续到成年。

(4)其他皮肤改变有假性斑秃、两手萎缩性改变(如慢性萎缩性肢端皮炎)、甲萎缩及掌跖多汗。可伴发癫痫、痉挛性四肢瘫痪、智力迟钝、心脏异常、牙列不良或缺牙、白内障、斜视以及小眼畸形。还可伴唇裂、腭裂、高腭弓、脊柱裂、并指/趾、多余肋、短腿和短臂畸形等[21]。

2. 实验室检查

(1)丘疹水疱期外周血检查嗜酸性细胞计数明显升高，急性期可超过 50%。

(2)组织病理：

1)红斑水疱期表皮呈海绵状态，可见角层下水疱，疱内有大量嗜酸性细胞，真皮可见带状血管周围炎症细胞浸润。

2)疣状增生期棘层增厚，不规则乳头状瘤样增生，可见角化过度和角化不良细胞，棘层细胞排列成旋涡状。

3)色素沉着期在真皮上部可见许多噬色素细胞及血管充血反应，可有黑素细胞树枝状突在基底膜下被真皮巨噬细胞吞噬的现象。基底层色素减退，细胞空泡化变性，但亦有些病例基底层细胞可见大量色素。

4)萎缩或色素减退期：表皮萎缩，可见散在凋亡细胞，黑素细胞数量减少，真皮均匀增厚，毛囊及汗腺完全缺失，真皮无色素失禁，无炎症细胞，弹性纤维正常。

【鉴别诊断】根据病史，四期皮损的发生、发展及演变，沿 Blaschko 线分布，最终出现不规则的

色素减退、萎缩及毛发缺失，本病易于诊断。本病的丘疹水疱期、疣状增生期、色素沉着期及萎缩/色素减退期需要分别与新生儿脓疱疮、表皮痣及线状、旋涡状痣样过度黑素沉着病、白癜风相鉴别。

1. **新生儿脓疱疮**　为突然发生的脓疱，尼氏征阳性，疱周有红晕，破溃后形成红色糜烂面，细菌培养阳性，外周血无嗜酸性粒细胞升高，此可与色素失禁症相鉴别。必要时皮肤活检可以明确诊断。

2. **表皮痣**　通常在出生或幼儿期发病，局限性分布或泛发全身，表现为淡黄色或棕黑色疣状损害，开始为小的角化性丘疹，逐渐扩大，呈现密集的角化过度性丘疹，灰白色或深黑色，触之粗糙坚硬。与疣状增生期的色素失禁症鉴别要点在于表皮痣在整个病程中不会出现水疱样皮损。

3. **线状和旋涡状痣样过度黑素沉着**　常于出生后数周发病，至1~2岁皮损趋于稳定。皮损是沿Blaschko线分布的线状和旋涡状的过度色素沉着，但黏膜、眼睛和掌跖不受累。本病色素沉着表现容易与色素失禁症混淆，但是本病无红斑水疱期及疣状增生期。

4. **白癜风**　为后天性疾病，可单侧或对称分布，好发于腔口部位及骨隆突部位，边界清楚，周围可见色素沉着。本病节段性可与色素失禁症相混淆，但本病无丘疹、水疱疣状增生表现，表皮无萎缩，表皮黑素细胞缺如，毛发正常，无毛发缺失。

【治疗】本病皮疹有自愈倾向，不需治疗，对症处理。丘疹水疱期防止感染。患者应在早期进行密切随访：第一年每3个月复查，之后每年复查直至5岁，然后再根据疾病进展情况，如有需要每年进行多学科评估直至成年。本病除皮肤表现外，还常有中枢神经系统、眼科等其他合并症，故患儿应定期查体，评估生长发育情况，进行眼底检查及头颅MRI检查除外严重合并症。有惊厥者需抗癫痫治疗。

（王利娟　邢媛　著，汤建萍　葛宏松　审）

第八节　雀　斑

雀斑（freckles）为常染色体显性遗传性疾病，为发生在日晒部位皮肤上的黄褐色色素斑点。

【诊断】

1. **症状、体征**

（1）多在5岁左右出现，女性多于男性。

（2）多见于面部，亦见于手背、颈及肩背部上方等暴露部位。

（3）皮损为针尖至米粒大圆形或椭圆形淡褐色或黄褐色斑疹，对称分布，无自觉症状。夏季皮损数目增多，颜色加深，冬季相反。随年龄增长，数目增多，青春期最明显（图16-15）。

2. **实验室检查**　组织病理示表皮基底层尤其表皮突部位色素颗粒增多，但黑素细胞数目并不增加。雀斑中的黑素细胞较邻近正常皮肤的黑素细胞多巴染色阳性更明显，树突状突起更明显。

【鉴别诊断】

1. **着色性干皮病**　持续的雀斑样损害可以是

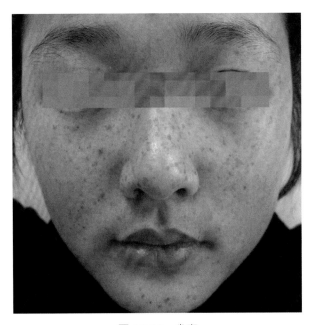

图 16-15　雀斑
面部可见针尖至米粒大圆形或椭圆形淡褐色或黄褐色斑疹，对称分布（首都医科大学附属北京儿童医院提供）

轻型的着色性干皮病的唯一症状,但其较雀斑发生早,颜色较黑,冬季不减轻。

2. **黑子**   亦称雀斑样痣,可分布于皮肤任何部位,颜色较深,散在分布,日晒后颜色不加深,数目不增多。病理表现为表皮和真皮交界处黑素细胞增多。

【治疗】

1. 防晒。

2. 可选用 IPL 强脉冲光、调 Q 激光等进行治疗,有着较好的临床疗效。近年来点阵激光、皮秒激光等也被大量应用于雀斑的治疗中。

（王忱 邢嬛 著,汤建萍 葛宏松 审）

第九节   Becker 痣

Becker 痣,又称色素性毛表皮痣（pigmented hairy epidermal nevus）,病因不清。

【诊断】

1. **症状、体征**

（1）儿童期发病,随年龄增长而扩大增厚。

（2）好发于肩、前胸或肩胛骨区域,也可发生于前臂、腕、面颈等其他部位。

（3）皮损为大片色素沉着斑,中心部皮肤纹理稍粗厚,边缘无变化,边界清楚但不规则,呈地图状。随年龄增长表面出现较粗且黑的毛发。皮损部位可并发其他皮内痣或表皮痣（图 16-16）。

2. **实验室检查**   组织病理示轻度角化过度,表皮棘层肥厚,皮突不规则延长。基底层和棘细胞层色素增加,但黑素细胞数目正常。真皮浅层可见噬黑素细胞和黑素细胞。

【治疗】一般无需治疗。必要时可试行激光脱毛及祛除色素治疗（祛除色素激光波长选择同咖啡斑,但疗效不确切）。

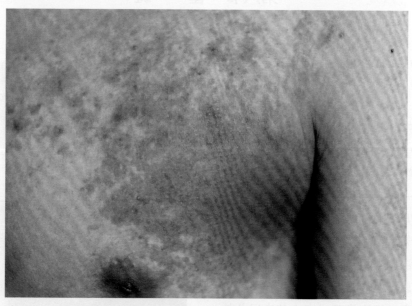

图 16-16   Becker 痣

青春期男童左侧胸部可见一片不规则的斑状色素沉着,痣中心部皮肤纹理粗深

（王忱 邢嬛 著,汤建萍 葛宏松 审）

第十节 咖 啡 斑

咖啡斑又称咖啡牛奶斑(café-au-lait spots),病因不清,正常人群发病率约为10%~20%,少数可与多发性神经纤维瘤病、结节性硬化病或Albright综合征等合并发生。

【诊断】

1. 症状、体征

(1)出生时即有或从幼儿期开始出现。

(2)全身任何部位均可发生。

(3)皮损为数毫米至数厘米大小的淡褐色斑,边缘规则,形状不一,表面光滑(图16-17)。

2. 实验室检查 组织病理示基底层黑素细胞数目增多,表皮内黑素总量增加,可有散在的异常大的黑素颗粒(巨大黑素体)。巨大的黑素体见于成人神经纤维瘤病患者的咖啡斑中,正常人、Albright综合征和神经纤维瘤病患儿的咖啡斑中一般无巨大黑素体。

【鉴别诊断】患者出现6个或6个以上直径>1.5cm的咖啡斑时(青春期前患者直径>0.5cm),提示有神经纤维瘤病的可能。

【治疗】一般不需治疗,出于美观考虑,可试用IPL强脉冲光、调Q激光、点阵激光、皮秒激光等进行治疗。

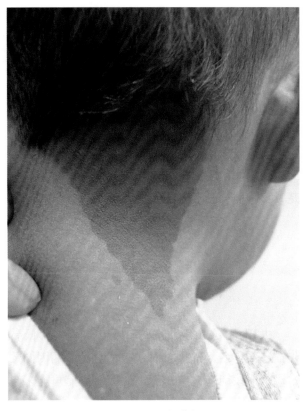

图 16-17 咖啡斑
该男童颈后可见一个边缘清楚的褐色斑片,生后出现
(首都医科大学附属北京儿童医院提供)

(王忱 邢嬛 著,汤建萍 葛宏松 审)

第十一节 蒙 古 斑

黑素细胞在胚胎时期起源于神经嵴,11周左右开始移入表皮。如果一些黑素细胞向表皮移动时未能穿过真皮与表皮交界而停留在真皮,至出生时延迟消失就会导致蒙古斑(Mongolian spot)的发生。

【诊断】

1. 症状、体征

(1)生后即有。

(2)常见于腰骶部,也可发生在臀部或其他部位。

(3)通常为单个圆形、椭圆形或不规则的浅灰蓝、暗蓝或褐色斑。生后几年内可自行消退,不留痕迹(图16-18)。

2. 实验室检查 组织病理示表皮基本正常。真皮中部胶原纤维束之间散在星状或纺锤状黑素细胞,胞质中有色素颗粒。细胞多巴染色为阳性。

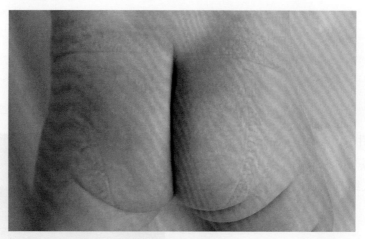

图 16-18　蒙古斑
臀部可见一蓝色斑片(首都医科大学附属北京儿童医院提供)

【鉴别诊断】蓝痣较蒙古斑颜色更深,界限清楚,可高起皮面,不会自行消退。

【治疗】几年内多可自行消退,无需治疗。

(王忱　邢嬛　著,汤建萍　葛宏松　审)

第十二节　太　田　痣

太田痣(nevus of Ota)于 1939 年由太田氏首先描述而得名,又称眼上腭部褐青色痣。病因同蒙古斑。但按周围神经分布,提示黑素细胞可能来自局部神经组织。

【诊断】

1. 症状、体征

(1)约 50% 生后即有,其余多在 1 岁以内发病,偶有晚发或在妊娠时出现。

(2)发生于面部三叉神经分布区域,常累及颜面一侧的上下眼睑、颧部及颞部,部分患者同侧巩膜受累,皮损广泛者可波及颊部、额部、头皮、鼻翼及耳部。偶有双侧发病(图 16-19、图 16-20)。

(3)皮损为褐色、青灰、蓝色、黑色或紫色斑片,可呈网状或地图状分布,偶有结节出现。

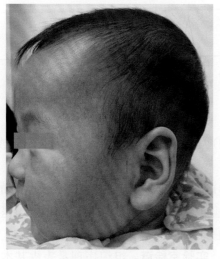

图 16-19　太田痣
左侧耳前三叉神经支配区皮肤可见青灰色斑片
(首都医科大学附属北京儿童医院提供)

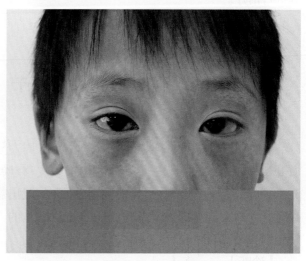

图 16-20　太田痣
累及双侧上下眼睑,巩膜受累
(首都医科大学附属北京儿童医院提供)

2. **实验室检查**　组织病理示真皮浅层胶原纤维之间黑素细胞散在分布。

【鉴别诊断】

1. **蒙古斑**　出生即有,随年龄增长而消退,眼和黏膜不受累,组织病理中黑素细胞在真皮中位置更深。

2. **蓝痣**　为界限清楚的丘疹、斑块或结节,好发于手足背及面部,病理示真皮中黑素细胞聚集成团。

【治疗】可选用 IPL 强脉冲光结合调 Q 激光、皮秒激光进行治疗。

（王忱　邢嫒　著,汤建萍　葛宏松　审）

第十三节　伊　藤　痣

伊藤痣(nevus of Ito)于 1954 年由伊藤氏首先描述而得名,又称肩峰三角肌褐青色痣。

【诊断】

1. **症状、体征**

(1)大多生后即有。

(2)分布于肩、上臂、后锁骨上及臂外侧神经支配区域,即肩部和上臂三角肌区域(图 16-21)。

(3)皮损为褐色、青灰、蓝色、黑色或紫色斑片。

2. **实验室检查**　组织病理同太田痣,即真皮浅层胶原纤维之间黑素细胞散在分布。

【鉴别诊断】

1. **太田痣**　为发生于面部三叉神经支配区域的褐色、蓝灰色或青色斑片。

2. **蒙古斑**　本病生后即有,主要见于腰骶部、臀部和背部,生后几年内可自行消退。

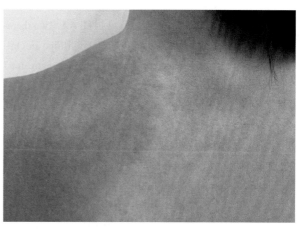

图 16-21　伊藤痣
肩部可见青色斑片(首都医科大学附属北京儿童医院提供)

【治疗】可选用 IPL 强脉冲光结合调 Q 激光、皮秒激光进行治疗。

（王忱　邢嫒　著,汤建萍　葛宏松　审）

参考文献

1. 赵辨. 中国临床皮肤病学. 2 版. 南京: 江苏凤凰科学技术出版社, 2017: 1268-1274.

2. NJOO MD, WESTERHOF W. Vitiligo pathogenesis and treatment. Am J Clin Dermatol, 2001, 2: 167.

3. J MA, L CHENG, Y-Y WU, et al. A retrospective analysis of 925 cases of segmental vitiligo in a Chinese Han population. J Eur Acad Dermatol Venereol, 2021, 35 (6): e379-e381.

4. THATTE SS, KHOPKAR US. The utility of dermoscopy in the diagnosis of evolving lesions of vitiligo. Indian J Dermatol Venereol Leprol, 2014, 80 (6): 505-508.

5. 孟如松, 赵广, 蔡瑞康, 等. 偏振光皮肤镜在白癜风早期诊断及与其他色素减退斑鉴别中的应用. 中华皮肤科杂志, 2009, 42 (12): 810.

6. 中国中西医结合学会皮肤性病专业委员会色素病学组. 白癜风诊疗共识 (2021 版). 中华皮肤科杂志, 2021, 54 (2): 105-109.

7. MATIN R. Vitiligo in adults and children. Clin Evid, 2011, 3: 1717.

8. 李翠华, 刘仲荣, 杨慧兰, 等. 308nm 准分子激光治疗儿童白癜风疗效观察. 中国皮肤性病学杂志, 2007, 21 (1): 29.

9. CHO S, ZHENG Z, PARK YK, et al. The 308nm excimer laser: a promising device for the treatment of childhood

vitiligo. Photodermatol Photoimmunol Photomed, 2011, 27 (1): 24.

10. NJOO MD, BOS JD, WESTERHOF W. Treatment of generalized vitiligo inchildren with narrow-band (TL-01) UVB radiation therapy. J AmAcad Dermatol, 2000, 42: 245-253.

11. GAWKRODGER D, ORMEROD A, SHAW L, et al. Guideline for the diagnosis and management of vitiligo. Br J Dermatol, 2008, 159: 1051.

12. LIM H, HEXSEL C. Vitiligo: to treat or not to treat. Arch Dermatol, 2007, 143 (5): 643.

13. 汪科, 朱学骏. 局部免疫调剂他克莫司、吡美莫司在皮肤病的应用. 药物不良反应杂志, 2005, 5: 345.

14. SOUZA LEITE RM, CRAVEIRO LEITE AA. Two therapeutic challenges: periocular and genital vitiligo in children successfully treated with pimecrolimus cream. Int J Dermatol, 2007, 46: 986.

15. TRAVIS L, SILVERBERG N. Calciportriene and corticosteroid combination therapy for vitiligo. Pediatr Dermatol, 2004, 21 (4): 495.

16. PASSERON T. Medical and maintenance treatments for vitiligo. Dermatol Clin, 2017, 35 (2): 163-170.

17. 中华医学会医学遗传学分会遗传病临床实践指南撰写组. 白化病的临床实践指南. 中华医学遗传学杂志, 2020, 37 (3): 252.

18. NAKAMURA E, MIYAMURA Y, MATSUNAGA J, et al. A novel mutation of the tyrosinase gene causing oculocutaneous albinism type 1 (OCA). J Dermatol Sci, 2002, 28 (2): 102-105.

19. 葛宏松, 李越, 张成, 等. 1 例斑驳病大家系临床表型及基因突变研究. 安徽医科大学学报, 2019, 054 (006): 954-956.

20. HATTORI M, ISHIKAWA O, OIKAWA D, et al. In-frame val 216-ser 217 deletion of kit in mild piebaldism causes aberrant secretion and scf response. Journal of Dermatological Science, 2018: S0923181118301373.

21. JANE SB. Vitiligo em crianças: uma revisão de classificação, hipóteses sobre patogênese e tratamento. Anais Brasileiros de Dermatologia, 2005, 80 (6): 631-636.

22. OLSSON MJ. Treatment of Leukoderma by Transplantation of Cultured Autologous Melanocytes: Medical and Surgical Management. Vitiligo, 2018.

23. PLOTKIN S, WICK A. Neurofibromatosis and Schwannomatosis. Seminars in Neurology, 2018, 38 (01): 073-085.

24. 肖嫒嫒, 邢嬛, 徐教生, 等. 以色素脱失斑为首发表现

的婴幼儿结节性硬化症 12 例分析. 中华皮肤科杂志, 2016, 49 (3): 187-191.

25. AMIN S, LUX A, CALDER N, et al. Causes of mortality in individuals with tuberous sclerosis complex. Dev Med Chlid Neurol, 2017, 59 (6): 612-617.

26. DAVIS PE, FILIP-DHIMA R, SIDERIDIS G, et al. Presentation and diagnosis of Tuberous Sclerosis Complex in Infants. Pediatrics, 2017, 140 (6): e20164040.

27. SASONGKO TH, ISMAIL NF, ZABIDI-HUSSIN Z. Rapamycin and rapalogs for tuberous sclerosis complex. Cochrane Database Syst Rev, 2016, 7.

28. Dahdah N. Everolimus for the Treatment of Tuberous Sclerosis Complex-Related Cardiac Rhabdomyomas in Pediatric Patients. J Pediatr, 2017, 190: 21-26 e7.

29. Jiang T, Du J, Raynald, et al. Presurgical Administration of mTORInhibitors in Patients with Large Subependymal Giant Cell Ast rocytomaAssociated with Tuberous Sclerosis Complex. World Neurosurg: 2017, 107: 1053 el-1053 e6.

30. SENFEN WANG, YUANXIANG LIU, JINGHAI WEI, et al. Tuberous Sclerosis Complex in 29 Children: Clinical and Genetic Analysis and Facial Angiofibroma Responses to Topical Sirolimus. Pediatric dermatology, 2017, 34 (5): 572-577.

31. SHARMA P, PAI HS, KAMATH MM. Nevus depigmentosus affecting theiris and skin: a case report. J Eur Acad Dermatol Venereol, 2008, 22: 634-635.

32. 向欣, 孙玉娟, 王忱, 等. 伊藤色素减少症五例. 实用皮肤病学杂志, 2014, 7 (1): 74-75.

33. RUGGIERI M, PAVONE L. Hypomelanosis of Ito: clinical syndrome or justphenotype？ J Child Neurol, 2000, 15: 635-644.

34. AMON M, MENAPACE R, KIRNBAUER R. Ocular symptomatology in familialhypomelanosis Ito: Incontinentia pigmenti achromians. Ophthalmologica, 1990, 200: 1-6.

35. ROTT HD, LANG GE, HUK W, et al. Hypomelanosis of Ito (incontinentiapigmenti achromians): Ophthalmological evidence for somatic mosaicism. Ophthalmic Paediatr Genet, 1990, 11: 273-279.

36. PASCUAL-CASTROVIEJO I, ROCHE C, MARTINEZ-BERMEJO A, et al. Hypomelanosisof Ito: A study of 76 infantile cases. Brain Dev, 1998, 20: 36-43.

37. PASCUAL-CASTROVIEJO I, LOPEZ-RODRIGUEZ L, DE LA CRUZ MM, et al. Hypomelanosis of Ito: Neurological complications in 34 cases. Can J Neurol Sci,

1988, 15: 124-129.

38. RUIZ-MALDONADO R, TOUSSAINT S, TAMAYO L, et al. Hypomelanosis of Ito: diagnostic criteria and report of 41 cases. Pediatr Dermatol, 1992, 9: 1-10.

39. HAPPLE R, VAKILZADEH F. Hamartomatous dental cusps in hypomelanosis ofIto. Clin Genet, 1982, 21: 65-68.

40. BODEMER C, DIOCIAIUTI A, HADJ-RABIA S, et al. Multidisciplinary consensus recommendations from a European network for the diagnosis and practical management of patients with incontinentia pigmenti. J Eur Acad Dermatol Venereol, 2020, 34 (7): 1415-1424.

第十七章

毛 发 甲 病

毛发和甲是皮肤附属器体表显著可见的标志，儿童期毛发和甲病变种类多，原因繁杂，尽管大多数不会影响患者身体健康和生长发育，但其病变常因影响美观，进而影响患者心理健康，令家长担忧。另外，许多情况下毛发和甲表现是某些皮肤病和系统性疾病的重要的诊断线索，因此熟悉、掌握毛发和甲疾病有重要意义。本章重点介绍下列儿童毛发甲相关疾病，如脱发、多毛、毛干异常和先天性厚甲及各种原因所致的甲营养不良等。

第一节　儿　童　脱　发

临床上儿童常见脱发疾病包括先天性和获得性两大类。先天性脱发常见的有先天性无毛症、少毛症。获得性脱发常见的有斑秃、休止期脱发、瘢痕性脱发等。表 17-1 列举几种常见的儿童脱发鉴别诊断。

一、斑秃

斑秃（alopecia areata）是一种常见的炎症性非瘢痕性脱发，局部皮肤正常，无自觉症状。斑秃的人群发病率因地域差异而不同，2009 年我国调查显示其发病率约 0.27%[1]。近年来，儿童斑秃发生率逐渐升高[2]，国内有文献报道儿童斑秃占斑秃患者的 12.8%[3]。

【病因及发病机制】病因尚不明确，目前多数学者认为本病是一种由 T 细胞介导的针对毛囊的自身免疫性疾病，是遗传因素和环境因素共同作用的结果。

1. **遗传因素**　遗传因素在本病发病中具有重要作用，约 1/3 的斑秃患者有阳性家族史，同卵双生子共同患病率约 55%[4]。目前主要发现 8 个与斑秃发病相关的基因，包括 *HLA*-Ⅱ 基因、UL16 结合蛋白基因、细胞毒 T 细胞相关抗原 4 基因（*CTLA4*）、*IL-2/IL-21* 基因、*IL-2RA* 基因和 Ikaros 家族锌指 4 基因、过氧化物酶 5 基因、突触融合蛋白基因[5]。

2. **环境因素**　正常情况下，生长期毛囊被认为是一种免疫赦免器官，当各种原因如感染、创伤、神经精神压力等环境因素作用引起毛囊自身免疫赦免被打破时，可导致斑秃的发生。

3. **免疫因素**　临床发现，斑秃患者常伴发其他自身免疫性疾病如甲状腺疾病、白癜风、银屑病、红斑狼疮等。毛囊处组织病理提示毛囊周围以 CD4+T 淋巴细胞为主的浸润，毛囊内部以 CD8+T 淋巴细胞为主的浸润，最终使得生长期毛囊发生退行性变。以上均提示自身免疫与斑秃的发病有着

表 17-1　常见脱发疾病的鉴别诊断

	斑秃	休止期脱发	瘢痕性脱发	拔毛癖	无毛症
发病情况	突然发生、66% 患者 30 岁以前发病	病理情况下或者生理状态改变时，如新生儿、产后(生理性)	物理、化学因素，皮肤疾病等引起毛囊皮脂腺不可逆损伤	多与精神因素有关，常见于学龄前及青春期早期儿童	常染色体隐性遗传，8 号染色体无毛基因突变所致
临床特点	一个或数个边界清楚的圆形、椭圆形或不规则形的脱发区，局部头皮正常、光滑，无鳞屑和炎症反应	在发生脱发前 2~4 个月常有诱发因素存在。每天脱发一般为 150~400 根甚至更多。晚期表现为弥漫性的头发脱落，但不会全秃	永久性脱发。在脱发处可见原发病皮损表现及瘢痕形成，瘢痕周围可有色素沉着及断发	主要特征是沿头皮分布的短的头发断端，头发残根长短不一。有反复拽发、扭转和摩擦毛发的习惯	出生后不久毛发迅速脱落
病理特点	早期主要表现为毛囊周围淋巴细胞浸润；晚期毛囊逐渐萎缩、数目减少	病理检查可见处于休止期的毛囊数量增多，毛囊本身无炎症。毛发轻拉试验阳性。镜检发现脱落的毛发近端呈棒状或杵状	各种原因所致的毛囊破坏或消失、毛囊周围炎症反应	放大镜观察脱发区可发现：①带有锥形末端的新生发。②断裂的断发。③毳毛或中间型毛发；黑头粉刺样黑点。④空的毛囊口	伴丘疹性损害的无毛症组织学表现为毛囊缺失或毛囊未发育成熟，真皮内有充满角蛋白的囊肿
皮肤镜	黄点征——敏感性高；感叹号发提示疾病活动期	急性休止期脱发：多量毳毛生长，无断发、黑点；慢性休止期脱发：无特殊征象，发根呈杵状的休止期毛干增多	毛囊口消失/减少、红点、黄点、黑点、蓝灰点；毛囊角栓；簇状毛发等	头发稀疏、短毳毛、无感叹号发	

密切的关系[6]。斑秃还可并发特应性皮炎和过敏性鼻炎等过敏性(炎症)疾病，有学者认为特异性体质可能与斑秃的发生和预后相关[4]。

【诊断】

1. 症状、体征

(1)可发生于任何年龄，病程不定，儿童和青年人比较常见。可累及所有被覆毛发部位，以头皮最常见，眉毛和睫毛可能为唯一的受累部位。初起多数表现为一个或数个边界清楚的圆形、椭圆形或不规则形的脱发区，头皮正常。多不伴自觉症状，少数患者可有轻度头皮瘙痒或头皮紧绷感。斑秃可合并甲改变，如点状凹陷、纵脊、变脆等，其中以点状凹陷最为常见[7]。

(2)斑秃分型：依其形态可分为单灶性(图 17-1A)、多灶性(图 17-1B)、匍匐性(图 17-1C)、马蹄形(图 17-1D)、全秃(图 17-1E)、普秃(图 17-1F)、网状(图 17-1G)、弥漫型。

(3)斑秃分期：可分为活动期、静止期、恢复期。

活动期：脱发区面积继续扩大，脱发边缘拉发试验阳性。静止期：脱发基本停止，大多数患者在静止 3~4 个月后，进入恢复期。有些患者静止期长达数年，甚至长期不愈、仅有毳毛。恢复期：有新生毛发长出，最初出现纤细、柔软及色浅的细发，逐渐恢复正常。

(4)斑秃严重程度分级：临床常用 SALT(severity alopecia tool)评分[8]评估严重程度，即从头的四个方位评估脱发面积，依据头发脱失面积和密度评分：

S1 级头发脱失 0~25%；

S2 级头发脱失 26%~49%；

S3 级头发脱失 50%~75%；

S4 级头发脱失 76%~99%；

S5 级头发脱失 100%：

S5B0 仅有头发脱失；

S5B1 头发脱失伴局部体毛的脱失；

S5B2 头发合并体毛的全部脱失。

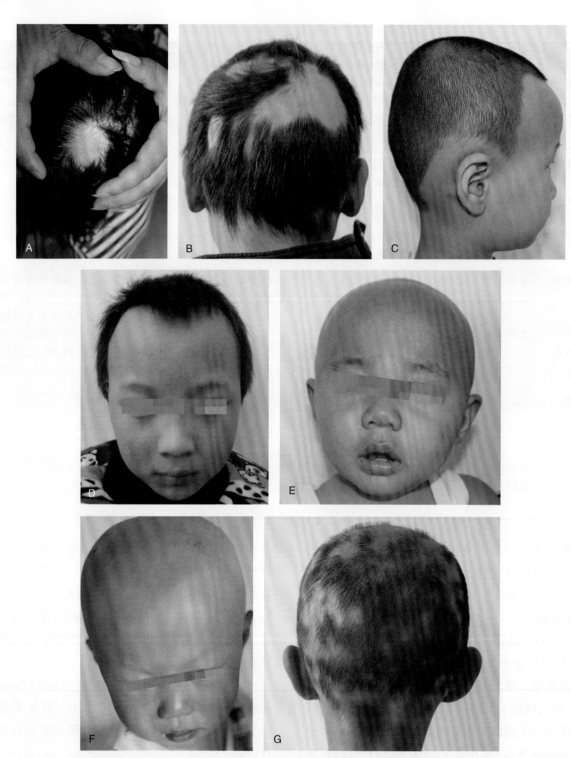

图 17-1

图示分别为单灶(图 A)、多灶(图 B)、匐行(图 C)、马蹄(图 D)、全秃(图 E)、普秃(图 F)、
网状脱发(图 G)(首都医科大学附属北京儿童医院提供)

将脱发面积 ≥ 50% 头皮面积,伴或不伴有其余体毛脱失者称为重型斑秃。

(5)本病常伴发其他免疫性疾病:甲状腺疾病(甲状腺肿,桥本甲状腺炎等)、白癜风、结缔组织相关性疾病、遗传过敏相关性疾病(过敏性鼻炎、哮喘、特应性皮炎等)。

2. 实验室检查

(1)组织病理:早期主要表现为毛球周围淋巴细胞浸润,生长期和 / 或退化期毛囊均可累及。炎症细胞可浸入毛囊壁,毛母质细胞可发生变性。晚期变化包括毛囊体积变小、数目减少、嗜酸性粒细胞及肥大细胞浸润。

(2)皮肤镜:表现为黄点征、黑点征、断发、感叹号样发、新生短发等。感叹号样发用来诊断斑秃特异性较高,常存在于斑秃活动期[9]。

【鉴别诊断】 本病依据突然发生的局灶性脱发、无自觉症状、受累区皮肤正常等一般不难作出诊断。临床需与其他原因引起的脱发鉴别。

1. **休止期脱发** 常表现为弥漫性脱发,显微镜下脱落的毛发呈正常终毛表现。斑秃可见上粗下细的"感叹号样发"。

2. **拔毛癖** 脱发区边缘不整齐,形状不规则,中间残留长度不等的断发,拉发试验阴性。皮肤镜下无感叹号样发、黄点征亦少见。

3. **头癣** 受累区脱发不均匀,可见断发,附有鳞屑、结痂、渗出等,真菌镜检阳性可协助诊断。

4. **梅毒性脱发** 脱发区边缘不规则,呈虫蚀状,数目多,好发于枕后。梅毒血清试验阳性,常有梅毒的其他表现。

5. **外胚层发育不良所致秃发疾病** 本组疾病发病年龄通常较早,可伴有外胚层发育不良的其他表现,如出汗异常、皮肤损害、牙齿发育异常等,如外胚叶发育不良需与全秃、普秃患者鉴别。

6. **颞部三角形秃发** 可在出生即发生或10岁以前发生,在颞部区呈三角形或椭圆形脱发斑,直径几个厘米,可为单侧或双侧,皮损区没有头发,但有非常细小的毳毛。秃发一旦出现,将持续终生。

【治疗】 斑秃无特效治疗方法,尤其在儿童,发病年龄越早,病情越重,越难恢复。因其主要影响美观,所以不适合使用不良反应大且无确切疗效的方法。另外,文献报道约30%~50%的轻症斑秃可在发病1年内自行部分或者全部恢复[10,11],所以轻度斑秃可随诊观察或外用药物治疗。

1. **一般治疗** 避免精神紧张,缓解精神压力,保持健康的生活方式和充足的睡眠,均衡饮食,适当参加体育锻炼,积极治疗并发的炎症或免疫性疾病。对伴有心理行为异常的患儿,需同时心理门诊咨询治疗。

2. **局部治疗**

(1)局部外用:目的是通过刺激局部皮肤、改善血液循环;抑制免疫反应等促进毛发生长达到治疗作用。

1)糖皮质激素:中强效糖皮质激素在斑秃中应用广泛,局部封包治疗可用于儿童重度斑秃,但停药后存在37%~63%复发率[12]。因该病治疗周期长,需注意毛囊炎、毛细血管扩张和局部皮肤萎缩等的发生。

2)米诺地尔:该药发挥作用与浓度相关,文献报道5%米诺地尔疗效优于2%米诺地尔,但在儿童容易出现面颈部多毛的副作用,故2%浓度可能更佳[13]。

3)其他:包括钙调磷酸酶抑制药、10%辣椒素酊、0.5%蒽酚霜(蒽林)、维A酸类药物等有一定作用。

(2)局部注射:可短期局部多点皮下或皮内注射糖皮质激素,如复方倍他米松注射液和曲安奈德注射液[4]。应注意长期使用全身吸收的副作用和局部皮肤萎缩以及注射时的疼痛,年长儿童可考虑此方法,但停药亦可复发。

(3)局部免疫疗法:重症斑秃患者可选择此方法。常用的致敏剂包括二苯环丙烯酮(DPCP)和二丁基酯角鲨烯酸(SADBE)。

(4)光疗法:可应用补骨脂素长波紫外线(PUVA)、308nm准分子激光、低能量激光(LLLT)[4]。

3. **系统治疗**

(1)糖皮质激素:仅用于普秃、全秃或秃发进展迅速者,不应作为常规治疗。每日泼尼松0.5~0.8mg/(kg·d),维持2~3个月,之后逐渐减量[13]。

(2)JAK/STAT通路抑制剂:常规治疗方法无效的斑秃患者可以考虑使用JAK/STAT通路抑制剂如托法替布和鲁索替尼,约半数中重度斑秃患者在治疗后毛发几乎全长出,但部分患者停药后复发[14]。

(3)其他口服药物:复方甘草酸苷、白芍总苷胶囊为一种双向的免疫调节剂。在儿童斑秃治疗中运用较为广泛,安全性好。国内有应用复方甘草酸苷联合白芍治疗儿童重症斑秃,有效率约80%[15]。此外,还可补充维生素、微量元素,配合其他中医中药治疗。

4. **替代治疗** 为减轻斑秃对患儿精神和心理的影响,可选择予患儿在公共场合佩戴假发等饰品。

(周行 钱秋芳 著,李萍 张杏莲 审)

二、休止期脱发

休止期脱发（telogen effluvium）是一种由于毛囊周期紊乱、以大量休止期毛发同步脱落为特征的弥漫性、非瘢痕性脱发疾病，此时头皮毛囊70%处于生长期，30%处于休止期。休止期脱发是弥漫性脱发最常见的病种，根据病程长短可分为急性和慢性[16]。急性休止期脱发是弥漫性脱发的常见病种，起病急，每日脱发量可达200~300根或以上。诱发因素通常包括发热、重病、手术、药物等重大应激事件，病程多持续3个月左右。慢性休止期脱发往往与慢性病伴发，可称为慢性弥漫性休止期脱发，少数属特发性，即慢性休止期脱发，无明显病因。病程常>6个月，可长达2~3年。季节性休止期脱发可发生于正常人，脱发量较正常略多，但一般不超过100根，且持续时间<1个月。

【病因及发病机制】正常毛囊周期循环往复，经过生长期（anagen）2~8年、退行期（catagen）4~6周、休止期（telogen）2~4个月和脱出期（exogen）。脱出期是自毛干脱出后至下一个周期的新毛干长出为止，为休止期晚期和生长期早期。整个头皮有约10万个毛囊，90%~95%处于生长期，5%~10%处于休止期，仅有少数毛囊处于退行期，每天毛发脱落100~150根。毛囊各自为中心进行不同步的周期循环，正常情况下不会同时大量脱发，如果毛囊周期循环出现问题，则会导致异常性脱发。

休止期脱发的发生机制主要有过早脱出（premature teloptosis）、同步脱出（collective teloptosis）及提早进入休止期（premature entry into telogen）[17]。过早脱出可见于使用米诺地尔导致休止期变短；同步脱出则出现在产后脱发和季节性脱发，分别是生长期延长和休止期延长；提早进入休止期则主要与药物、节食和自身免疫等病理性因素有关。Headington[18]等认为，造成休止期脱发的机制有以下5种：①即刻生长期逸出（immediate anagen release），如应激造成生长期缩短提前进入休止期；②延迟生长期逸出（delayed anagen release），如产后脱发；③即刻休止期逸出（immediate telogen release），如外用米诺地尔导致休止期变短；④短生长期综合征（short anagen syndrome），即生长期短导致毛发呈短发状态，如先天性少毛症和外胚叶发育

不良；⑤延迟休止期逸出（delayed telogen release），即休止期延长，如季节性脱发。

急性休止期脱发的发生机制大多是即刻生长期逸出即毛囊提早进入退行期；慢性休止期脱发的成因可能是原发的、特发性的，也可能是毛囊生长期长度差异减少所致[19]。在临床上，导致毛囊提早进入休止期最多见的是应激，致病因素导致处于生长期Ⅰ~Ⅴ期的毛囊细胞有丝分裂终止，快速进入休止期，导致大面积脱发同步发生。缺铁、缺锌、低蛋白和营养不良主要是影响毛母质快速分裂的细胞合成DNA和蛋白质，应激事件和精神压力可作为主要诱因、加重因素和对脱发的反应，应激可释放P物质、促肾上腺皮质激素和神经生长因子等，均可诱导毛囊从生长期进入退行期。

急性休止期脱发发病前2~4个月可有诱发因素，如发热、重病、住院、手术、出血、药物、节食、重金属（如砷、铊、硒等）、日光性、头皮接触性皮炎等。亦可发生在每年7~10月份的季节转换之时，寻找不到诱因的特发性病例可占1/3。慢性休止期脱发的诱因包括甲状腺疾病、缺铁性贫血、肠病性肢端皮炎、锌缺乏、节食、低蛋白血症、胰腺疾病所致营养不良、恶性肿瘤晚期、SLE和皮肌炎、HIV感染、畏食症；药物性包括维A酸、细胞毒、抗甲状腺、抗惊厥、抗凝、抗高血压药如β受体阻滞剂和血管紧张素转换酶抑制剂、锂剂、重金属镉、HPV疫苗、多巴胺激动剂、拉莫三嗪、丙戊酸镁等。目前尚未发现休止期脱发与遗传相关。

【临床表现】

1. 症状、体征

（1）急性休止期脱发：发病急，患者往往能够说出脱发增多的日期。每日脱发量常达200~300根，甚至可超过1 000根，整个病程脱发总数可超过1万根。患者可有头皮微痛或敏感的伴随现象。急性休止期脱发病程一般<3个月，少数达4~6个月。患者常比较焦虑，恐惧是否会全部脱光及大病的征兆。部分患者脱发严重，可造成毛发稀疏。脱发多突然停止，也可以是缓慢停止。一般3~6个月后，新生毛发生成替代旧毛发，毛发稀疏情况得到改善。

（2）慢性休止期脱发：季节性脱发多发生于7~10月，可能是日光照射所致。特发性的慢性休

止期脱发病程>6 个月,脱发情况时好时坏,可能与生长期缩短有关。由器质性病变造成的慢性弥漫性休止期脱发,多数与营养不良、长期慢性疾病伴发。药物引起的常发生于用药后 6~12 周,机制是药物导致毛囊提早进入休止期。

(3)婴儿脱发:表现为枕部带状分布或者椭圆形脱发斑片[20],局限性、非瘢痕性、暂时的脱发,多发生于 2~3 月龄的婴儿,属于正常的生理性休止期脱发,是毛发生长从婴儿模式转变为成人模式的过程。

头部检查[21]可见毛发分布正常,密度正常或减低,极少数患者则明显降低。少数患者可在短期内失去 1/2 或 2/3 的毛发,但未见毛发完全脱落而造成全秃的报道。脱发为弥漫性,全头均匀分布,枕部与其他部位同等受累,但前额短发和颞部毛发变薄是本病较为明显的征象。头皮正常,无炎症表现,毛干无变细,并可有大量新生短发。拉发试验阳性或弱阳性,即脱落的毛发达不到阳性标准的 10%,只有 1%~2%,但远比正常人多。脱落毛发的发根多为杵状发,不同于斑秃患者多具有生长期发根的改变。24 小时内收集到超过 100 根脱落的头发常提示为休止期脱发[22]。

2. **皮肤镜征象** 急性休止期脱发皮肤镜下主要为多量毳毛生长,毛囊单位的毛干数目正常或略为减少,终毛发干直径较均匀,粗细差异<20%,无断发、黑点等征象。另外还可见头皮近皮面毛干的色素减退,而且随病程延长,皮肤镜下色素减退毛干的比例呈线性下降,毳毛比例则呈线性上升,提示可通过头皮皮肤镜下毳毛及色素减退毛干的比例大致判断患者后期病程长短[23]。慢性休止期脱发无特殊皮肤镜征象,而发根呈杵状的休止期毛干增多,组织病理中休止期毛囊增多[24]。

3. **实验室检查** 可进行血常规、铁蛋白、血清铁、甲状腺功能、性激素水平如睾酮和双氢睾酮、性激素结合蛋白、催乳素、结缔组织病自身抗体、C 反应蛋白、血细胞沉降率、梅毒血清学检查等。

组织病理检查正常头皮的休止期毛囊大约占所有毛囊的 6.5%,生长期:休止期的比例为 14:1,终毛:毳毛的比例为 8:1。急性休止期脱发的头皮组织病理改变与健康人无差异,甚至超过健康人,即生长期:休止期比例正常或更高。慢性休止期脱发的休止期毛囊增多,占所有毛囊的 11%,生长期:休止期改变至 8:1,终毛比毳毛则正常。另外,头皮组织内基本上无或者很轻微的炎症改变。

【鉴别诊断】急性休止期脱发应与弥漫性斑秃、拔毛癖、生长期脱发及梅毒性脱发进行鉴别。

1. **弥漫性斑秃** 发病亦为急性,脱发往往比急性休止期脱发严重,可见小脱发斑,脱落的发根是生长期和休止期毛干,皮肤镜有典型的征象,如感叹号样发、断发、黑点征等,仔细询问病史,必要时头皮活检协助诊断。休止期脱发毛囊周围无炎症、均处休止期,无"感叹号样发"。

2. **拔毛癖** 常表现为斑片状脱发,但脱发区形状往往不规则,边缘不整齐,脱发区毛发并不完全脱落,可见大量牢固的断发。由人工拔发引起的物理性脱发,一般儿童居多,常发生于家庭环境变迁时,如乔迁、住院、与亲人分离等。典型皮肤镜下表现为黑点征、断发、新生短发、短毳毛增多、黄点征等,出血点、血痂和抓痕,毛干残端有分裂和卷曲,无毛干的毛囊开口等。

3. **生长期脱发** 见于应用抗代谢药物或头部放射治疗患儿。

4. **梅毒性脱发** 表现为弥漫性、虫蚀样、不规则形小斑片状脱发,可能伴随或曾出现二期梅毒皮疹。皮肤镜表现类似斑秃,可见断发、黑点,但无感叹号发。所以接诊时仔细追问病史,完善相关检查以排除梅毒。

【治疗】治疗首先是告知病情和安抚患者,预报病程常能使患者得到安慰。停用诱导退行期的药物如 β- 受体阻滞剂、维 A 酸、甲巯咪唑等抗甲状腺药物、抗凝剂等,补充铁、锌和蛋白质,可使用多种维生素和微量元素。外用 5% 米诺地尔酊,使休止期缩短,加速生长期的发生。

(黄迎 钱秋芳 著,李萍 张杏莲 审)

三、瘢痕性秃发

瘢痕性秃发(scarring alopecia)是由多种原因引起的头皮瘢痕形成,导致毛囊周期不可逆性停滞,毛发永久性脱落。毛囊球部的毛囊干细胞缺失被认为是瘢痕性秃发的原因。瘢痕性脱发根据病因可分为原发性和继发性。

1. **原发性瘢痕性秃发** 根据组织病理表现的炎症类型,可分为三大类:淋巴细胞性瘢痕性秃发、中性粒细胞性瘢痕性秃发和混合性瘢痕性秃发[25]:

(1)原发性淋巴细胞性瘢痕性秃发:常见于毛囊黏蛋白病、盘状红斑狼疮、狼疮性脂膜炎(图 17-2)、头部线状扁平苔藓、局限性硬皮病及较罕见的遗传性棘状脱发性毛囊角化病(KFSD)等。

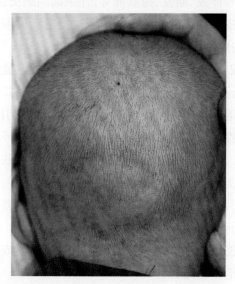

图 17-2 瘢痕性脱发
图示狼疮性脂膜炎所致瘢痕性脱发,局部头皮可见萎缩
(首都医科大学附属北京儿童医院提供)

(2)原发性中性粒细胞性瘢痕性秃发:可见于感染性毛囊炎性脱发,另有少见病如头皮穿掘性蜂窝织炎。

2. **继发性瘢痕性秃发** 诱因包括物理性损伤、化学性损伤、微生物感染等。

(1)物理性损伤:机械性外伤、电击伤、烧伤、冻伤和电离子辐射等均可使局部头皮发生瘢痕性秃发。

(2)化学性损伤:接触一些强酸、强碱或腐蚀性化学物质等均可导致局部头皮损伤,严重时形成溃疡,毛囊受累,愈后留有瘢痕。

(3)感染:各种细菌、病毒、真菌感染。如头癣引起的瘢痕性秃发。

【诊断及治疗】对于瘢痕性秃发患者进行详细的病史采集、体格检查可提供诊断思路,组织病理检查、病原学检查有助于判断瘢痕性秃发的原因,使患者获得针对性的治疗。原发性瘢痕性秃发

早期治疗以控制原发病为主,糖皮质激素、免疫抑制剂等药物及物理治疗有助于减缓病情进展。但晚期毛囊破坏无法再生,可选择手术修复、毛发移植等。继发性瘢痕性秃发待急性期病情缓解、瘢痕稳定后可考虑外科治疗。

(郑冰洁 钱秋芳 著,李萍 张杏莲 审)

四、拔毛癖

拔毛癖(trichotillomania)是由于患儿反复牵拉、扭转和摩擦毛发引起的脱发,也可以因使用镊子、剪刀或剃刀所致,常伴搔抓皮肤。拔毛癖曾被定归为冲动控制障碍[26],目前根据《精神障碍诊断与统计手册》(第 5 版)(Diagnostic and Statistical Manual of Mental Disorders, 5th edition, DSM-5),属于强迫症以及相关障碍类别下的一个单独诊断。

【临床表现】

1. **症状、体征**

(1)发病年龄以学龄前儿童和青春期早期为发病高峰。临床表现为奇形怪状的秃斑。好发于头顶或头皮边缘,少数可累及整个头皮、眉毛、睫毛和阴毛。边界不整齐,通常呈片状或条带状。特征性表现为脱发区断发长短不一(图 17-3)。

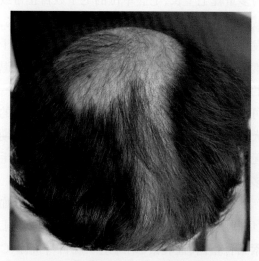

图 17-3 拔毛癖
图示形状不规则的不完全性脱发
(首都医科大学附属北京儿童医院提供)

(2)本病分为聚焦性和非聚焦性(无意识性)两型。聚焦性拔毛癖是为控制不良情绪而发生的有意识行为,非聚焦性拔毛癖通常是习惯性拔毛。

2. **实验室检查** 皮肤镜下见断发、短毳毛增多、黑点征、黄点征和长短不一的发干,上述改变类似斑秃的皮肤镜改变,但拔毛癖的特点是断发发梢表现为残端有分裂和卷曲,尚有卷曲的短发,而且无感叹号发[27]。另一个特点是头皮有因拔发引起的出血点。

拔毛癖的病理特征是退行期毛囊增多,毛囊周围血管微出血及毛软化现象[28]。

【鉴别诊断】

1. **斑秃** 该病表现为局灶性脱发、散在分布,脱发区边缘拉发试验阳性,皮肤镜下可见感叹号样发可与拔毛癖鉴别,后者脱发区常累及头皮边缘、可见残存毛发及断发,拉发试验阴性。

2. **头癣** 好发于儿童。除了斑片状脱发外,头皮有程度不等的红斑、鳞屑及结痂等炎症改变,断发中可检出真菌。氢氧化钾涂片检查和真菌培养可确诊。

【治疗】学龄前儿童的拔毛癖行为多为短期性,无需特殊处理。青春前期患者,主要进行心理治疗和行为心理治疗。拔毛癖儿童的管理需要建立紧密的医患(包括与家属)关系。对于心理治疗效果不佳者可尝试使用抗精神病类药物治疗(如氯米帕明、氟西汀等)。

(王艺蓉 钱秋芳 著,李萍 张杏莲 审)

五、无毛症

无毛症(atrichia)是一组罕见的遗传性毛发发育异常性疾病,其遗传模式有常染色体显性遗传、常染色体隐性遗传以及性连锁遗传。一般与无毛基因突变有关。表现为出生不久后头皮或身体其他部位的毛发缺失或完全脱光且不可逆,极少数出生时即没有头发、眉毛、睫毛和体毛,伴或不伴有身体其他系统的损害,根据表型可分为综合征型和非综合征型。其中伴丘疹性损害的先天性无毛症(atrichia with popular lesions,APL)是一种罕见的常染色体隐性遗传病,以出生后毛发迅速脱落和儿童期泛发的角化毛囊性丘疹损害为特征,其致病基因是 HR 基因[29]。HR 基因含有 19 个外显子,只表达在头皮和大脑,其表达产物是无毛蛋白,分子量为 130kDa,含 1 189 个氨基酸,该蛋白功能的缺陷会导致毛发生长周期的不稳定,其可能在第一个毛发生长周期起作用,由于此蛋白的缺失,毛囊的分化不会被诱导,休止期毛囊不会重新进入生长期,新的毛发也就无法再生长,进而导致毛发的脱落。无毛蛋白功能缺失还可导致毛囊结构的不成熟,从而引起多发性的扩散性毛囊丘疹。目前已发现的该基因的突变位点通常分散在整个 HR 基因上,还未发现热点突变区域。皮疹主要位于头皮、颊部、前臂、肘部、大腿和膝部等部位。患者无其他外胚层发育的缺陷,牙齿、甲和汗腺发育正常。某些患者躯干部可见色素减退斑。APL 组织学表现为毛囊缺失或毛囊未发育成熟,真皮内有充满角蛋白的囊肿。

(陈茜岚 钱秋芳 著,李萍 张杏莲 审)

六、少毛症

少毛症(hypotrichosis)可分为先天性少毛症和后天性少毛症两大类,其中先天性少毛症是一组临床少见的遗传性脱发性疾病,表现为出生时或婴幼儿时期出现的局灶性或弥漫性的少毛。该组疾病具有临床和遗传的异质性,与外胚层发育异常、染色体异常、氨基酸代谢异常等原因相关。其中 Marie-Unna 型遗传性少毛症出生时毛发稀少或缺失,一般 3 岁左右可有毛发缓慢生长,常粗糙、呈不规则扭曲,至二三十岁时可有头发脱落加速表现[30],目前研究证实 U2HR 和 EPS8L3 是本病相关基因。无汗性外胚层发育不良(基氏综合征)为 X 连锁综合征,汗腺和其他外胚层衍生的附属物缺如或数量少,头发和体毛短、细、稀疏,若有头发,多为金色,头发可能在青春期前后变为黑色,第二性征的毛发可以是正常的。眉毛和睫毛也可稀疏或缺如,但受影响可能相对较小。本病的独特面容为突出的正方形前额、鞍鼻、厚下唇和尖下颌。眼周皮肤有很细小的皱纹和色素沉着。牙齿可能缺如或数量少,犬齿和门齿通常为圆锥形。无汗或少汗会导致热不耐受,而无法解释的发热可能是婴儿期的主要症状。多数为男性发病,携带女性可能临床正常,但可能在一定程度上表现出该综合征的一个或多个特征,如锥形齿、少毛症或热不耐受。家族性青少年黄斑萎缩症与先天性小黄斑性病变、KID

综合征(角膜炎、鱼鳞病、耳聋)也可出现少毛症表现。有的少毛症患者可伴发肿瘤,如 Rombo 综合征,为常染色体显性遗传,可影响睫毛,面部有淡黄色卵泡状丘疹,并伴有基底细胞癌[31]。

后天性少毛症常见于内分泌功能障碍性疾病,如脑垂体功能减退、黏液水肿和性功能减退等,常见的有阴毛、腋毛、胡须等的稀少。

(宋萌萌 钱秋芳 著,李萍 张杏莲 审)

七、外胚叶发育不良

外胚叶发育不良(ectodermal dysplasia,ED)是一组罕见的遗传综合征,其特征是有以下 2 种或 2 种以上的外胚层来源组织的发育异常,如头发、指甲、牙齿、皮肤和外分泌腺[32]。临床上亦能观察到同时伴有其他系统的累及[33]。根据汗腺功能主要分为两种类型:无汗型 / 少汗型(anhidrotic or hypohidrotic ectodermaldysplasia,EDA/HED)和有汗型(hidrotic ectodermaldysplasia)。根据国外文献报道,ED 在人群中的发病率约 1/100 000[34]。

【病因及发病机制】本病和基因突变有关。*EDA1* 突变是 EDA/HED 最常见的类型,其定位于 X 染色体 q12-q13.1[35],调控 TNF 家族中一种跨膜蛋白 ectodysplasin 的表达。亦有报道发现 EDA 相关的 *EDAR*(2q11-q13)和 *EDARADD*(1q42-q43)基因突变,分别导致了 HED 的隐性和显性遗传方式[36-38]。这三种基因突变表现所引起的临床表型几乎无差别,因为它们影响的是同一个信号通路。跨膜蛋白 ectodysplasin 与其受体 EDAR 的结合,从而募集了 *EDARADD* 的表达,并激活了 NK-κB 信号旁路,后者直接影响了皮肤附属器官的发生、形成以及分化[39-42]。近期有人发现 *WNT10A*(14q12-q13.1)的突变也能引起 EDA/HED 的发病,临床表型较前有所不同[32]。

有汗型外胚叶发育不良亦被称作 Clouston 综合征,1985 年 Clouston 第一次描述了该疾病,并在 1929 年进行了详细报道[43]。该病为常染色体

显性遗传性疾病,由定位于 13q11-q12.1d 的 *GJB6* 基因突变引起,目前共有 4 种突变 *G11R*、*V37E*、*A88V* 和 *D50N* 有被报道[44-47]。该基因可以调控间隙连接蛋白 connexin 30 的表达,影响细胞间联结结构。

【诊断】

1. 症状、体征

(1)EDA/HED 常表现为无汗或少汗,毛发稀疏,牙齿稀少,牙齿异常呈圆锥形,常伴有皮肤干燥、湿疹和面部畸形。*WNT10A* 突变的 HED 可无面部畸形,更多表现为牙齿异常[32]。

(2)Clouston 综合征是以甲营养不良、部分或全头皮受累、头发稀疏、纤细和脆弱及掌跖弥漫性角化过度为主要临床特征,而牙齿和出汗是正常的。指甲异常包括增厚、变脆、变色和裂甲[48]。

2. 实验室检查

(1)组织病理:EDA/HED 的表皮角化过度,真皮乳头层有少量淋巴细胞浸润,汗腺组织减少,可见不成熟或萎缩的小汗腺[49],Clouston 综合征患者则无明显汗腺受累。

(2)淀粉 - 碘 - 试验:在手指掌侧涂 2% 碘溶液,干后涂抹一层淀粉,然后用灯烤或饮热水后适当运动使患者出汗,正常人在出汗后变为蓝色或者紫色,EDA/HED 患者则无此现象[49]。

(3)基因诊断是本病确诊的金标准。

【鉴别诊断】一般出现甲营养不良、毛发、牙齿和皮肤的病变,应考虑此病,再根据有无汗腺受累来区分为有汗型和无汗型,最后通过基因诊断进行确诊试验,无需鉴别。

【治疗】本病为遗传性疾病,目前国内外暂无有效的治疗方式。临床上仍以预防和对症治疗为主。针对无汗型外胚叶发育不良患者,要避免高温作业环境,皮肤干燥或发育有缺陷者应尽量避免刺激或外伤,并注意预防感染。可以使用保湿产品以滋润皮肤,来预防湿疹等皮肤疾病的发生。伴发牙齿异常的患者可进行相应矫正治疗[49]。

(吴哲 钱秋芳 著,李萍 张杏莲 审)

第二节 毛 干 异 常

毛干异常包括毛干结构、颜色的异常。其中毛干结构异常可分为四种主要类型[1]，包括：①脆裂（结节性、套叠性脆发症和裂发症）；②不规则（纵嵴、沟、发叉状发和念珠状发）；③扭转（扭曲发、羊毛状发、结毛症和环圈毛发）；④外界物质附着于毛干。也有学者将其分为两种类型，即与毛发脆性增加相关和与毛发脆性增加不相关的毛发结构异常两种。下面简要介绍。

1. **结节性脆发症**（trichorrhexis nodosa） 是最常见的毛干构性异常，特点为光镜检查显示毛干折断处个别皮质细胞和其碎片向外展开，像两把刷子的末端互相插入。毛发镜显示沿毛干出现结节状膨大。目前认为这种异常可能是由于毛小皮细胞受损，正常连接细胞的细胞间胶质损伤导致的。本病分为先天性和获得性，可见于患有精神迟滞和精氨酸琥珀酸尿症的儿童[50]。目前已证实三种类型的结节性脆发症：①近端结节性脆发症，常见于简单的直发处理后数年的患者；②远端结节性脆发症，由于获得性、累积性毛小皮受损所致；③局限性结节性脆发症，可发生于头皮和上下唇胡须。

2. **套叠性脆发症**（trichorrhexis invaginata） 又名竹节状发，常见于 Netherton 综合征。套叠性脆发症特点为婴儿期常发生头发异常，出现短、稀疏极脆的毛发，干燥无光泽[51]。在成人，头发有改善倾向，但眉毛和体毛的竹节状缺陷可持续存在。毛发镜下可以表现为毛干上多个小结节，间隔距离不等，毛干远端部分内陷入其近端部分，形成"杯中球"（ball-in-cup）外观[52]。

3. **念珠状发**（monilethrix） 多数为常染色体显性遗传，由 KRT81、KRT83 和 KRT86 基因突变，少数为常染色体隐性遗传，由 DSG4 突变引起，导致毛干皮层的角质异常[52]。患者在出生时通常毛发外观正常，但在出生后最初的几个月内这些毛发纤维被短、脆、易碎的头发代替，毛干粗细不匀呈念珠形，节段性缩窄与呈纺锤形的粗大部分交替存

在，患者的头发几乎从来不会长到需要理发的长度。毛发镜下可见毛干规律性缩窄，结节处毛发直径正常，缩窄处毛干变细，脆弱易折断[53]。头皮常是唯一的受累区域，但在泛发的病例中可见到眉毛、睫毛和甲受累（主要为反甲）。

4. **扭曲发**（pili torti） 是一种少见的毛干异常，特点是毛发扁平，毛发纤维沿长轴扭曲。典型的扭曲是狭窄的，以 3~10 圈螺旋为一组，使毛发纤维看起来闪烁发亮。毛发镜下可见毛发沿不同角度不规则弯曲[53]。先天性扭曲发与 BSC1L、ST14 和 CDH3 突变有关，是外胚层异常（毛周角化、甲营养不良、牙齿畸形）相关临床综合征的部分表现。出生时毛发可稀疏异常或正常，在婴儿期被易碎的脆性头发代替。体毛也可稀疏或缺失。获得性扭曲发罕见，见于营养缺乏症、口服维A酸和厄洛替尼等药物及移植物对抗宿主病[54]。扭曲发目前尚无有效疗法，但可在青春期改善。理发时应尽量避免物理性和化学性损伤。

5. **毛发颜色异常** 毛发的颜色与毛干中黑素的量、性质及分布有关。黑素细胞可产生两种不同类型的黑素，从黑到棕色的真黑素和从黄到红褐色的褐黑素。真黑素和褐黑素的量和比率决定了毛发、皮肤和眼睛的颜色。发色的改变可见于多种疾病[52]：苯丙酮尿症患者由于酪氨酸缺乏毛发呈浅黄色；高胱氨酸尿症患者毛发脱色；蛋氨酸吸收不良病（家族性蛋氨酸吸收不良）、Menkes卷发综合征和白化病的毛发呈浅色；Griseli 和 Chediak-Higashi 综合征中毛发呈银色；儿童蛋白质营养不良毛发呈淡红或灰白；恶性营养不良症中毛发呈红黄色，呈周期性条带状（旗征节段性异色）；缺铁性贫血可发生缺铁性节段性白发，即黑白相间的带。某些药物和化学物质也可引起毛发颜色改变。

临床常见的白发是指毛发灰或白色改变，在老年人则是生理现象。发生在儿童的早年灰发和白

发常有家族史,先天泛发性白发可见于白化病,部分伴发器官特异性自身免疫病、恶性贫血或甲状腺功能亢进。局限性灰白发是局部毛囊黑素缺乏或减少所致,多数为遗传性。深层 X 线及炎症也可使头发变灰变白。生后发生的额部白发伴有皮肤多发白斑,应除外斑驳病和其他相关综合征。累及头皮的白癜风可在白斑上出现白发。BÖÖk 综合征,为常染色体显性遗传,除掌跖多汗及齿发育不良外,尚表现早期头发灰白。

（钱秋芳　著,李萍　张杏莲　审）

第三节　毛增多症

毛增多症(hypertrichosis)是指人体表任何部位的毛发变长、变粗、变黑、密度增加超出正常界限或毳毛处有过多的终毛生长。病因复杂,根据发病年龄一般分为先天性和获得性两种。先天性多毛症常与遗传和种族传播有关,而获得性多毛症常与药物摄入和系统疾病有关。该术语常和"多毛症"相混淆,多毛症仅指由于雄激素分泌过多或器官对雄激素的敏感性过高,而导致的女性终毛以男性模式过度生长。

一、先天性毛增多症

分为先天性毳毛增多症及先天性局限毛增多症。先天性毳毛增多症为常染色体显性遗传,表现为毳毛不能被毫毛代替所致。出生时毳毛多,毛发细软,以后逐渐增粗增长,至儿童期除掌跖、指/趾骨远端背侧、包皮外布满全身,睫毛变长、眉毛浓密是特征表现(图 17-4)。分为狗脸型和猴脸型,可伴有牙异常、外耳畸形、青光眼、幽门狭窄、光线恐惧症等[55]。部分患儿可因母亲妊娠期间服药(乙内酰脲、乙醇和米诺地尔等)引起。先天性局部毛增多症常和痣样表现合并存在,如先天性黑素细胞痣,也可表现为错构瘤,如平滑肌错构瘤、丛状神经纤维瘤和色素性毛表皮痣(Becker 痣)等。本病有特殊类型:肘部毛增多症、骶尾部簇状多毛伴脊柱裂、耳郭毛增多症、中节指骨毛增多症。因此,先天性毛增多症不仅是一种皮肤表现,还可能是 120 余种复杂罕见遗传性疾病的征兆,并可伴有头颈部发育畸形或骨骼、神经、消化、泌尿生殖和心血管等系统结构功能异常[56]。

二、获得性毛增多症

1. 获得性毳毛增多症　又称后天性毳毛过

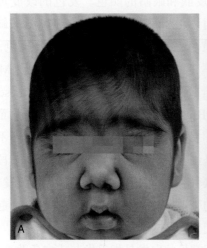
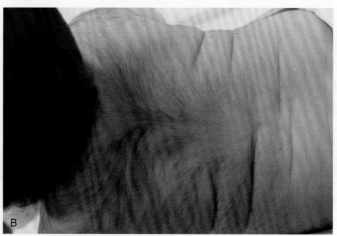

图 17-4　先天性毛增多症
9 个月男孩。生后面部(图 A)、躯干部(图 B)毳毛粗重(首都医科大学附属北京儿童医院提供)

多,多始于青春期,常见于壮年和老年人。起病突然,一般先在面部长出丝绒状细长而柔软的胎儿毛发性毳毛,继续生长可布满全身(掌跖除外)。见于甲状腺功能减退、卟啉病、皮肌炎、营养不良型大疱性表皮松懈症、儿童营养不良及内脏恶性肿瘤等。

2. **获得性局部毛增多症**　部分卟啉病患者的曝光部位毛增多;局部外用米诺地尔、长期外用糖皮质激素(图 17-5),系统性使用某些免疫抑制剂如环孢素、他克莫司[57],或者某些慢性炎症、刺激、反复外伤、摩擦等引起受累部位毛发变粗变长。

【治疗】去除可能的诱因,有美容需求者可激光治疗、剃除或使用脱毛霜。近年来发现鸟氨酸脱羧酶抑制剂盐酸依氟氨酸局部用药可治疗多毛症[58],目前未广泛应用,疗效有待进一步研究。

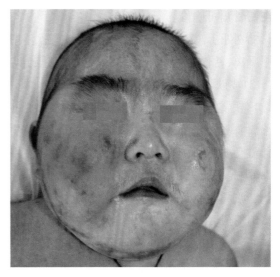

图 17-5　获得性局部毛增多症
1 岁 6 个月男孩口服激素后库欣面容,前额、眉毛、胡须粗重(首都医科大学附属北京儿童医院提供)

(钱秋芳 著,李萍 张杏莲 审)

第四节　儿童甲病

一、甲营养不良

甲营养不良(onychodystrophy)是指各种原因造成的指甲形态和结构的异常[59]。本病可分为先天性和获得性两类。前者多见于常染色体显性遗传;后者与多种因素有关,根据病因不同可分为系统性疾病并发的甲病、皮肤病并发的甲病、外伤性甲病、甲肿瘤、非特异性甲病,其中以非特异性甲病常见,如长期外界物质刺激、缺乏某些微量元素等。

【临床表现】

1. **甲外形改变**　甲面粗糙(图 17-6)、甲分离、甲纵裂、甲层裂、甲横沟、甲松脆、甲萎缩等,严重患者可能出现甲床破坏甚至导致甲消失。除此之外,还可能出现短甲、反甲、薄甲、厚甲、扁平甲、嵌甲、钩甲等。

2. **甲色泽改变**　可以出现指甲发黄、灰白、蓝色、黑色,如原发皮损为扁平苔藓者,可表现为紫红色。

3. **几种常见病因导致的甲改变**[60]

(1)先天性及遗传性甲疾病:

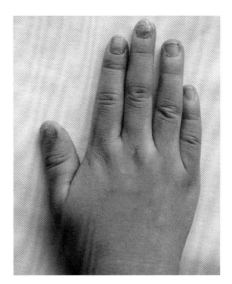

图 17-6　甲营养不良
甲板失光泽,表面粗糙、可见大量点状凹陷
(首都医科大学附属北京儿童医院提供)

1)先天性大脚趾甲排列不齐:通常为双侧,引起青少年趾甲向内生长。

2)甲髌综合征:是一种常染色体显性遗传病,与 *LMX1B* 基因突变有关,最常累及拇指,甲缺失或发育不全,三角形半月板常见。在儿童,骨盆 X 线发现髂骨角可确诊。

3）外胚层发育不良：甲常表现为变短及增厚伴甲剥离，常伴有毛发、牙齿和/或外分泌腺异常。

（2）皮肤病导致的甲改变：

1）银屑病：寻常型银屑病"顶针甲"改变——凹陷常深、大、分布不规则，甲床"油滴"征及甲剥离伴红色边缘，脓疱型银屑病可见甲下积脓、甲板变厚、失光泽、灰黄（见第九章）。

2）扁平苔藓甲：甲变薄、裂隙、缺如，甲背侧翼状胬肉形成，甲根部皮肤呈紫色（图17-7A）。

3）斑秃甲：表现为几何形的点状凹陷常小、浅、分布较规则；甲粗糙脆裂也常见于儿童斑秃。

4）线状苔藓甲：表现为线状纵向裂变、隆嵴和远端裂解，可与沿Blaschko线状排列的肤色或红色丘疹相连[61]。

（3）感染导致的甲改变：

1）甲真菌病：甲板灰黄、污浊、增厚。

2）病毒疣：甲周疣常可引起甲周角化过度，从而与角化过度的表皮相似。

（4）甲肿瘤：

1）化脓性肉芽肿：常发生于穿通性外伤后，肿瘤表现为出血性、易脆、柔软的红色小结节，发生于甲下的化脓性肉芽肿常伴有甲剥离。

2）甲下外生骨疣：表现为一个坚硬的、质脆的甲下结节，使甲板上抬，通过X线可确诊。

3）甲母质黑素细胞痣：常在儿童期发展，颜色宽度和色素分布可呈多样化，早期皮肤镜检查十分必要。

（5）手足口病甲：常见甲板分离、新甲自行长出（图17-7B）。

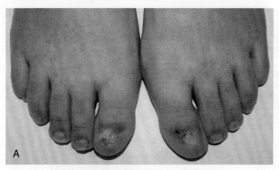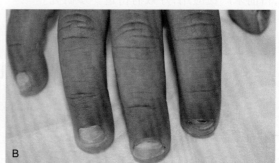

图 17-7
扁平苔藓甲（图A），手足口病甲（图B）（首都医科大学附属北京儿童医院提供）

（6）咬甲癖：儿童咬甲行为是临床上引起儿童甲改变的一个常见原因，本病在学龄期和青春期常见，美国精神病学协会已经将咬甲癖归类入强迫症疾病中[62]，常与各种因素所致的精神心理紧张等因素有关，受累指甲可见甲板缩短，甲游离呈锯齿状等。

【诊断与鉴别诊断】根据甲的典型改变结合原发病皮损表现，必要的实验室检查（真菌镜检或组织病理）可作出诊断。

【治疗】本病以病因治疗为主要原则，然而临床上甲营养不良患者的病因大多不明确，因此，目前尚无可靠有效的治疗方法。部分儿童病例有自限性，可予一般支持治疗如补充维生素等，可以自行恢复。二十指/趾甲营养不良需要排除系统性或皮肤病等其他原因导致的甲病变，在大多数情况

下，它是一种自限性疾病，不需要药物治疗[63]。咬甲癖患儿治疗困难，尚无一线疗法，以心理治疗为主，可口服N-乙酰半胱氨酸[64]，严重者可应用抗抑郁药物治疗。

二、先天性厚甲症

先天性厚甲症（pachyonychia congenita）是一种少见的先天性甲畸形，临床以甲板明显增厚变硬为特点。其系外胚层发育缺陷病，为常染色体显性遗传，和角蛋白基因KRT6A、KRT6B、KRT6C、KRT16或KRT17突变相关[65]。目前本病分四型，以I、II两型为主。本病虽不会影响寿命，但因掌跖角化伴随的足跖疼痛而严重影响个人的生活质量。

【临床表现】症状、体征：

（1）本病患儿出生时即发病或者生后 2~3 个月甲开始均匀性增厚，随年龄增长，甲增厚变黄加重。指甲远端可翘起，甲板严重角化过度，质硬，修剪困难。

（2）本病可伴有掌跖角化，肘、膝、臀及四肢伸侧可见毛囊性角化性丘疹及斑片，偶见疣状增生样损害。还可伴有掌跖多汗、声音嘶哑。

（3）本病临床上分为Ⅳ型，其中Ⅰ型（Jadassohn-Lewandowsky 综合征）最常见（图 17-8）。具备厚甲、四肢毛周角化性丘疹、掌跖角化、大疱、口腔黏膜白斑、毛发异常、声音嘶哑、掌跖多汗等表现。Ⅱ型一般无口腔黏膜白斑，但可有胎生牙、多发性毛囊皮脂腺囊肿。Ⅲ型少见，厚甲、掌跖角化相对轻，可伴有角膜白斑、白内障。Ⅳ型除具备Ⅲ型症状与体征外，可见喉损害、智力障碍及色素沉着等。

【诊断与鉴别诊断】依据生后发病或 1 岁内发病、手足甲逐渐均匀增厚的特点本病不难诊断，基因筛查可协助诊断。其他一些相对常见的先天性疾病可引起甲改变者见表 17-2。

【治疗】本病目前尚无有效疗法。对角化过度的皮肤及厚甲的对症治疗包括机械处理如锉、磨、剪，以及润肤剂和角质剥脱剂的应用。良好的口腔卫生和用柔软牙刷轻刷白斑处可以改善口腔黏膜白斑。毛囊皮脂腺囊肿通常无需治疗，伴有感染或疼痛时可切开排脓。使用矫正术和注射 A 型肉毒素治疗多汗症可减少水疱和疼痛，口服维 A 酸可以减少角化过度[66]。近年来新的治疗药物如瑞舒伐他汀[67]、小干扰 RNAs（siRNAs）[68]、西罗莫司[69]和厄洛替尼（erlotinib）[70]等，虽有个案治疗成功的报道，但并未能广泛应用于临床，其安全性和有效性等仍需进一步探究。

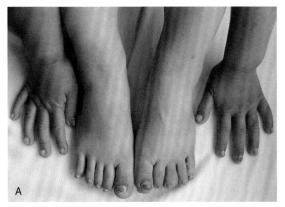
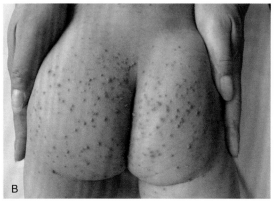

图 17-8 Ⅰ型先天性厚甲
图示患儿双手足甲增厚（图 A），臀部毛囊角化性丘疹（图 B）（首都医科大学附属北京儿童医院提供）

表 17-2 其他常伴有甲异常的先天性疾病

	指甲受累表现
外胚层发育不良	甲萎缩、变薄甚至缺失
大疱表皮松解症	反复水疱史导致甲剥离，甲床瘢痕形成导致甲增厚、缩短。甲母质受累可导致甲变薄、萎缩
毛囊角化病	甲异常在 Darier 病中具有诊断意义。可表现为甲板红色、白色纵纹相交替甲下裂隙，远端甲下可见楔形角化过度
先天性大脚趾甲排列不齐	大踇趾甲板侧偏、甲板可增厚，可引起甲沟炎

（钱华 著，李萍 张杏莲 审）

参考文献

1.　王婷琳, 沈佚葳, 周城, 等. 中国大陆 6 省斑秃患病情况流行病学调查. 中华医学会第 16 次全国皮肤性病学学术年会摘要集, 2010.

2.　CROWDER JA, FRIEDEN IJ, PRICE VH. Alopecia areata in infants and newborns. Pediatric dermatology, 2002, 19 (2): 155.

3.　XIAO FL, YANG S, LIU JB, et al. The epidemiology of childhood alopecia areata in China: a study of 226 patients. Pediatric dermatology, 2006, 23 (1): 13.

4.　中华医学会皮肤性病学分会毛发学组. 中国斑秃诊疗指南 (2019). 临床皮肤科杂志, 2020, 49 (2): 69.

5.　PETUKHOVA L, DUVIC M, HORDINSKY M, et al. Genome-wide association study in alopecia areata implicates both innate and adaptive immunity. Nature, 2010, 466 (7302): 113.

6.　GILHAR A, ETZIONI A, PAUS R. Alopecia Areata. N Engl J Med, 2012, 366 (16): 1515.

7.　GANDHI V, BARUAH MC, BHATTACHARAYA SN. Nail changes in alopecia areata: incidence and pattern. Indian Journal of Dermatology, Venereologyand Leprology, 2003, 69 (2): 114.

8.　OLSEN EA, HORDINSKY MK, PRICE VH, et al. Alopecia areata investigational assessment guidelines-Part Ⅱ. Journal of the American Academy of Dermatology, 2004, 51 (3): 440.

9.　ROSS EK, VINCENZI C, TOSTI A. Videodermoscopy in the evaluation of hair and scalp disorders. Journal of the American Academy of Dermatology, 2006, 55 (5): 799.

10.　MACDONALD HULL SP, WOOD ML, HUTCHINSON PE, et al. Guidelines for the management of alopecia areata. Br J Dermatol, 2003, 149: 692.

11.　ITO T. Advances in the management of alopecia areata. The Journal of dermatology, 2012, 39 (1): 11.

12.　ALKHALIFAH A, ALSANTALI A, WANG E, et al. Alopecia areata update: part Ⅱ. Treatment. Journal of the American Academy of Dermatology, 2010, 62 (2): 191.

13.　ETIENNE W, JOYCE SS L, MARK T. Current Treatment Strategies in Pediatric Alopecia Areata. Indian Journal of Dermatology, 2012, 57 (6): 459.

14.　余丽娟, 吕中法. JAK 抑制剂治疗斑秃的研究进展. 中华皮肤科杂志, 2019, 52 (5): 343.

15.　YANG D, ZHENG J, ZHANG Y, et al. Total Glucosides of Paeony Capsule Plus Compound Glycyrrhizin Tablets for the Treatment of Severe Alopecia Areata in Children: A Randomized Controlled Trial. Evidence-Based Compl and Alter Med, 2013.

16.　MALKUD S. Telogen Effluvium: a Review. J Clin Diagn Res, 2015, 9 (9): WE01-03.

17.　REBORA A. Telogen effluvium revisited. G Ital Dermatol Venereol, 2014, 149 (1): 47-54.

18.　HEADINGTON JT. Telogen effluvium. New concepts and review. Arch Dermatol, 1993, 129 (3): 356-363.

19.　GILMORE S, SINCLAIR R. Chronic telogen effluvium is due to a reduction in the variance of anagen duration. Australas J Dermatol, 2010, 51 (3): 163-167.

20.　CUTRONE M, GRIMALT R. Transient neonatal hair loss: a common transient neonatal dermatosis. Eur J Pediatr2005, 164 (10): 630-632.

21.　章星琪. 休止期脱发诊疗新进展. 中华皮肤科杂志, 2017, 50 (5): 388-390.

22.　HUGHES EC, SALEH D. Telogen Effluvium. 2022 Jun 26. In: StatPearls [Internet]. Treasure Island (FL): StatPearls Publishing, 2022 Jan.

23.　朱昭慧, 叶艳婷, 曹慧, 等. 急性休止期脱发的临床及皮肤镜表现. 临床皮肤科杂志, 2017, 46 (2): 89-92.

24.　章星琪. 皮肤镜在脱发疾病中的应用. 临床皮肤科杂志, 2014, 43 (8): 505-508.

25.　OLSEN EA, BERGFELD WF, COTSARELIS G, et al, Summary of North American Hair Research Society (NAHRS)-sponsored Workshop on Cicatricial Alopecia, Duke University Medical Center, February 10 and 11, 2001. J Am Acad Dermatol, 2003, 48 (1): 103-110.

26.　康瑞花, 李艳华, 高顺强, 等. 拔毛癖并发咬甲癖. 临床皮肤病杂志, 2008, 37 (12): 804.

27.　ABRAHAM LS, TORRES FN, AZULAY-ABULAFIA L. Dermoscopicclues to distinguish trichotillomania from patchy alopeciaareata. An Bras Dermatol, 2010, 85 (5): 723-726.

28.　章星琪. 拔毛癖的临床诊治进展. 皮肤性病诊疗学杂志, 2013, 20 (02): 140-142.

29.　BASIT S, KHAN S, AHMAD W. Genetics of human isolated hereditary hair loss disorders. Clin Genet, 2015,

88 (3): 203-212.

30. 张晓燕. 遗传性秃发和少毛症研究进展. 中国麻风皮肤病杂志 2008, 24 (9): 721.

31. BENNASSAR A, FERRANDO J, GRIMALT R, et al. Congenital atrichia and hypotrichosis. World J Pediatr, 2011, 7 (2): 111-117.

32. CLUZEAU C, HADJ-RABIA S, JAMBOU M, et al. Only four genes (EDA1, EDAR, EDARADD, and WNT10A) account for 90% of hypohidrotic/anhidrotic ectodermal dysplasia cases. Hum Mutat, 2011, 32 (1): 70-72.

33. PRIOLO M, SILENGO M, LERONE M, et al. Ectodermal dysplasias: not only 'skin' deep. Clin Genet, 2000, 58 (6): 415-430.

34. STEVENSON AC, KERR CB. On the distribution of frequencies of mutation to genes determining harmful traits in man. Mutat Res, 1967, 4 (3): 339-352.

35. BAYES M, HARTUNG AJ, EZER S, et al. The anhidrotic ectodermal dysplasia gene (EDA) undergoes alternative splicing and encodes ectodysplasin-A with deletion mutations in collagenous repeats. Hum Mol Genet, 1998, 7 (11): 1661-1669.

36. MONREAL AW, FERGUSON BM, HEADON DJ, et al. Mutations in the human homologue of mouse dl cause autosomal recessive and dominant hypohidrotic ectodermal dysplasia. Nat Genet, 1999, 22 (4): 366-369.

37. HEADON DJ, EMMAL SA, FERGUSON BM, et al. Gene defect in ectodermal dysplasia implicates a death domain adapter in development. Nature, 2001, 414 (6866): 913-916.

38. BAL E, BAALA L, CLUZEAU C, et al. Autosomal dominant anhidrotic ectodermal dysplasias at the EDARADD locus. Hum Mutat, 2007, 28 (7): 703-709.

39. YAN M, WANG LC, HYMOWITZ SG, et al. Two-amino acid molecular switch in an epithelial morphogen that regulates binding to two distinct receptors. Science, 2000, 290 (5491): 523-527.

40. KUMAR A, EBY MT, SINHA S, et al. The ectodermal dysplasia receptor activates the nuclear factor-kappaB, JNK, and cell death pathways and binds to ectodysplasin A. J Biol Chem, 2001, 276 (4): 2668-2677.

41. MIKKOLA ML, PISPA J, PEKKANEN M, et al. Ectodysplasin, a protein required for epithelial morphogenesis, is a novel TNF homologue and promotes cell-matrix adhesion. Mech Dev, 1999, 88 (2): 133-146.

42. PUMMILA M, FLINAUX I, JAATINEN R, et al. Ectodysplasin has a dual role in ectodermal organogenesis: inhibition of Bmp activity and induction of Shh expression. Development, 2007, 134 (1): 117-125.

43. CLOUSTON HR. A Hereditary Ectodermal Dystrophy. Can Med Assoc J, 1929, 21 (1): 18-31.

44. LAMARTINE J, MUNHOZ EG, KIBAR Z, et al. Mutations in GJB6 cause hidrotic ectodermal dysplasia. Nat Genet, 2000, 26 (2): 142-144.

45. SMITH FJ, MORLEY SM, MCLEAN WH. A novel connexin 30 mutation in Clouston syndrome. J Invest Dermatol, 2002, 118 (3): 530-532.

46. BARIS HN, ZLOTOGORSKI A, PERETZ-AMIT G, et al. A novel GJB6 missense mutation in hidrotic ectodermal dysplasia 2 (Clouston syndrome) broadens its genotypic basis. Br J Dermatol, 2008, 159 (6): 1373-1376.

47. VAN STEENSEL MA, JONKMAN MF, VAN GEEL M, et al. Clouston syndrome can mimic pachyonychia congenita. J Invest Dermatol, 2003, 121 (5): 1035-1038.

48. SHI X, LI D, CHEN M, et al. GJB6 mutation A88V for hidrotic ectodermal dysplasia in a Chinese family. Int J Dermatol, 2019, 58 (12): 1462-1465.

49. REYES-REALI J, MENDOZA-RAMOS MI, GARRIDO-GUERRERO E, et al. Hypohidrotic ectodermal dysplasia: clinical and molecular review. Int J Dermatol, 2018, 57 (8): 965-972.

50. 赵辨. 中国临床皮肤病学. 2 版. 南京: 江苏凤凰科学技术出版社, 2017: 949-951.

51. BOLOGNIA J, JORIZZO J, RAPINI R. 皮肤病学. 2 版. 朱学骏, 王宝玺, 孙建方, 等主译. 北京: 北京大学医学出版社, 2015: 1103-1116.

52. GIACAMAN A, FERRANDO J. Keys to the diagnosis of hair shaft disorders: Part Ⅰ. Actas Dermosifiliogr, 2022, 113 (2): 141-149.

53. LIDIA RJ, MALGORZATA O, ADRIANA R. 毛发镜图谱. 周城, 徐峰, 等主译. 北京: 北京大学医学出版社, 2017: 98-117.

54. AHMED A, ALMOHANNA H, GRIGGS J, et al. Genetic Hair Disorders: A Review. Dermatol Ther (Heidelb), 2019, 9 (3): 421-448.

55. BOLOGNIA J, JORIZZO J, RAPINI R. 皮肤病学. 2 版. 朱学骏, 王宝玺, 孙建方, 等主译. 北京: 北京大学医学出版社, 2015: 1246.

56. CARNEIRO VF, BARBOSA MC, MARTELLI DRB, et al. A review of genetic syndromes associated with hypertrichosis. Rev Assoc Med Bras (1992), 2021, 67 (10): 1508-1514.

57. ANTOURY L, CHENG M, CHENG CE. Localized hypertrichosis following tacrolimus therapy: A case report and brief review. Dermatol Ther, 2021, 34 (2): e14782.

58. WENDELIN DS, POPE DN, MALLORY SB, et al. *Hypertrichosis. J Am Acad* Dermatol, 2003, 48 (2): 161-179.

59. LESHER JL JR, PETERSON CM, LANE JE. An unusual case of facti-tious onychodystrophy. Pediatr Dermatol, 2004, 21 (3): 239-241.

60. BOLOGNIA J, JORIZZO J, RAPINI R. 皮肤病学. 2 版. 朱学骏, 王宝玺, 孙建方, 等主译. 北京: 北京大学医学出版社, 2015: 1337-1345.

61. RELHAN V, SANDHU J, GARG VK, et al. Linear Lichen Nitidus with Onychodystrophy in a Child. Indian J Dermatol, 2019, 64 (1): 62-64.

62. American Psychiatric Association. Diagnostic and Statistical Manual of Mental Disorders. American Psychiatric Association, 2013.

63. LARSEN C, BYGUM A. Idiopathic 20-nail dystrophy. BMJ Case Rep, 2016.

64. GRANT JE, CHAMBERLAIN SR, REDDEN SA, et al. *N*-Acetylcysteine in the treatment of excoriation disorder: A randomized clinical trial. JAMA Psychiatry, 2016, 73 (5): 490-496.

65. ZIEMAN AG, COULOMBE PA. Pathophysiology of pachyonychia congenita-associated palmoplantar keratoderma: new insights into skin epithelial homeostasis and avenues for treatment. Br J Dermatol, 2020, 182 (3): 564-573.

66. GOLDBERG I, FRUCHTER D, MEILICK A, et al. Best treatment practices for pachyonychia congenita. J Eur Acad Dermatol Venereol, 2014, 28 (3): 279-285.

67. ABDOLLAHIMAJD F, RAJABI F, SHAHIDI-DADRAS M, et al. Pachyonychia congenita: a case report of a successful treatment with rosuvastatin in a patient with a KRT6A mutation. Br J Dermatol, 2019, 181 (3): 584-586.

68. TROCHET D, PRUDHON B, VASSILOPOULOS S, et al. Therapy for dominant inherited diseases by allele-specific RNA interference: successes and pitfalls. Current gene therapy, 2015, 15 (5): 503-510.

69. TENG JMC, BARTHOLOMEW FB, PATEL V, et al. Novel treatment of painful plantar keratoderma in pachyonychia congenita using topical sirolimus. Clin Exp Dermatol, 2018, 43 (8): 968-971.

70. BASSET J, MARCHAL L, HOVNANIAN A. EGFR Signaling Is Overactive in Pachyonychia Congenita: Effective Treatment with Oral Erlotinib. J Invest Dermatol, 2022: S0022-202X (22) 01898-X.

第十八章
皮脂腺和汗腺疾病

第一节 皮脂腺疾病

皮脂腺(sebaceous gland)广泛分布于人体除掌跖、甲床外的体表皮肤中,以全浆分泌的形式产生并释放皮脂,形成皮面脂质,在体温调节中起重要作用。除颊黏膜、唇红缘等少数部位的皮脂腺直接开口于皮肤或黏膜表面外,人体的大多数皮脂腺均与毛囊相关,所产生的皮脂分泌至毛囊的漏斗部。在皮脂腺毛囊中存在多种细菌和真菌组成的正常菌群,主要包括马拉色菌属、表皮葡萄球菌以及丙酸杆菌属等[1]。

皮脂腺的发育及分泌活动并不直接受神经支配,而主要受雄激素影响。此外,季节、环境、精神因素等也与此相关。健康人产生皮脂的速度约为每 3 小时 $1mg/10cm^2$。皮脂腺疾病大多与皮脂腺腺体、皮脂腺导管、皮脂分泌和毛囊漏斗异常有关。

一、寻常痤疮

寻常痤疮(acne vulgaris)是一种慢性炎症性毛囊皮脂腺疾病,各年龄段人群均可发病,以青少年患病率较高,国外的患病率大约为 85%[2]。多达 20% 的患者患有中度~重度痤疮[3],并有形成瘢痕的风险,会对青少年的生活质量和社会心理活动产生重要影响。当前,随着儿童提早进入青春期,痤疮也更早发生,并且青春期前痤疮的发病率越来越高,发生在青春期前的痤疮根据年龄分为新生儿痤疮(出生数周内)、婴儿痤疮(3~6 个月)、儿童痤疮

(1~7 岁)及青春早期痤疮(8~12 岁)。

该病发病机制尚未明确,主要与遗传背景下激素诱导的皮脂腺过度分泌脂质、毛囊皮脂腺导管异常角化、痤疮丙酸杆菌等毛囊微生物增殖及炎症和免疫反应等相关[4]。除此之外,饮食刺激、不规律作息、环境污染、暴晒、压力、肥胖、化妆品使用不当也会诱发或加重痤疮。新生儿痤疮受母体激素影响产生,随着激素消退可自行消退。需要关注的是,儿童期痤疮(1~7 岁)可能与内分泌异常相关。

【诊断】

1. **症状、体征** 皮损好发于面颊、额部、鼻颊部,其次是胸部、背部和肩部等皮脂溢出部位。

(1)黑头粉刺是其早期损害,表现为与毛囊一致的圆顶状丘疹,其上毛囊开口由脱落的角蛋白填充,黑素沉积和脂质氧化使其呈现黑色。

(2)炎症进展后出现炎症丘疹,进而扩大形成脓疱、结节、囊肿等皮损,破溃后可形成窦道和瘢痕。一般自觉症状轻微,炎症明显时可伴有瘙痒、疼痛等不适(图 18-1)。

(3)根据痤疮皮损性质及严重程度可将痤疮分为 3 度、4 级,见表 18-1。

2. **诊断要点和鉴别诊断** 本病好发于青少年,皮损主要发生于颜面及胸背部等皮脂分泌较多部位,皮损以黑头粉刺、白头粉刺、炎性丘疹、脓疱、结节等为主,易于诊断。但有时仍需与玫瑰痤疮、

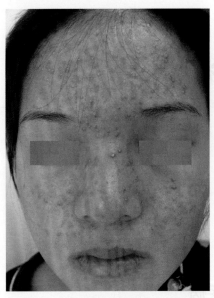

图 18-1 痤疮
青春期女孩。面部大量与毛囊一致的红色
圆锥形丘疹,顶端有小脓疱形成(首都医科
大学附属北京儿童医院提供)

表 18-1 痤疮严重程度分级

轻度(Ⅰ级)	仅有粉刺
中度(Ⅱ级)	除粉刺外还有炎性丘疹
中度(Ⅲ级)	除有粉刺、炎性丘疹外出现脓疱
重度(Ⅳ级)	有结节、囊肿或瘢痕

颜面播散性粟粒性狼疮、皮脂腺瘤、毛发上皮瘤等鉴别。新生儿痤疮及婴幼儿痤疮应与新生儿头部脓疱病、内分泌性疾病和相关综合征相鉴别。

【鉴别诊断】

1. 新生儿头部脓疱病 通常在出生后数周内于前额、眼睑、面颊出现炎症性丘疹、脓疱,无闭合或开放性粉刺,病程较短,通常在数天内自行消退且不留瘢痕。

2. 儿童玫瑰痤疮 临床表现与成人相似,可出现除鼻赘型以外的其他所有亚型的相应症状,症状可持续至成年。丘疹、脓疱通常位于持久性红斑的背景基础上。

3. 内分泌性疾病 若青春期出现顽固性痤疮,同时合并月经稀少、多毛症、多囊卵巢、阴蒂肿大等,需要进一步的激素检查明确是否有多囊卵巢综合征。另外,重度的婴幼儿痤疮需要评估是否存在由先天性肾上腺皮质增生症、性腺或者肾上腺肿瘤引起的雄激素增多。极少数情况,雄激素水平升

高也存在于非经典先天性肾上腺皮质增生(例如21-羟化酶缺乏症)的男性和女性患儿。

4. 相关综合征 当重度痤疮合并无菌性脓疱病、滑膜炎或骨肥厚 - 骨炎等骨关节病变时,需要考虑 SAPHO 综合征。若合并化脓性关节炎或坏疽性脓皮病时,应与 PAPA 综合征相鉴别。

【治疗】痤疮可对患者的身心造成不同程度的影响,并且部分患者会遗留有永久性瘢痕形成,因此早期干预治疗痤疮非常有必要。痤疮是一种多因素疾病,任何一种治疗方法都无法全面覆盖痤疮发病机制的所有环节。临床治疗中应遵循积极预防、综合、个体化、长期维持治疗的原则,从减少皮脂分泌、溶解角质、杀菌、抗炎及调节激素水平等方面入手,积极防治痤疮。

二、外用药物

1. 维 A 酸类药物 是痤疮治疗的基础,贯穿于初始治疗和维持治疗。外用 A 酸类药物可作为轻度痤疮的单独一线用药,中度痤疮的联合用药以及痤疮维持治疗的首选。常用药物包括第一代的全反式维 A 酸和异维 A 酸以及第三代维 A 酸药物阿达帕林和他扎罗汀。阿达帕林具有更好的耐受性,通常作为一线选择,每晚应用 1 次,开始用药时皮肤有轻度刺激性,表现为局部潮红、脱屑,有紧绷或烧灼感,但可逐渐消失,故应从低浓度小范围开始使用,同时配合使用皮肤屏障修复剂并适度防晒。FDA 批准 2.5% 过氧苯甲酰或 1% 阿达帕林凝胶组合可用于 ≥9 岁的患儿,0.05% 维 A 酸凝胶可用于 ≥10 岁的患儿。所有其他外用维 A 酸类药物均可用于 ≥12 岁的患者。

2. 抗菌药物

(1)过氧苯甲酰:目前尚无耐药性产生,可作为炎性痤疮首选外用抗菌药物,可以单独使用,也可联合外用维 A 酸类药物或外用抗生素使用。它也会导致皮肤刺激,敏感性皮肤可选择较低浓度(2.5%~5%)使用。阿达帕林等外用维 A 酸类药物应在夜间和过氧苯甲酰错开使用,避免活性被过氧苯甲酰灭活。

(2)抗生素:常用外用抗生素包括红霉素、林可霉素及其衍生物克林霉素、氯霉素、及夫西地酸等。

适用于丘疹、脓疱等浅表性炎性痤疮皮损，但由于外用抗生素易诱导痤疮丙酸杆菌耐药，故不推荐作为抗菌药物的首选，不推荐单独或长期使用，建议和过氧苯甲酰、外用维 A 酸类药物或者其他药物联合应用。

3. 其他　氨苯砜凝胶是一种局部用药，通常用于轻度炎症性痤疮，对于皮肤敏感的患者是很好的选择。局部用药不需要 G6PD（6-磷酸葡萄糖脱氢酶）检测。

壬二酸乳膏是一种二羧甲基丙烯酸，既可以用来抗炎，也可以用作粉刺溶解剂。对于炎症后色素沉着的患者，通常耐受性良好，并被当作长期的维持治疗。

三、系统治疗

1. 抗菌药物　治疗中重度及重度痤疮常用的系统治疗方法。首选四环素类药物如多西环素、米诺环素等。四环素类药物不宜用于孕妇、哺乳期妇女和 8 岁以下的儿童。对于 8 岁以下儿童可考虑用大环内酯类如红霉素、罗红霉素、阿奇霉素等代替。多西环素 100mg/d，米诺环素 50~100mg/d，红霉素 1.0g/d。疗程建议不超过 8 周。痤疮治疗中，不应将外用或口服抗生素作为单一治疗手段，联合外用药物及物理与化学治疗，可减少痤疮丙酸杆菌耐药性产生，减少抗菌药物的使用。在治疗 2~3 周后无效时要及时停用或换用其他治疗。四环素类药物不宜与口服维 A 酸类药物联用，以免诱发或加重良性颅内压增高。

2. 维 A 酸类药物　口服维 A 酸类药物是目前针对痤疮发病 4 个关键病理生理环节唯一的口服药物。用于治疗结节囊肿型重度痤疮、暴发性痤疮、聚合性痤疮或顽固性中重度痤疮的一线治疗。首选异维 A 酸，通常 0.25~0.5mg/（kg·d）作为起始剂量，之后可根据患者耐受性和疗效逐渐调整剂量，重度结节囊肿性痤疮可逐渐增加至 0.5~1.0mg/（kg·d），与脂餐同服。疗程通常应不少于 16 周，在皮损控制后可以适当减少剂量继续巩固治疗 2~3 个月或更长时间。最常见的不良反应为皮肤黏膜的干燥，建议配合皮肤屏障修复剂使用。较少见的

副作用包括肌肉骨骼疼痛、血脂升高、转氨酶异常，同时还有致畸性。青春期前长期使用有可能引起骨骺过早闭合、骨质增生、骨质疏松等，故 12 岁以下儿童尽量不用。

3. 激素治疗

（1）抗雄激素治疗：常用药物主要包括雌激素、孕激素、螺内酯及胰岛素增敏剂等。

1）联合使用口服避孕药通常用作青春期女孩的二线治疗，局部外用药治疗手段无法控制痤疮时，口服避孕药被认为是一种安全的长期治疗方案。常用的口服避孕药为炔诺孕酯或炔雌醇。

2）螺内酯常用于女性痤疮患者，剂量为每天 50~100mg，分 1~2 次给药。螺内酯可能会引起月经不调、乳房胀痛，通常可联合口服避孕药来缓解月经不调，治疗期间需定期检测血钾含量。

3）胰岛素增敏剂如二甲双胍对于伴多囊卵巢综合征、肥胖、胰岛素抵抗或高胰岛素血症的痤疮患者，可以用于辅助治疗。

（2）糖皮质激素：短期中小剂量口服糖皮质激素可作为重度炎性痤疮的早期治疗。建议剂量为泼尼松 20~30mg/d 或等量地塞米松治疗，疗程不超过 4 周。

四、痤疮的物理与化学治疗

1. 红蓝光和光动力　目前临床上主要使用单纯蓝光（415nm）、蓝光与红光（630nm）联合疗法治疗各种寻常痤疮，具有杀灭痤疮杆菌、抗炎及组织修复作用。红光 +5-氨基酮戊酸（5-ALA）光动力疗法治疗中重度痤疮有较好疗效，可作为系统药物治疗失败或不耐受情况下的替代选择方案。

2. 激光和强脉冲光　常用激光包括近红外线波长激光、强脉冲光（IPL）、脉冲染料激光和点阵激光，有抑制皮脂分泌、抗炎、改善痤疮后红斑及瘢痕的作用，可与药物联合治疗。

3. 化学剥脱治疗　主要包括果酸、水杨酸及复合酸等，临床上可用于轻中度痤疮及痤疮后色素沉着的辅助治疗。

4. 射频　对于痤疮瘢痕有一定改善效果。

五、痤疮的中药治疗

分型论治,随症加减,包括中药湿敷、中药面膜、针灸、火针和耳穴疗法等。

六、玫瑰痤疮

玫瑰痤疮(acne rosacea)是一种累及面部皮肤血管、神经及毛囊皮脂腺单位的慢性复发性炎症性皮肤病,好发于 20~50 岁人群,但儿童和老年人同样可以发病[5]。通常认为玫瑰痤疮可能是在一定遗传背景基础上,由多种因素诱导的以天然免疫和神经血管调节功能异常为主导的慢性炎症性疾病。

【诊断】

1. 症状、体征 皮损部位:面颊部、口周、鼻部。

(1)必要性表现:伴有阵发性潮红、可能周期性加重的持续性红斑。

(2)选择性表现:①阵发性潮红;②毛细血管扩张;③丘疹和脓疱;④增生肥大改变;⑤眼部症状(睑缘毛细血管扩张、睑缘炎、角膜炎、结膜炎、角膜巩膜炎)。

2. 诊断要点 面颊部满足必要性表现就可诊断玫瑰痤疮,无论是否有选择性表现;口周/鼻部在满足必要性表现的基础上需合并至少 1 种选择性表现才可诊断玫瑰痤疮。两个部位中只要 1 个满足诊断标准,即可诊断玫瑰痤疮。

【鉴别诊断】

1. 痤疮 好发于青春期男女,皮损除侵犯面部外,胸部也常累及,有典型的黑头和粉刺。

2. 脂溢性皮炎 分布部位较广泛,不只局限于面部,有油腻状鳞屑,不发生毛细血管扩张,常有不同程度瘙痒。

3. 糖皮质激素依赖性皮炎 长期反复外用糖皮质激素病史。治疗部位出现红斑,表面光滑,皮纹消失,外观皮肤呈透明状。部分伴有毛细血管扩张,刺痛、灼热、肿胀等自觉症状明显。

【治疗】

1. 疾病管理与患者教育 科学护肤、改善生活方式、减少刺激因素(紫外线、饮酒、高强度运动、冷热刺激等)。

2. 外用药物治疗 甲硝唑、克林霉素、红霉素、壬二酸、过氧苯甲酰等。

3. 系统治疗

(1)抗生素是玫瑰痤疮丘疹脓疱型的一线系统治疗,推荐多西环素 50mg 或 100mg 每晚 1 次,或米诺环素 50mg 或 100mg 每晚 1 次,疗程 8~12 周。对于 8 岁以下及四环素类抗生素不耐受或者有用药禁忌者,可选用大环内酯类抗生素如克拉霉素 0.5g,每天分 1~2 次服用,或阿奇霉素 0.25g 每天 1 次,儿童剂量可 10mg/(kg·d)。

(2)甲硝唑作为玫瑰痤疮的二线用药,常用 200mg,每天 2~3 次,疗程 4 周左右。

(3)异维 A 酸可作为增生肥大型患者的首选系统治疗以及丘疹脓疱型患者在其他治疗效果不佳情况下的二线选择。常用 10~20mg/d,疗程一般 12~16 周。12 岁以下儿童尽量不用口服维 A 酸类药物。

(4)羟氯喹对于阵发性潮红或红斑的改善优于丘疹和脓疱,0.1~0.2g,每天 2 次,疗程一般 8~16 周,可视病情酌情延长疗程。儿童剂量建议控制在 5.0mg/(kg·d)以内。如果连续使用超过 3~6 个月,用药前完善眼科基线检查,眼底检查与视野检查相结合,儿童中推荐优选客观结构检查(如 SDOCT),主观功能检查(视野)可作为参考。

4. 光电等物理治疗 包括强脉冲光、脉冲染料激光、CO_2 激光或铒激光、1 064nm Nd∶YAG 激光、可见光等。

七、聚合性痤疮

聚合性痤疮(acne conglobata)为重度、暴发的结节囊肿型痤疮,通常不伴有全身症状。发病机制尚未完全明确,主要与遗传、免疫与炎症、微生物等相关。好发于青年男性的面部、颈后以及胸背部。病程可达数年至数十年。

【诊断】症状、体征:皮损呈多形性,以囊肿性皮损为主,亦包括粉刺、丘疹、脓疱、结节、脓肿等皮损。特征性皮损为以窦道相连为特征的深在多头囊肿,表面多为暗红色,破溃后有脓性分泌物流出,愈后留有凹陷型瘢痕和/或瘢痕疙瘩(图 18-2)。

当本病与化脓性汗腺炎、头部脓肿性穿凿性毛囊周围炎同时发生时，即为毛囊闭锁三联症（follicular occlusion triad）。

【治疗】

1. 局部治疗　一般局部治疗参照前面痤疮一节。对于囊肿和脓肿性皮损，先用生理盐水冲洗囊腔 2 次，再用庆大霉素冲洗 2 次，然后用曲安奈德与 2% 利多卡因 1:1 混合液多点局部注射，20 日~ 1 个月重复治疗。

2. 系统治疗　四环素 0.25g，每天 4 次。每 2 周递减 1 次，减 0.25g，逐渐减至维持量 0.25g。对于四环素过敏者，可选用红霉素、克林霉素。短期应用泼尼松片 20~30mg/d，维持 7~15 天。氨苯砜 50mg/d，每天 2 次，连用 1~2 个月［儿童按照 2mg/（kg·d）计算］。口服异维 A 酸是治疗聚合性痤疮的标准方法，常用剂量为 0.5~1.0mg/（kg·d）。

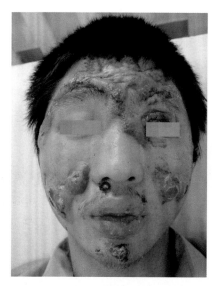

图 18-2　聚合性痤疮

16 岁男孩。面部痤疮好发部位可见大量脓疱、脓肿、囊肿、瘘管、破溃、渗出和结痂；部分区域瘢痕形成。因皮损累及左上睑形成瘢痕而导致上睑闭合障碍（首都医科大学附属北京儿童医院提供）

第二节　汗腺疾病

人体汗腺主要有外泌汗腺、顶泌汗腺和顶外泌汗腺三类。在人体的不同部位，三类汗腺分布的类型和密度均不同[6]。外泌汗腺分布较广，除唇红缘、包皮内侧、龟头、小阴唇、阴蒂、甲床外，几乎遍布全身。主要由分泌腺、真皮导管、表皮导管所组成，由交感神经的胆碱能神经纤维支配，对体温调节起重要作用。顶泌汗腺在动物中，是激发动物行为改变的激素的来源；而在人类，是一种近乎退化的腺体，仅见于腋窝、乳晕、脐周、肛周等部位。顶外泌汗腺仅见于成人腋窝，同时具有顶泌汗腺和外泌汗腺的形态及功能特征。当汗腺排泄过多或过少，以及出现汗液异常时即为汗腺疾病。

一、痱

痱（miliaria）俗称痱子，是一组有小汗管破坏的外泌汗腺疾病。常见于儿童，尤其是小汗管发育尚不完全的新生儿。

【病因及发病机制】　在高温闷热环境下，大量的汗液不易蒸发，汗液使表皮角质层浸渍，致使汗腺导管闭塞，汗管内汗液滞留、压力增高、汗管破裂、汗液外渗周围组织而致病。此外，皮肤表面细菌大量繁殖产生毒素，也会加重炎症反应。

【诊断】

症状、体征：临床中根据从角质层到真皮-表皮连接的不同层次水平的汗管阻塞，可分为白痱、红痱和深痱。其中，红痱又包括脓痱。

白痱（miliaria crystallina）又称晶形粟粒疹。汗管阻塞发生在角质层内或角质层下。临床表现为小而清亮的薄壁水疱，轻擦易破，干涸后留有细小的鳞屑（图 18-3）。常见于婴儿面部和躯干。本病皮损虽常密集多发，但一般无自觉症状，且有自限性。

红痱（miliaria rubre）又称红色粟粒疹。汗管阻塞发生于表皮中部，是痱子中最常见的一型。临床表现为成批出现的针头大小的非毛囊性斑疹和丘疹，顶部可见水疱，周围轻度红晕。好发于儿童及成人的躯干上部及颈部，患者常自觉烧灼、刺痛及瘙痒等。若痱子顶端出现针头大小的浅表性小脓疱,则为脓痱(miliaria pustulosa),脓疱内容物为无菌或非致病性球菌(图18-4)。好发于小儿头面部以及四肢屈侧、会阴等皱襞部。

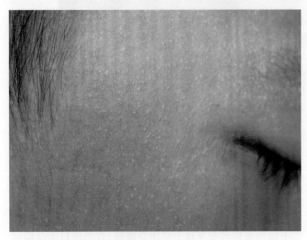

图 18-3　白痱

头皮、额头可见多数针尖至绿豆大小的浅表性水疱,额头部分互相融合成片,疱壁极薄,微亮,内容清,无红晕。无自觉症状。受力处破溃,露出糜烂创面(首都医科大学附属北京儿童医院提供)

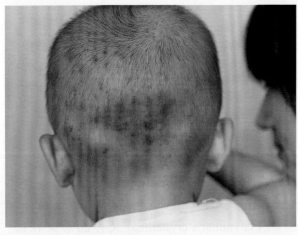

图 18-4　脓痱

1岁男孩。颈后枕部可见大量米粒大小的红色丘疹及针尖大小脓疱。伴枕后两侧淋巴结肿大(首都医科大学附属北京儿童医院提供)

深痱(miliaria profunda)又称深部粟粒疹。汗管阻塞发生于真皮-表皮交界处。临床表现为密集的与汗孔一致的肤色丘疹,表面无光泽,出汗刺激后明显增大,不出汗时皮损不明显。常见于躯干和四肢近端,多无自觉症状。

【鉴别诊断】根据发病季节及环境,以及典型皮损可以确诊。本病需与以下疾病相鉴别:

1. 急性湿疹　皮损多形性,常表现为红斑基础上的针头至粟粒大小丘疹、丘疱疹,常融合成片,边界不清楚,对称分布,患者自觉瘙痒剧烈。

2. 夏季皮炎　本病发生于持续高温、闷热的夏季,常对称累及四肢伸侧和躯干部,以双侧胫前多见。临床表现为红斑、丘疹及丘疱疹。患者自觉瘙痒,病情与环境温度和湿度密切相关。

【治疗】

1. 预防　居室内注意保持通风凉爽,温度及湿度不宜过高。常洗澡,保持皮肤清洁。洗澡水水温不宜过冷或过热。夏天应着宽松的衣物,经常更换衣料,应选择吸水、通气性好的薄型棉布。夏季婴儿睡觉,应多予以翻身。还要勤剪指甲,保持双手干净,以免因痱子瘙痒抓挠皮肤引起细菌感染。

2. 局部治疗　止痒消炎,局部可外用炉甘石洗剂或单纯扑粉。忌用软膏、糊剂、油类制剂。如有继发细菌感染,应予抗感染治疗。

二、化脓性汗腺炎

化脓性汗腺炎(hidradenitis suppurativa,HS)是一种因毛囊闭锁导致毛囊皮脂腺单位受累的慢性复发性炎症性皮肤病[7]。好发于腋窝、腹股沟、会阴、肛周等处。HS的病因与发病机制尚未完全明确,主要与遗传、免疫以及炎症、微生物、肥胖和吸烟等相关。这些因素可能导致毛囊口表皮角化过度,造成毛囊漏斗部闭锁继发毛囊破裂,使其内容物进入真皮并引发强烈的化学趋化反应和脓肿形成。同时,破裂的毛囊上皮继发形成上皮条索,产生窦道。因此,本病的特征性临床表现为反复发作的"疖"和引流窦道,并引起继发的瘢痕。常与聚合性痤疮、脓肿性穿通性毛囊周围炎同时存在,称为毛囊闭锁三联症。

【诊断】

症状、体征:皮损初起时于腋窝、乳房下、腹股沟、肛周等部位出现一个或数个硬性结节及无菌性脓肿,自觉疼痛及压痛。随病程进展可破溃形成潜行性溃疡,伴窦道、瘘管和增生性瘢痕形成,同时伴有不同程度的排液。在腋窝、肛周或生殖器部位可见多数黑头粉刺,具有诊断意义。

本病可伴发或继发多种系统性疾病及表现,如糖尿病、淋巴水肿、贫血、低蛋白血症、自身炎症性疾病(如SAPHO综合征、坏疽性脓皮病)、抑郁与焦虑等,长期慢性溃疡性皮损可继发鳞状细胞癌等。

【诊断要点及鉴别诊断】诊断要点:①病史:曾出现反复发作的疼痛性或化脓性皮损。②典型临床表现:腋窝、腹股沟、会阴、肛周、臀部及女性乳房下皱褶处等顶泌汗腺分布部位的深在疼痛性结节、脓肿、窦道、瘢痕。③HS家族史。④皮损组织病理:早期可见毛囊口表皮细胞增生、角化过度,毛囊漏斗部淋巴细胞及组织细胞浸润;急性期真皮深层可见大量混合性炎症细胞浸润,深达皮下层,局部可见脓肿,并由窦道通向皮肤表面,窦道内包含炎症细胞及异物巨细胞;慢性期可见毛囊、皮脂腺和汗腺被破坏,伴广泛的纤维化。

同时符合前2条即可诊断HS,明确存在第3条可考虑家族性HS,第4条对本病的诊断和鉴别诊断具有辅助作用。

【鉴别诊断】

1. 疖病 好发于头面部、颈部、臀部,反复发作,经久不愈,一般位置较浅,不形成窦道。

2. 深部真菌感染 皮损常发生于四肢和暴露部位,典型损害主要表现为皮下结节和斑块,表面呈疣状,可伴有脓性分泌物。真菌直接镜检、培养和组织病理学检查可以鉴别。

3. 瘰疬性皮肤结核 好发于颈、腋、胸上部及腹股沟等处,常伴有骨或颈淋巴结核,其溃疡或瘘管处排出干酪样物的稀薄脓液,结核菌素试验阳性。

【治疗】

1. 外用或局部注射药物治疗 外用药物主要适用于轻症患者,也可作为中、重度患者的辅助治疗。外用1%克林霉素,每天2次,连续使用12周,注意细菌耐药的风险。其他抗菌药物如氯己定、过氧苯甲酰、鱼石脂等可作为备选,外用维A酸类、15%间苯二酚软膏等可改善毛囊角化。皮损内注射糖皮质激素可用于治疗急性炎症性皮损和顽固性结节和窦道。

2. 系统药物治疗 ①抗生素:四环素类抗生素,适用于轻、中度患者的首选治疗,建议连续使用12周,8岁以下儿童不宜使用;二线治疗药物为克林霉素与利福平联合治疗;三线治疗药物包括甲硝唑、莫西沙星、利福平,可选择三联治疗方案。②维A酸类:口服阿维A治疗适用于口服和外用抗生素无效的早期或慢性患者。③生物制剂治疗:如阿达木单抗、英夫利昔单抗、乌司奴单抗。④糖皮质激素和免疫抑制剂:在病情急性发作或其他系统治疗的早期,可短期应用激素。⑤其他药物:抗雄激素药物、氨苯砜等。

3. 物理治疗 激光治疗、光动力治疗、强脉冲光治疗、射频治疗等可作为辅助或补充。

4. 手术治疗 切开引流可缓解急性期HS皮损的疼痛。去顶术适用于轻度散发性皮损或广泛分布的中、重度皮损。对于顽固难治性皮损可采取局部扩大切除术。

5. 疼痛治疗 可选用局部止痛药物(如5%利多卡因凝胶、双氯芬酸钠凝胶)及非甾体抗炎药,治疗无效者可选用神经性止痛药(加巴喷丁、普瑞巴林)、曲马多以及阿片类药物。

6. 联合与分级治疗 单一治疗方法很难完全控制HS症状,需要多种方法联合治疗,且需根据疾病的严重程度采用不同的方法。

三、多汗症

多汗症(hyperhidrosis)为全身或局部皮肤出汗异常过多的疾病。病因一般可分为器质性疾病和功能性失调两种。前者多见于内分泌失调和激素紊乱性疾病,以及一些遗传综合征。功能性多汗症一般与精神因素相关。

【诊断】

症状、体征:

(1)局限性多汗症:常见于儿童或青春期,好发于掌跖、腋下和外阴,其次为鼻尖、额和胸部;多汗部位潮湿,严重时似滴水样,趾缝、腋窝多汗因蒸发不畅,表皮浸渍糜烂产生特殊臭味。多因精神紧张、焦虑造成。原发性局灶性多汗症诊断标准[8]:无明显诱因的肉眼可见汗腺分泌亢进持续6个月以上,且伴有以下至少两项即可确诊:①双侧出汗部位对称;②发病年龄<25岁;③有阳性家族史;④每周至少发作1次;⑤睡眠时无多汗;⑥日常工作和生活受到影响。弗瑞综合征(Frey syndrome）是指饮食时在面颊部耳颞神经区发生潮红、局部出汗、潮湿肿胀。本病可由外伤、局部放疗引起，常见于腮腺手术后。

（2）全身性多汗症：为全身多部位广泛性多汗。主要由其他疾病，如感染性高热、甲状腺功能亢进、糖尿病、妊娠、帕金森病等引起。或为生理性多汗，如食用辛辣食物、大量运动后。

【治疗】功能性多汗应积极调整心态，避免精神紧张、愤怒及焦虑等，全身性多汗症则需积极治疗相关的原发病。局部护理应注意皮肤清洁及保持干燥。

1. 内服疗法

（1）镇静剂：小剂量镇静剂对功能性多汗有效，可根据精神因素持续时间长短选择时效不同的镇静剂。

（2）抗胆碱能类药物：其可抑制交感神经对汗腺的支配作用，减少汗液分泌，临床常用奥昔布宁、胃肠宁口服，可明显改善患者出汗症状，但需注意药物不良反应，如口干、眼干、视物模糊、尿潴留等。

2. 外用治疗　局部外用止汗剂，如：20%~25% 氯化铝溶液（儿童建议 12.5%）、0.5% 醋酸铝溶液、3%~5% 甲醛溶液、5% 明矾溶液。应根据出汗程度和药物的反应调整使用次数，不宜过多。

3. 肉毒杆菌毒素 A 局部注射　适用于掌跖及腋窝的多汗，每点注射 20U，疗效平均可维持 9~12 个月。

4. 物理疗法　无创性自来水离子电泳疗法平均治疗 15 次后，患者掌跖及腋窝多汗的有效率达 70% 以上。

5. 手术治疗　破坏汗腺的刮除术和吸脂术可缓解 70%~90% 多汗症患者的症状且安全性好。

6. 中医中药　玉屏风散、当归六黄汤、牡蛎散可益气固表，收敛止汗；此外，针灸、脐贴及中药浴疗法亦疗效好，成本低。

四、无汗症

无汗症（anhidrosis）为全身或局部皮肤无汗或少汗的疾病。病因包括：先天性如外胚层发育不良及鱼鳞病；疾病性如硬皮病、干燥综合征、特应性皮炎、维生素 A 缺乏症及皮肤淀粉样变等，以及脊髓空洞症、小儿麻痹等神经系统疾病；药物性如大剂量抗胆碱能药物使用。这些因素导致汗腺发育不良、萎缩或通过神经系统调节使机体局部或全身汗液分泌出现障碍。

【诊断】症状、体征：全身或某些部位皮肤终年无可见的汗液；无汗部位皮肤呈干燥、粗糙、皲裂或鱼鳞样外观；夏季全身无汗症患者体温常升高，出现烦躁及不适。

【治疗】

1. 全身性无汗症　居住在阴凉环境中，避免剧烈运动。体温升高可通过冷水浴及敷冰块降温，做好自我保护措施。

2. 疾病所致无汗症　则需积极治疗原发疾病。

3. 局部护理　外用保湿剂和润肤剂，如凡士林、尿素软膏、维生素 E 霜及羊毛脂等。

五、腋臭

腋臭（bromhidrosis）即为腋部的臭汗症。是腋部的顶泌汗腺分泌的有机物与局部的细菌如革兰阳性菌或需氧性白喉杆菌等发生作用，产生了不饱和脂肪酸及氨等物质，从而在腋部产生臭味的一种病症[9]。

【诊断】根据发生部位及特殊气味可作出诊断。

【治疗】外用药物治疗是指应用各种具有抑菌、收敛、止汗、防腐、防臭等作用的药物涂搽于腋下，从而达到消除腋臭的治疗方法。但因顶泌汗腺未遭破坏，故易复发，需反复用药，部分患者可产生局部过敏反应。

皮下注射肉毒毒素可抑制各种汗腺分泌，但效果并不持久，需要反复注射。物理疗法（微波、冷冻、电凝、激光、放射性核素）等也可采用。手术方法去除部分腋部皮肤组织仍是公认的根治腋臭症的最佳方法。然而，手术所需去除的皮肤范围仍有争议，主要有三种观点：①单纯切除腋毛部的皮下组织；②同时切除腋毛部的表皮和皮下组织；③同时切除腋毛部的皮肤、皮下组织及其周边的皮下组织。

（舒虹 著，李萍 唐珊 审）

参考文献

1. 赵辨. 中国临床皮肤病学. 2 版. 南京: 江苏凤凰科学技术出版社, 2017: 1286-1310.

2. EICHENFIELD LF, KRAKOWSKI AC, PIGGOTT C, et al. Evidence-based recommendations for the diagnosis and treatment of pediatric acne. Pediatrics, 2013, 131 (Suppl 3): S163-186.

3. BHATE K, WILLIAMS HC. Epidemiology of acne vulgaris. Br J Dermatol, 2013, 168 (3): 474-485.

4. 中国痤疮治疗指南专家组. 中国痤疮治疗指南 (2019 年修订版). 临床皮肤科杂志, 2019, 48 (9): 583-588.

5. 中华医学会皮肤性病学分会玫瑰痤疮研究中心, 中国医师协会皮肤科医师分会玫瑰痤疮专业委员会. 中国玫瑰痤疮诊疗指南 (2021 版). 中华皮肤科杂志, 2021, 54 (4): 279-288.

6. BOLOGNIA J, JORIZZO J, RAPINI R. 皮肤病学. 2 版. 朱学骏, 王宝玺, 孙建方, 等主译. 北京: 北京大学医学出版社, 2015.

7. 中国反常性痤疮/ 化脓性汗腺炎诊疗专家共识制订小组. 中国反常性痤疮/ 化脓性汗腺炎诊疗专家共识 (2021 版). 中华皮肤科杂志, 2021, 54 (2): 97-104.

8. HORNBERGER J, GRIMES K, NAUMANN M, et al. Recognition, diagnosis, and treatment of primary focal hyperhidrosis. J Am Acad Dermatol, 2004, 51 (2): 274.

9. 杜洁, 曹彦. 腋臭的外科治疗现状. 中国美容医学, 2008, 17 (10): 1555.

第十九章

光线性皮肤病、光防护和环境因素所致皮肤病

第一节 日 晒 伤

日晒伤(sunburn)是皮肤对超过红斑量的 UVA、UVB 照射后产生的光毒反应。发生机制分为两个时相：第一相（即时性红斑）由紫外线照射导致真皮内多种细胞释放组胺、5-羟色胺、激肽等炎症介质，使得真皮内血管扩张、渗透性增加；第二相（延迟性红斑）由体液因素和神经血管调节因素共同作用。

【诊断】

1. 症状、体征 春夏季节日晒后，于日晒部位出现边界清楚的水肿性红斑，多为鲜红色，重者出现水疱、大疱、破溃、糜烂。随后皮损色泽变暗、脱屑，留有色素沉着。自觉烧灼感、刺痛感明显。

2. 鉴别诊断 烟酸缺乏症：由于食物中烟酸摄入缺乏或烟酸吸收障碍所致。慢性起病，主要症状为腹泻、神经系统症状和皮炎。皮损常发生于面部、肢端等曝光部位，也可累及非曝光部位，如外阴、臀部。主要皮损为暗红色斑片，界限清楚。

【治疗】

1. 局部治疗 冷湿敷、炉甘石洗剂、糖皮质激素软膏等。

2. 系统治疗

(1)轻症病例予抗组胺药物。

(2)重症病例可考虑小剂量糖皮质激素、阿司匹林或吲哚美辛。

【预防】严格防晒：日光照射最强时尽量避免户外活动；撑遮阳伞、戴宽边帽、穿长袖衫，避免日光照射；日晒前至少 20 分钟外用防晒霜，一般建议使用防晒系数(sun protect factor, SPF)30 以上的防晒霜。

第二节 多形性日光疹

多形性日光疹(polymorphous light eruption, PMLE)是一种最常见的光敏性皮肤病。发病机制为曝光部位皮肤对紫外线诱导的产物发生了Ⅳ型超敏反应。致病光谱除 UVA 和 UVB 外，可见光、红外光等也可以引起患者出现类似的异常反应。除日光参与直接致病外，多形性日光疹还与遗传、内分泌因素、微量元素和代谢改变、氧化损伤、免疫学变化以及生活方式等相关。

【诊断】

1. 症状 本病春夏季节多见，多于日晒后 2 小时~5 天内发生，好发于前胸 V 字区、前臂伸侧、手背、上肢、面部、肩胛、股和下肢。瘙痒明显，常反复发作。

2. **体征**　皮损多形性,主要表现为暴露部位大小不等的红斑、斑丘疹、丘疱疹、水疱、斑块或苔藓样变。依此表现临床上分为丘疱疹型、丘疹型、痒疹型、红斑水肿型、混合型、水疱型、多形红斑型、出血型、风团型、斑块型、虫咬样型等。但患者皮疹形态多以某一疹型为主。

3. **实验室检查**

(1)血、尿、粪卟啉均为阴性。

(2)紫外线红斑反应试验异常;光激发试验阳性、光斑贴试验阳性。

(3)病理表现:表皮局灶性海绵水肿,伴角化不全、棘层增厚,真皮浅层血管周围淋巴细胞浸润,可伴少许中性粒细胞和嗜酸性粒细胞,亦可见血管外红细胞。

4. **鉴别诊断**　光线性痒疹:儿童多见。日晒后水肿明显,主要表现为丘疹、丘疱疹、小结节,表面可有轻度浅瘢痕。病理表现类似亚急性和慢性皮炎改变。

【治疗】

1. **系统治疗**

(1)轻症病例:避光,可口服 β 胡萝卜素。

(2)重症病例:羟基氯喹[5~6mg/(kg·d)]、烟酰胺、小剂量糖皮质激素。

2. **局部治疗**　外用糖皮质激素、钙调磷酸酶抑制药。

第三节　光线性痒疹

光线性痒疹(actinic prurigo)病因未明,紫外线照射是该病的诱发因素。致病光谱比较宽,UVA、UVB 和可见光均可致病。该病可能是多形性日光疹的变异型,与 HLA-DR4、DRB1*0407 亚型有一定相关性。通常儿童期发病,青春期后可缓解。成人亦可发病。

【诊断】

1. **症状、体征**　瘙痒明显。皮疹主要为红色丘疹或斑丘疹,融合后形成湿疹样皮疹,可有渗液和结痂,皮损消退后可留有轻微的凹陷性瘢痕。皮损多对称发生于暴露部位,如颜面、耳郭、四肢伸侧,而非暴露部位(臀部、肩部、前胸)亦可受累(图 19-1)。

2. **实验室检查**

(1)血、尿、粪卟啉正常。

(2)UVB、UVA 红斑反应异常。

(3)皮肤病理早期皮损可见表皮海绵水肿、棘层肥厚及血管周围淋巴细胞浸润;晚期皮损可见结痂、棘层肥厚。EB 病毒编码 RNA(EBER)原位杂交阴性。

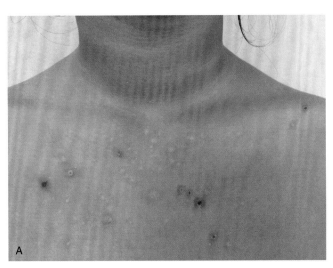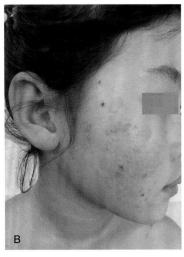

图 19-1　光线性痒疹

前胸(图 A)、面颊部(图 B)可见结痂性丘疹及凹陷性瘢痕(首都医科大学附属北京儿童医院提供)

3. 鉴别诊断　牛痘样水疱病：多在暴露部位发生，瘙痒较轻，可有刺痒、烧灼感。皮疹主要为丘疹、丘疱疹、结节，很少有湿疹样损害。凹陷性瘢痕显著。皮肤病理 EBER 原位杂交多呈阳性。

【治疗】本病治疗困难，常反复发作。

1. 避免日晒、局部使用遮光剂。

2. 可局部外用糖皮质激素、钙调磷酸酶抑制药。

3. 顽固患者可选口服沙利度胺、糖皮质激素或羟基氯喹。

第四节　牛痘样水疱病

牛痘样水疱病（hydroa vacciniforme，HV）是一种少见的慢性、特发性光敏性皮肤病，主要特征是日晒后暴露部位出现红斑、水疱，继而糜烂、结痂，愈合后留有点状凹陷性瘢痕。EB 病毒感染与本病发生相关。

【诊断】

1. 症状

（1）常幼年发病，春夏加重，入冬减轻。

（2）皮损略瘙痒、灼热。

2. 体征

（1）皮疹好发于面颊、鼻背、耳翼、手背等暴露部位，也可累及口唇。

（2）起初为皮肤潮红、肿胀，有红斑、丘疹、丘疱疹，甚至可见黄豆大小结节。随后发展为水疱，可有脐凹，后期水疱干涸结痂（图 19-2）。严重者可以出现坏死，痂皮脱落后可遗留凹陷性瘢痕，瘢痕严重时可致毁形。

3. 实验室检查

（1）光试验：对 UVA 反应异常，反复给予部分患者 UVA 照射，可在照射部位诱发皮损。

（2）病理变化：表皮水肿或表皮内疱，疱液内可见多核白细胞、淋巴细胞等；真皮浅、中层灶状淋巴细胞浸润。EBER 原位杂交多阳性。

（3）血液 EBV-DNA 检测可发现 EB 病毒 DNA 载量升高。

4. 鉴别诊断

（1）红细胞生成性原卟啉病：儿童多见，日晒后皮肤出现水肿性红斑、水疱、血疱，继之糜烂、结痂，愈合后可形成点状凹陷性瘢痕，可出现典型的虫蚀状瘢痕。急性期，皮肤可有刺痛，面部反复发作后出现多毛、口周放射状皮肤萎缩纹。荧光显微镜下外周血红细胞可见橘色荧光。

（2）牛痘样水疱病样皮肤淋巴细胞增殖性疾病：儿童多见，皮损主要累及面部，有时四肢亦可

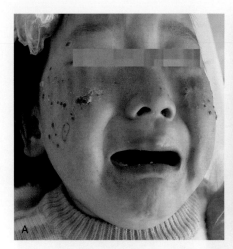
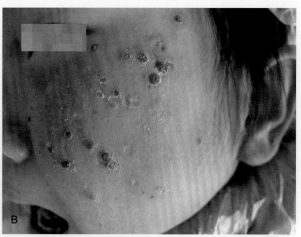

图 19-2　牛痘样水疱病

颜面暴露部位可见对称分布的丘疹、丘疱疹、水疱、结痂和鳞屑（图 A）。陈旧皮损表现为结痂，消退后留有痘疮样瘢痕（图 B）（首都医科大学附属北京儿童医院提供）

累及，表现为水肿、水疱、溃疡、结痂和瘢痕。可伴有间断发热、肝脾淋巴结肿大、蚊虫叮咬高度过敏。与牛痘样水疱病不同之处为皮损更加广泛和深在，瘢痕和毁形多见，眼睑、口唇、肢端肿胀多见。常伴有长期间断发热和内脏受累，如肝脾增大。病理可见大量异型淋巴细胞分布于真皮和皮下组织，形成血管炎和脂膜炎样改变。

【治疗】

1. 防晒。

2. 轻症可口服烟酰胺和维生素 B_6；重者可口服羟基氯喹等。

3. 对症处理，防止继发感染，减少瘢痕形成。

第五节　着色性干皮病

　　着色性干皮病（xeroderma pigmentosum，XP）是一种常染色体隐性遗传性皮肤病，少数为性联遗传。本病患者的机体细胞存在先天性核酸内切酶功能障碍，细胞受紫外线照射损伤 DNA 无法被修复，导致细胞不可逆性损伤，直至细胞发生恶变。早期患者主要表现为曝光部位出现色素沉着斑，随疾病进展可以出现眼部和神经系统的严重异常，最终可出现皮肤肿瘤。

【诊断】

1. 症状、体征

（1）患者对日光高度敏感，有畏光现象。早期患儿曝光部位如面部、唇、结膜和颈部等出现雀斑、色素沉着斑和皮肤干燥。皮肤及口腔黏膜可以出现毛细血管扩张和白色萎缩斑（图 19-3）。

（2）多数患者在 3 岁前的婴幼儿期发病，常在发病数年后出现皮肤肿瘤，以基底细胞癌和鳞状细胞癌为多。

2. 实验室检查　组织病理：早期为非特异性改变，表皮细胞核排列紊乱，有些区域表皮呈不典型增生；中期表皮萎缩伴棘层细胞增厚，真皮纤维变性；晚期则为各种肿瘤的组织学改变。

3. 鉴别诊断　雀斑：患者仅有点状色素斑，无色素减退斑、无畏光等其他表现。

【治疗】

1. 严格防晒　外出需使用防晒霜。

2. 对症治疗　发现肿瘤应尽早切除。

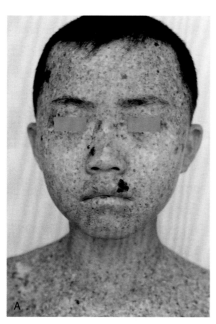
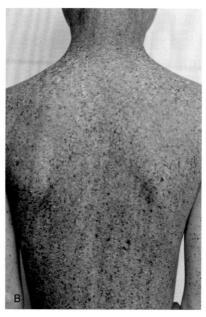

图 19-3　着色性干皮病

13 岁男童。面部（图 A）、躯干（图 B）、四肢可见大量大小不等的褐色至黑色色素沉着斑，间杂萎缩性色素减退斑。少数黑褐色不规则增生性斑块（首都医科大学附属北京儿童医院提供）

第六节　Bloom 综合征

Bloom 综合征为常染色体隐性遗传,主要表现为面部毛细血管扩张和侏儒。其发病原因为 *BLM*(*RECQL3*)基因突变导致染色体不稳定。

【诊断】

1. **症状、体征**　生后数月开始光暴露部位如面颊部、耳郭红斑、水疱、毛细血管扩张,经数年反复发作,可形成皮肤异色。生长障碍,不同程度的小头畸形(图 19-4)。

2. **鉴别诊断**　先天性皮肤异色:典型光敏感,暴露部位出现色素沉着、色素减退、萎缩、毛细血管扩张等异色表现,可扩散至臀部。肘部、膝部可见疣状丘疹,头发、牙齿发育异常。

【治疗】防晒、外用遮光剂。

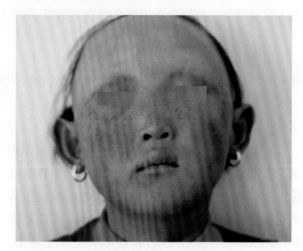

图 19-4　Bloom 综合征
8 岁女孩。颜面暴露部位可见红斑、毛细血管扩张,并可见头发、眉毛缺如(首都医科大学附属北京儿童医院提供)

第七节　卟　啉　病

卟啉病(porphyria)系血红素合成过程中某种酶缺乏或者活性降低引起的一组卟啉代谢障碍性疾病。其中先天性红细胞生成性卟啉病为常染色体隐性遗传,主要因尿卟啉原Ⅲ合成酶缺乏所致。红细胞生成性原卟啉病多为常染色体显性遗传伴不完全外显率,亚铁螯合酶活性低下使原卟啉原Ⅸ水平升高所致。迟发性皮肤卟啉病因尿卟啉原脱羧酶先天或获得性缺乏或活性降低使尿卟啉和其他卟啉代谢物积聚所致。

【诊断】

1. **症状、体征**

(1)先天性红细胞生成性卟啉病(congenital erythropoietic porphyria,CEP):该病常发生在出生时或生后不久,出生时发现羊水呈棕色,或者生后不久发现尿布粉染。患儿逐渐出现严重的光敏感,表现为面部、双耳郭、手足等暴露部位出现水肿性红斑、水疱、大疱,甚至血疱,疱破后可形成糜烂、渗出、结痂,或发生感染、形成溃疡。夏重冬轻,愈后可遗留毁损畸形,面部表现为残毁性瘢痕、指/趾关节的僵硬变形、持续性多毛、眉毛、睫毛粗重(图 19-5A、B)。眼部受累可出现畏光、角结膜炎、巩膜病变、睑外翻等。严重者可伴有脾大、溶血性贫血、恶心等全身不适症状[1]。皮肤可自觉瘙痒和烧灼感。牙齿常呈红棕色,尿液呈浓茶色(图 19-5C、D)。

(2)红细胞生成性原卟啉病(erythropoietic protoporphyria,EPP):又称红细胞肝性原卟啉病。大多初发于 2~5 岁,亦可于儿童期及成年发病。本病的特征性表现是显著的疼痛性光敏,患者在日晒 5~30 分钟后,暴露部位出现红斑、风团、斑块性水肿。患者可自觉烧灼感、疼痛,日晒时间越长,烧灼疼痛感越重。皮疹反复发作,可呈湿疹样、苔藓样变。鼻部、耳郭、面颊等处可见线状浅表萎缩性瘢痕,皮纹加深,呈蜡样增厚。口周可有放射状萎缩性纹理。一般无全身症状,原卟啉沉积在肝细胞内和胆小管内,引起肝功能异常,多为轻度,少见严重者可进展为肝硬化,甚至肝衰竭。患者无红牙、多毛等表现。

(3)迟发性皮肤卟啉病(porphyria cutanea tarda,PCT):又称获得性卟啉病、症状性卟啉病。多见于20~60岁的成人,儿童亦可发病。曝光部位轻~中度的光敏感,皮疹主要是无红晕的水疱和大疱,水疱大小不等,以大疱为主,或呈血疱。疱破后可形成糜烂、渗出、结痂或溃疡,愈后遗留瘢痕、粟丘疹、色素改变等。本病另一主要特点是皮肤脆性增加,

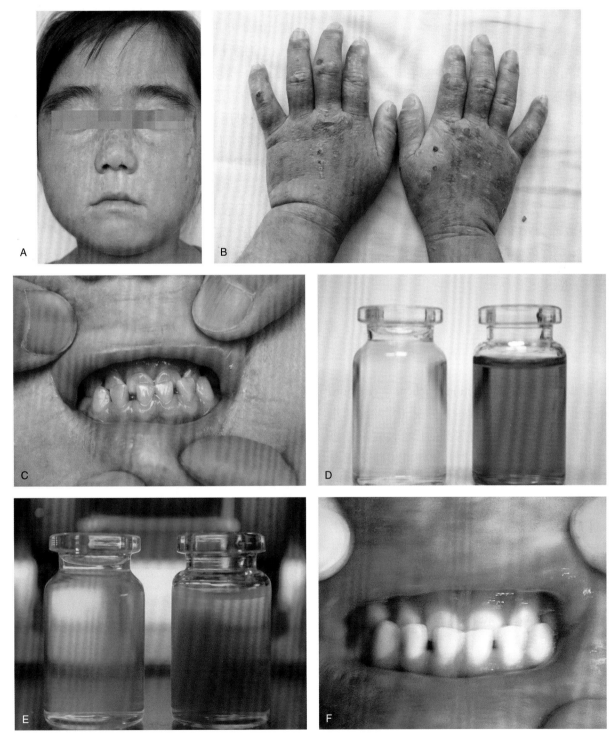

图 19-5 先天性红细胞生成性卟啉症

6 岁女孩。面部(图 A)见密集分布陈旧性凹陷性瘢痕、色素沉着及色素减退,多毛,口周放射状瘢痕。手背部(图 B)可见多数丘疹、结痂及凹陷性瘢痕。牙齿(图 C)色黄,wood 灯下可见红色荧光(图 F)尿液呈茶色(图 D,左为正常尿液,右为患儿尿液),wood 灯下呈红色荧光(图 E)(首都医科大学附属北京儿童医院提供)

以手和腕部显著,轻微外伤即可引起多发的无痛性红色糜烂。颈部、面颊等处的皮肤可变硬,呈硬皮病样改变,表现为蜡黄色至白色硬斑块。患者可有多毛,女性多见,多发生在两颊、颞部、眶周和两眼之间的额部。眼部受累可致白内障、巩膜溃疡等。成人患者常合并肝脏病变、糖尿病、红斑狼疮或肿瘤等。

2. 实验室检查

(1)先天性红细胞生成性卟啉病:尿液、粪便和红细胞中尿卟啉Ⅰ和粪卟啉Ⅰ升高。伍德灯下尿液和牙齿呈粉红色至酒红色荧光(图 19-5E、F)。血浆荧光测定光谱在 615~620nm,外周血红细胞荧光检查有稳定的红色荧光。

(2)红细胞生成性原卟啉病:血浆、红细胞和粪便中原卟啉增加,尿卟啉正常。血浆荧光检测原卟啉的吸收峰为 633nm,外周血荧光镜检查显示约 5%~30% 呈红色荧光。

(3)迟发性卟啉病:尿卟啉Ⅰ明显增多,少许粪卟啉。伍德灯下尿液呈珊瑚色或者粉红色荧光。其他可有血清铁增多、转铁蛋白饱和度升高、肝功能和糖耐量的异常等。

3. 鉴别诊断　牛痘样水疱病:曝光部位出现红色丘疹、丘疱疹,可结痂,消退后留有凹陷性瘢痕。但牙齿、尿液颜色正常,血尿卟啉检查均阴性。

【治疗】目前无有效治疗方法。

1. 一般治疗　避光防晒、戴遮阳帽和手套等物理性防护是基础治疗。

2. 外用药　各型卟啉病皮损出现糜烂、渗出、结痂、溃疡时按皮炎湿疹处理原则,出现继发感染局部外用抗生素,如莫匹罗星、复方多黏菌素 B 软膏等。

3. 口服药物　口服 β 胡萝卜素、羟氯喹,对缓解皮损有一定疗效。

（徐子刚　马琳　著,郭一峰　朱珠　审）

第八节　摩擦性苔藓样疹

摩擦性苔藓样疹(frictional lichenoid eruption)又名青少年丘疹性皮炎,是一种常见于学龄前期儿童,好发于手背、前臂及肘膝部的丘疹性皮炎。该病原因不明,主要认为与非特异性机械性刺激有关,如玩弄泥沙、受毛毯摩擦或与冷水接触刺激等。也有认为与日晒、病毒感染有关。

【病因及发病机制】本病病因尚不清楚,主要认为与非特异性机械性刺激有关,如反复接触水、沙土、塑料玩具、油画棒、橡皮泥、洗涤剂等,受毛毯摩擦刺激等。近年有学者认为该病是特应性皮炎的临床表现之一,也有认为与日晒、病毒感染有关。

【临床表现】

1. 症状、体征

(1)好发人群:学龄前儿童多见,好发于 2~9 岁儿童,男多于女。

(2)好发季节:四季均可发病,夏秋季多见。

(3)好发部位:手背、前臂、指节、肘、膝等易受摩擦部位,偶见累及腕、足和躯干。

(4)皮损特点:为多角形或圆形小丘疹,正常皮色或淡红色,直径 1~3mm,平顶或圆顶,表面覆有细微糠秕状鳞屑,可呈苔藓样。一般无自觉症状,也可轻度瘙痒。本病具有自限性(图 19-6)。

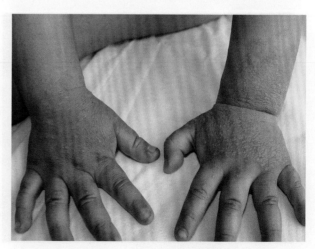

图 19-6　摩擦性苔藓样疹
2 岁男孩。玩泥沙后出现皮疹。手背和手腕可见多数散在红色粟粒大小丘疹,轻度苔藓样变。左手较右手严重(首都医科大学附属北京儿童医院提供)

2. 病理学检查　非特异性炎症反应,表皮角化过度,棘层肥厚,真皮浅层轻度炎症反应。

【诊断及鉴别诊断】根据好发部位、皮损形态,较易作出诊断。本病需与以下疾病相鉴别:

1. 儿童丘疹性肢端皮炎　皮损泛发,为较大的扁平丘疹,呈暗紫红色,可累及四肢及股、臀部,常伴有颈部淋巴结肿大及急性无黄疸型肝炎,HBsAg阳性。

2. 接触性皮炎　有刺激性物质的接触史,皮损限于接触部位,为边界清楚的红斑肿胀,甚至水疱,有显著的自觉症状。发病与年龄、性别、季节无关。

3. 丘疹性荨麻疹　有蚊虫叮咬或外出游玩病史,皮损为孤立、散在、不对称的风团样丘疹,顶端有小水疱。伴有刺痛瘙痒。

【治疗】本病治疗疗程长,有时需3~4周,复诊率高,目前治疗多为对症治疗。

1. 避免接触外界不良刺激,减少摩擦,如玩沙土或冷水等。

2. 外用治疗为主,可用糖皮质激素或焦油类制剂。另外,国内有人发现应用He-Ne激光治疗泛发且病情严重者疗效较好[1]。

3. 有瘙痒症状患儿可口服抗组胺药物。

(付桂莉 著,郭一峰 朱珠 审)

第九节　烫　伤

烧伤(burns)是指由火焰、热液、高温气体、激光、炽热金属液体或固体等引起的组织损害。临床上将热液、蒸汽所致的烧伤称为烫伤(scald),是儿童烧伤的主要原因。

【临床表现】

1. 局部表现　国际通用三度四分法。Ⅰ度烫伤(first-degree scald)指仅导致浅表血管主动充血,引起红斑脱屑疼痛,一般3~5天痊愈,不留瘢痕。Ⅱ度烫伤(second-degree scald)又分为浅Ⅱ度和深Ⅱ度烫伤。浅Ⅱ度烫伤伤及表皮的生发层和真皮乳头层,局部红肿明显,有水疱或大疱形成,疱壁剥脱后,创面红润、潮湿、疼痛明显。如无感染,创面可于1~2周内愈合,一般不留瘢痕,但可有色素沉着。深Ⅱ度烧伤伤及真皮乳头层以下,但仍残留部分网状层,也可有水疱,但去除疱壁后,创面微湿,红白相间,痛觉较迟钝,易发生感染,一般3~4周愈合,常有瘢痕形成。Ⅲ度烫伤(third-degree scald)深达皮肤全层及皮下组织、肌肉、骨等,创面蜡白或焦黄,干燥无渗液、无痛觉。不能自愈,愈后多形成瘢痕,且常造成畸形[2-4]。

2. 全身症状　包括血容量减少、红细胞破坏和负氮平衡等。当儿童损伤面积超过10%时,可因体液丢失过多而导致休克。休克症状可在烫伤后24小时内出现,随后出现破坏组织被吸收导致

的毒血症症状。由于烫伤致伤物质温度较高(一般热液或蒸汽温度在100℃上下),且系湿热,所致坏死组织中含水量较高,更利于细菌滋生,感染发生较早,如合并创面感染,则出现败血症。上述三种情况可混合出现,难以鉴别。

3. 并发症　大面积的烫伤患者在愈合过程中常因瘢痕过度增生而出现关节变形和功能障碍,或因局部循环受损形成慢性溃疡。

【治疗】治疗原则:小面积浅度烫伤及时给予清创、保护创面、防止继发感染,大多能自行愈合。大面积深度烫伤应当防止失血性休克;全身及局部积极抗感染;促进创面修复,尽量减少瘢痕形成;防止多脏器功能衰竭。

1. 预防　注意日常生活安全,如避免使用劣质的暖水袋,热水瓶放置妥当,用餐时注意防止蒸汽汤汁烫伤,日常用水先放冷水再调热水等。

2. 一般治疗　Ⅰ度烧伤一般无需特殊处理,可冷敷。Ⅱ度烫伤需在无菌条件下进行清创、抽疱,根据部位、深度、面积等选择包扎、暴露或半暴露等疗法,适当应用镇静止痛药物及抗生素预防感染,如创面污染严重,应给予破伤风抗毒素注射。Ⅲ度烫伤除局部处理外,还应加强全身治疗,包括抗休克、抗感染、维持水电解质平衡等。

3. 局部用药　理想的烫伤创面用药应具有镇

痛、减少渗出、抗菌、保护创面、促进创面生长等特点。可根据情况选择莫匹罗星软膏、表皮细胞生长因子、成纤维细胞生长因子、巨噬细胞集落刺激因子等。

4. **手术治疗**　较深的创面需要根据病情选择手术治疗，如切痂植皮、削痂植皮、痂皮剥除术、蚕食脱痂术等。

（付桂莉 著，郭一峰 朱珠 审）

第十节　冻　伤

冻伤（congelation frost bite）是指在低温（-2~10℃）作用下局部或全身组织受到的急性损伤，最容易累及耳、鼻、颊、指、趾等部位。

【病因及发病机制】引起冻伤的因素除寒冷外，还与环境潮湿、人体局部血液循环不良或因体弱、过度疲劳、营养不良、创伤等引起的抗寒能力降低等因素有关。

冻伤的机制包括两个方面：初期当低温直接作用于机体后，引起血管强烈收缩、组织缺血，发生冻结，细胞间隙形成冰晶，细胞外间液渗透压升高、细胞脱水、血管内皮细胞破裂，最终导致细胞变形、坏死；后期脱离寒冷，在复温的过程中，血管扩张，冰晶溶解，血液进入扩张的微血管后很快出现淤积，引起组织水肿和表皮下水疱，同时由于炎症反应产生了许多炎症介质，促进动静脉血栓形成，加重组织缺血。在冻伤的过程中，黑素细胞对寒冷比较敏感，-4~7℃即可出现损伤，这也是冻伤后容易出现色素减退的机制。冻伤的程度与受冻温度、时间及局部组织的耐寒能力有关，温度越低、时间越长，则病变越重；皮肤和皮下组织的耐寒力较肌肉、肌腱和骨骼等差，故受损伤较重。

【临床表现】冻伤发生部位可为局限性的，也可是全身性的。局限性冻伤大多发生在肢端与暴露部位，常见于手、足、耳和颊等部位。全身性冻伤也称冻僵，常因整个身体长时间被置于极低温度中所致。临床上以局限性冻伤多见。根据病变程度将冻伤分为四度：

Ⅰ度冻伤：为皮肤浅层冻伤，表现为局部皮肤最初呈苍白色，复温后红斑、水肿、感觉异常，不出现水疱。1周左右症状逐渐缓解，表皮脱落，不留痕迹。

Ⅱ度冻伤：皮肤浅层和真皮上部的冻伤，局部红肿、疼痛，复温后可出现水疱和大疱。如无继续感染，2~3周水疱干涸，痂皮脱落，较少留有瘢痕。

Ⅲ度冻伤：皮肤全层和皮下组织的冻伤，皮肤由苍白变为蓝色，再变成黑色，感觉丧失；复温后出现水肿和水疱，甚至血疱，并有剧痛。坏死组织脱落后，愈后形成瘢痕，部分可影响功能。

Ⅳ度冻伤：皮肤、皮下组织、肌肉、骨骼都被冻伤，皮肤呈暗灰色，局部感觉和运动功能完全丧失。2~3周内转变成干性坏疽，如合并感染则表现为湿性坏疽，愈合后可致功能障碍或致残。

【预防及治疗】

1. **预防**　在寒冷的环境中，要注意末梢、暴露部位的防寒、保暖，戴好手套、口罩、耳罩等。防潮湿，衣物受潮后及时更换。适当运动，避免在寒冷环境中长时间处于静止状态。

2. **一般治疗**　迅速使患儿脱离低温环境，并快速复温，即将冻伤部位浸泡在38~42℃的温水中5~7分钟，使皮肤颜色和感觉恢复正常。冻伤的肢体应稍抬高并制动，以免加重组织损伤。

3. **内用药物治疗**　严重者可用血管扩张剂如烟酸或硝苯地平等，并对症支持治疗。

4. **局部治疗**　主要采用消毒敷料包扎并保暖，发生水疱或大疱者应抽出疱液并涂抗菌软膏后包扎。严重冻伤的坏死组织应进行切除、植皮等外科治疗。

（付桂莉 著，郭一峰 朱珠 审）

参考文献

1. 刘元香, 徐子刚. 先天性红细胞生成性卟啉病 1 例. 中国皮肤性病学杂志, 2014, 28 (1): 84.

2. 赵玉沛, 陈孝平. 外科学. 3 版. 北京: 人民卫生出版社, 2015: 201-212.

3. 杨宗城. 烧伤治疗学. 3 版. 北京: 人民卫生出版社, 2006.

4. ISBI Practice Guidelines Committee, Steering Subcommittee, Advisory Subcommittee. ISBI Practice Guidelines for Burn Care. Burns, 2016, 42 (5): 953-1021.

第二十章

镶嵌性疾病、痣和错构瘤

基因镶嵌是通过受精后发生的新突变(即合子后突变)产生的。近年来,镶嵌被认为是许多不同疾病的原因,其中许多是神经皮肤疾病和发育障碍综合征,每种疾病都有其独特的表型。其中有一些有发生肿瘤的遗传倾向。皮肤肿瘤可以由表皮或黏膜细胞分化而来,也可由黑素细胞、皮肤附属器、真皮或皮下组织分化而来。分为良性和恶性,其中良性肿瘤在儿童期间占绝大多数。这些肿瘤最重要的影响在于可引起外观缺陷,或者与某些系统疾病相关联。恶性肿瘤在儿童相对罕见,但不容忽视。皮肤肿瘤中黑素细胞来源的肿瘤包括色素痣、晕痣、斑痣、Spitz痣、蓝痣、恶性黑素瘤等;表皮来源的肿瘤包括表皮囊肿、皮样囊肿、表皮痣、脂溢性角化、基底细胞癌等;附属器来源的肿瘤包括皮脂腺痣、毛母质瘤、汗管瘤、毛发上皮瘤、粉刺样痣、多发脂囊瘤等;来源于真皮组织的肿瘤有皮肤纤维瘤、结缔组织痣、增生性瘢痕和瘢痕疙瘩、婴儿指/趾端纤维瘤等;来源于皮下组织的肿瘤常见的有脂肪瘤等。本章重点介绍几种儿童常见的皮肤肿瘤。学习本章要弄清两个概念:"痣"和"胎记"。"痣"这个词在皮肤病学中意义比较宽泛,严格意义上是指一个局限的、先天性的皮肤异常。当使用这个术语时需要给它加一个合适的形容词来说明细胞的来源,例如表皮痣、黑素细胞痣、鲜红斑痣等。在日常使用中,痣通常被用来提示皮损是一种黑素细胞来源的良性肿瘤。"胎记"也多指出生就有的皮肤损害,是单位面积皮肤中一种或多种正常组分过多的结果,这些高分化的细胞可来源于血管、淋巴管、色素细胞、毛囊、皮脂腺、表皮、胶原等。临床上血管性胎记最为常见。

第一节　黑素细胞痣

一、获得性黑素细胞痣

获得性黑素细胞痣(acquired melanocytic nevus)是生后出现的,由良性黑素痣细胞巢组成。这些痣细胞是由位于真表皮交界处的黑素细胞改变和增殖而来。获得性色素痣通常在婴儿期出现。在儿童时期其大小和数量均会增加,在三四十岁时达到顶峰,随着年龄的增长再逐渐缓慢消退。色素痣的易感性与皮肤类型、种族、遗传因素和紫外线的暴露强度有关[1]。

【诊断】

1. 症状、体征　根据痣细胞的组织学分布部位,可将其分为交界痣(图20-1)、皮内痣(图20-2)和复合痣(图20-3),临床表现详见表20-1。色素痣有着明确的生长周期,在儿童期多为交界痣,逐步发展为复合痣,最终随着在老年期真皮组分的萎缩发展为皮内痣。色素痣可能恶变的征象有:迅速增大,颜色加深,发生疼痛、溃疡及出血,四周出现星状小瘤或色素环,局部淋巴结肿大。

表 20-1　色素痣分类

	交界痣	复合痣	皮内痣
痣细胞位置	真表皮交界处	交界处和真皮内	真皮内
好发部位	通常发生在无发区,掌跖及外阴部色素痣往往为交界痣	常表现为轻度增高的皮损	皮内痣可以出现在体表的任何部位,经常可以在头颈部发现,其表面常覆毛发
临床特征	特征皮损为棕褐色斑疹或斑片,表面光滑而平坦。多为圆形或椭圆形,颜色相对均一	棕色丘疹或斑丘疹,轻度隆起,颜色较交界痣更浅,表面光滑或呈疣状,可覆有毛发	圆顶状质软丘疹,较复合痣明显高起,颜色更浅或呈正常肤色
皮肤镜表现	均匀的色素网格,在边缘逐渐变细	由圆球或椭圆球体构成鹅卵石样外观	由球状结构组成,还可见苍白色至白色无结构区,以及细的线条或逗点状血管

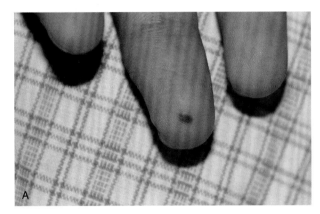
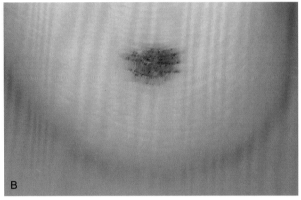

图 20-1　交界痣

A:交界痣。4 岁男童。左手中指可见一米粒大小黑褐色斑疹;B:皮肤镜表现,为掌跖部位典型的交界痣,
表现为网格样模式,但色素主要集中于皮沟,叠加了少许球状成分。(均为首都医科大学附属北京儿童医院提供)

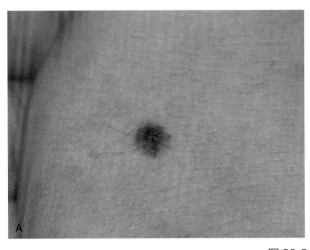
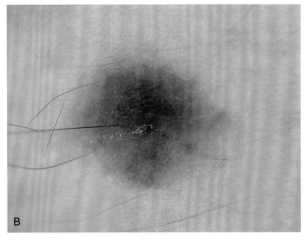

图 20-2　皮内痣

A:8 岁男童。右手背部一绿豆大小棕色质软丘疹,界清,表面可见毛发。B:皮肤镜表现,以球状结构为主,
颜色和结构对称,未见色素网。(均为首都医科大学附属北京儿童医院提供)

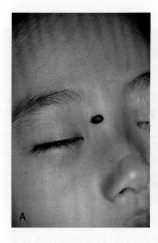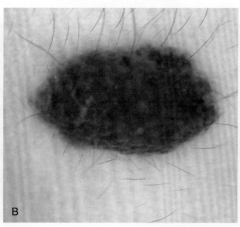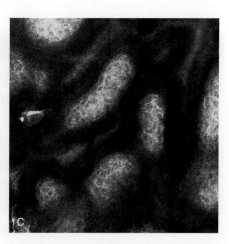

图 20-3 复合痣

A：12 岁女童。右侧鼻根部黑色质软丘疹，轻度隆起，上覆毛发；B：皮肤镜表现，为颜色较深的球状结构，有鹅卵石样外观，
镜下颜色和结构均对称；C：皮肤 CT 表现。（均为首都医科大学附属北京儿童医院提供）

2. **组织病理** 色素痣为表皮、真皮内或两部位同时存在痣细胞的聚集。真表皮交界处的痣细胞可呈圆形、椭圆形或梭形，并聚集呈巢。真皮浅层痣细胞一般呈上皮样外观，胞质包含颗粒状黑色素。细胞核内为均匀的染色质，并可见轻度团块样聚集。真皮深层的痣细胞胞质减少，似淋巴细胞，常呈线状排列。

3. **鉴别诊断**

（1）黑色素瘤：皮损常不对称，边界不清楚，边缘不光滑，颜色不均匀，瘤体发展迅速、易破溃、出血，可形成不规则形瘢痕。瘤细胞常有异形性。皮肤镜检查可见皮损颜色及结构不对称，不典型色素网且多伴有蓝白结构。

（2）蓝痣：为蓝色至蓝黑色坚实丘疹或结节，常出现于儿童期或青春期，病理表现为真皮内聚集的树突状黑色素细胞，内充满黑色素颗粒。

（3）咖啡斑：通常发生于婴儿期或儿童早期，通常是椭圆形斑片，表现为浅棕色或深棕色，边界清楚且规则，与多种综合征相关，也可发生于10%~20% 的正常人。组织病理皮损处黑色素细胞或黑色素颗粒增多，但无痣细胞。

（4）在成人尚需与脂溢性角化、基底细胞癌等鉴别。

【治疗】

1. 通常不需治疗，有美容要求者可手术切除。

2. 面部痣体较小者可应用激光，但易复发，有遗留瘢痕的风险。

3. 对于色素痣的非典型特征应密切监测，必要时可行组织学检查。

4. 易刺激部位（如掌跖及其他易摩擦部位）及皮损发生变化者可早期切除。

5. 紫外线为主的环境因素在该病产生中发挥作用，故防晒教育非常重要。

二、先天性痣细胞痣

先天性痣细胞痣（congenital nevocytic nevus）出生时即有，不遗传。全身各处均可发生，大小差异显著。

【诊断】

1. **症状、体征** 皮损直径<1.5cm 为小型，直径 1.5~19.9cm 为中型，≥20cm 为巨型（新生儿头皮>9cm，躯干>6cm 均为巨痣）。

（1）先天性中小型痣（图 20-4）：发病率较巨痣高，无特定好发部位，皮损可不对称，颜色不均，随年龄增长颜色加深，表面隆起，可呈疣状外观。表面如出现增殖性结节建议组织学检查。

（2）先天性巨痣（图 20-5）：临床少见，好发于头、面、背、腰部或一侧肢体，常呈褐色、棕黑色或黑色，界限清楚，柔软而有浸润感，表面不平，常有粗黑毛，呈兽皮状，外围可有卫星状损害。皮损可随患儿年龄增长而缓慢增大、增厚。中线部位的巨痣可伴发软脑膜黑素细胞瘤，出现癫痫、智力障碍或神经定位症状。发生于脊椎部可伴发脊柱裂或脑

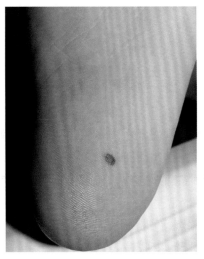

图 20-4　先天性小痣

表现为足底绿豆大小的黑褐色斑片，色泽均匀，边界清楚（首都医科大学附属北京儿童医院提供）

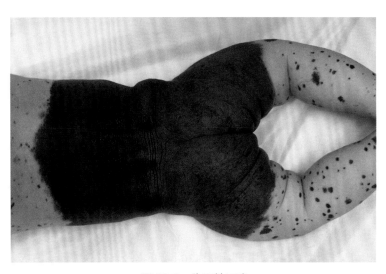

图 20-5　先天性巨痣

6 个月男童。躯干、腰骶及双股部位弥漫大片黑褐色斑片，表面粗糙，全身可见大量米粒至黄豆大小黑色斑疹，为卫星灶（首都医科大学附属北京儿童医院提供）

膜膨出。软脑膜受累最常见于伴有多发卫星状的黑素细胞痣。

（3）恶变的潜在风险与先天性色素痣的大小有关，皮损面积越大，危险越高。中小型先天性色素痣发生黑色素瘤的风险较低[2]。

2. **皮肤镜特征**　黑素细胞痣皮肤镜的主要特征有色素网、聚集的小球和 / 或弥漫均匀分布的褐色色素沉着[3]。先天性黑素细胞痣常见的皮肤镜模式有网状、球状 / 鹅卵石状、均质型以及混合型（即多种成分）[4]。

3. **组织病理**　与获得性色素痣相比，先天性痣可累及真皮网状层下部、皮下脂肪、筋膜或更深的部位。对诊断有帮助的病理特征是痣细胞围绕血管壁周围排列呈袖套状。

4. **鉴别诊断**　先天性色素痣有时易误诊为丛状神经纤维瘤，后者可在皮下组织中产生沿神经分布的有触痛、坚实的结节或肿块，并且可以广泛地侵入皮肤各层组织、筋膜、肌肉甚至更深层次的组织结构，其皮损上可同时出现色素沉着与毛发增多。先天性色素痣也需与蒙古斑、咖啡牛奶斑、太田痣和伊藤痣等相鉴别，必要时可行病理明确诊断。

【治疗】

1. 对于先天性中小型痣，继发黑素瘤的真正发病率并不高，因此切除全部先天性小痣是无根据的。当判定是否进行一个痣的切除时，需要衡量许多因素，如位置、能否进行临床监测、遗留瘢痕的可能性、发生黑素瘤的其他危险因素是否存在，以及是否出现不典型临床表现。

2. 先天性巨痣的治疗

（1）对巨痣应经常进行临床查体和拍照，对痣体的迅速改变（大小、形状、颜色、炎症改变、出血或结痂，以及感觉异常），立刻反应和处理。

（2）如果痣体覆盖头部或脊柱区，经 MRI 检查发现神经系统黑变病，那么即使全部切除皮肤上的痣体也是无用的。

（3）如果不伴有神经系统黑变病，那么早期切除痣体并通过组织扩张器或植皮术修复皮损，可以减少痣细胞载量从而减少继发黑素瘤的风险，但是需要进行多次毁损性手术。

（4）随机进行痣体活检并无益处，但是如有新发生的扩大的结节则为活检指征。建议 5 岁前，每6 个月随访一次，之后则每年随访一次。痣体的系列照片有助于监测变化。

（尉莉　马琳　著，汤建萍　陈曦　审）

第二节　甲　母　痣

甲母痣（nail matrix nevus）是儿童纵向黑甲的常见原因，是发生于甲母质上的色素痣。其产生的黑色素随甲板的生长向前推进至甲缘，在甲板上呈现出纵行的棕黑色条纹。

【诊断】

1. 症状、体征　甲母痣（图 20-6）可累及各个手指或足趾，手指更为常见，特别是大拇指[5]。表现为一个或多个纵向色素带，自近端甲皱襞延伸至远端，颜色可由浅棕至黑色，宽度可从发丝粗细至整个甲宽度。近端甲皱襞可呈假性 Hutchinson 征（近端甲皱襞或甲下皮的色素沉着伴随纵向黑甲，在成人此征阳性常提示有恶性黑素瘤的风险），甲周组织也可能有色素沉着。甲母痣不可自行消退，但产生的色素可能减少。

2. 辅助检查

（1）组织病理：大多为交界痣表现。

（2）皮肤镜：表现为指甲上着色均匀规则的纵行条带，颜色、形状和宽度均匀，无平行线中断[6]。

3. 鉴别诊断

（1）甲下出血：多有明确外伤史，可伴有疼痛，甲下可见紫红色至黑色斑片，可随甲板生长向远处移动，色斑近端逐渐与甲根部分离。

（2）甲黑素瘤：儿童少见，临床上表现为纵向黑甲，但其色素带常呈深棕色或黑色，边缘模糊，色带近端比远端宽，色带可延伸到甲下皮或累及侧方及近端甲皱襞，皮肤镜表现为纵向黑色或棕色线状斑纹，其颜色、形状及宽度不规则，有平行中断现象。

（3）黑素细胞活化：由于创伤、摩擦、药物、感染等因素刺激了甲母处的黑素细胞，使其分泌黑素增加导致的纵向黑甲，但其颜色浅淡，可呈多条色带。皮肤镜表现为质地一致的灰色背景和线状色斑。

【治疗】儿童黑色素瘤发病率低，甲母痣的活检及切除术会造成甲的毁形，故治疗方法选择目前仍有争论。儿童期间对纵行黑甲定期随访是安全的[7]，但因甲母痣可随年龄增长持续增宽，且有儿童甲母质原位恶性黑色素瘤的报道，目前较多的学者认为可根据甲母痣的颜色、宽度及变化等因素来决定是否切除。

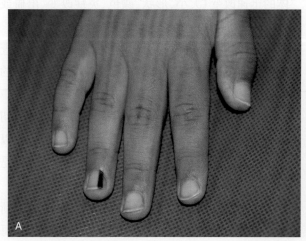
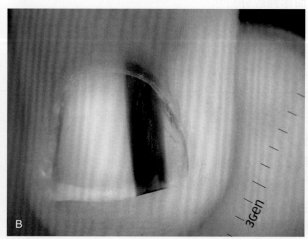

图 20-6　甲母痣

A：甲母痣。4 岁女童，右手无名指纵向黑色条带（A），颜色较均匀，边界清楚。可见假性 Hutchinson 征；B：图 A 的皮肤镜表现，右手无名指纵向平行的黑色带状斑，颜色、形状和宽度均匀，无平行线中断（均为首都医科大学附属北京儿童医院提供）

（尉莉　马琳　著，汤建萍　陈曦　审）

第三节　晕　　痣

晕痣(halo nevus)是围绕色素痣的局限性色素减退形成的白色晕。约 20% 晕痣患者合并白癜风,较少也与黑色素瘤和发育不良痣相关。晕痣中痣细胞被破坏的机制尚不清楚,可能存在体液免疫及细胞免疫异常。

【诊断】

1. 症状、体征　常见于 20 岁以下的年轻人,可见于任何部位,多位于上背部。晕痣皮损中央为平或高起的色素痣,颜色为深褐色至粉红色,周围为界限清楚的环状色素减退斑(图 20-7)。白晕可逐渐增大至 0.5~1cm。晕痣形成后中央色素痣不会持续存在,常于数月到数年消退,消退后遗留白斑。多数患者皮损部位色素会恢复正常,这一过程需数年时间。

2. 组织病理　晕痣可以是交界痣、复合痣或皮内痣,充分发展的晕痣,中央色素痣可见呈带状的单核细胞浸润,几乎均为淋巴细胞和组织细胞,常浸润于真皮乳头及痣细胞巢内[8]。

3. 鉴别诊断　色素痣周围白癜风:是白癜风偶然波及到痣周围,或是靠近痣的皮肤导致的。身体其他部位也可见到白癜风皮损。

【治疗】对所有晕痣患者均需询问是否有皮肤黑色素瘤、发育不良痣及白癜风的病史或家族

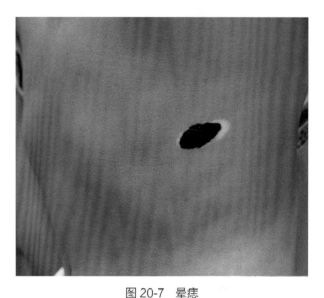

图 20-7　晕痣
9 岁男童。该图显示在先天性色素痣周围出现了一圈色素脱失斑(首都医科大学附属北京儿童医院提供)

史。晕痣是否需要治疗国内外学者观点尚不统一,国内有学者认为应早期切除晕痣,国外学者则认为仅存在与恶性肿瘤相关的临床和 / 或病理特征时才建议手术切除,这样可避免过度治疗。若通过物理治疗或手术切除中央痣体,则有白晕扩大及发展为白癜风的倾向,晕痣伴发白癜风时应按白癜风进行治疗。

(尉莉　马琳　著,汤建萍　陈曦　审)

第四节　蓝　　痣

蓝痣(blue nevus)是真皮黑素细胞形成的良性肿瘤。由于丁达尔效应而导致皮损呈蓝色。本病有两种不同类型:普通蓝痣及细胞型蓝痣。

【诊断】

1. 症状、体征

(1)普通蓝痣(图 20-8):过半数皮疹位于手足伸侧,也常发生于头面部。多为直径 3~10mm 的蓝色、灰蓝色或蓝黑色半球形丘疹,表面光滑,边界清

楚。通常为单个,偶见多发。多于儿童期起病,也有在 60~70 岁时才出现。本型蓝痣生长缓慢,终生不退,不会恶变。女性发病率是男性的 2.5 倍。

(2)细胞型蓝痣:好发于臀部和骶尾部,损害通常是一个大而坚实的结节或斑块,直径在 1~3cm或更大,蓝色或蓝黑色,表面光滑或高低不平而成多叶状,界限清楚。损害偶可发生在先天性色素痣上。女性较多。可发生恶变。

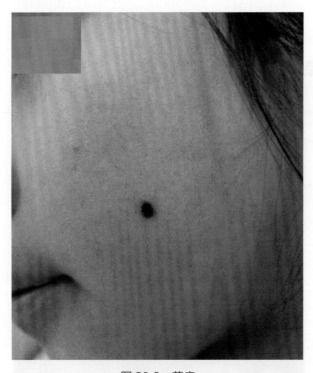

图 20-8　蓝痣

8 岁女童出生即有,左侧颊部可见一个小的深蓝色结节,边界清楚。手术切除后病理证实为普通蓝痣(首都医科大学附属北京儿童医院提供)

2. 实验室检查　普通蓝痣表皮正常,真皮深部有大量长梭形黑素细胞,聚集成束,细胞长轴与表皮平行,胞质充满色素颗粒而看不清细胞核。尚可有纤维细胞和嗜黑素细胞数量增加。

细胞型蓝痣,真皮黑素细胞除有树突外,有的表现为较大的梭形至椭圆形的黑素细胞聚集成岛状,可深达皮下组织,间有散在嗜黑素细胞。有时可见痣细胞内无黑素或偶见色素颗粒的无色素型蓝痣。

皮肤镜特点最常表现为均质模式,不规则蓝色色素沉着,有时可观察到蓝色与白色(白蓝色痣)或蓝色与褐色(褐蓝色痣)的不规则杂色斑块。

3. 鉴别诊断　本病需与色素痣和恶性黑素瘤鉴别。色素痣无特殊的蓝色;恶性黑素瘤通常较晚起病,不呈蓝色,而且组织病理变化不同。

【治疗】如皮损直径<1cm,且多年无变化者,可不必治疗。若原有的蓝痣结节突然增大,或蓝色结节直径≥1cm者,出现非典型性,应切除并行病理检查。

(尉莉　马琳　著,汤建萍　陈曦　审)

第五节　斑　痣

斑痣(nevus spilus)为一扁平咖啡色斑片,其上可见平坦或隆起的斑点。与日光暴露无关。可发生于任何年龄,但很少出生时就有,通常是在婴儿后期和儿童早期出现。男女发病率相当。无家族发病的报道。

【诊断】

1. 症状、体征　斑痣大小多样并可发生于身体任何部位,但常位于躯干及肢端,斑点的颜色可从浅棕到深棕,数量可多可少,斑点通常一开始就存在并且随着年龄的增长数目逐渐增多,呈斑疹或丘疹状(图 20-9)。斑痣可为单侧性、局限性或沿Blaschko 线分布。斑痣持续时间不确定,有报道斑痣中可出现黑色素瘤,但其恶变的概率不确定,但与普通色素痣相比,斑痣更易出现在患有黑色素瘤的个体。

2. 组织病理　褐色斑片组织学改变为伸长至

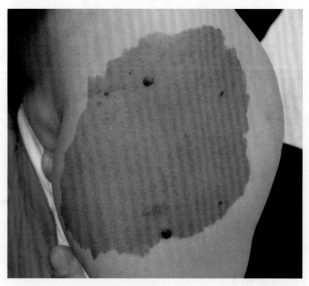

图 20-9　斑痣

5 岁男童。左下肢外侧直径约 10cm 大小的界限清楚的褐色斑片,其上散在直径 0.3~0.5cm 大小的黑色斑疹(首都医科大学附属北京儿童医院提供)

表皮突内黑色素细胞增生。色素加深的斑点样损害同样表现为雀斑样黑色素细胞增生,而丘疹样损害可为交界痣、复合痣、蓝痣、Spitz 痣或不典型痣。

3. 鉴别诊断 需与群集分布的色素痣鉴别,而群集性色素痣通常并不分布于棕褐色斑片上,伍德灯有时可帮助鉴别。

【治疗】由于有斑痣发展为黑色素瘤的报道,因此对斑痣的连续观察是有益的。活检可以明确斑痣中是否发生恶变。完全去除常需手术切除。

(尉莉 马琳 著,汤建萍 陈曦 审)

第六节　表皮痣及相关综合征

表皮痣(epidermal nevus)是角质形成细胞或表皮附属器的错构瘤,角质形成细胞性表皮痣是最常见的类型,又称线状表皮痣或疣状痣。表皮痣伴有皮肤、眼和神经、骨骼、心血管及泌尿生殖等系统发育异常的,称为表皮痣综合征(epidermal nevus syndrome)[9]。表皮痣综合征各种临床表现的潜在病因可能与多因素相关,包括但不限于特定基因缺陷的功能效应、特定细胞类型的表达水平、表观遗传因素以及胚胎期突变的时间。部分病例为常染色体显性遗传。

【诊断】

1. 症状、体征

(1)出生时或幼儿期发病,也有青春期发病者。皮损特点为初起为角化性丘疹,逐渐增多,演变为黄色或棕黑色疣状损害,并呈带状分布,可发生于任何部位,如头部、躯干或四肢。病变进展缓慢,到一定阶段时即静止不变。

(2)根据临床表现可分为三型:

1)局限型:皮疹局限于单侧,呈连续的或断续的带状或斑片状,无自觉症状。

2)泛发型:皮疹双侧分布,呈多发或泛发性,甚至分布于体表的大部分,呈涡纹状或弧线形条纹。

3)炎症性:常位于下肢,也可全身分布,伴有剧烈瘙痒,因搔抓而使皮损发红,上覆脱屑和结痂。此型儿童临床常见的为炎性线形疣状表皮痣(inflammatory linear verrucous epidermal nevus),皮损为沿 Blaschko 线分布的红斑、丘疹、斑块,基底呈现明显炎症反应,暗红色,多伴抓痕和结痂(图 20-10)。

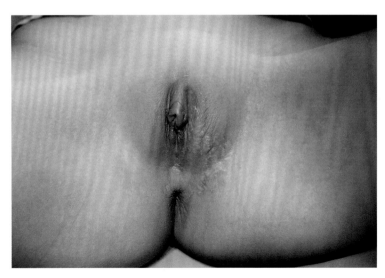

图 20-10 疣状痣
9 岁女孩。左大阴唇至左侧肛周可见呈条带状分布的疣状增生性皮损,
有轻度苔藓样变(首都医科大学附属北京儿童医院提供)

（3）表皮痣综合征：从新生儿期到中青年均可发病，无性别差异。皮肤损害主要以单侧表皮痣最为多见，少数病例可表现为分布于面部、头皮的线状皮脂腺痣和分布于腋下的局限型线形疣状痣。骨骼病变：包括各种骨畸形、骨囊肿、骨萎缩和骨肥大。15%~50% 伴发智力障碍和癫痫发作。约 9%~30% 发生眼部异常，如多发性系统性皮脂腺样囊泡、眼结膜血管脂肪瘤样增生，甚至眼组织成分缺失。其他系统亦可伴发损害，如泌尿生殖系统畸形和血管畸形。1995 年，Happle 将表皮痣综合征分为 5 类：Schimmelpenning 综合征（图 20-11A）[10]、黑头粉刺痣样综合征、色素性毛茸状表皮痣综合征、Proteus 综合征（图 20-11B）及 CHILD 综合征（图 20-11C）。随着临床研究的深入，逐渐发现新的综合征，如 FGFR3 表皮痣综合征，皮肤 - 骨骼 - 低磷综合征（cutaneous skeletal hypophosphatemia syndrome，CSHS）等。

2. 实验室检查

（1）组织病理：表皮角化过度，棘层肥厚，乳头状瘤样增生，表皮突延长，基底层色素增多，真皮上部慢性炎症细胞浸润。

（2）皮肤病理符合表皮痣，其他系统畸形可通过脑电图、CT、B 超、MRI 等影像学检查及眼科查体等来确定。

3. 鉴别诊断

（1）线状苔藓：病程呈自限性，表现为单侧线状分布的多角形丘疹，可有少许细小鳞屑，病理上可见苔藓样炎症浸润，缺乏或罕见棘层肥厚。

（2）炎性线形表皮痣病理上应与银屑病鉴别，后者无明显角化亢进，可有 Munro 微脓疡。出现在黏膜部位的炎性线形疣状表皮痣，如口唇、双颊黏膜、外阴、肛周，应与尖锐湿疣相鉴别。

【治疗】表皮痣可以外用维 A 酸软膏。口服维 A 酸类药物可有暂时性疗效。采用电灼、液氮冷冻和 CO_2 激光治疗，但较易复发。手术切除可以根治，如果面积较大，则切除困难。

表皮痣综合征需要个性化的治疗和管理，应包括全面的病史（产前、生长发育及家族史）、体检及适当的基因检测。仔细和全面的皮肤检查应包括黏膜、眼睛（结膜、巩膜、眼外肌运动）和毛发覆盖的区域。骨骼检查应评估脊柱后凸、步态、肢体长度和大小，以确定任何不对称。鞋子的磨损模式可以作为体重分布不均的线索。一般情况下，局限性小的表皮痣且体检正常的儿童不需要进一步检查。

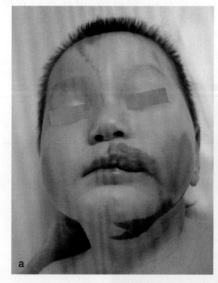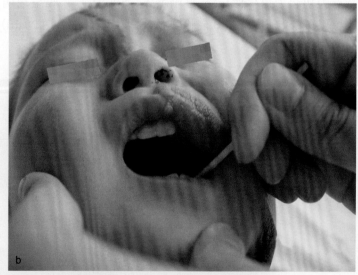

图 20-11A　表皮痣综合征

1 岁男孩。皮疹分布以头部中线左侧为主（图 a），可见褐色形状不规则斑块，表面粗糙，呈疣状增生。伴癫痫和智力发育迟缓，唇内上颚中线左侧的痣样损害（图 b）（首都医科大学附属北京儿童医院提供）

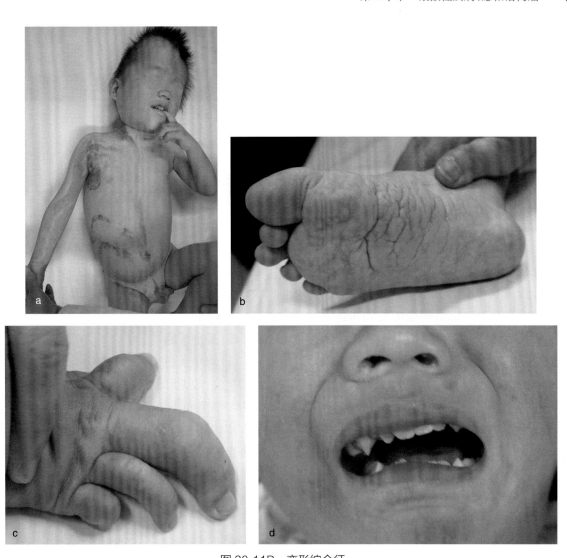

图 20-11B 变形综合征

2 岁男童，右侧躯干及上下肢（a）沿 Blasko 线分布褐色疣状丘疹及斑块，表面粗糙，伴有颅部发育异常，双侧颅骨发育不对称，右足跖（b）皮肤增厚，呈沟回状，右手食指及中指肥大（c），且牙齿发育异常（d）（首都医科大学附属北京儿童医院提供）

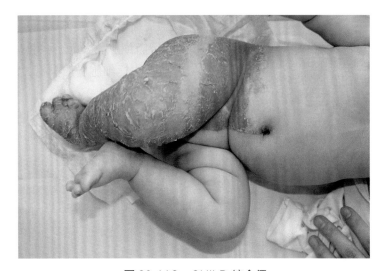

图 20-11C CHILD 综合征

3 月龄女孩。图示右下腹、右臀部、右下肢至右足可见红斑基础上丘疹、片状淡黄色脱屑，以中线为界（首都医科大学附属北京儿童医院提供）

（尉莉 马琳 著,汤建萍 陈曦 审）

第七节   幼年良性黑素瘤

幼年良性黑素瘤(benign juvenile melanoma)又称 Spitz 痣,是一种来源于黑素细胞的后天性良性肿瘤。通常见于儿童或年轻人,无性别差异。

【诊断】

1. 症状、体征   在儿童常见于颊部和耳部,而成人多发生于躯干和四肢。皮损表现为粉红到红色、光滑、圆顶状、坚实的无毛发丘疹(图 20-12)。Spitz 痣大多数直径<1cm,但也能长到 3cm 大小。少数情况下,可见多发而群集的 Spitz 痣。持续多年后可演变成皮内痣。

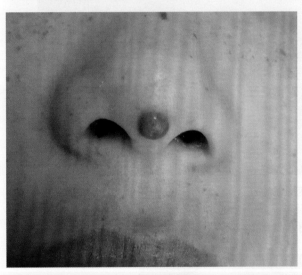

图 20-12   Spitz 痣
10 岁女童。鼻尖部可见一单发半球形暗红色丘疹,表面光滑、质韧(首都医科大学附属北京儿童医院提供)

2. 实验室检查

(1)组织病理:痣细胞为大的上皮样细胞、梭形细胞或两者混合,多排列为界限清楚的巢状或条索状,细胞核大,核仁较明显,胞质丰富,呈长椭圆形,长轴与皮肤表面垂直,常从表皮延伸至真皮网状层,呈倒楔形分布。紧密并列的痣细胞巢与增生的表皮共同构成"下雨样"外观。可见单核细胞及多核巨细胞。

(2)皮肤镜:最常见为星爆模式和球状模式,可表现为不规则的黑色至灰色的中心,有外周性条纹、伪足或小球或粉红色、红色基底上的卷曲血管和白色网格。

3. 鉴别诊断

(1)幼年黄色肉芽肿:本病是最常见的组织细胞增生症,婴儿和幼儿好发于头、颈部和上半身,可分为大结节和小结节型皮疹,随病程进展会变成黄色。组织学上有 Touton 巨细胞是本病的特点。本病有自限性。

(2)化脓性肉芽肿:本病与外伤和刺激有关,表现为发生于皮肤或黏膜的迅速生长、已破裂的红色丘疹或息肉,经常溃烂,多见于儿童和青年。是由浸润在纤维黏液基质中的小叶状毛细血管组成,外生性,被上皮细胞形成的衣领状结构包围。

(3)恶性黑色素瘤:极少于 10 岁前发病,发病年龄多在成人期,皮损常较大,可进行性不对称进展,皮损形态多样且复杂,组织学上细胞形态各异,黑素瘤细胞常浸润至表皮颗粒层,常见异常核分裂,上皮样细胞胞质丰富,梭形细胞胞质较少,细胞核具有多形性。

【治疗】通常临床诊断困难,对皮损进行组织学评价是必需的。若病理变化疑有恶变时,应进行彻底地切除。

(尉莉 马琳 著,汤建萍 陈曦 审)

第八节　皮脂腺痣

皮脂腺痣(nevus sebaceous)又称器官样痣,是一种由表皮、真皮和皮肤附属器构成的错构瘤,主要成分为皮脂腺。

【诊断】

1. 症状、体征　出生时即有或生后不久出现。最常见于头皮,也可见于面部和颈部。肿物的临床表现在不同年龄时期各不相同(图 20-13):

(1)儿童期:皮损表现为淡黄色的斑块,略高出皮面,表面有蜡样光泽,无毛发生长。

(2)青春期:因皮脂腺充分发育,皮损表面可呈结节状、分叶状或疣状。

(3)成年期:皮损呈疣状,质地坚实,可呈棕褐色。

2. 组织病理

(1)儿童期:皮脂腺和毛囊发育不全。表皮轻度棘层肥厚,毛囊、皮脂腺很小。

(2)青春期:表皮呈疣状增生,基底层色素增加,真皮内可见大量成熟或接近成熟的皮脂腺小叶。

(3)成年期:表皮呈疣状增生,皮脂腺可呈肿瘤样增生。

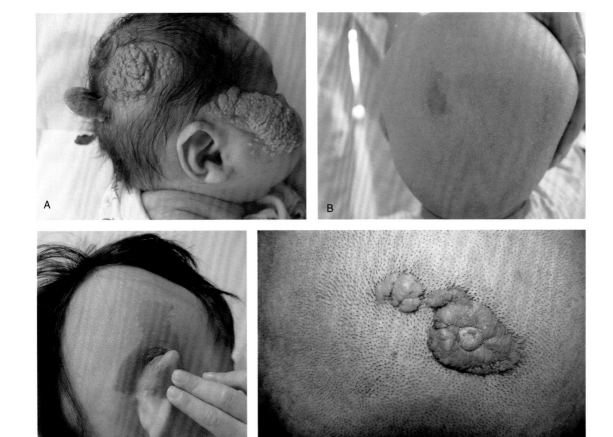

图 20-13　皮脂腺痣

图中 A、B、C、D 4 个患儿年龄分别为 7 天,3 岁,5 岁 5 个月,16 岁,图示皮脂腺痣患儿各时期典型皮损

(首都医科大学附属北京儿童医院提供)

3. **鉴别诊断**　表皮痣：初起为角化性丘疹,逐渐增多,演变为黄色或棕黑色疣状损害,并呈带状分布,组织病理表现为表皮角化过度,棘层肥厚,乳头状瘤样增生,附属器一般无病变。

【治疗】因皮脂腺痣可继发其他附属器肿瘤,甚至有基底细胞癌的风险,且出现疣状增生后严重影响外观,建议可于儿童期手术切除。

（尉莉　马琳　著,汤建萍　陈曦　审）

第九节　黑头粉刺痣

黑头粉刺痣（comedo nevus）又称痤疮样痣、毛囊角化痣,其特点为群集的带状排列的黑头粉刺样丘疹。本病系一种毛囊皮脂腺结构的发育畸形。

【诊断】

1. **症状、体征**　出生时即有或生后不久发生,无性别差异。好发于面部、颈部、躯干上部和四肢。皮损由簇集的黑头粉刺样丘疹组成,丘疹中央可见充满角栓的扩张的毛囊口,常呈线状或带状排列,多数发生于单侧,常沿皮肤 Blaschko 线分布（图 20-14）。皮损不会自行消退,无自觉症状。少数为系统性疾病的皮肤表现,如脊柱侧弯、隐性脊柱裂、融合性脊柱等。

2. **皮肤组织病理**　黑头粉刺为扩张的毛囊漏斗部,其中充满角质。

【治疗】

1. 外用维 A 酸乳膏对部分患者有效。

2. 对反复感染和炎症明显的病例,口服抗生素和维 A 酸类药物可缓解症状。

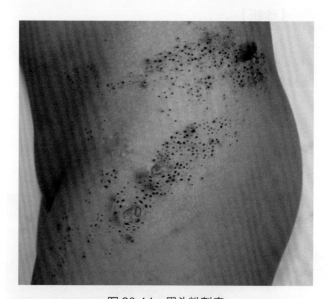

图 20-14　黑头粉刺痣
9 岁女童,左侧腰部及股前部可见簇集的黑头粉刺样丘疹、炎性丘疹及萎缩性瘢痕,呈单侧带状排列（首都医科大学附属北京儿童医院提供）

3. 手术切除是唯一根治手段。

（尉莉　马琳　著,汤建萍　陈曦　审）

参考文献

1. JAMES JN, RAYMOND EB, VINCENT JH. The pigmentary system: physiology and pathophysiology. 2nd ed. Oxford: Blackwell Publishing, 2006: 1092-1125.

2. BETT BJ. Large or multiple congenital melanocytic nevi: occurrence of cutaneous melanoma in 1008 persons. J Am Acad Dermatol, 2005, 52: 793.

3. HALIASOS EC, KERNER M, JAIMES N, et al. Dermoscopy for the pediatric dermatologist part Ⅲ: dermoscopy of melanocytic lesions. Pediatr Dermatol, 2013, 30: 281.

4. CHANGCHIEN L, DUSZA SW, AGERO AL, et al. Age-and site-specific variation in the dermoscopic patterns of congenital melanocytic nevi: an aid to accurate classification and assessment of melanocytic nevi. Arch Dermatol, 2007, 143: 1007.

5. TOSTI A, BARAN R, PIRACCINI BM, et al. Nail matrix nevi: a clinical and histopathologic study of twenty-two patients. J Am Acad Dermatol, 1996, 34: 765.

6. TOSTI A, ARGENZIANO G. Dermoscopy allows better management of nail pigmentation. Arch Dermatol, 2002, 138: 1369.

7. ANDRE J. Pigmented nail disorders. Dermatol Clin, 2006, 24: 329.

8. WEYANT GW, CHUNG CG, HELM KF. Halo nevus: review of the literature and clinicopathologic findings. Int J Dermatol, 2015, 54: e433-e435.

9. ASCH S, SUGARMAN JL. Epidermal nevus syndromes: new insights into whorls and swirls. Pediatr Dermatol, 2018, 35: 21-29.

10. 王焱, 冯广东, 王晶, 等. Schimmelpenning 综合征一例. 国际皮肤性病学杂志, 2016, 42 (3): 141-144.

第二十一章

血管肿瘤和脉管畸形

皮肤血管瘤和脉管畸形是婴幼儿的常见疾病，近些年来，关于脉管疾病的发病机制、诊断技术及治疗进展等都有了很大的突破。由于婴儿血管瘤是儿童最常见的血管异常疾病，故本章将对其临床表现、诊断方法、并发症及治疗方法等进行全面、系统的描述；对毛细血管畸形、静脉畸形、淋巴管畸形及化脓性肉芽肿等较常见疾病进行综述；对先天性血管瘤、卡波西型血管内皮瘤和丛状血管瘤、Kasabach-Merritt 现象、复杂脉管畸形及其相关综合征等少见病进行概述。

传统的分类方法依据形态学分类将血管瘤和脉管畸形统称为"血管瘤"，并分为：鲜红斑痣、草莓状血管瘤、海绵状血管瘤及混合性血管瘤。20世纪80年代以来，Mulliken 和 Glowacki[1]提出了生物学分类方法，将传统意义上的血管瘤划分为血管瘤与脉管畸形两大类。1996年，国际脉管病变研究学会（International Society for the Study of Vascular Anomalies，ISSVA）在采纳了 Mulliken 和 Glowacki 分类方法的基础上，进一步扩展并完善了脉管性疾病的分类方法[2]（表 21-1）。

ISSVA 于 2018 年在阿姆斯特丹对该分类系统进行了再一次修订[3]，血管肿瘤部分增加了诸多新的病种（表 21-2）。

表 21-1　1996 年国际脉管病变研究学会分类[2]

血管肿瘤（vascular tumor）	脉管畸形（vascular malformation）
婴儿血管瘤（infantile hemangioma）	单纯性脉管畸形（simple malformation）
浅表性（superficial）	毛细血管畸形（葡萄酒色斑）［capillary（port-wine stain）］
深在性（deep）	静脉畸形（venous）
混合性（mixed）	淋巴管畸形（lymphatic）
先天性血管瘤（congenital hemangioma）	微囊状（如淋巴管瘤）［microcystic（e.g.，lymphangioma）］
迅速消退型（rapidly involuting congenital hemangioma，RICH）	巨囊状（如水囊状淋巴管瘤）［macrocystic（e.g.，cystic hygroma）］
非消退型（non-involuting congenital hemangioma，NICH）	动静脉畸形（arteriovenous malformation，AVM）
卡波西型血管内皮细胞瘤（Kaposiform hemangioen-dothelioma）	混合性脉管畸形（combined malformation）
丛状血管瘤（tufted angioma）	毛细血管 - 淋巴管 - 静脉畸形（包括绝大部分的 Klippel-Trenaunay 综合征）［capillary-lymphatic-venous（includes most cases of Klippel-Trenaunay）］
化脓性肉芽肿（分叶状毛细血管瘤）［pyogenic granuloma（lobular capillary hemangioma）］	毛细血管 - 静脉畸形（包括轻度的 Klippel-Trenaunay）［capillary-venous（includes mild cases of Klippel-Trenaunay）］
血管外皮细胞瘤（hemangiopericytoma）	伴有动静脉短路和 / 或瘘的毛细血管 - 静脉畸形（Parkes-Weber 综合征）［capillary-venous with arteriovenous shunting and/or fistulae（Parkes-Weber syndrome）］
	先天性毛细血管扩张性大理石皮肤（cutis marmorata telangiectatic congenita）

表 21-2　血管肿瘤的 ISSVA 分类

肿瘤类型	名称
良性血管肿瘤	婴儿血管瘤（infantile hemangioma）
	先天性血管瘤（congenital hemangioma）
	快速消退型（rapidly involuting，RICH）
	不消退型（non-involuting，NICH）
	部分消退型（partially involuting，PICH）
	丛状血管瘤（tufted angioma）
	梭形细胞血管瘤（spindle-cell hemangioma）
	上皮样血管瘤（epithelioid hemangioma）
	化脓性肉芽肿（又称分叶状毛细血管瘤）（pyogenic granuloma/lobular capillary hemangioma）
	其他
	靴钉样血管瘤（hobnail hemangioma）
	微静脉血管瘤（microvenular hemangioma）
	交织状血管瘤（anastomosing hemangioma）
	肾小球样血管瘤（glomeruloid hemangioma）
	乳头状血管瘤（papillary hemangioma）
	血管内乳头状内皮增生（intravascular papillary endothelial hyperplasia）
	皮肤上皮样血管瘤样结节（cutaneous epitheliod angiomatous nodule）
	获得性弹性组织变性血管瘤（acquired elastotic hemangioma）
	脾窦岸细胞血管瘤（littoral cell hemangioma of the spleen）
	相关性病变
	小汗腺血管瘤样错构瘤（eccrine angiomatous hamartoma）
	反应性血管内皮细胞瘤病（reactive angioendotheliomatosis）
	杆菌性血管瘤病（bacillary angiomatosis）
局部侵袭性或交界性血管肿瘤	卡波西型血管内皮细胞瘤（Kaposiform hemangioendothelioma）
	网状血管内皮瘤（retiform hemangioendothelioma）
	乳头状淋巴管内血管内皮瘤，Dabska 瘤（papillary intralymphatic angioendothelioma，PILA，Dabska tumor）
	复合性血管内皮瘤（composite hemangioendothelioma）
	假肌源性血管内皮瘤（pseudomyogenic hemangioendothelioma）
	多形性血管内皮瘤（polymorphous hemangioendothelioma）
	未另列明的血管内皮瘤（hemangioendothelioma not otherwise specified）
	卡波西肉瘤（Kaposi sarcoma）
	其他
恶性血管肿瘤	血管肉瘤（angiosarcoma）
	上皮样血管内皮瘤（epithelioid hemangioendothelioma）
	其他

第一节 血 管 瘤

一、婴儿血管瘤

【病因、发病机制和病理表现】

1. 婴儿血管瘤（infantile hemangioma）的发病原因和机制尚不清楚。有多种细胞成分和分子可能参与婴儿血管瘤的发生。

2. 可能起源于内源性内皮祖细胞或胎盘成血管细胞，与宫内、产时或生后缺氧有关。与血管内皮细胞表达的增殖细胞核抗原、Ⅳ型蛋白酶、血管内皮生长因子、碱性成纤维细胞生长因子、缺氧诱导因子等分子诱导内皮细胞的增殖及肥大细胞的浸润有关。

3. 金属蛋白酶组织抑制剂可能对疾病退性变化发挥重要作用。

4. 可能与葡萄糖转运体 1（glucose transporter 1,GLUT1）的高表达有关。而其他血管肿瘤如先天性血管瘤、卡波西型血管内皮细胞瘤等均不表达此分子。因此，GLUT1 可作为早期诊断婴儿血管瘤的免疫指标。

5. 增殖期主要表现为大量增生活跃的内皮细胞，形成团块状，还可有较多的周皮细胞、成纤维细胞和肥大细胞存在。

【诊断】

1. 症状、体征及病程

(1) 婴儿血管瘤是婴儿最常见的良性肿瘤，人群发病率约为 4%~5%[4]。女性发病率约为男性的 3 倍。

(2) 在生后可以出现或不出现，最早期的皮损表现为充血性、擦伤样或毛细血管扩张性斑片[5,6]。之后会有一个快速增殖期，通常发生在生后 5.5~7.5 周[7]，在生后 3 个月内的增殖期，瘤体大小可达到最终面积的 80%[8]。此期常称为早期增殖期，之后增殖变缓，6~9 个月为晚期增殖期，最终在几年后逐渐消退。

(3) 除了经典的增殖模式外，婴儿血管瘤还有少数特殊的增殖模式。这类血管瘤称为微小增殖或不增殖血管瘤，它们的典型表现为微小的斑疹或粗糙的网状毛细血管扩张，经常位于一个明显的血管收缩带内[9]，增殖面积小于它们面积的 25%。

(4) 深在性和节段型血管瘤的生长轨迹与局限型和浅表血管瘤也不一样，深在性血管瘤通常比浅表血管瘤的快速增殖期出现晚 1 个月，快速增殖期结束时间也要晚 1 个月[8]。大约有 3% 的血管瘤增殖期会延长至 9 个月之后，这类血管瘤大部分为深在性血管瘤、混合血管瘤或节段型血管瘤[8,10]（表 21-3）。

(5) 2013 年 Frieden 建议[11]，可以将血管瘤分为 3 个风险等级（表 21-4）。

表 21-3 婴儿血管瘤分型、分类及合并其他病变[3]

项目	成分	
分型	单发型（focal）	
	多发型（multifocal）	
	节段型（segmental）	
	中间型（indeterminate）	
分类	浅表性（superficial）	
	深在性（deep）	
	混合性（浅表 + 深在）［mixed（superficial + deep）］	
	网状性 / 顿挫性 / 微增生性（reticular/abortive/minimal growth）	
	其他	

续表

项目	成分
合并其他病变	PHACE 综合征（后颅凹畸形、血管瘤、动脉病变、心血管病变、眼病变、胸骨裂和 / 或脐上裂缝）［PHACE association/syndrome（posterior fossa malformations，hemangioma，arterial anomalies，cardiovascular anomalies，eye anomalies，sternal clefting and/or supraumbilical raphe）］
	LUMBAR（SACRAL/PELVIS）综合征（下半躯体血管瘤、泌尿生殖系统病变、溃疡、脊髓病变、骨畸形、肛门直肠畸形、动脉病变、肾脏病变）［LUMBAR（SACRAL/PELVIS）association/syndrome（lower body hemangioma，urogenital anomalies，ulceration，myelopathy，bony deformities，anorectal malformations，arterial anomalies，and renal anomalies）］

表 21-4　婴儿血管瘤的风险等级及分级依据[11]

风险特征	分级依据
高风险	
节段型血管瘤>5cm——面部（图 21-1）	伴随结构异常（PHACE），瘢痕，眼 / 气道受累
节段型血管瘤>5cm——腰骶部、会阴区	伴随结构异常（LUMBAR），溃疡
非节段型大面积血管瘤——面部（厚度达真皮或皮下，或明显隆起皮肤表面）（图 21-2）	组织变形，有形成永久瘢痕 / 毁形性风险
早期有白色色素减退的血管瘤	溃疡形成的标志
面中部血管瘤（图 21-3）	高度存在毁形性损害的风险
眼周、鼻周及口周血管瘤（图 21-4~ 图 21-6）	功能损害，毁形性损害风险
中度风险	
面部两侧、头皮、手、足血管瘤（图 21-7）	毁形性风险，较低的功能受损风险
躯体皱褶部位血管瘤（颈、会阴、腋下）（图 21-8）	高度形成溃疡的风险
节段型血管瘤>5cm——躯干、四肢（图 21-9）	溃疡形成风险，和皮肤永久的残留物
低风险	
躯干、四肢（不明显）（图 21-10）	低度风险的毁形性损害和功能损害

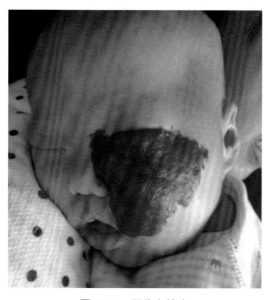

图 21-1　婴儿血管瘤

40天女孩，左面部可见 5cm×4cm 大小的鲜红色质软斑块，边界清楚。此型血管瘤为高风险血管瘤（首都医科大学附属北京儿童医院提供）

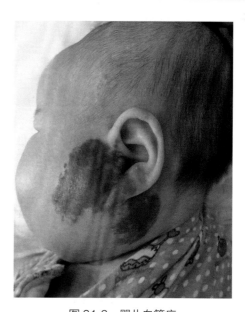

图 21-2　婴儿血管瘤

2 个月女孩，左腮腺、左耳及左耳后可见约直径 5cm 大小的鲜红色质软斑块，基底可触及皮色质软瘤体（首都医科大学附属北京儿童医院提供）

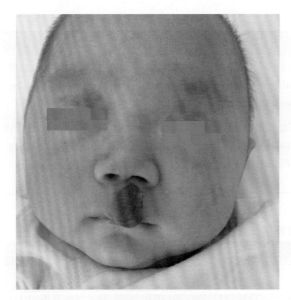

图 21-3　婴儿血管瘤

2 月女孩,面中部上唇上方可见约 2.3cm×1cm 大小的鲜红色质软斑块,基底可见质软瘤体(首都医科大学附属北京儿童医院提供)

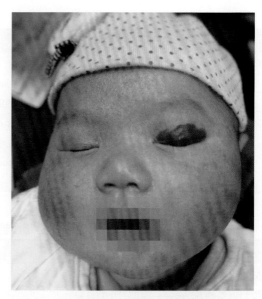

图 21-4　婴儿血管瘤

2 个月男孩,左上眼睑可见约 2.5cm×1cm 大小的鲜红色质软斑块,左眼裂为对侧 1/3 大(首都医科大学附属北京儿童医院提供)

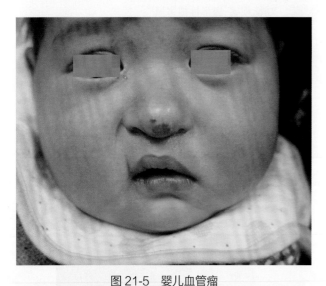

图 21-5　婴儿血管瘤

4 个月男孩,鼻头可见约直径 2.5cm 大小的淡青色质软斑块,表面可见红色斑块(首都医科大学附属北京儿童医院提供)

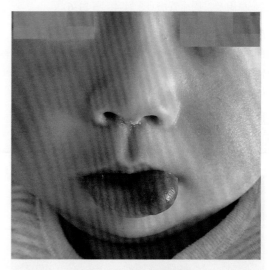

图 21-6　婴儿血管瘤

6 个月女孩,左下唇可见约直径 1.5cm 大小的半球形暗红色质软斑块(首都医科大学附属北京儿童医院提供)

2. 并发症

(1)出血:容易发生在增殖期、较大的、表面糜烂或外伤后的血管瘤。

(2)溃疡:容易发生在快速增殖期的皮损,尤其是易于受创伤的部位和皮肤皱褶部位,如外阴部、耳部、鼻部、唇部、面颊部、颈部、腋下、肘窝和腘窝部位等(图 21-11)。

(3)瘢痕:部分血管瘤消退后可形成瘢痕,影响美观。瘢痕形成的原因主要包括:①血管瘤出现溃疡,溃疡愈合后可形成瘢痕(图 21-12);②部分血管瘤自行消退后可形成瘢痕;③有些过度治疗,也会形成瘢痕(图 21-13)。

(4)感染:多继发于发生溃疡的血管瘤,感染可浅表播散或向深部发展。

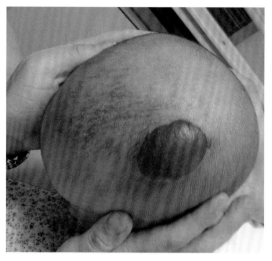

图 21-7 婴儿血管瘤

2 个月男孩,头皮可见约 4cm×3cm 大小的鲜红色质软斑块,边界清楚(首都医科大学附属北京儿童医院提供)

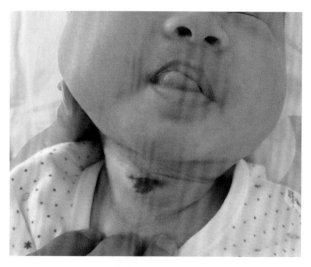

图 21-8 婴儿血管瘤

3 个月男孩,颈部可见约 3.5cm×1cm 大小的淡青色质中肿物,表面可见 1.5cm×1cm 的暗红色斑片(首都医科大学附属北京儿童医院提供)

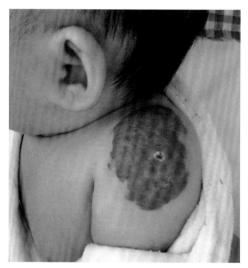

图 21-9 婴儿血管瘤

5 个月女孩,左肩颈部可见约 8cm×5cm 大小的暗红色质软肿物,表面散在少许结痂(首都医科大学附属北京儿童医院提供)

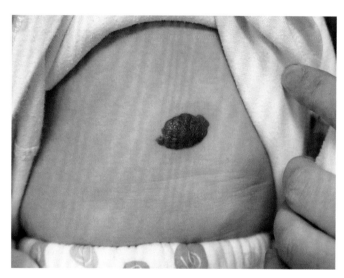

图 21-10 婴儿血管瘤

6 个月女孩,腹部可见约 2cm×1.3cm 大小的暗红色质软斑块,边界清楚(首都医科大学附属北京儿童医院提供)

(5)心力衰竭:偶可发生在肝脏的巨大或多发血管瘤。主要由于血管瘤中存在动静脉短路而引起。

(6)系统性血管瘤:血管瘤发生于多个器官,广泛器官受累有很高的死亡率。

(7)视力影响:主要见于发生在眼睑的血管瘤,可形成障碍性弱视或散光。

(8)气道阻塞:声门下血管瘤可形成气道阻塞;

有时颈部皮肤血管瘤也可造成类似障碍,尤其是沿胡须部位皮肤分布的血管瘤值得注意;新生儿鼻部血管瘤有时也可形成气道阻塞或吮奶障碍。

(9)外耳道阻塞:短期内可能影响听力。

(10)骨畸形:由于生长的血管瘤对骨骼的直接压迫作用而形成的损害。

3. 诊断要点及鉴别诊断

(1)诊断:主要根据瘤体出现的时间、增殖特点、

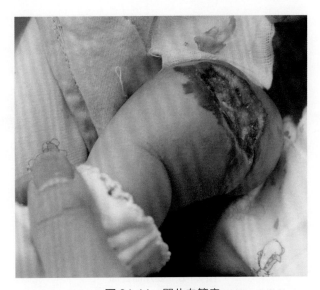

图 21-11 婴儿血管瘤

1 个月女孩,左肘部可见约 5cm×3cm 大小的鲜红色质软斑块,中央可见 4cm×2cm 大小的溃疡面,其表面可见少许结痂及分泌物(首都医科大学附属北京儿童医院提供)

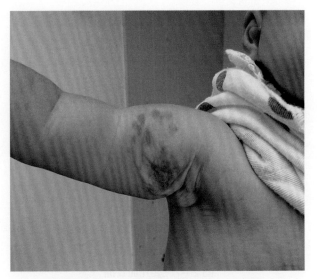

图 21-12 婴儿血管瘤(溃疡愈合后瘢痕)

2 岁男孩,右腋下可见片状萎缩性瘢痕及赘生的脂肪组织,表面散在少许暗红色斑片(首都医科大学附属北京儿童医院提供)

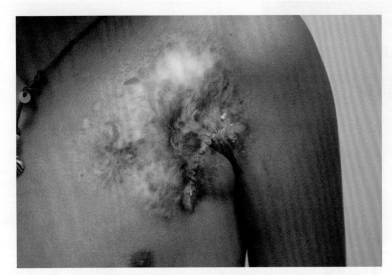

图 21-13 婴儿血管瘤(同位素敷贴治疗后)

7 岁女孩,前胸部瘤体曾行同位素敷贴 8 次,可见色素沉着、色素减退及萎缩性瘢痕(首都医科大学附属北京儿童医院提供)

临床特征及影像学检查(主要是超声检查)综合诊断。

(2)鉴别诊断:主要与脉管畸形鉴别(表 21-5)。

【治疗】不同婴儿血管瘤治疗方法不同,需要结合病史、临床表现、影像学检查等来判断是否为高风险的血管瘤,从而决定治疗方案。生后 3 个月是治疗的黄金期。如需治疗则越早越好,如不需治疗,也应遵从医嘱,定期复诊,这在生后 6 个月内尤为重要。

1. 治疗原则及方案

(1)婴儿血管瘤有自行消退的特征,并且消退后多数不会出现严重后遗症,所以部分患儿不需要治疗。

(2)应根据其风险级别、是否处于增殖期等因素综合评估,选择相对合适的治疗方法。如需要治疗则要决定选择局部用药或系统用药。具体治疗原则如下:

表 21-5　婴儿血管瘤与脉管畸形的鉴别诊断

	血管瘤	脉管畸形
发病时间	出生时或出生不久	多见于出生时
男 / 女	1/3	1/1
发展情况	增殖期、静止期、消退期	与儿童的生长发育成比例
病变颜色	鲜红色或透出蓝色	视畸形的脉管种类而定
表面温度	正常或温度升高	高流量温度升高,低流量正常
自觉症状	不明显	不明显
排空试验	阴性	阳性
体位试验	阴性	阳性
组织病理	血管内皮细胞增生	血管内皮细胞正常,血管形态紊乱,管腔异常

1)局部用药:适用于浅表和局限型血管瘤,也可以用于早期增殖期无法判断是否存在深部血管瘤的患儿。

2)系统治疗:适用于大的血管瘤,具有明显生长增殖特征,或伴随严重的功能损害者,也用于局部治疗无效的患儿。

(3)不同风险级别的血管瘤的治疗方案:

1)高风险血管瘤:应尽早治疗——最好在生后 4 周或更早的时候开始。治疗方案:一线治疗为口服普萘洛尔,若有口服普萘洛尔的禁忌证,则系统使用糖皮质激素。国外的一项前瞻性病例对照研究显示[12],使用普萘洛尔促进溃疡愈合的时间是 8.7 周,而传统方法促进溃疡愈合的时间是 22.4 周。

2)中风险血管瘤:应尽早治疗。治疗方案:早期可给予外用 β- 受体阻滞剂、局部约束疗法或脉冲染料激光治疗;治疗过程中,若瘤体继续生长或出现溃疡等并发症,则遵循高风险血管瘤治疗方案。

3)低风险血管瘤:可先随诊观察,在 6 个月之内每月复诊,观察瘤体大小,必要时定期复查局部超声,了解瘤体厚度及血供情况,如果瘤体生长迅速,则遵循中风险血管瘤治疗方案。

4)消退后期血管瘤的进一步治疗:婴儿血管瘤的消退会持续很多年,并有可能遗留皮肤的永久改变。未治疗的血管瘤消退完成后有 40% 的患儿残存皮肤及皮下组织退行性改变,包括瘢痕、萎缩、色素减退、毛细血管扩张和皮肤松弛。部分患儿可能需要手术进行美容重塑。消退后期即入学后的小学期间,手术切除指征为所有非手术难以改善但预计通过手术可得到较理想改善的皮肤松弛、皮肤损害、溃疡后瘢痕、难以消退的纤维脂肪组织残留等。

总之,风险等级为高风险的血管瘤,可能引起溃疡、毁形性损害、功能损害或重要组织脏器结构改变等并发症;处于增殖期的血管瘤,也有可能在很短的时间内从低风险级别增至高风险级别。因此,血管瘤是否治疗一定要平衡治疗的疗效和治疗可能带来的不良反应。

2. 治疗方法

(1)局部外用药物治疗:常用的药物是 β- 受体阻滞剂,包括普萘洛尔、噻吗洛尔、卡替洛尔等,国内外报道 0.5% 噻吗洛尔溶液及 2% 卡替洛尔溶液治疗小的、浅表性血管瘤取得了很好的疗效[13-16]。局部外用咪喹莫特可治疗浅表血管瘤,可能的副作用有局部刺激、溃疡和结痂[17]。建议用于有外用 β- 受体阻滞剂禁忌证的患儿。

(2)脉冲染料激光:常用的是 595nm 脉冲染料激光,用于增殖期血管瘤可控制其生长;用于消退后期可减轻血管瘤的颜色或毛细血管扩张性红斑,或加速溃疡愈合。

(3)局部注射治疗:局部注射药物主要有糖皮

质激素、硬化剂(无水乙醇、聚桂醇等)、平阳霉素等。目前建议用于局限性、深在性、非重要组织器官周围的血管瘤。

(4)局部约束治疗:适用于四肢、额部等易约束部位的明显隆起的瘤体。

(5)其他局部治疗方法:对于传统的局部治疗方法,如冷冻疗法、放射性核素疗法等,由于对组织损伤的非选择性及形成永久性瘢痕的高风险,在有上述治疗可能性时,尽量避免使用。

(6)系统治疗:包括口服普萘洛尔或糖皮质激素,主要用于治疗高风险婴儿血管瘤。

1)口服普萘洛尔治疗:是目前系统治疗中的首选药物(详见本章后附录)。

2)口服糖皮质激素治疗:糖皮质激素从20世纪60年代起一直是治疗高风险婴儿血管瘤的一线药物,2008年以后由于普萘洛尔的出现,已很少作为一线药物使用,建议用于有服用普萘洛尔禁忌证的患儿。

国内治疗方案[18]:口服泼尼松 3~5mg/(kg·d)(总量不超过 50mg),隔日早晨 1 次顿服,共服 8 周;第 9 周减量 1/2;第 10 周,每次服药 10mg;第 11周,每次服药 5mg;第 12 周停服,完成 1 个疗程。如需继续,可间隔 4~6 周重复同样疗程。国外治疗方案[19]:口服泼尼松 2mg/(kg·d),每天 2 次,服用 3 个月后减为 1mg/(kg·d),服用至 6~9 个月。见效时间因人而异,敏感者 7~10 天即见病变变软,颜色从紫红色或深红色变为暗紫色是治疗有效的第一征兆。继而瘤体变软、表面开始发白、出现皮肤皱纹、生长停止等,但完全消退是一个长达数年的过程。对已进入消退期的血管瘤进行激素治疗是不必要的,因为激素只抑制婴儿血管瘤的生长,不能促进其消退。

不良反应及服药期间注意事项:激素治疗疗程长、剂量大,伴有并发症的应严格掌握适应证。其副作用也是明确的,如生长抑制、高血压、库欣综合征、免疫抑制、继发感染等,身高、体重和血压应该在治疗期间密切监测,服药期间应停止疫苗接种,直至停药后 6 周。

总之,临床上遇到皮肤血管瘤和脉管畸形的患儿,首先要根据分类将其正确诊断,之后再根据治疗原则选择合适的方法,避免过度治疗给患儿及家

长带来长期的不良影响。

(李丽　马琳　著,李萍　高宇　审)

二、先天性血管瘤

【诊断】

1. 症状、体征

(1)先天性血管瘤(congenital hemangioma)(图 21-14)是一种罕见的良性血管肿瘤,发生率在所有血管瘤中<3%。

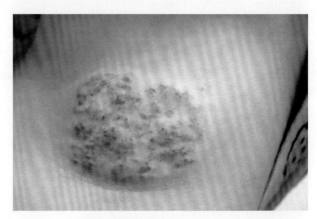

图 21-14　先天性血管瘤(congenital hemangioma)
3 岁女孩,左胸部肿物生后即有。左胸部可见直径 5cm 紫红色质软肿物,其上可见毛细血管扩张

(2)1996 年由 Boon 等首次提出,临床和病理表现不同于婴儿血管瘤,其在宫内已经完全发育成熟,出生时即存在。

(3)GNAQ 和 GNA11 基因的体细胞突变可能和先天性血管瘤相关。

(4)无性别倾向性,好发于头颈、四肢及躯干,偶尔会出现在肝脏和颅内。

(5)皮损表现为红色至紫红色皮肤肿物,周边可见白色晕圈,表面可见毛细血管扩张。

(6)根据自然病程,分为 3 种亚型:快速消退型(rapid involuting congenital hemangioma,RICH)、不消退型(non-involuting congenital hemangioma,NICH)、部分消退型(partial involuting congenital hemangioma,PICH)。

2. 诊断要点及鉴别诊断

(1)主要依据临床诊断,出生时即存在肿物是诊断的重要线索。需要根据出生后瘤体是否消退来判断具体亚型。必要时可以辅助影像学检查和/

或组织病理学检查。RICH 因体积较大、血管丰富，更多在产前超声检查时被发现，最早在孕 12 周时即可测到[20]。未能确诊或疑为其他肿瘤，需影像学检查和 / 或组织病理检查。

（2）组织学表现为增生性的毛细血管排列成大小不匀的小叶，小叶中分布稍大于正常毛细血管的薄壁血管。与婴儿血管瘤通过临床病史和组织学 GLUT-1 染色进行鉴别。

【治疗】

1. RICH 通常无需接受治疗，并发出血、溃疡、心力衰竭等并发症的病例需要治疗。

2. NICH 和 PICH 通常需要手术和 / 或激光治疗，建议在学龄期前进行。

（李丽　马琳　著，李萍　高宇　审）

三、卡波西型血管内皮细胞瘤和丛状血管瘤

卡波西型血管内皮细胞瘤（Kaposiform hemangioendothelioma，KHE）是一种罕见的脉管内皮源性交界性肿瘤，属于内皮源性梭形细胞肿瘤，常因有婴儿血管瘤和卡波西肉瘤双重特性而得名[21]，在 2018 年版 ISSVA 分类中被归类于局部侵袭性或交界性血管肿瘤组。丛状血管瘤（tufted angioma，TA）则属于良性血管肿瘤。但两者具有共同的组织病理学特征，多数人认为这两种肿瘤为同一疾病的不同亚型。它们都与卡梅现象（Kasabach-Merritt phenomenon，KMP）相关，即一种以血管肿瘤和血小板减少性凝血异常为主的综合征，由 Kasabach 和 Merritt 于 1940 年首次报道[21]。组织病理常表现为卡波西型血管内皮细胞瘤和丛状血管瘤。

【病因及发病机制】卡波西型血管内皮细胞瘤和丛状血管瘤发病机制尚不清，卡梅现象发病机制可能与下列因素有关：

1. 病理生理基础是血小板减少和弥散性血管内凝血（disseminated intravascular coagulation，DIC）。

2. 血小板减少可能是因血管肿瘤中血管不正常，使血小板凝聚停滞于纡曲的血管中，形成血栓或因血小板受伤而裂解所致。血小板减少的原因亦有认为是单核巨噬细胞系统吞噬血小板作用加

强所致，血管肿瘤可能产生血小板抗体，对血小板起破坏作用。

3. 血小板暴露于正常的内皮细胞下被激活，继发性引起凝血因子消耗，纤溶增加，导致瘤体增大和全身 DIC。

【临床表现】

1. 本病多在新生儿期或小婴儿期发病，一些卡波西型血管内皮细胞瘤或丛状血管瘤为先天性，大部分报道发生于 5 岁以下的婴幼儿。

2. 丛状血管瘤表现为红色或棕色的丘疹、斑块，通常仅累及浅层皮肤。而卡波西型血管内皮细胞瘤表现为皮内或皮下肿块、斑块或结节，表面皮肤蓝紫色或红褐色，边界不清，质地坚硬。两者均可出现多毛、多汗及疼痛（图 21-15）。四肢和躯干是好发部位；腹膜后、面颈部、内脏和骨骼较少受累[22,23]。如发生卡梅现象则表现为生长迅速的暗紫红色、质硬的斑块或肿物，肿物周边可见大量的出血点、紫癜或瘀斑。如发生于内脏或体内组织，不易被发现（图 21-16）。

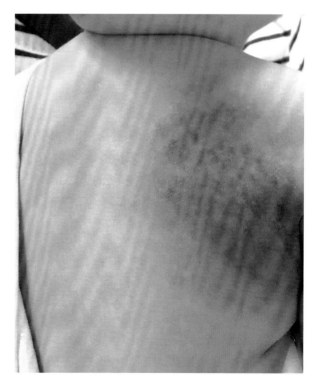

图 21-15　Kaposi 血管内皮瘤
右肩胛部位青灰、紫红色不规则浸润性肿物，
质硬，边界不清

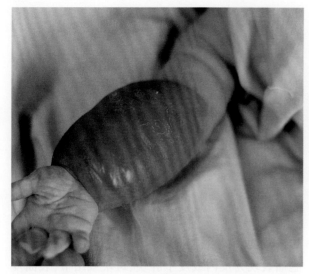

图 21-16 Kasabach-Merritt 综合征
52 天男孩。整个右前臂可见弥漫性肿胀性斑块,表面发亮,质地硬(首都医科大学附属北京儿童医院提供)

3. 发生卡梅现象可表现为反复周期性出血,常伴贫血、血小板明显减少,严重者可有颅内或脏器内出血。

4. 血小板数量减少程度与肿瘤增大成正比。巨大肿物可压迫正常组织器官,导致功能障碍。

【实验室检查】

1. 磁共振(magnetic resonance imaging, MRI) 是首选的检查方法,T_1 加权序列通常显示软组织边界不良、软组织和真皮增厚。T_2 加权序列显示弥漫性增强信号,并滞留在皮下脂肪中,呈索条状。梯度序列显示软组织肿块内部和周围血管轻度扩张[22]。相邻骨质可发生破坏性变化。

2. 血常规、凝血功能检查 出现 KMP 时,血红蛋白、血小板、纤维蛋白原以及凝血因子Ⅱ、Ⅴ、Ⅷ均减少,凝血酶原时间延长,纤维蛋白裂解产物可增加。

3. 组织病理 确诊此类疾病的金标准。两者均由梭形内皮细胞构成的融合性血管团 / 小叶组成。这些小叶可能表现为"炮弹"样形状。但不同的是,丛状血管瘤涉及单个组织层面,特征是小规模的多细胞内皮细胞簇,周围很少出现新月形淋巴管通道。而卡波西型血管内皮细胞瘤通常为多层面受累,增生的内皮细胞呈密集弥漫分布,小叶结构嵌入在纤维化背景中,在小叶周围可见细长的裂缝样淋巴管通道。PROX-1、淋巴内皮透明质酸受体 -1(LYVE-1)或 D2-40/podoplanin 等淋巴管标记

免疫反应在两者中都可以呈阳性,而丛状血管瘤的免疫表达阳性率低于卡波西型血管内皮瘤,这可能是肿瘤中梭形细胞比例不同造成的。

【诊断】卡波西型血管内皮细胞瘤和丛状血管瘤的诊断应结合临床、组织学和影像学特征。实验室评估对于诊断卡梅现象至关重要。根据出生时或出生不久即有血管肿瘤的存在,并伴有血小板减少、慢性弥散性血管内凝血的特点可诊断 KMP。有时血管肿瘤发生在内脏,如胸部、肝、脾、骨骼等部位常被忽视,影像学检查、血小板及纤维蛋白降解物的检测有助于诊断 KMP。

【治疗】KHE/TA/KMP 的治疗应综合评估病情,选择安全、有效、经济的个性化治疗方案。目前国际上推荐阶梯治疗方案,但最佳治疗方案并未达成共识[24]。对于 KHE 未发生 KMP 的患儿,应首先考虑药物治疗,如普萘洛尔、西罗莫司等;对于较小、药物治疗无效的病变,也可以选择手术切除。

对于 KHE 发生 KMP 者,一般采用多种方法综合治疗。药物可选择糖皮质激素、西罗莫司、长春新碱、抗血小板药物等。如以上方案治疗无效,也可选用介入、射频消融、手术等方法综合治疗[24],同时输注新鲜冷冻血浆、纤维蛋白原等对症治疗。

(尉莉 马琳 著,李萍 高宇 审)

四、化脓性肉芽肿

【诊断】

1. 症状、体征

(1)化脓性肉芽肿(pyogenic granuloma)(图 21-17、图 21-18)是一种后天性的良性结节样增生的疾病,由新生的血管组成。

(2)一般与外伤有关,是一种血管反应性增生性疾病。

(3)男女发病比例为 2:1,可发生于任何年龄、任何部位,但最多见于暴露部位,如头、面、手、前臂等,也可发生在黏膜。

(4)早起损害为鲜红色丘疹,迅速增大,直径可达 3~10mm,表面可光滑、呈分叶状或有血痂,患者常无自觉症状。

(5)本病极易出血,很难自行消退。

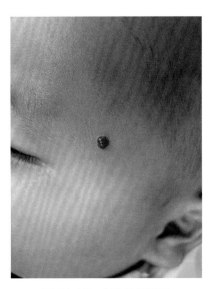

图 21-17 化脓性肉芽肿

1 岁男孩。皮疹 1 周。右眉外侧可见直径 0.5cm 大小的鲜红色光亮的质软丘疹,表面有细小分叶(首都医科大学附属北京儿童医院提供)

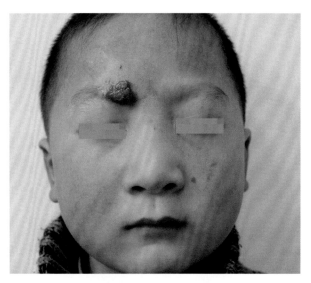

图 21-18 化脓性肉芽肿

5 岁男孩。皮疹发生于外伤后 20 天。右眉内侧可见 2.2cm×1.7cm 大小的鲜红色结节,表面可见黄褐色结痂(首都医科大学附属北京儿童医院提供)

2. 组织学表现为真皮内疏松的结缔组织间围绕着许多新生的毛细血管。

3. 诊断要点及鉴别诊断

(1)根据病史及临床表现不难诊断,必要时可通过组织病理进一步明确。

(2)在婴幼儿发生的化脓性肉芽肿如果没有出血现象,应与婴儿血管瘤鉴别。有些皮损应注意与 Spitz 痣鉴别。

【治疗】

1. 二氧化碳激光、微波及电烧治疗均可取得很好的效果。

2. 较小、浅表性可试用脉冲染料激光、长脉宽 YAG 激光或外用 β- 受体阻滞剂等。

3. 手术治疗 适用于瘤体巨大、出血较多、激光治疗后多次复发者。

(李丽 马琳 著,李萍 高宇 审)

第二节 脉管畸形及相关综合征

一、毛细血管畸形

毛细血管畸形(capillary malformation,CM)是一种较为常见的血管畸形,累及微静脉及毛细血管,包括单纯型痣、葡萄酒色斑、复杂性脉管畸形中 CM 以及相关综合征等[25-28]。

【临床表现】

1. 单纯型痣 又称鲑鱼色斑(salmon patch),多在出生时即出现,位于额部、上眼睑及枕后部,表现为淡红色斑片,患儿哭闹或情绪激动时颜色加深。多数 3~5 岁可以自然消退。

2. 葡萄酒色斑 又称鲜红斑痣(nevus flam-meus),典型临床表现为一个或数个淡红色至暗红色斑片,边缘不规则,压之可褪色(图 21-19),以头面、颈部多见,也可累及四肢和躯干,大多单发,少数为双侧。通常在生后数周内颜色变淡,由血红蛋白水平在新生儿期逐渐下降所致。随着年龄增长,皮损颜色可加深增厚,尤其青春期可出现结节样增生。

3. 若面部葡萄酒色斑沿三叉神经分布,可出现与神经、眼部受累相关的症状,如单侧抽搐、青光眼等,需要排除伴发 Sturge-Weber 综合征(图 21-20)。

4. 若葡萄酒色斑发生在肢体,需要和 KT 综合征(Klippel-Trenaunay syndrome,KTS)相鉴别。

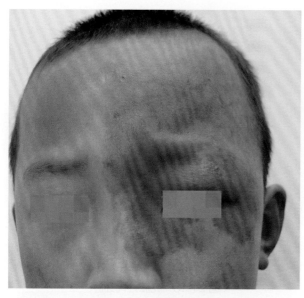

图 21-19 葡萄酒色斑

10 岁男孩。生后即有。左面部三叉神经第一支分布区域可见毛细血管扩张性红斑，边界清楚，边缘不规则（首都医科大学附属北京儿童医院提供）

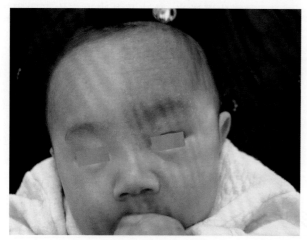

图 21-20 Sturge-Weber 综合征

4 个月男孩。生后即有。左面部弥漫分布红色斑片，边缘不整，压易褪色。左眼受累，眼压增高，左眼裂和眼球较对侧增宽、增大（首都医科大学附属北京儿童医院提供）

【诊断及鉴别诊断】

1. 依据病史及临床表现即可诊断。

2. 必要时组织病理检查确诊，主要表现为真皮中上部群集扩张的毛细血管。

3. 应注意与婴儿血管瘤的早期相鉴别。

4. Sturge-Weber 综合征需通过 MRI 及眼底眼压筛查除外软脑膜血管畸形和青光眼。

5. KT 综合征需通过增强 CT/MRI 或血管造影了解深部静脉畸形。

【治疗】首选脉冲染料激光治疗，也可采用长脉宽 1 064nm 激光、Nd：NAG 激光及光动力治疗。

（张斌 马琳 著，李萍 高宇 审）

二、静脉畸形

静脉畸形（venous malformation，VM），既往称"海绵状血管瘤"，是一种常见的低流速的血管畸形。同婴儿血管瘤和其他增殖性血管肿瘤区别在于，病变的血管内皮细胞无克隆性增生[25-28]。病变在出生时即存在，生后有时不太明显。通常在儿童期开始增长。静脉畸形可在外伤后迅速扩大，有时也可以是首发症状。

【临床表现】

1. 多发生于头颈部，表现为可压缩的淡蓝色、单发或多发、局灶或广泛的质软丘疹、斑块及结节（图 21-21）。

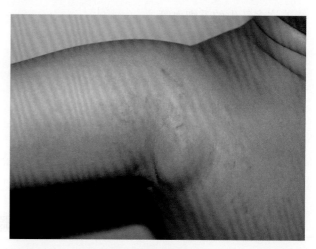

图 21-21 静脉畸形

9 岁女孩。上臂经右腋下至胸壁可见青紫的质软团块，以右腋部为主，边界不清，可见皮下增粗迂曲的血管，挤压可变小，团块内可触及黄豆大小的质硬结节，有触痛（首都医科大学附属北京儿童医院提供）

2. 伴发钙化的静脉石时可导致自发性疼痛或按压痛。

3. 除皮肤外，VM 可累及黏膜、软组织、内脏及骨；可以是独立的疾病，也可以表现为静脉畸形相关综合征，如 Maffucci 综合征和蓝色橡皮疱样痣综合征（blue rubber bleb nevus syndrome，BRBNS）。

4. VM 可伴发凝血功能异常，如慢性局限性血管内凝血（localized intravascular coagulopathy，

LIC),后者可表现为血小板降低和 D- 二聚体升高。

【辅助检查】

1. **凝血功能检查**　血小板、纤维蛋白原、D-二聚体等。

2. **影像学检查**　X 线片可尽早发现静脉石相关的钙化;彩色多普勒超声检查可见到血管结构及边界不清的低回声区域;MRI(T$_2$加权像)可见高信号的轮廓清楚的分叶状静脉囊,必要时可行增强。

3. **内镜检查**　用于 BRBNS 的鉴别诊断。

4. **病理检查**　组织内可见纡曲扩张的静脉管腔,内衬单层血管内皮细胞,无异常增殖,管腔内可见红细胞,可见血栓及钙化。

5. **基因检测**　多发静脉畸形及静脉畸形相关综合征应进行体细胞基因突变检测,有助于靶向药物的选择。

【诊断及鉴别诊断】根据病史及详细体格检查可以明确大部分静脉畸形患者。如考虑静脉畸形相关综合征,需完善以上辅助检查以明确。

【治疗】

1. 目前尚无统一治疗方案。对于头颈部或伴有疼痛症状的静脉畸形患者,应尽早治疗,控制病情进一步发展。

2. 对于四肢等容易约束的部位,可采用弹性衣压迫约束干预其进展。

3. 血管内硬化治疗为静脉畸形的主要治疗方式,硬化剂包括聚桂醇、聚多卡醇、无水酒精、博来霉素及糖皮质激素等,可以缩小病灶,改善外观。

4. 治疗残存病灶或修复美观时可酌情选择手术治疗。

5. mTOR 抑制剂(如西罗莫司),已在临床应用,并显示可缩小畸形,改善疼痛症状和凝血状态,提高患者生活质量,成为治疗静脉畸形,尤其是复杂性静脉畸形及相关综合征的一种新的选择[29-30]。

（张斌　马琳　著,李萍　高宇　审）

三、淋巴管畸形

淋巴管畸形(lymphatic malformation,LM)是淋巴网状系统异常增生所致的一种脉管畸形。根据淋巴管囊腔的大小,将淋巴管畸形分为巨囊型、微囊型和混合型[28]。淋巴管畸形可以伴随其他血管畸形或过度发育的综合征,通常为体细胞 *PIK3CA* 突变所致。

【临床表现】

1. 病变可发生于身体的任何部位,但头、颈、腋下和胸部等是最常见的发病部位。

2. 巨囊型淋巴管畸形是由相互关联的大淋巴管道和囊肿组成,囊腔之间可相通或不相通。

3. 微囊型淋巴管畸形是一种较为常见的形式,表现为小淋巴管道的微小聚集。病变常表现为皮肤斑块或结节,与上覆皮肤的改变重叠在一起。这些皮肤改变包括红斑、皮色丘疹,有时也可以呈半透明状丘疹,与蛙卵类似(图 21-22)。浅表皮损外伤后可出现间歇性肿胀或擦伤样改变。其他并发症包括淋巴液外漏和继发感染。

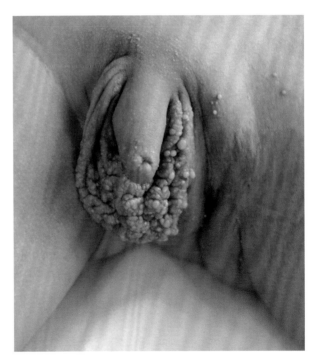

图 21-22　淋巴管畸形(微囊型)
5 岁男童。生后即有,阴囊部密集分布成群的水疱性损害,呈疣状,内含有清亮液体(首都医科大学附属北京儿童医院提供)

4. 淋巴管畸形在局部炎症或病灶内出血时,可突然增大、肿胀、压痛、颜色加深。

【辅助检查】

1. **影像学检查**　超声检查提示囊肿无回声或低回声且均匀;CT 检查可显示囊肿为低密度影;MRI 检查提示囊腔 T$_1$ 序列低信号,T$_2$ 序列高信号,如果囊内出血则显示液体 - 液体水平,均提示淋巴管畸形的可能。诊断性穿刺可见淡黄色清亮淋巴液即可直接诊断。

2. **组织病理**　病变皮损处可见由内皮细胞组成的壁薄、形态不规则及大小各异的淋巴管腔，内充满淋巴液；内皮细胞表达 D2-40、VEGFR3、podoplanin 和 M2A 癌胚抗原等淋巴标志物。

【诊断及鉴别诊断】

1. 巨囊型 LM 诊断可用超声、CT 或 MRI 检查确认，产前诊断可用超声检查。需要与深在性婴儿血管瘤、畸胎瘤、静脉畸形和血管上皮细胞瘤等鉴别。

2. 微囊型 LM 应与寻常疣、传染性软疣、单纯疱疹、带状疱疹和表皮痣等相鉴别。肛周病变可被误诊为生殖器疣。

【治疗】

1. 对于巨囊型淋巴管畸形的治疗首选超声引导下抽吸淋巴液，经皮硬化剂囊内注射。

2. 局限性淋巴管畸形或硬化后病灶则可通过外科手术切除。

3. 皮肤黏膜微囊型淋巴管畸形可通过 Nd：YAG 激光或组织内 Nd：YAG 激光和半导体激光凝固术进行治疗；外用西罗莫司软膏可以用来治疗浅表微囊型淋巴管畸形。

4. 严重或泛发淋巴管畸形，可在患者知情同意下口服西罗莫司治疗，推荐剂量为 1~1.5mg/（m²·d），分 2 次口服，维持血药浓度在 10~15ng/ml；对于 <1 岁婴儿及联合其他免疫抑制剂治疗的患儿，需同时口服复方磺胺甲噁唑，预防卡氏肺囊虫肺炎的发生[29-30]。

（张斌　马琳　著，李萍　高宇　审）

四、Sturge-Weber 综合征

Sturge-Weber 综合征（Sturge-Weber syndrome）是因 *GNAQ* 体细胞突变所致的一种先天性皮肤神经综合征，发病率为 1/500 000~1/20 000[25]。

【临床表现及诊断】

1. **面部葡萄酒色斑**　常位于三叉神经第一支（眼支）支配区域，伴有软脑膜血管畸形和青光眼。

2. **与神经相关的症状**　如癫痫、单侧抽搐、偏瘫、智力低下等。

【治疗】均为对症治疗。

1. **面部葡萄酒色斑**　染料激光及光动力治疗。

2. **青光眼**　药物治疗、眼小梁切除术。

3. 软脑膜血管畸形的治疗。

4. 对症治疗癫痫。

（张斌　马琳　著，李萍　高宇　审）

五、Klippel-Trenaunay 综合征

Klippel-Trenaunay（KT）综合征是由 *PIK3CA* 基因突变引起的，以皮肤毛细血管畸形、静脉 / 淋巴管畸形和软组织及骨肥大三联症为主要表现的脉管畸形综合征[25]。

【临床表现及诊断】

1. 毛细血管畸形表现为局限性、淡红色斑片至泛发性、鲜红色或紫红色的斑片；常分布于同侧肢体，但其他部位也可受累，下肢是最好发的部位（图 21-23）。

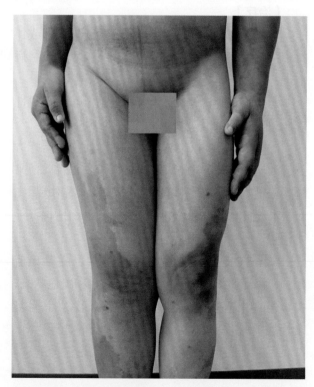

图 21-23　Klippel-Trenauney-Weber 综合征

9 岁男童。右腿外侧可见鲜红斑痣，斑片状分布，边缘不规则，地图样外观，右下肢较左下肢肥大（首都医科大学附属北京儿童医院提供）

2. 受累肢体常表现为肢体周径变粗和长度增加，骨肥大也可见到。随年龄增长可出现静脉曲张

及血栓性静脉炎。

3. 如并发边界清楚的地图状毛细血管斑片，提示淋巴管受累的可能性增加，且进行性过度增生更严重。

4. 当存在动静脉畸形时，称为 Parkes-Weber 综合征。

5. KT 综合征的并发症包括血栓性静脉炎、凝血障碍、充血性心脏衰竭、肺动脉栓塞、瘀滞性皮炎、皮肤溃疡、出血等。

【治疗】KT 综合征的治疗主要为对症治疗，包括弹力衣束缚、缓解慢性疼痛、激光治疗皮肤毛细血管畸形，并根据需要进行血管/矫形外科手术。骨科手术的指征是下肢不等长超过 2cm，生长期儿童骨骼发育成熟可以进行骺骨干固定术。近年来，有学者提出西罗莫司治疗 KT 综合征，以抑制其异常增殖。

（张斌 马琳 著，李萍 高宇 审）

六、色素血管性斑痣性错构瘤病

色素血管性斑痣性错构瘤病(phakomatosis pigmentovascularis，PPV)是一种罕见的以皮肤血管畸形和色素性痣为特征的综合征，约 50% 的患者伴有系统受累。其中皮肤血管畸形以鲜红斑痣最为常见，而色素性痣则包括真皮色素痣(如蒙古斑、太田痣、伊藤痣)和表皮色素痣(如咖啡斑、斑痣)等。

【诊断】

1. 症状、体征 根据皮肤血管畸形和色素性痣的不同，以及有无皮肤外系统受累，PPV 被分为不同的类型，详见表 21-6。

表 21-6 色素血管性斑痣性错构瘤病分型

2003 年 Torrelo 分型		2005 年 Happle 分型
临床表现	分型[*]	分型
鲜红斑痣合并色素性毛表皮痣(Becker 痣)	Ⅰ型	—
鲜红斑痣合并真皮色素异常(太田痣、伊藤痣、蒙古斑)，伴或不伴贫血痣	Ⅱ型	Cesioflammea 型
鲜红斑痣合并斑痣，伴或不伴贫血痣	Ⅲ型	Spilorosea 型
鲜红斑痣合并真皮色素异常和斑痣，伴或不伴贫血痣	Ⅳ型	
先天性毛细血管扩张性大理石样皮肤合并真皮色素异常	Ⅴ型	Cesiomarmorata 型
—		未分类型

注：[*]每型又分为：a 亚型(仅皮肤受累)；b 亚型(皮肤外系统受累)。

2. 辅助检查

(1)用玻片按压贫血痣处，周围皮肤变白而皮损变化不明显；或用力摩擦数秒，周围皮肤发红而皮损变化不明显。

(2)根据皮损累及部位，完善相应的系统检查，如头颅磁共振、眼底眼压检查及四肢局部磁共振或 CT 等。

【治疗】如无系统累及，可通过脉冲染料激光或光动力等治疗鲜红斑痣皮损，用 Q 开关激光治疗色素异常性皮损；若有系统受累，则需要相关科室，如眼科、神经内科、骨科、介入科等多学科合作治疗。

（张斌 马琳 著，李萍 高宇 审）

七、蓝色橡皮疱样痣综合征

蓝色橡皮疱样痣综合征(blue rubber bleb nevus syndrome，BRBNS)是一种罕见静脉畸形，临床特点为皮肤、黏膜多发静脉畸形，除皮肤受累外，以胃肠道黏膜受累最为常见。目前研究认为，其发病机制与 TEK 体细胞突变有关[31]。

【诊断】

1. 症状、体征

(1)出生时或婴儿期早期即出现特征性皮损，数量可能为数个至数百个，单个皮损直径从 1mm 到 10mm 不等，皮损的数量和大小随年龄增长而增加。

(2)皮损可位于任何部位，好发于手足及腔口部位皮肤黏膜移行处。

（3）单个皮损表现为淡蓝色至蓝紫色质软结节，触诊似橡胶状，按压可缩瘪，释放压力后缓慢恢复至原状；可因外力、摩擦刺激等因素出现角化过度的表现。

（4）可合并血管淋巴管畸形，压迫周围组织或器官，出现疼痛不适和/或相应的功能障碍。

（5）胃肠道黏膜受累时，可出现消化道出血、肠穿孔、肠套叠等，因长期大量出血可有缺铁性贫血及凝血功能障碍；口腔黏膜、舌黏膜、咽喉、眼、中枢神经系统、脊柱、肺、心脏、胸膜、腹膜、泌尿系统等受累时，出现相应的压迫性或出血性临床症状。

2. 辅助检查

（1）病理：见真皮内大量不规则扩张的薄壁静脉管腔，腔内充满红细胞，部分可见血栓形成；深层发育完全的血管壁可见平滑肌，管腔内有结缔组织分隔形成。

（2）皮肤外其他系统检查：血常规、凝血功能、尿便隐血试验、消化道超声、消化道内镜、头颅和/或脊柱 MRI、肺部 CT、腹部超声等。

3. 鉴别诊断　本病应与多发婴儿血管瘤、多发性化脓性肉芽肿、弥漫性血管角皮瘤、Maffucci 综合征、传统性出血性毛细血管扩张症、黑斑息肉综合征等疾病相鉴别。

【治疗】

1. 传统治疗包括手术切除、瘤体内硬化剂注射、病灶结扎、电化学治疗、激光治疗等。

2. 对症治疗　如出血严重时输注血制品纠正凝血功能异常。

3. 系统治疗　糖皮质激素、普萘洛尔、沙利度胺和干扰素 -α 等；近年来，西罗莫司治疗 BRBNS 疗效好，不良反应可控，成为一种新的治疗选择[32-33]。

（张斌　马琳　著，李萍　高宇　审）

八、先天性毛细血管扩张样大理石皮肤

先天性毛细血管扩张样大理石皮肤（cutis marmorata telangiectatica congenita，CMTC），又称先天性网状青斑，是一种先天性毛细血管畸形综合征。

【临床表现】

1. 多数出生时或生后数日出现。

2. 表现为紫红色或青紫色网状斑，呈持久性网状血管模式，外观似大理石样特征性改变，可因低温、患儿哭闹等而加重。

3. 皮损常呈单侧性、节段性分布或限局性分布，好发于四肢，其次为躯干、面和头部。

4. 受累皮肤可出现萎缩或继发坏死、溃疡，并遗留萎缩性瘢痕（图 21-24）。

5. 大多数患儿皮损随年龄逐渐好转，部分在儿童期可自行消退。

6. 可伴神经或眼部异常。

【诊断与鉴别诊断】根据临床特征性皮肤大

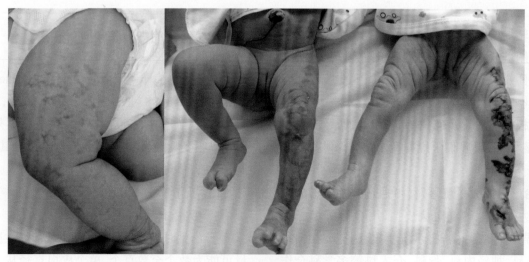

图 21-24　大理石样皮肤
图中 3 位患儿分别为 86 天，2 天，19 天，图示先天性大理石样皮肤轻、中、重度典型皮损
（首都医科大学附属北京儿童医院提供）

理石样外观即可诊断,必要时行皮肤病理鉴别其他疾病。生理性大理石样皮肤组织学正常,而先天性毛细血管扩张样大理石皮肤的组织病理可表现为显著的毛细血管扩张,伴静脉扩张、血管纤维变性、淋巴管扩张、静脉血栓形成。

【治疗】多数先天性毛细血管扩张样大理石皮肤无特殊治疗,对伴发畸形症状可做相应处理。

(张斌 马琳 著,李萍 高宇 审)

九、PIK3CA 相关过度增殖谱

PIK3CA 相关过度生长综合征群(PIK3CA-related overgrowth spectrum,PROS)是由体细胞 *PIK3CA* 基因突变所致的多部位过度生长、伴或不伴有血管性病变的疾病群[34]。

【诊断】

1. **症状和体征** PROS 包括:纤维脂肪性增生或过度生长(FAO),偏侧增生伴多发性脂肪增多症(HHML),先天性脂肪瘤过度生长、血管畸形、表皮痣、脊柱侧弯/骨骼畸形和骨髓异常(CLOVES)综合征,巨指/趾畸形,纤维脂肪性浸润性脂肪瘤病/面部浸润性脂肪瘤病,巨脑畸形-毛细血管畸形(M-CM/MCAP),发育不良性巨脑畸形(DMEG)及 Klippel-Trenaunay 综合征。其临床诊断标准见表 21-7。

2. **辅助检查**

(1)取病灶处组织完善基因学检查,明确有无体细胞 *PIK3CA* 基因突变。

(2)根据受累部位的不同,完善相应的影像学检查以评估病情,如躯干部位过度生长或脊柱侧弯时需完善躯干 MRI、椎管超声检查等,明确有无脊髓栓系、脂膜性脑脊髓瘤等;头面部或神经系统受累时需完善颅脑 MRI 等;患儿 8 岁之前,每 3 个月定期复查肾脏超声以监测有无并发肾母细胞瘤。

【治疗】此类疾病群可选择口服 mTOR 特异性抑制剂西罗莫司治疗。同时,需要多学科联合诊治、长期管理,尽早控制疾病进展,最大程度地改善生活质量。

表 21-7 PROS 临床诊断标准

1. 体细胞 *PIK3CA* 基因突变
2. 生后即有或婴儿期早期发病
3. 散发型或镶嵌型过度生长
4. 符合以下 A 或 B
A. 符合以下临床特征中的 2 种及以上
(1)过度生长:脂肪、肌肉、神经、骨骼
(2)脉管畸形:毛细血管畸形、静脉畸形、动静脉畸形、淋巴管畸形
(3)表皮痣
B. 符合以下临床特征中的一种
(1)大的、孤立的淋巴管畸形
(2)巨指/趾或草鞋足,肢体肥大
(3)躯干脂肪过度生长
(4)巨脑畸形/发育不良性巨脑畸形/局灶性皮质发育不良
(5)表皮痣
(6)脂溢性角化
(7)良性苔藓样角化病

(张斌 马琳 著,李萍 高宇 审)

附录:β-受体阻滞剂治疗婴儿血管瘤的临床研究应用进展

一、β-受体阻滞剂治疗婴儿血管瘤的发展过程及现状

1. 2008 年,法国学者 Léauté-Labrèze 等[35]首次报道口服 β-受体阻滞剂(普萘洛尔)成功治疗重症婴儿血管瘤,在 IH 治疗史上具有里程碑的意义。

2. 普萘洛尔治疗 IH 起效迅速,在增殖期抑制 IH 生长,在增殖期和生长结束后均能促进其消退。可减少 IH 患儿功能残疾、严重毁形损害甚至挽救生命。其极高的治愈率、对婴幼儿甚至早产儿可靠的安全性[36-39]及廉价的治疗费用和节省大量医疗卫生资源的优势[40],得到国内外学界的一致认可。

3. 2014 年,美国食品药品管理局批准治疗 IH 的普萘洛尔口服液上市,国内外多个国家和地区制定了普萘洛尔治疗指南和专家共识[41-46],肯定了普萘洛尔治疗重症 IH 的一线地位。

4. 中国儿童皮肤科医生应用 β- 受体阻滞剂治疗婴儿血管瘤,迄今已逾 10 年,惠及患儿超 300 万。

二、普萘洛尔治疗 IH 的可能机制

普萘洛尔治疗 IH 的作用机制目前不完全清楚,可能的机制有:

1. 早期通过 IH 周细胞收缩[47]及抑制一氧化氮合成等[48],改变血流动力学,使血管瘤颜色变浅,质地变软。

2. 中期通过阻断血管形成的信号通路,包括 eNOS/VEGF 通路[49]及 mTOR/p70S6K/HIF-1α/VEGF 通路[50]等,使血管瘤停止生长。

3. 后期诱导 IH 内皮细胞凋亡[51]和 IH 干细胞向脂肪细胞分化[52]而引起肿瘤退化等。

三、β- 受体阻滞剂治疗 IH 的临床应用进展

1. **药物选择原则**　我国治疗 IH 的 β- 受体阻滞剂主要包括普萘洛尔(口服)和噻吗洛尔 / 卡替洛尔滴眼液(外用),药物选择及给药方式主要依据患儿年龄及 IH 瘤体部位、分型、分类、大小等因素综合决定。随着年龄的增长,IH 增长和消退的趋势会出现变化。因此,需结合年龄决定选择口服普萘洛尔或外用 β- 受体阻滞剂。如外用 β- 受体阻滞剂不能控制瘤体进展,导致 IH 风险等级增加,应尽早改为口服普萘洛尔。一项多中心前瞻性队列研究[53]纳入 1 058 例 IH,255 例(24.1%)有并发症,402 例(38%)需要治疗,130 例(12.3%)IH 需要系统治疗。

结合 2020 年 β- 受体阻滞剂治疗婴儿血管瘤中国专家共识[54],提出下列药物选择原则:

(1)需口服普萘洛尔的高风险 IH:

1)潜在生命风险:下颌部位 IH,可能出现瘤体阻塞气道;≥5 处皮肤 IH,可能合并肝血管瘤、心力衰竭、甲状腺功能减退等。

2)潜在功能障碍:眼周 IH,可能出现散光、屈光不正、眼球突出、弱视;累及口唇或口腔的 IH,可能出现喂养困难。

3)溃疡风险:主要为节段型 IH,不管面积大小,只要累及以下部位如嘴唇、鼻小柱、耳轮上缘、臀裂和 / 或会阴、肛周皮肤及其他间擦区域(颈部、腋下、腹股沟等)都存在潜在溃疡风险。

4)瘤体合并其他结构异常:面部或头皮节段型 IH,容易合并 PHACES 综合征;腰骶部和 / 或会阴区节段型 IH,容易合并 LUMBAR 综合征。

5)潜在毁形性损害风险:节段型 IH,尤其位于面部或头皮处,存在瘢痕或永久毁容损害的高风险;年龄 ≤1 岁的婴儿面部 IH,位于鼻尖或唇部或直径 ≥2cm(如年龄 ≤3 个月,标准为 ≥1cm)时,可能造成由于解剖标记变形、瘢痕或永久性皮肤变化导致的毁容风险;直径 ≥2cm 的头皮 IH,可能导致永久性脱发(尤其是当血管瘤变厚或变大时),如出现溃疡,可能会大量出血,且通常比其他解剖部位出血更多;直径>2cm 的颈部、躯干或肢端 IH,尤其是增殖期或较厚的浅表性 IH(厚度>2cm),根据不同的解剖位置,有留下永久性瘢痕和 / 或永久性皮肤改变的巨大风险;女童胸部 IH,可导致乳房发育问题如乳房不对称或乳头轮廓的永久性改变。

(2)可外用 β- 受体阻滞剂治疗的 IH:

1)除以上需要口服普萘洛尔的 IH 之外,其余 IH 均可外用 β- 受体阻滞剂。

2)需口服普萘洛尔的 IH,完善口服普萘洛尔所需检查的等待期,或患儿有暂时的发热、感染、心肌损害、喘息、肺炎、腹泻或在严重肝损伤等疾病的治疗期间,可先外用 β- 受体阻滞剂干预治疗。

3)需口服普萘洛尔的 IH,但有口服药物禁忌证如甲状腺功能减退、心肌炎等,可外用 β- 受体阻滞剂联合系统应用糖皮质激素、激光等治疗。

2. **口服普萘洛尔治疗 IH 细则**

(1)适应证和禁忌证:

1)适应证:高风险 IH,详见 β- 受体阻滞剂治疗 IH 的药物选择原则。

2)禁忌证:根据普萘洛尔药品说明书中禁忌证排除患者。

(2)起始时间:IH 的增殖是一种非线性增殖模式,在生后 3 个月内,瘤体大小可达到最终大小

的 80%[55]。开始服药时间越早,后期发生残留畸形及进行停药后激光或手术二次修复的概率越小[56]。应在 3 月龄之内对瘤体进行严密监测和评估,有潜在增殖为高风险 IH 的患者,尽早口服普萘洛尔。新生儿或早产儿发生 IH 的部位如果危及生命、有功能损害的风险或有严重毁形的可能,不应继续等待,应在严密监测下口服普萘洛尔治疗[39,57]。此外,节段型和深在性 IH 增殖期可持续至 9~12 个月,少数患儿增殖期持续至生后 24 个月[10];而普萘洛尔除了有抑制瘤体增殖的作用,对于消退期的瘤体也有加速消退的积极作用[51,58,59]。基于以上两点,对于年龄超过通常界定的增殖期(即年龄>6 个月),甚至超过 1 岁的患儿,是否还需口服普萘洛尔,需要结合瘤体的分类、分型、是否还在增殖、瘤体是否已经造成严重的容貌影响或是否对患儿及其家长的生活质量及心理造成危害来综合决定。

(3)剂量选择:国外一项多中心、双盲、随机对照研究[37]显示,口服普萘洛尔 3mg/(kg·d)6 个月时,有效率达 96%~98%,60% 的患儿瘤体完全或几乎完全消退。而亚洲人对于普萘洛尔的血浆结合率和清除率较白种人低[60,61],因此,中华医学会整形外科分会血管瘤和脉管畸形学组制定的《血管瘤和脉管畸形的诊断及治疗指南(2019 版)》[46]推荐剂量为 1.5~2mg/(kg·d),分 2 次服用,对于校正年龄(校正年龄 = 实际年龄 – 早产周数)<3 个月的患儿,给予 1.5mg/(kg·d),校正年龄 3 个月以上给予 2mg/(kg·d)。

(4)应用流程:用药前需了解患儿有无应用普萘洛尔禁忌证,检查包括电解质、血糖、肝肾功能、心肌酶、甲状腺功能、心电图、心脏彩超、胸部 X 线片等。如患儿存在严重心肌损害、心功能障碍、Ⅱ~Ⅲ度房室传导阻滞、发热、呼吸道感染、腹泻、甲状腺功能减退、严重肝损等,需对症处理,暂不宜口服普萘洛尔。

初次服药时严密监测血压、血糖、心率、呼吸等基本生命体征。尽管文献报道普萘洛尔是一种很安全的药物,首次服药时可以在门诊监测[62]。但鉴于普萘洛尔对心率、血压、睡眠等的影响,门诊观察缺少住院监测的严密性、连续性及应急处理能力,因此国内建议最初服药 3 天内住院观察,尤

其是年龄<3 个月的患儿,更应在服药初期严密监测生命体征及血糖情况。每 12 小时给药 1 次,初始剂量为半量[0.75mg/(kg·d)或 1mg/(kg·d)],若血糖和生命体征平稳,第 2 天增至全量[1.5mg/(kg·d)或 2mg/(kg·d)]。服药期间定期复诊,服药前 3 个月每 4 周复诊 1 次,之后可 8~12 周复诊 1 次。复诊内容包括:调整药量;通过复查生化、血糖、心肌酶、心电图、心脏彩超监测不良反应;局部 B 超评价疗效。若出现心肌损害、心功能受损、喘息、低血糖等情况,应对症治疗或与相应科室会诊,在此期间,根据不良反应严重程度决定普萘洛尔剂量是否减量,不良反应严重时需停药[63]。

(5)停药指征及方法:目前国内外口服普萘洛尔治疗 IH 无确切疗程标准,原则为瘤体临床消退,同时局部 B 超显示瘤体消退,未见血供,可考虑在 1 个月内逐渐减量至停药。服药疗程长短应考虑瘤体特征和部位。位于鼻部、唇部、腮腺等部位的瘤体服药时间应长于其他部位;深在性血管瘤服药时间长于浅表性血管瘤;节段型血管瘤服药时间长于局灶型血管瘤。在掌握基本疗程的基础上,应根据瘤体特征选择个性化的服药疗程。

有研究指出,长期口服普萘洛尔后可以骤停,不需减量停药[49]。但需要警惕普萘洛尔停药综合征(propranolol withdrawal syndrome)的发生,即普萘洛尔使用超过 2 周后,突然停药,24~48 小时内有可能发生心脏超敏反应。具体表现为停药后心脏 β- 肾上腺素兴奋性增加,引起血压升高和心率加快,并在 4~8 天内达到峰值,2 周后逐渐减弱[64]。更稳妥的停药方法为:在 2 周以上的时间内逐渐减量至停药,以减少突然停药可能出现的心脏不良反应。

(6)用药期间注意事项、不良反应监控及应对措施:尽管普萘洛尔是一种安全的儿童用药物,但它可能降低心率和血压,并导致中枢神经系统症状和低血糖以及高反应性气道疾病患者的支气管痉挛[65]。普萘洛尔治疗 IH 最常见的不良反应为睡眠障碍、腹泻、四肢发冷及呼吸道症状等,但这些不良反应通常是一过性的,通常发生在用药早期,对症治疗后不影响继续用药;严重的不良反应如支气管痉挛、心动过缓、低血压和低血糖的发生率很低[37]。

可采取一定措施减少口服普萘洛尔不良反应的发生,如增加喂养频次,减少低血糖的发生;晚饭不晚于19点,餐后立即服药,可减少夜间心率减慢、低血压及梦魇的出现;若患儿出现喂养困难或哮喘症状,需及时停药,以避免出现危及生命的严重不良反应。生后1周内的新生儿容易出现严重的低心率、低血压及低血糖,最好不用普萘洛尔治疗。

近期文献报道,IH患儿口服普萘洛尔至少6个月,随访至3岁时,身高、体重及头围发育与正常指标未见差异,且早产儿不良反应发生率与足月儿比较差异无统计学意义[39]。因此,新生儿及早产儿不是口服普萘洛尔的绝对禁忌证,应综合评估瘤体情况,必要时可在严密监测下服药。此外,由于普萘洛尔能够跨越血脑屏障,早期人们对长期口服普萘洛尔导致精神运动系统的长期影响提出了疑问[66]。一项队列研究对接受普萘洛尔治疗至少6个月、参与评价时年龄>18个月的患儿进行精神运动发育评估,发现口服普萘洛尔对患儿没有负面影响;另一项病例对照研究纳入82例43~51月龄、至少口服普萘洛尔6个月的IH患儿,将其与正常患儿的生长发育进行比较,发现至4岁时生长发育风险没有增加[67,68]。根据目前的研究结果,普萘洛尔的不良反应轻微、可控,但长期服用后远期不良反应仍需在未来进一步监测。服用普萘洛尔期间不影响疫苗接种。

(7)口服普萘洛尔停药后IH复发:停药过早极易出现复发,故服药疗程通常会超过1年,停药年龄经常会延续到15月龄以上。国内研究证明,口服普萘洛尔治疗IH停药后28.1%的患儿复发,疗程未达到6个月是导致停药后复发的风险因素[69]。国外学者也认为,普萘洛尔停药后复发率达10%~15%,通过延长服药疗程(如服药持续时间≥12个月)可减少复发[70],并达到更好的临床治疗效果,而不良反应并未增加[71]。最新研究[72]发现,IH有晚期复发的特征,对3岁以上复发患儿进行调查发现,复发年龄可持续至8.5岁;而复发的患儿中,大部分在早期曾接受普萘洛尔治疗,平均疗程13.7个月,但停药后瘤体复发;复发患儿瘤体部位通常位于面部(尤其位于三叉神经第三支支配区域及腮腺区域),多为混合性及深在性瘤体,分

型多为节段型等。

停药后复发的患儿,如B超下瘤体血供仍较多,建议再次口服普萘洛尔治疗;如只是皮损表面再次变红,B超下瘤体血供不明显,则可辅助脉冲染料激光、局部外用β-受体阻滞剂等治疗。

(8)早产儿及低体重儿口服普萘洛尔治疗IH:早产儿(胎龄<37周)或低出生体重儿(出生时体重<2.5kg),尤其是出生胎龄<34周的早产儿和治疗时体重<2kg的低体重儿,口服普萘洛尔治疗IH时,应结合患儿瘤体严重程度及造成生命威胁、器官残疾及永久毁形的风险,与患儿身体整体发育情况,综合评估口服普萘洛尔对早产儿及低体重儿近期和远期的风险与收益,制订个性化治疗方案。使用普萘洛尔治疗的早产儿及低体重儿需住院监测,具体疗程、停药指征、停药方法、用药期间注意事项、不良反应监控及应对措施等细则同前。需要注意的是,早产儿、低体重儿由于发育不完善,更容易引起低血糖、腹泻等不良反应,应密切关注,若服药后不能耐受普萘洛尔,则需调整普萘洛尔剂量或选择其他治疗方案。早产儿及低体重儿口服普萘洛尔初始给药剂量见表21-8。

表21-8   早产儿及低体重儿口服普萘洛尔给药剂量对照表

校正日龄/d	治疗时体重/kg	剂量/[mg·(kg·d)⁻¹]
≤0	≤2	0.25
	>2	0.25
1~≤14	≤2	0.25
	>2	0.5
15~≤28	≤2.5	0.5
	>2.5	1
29~≤90	≤3	1
	>3	1.5
>90	≤3.5	1.5
	>3.5	2

3. 外用β-受体阻滞剂适应证及方法   目前国内以0.5%噻吗洛尔滴眼液及2%卡替洛尔滴眼液为主。

(1)适应证:见β-受体阻滞剂治疗IH药物选择原则。

(2)禁忌证:对β-受体阻滞剂过敏者禁用;Ⅱ

度或Ⅲ度房室传导阻滞者禁用;瘤体局部皮肤有湿疹、溃疡等暂不宜使用。

(3)使用方法[73]:①用药前准备:行局部 B 超及心电图检查。②具体用法:将 4~6 层医用纱布修剪至血管瘤大小,将滴眼液滴在修剪后的纱布上,要求完全湿透但不往下滴液,将其湿敷在血管瘤上。③表面用保鲜膜封包,以固定纱布,并防止药液蒸发。④每天敷 2~3 次,每次 1 小时,每 0.5 小时打开保鲜膜,视药物使用情况酌情添加滴眼液,以保证持续药物作用时间。⑤敷完后,去除保鲜膜及纱布,擦干瘤体表面残留液体,局部外涂皮肤屏障修复剂,可显著减少瘤体表面湿疹及萎缩[74]。⑥疗程:浅表性 IH 用至 1 岁之后或瘤体进入消退期;混合性 IH 用至 2 岁之后或瘤体进入消退期,若外用 β- 受体阻滞剂不能控制瘤体增殖,则需改为口服普萘洛尔、外用 β- 受体阻滞剂联合激光或局部注射等治疗。⑦停药:可以骤停。

(4)不良反应及处理原则:①全身不良反应罕见,既往研究中外用 β- 受体阻滞剂未见明显全身不良反应,与外用药的全身药物血浆浓度较低,对全身影响较小有关。如用药过程中,出现持续性的低血压、低血糖、慢心率,心电图出现Ⅱ度以上房室传导阻滞等,需及时停药。②局部不良反应相对多见,可能是由于液体制剂引起瘤体皮肤刺激或浸渍,导致皮肤发红、脱屑及出现湿疹。故用药前瘤体表面存在湿疹样表现时,需先外用治疗湿疹的药物,用药过程中也可与治疗湿疹药物同时使用,同时积极外用皮肤屏障修复剂,可减少湿疹的发生。

4. 小结　β- 受体阻滞剂治疗 IH 经过 10 余年的临床积累及基础研究,临床应用已越来越成熟,但仍需注意以下问题:

(1)药物选择及给药方式:主要依据患儿年龄及 IH 瘤体部位、分型、分类、大小等因素综合决定。

(2)普萘洛尔剂量:推荐剂量为 1.5~2mg/(kg·d),分 2 次服用,对于校正年龄(校正年龄 = 实际年龄 - 早产周数)<3 个月的患儿,给予 1.5mg/(kg·d),校正年龄 3 个月以上给予 2mg/(kg·d)。

(3)口服普萘洛尔不良反应的发生情况:尽管普萘洛尔是一种安全的儿童用药物,但它可能降低心率和血压,并导致中枢神经系统症状和低血糖以及高反应性气道疾病患者的支气管痉挛,这些不良反应通常是一过性的,常发生在用药早期,对症治疗后不会影响继续用药;严重的不良反应发生率很低。

(4)口服普萘洛尔不良反应的预防:针对普萘洛尔容易出现的不良反应,可采取一定措施减少其发生。

(5)外用 β- 受体阻滞剂药物选择:目前国内以 0.5% 噻吗洛尔滴眼液及 2% 卡替洛尔滴眼液为主。

(6)外用 β- 受体阻滞剂的不良反应及预防:全身不良反应罕见,局部不良反应相对多见。如局部合并湿疹,应先外用治疗湿疹的药物或与治疗湿疹药物同时使用,积极外用皮肤屏障修复剂。

(李丽　马琳　著,李萍　高宇　审)

参考文献

1. MULLIKEN JB, GLOWACKI J. Hemangiomas and vascular malformations in infants and children: a classification based on endothelial characteristics. Plast Reconstr Surg, 1982, 69: 412-422.

2. MOURE C, REYNAERT G, LEHMMAN P, et al. Classification of vascular tumors and malformations: basis for classification and clinical purpose. Rev Stomatol Chir Maxillofac, Epub 2007, 108 (3): 201-209.

3. International Society for the Study of Vascular Anomalies. ISSVA classification for vascular anomalies [EB/OL]. 2018-05/2018-06-30.

4. KILCLINE C, FRIEDEN IJ. Infantile hemangiomas: how common are they? A systematic review of the medical literature. Pediatr Dermatol, 2008, 25: 168-173.

5. PAYNE MM, MOYER F, MARCKS KM, et al. The precursor to the hemangioma. Plastic Reconstr Surg, 1966, 38: 64-67.

6. HIDANO A, NAKAJIMA S. Earliest features of the strawberry mark in the newborn. Br J Dermatol, 1972, 87: 138-144.

7. TOLLEFSON MM, FRIEDEN IJ. Early growth of infantile hemangiomas: what parents' photographs tell us. Pedi-

atrics, 2012, 130: e314-e320.

8. CHANG LC, HAGGSTROM AN, DROLET BA, et al. Growth characteristics of infantile hemangiomas: implications for management. Pediatrics, 2008, 122: 360-367.

9. SUH KY, FRIEDEN IJ. Infantile hemangiomas with minimal or arrested growth: a retrospective case series. Arch Dermatol, 2010, 146: 971-976.

10. BRANDLING-BENNETT HA, METRY DW, BASELGA E, et al. Infantile hemangiomas with unusually prolonged growth phase: a case series. Arch Dermatol, 2008, 144: 1632-1637.

11. Luu M, Frieden IJ. Haemangioma: clinical course, complications and management. Br J Dermatol, 2013, 169 (1): 20-30.

12. HERMANS DJ, VAN BEYNUM IM, SCHULTZE KOOL LJ, et al. Propranolol, a very promising treatment for ulceration in infantile hemangiomas: a study of 20 cases with matched historical controls. J Am Acad Dermatol, 2011, 64: 833-838.

13. NOVOA M, EULALIA B, SANDRA B, et al. Interventions for infantile haemangiomas of the skin. Cochrane Database Syst Rev, 2018, 4: CD006545.

14. DARROW DH, GREENE AK, MANCINIET AJ, et al. Diagnosis and management of infantile hemangioma. Pediatrics, 2015, 136 (4): e1060-e1104.

15. 刘笑宇, 李丽, 尉莉, 等. 2% 卡替洛尔溶液局部治疗婴儿血管瘤的疗效及安全性研究. 临床皮肤科杂志, 2017, 46 (1): 68-70.

16. 罗春芬, 黎胜苗, 苏宝利, 等. 外用噻吗洛尔治疗浅表婴幼儿血管瘤的近期疗效与安全性评价. 中华小儿外科杂志, 2013, 4 (4): 241-244.

17. 马刚, 林晓曦, 江成鸿, 等. 咪喹莫特治疗婴幼儿血管瘤. 中华整形外科杂志, 2011, 27 (6): 411-414.

18. 中华口腔医学会口腔颌面外科专业委员会脉管性疾病学组. 口腔颌面部血管瘤和脉管畸形治疗指南. 中华医学杂志, 2008, 88 (44): 3102-3107.

19. LEONARDI-BEE J, BATTA K, O' BRIEN C, et al. Interventions for infantile haemangiomas (strawberry birthmarks) of the skin. Cochrane Database Syst Rev, 2011 May 11,(5): CD006545.

20. BOON LM, ENJOLRAS O, MULLIKEN JB. Congenital hemangioma: evidence of accelerated involution. J Pediatr, 1996, 128 (3): 329-335.

21. JI Y, CHEN S, YANG K, et al. Kaposiform hemangioendothelioma: current knowledge and future perspectives. Orphanet J Rare Dis, 2020, 15 (1): 39.

22. CROTEAU SE, LIANG MG, KOZAKEWICH HP, et al. Kaposiform hemangioendothelioma: atypical features and risks of Kasabach-Merritt phenomenon in 107 referrals. J Pediatr, 2013, 162 (1): 142-147.

23. ENJOLRAS O, MULLIKEN JB, WASSEF M, et al. Residual lesions after Kasabach-Merritt phenomenon in 41 patients. J Am Acad Dermatol, 2000, 42 (2 Pt 1): 225-235.

24. 李克雷, 姚伟, 秦中平, 等. Kasabach-Merritt 现象诊断与治疗中国专家共识. 中国口腔颌面外科杂志, 2019, 17 (2): 97-105.

25. 中华医学会整形外科分会血管瘤和血管畸形学组. 血管瘤和脉管畸形诊断和治疗指南 (2016). 组织工程和重建外科杂志, 2016, 12 (2): 63-97.

26. KOLLIPARA R, ODHAV A, RENTAS KE, et al. Vascular anomalies in pediatric patients: updated classification, imaging, and therapy. Radiol Clin North Am, 2013, 51 (4): 659-672.

27. GARZON MC, HUANG JT, ENJOLRAS O, et al. Vascular malformations: Part I. J Am Acad Dermatol, 2007, 56 (3): 353-370.

28. ZHANG B, MA L. Updated classification and therapy of vascular malformations in pediatric patients. Pediatr Invest, 2018, 2 (2): 119-123.

29. ADAMS DM, TRENOR CC, HAMMILL AM, et al. Efficacy and safety of sirolimus in the treatment of complicated vascular anomalies. Pediatrics, 2016, 137 (2): e20153257.

30. 张斌, 马琳. 西罗莫司治疗复杂性血管畸形的研究进展. 国际皮肤性病学杂志, 2017, 42 (1): 5-9.

31. SOBLET J, KANGAS J, NÄTYNKI M, et al. Blue rubber bleb nevus (BRBN) syndrome is caused by somatic TEK (TIE2) mutations. J Invest Dermatol, 2017, 137 (1): 207-216.

32. 张斌, 马琳. 西罗莫司在脉管性疾病中的应用. 皮肤科学通报, 2018, 35 (5): 593-597.

33. ZHANG B, LI L, ZHANG N, et al. Efficacy and safety of sirolimus in the treatment of blue rubber bleb naevus syndrome in paediatric patients. Clin Exp Dermatol, 2019.

34. VENOT Q, BLANC T, RABIA SH, et al. Targeted therapy in patients with PIK3CA-related overgrowth syndrome. Nature, 2018, 558 (7711): 540-546.

35. LÉAUTÉ-LABRÈZE C, DUMAS DE LA ROQUE E, HUBICHE T, et al. Propranolol for severe hemangiomas of infancy. N Engl J Med, 2008, 358 (24): 2649-2651.

36. BABIAK-CHOROSZCZAK L, GIŻEWSKA-KACPRZAK K, DAWID G, et al. Safety assessment during initiation and maintenance of propranolol therapy for infantile hemangiomas. Adv Clin Exp Med, 2019, 28 (3): 375-384.

37. LÉAUTÉ-LABRÈZE C, HOEGER P, MAZEREEUW-HAUTIER J, et al. A randomized, controlled trial of oral propranolol in infantile hemangioma. N Engl J Med, 2015, 372 (8): 735-746.

38. MARQUELING AL, OZA V, FRIEDEN IJ, et al. Propranolol and infantile hemangiomas four years later: a systematic review. Pediatr Dermatol, 2013, 30 (2): 182-191.

39. LI L, WEI L, XU ZG, et al. No increased risks associated with propranolol treatment for infantile hemangioma in preterm infants were identified at 3 years of age. Am J Clin Dermatol, 2019, 20 (2): 289-293.

40. LÓPEZ-GUTIÉRREZ JC. Clinical and economic impact of surgery for treating infantile hemangiomas in the era of propranolol: overview of single-center experience from La Paz Hospital, Madrid. Eur J Pediatr, 2019, 178 (1): 1-6.

41. SMITHSON SL, RADEMAKER M, ADAMS S, et al. Consensus statement for the treatment of infantile haemangiomas with propranolol. Australas J Dermatol, 2017, 58 (2): 155-159.

42. SOLMAN L, GLOVER M, BEATTIE PE, et al. Oral propranolol in the treatment of proliferating infantile haemangiomas: British Society for Paediatric Dermatology consensus guidelines. Br J Dermatol, 2018, 179 (3): 582-589.

43. BASELGA TORRES E, BERNABÉU WITTEL J, VAN ESSO ARBOLAVE DL, et al. Spanish consensus on infantile haemangioma. An Pediatr (Barc), 2016, 85 (5): 256-265.

44. DROLET BA, FROMMELT PC, CHAMLIN SL, et al. Initiation and use of propranolol for infantile hemangioma: report of a consensus conference. Pediatrics, 2013, 131 (1): 128-140.

45. HOEGER PH, HARPER JI, BASELGA E, et al. Treatment of infantile haemangiomas: recommendations of a European expert group. Eur J Pediatr, 2015, 174 (7): 855-865.

46. 中华医学会整形外科分会血管瘤和脉管畸形学组. 血管瘤和脉管畸形的诊断及治疗指南 (2019 版). 组织工程与重建外科杂志, 2019, 15 (5): 277-317.

47. LEE D, BOSCOLO E, DURHAM JT, et al. Propranolol targets the contractility of infantile haemangioma-derived pericytes. Br J Dermatol, 2014, 171 (5): 1129-1137.

48. PAN WK, LI P, GUO ZT, et al. Propranolol induces regression of hemangioma cells via the down-regulation of the PI3K/Akt/eNOS/VEGF pathway. Pediatr Blood Cancer, 2015, 62 (8): 1414-1420.

49. YUAN WL, JIN ZL, WEI JJ, et al. Propranolol given orally for proliferating infantile haemangiomas: analysis of efficacy and serological changes in vascular endothelial growth factor and endothelial nitric oxide synthase in 35 patients. Br J Oral Maxillofac Surg, 2013, 51 (7): 656-661.

50. LI D, LI P, GUO Z, et al. Downregulation of miR-382 by propranolol inhibits the progression of infantile hemangioma via the PTEN-mediated AKT/mTOR pathway. Int J Mol Med, 2017, 39 (3): 757-763.

51. LAMY S, LACHAMBRE MP, LORD-DUFOUR S, et al. Propranolol suppresses angiogenesis in vitro: inhibition of proliferation, migration, and differentiation of endothelial cells. Vascul Pharmacol, 2010, 53 (5 6): 200 208.

52. MA X, ZHAO T, OUYANG T, et al. Propranolol enhanced adipogenesis instead of induction of apoptosis of hemangiomas stem cells. Int J Clin Exp Pathol, 2014, 7 (7): 3809-3817.

53. HAGGSTROM AN, DROLET BA, BASELGA E, et al. Prospective study of infantile hemangiomas: clinical characteristics predicting complications and treatment. Pediatrics, 2006, 118 (3): 882-887.

54. 中华医学会皮肤性病学分会儿童学组, 中华医学会儿科学分会皮肤性病学组, 中国医师协会皮肤科医师分会儿童皮肤病专业委员会, 等. β 受体阻滞剂治疗婴儿血管瘤中国专家共识. 中华皮肤科杂志, 2020, 53 (7): 493-500.

55. CHANG LC, HAGGSTROM AN, DROLET BA, et al. Growth characteristics of infantile hemangiomas: implications for management. Pediatrics, 2008, 122 (2): 360-367.

56. YU Z, CAI R, CHANG L, et al. Clinical and radiological outcomes of infantile hemangioma treated with oral propranolol: a long-term follow-up study. J Dermatol, 2019, 46 (5): 376-382.

57. LI L, MA L. Use of propranolol on a nasal hemangioma in an extremely low birthweight premature infant. J Dermatol, 2015, 42 (11): 1101-1102.

58. VIVAS-COLMENARES GV, BERNABEU-WITTEL J, ALONSO-ARROYO V, et al. Effectiveness of propran-

olol in the treatment of infantile hemangioma beyond the proliferation phase. Pediatr Dermatol, 2015, 32 (3): 348-352.

59. ZVULUNOV A, MCCUAIG C, FRIEDEN IJ, et al. Oral propranolol therapy for infantile hemangiomas beyond the proliferation phase: a multicenter retrospective study. Pediatr Dermatol, 2011, 28 (2): 94-98.

60. ZHOU HH, KOSHAKJI RP, SILBERSTEIN DJ, et al. Racial differences in drug response. Altered sensitivity to and clearance of propranolol in men of Chinese descent as compared with American whites. N Engl J Med, 1989, 320 (9): 565-570.

61. ZHOU HH, SHAY SD, WOOD AJ. Contribution of differences in plasma binding of propranolol to ethnic differences in sensitivity. Comparison between Chinese and Caucasians. Chin Med J (Engl), 1993, 106 (12): 898-902.

62. FOGEL I, OLLECH A, ZVULUNOV A, et al. Safety profile during initiation of propranolol for treatment of infantile haemangiomas in an ambulatory day-care hospitalization setting. J Eur Acad Dermatol Venereol, 2018, 32 (11): 2004-2009.

63. 于鲁, 李丽, 马琳. 口服普萘洛尔治疗婴儿血管瘤的近期和远期安全性. 中华皮肤科杂志, 2019, 52 (8): 586-589.

64. RANGNO RE, NATTEL S, LUTTERODT A. Prevention of propranolol withdrawal mechanism by prolonged small dose propranolol schedule. Am J Cardiol, 1982, 49 (4): 828-833.

65. LOVE JN, SIKKA N. Are 1-2 tablets dangerous？ Beta-blocker exposure in toddlers. J Emerg Med, 2004, 26 (3): 309-314.

66. GONSKI K, WARGON O. Retrospective follow up of gross motor development in children using propranolol for treatment of infantile haemangioma at Sydney Children's Hospital. Australas J Dermatol, 2014, 55 (3): 209-211.

67. MOYAKINE AV, HERMANS DJ, FUIJKSCHOT J, et al. Propranolol treatment of infantile hemangiomas does not negatively affect psychomotor development. J Am Acad Dermatol, 2015, 73 (2): 341-342.

68. MOYAKINE AV, KERSTJENS JM, SPILLEKOM-VAN KOULIL S, et al. Propranolol treatment of infantile hemangioma (IH) is not associated with developmental risk or growth impairment at age 4 years. J Am Acad Dermatol, 2016, 75 (1): 59-63. e1.

69. 李丽, 徐子刚, 孙玉娟, 等. 普萘洛尔治疗婴儿血管瘤复发因素分析. 中华皮肤科杂志, 2017, 50 (2): 77-80.

70. BAGAZGOITIA L, HERNÁNDEZ-MARTÍN A, TORRELO A. Recurrence of infantile hemangiomas treated with propranolol. Pediatr Dermatol, 2011, 28 (6): 658-662.

71. BASELGA E, DEMBOWSKA-BAGINSKA B, PRZE-WRATIL P, et al. Efficacy of propranolol between 6 and 12 months of age in high-risk infantile hemangioma. Pediatrics, 2018, 142 (3): e20173866.

72. O'BRIEN KF, SHAH SD, POPE E, et al. Late growth of infantile hemangiomas in children >3 years of age: a retrospective study. J Am Acad Dermatol, 2019, 80 (2): 493-499.

73. 刘笑宇, 李丽, 尉莉, 等. 2% 卡替洛尔溶液局部治疗婴儿血管瘤的疗效及安全性研究. 临床皮肤科杂志, 2017, 46 (01): 68-70.

74. 李丽, 王华, 王榴慧, 等. 多磺酸黏多糖减少中、低风险婴儿血管瘤治疗后发生湿疹及皮肤萎缩的多中心研究. 中华皮肤科杂志, 2019, 52 (10): 779-784.

第二十二章
非血管性皮肤肿瘤

皮肤肿瘤可以由表皮或黏膜上皮分化而来,也可由黑素细胞、皮肤附属器、真皮或皮下组织分化而来,分为良性交界性和恶性,其中良性肿瘤在儿童期间占绝大多数。这些肿瘤最重要的影响在于引起外观缺陷,或者与某些系统疾病相关联。恶性肿瘤在儿童相对罕见,但不容忽视。

第一节　毛发上皮瘤

毛发上皮瘤(trichoepithelioma)是一种来源于毛囊多功能基底细胞,向毛发结构方向分化的良性皮肤附属器肿瘤。临床上分多发型和单发型两型,多发型为常染色体显性遗传。

【诊断】

1. 症状、体征

(1)多发型毛发上皮瘤:多见于女性,青春期前发病。多数无自觉症状,少数伴轻度烧灼或痒感。好发于面部,特别是鼻唇沟、颊和额部,偶见于头皮、颈部和躯干上部。皮损表现为多发性半球形肤色或粉红色的丘疹或结节,直径 2~8mm,质硬而有透明感。随年龄增长数量逐渐增多,不会自行消退(图 22-1、图 22-2)。极少有系统累及,如肾和肺囊肿、腮腺恶性淋巴上皮样损害。罕见并发基底细胞癌。

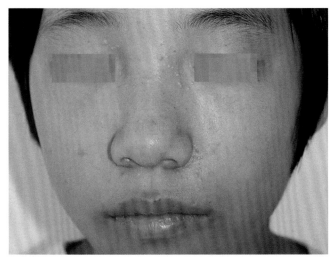

图 22-1　毛发上皮瘤

12 岁女童,面部可见多数针尖至米粒大小皮肤色丘疹,质地坚实,有透明感(首都医科大学附属北京儿童医院提供)

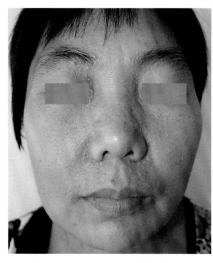

图 22-2　毛发上皮瘤

为图 22-1 女童之母亲,同患此病(首都医科大学附属北京儿童医院提供)

(2)单发型毛发上皮瘤:20~30 岁发病,面部多见。表现为一个或数个皮肤色或苍白色丘疹或结节,质地较硬,直径可达 2cm。皮损缓慢增大,无自觉症状。过去认为结缔组织增生型毛发上皮瘤为单发型毛发上皮瘤的一种,但研究发现其临床及病理特征与单发型并不相同,现认为是一种特殊类型,发病年龄可以更早,多位于面中部,尤其好发于颊部,直径 3~8mm 不等,质硬,多数边缘隆起,呈环状,中央凹陷,不破溃,与环状肉芽肿相似。

2. 组织病理

(1)多发型毛发上皮瘤:肿物位于真皮内,边界清楚,周围有结缔组织围绕,肿瘤内可见许多小的毛囊漏斗部囊肿以及基底样细胞集合和相互交织的细胞索,周边细胞核呈栅栏状排列,还可见到许多毛母质及毛乳头样结构。

(2)单发型毛发上皮瘤:组织结构与多发型类似,瘤内含有许多角质囊肿和不成熟的毛乳头。

3. 鉴别诊断　多发型毛发上皮瘤应与传染性软疣、粟丘疹等鉴别。传染性软疣皮疹为有蜡样光泽的圆形或半球形丘疹,中央有脐凹,可挤出干酪样软疣小体。粟丘疹为面部多发乳白色或黄色针头至米粒大的坚实丘疹,如用针挑刺,可有皮脂样物质排出,病理同表皮样囊肿。

单发型毛发上皮瘤应与毛母质瘤、角化型基底细胞癌相鉴别。毛母质瘤为儿童面部多见的石样硬结节,病理示多结节状,单个肿瘤小叶由特征性基底样细胞和影细胞构成;角化性基底细胞癌成人多见,可见溃疡和 / 或显著收缩间隙及黏蛋白沉积。上皮呈分叶状,特别是乳头间质体伴毛球形成则更提示毛发上皮瘤。

【治疗】毛发上皮瘤可严重影响患者容貌,带来沉重的心理负担,故为患者提供适当的治疗方案尤为重要。治疗上,单发型毛发上皮瘤可用 CO_2 激光治疗或手术切除,多发型毛发上皮瘤可采用电干燥、CO_2 激光、冷冻、外用咪喹莫特等治疗,但因皮损较多,难以根治。目前有研究表明局部外用 1% 西罗莫司可抑制毛发上皮瘤的发展,也可用于激光治疗后的皮疹,有效防止复发[1]。

第二节　毛母质瘤

毛母质瘤(pilomatrixoma)又称 Malherbe 钙化上皮瘤,是一种儿童常见的良性皮肤附属器肿瘤,来源于毛囊的毛基质细胞。其发生与编码 β- 联蛋白的 CTNNB1 基因突变有关。临床表现多样,易误诊。

【诊断】

1. 症状、体征　可发生于任何年龄,但以儿童期最为多见。本病可发生于除掌跖以外任何有毛发覆盖的部位,好发于头面部,其次为上肢、颈、躯干及下肢。毛母质瘤位于真皮或皮下,依据临床表现可分为经典型、水疱型、穿通型、巨大型及多发型[2]。经典型(图 22-3A):表现为皮下质硬结节,略隆起,与表皮粘连,基底可活动,呈皮肤色、红色或淡蓝色,直径 0.5~5cm,挤压肿物,表面皮肤可表现出帐篷征、跷跷板征或折痕征。水疱型(图 22-3B):表现为皮下质硬结节,表面皮肤呈红色,水疱样外观。穿通型(图 22-3C):表现为皮下质硬结节,瘤体经表皮排出。巨大型:直径>12cm 的毛母质瘤。多发型:两处以上的毛母质瘤。文献报道,多发型毛母质瘤可伴发特纳综合征、Gardner 综合征、强直性肌营养不良、结节性硬化症、着色性干皮病、9 号染色体三体病、Rubenstein-Taybi 综合征、Stickler 综合征、Sotos 综合征等。

2. 组织病理　肿瘤位于真皮并延伸至皮下组织,边界清楚,可有包膜。肿瘤内含三种上皮细胞,即嗜碱细胞、过渡细胞和影细胞,影细胞由嗜碱细胞发展而来,新发损害中嗜碱细胞较多,陈旧损害则较少,甚至不见嗜碱细胞。

3. 鉴别诊断　本病误诊率较高,需要与以下常见皮肤肿瘤相鉴别:皮脂腺囊肿、表皮囊肿、皮样囊肿、血管瘤、纤维瘤、钙质沉着等。

【治疗】毛母质瘤为良性肿瘤,恶变罕见,本病不会自然消退,呈逐渐增大趋势,可出现炎症反应,甚至破溃,且本病大部分位于面部,延迟

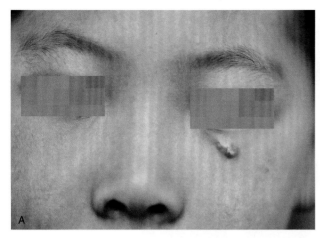
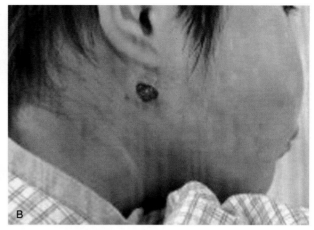
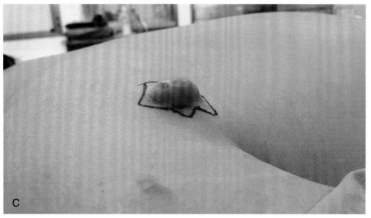

图 22-3 图示 3 种类型毛母质瘤

常见（A）：8 岁男孩，左眼下睑皮下结节，高出皮面，质硬，表面可见毛细血管扩张。穿通型（B），水疱型（C）

（首都医科大学附属北京儿童医院提供）

诊治可影响美观，因此，本病首选治疗为尽早手术切除。推荐沿瘤体表面皮纹方向，设计与瘤体直径相当或略短的直线或小梭形切口，术中轻柔操作，尽量将瘤体完整剥离取出。也可采用在肿物表面打孔刮除肿物的方法，但容易残留复发。

第三节 汗 管 瘤

汗管瘤（syringoma）是一种良性的向末端汗管或真皮小汗腺导管分化的一种错构瘤。部分患者有家族史。可能和内分泌异常有关。

【诊断】

1. 症状、体征 常在青春期发病，好发于女性，夏季明显。根据发生部位不同分为眼睑型（图 22-4A）、发疹型（图 22-4B）（躯干及上臂屈侧）和局限型（图 22-5）（生殖器部位和肢端）。皮损表现为皮肤色或淡黄色半球性扁平丘疹，针头至粟粒大小，表面略带蜡样光泽，一般多发，数个至数百个不等，皮损密集但不融合。病程缓慢，一般无自觉症状。临床上应注意发疹性汗管瘤需除外是否与唐氏综合征、抗癫痫药和甲状腺功能亢进存在相关性。

2. 皮肤组织病理 真皮浅层可见大小不等的嗜碱性上皮细胞聚集而成的小团块，呈圆形、卵圆形。部分细胞团可呈实体条索或中央有由双层上皮细胞组成的管腔，如一端为管腔，另一端为条索，状如逗号或蝌蚪，为本病特征性病理表现。

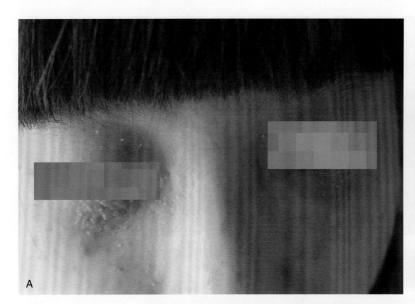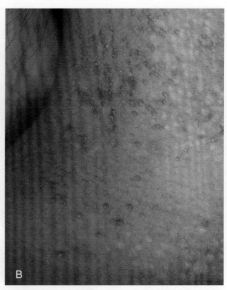

图 22-4　汗管瘤

15 岁女童,上下眼睑(A)、颈部(B)可见簇集皮肤色针尖至粟粒大小扁平丘疹,
表面有蜡样光泽(首都医科大学附属北京儿童医院提供)

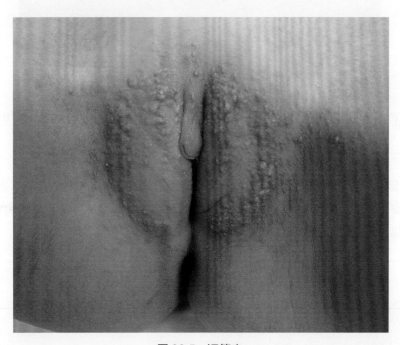

图 22-5　汗管瘤

11 岁女孩。外阴周围可见数百个针头至米粒大小皮色丘疹,表面有蜡样光泽
(首都医科大学附属北京儿童医院提供)

3. 鉴别诊断　应与粟丘疹、扁平疣鉴别。粟丘疹皮疹坚实,呈白色或黄白色,挑破后可挤出小米粒样物。扁平疣为扁平丘疹,质较硬,有时略带不规则形。组织病理各有特点。

【治疗】本病对健康没有影响,无需治疗。为美容目的,可采用电解、浅层电干燥或 CO_2 激光治疗。

第四节 神经纤维瘤病

神经纤维瘤病(neurofibromatosis,NF)是一种常染色体显性遗传性皮肤病,系基因缺陷使神经嵴细胞发育异常导致的多系统损害。以泛发性皮肤神经纤维瘤和皮肤咖啡色斑为主要特征。

根据临床表现和基因定位分为神经纤维瘤病Ⅰ~Ⅶ型。Ⅰ型(传统型)最常见,主要特征为皮肤咖啡牛奶斑和周围神经多发性神经纤维瘤,可见Lisch小结,致病基因位于染色体17q11.2;Ⅱ型(中枢型或听力型),双侧听神经瘤,无Lisch小结,基因位于染色体22q12.2;Ⅲ型为混合型,具有上述两型的特征;Ⅳ型为变异型,除Ⅰ型表现外,常伴发中枢神经系统损害;Ⅴ型为节段型或局限型,典型Ⅰ型皮损局限于身体特定部位;Ⅵ型仅有咖啡牛奶斑;Ⅶ型为迟发型,多数30岁以后发病。

【诊断】

1. 症状、体征

(1)几乎所有病例出生时可见皮肤咖啡牛奶斑,形状大小不一、边缘不整,好发于躯干非暴露部位。皮肤神经纤维瘤主要分布于躯干和面部,也见于四肢(图22-6)。数目不定、大小不等,粉红色质软而有弹性。浅表皮神经的神经纤维瘤可移动,可引起疼痛、压痛、放射痛或感觉异常;丛状神经纤维瘤是神经干及其分支弥漫性神经纤维瘤,引起该区域或肢体弥漫性肥大。NF Ⅰ型患者多见眼虹膜部位黑素细胞错构瘤,呈半透明褐色斑点,称为Lisch小结,多为双侧,可随年龄增大而增多。

(2)约1/2的患者出现神经系统症状,主要由中枢、周围神经肿瘤压迫引起。少数病例可有智力减退、记忆障碍及癫痫发作等症状。部分患者有口腔乳头状瘤和神经、骨骼等系统畸形。眼底可见灰白色肿瘤。肿瘤压迫可导致骨骼改变,肾上腺、心、肺及纵隔等均可发生肿瘤。可伴发肢端肥大症、黏液性水肿、艾迪生病等内分泌性疾病。有神经纤维肉瘤或恶性神经鞘瘤发生于神经纤维瘤病患者的报道。

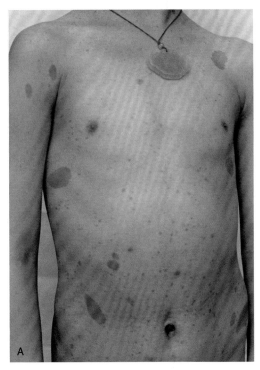
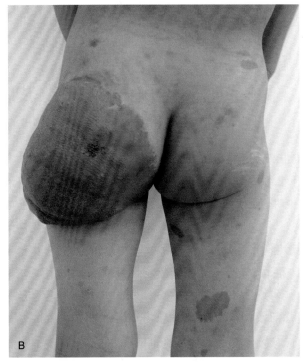

图22-6 神经纤维瘤病
7岁男童。躯干和下肢可见咖啡色斑(A),左臀部巨大神经纤维瘤(B)。
其父患同一疾病(首都医科大学附属北京儿童医院提供)

（3）NF Ⅰ型诊断标准为：①青春期前 6 个或 6 个以上>5mm 皮肤咖啡牛奶斑,青春期后>15mm；②2 个或 2 个以上神经纤维瘤或丛状神经纤维瘤；③腋窝和腹股沟区雀斑；④视神经胶质瘤；⑤2 个或 2 个以上虹膜结节（Lisch 结节）；⑥骨损害；⑦一级亲属中有 Ⅰ 型患者。Ⅱ 型的主要特征是双侧听神经瘤,一级亲属患 Ⅱ 型伴一侧听神经瘤等。这些诊断标准对于成人 NF Ⅰ 型具有很高的敏感性和特异性,但对儿童,特别是 8 岁以下的儿童敏感性较差,因为该病临床特征是随着年龄的增长而增加的。在 1 岁时,大约有 46% 的散发性 NF Ⅰ 型病例不能满足 NIH 诊断标准；在 8 岁时,这些患者中约 95% 会达到该诊断标准；在 20 岁时全部符合该诊断标准。这些特征出现的顺序通常为多发性咖啡牛奶斑、腋窝或腹股沟雀斑、Lisch 小结和神经纤维瘤。特征性骨损害通常在生后第 1 年内即表现明显,视神经胶质瘤的症状通常在 4 岁时才被确诊。

2. **实验室检查**

（1）组织病理：神经纤维瘤病理可见多数呈 S 形和梭形核的细胞,多数纤细波状纤维和颗粒状、淡蓝染的酸性黏多糖基质,多数瘤体内散布肥大细胞。皮肤色素斑可见表皮内黑素细胞增加,角质形成细胞和黑素细胞内有大的色素颗粒。

（2）X 线片可见各种骨骼畸形；椎管造影、CT 及 MRI 可见中枢神经肿瘤。

（3）基因检测：NF Ⅰ 型的诊断主要基于特征性的临床表现,通常不需要进行基因检测,但对于不满足诊断标准或仅显示有咖啡牛奶斑及腋窝雀斑的儿童,基因检测有助于证实诊断。约 1/2 患者存在自发的基因突变。NF Ⅰ 型由编码神经纤维蛋白（一种肿瘤抑制蛋白）的 NF1 基因突变引起。但是 NF1 基因突变检测结果为阳性并不能预测疾病的严重程度或并发症。目前约 95% 的临床诊断为 NF Ⅰ 型的患者经基因检测发现了致病变异,但是阴性结果并不能完全排除诊断。

3. **鉴别诊断**　神经纤维瘤应与脂肪瘤鉴别,影像学检查有助于鉴别,也可行病理检查明确组织来源。

【治疗】NF Ⅰ 型患者应终生接受多学科（皮肤科、神经内科、神经外科、眼科、遗传学家、骨科、整形外科等）专科医生团队的管理。建议对所有 NF Ⅰ 型儿童每年进行监测,监测和管理的目的是一旦出现并发症能及早发现并对症治疗。遗憾的是目前 NF Ⅰ 型仍没有一个总体的治疗方案。对于伴发丛状神经纤维瘤的患儿可尝试丝裂原活化蛋白激酶抑制剂进行治疗。目前美国 FDA 已批准司美替尼用于治疗 3 岁或以上无法手术的 NF Ⅰ 型相关丛状神经纤维瘤[3]。

第五节　皮肤纤维瘤

皮肤纤维瘤（dermatofibroma）是一种良性真皮成纤维细胞增殖性疾病。病因不明,可能与创伤、昆虫叮咬或病毒感染后成纤维细胞的反应性增生有关。

【诊断】

1. **症状、体征**　任何年龄均可发病,中、青年多见。多数为单发,也有多发者,好发于四肢伸侧、胸背部及面部。皮损表现为圆形或卵圆形结节,直径 0.5~2cm 大小,表面粗糙或光滑,呈皮肤色、黄褐色或黑褐色,质硬,与表皮粘连。肿物可缓慢增大,一般无自觉症状,偶尔有轻度瘙痒或刺痛（图 22-7）。

2. **皮肤镜检查**　皮肤镜检查显示皮损中心呈瘢痕样无结构区域,外周伴有纤细的色素网状结构。

3. **组织病理**　组织学上,皮肤纤维瘤为边界不清的真皮内结节,无包膜,由成纤维细胞和幼稚的或不成熟的胶原组成,有时成纤维细胞及胶原排列成漩涡状或车轮状。肿瘤上方的表皮一般有棘层肥厚、表皮突延长和基底细胞色素增加。皮肤纤维瘤 ⅩⅢa 因子和波形蛋白染色阳性,CD34 阴性。

4. **鉴别诊断**

（1）Spitz 痣：儿童多见。多为单发粉红色、淡粉褐色隆起皮面的丘疹或小结节,边界清楚,表面

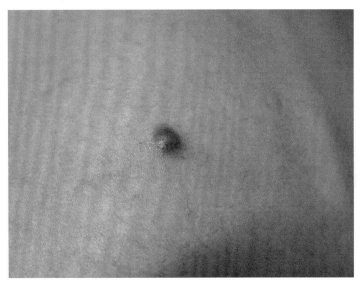

图 22-7　皮肤纤维瘤
10 岁男孩。背部可见一半球形淡褐色结节,表面光滑,中等硬度(首都医科大学附属北京儿童医院提供)

光滑,好发于面部。组织学表现为上皮样或梭形黑素细胞,具有非典型性,但生物学行为良好。

(2)结节性痒疹:好发于四肢伸侧,常多发,为绿豆至黄豆大小坚实半球形隆起皮肤表面的丘疹或结节,灰褐色。病理示表皮突增宽、下延,甚者出现表皮外层角质细胞坏死、皮肤糜烂或溃疡。

(3)幼年黄色肉芽肿:典型损害为单发的黄色或黄红色、隆出皮面的圆形或卵圆形的丘疹或结节,病理特点为真皮内致密的泡沫细胞和数量不等的 Touton 巨细胞。

(4)隆突性纤维肉瘤:是一种罕见的局部侵袭性间质来源的皮肤软组织肉瘤。早期常为无症状硬性斑块,其在数月至数年间缓慢增大,瘤体逐渐凸起、变硬、呈结节状。与皮肤纤维瘤比,体积往往更大,但要作出准确诊断,需进行包括免疫组化的组织病理学检查。必要时还要行分子生物学检查明确有无 *PDGFB/COL1A1* 基因融合。

【治疗】一般不需治疗,如有疼痛等症状或自觉影响美观者可尝试采用手术切除。部分皮损内也可注射糖皮质激素或冷冻治疗。

第六节　婴儿肢端纤维瘤病

婴儿肢端纤维瘤病(infantile digital fibroma,IDF)又称包涵体纤维瘤病,是一种罕见的发生于婴幼儿指 / 趾的良性肿瘤,以肌成纤维细胞增生为特征,胞质内含有独特的包涵体结构。

【诊断】

1. 症状、体征　该病几乎均发生于 1 岁以下患儿,1/3 患儿出生时即有。男女均可受累。可单发或多发,典型表现为坚实、平滑、圆顶状、肤色或淡粉色的结节,多位于指 / 趾背面或侧面,但拇指 / 踇趾不受累(图 22-8)。肿瘤持续生长可引起功能障碍和关节畸形。近年来越来越多的文献报道了 IDF 自

发消退的现象,认为 IDF 在第一个月常生长缓慢,但在随后的 10~14 个月内可快速生长,到达一定程度后开始稳定,最后出现自发性消退。

2. 组织病理　肿物界限不清,位于真皮或皮下组织,增生的梭形肌成纤维细胞与胶原基质交织排列呈束状。特征性的改变是梭形细胞内有嗜酸性包涵体。

3. 鉴别诊断

(1)瘢痕疙瘩:具有家族倾向,多有外伤史,并发生于外伤部位。表现为超出受伤部位的高出皮面的粉红色、紫红色光滑的坚实结节或斑块。

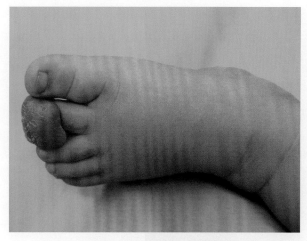

图 22-8　婴儿指（趾）纤维瘤病

7 个月男婴。左足第二趾末端可见单发球形淡红色结节，质硬，表面光滑（首都医科大学附属北京儿童医院提供）

（2）远端骨发育不良伴色素沉着缺陷：是一种极为罕见的 X 连锁显性遗传综合征，以伴有色素沉着的萎缩性皮肤缺陷、指 / 趾纤维瘤和骨骼发育异常为特征。远端骨发育不良伴色素沉着缺陷是由 *FLNA* 基因突变引起的。该病除了指 / 趾纤维瘤外还有其他发育异常，分子生物学检查可明确相关突变基因[4]。

【治疗】关于 IDF 的治疗目前仍存在争议，目前的治疗方法包括手术切除、药物注射（糖皮质激素、氟尿嘧啶）、外用他克莫司、冷冻治疗和等待观察，但还没有一种最佳的治疗方案[5]。单纯的瘤体切除术后复发率很高（61%~74%）。为降低手术复发率，常常需要更为广泛的扩大切除或耗时更长的 Mohs 手术。因该肿瘤具有自发消退现象，所以目前对于大多数 IDF 患儿，鼓励选择等待观察的方案，绝大多数均可获得良好的效果。但对于皮损广泛、跨越关节的病例，最终可能会出现关节挛缩及功能障碍，可以谨慎地选择手术治疗。

第七节　平滑肌瘤和平滑肌错构瘤

平滑肌瘤（leiomyoma）和平滑肌错构瘤（smooth muscle hamartoma）均为良性的皮肤肿瘤，前者起源于立毛肌、血管、乳头、阴囊、大阴唇等处的平滑肌，后者则是立毛肌在真皮内异常聚集所致。

【诊断】

1. 症状、体征

（1）平滑肌瘤：中青年多见，尤其是 20~30 岁。好发于生殖器及乳头部位，可分为孤立性、多发性和血管平滑肌瘤。

1）孤立性平滑肌瘤：起源于立毛肌。黄豆至花生大小或更大，肤色、浅红色或蓝色，可活动，可伴有阵发性疼痛。多位于四肢伸侧、阴囊、大阴唇及乳房，偶可见于唇黏膜。较为深在。

2）多发性平滑肌瘤：起源于立毛肌。多为针头至黄豆大小群集丘疹或结节，棕褐色、粉红色或蓝紫色，质硬、光滑、表浅，可活动。部分融合。躯干、四肢多见，可发生在口腔黏膜，多数伴疼痛。

3）血管平滑肌瘤：起源于真皮深部或皮下组织静脉壁肌层。多为单发，小腿下部、头面部多见，尤其是口唇。中年妇女多见。

由压力、寒冷等诱发时，瘤体内肌束收缩，可伴剧烈疼痛。可用一小块冰放在病变处数秒钟，平滑肌收缩，瘤体表面出现皱缩或出现缓慢蠕动，即试冰试验阳性，是诊断要点之一。

（2）平滑肌错构瘤：出生即有，亦可儿童或青春期发病。最常见于躯干和近端肢体，确诊可能需要活检。常表现为数厘米大小的斑片，或稍隆起的斑块，可有轻度色素加深。伴发 Becker 痣的患者，其皮损上可见毛囊性小丘疹，部分还可见毛发。摩擦可能会导致病灶收缩（pseudo-Darier 征）[6]。

2. 组织病理

（1）平滑肌瘤：真皮内可见不同走向的平滑肌束纵横交错。平滑肌细胞表现为核呈长形、两端钝圆，胞质嗜碱性，并有空泡。组织学可分为立毛肌型平滑肌瘤和血管平滑肌瘤。

（2）平滑肌错构瘤：真皮和皮下组织内可见多数成熟的长而直的平滑肌纤维束，具有两端钝圆、与肌纤维长轴一致、长形的核；平滑肌束散在分布，无一定走向，有时可伴大的毛囊。

【治疗】平滑肌瘤首选治疗方案为外科切除，特别是对小损害，但复发率较高。皮损较大者需植皮。平滑肌瘤还可尝试口服平滑肌松弛剂硝苯地

平改善疼痛症状，部分局部肿块可明显缩小。镇痛药不能改善本病疼痛的症状。平滑肌错构瘤常常不需要治疗，如有必要也可以考虑手术切除。

第八节 表皮囊肿

表皮囊肿（epidermal cyst）又称表皮样囊肿或表皮包涵体囊肿，是进入真皮的表皮细胞增生形成的一种内含有角质的囊肿。囊壁由表皮构成，为最常见的皮肤囊肿。

【诊断】

1. **症状、体征** 青春期后更为常见。好发于面、颈、胸和上背部。肿物表现为单个或多发的半球形隆起，直径 0.5~5cm 之间，质坚韧，正常肤色或淡黄色，表面光滑，可与皮肤粘连（图 22-9）。部分囊肿中央表面可见毛囊皮脂腺开口，形成中央顶孔，可挤出干酪样角质物。肿物增长缓慢，无自觉症状，但可发生无菌性炎症或继发感染。

2. **组织病理** 囊肿位于真皮，囊壁上皮与表皮组织或毛囊漏斗部上皮相似，由外向里依次为基底细胞层、棘细胞层、颗粒层，囊腔内充满角质，有时可见一些角化不全细胞。

3. **鉴别诊断** 皮样囊肿：是在发育过程中由外胚层组织沿胚胎闭合线分离而形成。肿物位于皮下深层，与表皮不粘连，而与下方组织粘连，直径约 1~4cm，触诊质硬，不可压缩，无搏动。常位于头面部。位于中线部位的皮样囊肿可能会有颅内交通。组织学上其囊壁由复层扁平上皮组成，有成熟的附属器结构，如皮脂腺、小汗腺等。

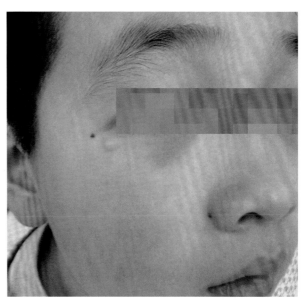

图 22-9 表皮囊肿

8 岁男童。右眼下睑约黄豆大小的半球形丘疹，表面肤色，质硬，基底可推动（首都医科大学附属北京儿童医院提供）

【治疗】以手术切除为主，但最好在囊肿没有感染及炎症时治疗。当并发感染和炎症时，手术很难完整切除囊肿，容易导致复发及伤口感染。对于无并发症的且美容要求较高的部位可采用微切口技术，先将内容物挤出后再通过小口将囊壁剥离取出。

第九节 粟 丘 疹

粟丘疹（milia）本质上是小的表皮样囊肿，可分为原发型和继发型。

【诊断】

1. 症状、体征

（1）皮损多为 1~2mm 的白色至黄色的丘疹，表面光滑，数目较多，触诊坚实，无自觉症状。

（2）原发型无明确的发病原因，为自行发生，有些患者有遗传因素。有报道 40%~50% 的婴儿可有粟丘疹。通常发生于眼睑及颊部。新生儿粟丘疹多在出生后数周内自行消退。有一种发生在婴

幼儿乳头的粟丘疹临床上并不少见，表现为出生时即有或出生后不久的乳头部位单发的乳白色囊性肿物，无症状，较一般的粟丘疹体积略大。

（3）继发型多伴发大疱性疾病，也发生于外伤后如擦伤、搔抓伤和面部炎症性发疹及皮肤磨削后。多发生于耳郭、手背、前臂及外伤皮损处。

2. **组织病理**　组织学特征是小的表皮样囊肿，具有含颗粒层的复层鳞状上皮囊壁和成层的角蛋白性囊内容物。

【治疗】本病为良性病变，一般无自觉症状，可不治疗，如有需求，可通过用针头、手术刀刺破其上方表皮并挤出囊肿而使之去除。对于多发性面部粟丘疹，局部外用维A酸疗法有助于减少粟丘疹的数量。乳头部位的粟丘疹文献报道可出现自发消退现象，所以可以进行随诊观察，应避免盲目手术造成副损伤风险[7]。

第十节　皮样囊肿

皮样囊肿（dermoid cyst）为先天性缺陷，是胚胎发育过程中由外胚层组织沿胚胎闭合线分离而形成。

【诊断】

1. **症状、体征**　皮样囊肿出生时即存在，但可能因为较小而没有发现。有时在囊肿增大或继发感染时才会发现。皮样囊肿常位于前囟处、前额上外侧及眉弓外侧（图22-10），也可见于鼻、头皮、颈部、胸骨、骶骨和阴囊等部位。多无自觉症状，常为单发。肿物位于皮下，呈半球形隆起，与表皮不粘连，但与下方组织粘连，直径约1~4cm，个别可更大。触诊质硬，不可压缩，无搏动。位于中线部位的皮样囊肿可能会与颅内相通。罕见发生癌变者。

2. **实验室检查**　组织病理：囊壁由复层鳞状上皮构成，但与表皮囊肿不同，囊壁似毛囊漏斗部细胞，有颗粒层，囊腔内含角质细胞，排列成网状或板层状，其囊壁内尚含有成熟的毛囊与皮脂腺，经常见到含有毛发的毛囊突出于囊内。囊肿旁真皮内除常有皮脂腺、外泌汗腺外，偶尔尚可见顶泌汗腺。囊肿如破裂，亦出现异物反应。

3. **鉴别诊断**

（1）真性畸胎瘤：畸胎瘤有时可侵及皮肤。组织学上可以根据其内容物加以区别。畸胎瘤往往超过一个胚叶，而皮样囊肿仅有外胚叶的成分。

（2）表皮囊肿：表皮囊肿发生年龄较晚，通常见

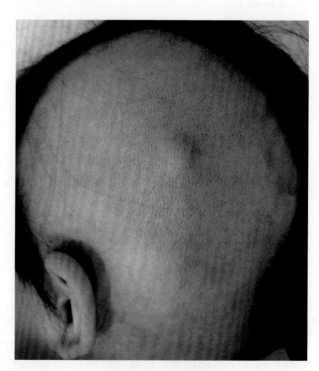

图22-10　皮样囊肿

枕后部半球形皮下质韧囊肿、基底活动度差（首都医科大学附属北京儿童医院提供）

于躯干和四肢，通常位置更为表浅，位于真皮内，组织病理不包含毛囊及皮脂腺等附属器结构。

【治疗】皮样囊肿建议手术切除。手术时机取决于部位、生长速度及出现感染等并发症。术前建议进行神经系统影像学检查，尤其是位于中线部位的皮样囊肿，以除外与中枢神经系统交通的情况。

第十一节　瘢 痕 疙 瘩

瘢痕疙瘩（keloid）是临床上常见的异常增生的病理性瘢痕,是皮肤对创伤过度修复的结果,以胶原等大量结缔组织基质的过度产生和沉积为特征的纤维代谢性疾病。瘢痕疙瘩与人种和肤色、遗传因素、受伤部位、创伤后的处理等因素有关。

【诊断】

1. **症状、体征**　任何轻微的创伤均可引起瘢痕疙瘩,可发生于任何部位,以耳垂、胸骨前及三角肌区最常见。瘢痕疙瘩呈淡红至深红色,为高起皮面的质硬斑块,超出原有伤口边缘,可持续生长数月至数年,有时呈蟹足样外观(图22-11)。常可伴有疼痛或瘙痒,不能自行消退。

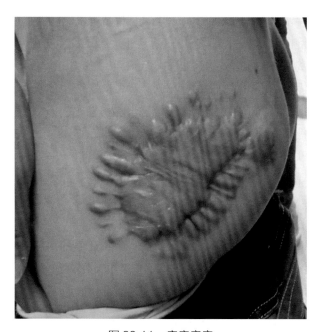

图 22-11　瘢痕疙瘩
6岁男童。左股外侧术后形成的淡红色斑块,明显突出于皮面,形状不规则,周围呈蟹足状(首都医科大学附属北京儿童医院提供)

2. **组织病理**　主要位于真皮,无包膜,与周围组织界限不清,可见幼稚的成纤维细胞增生,同时肿胀的透明变性的纤维很明显且有丰富的黏液基质。增生性瘢痕和正常瘢痕中的胶原纤维是定向平行于表皮表面的、成纤维细胞密度明显增加,而瘢痕疙瘩与前两者相比,胶原纤维粗大而排列紊乱,偶然是定向的、中心部位成纤维细胞数量少。

3. **鉴别诊断**

(1)增生性瘢痕:增生性瘢痕是深层真皮损伤的结果。瘢痕大小仅限于损伤范围,而不累及周围未受伤皮肤,多能自行退化。组织学检查可鉴别。

(2)隆突性纤维肉瘤:是一种罕见的具有局部侵袭性皮肤软组织肉瘤,外形与瘢痕疙瘩有一定的相似度,表现为无症状的质硬斑块或肿物,在数月至数年间缓慢增大,最常见于躯干和肢体近端。隆突性纤维肉瘤能侵入距离肿瘤中心相当远的周围组织,因此病变真正的边界很难确定。即使进行了扩大切除,术后仍有频繁局部复发。免疫组化及分子生物学检查有助于明确诊断。

【治疗】成人瘢痕疙瘩治疗中,手术联合放射治疗及抗肿瘤化学药物的注射取得了很好的效果。但儿童与成人在对药物耐受性、不良反应产生及治疗措施对儿童发育的影响等诸多方面存在巨大差异,因此儿童瘢痕疙瘩的治疗方案与成人的治疗方案应加以区分。原则上,对于<16岁的患者一般不建议采用抗肿瘤化学药物和放射治疗[8]。儿童总体治疗原则以阻止或减缓瘢痕疙瘩的增长和缓解患者的痛痒症状为主要目的。若不影响功能,瘢痕疙瘩本身的问题可待患儿年龄增大后采用成人能够承受的治疗方法进行治疗。对儿童瘢痕疙瘩推荐采用糖皮质激素注射、激光、冷冻、硅胶制品、抗瘢痕外用药物和压迫治疗等非手术治疗作为主要的治疗手段。临床上建议可选取几种方法联合使用,以获得较好的疗效并降低复发率。

第十二节 皮肤钙化和皮肤骨瘤

皮肤钙化（calcinosis cutis）是钙盐在皮肤和皮下组织中沉积所致。根据钙沉积的病因可分为5种类型：营养不良性、转移性、特发性、医源性和钙化防御。不同类型的皮肤钙化有着特定的诱发因素和临床表现。皮肤骨瘤（osteoma cutis）是指以真皮和/或皮下脂肪组织发生异位性骨化为特征的一组疾病，又称皮肤骨化。皮肤骨瘤分为原发性和继发性，原发性皮肤骨瘤无前驱病变，约占总皮肤骨瘤的15%；继发性皮肤骨瘤在发病前存在其他病变，可以是皮肤钙化的不同阶段，约占皮肤骨瘤的85%。

【诊断】

1. 皮肤钙化

（1）营养不良性钙化：皮肤钙化最常见的类型。该型的病因是不可溶性的钙盐沉积到先前受损的组织中，但血清钙磷水平是正常的。可能的发生机制是某些疾病导致组织损伤，细胞内钙内流增加，导致组织钙化。临床表现的严重程度不一，多表现为皮下结节或斑块，可伴有疼痛或功能损害。营养不良性皮肤钙化最常见于结缔组织病的患者，但也可发生于脂膜炎、迟发性皮肤卟啉病、遗传性皮肤病、皮肤肿瘤、局限性创伤或感染的患者。继发于结缔组织病的营养不良性皮肤钙化最常见于系统性硬化症或皮肌炎患者。

（2）转移性皮肤钙化：该类患者钙和/或磷代谢存在某种缺陷，所以任何导致血清钙和/或磷水平升高的全身性疾病都有可能导致转移性钙化，临床最常见的原因是慢性肾衰竭。一般血清钙正常但血清磷水平升高。临床常常表现为关节周围良性结节性钙化。

（3）特发性皮肤钙化：与营养不良性和代谢性钙化不同，特发性皮肤钙化患者常常找不到诱因，此类患者没有任何基础组织损伤和代谢障碍。

（4）医源性皮肤钙化：常发生在静脉输注葡萄糖酸钙、氯化钙或含磷的溶液后，药液外渗所致。特征是真皮或皮下组织内出现质硬结节，这是由于钙盐在皮肤中快速沉积所致。

（5）钙化防御：真皮和皮下组织的中小血管钙化性病变，常导致缺血性坏死。钙化防御的早期皮肤表现类似于网状青斑。组织常常会逐渐坏死，导致大疱，随后形成溃疡，病变常伴有剧烈疼痛。常见的发病部位为下肢。

2. 皮肤骨瘤

（1）原发性皮肤骨瘤：好发于婴幼儿，临床表现为质硬的皮肤斑块或结节，组织病理显示新生板层骨形成[9]。目前认为原发性皮肤骨瘤的形成与 GNAS 基因突变有关，该基因编码的调节腺苷酸环化酶活性的 G 蛋白 α 亚单位表达上调，导致骨化通路持续活化。原发性皮肤骨瘤患者无钙、磷代谢异常及自身免疫性疾病。原发性皮肤骨瘤包括进行性骨化性纤维发育不良（FOP）、进行性骨发育异常（POH）、板层状皮肤骨瘤（PLOC）及 Albright 遗传性骨营养障碍症（AHO），各型原发性皮肤骨瘤预后不同。根据患者的发病部位及皮损特点，皮肤骨瘤又可分为孤立性皮肤骨瘤、播散性皮肤骨瘤、PLOC 及面部多发性粟粒样皮肤骨瘤。PLOC 患者出生时即发病或 1 岁以内起病，无骨相关代谢异常及其他相关骨瘤，发病前无外伤、感染或其他前驱病变。POH 的发病年龄、临床表现及组织病理特点与 PLOC 有很多重叠，但最重要的区别为 POH 在儿童期常出现进展，甚至累及深部组织，出现运动障碍，也有学者认为 PLOC 为 POH 的良性型。FOP 又称骨化性肌炎，可在出生后出现皮肤骨瘤，往往进展至深部组织出现运动功能障碍，病理上为软骨内成骨，其发病与 ACVR1 基因突变有关。大多数 FOP 患儿常伴有特征性双足大踇趾短小畸形，结合皮损 X 线片骨瘤位于深部组织可以确诊。AHO 为先天性遗传性疾病，以骨纤维性发育异常、局限性色素沉着斑及性早熟为特征。AHO 的皮肤骨瘤表现可以与 PLOC 类似，也可以像 POH 一样进展。

（2）继发性皮肤骨瘤：青少年及成人多见，可继发于炎症(如硬皮病、皮肌炎或瘢痕等)、肿瘤(如黑素细胞痣、毛母质瘤等)、外伤或内分泌疾病等。临床表现为皮肤内骨质形成,表现为非常坚硬的丘疹或斑块。

【治疗】皮肤钙化的治疗需要根据其分型来选择治疗方案。营养不良性皮肤钙化治疗的主要目标是减轻症状及缓解功能限制;自身免疫性结缔组织病相关的营养不良性皮肤钙化建议首先要抑制相关自身免疫病的活动性。部分口服药物也可作为该类型治疗的选择。地尔硫草常常被推荐用于初始治疗。对于炎症或溃疡表现更为明显的患者,也可以使用秋水仙碱或米诺环素。转移性皮肤钙化是由钙或磷代谢的基础障碍所致,因此治疗应侧重于纠正钙磷代谢。特发性皮肤钙化如果无症状,可以不予以治疗。如果治疗,首选手术。医源性钙质沉着可保守治疗,钙化会自发改善,通常在5~6个月内消退。钙化防御通常发生于终末期肾病患者。治疗需要多种方法联合,包括伤口护理、预防感染、疼痛控制、纠正钙磷异常等。

大多数儿童原发性皮肤骨瘤皮损稳定,预后良好,一般不需要积极干预。部分患儿为POH,需要密切随访、监测功能障碍。目前无有效方法阻止骨化进展。如出现功能障碍,需要联合外科去除损害,改善功能。

第十三节　隆突性皮肤纤维肉瘤

隆突性皮肤纤维肉瘤(dermatofibrosarcoma protuberans,DFSP)是一种罕见的低度恶性的具有局部侵袭性生长倾向的皮肤软组织肉瘤。该肿瘤较少发生转移,但具有明显的局部复发的倾向。因该病发展缓慢,临床上容易误诊、漏诊而延误了诊断和治疗的时机。

【诊断】

1. **症状、体征**　DFSP成人较为多发,但在各年龄段中都有报道,国外文献报道儿童患者占所有DFSP病例的6%。DFSP的男女发病率相近。在疾病最初的阶段里,DFSP表现为无症状硬性斑块,颜色接近于正常皮肤,也可呈现紫、棕、红、蓝色,经数月至数十年不等的缓慢生长期后,可进入加速生长期。随着肿瘤缓慢增大,瘤体逐渐凸起、变硬、呈结节状。该病早期症状不显著,部分晚期表现亦不典型,故常被误诊和漏诊。DFSP最常见于躯干和肢体近端,胸部和肩部最为常见。

2. **影像学检查**　影像学检查有助于在术前评估及判断DFSP的侵犯范围并为下一步的手术切除做出指导。其中MRI检查对明确肿瘤浸润范围的敏感性较高。传统的T_1加权像中,同正常骨骼肌相比,DFSP可以呈等信号、低信号或高信号,且信号强度通常低于皮下脂肪;在T_2加权像中,肿瘤的信号强度可能高于脂肪或呈与脂肪相近的中等强度。

3. **组织病理**　DFSP的病灶组织常由形态高度均一的致密梭形细胞组成,并含有大量的胶原纤维,可呈现席纹状或辐轮状排列,该表现已成为病理诊断的主要依据。DFSP另一重要的组织学特征是,它能侵入至距离肿瘤中心相当远的周围组织。大多数情况下,HE染色即可明确诊断DFSP。但有时难以区分DFSP和其他间质性肿瘤,进一步的免疫组化检查可能有所帮助。DFSP患者的CD34、透明质酸和波形蛋白染色通常呈阳性,而ⅩⅢa因子为阴性。CD34染色是最适合鉴别DFSP和皮肤纤维瘤及其他软组织肿瘤的指标之一。

4. **分子生物学检查**　在DFSP中大约有90%以上存在独特的染色体易位t(17;22),这也是该肿瘤可能发生的基础。目前可采用荧光原位杂交技术在可疑的DFSP中检测*PDGFB/COL1A1*融合基因,如果存在则有助于明确诊断[10]。

5. **鉴别诊断**　DFSP的临床鉴别诊断范围很广,可在临床上与结节型DFSP相混淆的疾病包括瘢痕疙瘩、硬纤维瘤、皮肤纤维瘤、脂肪瘤、结节性筋膜炎、结节病及其他皮肤软组织肉瘤,如卡波西肉瘤、纤维肉瘤、脂肪肉瘤、平滑肌肉瘤、血管肉瘤及未分化软组织肉瘤。斑块型和萎缩型DFSP在临床上可能类似于硬斑病、硬斑型基底细胞癌或瘢痕。

【治疗】DFSP 的典型特征之一是离心式侵犯周围组织，一直到距离肿瘤中央灶很远的位置，所以单纯切除后的局部复发风险很高。手术切缘状态是判断 DFSP 患者预后的最重要因素。目前对于局限性 DFSP 的手术切除方案有两种：局部广泛切除（WLE）和 Mohs 显微外科手术（MMS）。

WLE 的局部复发率低于保守的单纯切除。最新的 NCCN 指南建议 WLE 扩切范围至少需 2~4cm、深度需达深筋膜层，特殊部位例如边界清楚、覆盖筋膜的肌肉或颅骨周围，建议切除至少 2cm。此外，WLE 受解剖部位及美观程度限制较多，临床多应用于四肢、躯干及体积较大的病变。在解剖难度较大的区域，如头颈部，往往会造成损容或功能障碍。MMS 作为 WLE 的替代，越来越多地用于切除较大的或解剖难度较大的部位（如头颈部）的 DFSP[11]。与 WLE 采用代表性的纵向切片不同，MMS 在切除过程中采用连续水平切片，并通过冷冻切片分析对已切除的组织立即进行显微镜检查，直到获得阴性切缘为止。也可以采用改良

的慢 MMS，在整个手术过程中使用甲醛固定、石蜡切片，同时可进行 CD34 免疫组化染色，这比冷冻切片更为可靠。与 WLE 相比，MMS 可以最大程度地保留未受累的正常组织，因此伤口更小，重建更简单。

尽管尚无随机临床试验证实辅助放疗有益，但对于肿瘤体积较大或无法直接切除的病变，可接受术前放疗，待肿瘤体积缩小后行手术治疗，提高手术效率及病变清除率。对于术后病理提示切缘阳性、紧邻肿瘤边界及解剖部位受限者，均可接受术后放疗，以避免再次手术并造成正常组织丢失过多。

绝大多数 DFSP 都有特征性的染色体易位，即 t(17; 22)，导致血小板衍生生长因子 β（PDGFB）受 COL1A1 启动子的调控，这使得 PDGF 受体 β（PDGFRB）这种酪氨酸激酶激活。现已研制出以这类分子缺陷为靶点、具有口服活性的小分子酪氨酸激酶抑制剂。其中伊马替尼应用最为广泛，对于有 COL1A1-PDGFB 异常表达的患者，伊马替尼可用于无法经手术切除的原发型、复发型或转移型 DFSP，也可用于术前缩小肿瘤体积[12]。

第十四节　恶性黑色素瘤

恶性黑色素瘤（malignant melanoma，MM）是黑色素细胞来源的一种高度恶性肿瘤。其发病率和致死率近年来持续增长，成为最常见的皮肤恶性肿瘤之一。基因易感性、环境以及两者的相互作用是恶性黑色素瘤的危险因素。早期诊断和恰当的手术切除是降低恶性黑色素瘤（尤其是低危型）死亡率的有效手段。恶性黑色素瘤多见于成人，偶可见于儿童。儿童发病多与某些高危因素相关：如着色性干皮病、先天性巨大黑痣、家族性发育不良痣综合征、有恶性黑色素瘤家族史以及长期免疫抑制治疗者。

【诊断】及早识别 MM 皮损临床意义重大。在成人中临床甄别 MM 主要靠 ABCDE 体系：A（asymmetry），皮损不对称；B（border irregularity），边界不规则；C（color variegation），颜色不均匀；D（diameter），直径 ≥6mm；E（evolving lesion），病变

不断进展。成人 MM 大多都符合常规的 ABCDE 标准。相比之下，青春期前和青春期儿童中常见的是 Spitz 样黑色素瘤，其中大多都不具有常规的 ABCDE 特征。因此目前又提出了额外的儿童标准（儿童 ABCD 和 CUP 标准）。ABCD 标准：A（amelanotic），无色素性；B（bleeding，bump），出血，隆起；C（color uniformity），颜色均匀度；D（de novo，any diameter），新发，任何直径。CUP 标准：C（color is pink/red，changing），粉红色／红色，变化；U（ulceration，upward thickening），溃疡，向上增厚；P（pyogenic granuloma-like lesions，pop-up of new lesions），化脓性肉芽肿样损害，突发新的皮损。

1. 不同类型 MM 临床特点

（1）原位恶性黑色素瘤（malignant melanoma *in situ*）：指恶性黑色素瘤的病变仅局限于表皮内，处

于原位阶段。

1)恶性雀斑样痣(lentigo maligna):发病率较低,占恶性黑色素瘤的比例不超过15%。多发生于老年人,暴露部位多见,尤其以鼻、面颊、手背最为常见。起初为一边界不规则的色素斑,直径多为几毫米,色素不均。后逐渐扩大,有些则表现为一边扩大,另一边消退。约1/3患者皮损经10年以上扩展至4~6cm后才发生侵袭性生长。

2)浅表扩散性原位恶性黑色素瘤(superficially spreading malignant in situ,SSM):又称帕哲样原位恶性黑色素瘤(Pagetoid malignant melanoma in situ)。最常见的恶性黑色素瘤,占全部恶性黑色素瘤的70%。多发生于中年人的非暴露部位,女性腿多见,男性背多见。皮损为边缘不规则的斑,可稍隆起,直径多<2.5cm,呈黄褐色、褐色或黑色,色调不一。2/3患者出现部分损害消退现象,出现色素脱失斑。可于1~2年内发生浸润,出现结节、溃疡、出血等。

3)肢端原位黑色素瘤(acral lentiginous melanoma in situ):仅占所有黑色素瘤的5%~10%,但在黑人和黄种人中发病率可以高达45%~70%,是其主要发生类型。皮损多见于跖、掌及甲床、甲周等处,尤其承重部位(如足跟)是最常见的发病部位。甲下痣宽度≥3mm的色素带要考虑本病的可能。早期为淡褐色或黑褐色斑,边缘不规则,边界清楚。此型可很快发生侵袭性生长及转移,应早期诊断。

(2)侵袭性恶性黑色素瘤(invasive malignant melanoma):指恶性黑色素瘤的病变不仅局限于表皮内。

1)恶性雀斑样黑色素瘤(lentigo maligna melanoma):由恶性雀斑样痣发生侵袭性生长而来。多见于老年面部,为原有损害基础上出现一个或数个蓝黑色结节。一般生长缓慢,较晚发生转移,且转移多仅限于局部淋巴结。

2)浅表扩散性恶性黑色素瘤(superficial spreading malignant melanoma):由帕哲样原位恶性黑色素瘤发展而来,表现为局部浸润、结节、渗出和出血等。

3)肢端黑色素瘤(acral melanoma):肢端原位黑色素瘤出现垂直生长时,原有色素斑中央即可出现丘疹、结节,甚至破溃,常易转移。

4)结节性恶性黑色素瘤(nodular malignant melanoma,NM):白种人第二常见的恶性黑色素瘤,占恶性黑色素瘤的3%~4%。多见于50~60岁老年人,好发于躯干和四肢。开始为隆起的斑块、结节或深在结节,黑色或青黑色。之后生长迅速,很快增大,易发生溃疡。较早发生转移,存活率低。

除上述情况外,恶性黑色素瘤尚可发生在阴道、肛门、口唇等处,应予注意。

2. 皮肤镜 皮肤镜最初的适应证即为鉴别MM和其他色素性疾病(如色素痣等)。大量研究表明,皮肤镜诊断MM循证医学实践充足,证据级别Ⅰ~Ⅱ,推荐级别A,其诊断比裸眼诊断敏感性提高了18%,可提高早期MM诊断准确率,为MM早期无创诊断及鉴别诊断提供依据。MM有许多典型的皮肤镜模式,比如不典型色素网、不规则条纹、不规则点和球、不规则污斑、蓝白幕等。此外,还有一些部位特异性模式,如面部MM可见的不对称色素性毛囊开口、环状颗粒状模式、菱形结构和假性色素网,肢端MM可见皮嵴平行模式、不规则弥漫色素沉着和多组分模式等。由于儿童黑色素瘤往往是无色素的,所以血管结构的检查在儿童至关重要,如不典型血管结构及亮白色结构往往是Spitz痣样黑色素瘤的典型皮肤镜特征。

3. 组织病理

(1)原位恶性黑色素瘤:不典型黑素细胞最先出现在基底细胞层,后可散布在表皮全层。黑素细胞大小不一,部分有核异型性及核分裂象。真皮浅层可伴日光弹力纤维变性,多数可见中等密度的淋巴细胞带状浸润。帕哲样原位恶性黑色素瘤中,黑素细胞大,胞质丰富,呈巢状,甚似帕哲细胞。

(2)侵袭性恶性黑色素瘤:表现为恶性黑素细胞向下入侵突破基底层进入真皮。真皮内可见大小不等的瘤细胞巢。瘤细胞具有明显非典型性,细胞大小不等,核染色质丰富,有核丝分裂象。瘤体内黑素变异较大,且不均匀,常在瘤体的边缘也可以看到黑素,但亦有无色素性恶性黑色素瘤类型。此时确诊需要靠免疫组化技术,目前使用最广泛的标志物是S-100、MART-1和HMB-45、SOX10,这些免疫组化在MM的诊断中具有辨别意义。

Breslow肿瘤厚度(即肿瘤侵袭深度)是判断预后的重要依据。具体指使用目镜千分尺计量从表皮颗粒层细胞的顶部（或溃疡的基底）到肿瘤的最深浸润点的厚度。目前肿瘤厚度的分界值分别为 1mm、2mm 和 4mm。当前恶性黑色素瘤分期标准中，Breslow 厚度和溃疡是 T 期的重要决定因素。

根据 Clark 方法，将恶性黑色素瘤进行病理分级，以判断预后和选择治疗方法。

Ⅰ级：原位黑色素瘤，即瘤细胞限于表皮内。

Ⅱ级：侵入真皮乳头层，单个分布或少数聚集成巢。

Ⅲ级：侵入乳头下血管丛，瘤细胞呈结节状，紧邻真皮网状层界面上方。

Ⅳ级：侵入真皮网状层。

Ⅴ级：侵入皮下脂肪层。

4. 分子生物学　分子学技术可辅助诊断黑色素瘤，包括比较基因组杂交（CGH）、荧光原位杂交（FISH）等。目前认为 *KIT* 基因和 *BRAF* 基因突变为皮肤黑色素瘤的独立预后不良因素。国外资料显示大约 1/2 的皮肤黑色素瘤患者存在 *BRAF* 基因 V600 突变，15%~20% 存在 *NRAS* 突变。BRAF 联合下游的 MEK 共同激活 MAPK 途径，导致肿瘤生成。中国黑色素瘤基因突变情况：*BRAF* 突变率为 25.9%，其中 87.3% 为 V600E 突变；*CKIT* 突变率为 10.8%，扩增率为 7.4%[13]。但在儿童相对多见的 Spitz 样黑色素瘤中存在的是激酶融合而非 *BRAF/NRAS* 突变，目前已经检测到包括 *MAP3K8*、*ALK*、*NTRK1*、*NTRK3*、*MET*、*RET*、*ROS1* 和 *BRAF* 在内的多种激酶融合，频率不一[14]。

【治疗】 由于肢端和黏膜黑色素瘤为中国黑色素瘤的主要病理亚型，亚洲裔患者发生在肢端及黏膜等部位的黑斑需要警惕 MM 的风险。如果短期内色素痣发生大小、颜色、症状及体征（出现结节或溃疡）的变化，提示有恶性变可能。儿童 MM 更为罕见，且多表现为巨痣恶变或表现为非特异性的无色素病变。通过临床检查、皮肤镜、组织病理学检查及分子生物学等综合手段明确 MM 诊断后，应根据病理分型和临床转移情况等决定采用手术、化疗、免疫及放射等治疗方案，但对于 MM 的治疗目前仍不够理想。其中，及早局部手术切除仍是争取治愈的最好方法。

1. 外科手术治疗　外科手术切除皮损是重要的治疗方法，即能切除的皮损一定要切除。

切除范围依据 Breslow 深度：原位者为沿皮损边缘扩切 0.5cm；Breslow 深度 ≤1.0mm，则沿皮损边缘扩切 1.0cm；Breslow 深度 1.01~2mm，则沿皮损边缘扩切 1~2cm；Breslow 深度 2.01~4mm，则沿皮损边缘扩切 2cm；Breslow 深度 >4mm，则沿皮损边缘扩切 2~3cm；最大不超过 3cm。

皮肤科常见早期 MM 病例，而且以肢端型为主。通常皮肤科医生可以独立开展局部 MM 皮损扩大切除及缺损的成形修复，腹股沟、腋窝区域前哨淋巴结活检等。如果条件允许，也可以开展淋巴结清扫。

2. 化疗　适用于已有转移的晚期患者，以联合应用为主，且远期效果不理想。仅部分患者症状缓解，延长生存期。MM 一线化疗药物是达卡巴嗪、替莫唑胺。达卡巴嗪被认为是晚期黑素瘤药物治疗的"金标准"。替莫唑胺是达卡巴嗪的衍生物，因其可以透过血脑屏障，所以可以有效降低中枢神经系统的复发。

3. 放疗　当病灶无法切除或发生远位脏器转移时，可以考虑此疗法。另外，放疗对缓解内脏、神经系统和骨转移的压迫和疼痛症状有效。

4. 非特异性免疫疗法　包括皮内注射 BCG、短小棒状杆菌、细胞因子、小 RNA 干扰技术及核酶法等，其中较为广泛应用的为干扰素治疗。干扰素 3×10^6~6×10^6U，皮下或肌内注射，每周 2~3 次，连续 3 个月，以后 3×10^6~9×10^6U/ 周维持。

5. 特异性免疫疗法　此方法尚处于试验阶段，是指用培养的恶性黑素瘤细胞注射给患者，同时注射淋巴细胞，产生类似疫苗接种的效果，可使部分患者病情缓解或完全缓解。常用的有：多效价细胞疫苗、自身同源性疫苗、多肽疫苗及无修饰 DNA 疫苗等。

其实，对于恶性黑色素瘤患者来说，多数是以综合治疗方案治疗的。MM 病理分期为原位癌至 Ⅰa 期的病例，单纯扩大切除皮损即可，切除范围依据 Breslow 深度；MM 病理分期 Ⅰb~Ⅱ 期的病例，同样以单纯扩大切除为主要治疗手段，建议术后追加干扰素治疗；MM 病理分期为 Ⅲ 期的病例，MM 局部扩大切除，还需清扫相应区域淋巴结，术后追加干扰素治疗，必要时实施 ILP 或 ILI

治疗;MM病理分期为Ⅳ期的病例,尽可能切除病灶和淋巴结清扫。建议进行基因筛查,针对有基因突变的病例依据突变基因选择不同的有针对性的治疗药物。*BRAF V600* 突变的患者应用 Vemurafenib,*KIT* 突变的患者采用伊马替尼。对于无基因变异的患者建议应用 Ipilimumab、达卡巴嗪或替莫唑胺治疗。虽然抗 MAP- 激酶通路成员的靶向治疗可以考虑用于肿瘤显示有相关基因组改变的患者,但这些疗法还没有获批用于儿童,其应用是基于成人的数据。检查点抑制剂免疫治疗有望改善成人黑色素瘤患者的结局,伊匹木单抗已获批用于 12 岁以上的儿童患者;必要时可以

辅助放疗缓解转移灶引发的症状。综上,MM 的治疗是以外科切除为基础,依据肿瘤病理分期和累及范围,选择结合放射、化疗、免疫疗法及分子靶向治疗等方法,以达到治愈或缓解病情、延长生命的目的[15]。

【预防】 减少紫外线的暴露是普遍推荐的皮肤黑色素瘤的一级预防措施。基于儿童皮肤的特点,在儿童期和青春期就应该培养良好的防晒行为,防晒可改变未来发生黑色素瘤的风险。对肢端的交界痣,要定期观察,如有恶变倾向,宜尽早切除。不宜采用化学药物或冷冻等物理治疗,避免刺激。

第十五节 神经母细胞瘤

神经母细胞瘤(neuroblastoma,NB)是最常见的外周神经系统恶性肿瘤,在儿童恶性肿瘤发病率中占第四位,仅次于白血病、脑瘤、淋巴瘤,占所有儿童肿瘤中的 7% 左右。它们最显著的特点是临床行为多样,可自发消退,也可生长成熟为良性节细胞神经瘤,或表现为侵袭性疾病伴转移性播散并导致死亡。1 岁以内患儿大部分可以自行愈合,1 岁以上患儿恶性程度高,诊断时大部分已为晚期,预后差。

【生物学特征】

1. 神经母细胞瘤起源于原始神经嵴,后者产生交感神经细胞,包括交感神经节和肾上腺髓质细胞。因此神经母细胞瘤可发生于肾上腺及有交感神经的部位,包括颅内、眼眶、胸腔、腹腔、盆腔等。

2. 染色体缺失为最常见改变。在原发肿瘤中,1/3 患者存在 1p36 缺失,44% 存在 11q23 缺失,22% 存在 14q23 缺失。部分病例出现高二倍体。

3. 尿香草扁桃酸(VMA)及香草酸(HVA) VMA 及 HVA 为儿茶酚胺的代谢产物,患神经母细胞瘤时儿茶酚胺合成增加,故尿 VMA/HVA 增加。

4. *MYCN* 基因 *MYCN* 在 1983 年首先在神经母细胞瘤细胞系中克隆成功。位于染色体 2p24,主要功能是促进细胞增殖、抑制分化和凋亡。Brodeu 首先发现未治疗过的进展期神经母细胞瘤

MYCN 被放大;Seeger 证实 *MYCN* 放大与疾病进展和预后不良密切相关。后续研究证实 *MYCN* 基因放大>10 个拷贝 / 二倍体染色体时为强有力的预后不良因素,无论年龄、分期及其他生物学指标。目前 *MYCN* 对新诊断的神经母细胞瘤患者是很有价值的检查。

5. *TrkA* 基因 *TrkA* 为神经生长因子受体,其配体为神经生长因子,对神经细胞的增殖分化有重要作用。神经母细胞瘤 *TrkA* 高表达者预后较好。

【临床表现】 神经母细胞瘤的临床多样性与众多临床和生物学因素密切相关,包括患者年龄、肿瘤分期和组织学以及基因和染色体异常。神经母细胞瘤可起源于整个交感神经系统的任何部位。

1. 本病多发于婴幼儿,60% 的病例为 2 岁以下,96% 的病例发生在 10 岁以前。

2. 原发肿瘤表现 原发瘤最多见的部位为腹膜后(肾上腺多于椎旁神经节,肾上腺为 50%~93%,脊椎旁神经节为 25%),其次为后纵隔 20%、颈部 5%、盆腔 5%。临床表现有其多样性。典型表现为腹膜后肿块,来源于肾上腺。常以腹部包块起病。不少患儿还可首发突眼,或胸腔、盆腔肿物。

3. 转移性肿瘤表现 神经母细胞瘤极易发生转移,常见转移部位是骨髓、骨、淋巴结。骨髓侵

犯时患者可表现为外周血三系减少。骨关节转移可出现头颅包块、腰腿痛、关节酸痛、下肢瘫痪等。转移至淋巴结形成淋巴结肿大。侵犯颈丛时出现 Horner 综合征。侵犯肝脏时可以出现肝大。

4. 皮肤转移表现　有文献报道在先天性神经母细胞瘤儿童中,约 1/3 存在转移性皮肤病变。典型的皮损是可遍及全身的坚实、无触痛的蓝色至紫色的丘疹和结节,可表现为"蓝莓松饼"样外观。当皮损受到摩擦刺激的时候,儿茶酚胺释放诱导血管收缩,进而导致皮疹发白,周围出现红晕,常常可持续 30~60 分钟。骨转移的皮肤表现为坚硬的皮下肿块,特别是在头皮和眶部、脊部。眼眶转移能导致眼眶周围的瘀斑,被称为"熊猫眼"。由于交感神经对眼睛颜色的调控,可以出现虹膜颜色的变化(虹膜异色症)。

5. 全身症状表现　发热、疲乏、贫血、消瘦等。约 25% 的患儿可有儿茶酚胺及其代谢产物过度分泌,可出现血压升高,还可导致潮红、出汗和易激惹等症状出现。

【实验室检查】

1. 血清铁蛋白、血清乳酸脱氢酶(LDH)、神经元特异性烯醇(NSE)的含量对 NB 的诊断和预后评估有一定的意义。若血清铁蛋白>150mg/L,LDH>1 500U/L,NSE>100μg/L,则表示预后不良。

2. 儿茶酚胺代谢产物增多,尿 VMA/HVA 增加,尿 VMA/HVA 比值<1,则提示预后不良[6]。

【影像学检查】

1. X 线　腹部 X 线片中 50% 病例显示点状肿瘤钙化灶,同时可以了解肠道气体移位情况;胸部 X 线片还可发现后纵隔或腹部肿瘤延伸至横膈上导致的脊柱旁增宽。

2. B 超　可用于发现原发肿块,还可用于了解是否存在肝脏转移病灶。此外,B 超还是目前产前诊断最常用的方法。

3. CT 和 MRI　在诊断 NB 中应用最为广泛,可用于测定原发肿瘤的范围和大小、了解毗邻(尤其是大血管)的关系及转移情况。此外,CT 和 MRI 还可为肿瘤分期、术式选择及随访提供必要的信息。

4. 核素扫描　近年来,越来越多的核素扫描检查方法可用于诊断 NB。常用的检查方法有

^{99}MTc-MDP 扫描、放射性碘标记 MIBG 扫描、FDG PET 扫描等。随着医疗水平的提高,核素扫描必将成为 NB 原发肿瘤的检测、肿瘤分期、微小转移病灶的发现及预后的评估等不可缺少的检查手段。

【组织病理】大体检查,神经母细胞瘤大小不一,肿瘤一般质硬,呈灰色或灰粉色,常出现出血、坏死、囊肿形成及钙化。镜下神经母细胞瘤细胞核深染,细胞质稀少,肿瘤细胞团之间有薄的纤维血管间隔,故肿瘤常呈分叶状表现。约 30% 的病例镜下可见典型的 Homer-Wright 菊花形团样排列。免疫组化:NSE、Syn、CGA、S-100(+),EMA、LCA、Vimentin、CK、MIC-2、CEA、AFP(−)。电镜下神经母细胞瘤有神经内分泌颗粒及神经小管。

根据 Shimada 分类法即肿瘤组织间质细胞多少、神经母细胞分化程度及有丝分裂核破裂指数多少、年龄,将肿瘤分为预后不良及预后良好型。预后良好者间质细胞多,肿瘤细胞分化程度低,有丝分裂核破裂指数低,年龄<1 岁。

【诊断】诊断标准:

1. 肿块活检为 NB(单项可确诊)。

2. 髂后骨髓涂片,见典型 NB 细胞。

3. 24 小时尿 VMA 定量明显升高,大于正常值的 2 倍。

4. 具有 NB 好发部位、肿瘤钙化并包绕血管浸润性生长特征的典型影像学依据。

——2、3、4 三项中两项阳性可确诊。

【鉴别诊断】神经母细胞瘤是一种蓝色小圆细胞瘤,必须与此类其他恶性肿瘤相鉴别。主要包括神经节细胞瘤、嗜铬细胞瘤、肝母细胞瘤、肾母细胞瘤和胚胎型横纹肌肉瘤等。

1. 神经节细胞瘤　与本病同源,为良性肿瘤,绝大多数无症状,边界清楚,多发生于肾上腺外部位及年长儿童。

2. 嗜铬细胞瘤　肿瘤通常较小,肿块为边界清楚的实性或厚壁囊样改变,钙化较少,临床常以高血压求诊。

3. 肝母细胞瘤　瘤随呼吸活动度大,少见肿瘤钙化,一般无肾脏受压移位,尿 VMA 不高,血清 AFP 显著增高,而本病活动度小且常伴钙化,多方位检查肝边缘与其分界以助鉴别。

4. 肾母细胞瘤　肾母细胞瘤位于肾内,形态

大多光滑,钙化少见,肿瘤极少超过中线,少见血管包埋性改变,腹膜后淋巴结转移少见且发生较晚。

5. **胚胎型横纹肌肉瘤** 镜下常见到黏液基质中存有梭形细胞,细胞质内看到纵纹和横纹,与本病可以鉴别。

【治疗】北美国际肿瘤协作组依据年龄、国际NB分期系统(INSS)分期和肿瘤病理(*MYCN*状况、Shimada组织学、DNA倍性)将NB患者分为低危、中危和高危组。

1. **低危组** 临床分期为1、2期,*MYCN*基因为单拷贝者。最常用的治疗方法是手术切除,但是也有个别患者在进行手术的同时还要采取化疗,化疗时间一般为6~12周。

2. **中危组** 临床4S,*MYCN*基因为单拷贝;临床3期,Shimada良好型,*MYCN*单拷贝;临床4期,年龄1岁以下,*MYCN*单拷贝。需要手术和化疗一起配合进行,化疗时间12~24周。治疗方案和低危组一致。

3. **高危组** 临床4期,年龄>1岁;临床3期,年龄>1岁,Shimada预后不良型,*MYCN*基因放大或者血清铁蛋白升高;临床3、4、4S期,任何年龄+*MYCN*放大;临床1、2期,年龄>1岁+*MYCN*放大。采用超大剂量的化疗和灭髓一起进行治疗。高危组病例的疗效经历了不断提高的过程。20世纪八九十年代开始使用化疗+维A酸,以后采用化疗加自体造血干细胞移植。目前采用大剂量化疗、手术切除、局部放疗、自体外周血造血干细胞移植、13-顺式维A酸等综合治疗方法,其5年生存率已经提高到40%~50%。目前新的治疗方法逐渐被用于高危组。如免疫治疗:神经节糖苷(GD2)单抗治疗微小残留病变已经在美国应用。应用GD2单抗与GM-CSF连接后形成的融合蛋白与肿瘤细胞结合,GM-CSF与中性粒细胞膜上的受体结合,中性粒细胞可杀伤肿瘤细胞。对于治疗后复发或对化疗不敏感的难治性神经母细胞瘤采用[131]I-MIBG靶向放射治疗可能取得疗效[16]。

第十六节 横纹肌肉瘤

横纹肌肉瘤(rhabdomyosarcoma,RMS)是来源于横纹肌细胞或者向横纹肌细胞分化的间叶细胞的中度~高度恶性的肿瘤,也可以起源于一些原本并没有横纹肌的组织或器官。横纹肌肉瘤是儿童最常见的软组织肉瘤,其发病率约占儿童恶性实体肿瘤的6%,占软组织肉瘤发病率的53%左右。主要好发于两个年龄组:2~6岁及15~19岁。6岁以前发病占60%~70%,男性发病率高于女性。RMS年发病率约为4.6/百万人[17]。

【病因及发病机制】RMS的病因及发病机制不明,目前有学者认为是原始间质细胞来源的横纹肌母细胞在分化成熟为骨骼肌细胞的过程中发生染色体的易位、丢失或融合,抑癌基因改变。特征性的遗传学改变可能在它们的发病机制中发挥着重要作用。

【病理组织分型】根据组织病理学,传统上将RMS分为胚胎型、腺泡型、多形型及梭形细胞/硬化性四大类,其中胚胎型最为常见。组织病理

学分型对治疗及预后有着重要意义。近年随着分子生物学的进展,发现这组组织学起源相同的疾病其内在的驱动基因并不相同。在形态学及组织学起源分类的基础上引入分子分型使得横纹肌肉瘤的诊断更加细致精准,有利于临床的治疗和管理。

【临床表现】RMS受原发部位、患者年龄和有无远处转移的影响,其症状和体征可多种多样。全身任何部位都可发生RMS。最常见的原发部位是头颈部(35%~40%)、泌尿生殖道(25%)及四肢(20%)。儿童多见于头颈部和泌尿系统,成人好发于四肢、躯干和后腹膜。RMS不同组织类型与发病年龄及部位有密切关系。胚胎型约占RMS的2/3,生后及少年后期是起病的两个高峰,以头颈部、泌尿生殖系统等部位多见。腺泡型多见于青年,好发部位为四肢、头颈、会阴等处,早期发生血行播散的可能性大,多见于肺部。多形型易发生于成年人,好发于四肢,其次是躯干。RMS也可发生

于先天性巨痣内。

发病时最常见的临床表现为无压痛的肿块，偶伴上覆皮肤红斑。RMS 缺乏特征性的临床表现，常因原发部位肿瘤压迫及侵犯周围器官、组织的程度不同而表现不同。头颈部是 RMS 最常见的发病部位，25% 位于眼眶部，50% 在脑膜旁，25% 位于非眼眶部非脑膜旁。眼眶部位 RMS 可引起突眼、脑神经压迫症状。非眼眶部脑膜旁原发部位主要为鼻咽部和鼻旁窦部、中耳乳突、颞下翼窝，易发生鼻塞、鼻旁窦阻塞症状和脑神经受累，累及颅内可出现头痛、呕吐及高血压等。泌尿生殖道 RMS 常见于膀胱及前列腺，血尿及尿路梗阻是常见的临床表现。四肢的 RMS 常表现为肢体肉瘤的特征，表现为皮肤结节或皮下肿块，常呈局部浸润性生长，肿块可为无痛性，生长迅速，同时伴皮肤红肿，生长较快时可引起皮肤破溃，可转移形成多个结节，边界不清。躯干 RMS 具有复发和远处转移的倾向，与头颈部或膀胱的 RMS 相比，其直径相对较大。原发于胸腔及腹膜后骨盆区域的 RMS 由于位置较深很难早期诊断及进行一期手术，诊断时多伴有远处转移，因此，预后相对较差。

【组织病理】诊断 RMS 的主要依据目前仍然是组织病理学。诊断依据是识别出骨骼肌谱系的特征。这通常包括在光学显微镜下发现横纹肌母细胞或骨骼肌特有的横纹。胚胎型横纹肌肉瘤镜下常常见到黏液基质中存有梭形细胞，细胞质内看到纵纹或横纹；而腺泡型横纹肌肉瘤可见窄的结缔组织小梁将肿瘤细胞分隔成腺泡样，中央窄腔内漂浮有少数肿瘤细胞；多形型横纹肌肉瘤组织病理可发现有多形型带状细胞，胞质内可见到长短粗细不一的肌纤维，并可见各种形态的多核细胞。对没有显著横纹肌特点的病例，免疫组化染色或电子显微镜可能会发现更多肌源性分化的证据。

【分子生物学】近年来，关于 RMS 特征性的分子生物学改变的研究已经有了快速进展。腺泡型和胚胎型 RMS 有着不同的临床和分子特征，目前认为它们可能起源于不同的生物学机制[18]。特征性的分子生物学改变可能在它们的发病机制中有着某种作用。腺泡型 RMS 可在整个儿童期发生，位于躯干和四肢，且和多种其他肉瘤一样存在

特征性的染色体易位。最常见的易位位于 t(2；13)(q35；q14)，使 PAX3 基因和 FOXO1 基因融合。其他还有较少见的 PAX7 与 FOXO1 的基因融合等。根据当前的 COG 方案，诊断依据中最重要的是有无融合基因，而非仅有组织学结果。无论组织形态学特征如何，诊断腺泡型 RMS 都需要通过 FISH 或 RT-PCR 来评估 FOXO1 基因的重排情况，以进行风险分层。因此，目前建议所有 RMS 肿瘤都要通过 FISH 或 RT-PCR 来检测 FOXO1 基因的重排。胚胎型 RMS 通常见于幼儿，好发于头部、颈部和泌尿生殖系统。虽然尚未识别出特异性染色体易位，但大多数胚胎型 RMS 的 11p15 位点(IGF-2 基因位点)丧失杂合性。胚胎型 RMS 会过度产生 IGF-2，后者可在体外刺激肿瘤生长，受抑制后也可遏制肿瘤生长。无论组织学类型，IGF-2 表达上调都对 RMS 生长有重要作用。新生儿和 1 岁以下婴儿的胚胎型 RMS 梭形细胞亚型可能存在独特易位。较为典型的异常为 VGLL2 和 NCOA2 基因重排。独特的易位有助于在胚胎型 RMS 中界定该亚型，此类患者的结局往往良好。而 1 岁以上儿童的梭形细胞 RMS 和硬化性 RMS 具有侵袭性病程，结局不良。这类胚胎型 RMS 亚型通过 MyoD1 和 PIK3CA 基因突变界定，部分患者同时存在这两种基因突变。

【鉴别诊断】通过组织病理、免疫组化、电子显微镜及分子生物学等方法与恶性淋巴瘤、神经母细胞瘤、转移瘤、纤维肉瘤等鉴别。

【治疗】在过去，RMS 患者的单纯手术治疗治愈率低于 20%，提示绝大多数这些患者在诊断时已存在微转移病灶。随着现代联合治疗方法的使用，超过 70% 的局限性 RMS 儿童可被治愈。这些结局改善得益于国际软组织肉瘤委员会制订的多学科治疗方案。该方案通过对多种临床病理预后因素的分析，评估疾病复发风险，最终制定出相应的风险调适疗法。这些治疗方法包括：原发病灶化疗减瘤和化疗消灭肉眼及显微镜下可见的转移病灶，手术及放疗以控制局部微小残留病变。

【预后】RMS 的预后与年龄、肿瘤大小、位置、组织学分型、分子生物学特征、侵犯程度、有无转移及治疗方案等因素有关。多数 RMS 患者就诊时已

产生亚临床转移,即使手术或者放化疗治疗有效控制局部肿瘤,仍有部分患者在数月内复发。对于儿童横纹肌肉瘤,早期诊断,合理应用手术、化疗与放疗结合的现代联合治疗方案,是提高该肿瘤患儿生存率的关键。

（韩晓锋　马琳　著,汤建萍　蔡东华　审）

参考文献

1. DREYFUS I, ONNIS G, TOURNIER E, et al. Effect of Topical Rapamycin 1% on Multiple Trichoepitheliomas. Acta Derm Venereol, 2019, 99 (4): 454-455.

2. 孙娟, 尉莉, 韩晓锋. 儿童毛母质瘤 577 例临床特点分析. 临床皮肤科杂志, 2023, 52 (07): 389-393.

3. KILLOCK D. Selumetinib benefits children with inoperable plexiform neurofibromas. Nat Rev Clin Oncol, 2020, 17 (5): 273.

4. LI Z, XIE Y, XIAO Q, et al. Terminal osseous dysplasia with pigmentary defects in a Chinese girl with the FLNA mutation: A case report and published work review. J Dermatol, 2020, 47 (3): 295-299.

5. YANG HJ, KANG HJ, LEE WJ, et al. Case of infantile digital fibromatosis treated with topical tacrolimus. J Dermatol, 2020, 47 (12): e439-e440.

6. BILGIÇ Ö, TUNÇEZ AF, ALTINYAZAR HC. Pseudo Darier Sign: A Distinctive Finding for Congenital Smooth Muscle Hamartoma. J Pediatr, 2016, 169: 318.

7. FERREIRA MG, SALGADO MB. Congenital Milium of the Nipple. Pediatr Dermatol, 2017, 34 (1): e28-e29.

8. 中国整形美容协会瘢痕医学分会常务委员会专家组. 中国瘢痕疙瘩临床治疗推荐指南. 中国美容整形外科杂志, 2018, 29 (5): 3-14.

9. 徐教生, 向欣, 徐子刚, 等. 儿童原发性皮肤骨瘤 11 例临床分析. 中华皮肤科杂志, 2019, 52 (8): 525-528.

10. ZHU R, YAN J, LI B, et al. Determination of COL1A1-PDGFB breakpoints by next-generation sequencing in the molecular diagnosis of dermatofibrosarcoma protuberans. Exp Mol Pathol, 2021, 122: 104672.

11. HAO X, BILLINGS SD, WU F, et al. Dermatofibrosarcoma Protuberans: Update on the Diagnosis and Treatment. J Clin Med, 2020, 9 (6): 1752.

12. KORNIK RI, MUCHARD LK, TENG JM. Dermatofibrosarcoma protuberans in children: an update on the diagnosis and treatment. Pediatr Dermatol, 2012, 29 (6): 707-713.

13. 高天文, 郭伟楠. 中国黑素瘤研究进展与新治疗策略. 中华皮肤科杂志, 2021, 54 (1): 27-32.

14. WIESNER T, HE J, YELENSKY R, et al. Kinase fusions are frequent in Spitz tumours and spitzoid melanomas. Nat Commun, 2014, 5: 3116.

15. ASCIERTO PA, DEL VECCHIO M, MANDALÁ M, et al. Adjuvant nivolumab versus ipilimumab in resected stage ⅢB-C and stage Ⅳ melanoma: 4-year results from a multicentre, double-blind, randomised, controlled, phase 3 trial. Lancet Oncol, 2020, 21 (11): 1465-1477.

16. SWIFT CC, EKLUND MJ, KRAVEKA JM, et al. Updates in Diagnosis, Management, and Treatment of Neuroblastoma. Radiographics, 2018, 38 (2): 566-580.

17. MCEVOY MT, SIEGEL DA, DAI S, et al. Pediatric rhabdomyosarcoma incidence and survival in the United States: An assessment of 5656 cases, 2001-2017. Cancer Med, 2023, 12 (3): 3644-3656.

18. RUDZINSKI ER, KELSEY A, VOKUHL C, et al. Pathology of childhood rhabdomyosarcoma: A consensus opinion document from the Children's Oncology Group, European Paediatric Soft Tissue Sarcoma Study Group, and the Cooperative Weichteilsarkom Studiengruppe. Pediatr Blood Cancer, 2021, 68 (3): e28798.

第二十三章

组织细胞和肥大细胞疾病

第一节　组织细胞疾病

根据受累组织内浸润的组织细胞性质,组织细胞疾病可分为反应性和肿瘤性两大类。反应性组织细胞性疾病包括感染性和非感染性,前者包括各种感染引起的肉芽肿性疾病,后者包括环状肉芽肿、类脂质渐进性坏死、异物肉芽肿等。肿瘤性组织细胞疾病,包括各种类型的组织细胞增生症、组织细胞肉瘤及单核细胞白血病等。组织细胞增生症包括朗格汉斯细胞组织细胞增生症和非朗格汉斯细胞组织细胞增生症,后者又包括一系列亚型如幼年黄色肉芽肿、良性头部组织细胞增生症、播散性黄瘤及窦组织细胞增生伴巨大淋巴结病等。本小节主要介绍儿童常见的组织细胞增生症和环状肉芽肿。

近 10 年来,随着分子生物学技术的不断应用,越来越多的研究证实,组织细胞增生症包括朗格汉斯细胞组织细胞增生症和非朗格汉斯细胞组织细胞增生症如 Erdheim-Chester 病(ECD)在内的皮损中存在高频 MAPK 通路的活化(特别是 *BRAF-V600E* 位点致病性突变),这些研究支持了该类疾病的肿瘤特性。2016 年,组织细胞工作组根据最新研究,结合组织学、免疫表型、分子遗传学、临床及影像学等特点,将组织细胞和树突状细胞疾病分为 A~E 五大组(表 23-1)。新分类将具有相似临床特征和分子生物学改变的组织细胞增生症进行重新归类,避免了以往仅从组织形态及免疫表型角度进行分类,对临床诊疗更具指导意义。

表 23-1　常见组织细胞和树突状细胞分类

A:L 组
LCH
ICH
ECD
LCH/ECD 混合
B:C 组
皮肤非 -LCH
黄色肉芽肿家族:JXG、AXG、SRH、BCH、GEH、PNH
非黄色肉芽肿家族:皮肤 RDD、NXG、其他非特指型
皮肤非 -LCH 伴一个系统受累

C：R组

家族性 RDD
散发性 RDD
经典型 RDD
结外 RDD
伴有肿瘤或免疫性疾病的 RDD
未定类

D：M组

原发性恶性组织细胞增生症
继发性恶性组织细胞增生症
（继发于其他造血系统肿瘤或与之相关）
亚型：组织细胞性、指突状、朗格汉斯、未定类组织细胞

E：H组

原发性 HLH，单基因
遗传性疾病导致的 HLH
继发性 HLH（非孟德尔遗传）
病因不明的 HLH

注：LCH，朗格汉斯细胞组织细胞增生症；ICH，未定类组织细胞增生症；ECD，Erdheim-Chester 病；JXG，幼年黄色肉芽肿；AXG，成人黄色肉芽肿；SRH，孤立性网状组织细胞瘤；BCH，良性头部组织细胞增生症；GEH，泛发性发疹性组织细胞瘤；PNH，进行性结节性组织细胞瘤；RDD，Rosai-Dorfman 病；NXG，渐进性坏死性黄色肉芽肿；HLH，噬血细胞综合征。

一、朗格汉斯细胞组织细胞增生症

朗格汉斯细胞组织细胞增生症（Langerhans cell histiocytosis，LCH），旧称"组织细胞增生症 X"（histiocytosis X）。目前的研究已证实 LCH 为肿瘤性疾病，起源于骨髓多能造血干细胞。本病常导致多器官系统受累，存在高频 MAPK 通路活化，故新分类将其归入 L 组。本病年发病率为 0.5%~5.4%，好发于男性。平均发病年龄为 3.5 岁。

【病因及发病机制】本病病因不明，曾提出与代谢、遗传或病毒感染等有关，但均未能证实，虽然有罕见的单卵双生或有家族史的病例报道，但迄今为止仍然被认为是一种非遗传性疾病。目前认为本病为造血系统来源的肿瘤性疾病。Badalian-Very G 等在 61 例 LCH 患者中发现有 57% 的患者具有 *BRAF-V600E* 的功能性突变[1]，*BRAF* 是一种致癌基因，该发现为支持 LCH 为肿瘤性疾病提供了有利证据。此后的研究发现 80% 以上的 LCH 病例存在 MAPK 通路的异常活化，进一步证实了 LCH 的肿瘤特性[2]。

【分类】由于受累器官多寡和受累程度不同，以及临床病理表现各异，LCH 的临床分类方法多样，传统上分为四型。分别为：

1. 勒 - 雪病（Letterer-Siwe disease） 为急性、播散性多系统型组织细胞增生，进展迅速，死亡率高。

2. 韩 - 雪 - 柯病（Hand-Schüller-Christian disease） 为慢性进展、多灶型组织细胞增生。

3. 嗜酸性肉芽肿（eosinophilic granuloma） 为慢性、局灶型组织细胞增生。

4. 先天性自愈性网状组织细胞增生症（congenital self-healing reticulohistiocytosis） 为最轻型。

目前国际上根据 LCH 累及系统及程度分类，分为单系统型（SS）和多系统型（MS）。单系统型 LCH 分为单灶型（侵犯单个淋巴结、皮肤、肺、垂体或骨骼）和多灶型（侵犯多处骨骼或多个淋巴结）；多系统型 LCH 分为：a 型，2 个以上器官累及，无功能损害；b 型，2 个以上器官累及，伴有功能损害，其中肝脏、脾脏或造血系统受累者视为高危患者，预后较差，而未累及以上器官者视为低危患者，预后较好。此分类法能较为方便地进行客观评价，与治疗方案结合，便于病情评估及观察预后[3]。

【临床表现】

1. 勒-雪病　症状、体征：

（1）好发于2岁以内的婴幼儿，常于9个月内发病，偶尔也可发生在成人。男性较多。起病急骤、病情凶险，可于数周至1年内死亡。

（2）皮疹呈多形性，主要为黄红或暗红色斑丘疹，或脐凹样的丘疹，上覆棕黄色鳞屑，成批发生，密集分布。皮疹间夹杂紫癜性损害、出血性的丘疱疹或小瘀点。皮疹消退后遗留点状萎缩性斑及色素减退斑（图23-1A、B）。广泛分布于头皮、颜面、躯干、臀部。有时可见口腔黏膜糜烂溃疡。亦可累及指甲，出现甲沟炎、甲剥离、甲床出血性条纹等

（图23-1C）。

（3）系统症状：发热、肝脾大、淋巴结肿大、肺部广泛浸润、骨髓受累可导致进行性贫血等。约半数以上患儿有呼吸道症状，如咳嗽、气急、发绀，甚至发展为肺纤维化或形成肺泡囊肿而致气胸。有的发生内脏血栓而引发出血。少数患儿因乳突病变，并发化脓性中耳炎、耳部水肿及听力下降。神经系统受累可出现癫痫发作、眩晕、头痛、共济失调等。

2. 韩-雪-柯病　症状、体征：

（1）多发生于2~6岁儿童，其次是青少年，起病隐袭，较重。

（2）溶骨性病变、眼球突出、尿崩症为本病典型

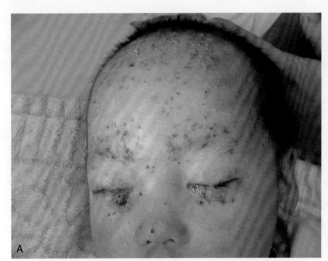
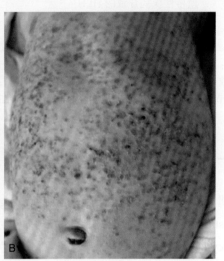
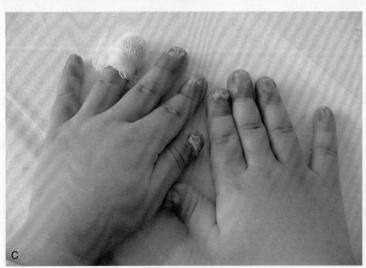

图23-1　朗格汉斯细胞组织细胞增生症

3岁男孩。头面部（A）、躯干（B）黄色或红色丘疹或斑丘疹，上覆棕黄色鳞屑。头皮似脂溢性皮炎样痂皮。皮疹间夹杂紫癜性损害，出血性的丘疱疹或小瘀点。亦可累及指甲，出现甲沟炎、甲剥离、甲床出血性条纹（C）（上海交通大学医学院附属新华医院提供）

三联症,三症俱全者少见:

1)溶骨性病变:发生于 80% 患者,主要累及颅骨、骨盆等扁骨,亦可累及脊柱。头皮可触及结节或囊肿;上颌骨与下颌骨受累,引起齿龈肿胀坏死、口炎、牙齿松动或脱落;乳突及颞骨岩部肉芽肿浸润可致慢性中耳炎、局部软组织肿胀等。

2)眼球突出:眶骨增生性破坏及眶内软组织肿块引起,眼球突出多向正下方及内下方。眶区肿块压迫眼球严重时,可致眼球运动受限及视网膜水肿、视力减退(图 23-2A)。

3)尿崩症:约 1/2 患者可有此症,由于垂体后叶灰白结节或下丘脑的肉芽肿浸润,或因病变侵犯蝶骨体后压迫垂体致抗利尿激素和生长激素分泌减少,引起尿崩症及发育迟缓。

(3)皮肤损害:约 33% 的患者可发生皮肤损害,表现为结节性溃疡、斑块,或褐红至黄色覆以鳞屑痂皮的斑丘疹。好发于面、眼睑、躯干及会阴、腋下等皱襞部位(图 23-2B,图 23-3,图 23-4)。黏膜损害多见于口腔牙龈、肛周、会阴等处。患者头发稀少,皮肤较干燥,有的可呈现青铜色斑。

(4)系统症状:主要为肝、脾、淋巴结肿大、

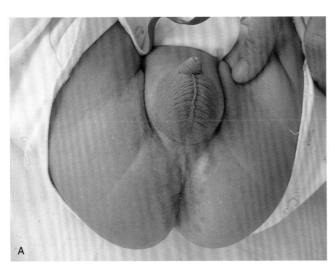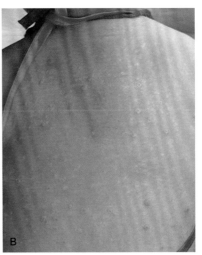

图 23-2 朗格汉斯细胞组织细胞增生症
1 岁男孩。会阴(A)皱襞部位红斑基础上糜烂、渗出。躯干(B)可见肤色 - 黄红色带脐凹的丘疹,
及消退后点状萎缩性色素减退斑(上海交通大学医学院附属新华医院提供)

贫血等。约 30% 患者有肺部病变,表现为肺门或肺间质浸润,有的导致肺纤维化,可并发右心衰竭。

3. 嗜酸性肉芽肿 症状、体征:

(1)多见于 2~4 岁儿童。起病缓慢,临床较轻。

(2)单发或多发性骨损害,好发于颅骨、肋骨、脊柱、下颌骨。早期骨病仅可见局部软组织肿块或肿胀,或可有间歇性疼痛及压痛。不同部位的骨损害可致相应症状,如突眼、中耳炎、牙齿脱落、运动障碍,严重者累及骨髓可发生下肢不全性瘫痪。

(3)皮肤损害较少见。常见生殖器与口腔黏膜的溃疡性肉芽肿,若深部肉芽肿可形成瘘管,皮损与前两型相似。

(4)系统症状:较轻,如发热、贫血、肝脾大、肺部浸润或肺部散在结节样损害等。

4. 先天性自愈性网状组织细胞增生症 症状、体征:

(1)多见于出生时或新生儿早期,为四型中最轻型。

(2)皮损为泛发的实质性、无痛性红棕色丘疹或结节,直径 1~10mm,中心出现溃疡、坏死,边缘呈卷轴状(图 23-3)。偶尔出现水疱、脓疱。可成群散布于头面部、躯干、四肢,皮损亦可单发。2~3 个月内皮损自发消退,最后瘢痕愈合。

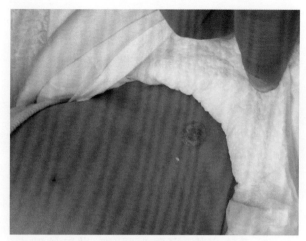

图 23-3　朗格汉斯细胞组织细胞增生症
8 个月男孩。腹部红斑基础上水疱糜烂（上海交通大学医学院附属新华医院提供）

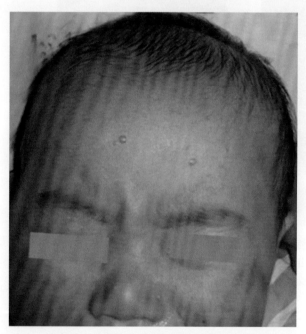

图 23-4　朗格汉斯细胞组织细胞增生症
2 岁男孩。面部多发圆形或椭圆形丘疹或结节，黄红色，表面光滑，边界清楚（上海交通大学医学院附属新华医院提供）

（3）系统症状极为罕见，表现为肝大、轻度血象异常，视网膜损害。

【病理】根据浸润细胞分化程度不一，病理可分为增殖型、黄色瘤样型、肉芽肿型和纤维型四个阶段。本病电镜下显示朗格汉斯细胞内有特征性的板状包涵体，呈球拍状，称 Birbeck 颗粒，为朗格汉斯细胞的特征。免疫组化：CD1a 阳性，S100 阳性，CD207（Langerin）阳性[3]。

急性泛发性 LCH 的组织病理表现为增殖型反应，增生细胞均匀一致地浸润在真皮上部，细胞核染色浅，为肾形、分叶状或折叠呈锯齿形；细胞质丰富，粉红色细颗粒状，边界清楚。亲表皮性是其特征，有时可见 Pautrier 微脓肿样细胞聚集。多灶性慢性损害的组织病理表现各异，多见黄色瘤样型改变，真皮内多形性细胞密集浸润，由组织细胞、大量嗜酸性粒细胞和多核巨细胞构成，泡沫细胞数量不一。局灶慢性损害的病理主要表现为肉芽肿型，真皮内增生的朗格汉斯组织细胞向深部扩展，大部聚集成簇，嗜酸性粒细胞数量更多，多核巨细胞多见，尚有不等量淋巴细胞和浆细胞散在分布。先天性自愈性组织细胞增生症的病理表现为纤维型，真皮上部朗格汉斯细胞组织细胞的浸润，有亲表皮性，可以有较多毛玻璃样组织细胞及嗜酸性粒细胞，出现大量网状纤维。

【辅助检查】

1. 建议完善血常规、凝血功能、血液生化、免疫球蛋白、肝功能等检查。异常表现：白蛋白降低，胆红素升高，GGT 升高，ALT、AST 升高。正细胞正色素性贫血，白细胞降低，单核细胞升高，血小板降低。血沉升高。血浆 IgM 升高。CD3 降低，CD4/CD8 降低或升高。

2. X 线片有助于发现病变。胸部 X 线的典型改变为弥散的网格状或网点状阴影，晚期可表现为多发性囊肿及纤维化；骨骼 X 线片提示溶骨性骨质改变，扁骨的病灶由虫蚀样至巨大缺损，形状不规则，边缘可成锯齿状；颅骨 X 线片呈地图状缺损，多见于顶、颞、额、枕及眼眶骨；脊椎多为椎体破坏，受压变窄呈扁平椎，但一般锥间隙不狭窄；长骨病变多位于骨干，为囊状缺损，单发或互相融合成分房状。

3. 中枢神经受累者头颅 CT 及 MRI 可见垂体异常。

4. B 超检查可见肝、脾、淋巴结、胸腺等肿大表现，其中肝大是 LCH 肝脏受累的一个重要线索。

【诊断】LCH 的诊断是根据特征的临床表现，确诊需要组织学和免疫组织化学的依据。组织学表现为在炎症细胞的背景下具有丰富的嗜酸性胞质的朗格汉斯细胞。免疫表型表达 CD1a 和 / 或由朗格汉斯细胞产生的特异性凝集素 Langerin（CD207），用于确定诊断。S100 阳性也具有特征性。电镜检查可以显示典型的 Birbeck 颗粒,表现为拉长的拉链样的细胞质结构,但非诊断所必需的。

【鉴别诊断】因 LCH 皮损缺乏特异性,早期容易误诊,尤其当某一种类型的皮损单独发生的时候。1 岁以下小儿出现不典型湿疹样、脂溢性皮炎样或紫癜样皮疹应警惕 LCH 的可能。需及时进行病理检查明确诊断。详见表 23-2。

表 23-2 LCH 各类皮肤表现的鉴别诊断

皮疹类型	图片	皮损特征	皮损分布	鉴别
红斑鳞屑性改变	见图 23-1A 见图 23-1B	黄色或红色丘疹或斑丘疹,上覆棕黄色鳞屑	头皮、颜面、躯干、臀部、手部	脂溢性皮炎 疖疮 湿疹
糜烂渗出性改变	见图 23-2A 见图 23-3	红斑基础上糜烂、渗出	皱襞部位(腋窝、腹股沟、耳后)	间擦疹 念珠菌性皮炎 脓疱疮 大疱性皮病
出血性改变	见图 23-1A 见图 23-1C	出血性丘疹、出血性条纹	头皮、颜面、躯干、臀部、甲床	紫癜性疾病 甲下出血
结节、斑块、光泽丘疹样改变	见图 23-2B 见图 23-4	黄红色结节、斑块,粟粒大小、脐凹状丘疹	面、眼睑、躯干、会阴及腋下等皱襞部位	黄瘤 光泽苔藓 传染性软疣
肉芽肿样损害		溃疡性肉芽肿	外生殖器	增生性疾病

【治疗】LCH 临床表现差异较大,治疗前需进行详细的危险因素评估,累及肝脏、脾及造血系统者视为高危患者,预后较差。在一项回顾性研究中,101 例患者 1 年、3 年及 5 年的总生存率分别为 79%、74%、71%,但有肝脾高危器官累及的患者 1 年的生存率仅有 33%,5 年生存率仅有 25%[4]。

1. 局限于皮肤的 LCH 患者的治疗可以外用激素、氮芥、窄谱 UVB、小剂量的 MTX 也有成功治疗的报道[5,6]。慢性型以骨损害为主的,应尽早行病灶清除术、植骨;对不易进行手术治疗者,可采用病灶内注射激素治疗或放疗;有尿崩症者,可用垂体升压素。

2. 急性播散性多系统受累者,依据病情轻重可采用单一药物或联合药物治疗,化疗药物常用泼尼松、长春新碱、博来霉素、甲氨蝶呤、阿霉素和环磷酰胺等。

3. 近年来,对 LCH 的治疗不断有新报道,二线化疗药物如克拉屈滨亦可取得满意疗效[7]。*BRAF V600E* 的靶向抑制剂维罗非尼、达拉非尼等治疗功能性突变的 LCH 获得良好疗效,为该疾病的生物治疗提供了新思路[8]。

【预后】LCH 的预后与发病年龄、受累器官及初期治疗反应有关。现在多采用 Lavin-Osband 分级法评分进行分级[8]。年龄 ≤2 岁为 1 分,受累器官 ≥4 个为 1 分,器官功能受损为 1 分。Ⅰ级为 0 分,Ⅱ级为 1 分,Ⅲ级为 2 分,Ⅳ级为 3 分。级别越高,预后越差。年龄愈小,受累器官愈多,预后愈差。肝、脾、骨髓等受侵犯且对初期治疗反应较差者预后差。痊愈患儿中少数可有尿崩、智力低下、发育迟缓、颌骨发育不良、肝硬化、肺纤维化等后遗症。

（徐教生 马琳 著,李萍 魏玉平 审）

二、幼年黄色肉芽肿

幼年黄色肉芽种(juvenile xanthogranuloma, JXG) 又称痣样黄色内皮细胞瘤、幼年性黄瘤。JXG 属于非朗格汉斯细胞组织细胞增生性疾病,主要累及皮肤或黏膜,新分类将其归入 C 组。本病多见于 6 岁以前的儿童,好发于头面部、上肢及躯干上部皮肤,亦可累及眼部。约 5% 的 JXG 伴有系统累及。JXG 患者血脂正常。

【病因及发病机制】幼年黄色肉芽肿是以泡沫细胞和 Touton 巨细胞增殖为特征的非朗格汉斯细胞组织细胞增生症。其发病原因还不清楚,既往

认为可能是感染或物理因素刺激的反应。Janssen
等于 2007 年通过 X 染色体基因失活技术证实
JXG 的皮损为克隆性,支持 JXG 为肿瘤性疾病[9]。
有些病例中发现合并多发咖啡斑,提出本病与神经
纤维瘤之间可能有联系。JXG 伴发 I 型神经纤维
瘤的患者有较高风险发展成粒细胞白血病,比单发
者高 20~32 倍[10]。

【诊断】

1. 症状、体征

(1)皮损多为单发,直径数毫米至几厘米大的
圆形或椭圆形丘疹或结节,边界清楚,初为红色,以
后变为黄红或棕色(图 23-5)。

(2)也可多发,损害常见于头颈部、躯干和四
肢,也可发生于口腔(图 23-6)。

(3)播散型可多达几百个,成批出现,多于出生
后 6 个月内发病,男孩多见,2~3 岁内可完全自然
消退,遗留少许色素沉着或轻度皮肤萎缩。

(4)巨型 JXG,>2cm,是一种罕见的变异,主要
见于女孩,最易受累的部位是躯干上部和四肢近
端。损害常在出生时已经发生并出现溃疡,尚无内
脏累及的报道。

(5)深在型 JXG 发生于皮下深部软组织和肌
肉,常局限于头部和颈部,也可出现在躯干和小腿。
肌肉损害主要发生在女性。

(6)系统性 JXG,大约占 3%~8%,常累及中枢
神经系统、肝脏、脾脏和肺。眼部是最常受侵犯的
皮肤外部位,位于虹膜、角膜、眼眶和眼睑,其中虹
膜最常见,可引起青光眼、前房出血等。其他皮肤
外损害包括颞骨、鼻腔、支气管和脊椎。新生儿期
发病的预后较好,但也有可能出现皮肤损害自然消
退后内脏受累的情况[11]。

2. 实验室检查

(1)组织病理:① JXG 早期:致密的单一核组
织细胞浸润,伴嗜酸性粒细胞浸润,无泡沫细胞和
多核巨细胞。② JXG 成熟期:泡沫细胞、Touton
细胞及多核巨细胞呈肉芽肿性浸润,散在中性粒
细胞、嗜酸性粒细胞、淋巴细胞和浆细胞浸润。
Touton 细胞的特征是胞核周围绕有一圈空泡样
胞质,与最里面的嗜酸性胞质之间存在环状分界。
③ JXG 晚期:出现大量成纤维细胞,构成席纹状外
观。④深在型 JXG:细胞形态提示组织细胞来源,
细胞丰富,有一定的异型性,可见核分裂象,缺少经

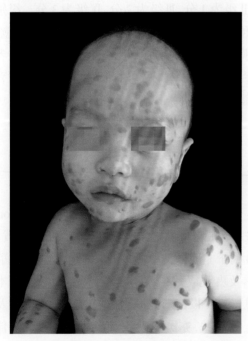

图 23-5 幼年性黄色肉芽肿
2 岁男孩。面部、躯干多发皮损,圆形或椭圆形
丘疹或结节,黄红色至棕红色,表面光滑,境界
清楚(首都医科大学附属北京儿童医院提供)

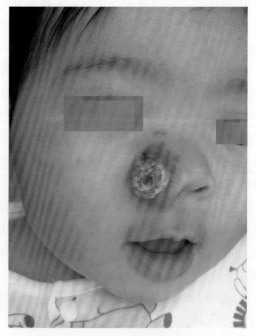

图 23-6 幼年性黄色肉芽肿
4 月龄女童。右侧鼻翼单发皮损,黄红色浸润
性肿块,中央可见坏死结痂,周围可见血管扩张
(首都医科大学附属北京儿童医院提供)

典幼年性黄色肉芽肿多见的多核巨细胞[12]。组织学上其肿瘤细胞可类似非典型腱鞘和上皮样平滑肌肉瘤、破骨细胞样细胞、关节骨巨细胞瘤、平滑肌肉瘤等,使得深在型 JXG 的鉴别诊断非常困难。

(2) 免疫组化:CD1a、S100 及 Langerin 阴性,CD68、CD163 及 CD4 阳性。

【鉴别诊断】单发皮损的 JXG 需与 Spitz 痣或肥大细胞瘤鉴别,多发皮损的 JXG 需与良性头部组织细胞增生症、泛发性发疹性组织细胞瘤、播散性黄瘤鉴别(表 23-3)。深在型 JXG 需要和血管瘤、淋巴管瘤及脂肪瘤等鉴别。

【治疗】

1. 一般无需治疗,多数病程呈自限性,大部分于 3~6 岁时消退。对于不消退、数量少且局限的小损害,可选电凝、激光或冷冻。大的单个损害或对局部有压迫时采取手术切除或局部激素封闭治疗。瘤体内注射曲安奈德可能对眼部损害有效。眼部损害可能侵犯眼底,须定期检查。

2. 系统性 JXG 一般采取综合疗法,包括糖皮质激素、长春新碱、甲氨蝶呤、依托泊苷等,联合用药可减少皮损,大部分能完全化解和消除,但用药时也要权衡药物的毒副作用。神经介入是手术和放疗相结合的疗法,是治疗 JXG 中枢神经系统受累的有效手段[13]。伴有 *BRAF-V600E* 功能性突变的可考虑靶向治疗[11]。

表 23-3 多发性幼年性黄色肉芽肿的鉴别诊断

	年龄	皮损数量	皮损表现	皮损分布	自然病程
JXG	0~18(平均 2 岁)<6 个月,男性多见	单发 - 多发型多发 - 播散型	红色至黄棕色丘疹、结节	头部、颈部,以及其他部位	逐渐消退
系统性 JXG	平均年龄 0.3 岁	单发或多发	50% 没有皮损	皮下组织、肝、脾、肺、中枢神经系统、眼(虹膜)	可能消退累及眼部、中枢神经系统的死亡率在 4%~10%
良性头部组织细胞增生症	3 岁以内婴幼儿	数个或多个	红褐色丘疹	头颈部	消退或进展为黄色肉芽肿
全身发疹性组织细胞瘤	青年人	多发 - 播散	红褐色丘疹,群簇出现	面部、躯干、四肢弯曲部位	消退或进展为黄色肉芽肿、播散性黄瘤或进行性结节性组织细胞增生症
播散性黄瘤	十几岁的青年,通常<25 岁	播散	黄或红棕色斑块和结节	眼睑、屈曲部、黏膜(如上呼吸道)、内脏,包括中枢神经系统,罕见骨病	数年内缓慢消退,或发展,死亡罕见

(徐教生 马琳 著,李萍 魏玉平 审)

三、播散性黄瘤

播散性黄瘤(xanthoma disseminatum,XD)是一种较为少见的非朗格汉斯细胞组织细胞增生症。好发于幼儿及青少年,临床多表现为腔口周围及四肢屈侧皮肤的黄色结节、斑块,约 40%~60% 的 XD 患者累及黏膜,少部分患者伴发尿崩症。临床可分为三型:①自发消退型,较少见;②持续不消退型,临床最常见;③持续进展型,同时伴器官功能损害和中枢神经系统受累,非常少见。新分类将 XD 归入 C 组[3]。

【诊断】

1. 症状、体征

(1)主要发生于儿童和青年人,男性常见,约 60% 的患者起病年龄在 25 岁之前。

(2)皮损为红黄色半球形丘疹、结节和斑块。好发于屈侧,包括颈部、腋窝、脐部、腹股沟、肘窝和腘窝。皮损可融合形成黄色斑块。

(3)多累及黏膜,主要见于口腔、咽后壁、鼻咽部、喉部、肛门或结膜,也可见于支气管或细支气管,嘶哑和呼吸窘迫是常见症状。

(4)常伴系统损害,最常见的是尿崩症,40%以上的 XD 患者可以出现,为黄瘤组织沉积在下丘脑 - 垂体部位所致。尿崩症通常病情轻且持续时间短暂,可随皮损消退而缓解。有时出现脑膜损害发生癫痫。大约 20% 的患者出现眼睛损害,累及角膜和结膜。罕见进行性溶骨性损害。

(5)脂蛋白代谢正常。

2. **组织病理**　早期可见真皮浅层内组织细胞浸润,细胞边缘有棱角或呈扇贝样,核为圆形或卵圆形空泡样,有单个小核仁。成熟期的皮损中浸润细胞包括组织细胞和黄瘤细胞,常见很多巨细胞,其中一些为 Touton 型。通常混杂有炎症细胞浸润,有时可见席纹状排列的梭形细胞和瘢痕形成。可有不同程度的含铁血黄素沉积。表皮无组织细胞浸润[14]。免疫组化:S100 和 CD1a 阴性,CD68 及 CD14 阳性。

【鉴别诊断】播散性黄瘤与结节性黄瘤相鉴别,结节性黄瘤伴有血脂代谢异常,皮损为坚实的黄红色丘疹和结节,发生于膝、肘、臀部的伸侧。播散性黄瘤与幼年性黄色肉芽肿、良性头部组织细胞增生症、全身发疹性组织细胞瘤鉴别,见表 23-3,这类组织细胞增生症皮损表现可以重叠或转化,提示为一个谱系性疾病。

【治疗】出于美观和功能需要,皮肤黏膜结节可通过手术切除、电灼、冷冻等去除。系统累及或泛发者可应用糖皮质激素、甲氨蝶呤、长春新碱、硫唑嘌呤等治疗;近年来的研究显示单用克拉屈滨可获得良好疗效[15]。尿崩症给予抗利尿激素或氯贝丁酯治疗,刺激 ADH 分泌,可控制症状。

【预后】通常呈良性病程,皮损大部分持久存在,数年后自行消退。进行性发展、出现脏器功能障碍的罕见。尽管播散性黄瘤预后通常较好,但仍需谨慎评价,因为大量慢性皮损可能造成局部毁形,机械阻塞导致黏膜并发症,以及可能出现的进行性的器官功能异常,患者需要长期随访[16]。

(徐教生　马琳　著,李萍　魏玉平　审)

四、良性头部组织细胞增生症

良性头部组织细胞增生症(benign cephalic histiocytosis,BCH)是一种好发于婴幼儿头面部的良性、自愈性的组织细胞增生性疾病,较为少见。由 Gianotti 等学者于 1971 年首次报告,又称头部丘疹性组织细胞增生病或婴儿头部自愈性组织细胞增生[17]症。特征性皮损为头面部 2~3mm 大小的肤色至淡褐色扁平丘疹,电镜检查可见蠕虫样小体。本病通常不累及黏膜,一般不伴内脏受累。新分类将 BCH 归入 C 组。

【病因及发病机制】本病病因不明,有学者认为 BCH 与全身性发疹性组织细胞瘤、播散性黄瘤病和黄色肉芽肿同属一种疾病谱。Sidwell 等报告 1 例婴儿同时患有良性头部组织细胞增生症和播散性幼年黄色肉芽肿[18]。Rodriguez-Jurado 等报告 1 例患良性头部组织细胞增生症的 2 岁女童偶发水痘带状疱疹病毒感染后皮损发展为幼年黄色肉芽肿[19]。

【诊断】

1. **症状、体征**

(1)发病年龄:本病在 2~34 月龄之间发病,最常发生在 6 个月 ~1 岁之间。

(2)发病率:男童是女童的 2 倍[20]。

(3)皮损部位:最常见于面部,主要在眼睑、前额及颊部,也可波及耳垂、颈部、肩、四肢近端、耻前、躯干等处,但黏膜、掌跖及内脏均无损害。

(4)皮损特点:初起为轻度凸起,圆形或者卵圆形,淡红或者棕黄色丘疹,直径 2~8mm。边界清楚,有的相互融合成网状外观。新发损害在头部表现为丘疹,在躯干和四肢有时与斑疹相似。初发皮疹数目 2~100 个以上,发病后 5 个月至几年仍可有新发皮疹继续出现。发病后 4~48 个月皮疹开始自行消退,丘疹变平,留有短暂的色素沉着,愈后无瘢痕。消退通常从皮疹首发区域开始。

2. **组织病理**　早期损害可见表皮变薄,其下方紧邻边界清楚的浸润灶。大多数浸润细胞为组织细胞,其中可见散在或群集的淋巴细胞和少量嗜酸性粒细胞。组织细胞具有多形核,染色质稀少,胞质很少,有时呈毛玻璃状。免疫组化 S-100 蛋白和 CD1a 阴性。电镜示组织细胞内不含 Birbeck 颗粒,5%~30% 的组织细胞胞质内可见蚓蚓状或逗点样蠕虫小体[21]。

【鉴别诊断】本病的鉴别真的见表 23-4。

表 23-4 组织细胞增生症的鉴别诊断

	发病年龄	发病部位	皮损特点	其他症状	病理、免疫组化及电镜
幼年黄色肉芽肿	常出现在出生后 6 个月内	不限于头颈部,分布于头面、躯干和四肢,也可发生在口腔	为圆形或者卵圆形丘疹或者结节。高出皮面,界清,直径 1~20mm,颜色开始为红色,以后变为黄红或者棕色,可从一个到数百个。成批出现。常 1~2 岁完全自然消退,遗留少许色素或轻微萎缩或者不留痕迹	侵及眼部皮损可导致虹膜弥漫性增厚。间质浑浊,可波及睫状体以致失明。少数患者可以有内脏受累症状	真皮内有致密的组织细胞,主要是泡沫细胞和特征性的泡沫状多核细胞,即 Touton 巨细胞。电镜检查可见胞质内有脂滴
皮肤型色素性荨麻疹	出生时或在生后第一年发生,也见于儿童,成人亦不少见	弥漫分布于全身。颜面和掌跖少见	皮疹表现为红色至红棕色,圆形至卵圆形斑疹、丘疹、斑块。直径 2~3cm,摩擦后起风团,偶尔可以出现水疱。部分患者 5~6 年后症状消退,留下淡淡的色素斑	皮肤型无明显系统症状	可见大量肥大细胞
全身性发疹性组织细胞瘤	成人多见	好发于躯干和四肢近端	表现为无数鲜红色丘疹,直径 3~10mm。成批出现,散在对称分布,无融合。可自行消退,但新疹不断地出现,可持续数月或数年,最后全消退。消退时常留棕色斑疹	常无系统症状	真皮内见大量组织细胞浸润,其胞核大,淡染,染色质极少,胞质丰富。淡伊红色,PAS 染色和脂质染色均阴性,无多核巨细胞
朗格汉斯细胞组织细胞增生症	多发生于婴儿	多发生于头皮、面部、躯干、臀部、会阴、腋下等皱襞部位	皮疹多形,可以表现为脂溢性皮炎样皮损;单个或者多个红褐色丘疹上附痂屑;出血性丘疹;发疹样黄瘤病样黄色丘疹;粟粒大带脐凹的传染性软疣样丘疹;溃疡性肉芽肿等	多伴其他系统损害,如发热、肝、脾、淋巴结肿大,贫血等	真皮内致密弥漫混合类型细胞浸润,以组织细胞为主。组织细胞有的有泡沫状胞质,有的为多核巨细胞。亲表皮性是其特征,有时可见 Pautrier 微脓肿样的组织细胞聚集。免疫组化检查 S-100、CD1a、CD207(Langerin)阳性,电镜检查可见 Birbeck 颗粒
良性头部组织细胞增生症	在 2~34 月龄之间发病,最常发生在 6 个月~1 岁之间	皮损最常见于面部,主要在眼睑、前额及颊部。黏膜、掌跖、内脏均无损害	初起皮疹为轻度升高,圆形或者卵圆形,淡红或者棕黄色丘疹,直径 2~8mm。边界清楚,有的相互融合成网状外观。新损害在头部为明显的丘疹。在躯干和四肢则有时与斑疹相似。初发皮疹数目 2~100 个以上,发病后 5 个月至几年仍可有新发皮疹继续出现。发病后 4~48 个月皮疹开始自行消退,丘疹变平,留有短暂的色素沉着,愈后无瘢痕。消退通常在皮疹首发区开始	常无系统症状	表皮变薄,其下方紧邻边界清楚的浸润灶。大多数浸润细胞为组织细胞,组织细胞具有多形核,染色质稀少,胞质很少,有时呈毛玻璃状。免疫组化组织细胞 S-100 蛋白和 CD1a 阴性。电镜示组织细胞内不含 Birbeck 颗粒,5%~30% 的组织细胞胞质内可见蚓蚓状或逗点样小体

【治疗及预后】 本病有自愈性,故对症治疗为主。被普遍认为是一种局限于皮肤的非朗格汉斯细胞组织细胞增生症,不伴有内脏受累,但 Weston 等报告 1 例患有良性头部组织细胞增生症患儿 1 年后发展为尿崩症[22];Saez-De-Ocariz 等报告 1 例患有良性头部组织细胞增生症患儿后来发展为 1 型糖尿病,因此定期随访至关重要[23]。

（徐教生　马琳　著,李萍　魏玉平　审）

五、窦性组织细胞增生伴巨大淋巴结病

窦性组织细胞增生伴巨大淋巴结病(sinus histiocytosis with massive lymphadenopathy,SHML)是一种少见类型的组织细胞增生症。1965 年由法国病理学家 Destombes 首次报道,1969 年 Rosai 和 Dorfman[24]详细描述一组这类疾病,故又称为 Rosai-Dorfman-Destombes 病(Rosai-Dorfman-Destombes disease,RDD)。经典的 SHML 表现为淋巴结肿大,淋巴结外受累的组织包括皮肤、中枢神经系统等。2016 年组织细胞疾病新分类将仅有皮肤受累的 SHML 归入 C 组,其他归入 R 组。

【病因及发病机制】 SHML 病因未明,多数病例呈良性、自限性病程,少数病例系统受累预后较差。本病可能与病毒感染如疱疹病毒、HIV 等感染有关,但两者相关性并未证实。近年来研究显示,在 SHML 患者的皮损中可检测到 NRAS、KRAS、MAP2K1 或 ARAF 的活化突变,提示 SHML 的组织细胞可能为肿瘤性。这些结果尚需进一步证实[25]。

【诊断】

1. **症状、体征**　SHML 可见于各年龄段,好发于儿童及青少年,以亚洲人多见,其次为高加索人种和黑色人种,女性发病占优势[26]。常伴有发热、贫血[26]。经典 SHML 通常表现为无痛性对称性颈部淋巴结肿大。腋窝、纵隔、腹股沟和耳前等处淋巴结亦可受累。约 10% 患者中可出现特异性皮肤损害。皮损多形性,呈黄瘤样丘疹、斑块和结节,表面可糜烂和形成溃疡,大多皮损为多发性、泛发性,自觉症状缺无。除个别病例皮损呈 10cm 大的坚实性结节和肿瘤外,大多数皮损均较小。结外、非皮肤损害可见于 25% 的患者,最常见者为眼、上呼吸道、肝、脾、睾丸、骨骼和神经系统。大多 SHML 患者临床呈良性经过,数月或数年后可自行消退。通常淋巴结外的病变首先消退,而淋巴结病变可持续多年。伴发免疫异常者,预后不良。

2. **辅助检查**　血红蛋白降低,中性粒细胞升高或正常。90% 的患者血沉增快,免疫球蛋白亦可增高[27]。根据症状、体征、临床表现可选择做心电图、B 超、X 线、CT、骨穿等检查。

3. **组织病理**　真皮可见大的泡沫状组织细胞形成的结节性或弥漫性浸润;组织细胞的胞质内可见完整的淋巴细胞(伸入运动)、浆细胞或中性粒细胞;组织细胞 CD68、S100 阳性,CD1a 阴性。

【诊断要点及鉴别诊断】

1. **诊断要点**　本病临床表现多样化,典型病例根据特异性斑块和结节、无痛性对称性颈部淋巴结肿大一般不难诊断。组织病理中"伸入运动"可作为特征性诊断标准。

2. **鉴别诊断**　和 SHML 鉴别的疾病有:恶性淋巴瘤、血管免疫母细胞性 T 细胞淋巴瘤及各种组织细胞增多症,包括恶性组织细胞病、噬血细胞综合征等。这类疾病的鉴别诊断依赖病理组织活检。本病病程呈自限性,通常无需积极治疗。原有免疫异常疾病的儿童,如 Wiskott-Aldrich 综合征、自身免疫性溶血性贫血、肾小球肾炎可伴发 SHML,需注意鉴别。

【治疗】 本病尚无特效疗法,部分患者可自愈。治疗方法根据病情的严重程度和受累器官的不同而不同,对单发、较小的皮损,手术切除是最有效的方法。对于非单发,但皮疹数目较少的患者,可予糖皮质激素外用或病损内注射,也可外用维 A 酸、维生素 D 衍生物、钙调神经酶抑制药等[28]。单纯的皮肤受累者预后较好。系统受累者可采用化疗(以长春新碱为主)、放疗等。最近,还有利妥昔单抗和硫唑嘌呤维持治疗有效的报道。但这些治疗方法都是尝试性的治疗,在选择治疗方法时应当根据病情而定,同时进行长期随访观察十分必要[29]。

（徐教生　马琳　著,李萍　魏玉平　审）

六、噬血细胞综合征

噬血细胞综合征(hemophagocytic syndrome),又称噬血细胞性淋巴组织细胞增生症(hemophagocytic lymphohistiocytosis,HLH),是由各种原因所致的体内巨噬细胞活化、炎症介质过度释放,从而引起一系列临床表现,包括发热、血细胞下降、肝脾大、凝血功能异常及 NK 细胞活性下降等。本病临床凶险,死亡率高。

【病因及发病机制】噬血细胞综合征主要分为原发性(遗传性)及继发性。前者为常染色体隐性遗传或 X 连锁遗传,存在明确基因缺陷或家族史[30]。后者可由感染(包括病毒、细菌、真菌、寄生虫感染)、恶性肿瘤、自身免疫性疾病、获得性免疫缺陷等多种因素引起。有极少部分先天性免疫缺陷患者也可以伴发噬血细胞综合征。

【诊断】

1. 症状、体征

(1)皮肤:HLH 皮肤损害为非特异性,可表现为坏疽性脓皮病、脂膜炎、麻疹样发疹、Stevens-Johnson 综合征、不典型靶形损害或水疱等。此外,HLH 伴发的疾病也可出现皮肤损害,如自身免疫性疾病、各种感染性疾病等。

(2)全身症状:随原发病而异,但大多数患者有发热,以高热居多,体重减轻,肝脾或淋巴结肿大。如累及中枢神经系统和肺,可产生相应的症状和体征,严重肝损害或并发弥散性血管内凝血,可引发多部位出血,虽多数病例随原发病好转,尤其是感染的控制而逐渐缓解,但约 30% 的患者因多脏器功能损害或凝血障碍而死亡。

(3)临床类型:

1)原发性噬血细胞综合征:发病年龄一般较早,多数发生于 1 岁以内,但亦有年长发病者。临床表现多样,早期多为发热、肝脾大、皮疹、淋巴结肿大及神经症状。皮疹无特征性,多为一过性。常见的死因为出血、感染、多脏器功能衰竭及 DIC 等。

2)继发性噬血细胞综合征:①感染相关性噬血细胞综合征:严重感染可引起强烈的免疫反应,多发生于免疫缺陷患者。常由病毒引起,但细菌、真菌、立克次体及原虫感染亦可引起。其临床表现

为噬血细胞综合征的表现外还存在感染的证据。②肿瘤相关性噬血细胞综合征:急性白血病、淋巴瘤、精原细胞瘤等可在治疗前、中、后并发或继发噬血细胞综合征。由于原发病可能较为隐匿,特别是淋巴瘤患者,故极易将其误诊为感染相关性噬血细胞综合征。③巨噬细胞活化综合征:是儿童慢性风湿性疾病的严重并发症,多见于系统性青少年型类风湿关节炎患者。在慢性风湿性疾病的基础上,患者出现发热、肝脾大、全血细胞减少、肝功能异常及中枢神经系统病变等噬血细胞综合征的表现。

2. 组织病理 在皮肤、骨髓、淋巴结等组织中见良性、胞质丰富且大多吞噬以红细胞为主,也可吞噬淋巴细胞、中性粒细胞、血小板等。皮肤病理的其他表现有水肿、红细胞外渗、出血、微血栓、全层细胞坏死、脂肪坏死等。

【诊断要点及鉴别诊断】

1. 诊断要点 目前缺乏特异性诊断方法。2004 年国际组织细胞协会制定的诊断标准(表23-5)仍沿用至今[31]。

表 23-5 2004 年修订版 HLH 诊断标准

满足以下 2 条之一者即可建立 HLH 诊断:

1. 符合 HLH 的遗传学诊断

2. 满足以下 8 条中的 5 条诊断标准

(1)原始诊断标准(所有患者均需要评估):

发热

脾大

血细胞减少(两系或三系外周血细胞)

血红蛋白<90g/L(新生儿:血红蛋白<100g/L)

血小板<100×10^9/L

中性粒细胞<1.0×10^9/L

高三酰甘油血症和 / 或低纤维蛋白原血症:

禁食后三酰甘油>3.0mmol/L(>2.65g/L)

纤维蛋白原<1.5g/L

骨髓、脾或淋巴结中发现噬血细胞现象而无恶变证据

(2)新诊断标准:

NK 细胞活性减低或缺乏(根据当地实验室指标)

铁蛋白>500μg/L

可溶性 CD25>2 400U/ml

2. 鉴别诊断　首先必须区分原发性或继发性,特别是将前者与病毒相关性噬血细胞综合征相区分。其次必须严格除外肿瘤相关性噬血细胞综合征。由于本病具有阶段性,早期患者可不表现出所有特征,导致早期诊断困难,可多次复查骨髓或是反复进行相关检查有利于早期诊断。

(1)恶性组织细胞:噬血细胞综合征有时病情凶险,与恶性组织细胞病(MH)在临床和细胞形态学、组织学上缺乏特异性鉴别试验,以下几项有助于两者的鉴别:

1)外周血象或浓缩血片中,骨髓或淋巴结、肝脾等组织中能找到恶性组织细胞支持 MH。

2)恶性组织细胞对 α- 乙酸萘酚酯酶染色阳性,酸性磷酸酶染色阳性,免疫组织化学示细胞内 κ 链及 γ 链均阳性。

3)噬血细胞综合征中性粒细胞碱性磷酸酶活性可增高,血清铁蛋白在恶性组织细胞病明显高于正常人和噬血细胞综合征。

4)恶性组织细胞病血清中血管紧张素转化酶增高,组化染色检查见巨噬细胞中大量 α- 抗胰蛋白酶。

(2)朗格汉斯细胞组织细胞增生症:朗格汉斯细胞组织细胞增生症(LCH)发病也以婴儿多见,2 岁以上发病减少,也可表现为发热、皮疹、肝脾大、淋巴结肿大以及肺部浸润和中枢神经系统受累,但 LCH 的皮疹有特异性,多分布于躯干胸腹部和发际耳后及颈部,与噬血细胞综合征的一过性皮疹可相鉴别,而且 LCH 患者常出现骨骼破坏,活组织病理检查发现朗格汉斯细胞是诊断 LCH 的主要依据,电镜检查可见到朗格汉斯细胞内含有 Birbeck 颗粒。

【治疗】

1. 病因治疗　继发性噬血细胞综合征应查找病因,针对病因、原发病作相应的治疗,如能发现病原微生物,则应及时应用有效的抗微生物治疗;如果是在应用免疫抑制时发生的噬血细胞综合征,则应停用免疫抑制剂;如果噬血细胞综合征发生于治疗前有免疫缺陷的患者,则治疗主要是抗感染及增强机体免疫力;如果噬血细胞综合征发生于化疗后,而肿瘤已缓解,则应停止化疗,同时抗感染。

2. 化学疗法　常用的化疗药物有依托泊苷与糖皮质激素联用,同时注意监测中枢神经系统受累情况,如有,可行鞘内注射甲氨蝶呤。

3. 免疫治疗　大剂量甲泼尼龙冲击,静脉滴注大剂量人血丙种球蛋白,应用环孢素 A 或抗胸腺细胞球蛋白,均取得满意效果[32]。此外,阿伦单抗、JAK 抑制剂等在一些难治性噬血细胞综合征治疗中取得一定效果[33]。

4. 造血干细胞移植　造血干细胞移植治愈家族性噬血细胞综合征患者,近来报道自体外周造血干细胞移植,可提高成人淋巴瘤相关的噬血细胞综合征的疗效,并防止复发[34]。

预后尚可,多可恢复,严重者可以致死,病死率可达 30%~40%。

(徐教生　马琳 著,李萍　魏玉平 审)

七、环状肉芽肿

环状肉芽肿(granuloma annulare,GA),1895 年由 Colcett Fox 首次报道,1902 年由 Radcliffe Crocker 命名。GA 是一种发生于真皮或皮下组织的慢性炎症性皮肤病,临床表现以丘疹和小结节融合形成环状隆起性斑块为特征。GA 最常累及儿童和青年的双手或足部,可局限性发病,也可泛发全身。本病的基本病理表现为局灶胶原纤维变性、黏蛋白沉积及栅栏状肉芽肿形成。

【病因及发病机制】本病病因不明,可能与外伤、免疫反应、紫外线损伤、药物(包括新近使用的生物制剂)、病毒感染和遗传素质等一种或几种病因有关[35]。一些研究提示迟发性变态反应在发病机制中起重要的作用,但抗原性质尚不清楚;部分患者用免疫荧光检查可见血管壁、表皮 - 真皮交界处有 IgM、C3 沉积,说明本病与血管炎有相关性;部分泛发性环状肉芽肿患者伴有糖尿病,因此考虑环状肉芽肿和糖尿病之间有相关性;部分泛发性环状肉芽肿患者携带高频 HLA-A31 和 B35。

【诊断】

1. 症状、体征　典型的环状肉芽肿皮疹有特征性进展过程,最初可见单个或多个肤色、红色或紫红色的丘疹或结节,然后逐渐融合形成环状皮疹。初期皮疹坚实,可逐渐扩展而中央趋于消退,逐渐离心性扩大为环状(图 23-7),手指部位的丘疹可有脐凹。本病多见于儿童和青年患者,皮疹多见于四肢伸侧,特别是近踝、腕关节处,也可累及头皮和眼眶周围等部位。患者通常无自觉症状,偶有瘙痒、疼痛少见。部分发生在足部的结节性损害会在运动时感到不适。本病基本不累及黏膜。根据皮疹的分布和形态,本病可分为局限型、泛发型、皮下型、穿通型、斑块型、丘疹型和线状型等,同一患者可以同时存在数种类型的皮疹。

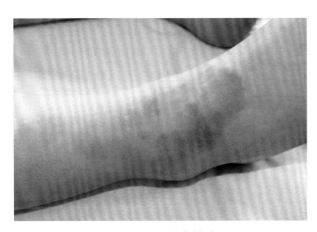

图 23-7　环状肉芽肿

4 岁患者右侧小腿及足背部位暗红色环状斑片,中央退行性改变(首都医科大学附属北京儿童医院提供)

2. 实验室检查

(1)组织病理:本病主要发生在真皮的中上部,也可以累及皮下脂肪组织。典型的病理改变为栅栏状肉芽肿以及不同程度的结缔组织变性和黏蛋白沉积。其最主要的病理改变为栅栏状肉芽肿形成,即中央为变性断裂的胶原纤维,边缘可见组织细胞呈栅栏状排列。阿辛蓝染色可清楚显示栅栏状肉芽肿中央及胶原束间的黏蛋白沉积。

(2)免疫荧光:部分患者用免疫荧光检查可见血管壁、表皮-真皮交界处有 IgM、C3 沉积,偶见 IgM 囊性小体形成。但免疫荧光检查在本病不具有特征性。

【诊断要点和鉴别诊断】诊断主要依据临床表现和组织病理。临床特征为丘疹和小结节融合而成的环状隆起性损害,病理特征是栅栏状肉芽肿形成。本病需与其他具有环状皮疹的皮肤病相鉴别。主要有体癣、玫瑰糠疹和结节病等。体癣的表面常覆有糠状鳞屑,通过真菌学检查可鉴别;玫瑰糠疹的皮疹主要呈向心性分布,以躯干部位为主,皮疹较为表浅;结节病可累及其他器官,必要时行病理检查进行鉴别。

【治疗】许多轻症环状肉芽肿患者表现不明显,如局限型病例的皮疹,通常在 2 年左右可缓解或能自然消退,所以无需治疗。泛发型则需要 4 年左右的消退时间。少数儿童患者可复发,通常发生在同一部位。

有多种治疗方法可供选择,如局部外用糖皮质激素制剂、激光、冷冻、手术切除,以及用 1% 普鲁卡因皮损局部注射或用注射针头在皮损部位行划痕疗法等。有研究表明,儿童皮疹外用 0.03% 他克莫司或 5% 咪喹莫特乳膏对治疗环状肉芽肿有效且不良反应轻微;对播散性环状肉芽肿可选用口服羟氯喹[本药可诱发不可逆的视网膜损害,故推荐 5 岁以上儿童方可应用,需每 3 个月进行眼部检查,包括视觉灵敏度、裂隙灯检查、检眼镜以及视野检查。给药剂量为 3~5mg/(kg·d),最大剂量不超过 6.5mg/kg,肾功能不全者慎用]治疗[36]。另外可使用维生素 E、己酮可可碱、烟酰胺和阿维 A 酯等治疗本病也有效;近年来报道托法替尼(tofacitinib)治疗泛发性环状肉芽肿取得良好疗效。由于环状肉芽肿患者可能合并糖尿病,故全身使用糖皮质激素需谨慎[37]。

(徐教生　马琳　著,李萍　魏玉平　审)

第二节　肥大细胞疾病

肥大细胞增生症(mastocytosis)是一组以肥大细胞在一个或多个器官克隆性增生及异常积聚为特征的疾病谱,可累及皮肤、骨髓、肝脾、胃肠道及淋巴结,临床表现为肥大细胞在各器官浸润和/或肥大细胞释放生物学介质所致症状。世界卫生组织将其分为皮肤型和系统型两类。仅有皮肤受累者为皮肤型肥大细胞增生症,有皮外器官受累者为系统性肥大细胞增生症,可伴或不伴皮肤受累。儿童期发病者多为皮肤型,本病预后较好,大多数患儿皮损可于青春期前后消退。本节主要介绍皮肤型肥大细胞增生症。

【病因及发病机制】目前认为,本病与 *c-kit* 基因点突变有关[38]。正常肥大细胞表面表达一种酪氨酸激酶 KIT,该蛋白由 *c-kit* 基因编码,与其配体干细胞因子(SCF)结合后被活化,促进肥大细胞增殖。*c-kit* 基因点突变可导致 KIT 激活,进而导致肥大细胞持续产生。

【诊断】

1. 症状、体征　本病皮损的共同特点为在摩擦等刺激下,皮损表面可出现风团甚至水疱,即 Darier 征阳性。除皮损表现外,部分患儿可出现介质释放相关症状,如发作性颜面或全身潮红、呼吸急促、呕吐、腹泻、腹痛、心动过速、低血压、头晕、头痛、晕厥、休克等。根据皮损表现不同,皮肤型肥大细胞增生症包括斑丘疹型肥大细胞增生症、肥大细胞瘤和弥漫性皮肤肥大细胞增生症。

(1) 斑丘疹型肥大细胞增生症(maculopapular cutaneous mastocytosis,MPCM):也称色素性荨麻疹(urticaria pigmentosa,UP),为皮肤型肥大细胞增生症最常见的一型,多于出生时或 1 岁内发生,也可见于较大儿童。皮损可分布于全身,表现为红色、红棕色至褐色圆形或椭圆形斑疹、斑片、斑块或结节,皮损常出现风团和潮红,偶尔出现水疱,部分患者数年后症状可消退,遗留褐色色素斑。欧美肥大细胞增生症工作会议[39]将其分为 2 个亚型,即单形性(表现为颜色、大小、形态较一致的小斑疹,图 23-8A)和多形性(颜色、大小、形态不一的红色至褐色斑疹、斑片、斑块、结节,图 23-8B)。

(2) 肥大细胞瘤(mastocytoma):约占皮肤型肥大细胞增生症的 13%,主要发生在婴儿,多见于四肢,也可见于躯干、面部及头皮,一般不累及掌跖,表现为红棕色或褐色斑块或结节,多为单发,摩擦可出现水疱,边界清楚(图 23-9)。

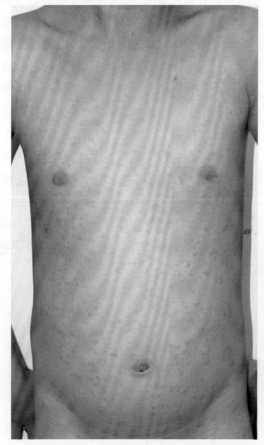

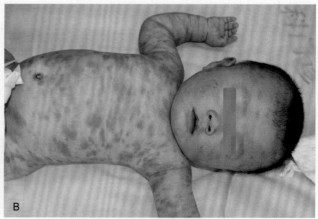

图 23-8A　色素性荨麻疹(单一形)
3 岁男孩,躯干弥漫分布大小均一淡褐色斑疹

图 23-8B　色素性荨麻疹
6 个月男孩。面、躯干褐色斑片,斑丘疹,部分摩擦后出现风团
(首都医科大学附属北京儿童医院提供)

不久发病，皮肤弥漫肥厚，呈橘皮样外观（图 23-10A），瘙痒明显，易出现弥漫性水疱、大疱（图 23-10B），愈合后可遗留色素沉着及色素减退。本型更易发生介质释放相关症状，以皮肤潮红最多见。

2. **组织病理**　真皮浅层至全层可见肥大细胞呈片状、间质性或弥漫性浸润，浸润细胞可呈圆形、椭圆形、梭形，吉姆萨或甲苯胺蓝染色可观察到胞质内异染颗粒，免疫组化染色 CD117 胞膜阳性。

【鉴别诊断】色素性荨麻疹表现为丘疹、斑块时，需与幼年黄色肉芽肿及播散性黄瘤鉴别；表现为褐色斑疹、斑片时，需与炎症后色素沉着、色素性扁平苔藓、色素性玫瑰糠疹鉴别。肥大细胞瘤需与 Spitz 痣、幼年黄色肉芽肿和皮肤纤维瘤进行鉴别。弥漫性皮肤肥大细胞增生症出现泛发水疱、大疱时，需与中毒性表皮坏死松解症、类天疱疮及先天性大疱表皮松解症进行鉴别。根据肥大细胞增生症患者皮损 Darier 征阳性，而其他疾病 Darier 征阴性可鉴别，必要时行皮肤活检病理检查。

【治疗】目前尚无有效治疗，主要为针对介质

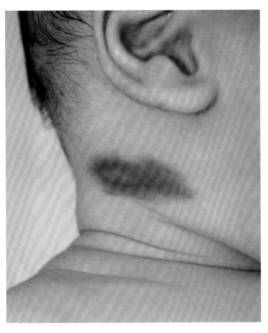

图 23-9　肥大细胞瘤

3 个月男婴。颈部单发红褐色斑块（首都医科大学附属北京儿童医院提供）

（3）弥漫性皮肤肥大细胞增生症（diffuse cutaneous mastocytosis，DCM）：本型较少见，出生或生后

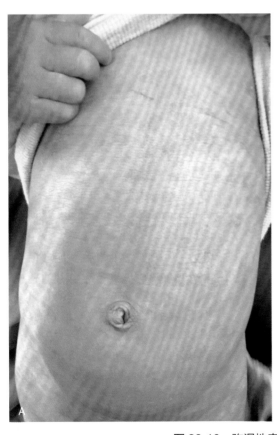
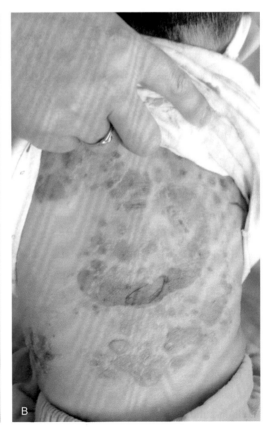

图 23-10　弥漫性皮肤肥大细胞增生症

A. 2 岁 9 个月男孩。躯干皮肤弥漫肥厚，橘皮样外观，表面可见风团。

B. 13 个月男婴。背部弥漫水疱、大疱，糜烂

释放症状的对症治疗[40]。

1. 一般治疗　避免引起肥大细胞脱颗粒的因素，如搔抓、摩擦、热刺激等物理刺激。避免应用肥大细胞脱颗粒剂如酒精、抗胆碱能药、水杨酸类及其他非甾体抗炎药、麻醉药、多黏菌素 B 等药物。

2. 局部治疗　皮损瘙痒、出现风团水疱时，可局部外用糖皮质激素或色甘酸钠。对于表皮剥脱的皮损需外用抗生素。

3. 系统治疗　皮损瘙痒或出现风团、水疱者，

可口服抗组胺药。伴潮红等介质释放症状者，可口服抗组胺药及白三烯拮抗剂。对于反复出现泛发水疱大疱的弥漫性皮肤肥大细胞增生症，口服抗组胺药不能控制时，可口服糖皮质激素或皮下注射奥马珠单抗。

4. 手术切除　单个肥大细胞瘤患者，如皮损持续增大或反复出现潮红、水疱，药物治疗无效时，可手术切除。

（孙娟　马琳　著，李萍　魏玉平　审）

参考文献

1. BADALIAN-VERY G, VERGILIO JA, DEGAR BA, et al. Recurrent BRAF mutations in Langerhans cell histiocytosis Blood, 2010, 116 (11): 1919-1923.
2. DIAMOND EL, DURHAM BH, HAROCHE J, et al. Diverse and targetable kinase alterations drive histiocytic neoplasms. Cancer Discov, 2016, 6 (2): 154-165.
3. EMILE JF, ABLA O, FRAITAG S, et al. Revised classification of histiocytoses and neoplasms of the macrophage-dendritic cell lineages. Blood, 2016, 127 (22): 2672-2681.
4. HOEGER PH, NANDURI VR, HARPER JI, et al. Long-term follow up of topical mustine treatment for cutaneous langerhans cell histiocytosis. Archives of disease in childhood, 2000, 82 (6): 483-487.
5. NESS MJ, LOWE GC, DAVIS DMR, et al. Narrowband Ultraviolet B Light in Langerhans Cell Histiocytosis: A Case Report. Pediatric dermatology, 2014, 31 (1): e10-e12.
6. STEEN AE, STEEN KH, BAUER R, et al. Successful treatment of cutaneous Langerhans cell histiocytosis with low-dose methotrexate. British Journal of Dermatology, 2001, 145 (1): 137-140.
7. NÉEL A, ARTIFONI M, FONTENOY A, et al. Long-term efficacy and safety of 2CdA (cladribine) in extra-pulmonary adult-onset Langerhans cell histiocytosis: analysis of 23 cases from the French Histiocytosis Group and systematic literature review. British Journal of Haematology, 2020, 189 (5): 869-878.
8. ECKSTEIN OS, VISSER J, RODRIGUEZ-GALINDO C, et al. Clinical responses and persistent BRAF V600E+ blood cells in children with LCH treated with MAPK pathway inhibition. Blood, 2019, 133 (15): 1691-1694.
9. JANSSEN D, HARMS D, FOLSTER-HOLST R, et al. Clonality in juvenile xanthogranuloma. Am J Surg Pathol, 2007, 31 (5): 812-813.
10. ZVULUNOV A, BARAK Y, METZKER A. Juvenile xanthogranuloma, neurofibromatosis, and juvenile chronic myeloid leukemia: World statistical analysis. Ach Dermatol, 1995, 131: 904-908.
11. XU JS, HUANG X, WEN Y, et al. Systemic Juvenile Xanthogranuloma has a Higher Frequency of ALK Translocations than BRAFV600E Mutations. J Am Acad Dermatol, 2023 Mar; 88 (3): 656-659.
12. 冯晓莉, 林冬梅. 深部软组织幼年性黄色肉芽肿. 中华病理学杂志, 2001, 30 (1): 69.
13. ORSEY A, PAESSLER M, LANGE BJ, et al. Central nervous system juvenile xanthogranuloma with malignant transformation. Pediatr Blood Cancer, 2008, 50 (4): 927-930.
14. PAOLINI TS, HELM TN. Xanthoma disseminatum. Cutis, 2000, 65 (6): 351.
15. ADIŞEN E, ALADAĞ P, ÖZLEM E, et al. Cladribine is a promising therapy for xanthoma disseminatum. Clin Exp Dermatol, 2017, 42 (6): 717-719.
16. CARPO BG, GREVELINK SV, BRADY S. et al. Treatment of cutaneous lesions of xanthoma disseminatum with a CO$_2$ laser. Dermatol Surg, 1999, 25 (10): 751.
17. 赵辨. 中国临床皮肤病学. 2 版. 南京: 江苏凤凰科学技术出版社, 2017: 1032-1035.
18. SIDWELL RU, FRANCIS N, SLATER DN, et al. Is disseminated juvenile xanthogranulomatosis benign cephalic histiocytosis？ Pediatr Dermatol, 2005, 22 (1): 40.
19. RODRIGUEZ-JURADO R, DURAN-MCKINSTER C, RUIZ-MALDONADO R. Benign cephalic histiocytosis progressing into juvenile xanthogranuloma: a non-Lang-

erhans cell histiocytosis transforming under the influence of a virus？ Am J Dermatopathol, 2000, 22 (1): 70.

20. 韩慧, 王红, 杨月元, 等. 良性头部组织细胞增生症. 临床皮肤科杂志, 2011, 40 (2): 87.

21. 王侠生, 廖康煌. 杨国亮皮肤病学. 上海: 上海科学技术文献出版社, 2005: 616.

22. WESTON WL, TRAVERS SH, MIERAU GW, et al. Benign cephalic histiocytosis with diabetes insipidus. Pediatr Dermatol, 2000, 17 (4): 296.

23. SAEZ-DE-OCARIZ M, LOPEZ-CORELLA E, DURAN-MCKINSTER C, et al. Benign cephalic histiocytosis preceding the development of insulindependent diabetes mellitus. Pediatr Dermatol, 2006, 23 (1): 101.

24. ROSAI J, DORFMAN RF. Sinus histiocytosis with massive lymphadenopathy. A newly recognized benign clinicopathological entity. Arch Pathol, 1969, 87 (1): 63.

25. GARCES S, MEDEIROS LJ, PATEL KP, et al. Mutually exclusive recurrent KRAS and MAP2K1 mutations in Rosai-Dorfman disease. Modern pathology, 2017, 30 (10): 1367-1377.

26. GOYAL G, RAVINDRAN A, YOUNG JR, et al. Clinicopathological features, treatment approaches, and outcomes in Rosai-Dorfman disease. Haematologica, 2020, 105 (2): 348-357.

27. MCCLAIN KL, NATKUNAM Y, SWERDLOW SH. Atypical cellular disorders. Hematol Am Soc Hematol Educ Progr, 2004, 1: 283.

28. SATTER EK, GRAHAM BS, STEGER JW. Response of cutaneous Rosai-Dorfman disease to topical and intralesional steroids. Br J Dermatol, 2003, 149 (3): 672.

29. ABLAO, JACOBSEN E, PICARSIC J, et al. Consensus recommendations for the diagnosis and clinical management of Rosai-Dorfman-Destombes disease. Blood, 2018, 131 (26): 2877-2890.

30. JANKA GE. Familial and acquired hemophagocytic lymphohistiocytosis. Eur J Pediatr, 2007, 166 (2): 95.

31. HENTER JI, HO RA, A RICO M, et al. HLH-2004: Diagnosis and therapy guidelines for hemophagocytic lymphohistiocytosis. Pediatric Blood Cancer, 2007, 48 (2): 124.

32. MAHLAOUI N, OUACHEE-CHARDIN M, DE SAINT BASILE G, et al. Immunotherapy of familial hemophagocytic lymphohistiocytosis with antithymocyte globulins: a single-center retrospective report of 38 patients. Pediatrics, 2007, 120 (3): e622.

33. MARSH RA, HADDAD E. How I treat primary haemophagocytic lymphohistiocytosis. B J haematol, 2018, 182 (2): 185-199.

34. HORNE A, JANKA G, MAARTEN ER, et al. Haematopoietic stem cell transplantation in haemophagocytic lymphohistiocytosis. Br J Haematol, 2005, 129 (5): 622.

35. CYR R. Diagnosis and management of granuloma annulare. Am Fam Physician, 2006, 74 (10): 1729.

36. WU W, ROBINSON-BOSTOM L, KOKKOTOU E, et al. Dyslipidemia in granuloma annulare: a case-control study. Arch Dermatol, 2012, 148 (1): 1131.

37. WANG J, KHACHEMOUNE A. Granuloma Annulare: A Focused Review of Therapeutic Options. Am J Clin Dermatol, 2018, 19: 333-344.

38. 赵辨. 中国临床皮肤病学. 2 版. 南京: 江苏凤凰科学技术出版社, 2017: 1912-1913.

39. HARTMANN K, ESCRIBANO L, GRATTAN C, et al. Cutaneous manifestations in patients with mastocytosis: Consensus report of the European Competence Network on Mastocytosis; the American Academy of Allergy, Asthma & Immunology; and the European Academy of Allergology and Clinical Immunology. J Allergy Clin Immunol, 2016, 137 (1): 35-45.

40. MAGDALENA L, KARIN H, MELODY CC, et al. Molecular Background, Clinical Features and Management of Pediatric Mastocytosis: Status 2021. Int J Mol Sci, 2021, 22 (5): 2586.

第二十四章
淋巴细胞浸润性疾病

第一节 皮肤淋巴细胞浸润症

皮肤淋巴细胞浸润症（Lymphocytic infiltration of skin），又称为 Jessner-Kanoff 病、Jessner 综合征、Jessner 淋巴细胞浸润症（Jessner lymphocytic infiltrate, JLI），是一种不常见的疾病，其临床症状表现为在"发作"与"缓解"两个状态中反复交替，在儿童中尤其少见[1]。但该疾病的诊断与分类一直存在争议，关键在于它究竟是一种独立的疾病，还是其他疾病，如红斑狼疮病谱或多形性日光疹的一部分，抑或是皮肤淋巴瘤的一种形式。该病往往表现为局限于面部或躯干上部的丘疹或斑块，愈后不留瘢痕。组织病理提示真皮内致密的淋巴细胞浸润。

【病因与发病机制】皮肤淋巴细胞浸润症病因与发病机制不明。过去有研究提示疏螺旋体可能与 JLI 的病因有关，但大多数研究不支持这一点。有一项研究发现 69 例最初临床或组织学诊断为 JLI 的病例，35% 最终归类为疏螺旋体淋巴细胞瘤。另有研究认为，日光暴晒可能是一项诱因，但其作用和机制不明[2]。浸润的淋巴细胞主要由 T 细胞组成，偶尔有 B 细胞参与。皮肤中的调节 T 淋巴细胞 CD8 阳性 T 淋巴细胞、浆细胞样单核细胞等细胞在 JLI 中的确切作用仍有待阐明[3]。

【临床表现】根据传统的观点，JLI 被认为是老年男性的一种疾病，但其缺乏充足的相关流行病学数据。在迄今为止最大的两项研究中，在 Toonstra 的 100 个病例系列中，女性略多，而 Lipsker 等人报道的系列病例中男性略多。儿童中

出现 JLI 的报道很少，报告的最小病例是一名 4 岁男孩（其母亲也受到影响）。

该疾病表现为红色至褐色的丘疹和斑块，并可能呈现出中央消退、周边呈弧形的外观。患者常常无症状，偶有触痛或瘙痒感。皮损主要分布在头部、颈部和躯干上部，上肢受累通常较少，下肢更少。病变可能会因光试验诱发，因日光照射恶化，但这些并不是普遍的特征。也有报告情绪压力是触发因素[4]。

【组织病理】表皮轻度萎缩或基本正常，最显著的特征是在真皮内围绕血管和附属器周围以成熟小淋巴细胞为主的中等至致密的细胞浸润，浸润细胞中可有少量浆细胞、B 淋巴细胞和组织细胞。炎症浸润可能会延伸到皮下脂肪或皮脂单位周围。免疫荧光检查呈阴性[5,6]。

【鉴别诊断】需要与之鉴别的疾病主要包括皮肤红斑狼疮的亚型（如盘状红斑狼疮或肿胀性红斑狼疮）、多形性日光疹（可能与 JLI 一起发生）、淋巴瘤、假性淋巴瘤和药物性皮炎。对活检组织进行 HE 染色和直接免疫荧光可以区分这些疾病中的一部分，而抗核抗体血清学的作用尚不确定。对于淋巴瘤或皮肤淋巴细胞瘤的鉴别诊断，或免疫荧光阴性的可疑狼疮，免疫组化可能有所帮助。JLI 的最终诊断取决于临床和组织学检查以及其他检查（如光敏试验和血清学检查）的综合结果[4]。

【治疗与预后】JLI 对不同的治疗有不同的反

应。目前大样本数据的报道很有限,缺乏规模化的临床研究数据。有单个病例或数个病例的治疗报道,局部或病灶内注射糖皮质激素、口服糖皮质激素、羟氯喹、沙利度胺外用钙调磷酸酶抑制药他克莫司等疗法,有成人使用脉冲染料激光成功治疗的个案报告,遮盖疗法有较好的接受度。关于儿童的JLI很少有治疗报道,曾有报告患儿用红霉素可清除病灶,当病变复发时,再次使用红霉素治疗,疗效明显降低。该疾病总体为良性进程且预后良好,往往遵循慢性复发和缓解模式,这种情况往往可持续数年(10~15年或20年以上)。在病程中,JLI是否会出现淋巴瘤或红斑狼疮的进展,仍有待更多数据验证[4,7]。

(程茹虹　姚志荣　著,李萍　伊桂秀　审)

第二节　皮肤假性淋巴瘤

皮肤假性淋巴瘤(cutaneous pseudolymphoma,CPL)是指临床或病理上和淋巴瘤相似的一组良性疾病。皮肤假性淋巴瘤又称皮肤淋巴样浸润或反应性皮肤淋巴细胞浸润,包括反应性多克隆性淋巴细胞浸润性皮肤病和交界性淋巴细胞克隆增殖性皮肤病。根据浸润细胞CPL可分为:T淋巴细胞性CPL(CTPL)、B淋巴细胞性(CBPL)、混合细胞性CPL、CD30⁺ CPL和未分类的CPL[8,9],大多数病例系皮肤B细胞假性淋巴瘤;也可根据临床/病理表现分为:结节性CPL、假性蕈样肉芽肿、其他类型CPL、血管内CPL[10]。CPL既不具有特异性,也不表明特殊的病因,只是指对某种刺激的应答,表现为皮损中淋巴细胞局限性增生和聚集。部分病例有演变成淋巴瘤的潜在可能[11,12]。该病多见于中青年。病因较多,某些药物、外来抗原(昆虫叮咬、疥螨、节肢动物毒液、预防接种、接触过敏原、创伤)、感染(伯氏疏螺旋体、疱疹病毒、人类免疫缺陷病毒)、日光过敏等均可诱发CPL。最常见的病因是药物所致[13]。

【诊断】本病的诊断主要根据皮疹分布的部位、形态和病理改变。病理诊断对本病有重要价值。

1. **症状、体征**　皮疹可表现为斑疹、丘疹、水疱、鳞屑、结节及皮肤肿瘤的限局性皮损。常见者如皮炎、湿疹样,颜色为鲜红色、红色或紫色。可单发或多发。皮疹可扩大至4~5cm。皮疹好发于面、耳、头皮或其他部位。可自行消退。亦可呈红皮病表现,病程长短不一,皮疹持续时间可为数周、数月甚至更长。

2. **组织病理**　CPL在组织学上,无独特的组织病理判断标准。CPL的细胞浸润通常较表浅和稀疏,边界较清楚。根据浸润细胞的构型和组成成分,CPL可分为浅表型和深在型。CPL一般不侵犯附属器、平滑肌和神经。CTPL主要是浅表型,类似MF中表现;少数为深在型,类似CBPL,浸润细胞为小淋巴细胞、组织细胞、浆细胞、肥大细胞和嗜酸性粒细胞,淋巴细胞可无或轻度不典型。CBPL主要是深在型,浸润细胞为淋巴细胞、组织细胞、嗜酸性粒细胞和浆细胞。有时可见大淋巴细胞,具有大的淡染、泡状核,核内含有1或2个小核仁。

3. **免疫组化**　因多数单克隆抗体对细胞不是绝对特异性的,为防止产生错误判读,通常需选用多种鉴别的单克隆抗体。

4. **基因重排**　正常状态下和反应性淋巴细胞增生时,Ig及TCR基因中可变区,连接区结构发生重排,形成DNA片段的不同组合,呈现出高度多样的重排形式,表现为受体基因重排的多克隆性,不具有相同的基因重排方式。一旦某一克隆的淋巴细胞发生恶变,即可呈现特异的基因重排,这是淋巴瘤基因诊断的基础。可辅助淋巴组织反应性和肿瘤性增生的鉴别。

【鉴别诊断】本病诊断依赖于临床表现、组织病理、免疫组化或基因重排结果。临床上需与以下疾病鉴别:

1. **盘状红斑狼疮**　呈蝶形分布,有毛细血管扩张、黏着性鳞屑,伴萎缩。

2. **多形性日光疹**　皮疹多形性,与日光照射有关,病理上有特征,可鉴别。

3. **皮肤淋巴瘤** CTPL 和皮肤 T 细胞淋巴瘤(CTCL)从组织病理表现上难以鉴别。但以下特点可提示 CTCL:表皮病灶周围有弥漫的轻度海绵形成;淋巴细胞在基底层排列成孤立的小团块;有些表皮内淋巴细胞比真皮内的大;表皮内淋巴细胞簇之间有一定距离。而在 CTPL,表皮内淋巴细胞浸润常夹杂浆细胞、带有细胞间桥的表皮细胞、朗格汉斯细胞。CD7 在 CTCL 中常缺失,但在 CTPL 中则有表达[14]。CBPL 通常表现为面颈部单发的丘疹或结节,而皮肤 B 细胞淋巴瘤(CBCL)通常颜色更深,在无明显外伤时也可破溃。有多发大肿瘤、结节、斑块的 CBPL 更像 CBCL。CBPL 有自限性,而 CBCL 常持续存在。以下组织学特点提示 CBPL:以成熟小淋巴细胞为主的多种细胞增生,以成熟浆细胞的出现尤为重要。不定量的淋巴滤泡增生,尤以 B 细胞型更明显[15]。

【治疗】 治疗原则:主要针对原发病因的治疗,排除药物或物理刺激因素往往可取得较好的疗效。有伯氏疏螺旋体感染引起者可口服多西环素或红霉素治疗。有报道外用他克莫司治疗可取得满意的疗效。顽固性皮损,可给予外涂或皮损内注射糖皮质激素、冷冻疗法、外科手术、局部光疗、光化学疗法及细胞毒性药物治疗[8]。在某些特发性病例中,皮损往往在数月至数年后自愈。

(陈嘉雯 姚志荣 著,李萍 伊桂秀 审)

第三节 皮肤淋巴瘤

皮肤淋巴瘤(cutaneous lymphoma,CL)为发生于皮肤的以 T、NK、B 细胞异常增生为特征的一组异质性淋巴组织增殖性疾病,是仅次于胃肠道的第二常见的淋巴结外淋巴瘤。CL 分为原发于皮肤的原发性皮肤淋巴瘤和继发于淋巴结或其他器官的继发性皮肤淋巴瘤。绝大多数 CL 属于非霍奇金淋巴瘤,异质性明显,分类复杂,随着对淋巴瘤的认识不断深入,其分类逐步完善。过去 20 年中,这类疾病已经有很多分类系统,包括:2005 年世界卫生组织(WHO)和欧洲癌症研究与治疗组织(EORTC)共同提出的 WHO-EORTC 皮肤淋巴瘤分类,该分类吸取 2001 年 WHO 淋巴造血组织肿瘤分类和 1997 年 EORTC 皮肤淋巴瘤分类优点而制定,是此类疾病诊断和分类的重要依据[16]。经过 10 余年的发展,最新的分类系统为 2018 年修订版 WHO-EORTC 原发性皮肤淋巴瘤分类[17](表 24-1)。

皮肤淋巴瘤的病因及形成机制,可能与异常 cDNA 表达、信号通路失调有关,是一个多因子、多步骤的长期过程。起始可能为一反应性炎症过程,遗传、环境、感染和免疫学因素均可作为触发因子,随后,细胞增殖调控的异常、癌基因和 / 或抑癌基因的缺陷,可促进从前肿瘤状态向肿瘤状态的转变[18]。免疫表型分析及细胞遗传学及分子检测的发展和应用对皮肤淋巴瘤的诊断和分类产生了重大影响。人们逐渐明确,原发性皮肤淋巴瘤具有独特的免疫表型和遗传特征,有不同的临床行为,且预后通常明显好于组织学相似并伴继发性皮肤受累的淋巴结淋巴瘤。

原发性皮肤淋巴瘤通常发生在中老年,但也可能出现在儿童和青少年,估计每年的发病率 0~9 岁和 10~19 岁年龄组的百万人中分别为 0.1 和 0.3[19]。儿童 CL 发病率低,占总数的 0.5%~5%,目前缺乏对儿童 CL 的大宗资料。儿童皮肤 B 细胞淋巴瘤少见(图 24-1),主要是皮肤 T 细胞淋巴瘤(cutaneous T cell lymphoma,CTCL)。CTCL 约占皮肤淋巴瘤的 2/3 以上,其中蕈样肉芽肿(mycosis fungoides,MF)和原发性皮肤 CD30+ 淋巴细胞增生性疾病(lymphoproliferative disoder,LPD)约占 CTCL 的 90%。在儿童中最常见的也同样是 MF 和 CD30+ 淋巴增生性疾病(LPD),当慢性皮肤病对治疗抵抗时,需考虑 CTCL 的可能,可能需要多次皮肤活检来证实。这类疾病大多恶性程度较低,进展缓慢。治疗目标在于维持长期缓解,不宜采用较强烈的治疗。

表 24-1　2018 年 WHO-EORTC 皮肤淋巴瘤分类

皮肤 T 细胞淋巴瘤

蕈样肉芽肿

    亲毛囊性蕈样肉芽肿

    帕哲样网织细胞增生症

    肉芽肿性皮肤松弛症

Sézary 综合征

成人 T 细胞白血病 / 淋巴瘤

原发性皮肤 CD30$^+$ 淋巴组织增生性疾病

    原发性皮肤间变性大细胞淋巴瘤

    淋巴瘤样丘疹病(图 24-2)

皮下脂膜炎样 T 细胞淋巴瘤(图 24-3)

结外 NK/T 细胞淋巴瘤,鼻型

慢性活动性 EB 病毒感染(图 24-4)

原发性皮肤外周 T 细胞淋巴瘤,罕见亚型

    原发性皮肤 γ/δ 型 T 细胞淋巴瘤

    原发性皮肤侵袭性亲表皮 CD8$^+$ T 细胞淋巴瘤(暂定)

    原发性皮肤 CD4$^+$ 小 / 中 T 细胞淋巴组织增殖性疾病(暂定)

    原发性皮肤肢端 CD8$^+$ T 细胞淋巴瘤(暂定)

原发性皮肤外周 T 细胞淋巴瘤,非特指型

皮肤 B 细胞淋巴瘤

    原发性皮肤边缘区淋巴瘤

    原发性皮肤滤泡中心淋巴瘤

    原发性皮肤弥漫性大 B 细胞淋巴瘤,腿型

    EB 病毒阳性皮肤黏膜溃疡(暂定)

    血管内大 B 细胞淋巴瘤

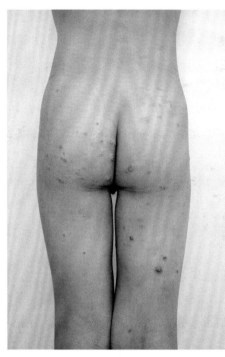

图 24-2　淋巴瘤样丘疹病

患儿,男,5 岁 11 个月,四肢反复红色丘疹,结节 1 年余,加重 3 个月。图示臀部及股部米粒至蚕豆大小丘疹、结节,表面坏死结痂(首都医科大学附属北京儿童医院提供)

【诊断】皮肤淋巴瘤临床表现常为单发或多发红色斑块或肿瘤,病情进展缓慢,但一般治疗难以消退。侵袭性者常有溃疡形成,可合并发热、盗汗或体重下降等系统症状。需注意,对于怀疑皮肤淋巴瘤的患者,应进行全面检查,包括浅表淋巴结、肝脾等其他脏器查体,血常规、外周血及骨髓细胞学检查。组织病理上 CL 可见异型淋巴细胞增生,首先根据异型细胞的浸润模式可获得初步诊断,再通过免疫组织化学标记进一步确定肿瘤细胞的 T/NK 或 B 细胞来源。对于疑难者尚需进一步分子遗传学检查。大多数情况下,根据不同类型皮肤淋巴瘤的皮损特点、组织学表现,约 70% 的皮肤淋巴组织增生性疾病可作出明确诊断。另有 15%~20% 的病例,还需结合免疫表型分析、PCR 克隆性分析等方能明确。

1. **蕈样肉芽肿 MF**　CTCL 中蕈样肉芽肿(MF)最为常见,约占 60%,该病为 CD4$^+$ 的记忆性辅助 T 淋巴细胞在皮肤的恶性克隆性扩增。发病机制目前仍不清楚,可能与病毒感染、基因突变、染色体易位、蛋白质异常及细胞因子等因素相关。与成人比较,儿童患者临床表现惰性,病程数年缓慢进展,平均诊断时间为 5 年。

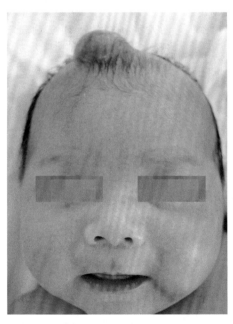

图 24-1　淋巴母细胞性淋巴瘤

患儿,男,52 天,头皮肿物 18 天,累及躯干、四肢 4 天。图示:头顶部粉红色半球形实性肿物,表面血管扩张(首都医科大学附属北京儿童医院提供)

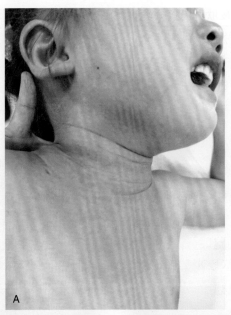

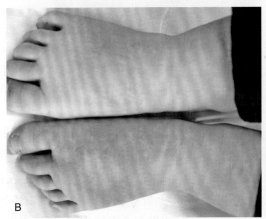

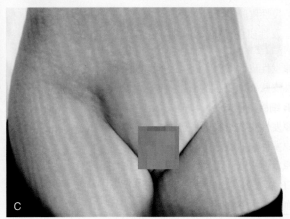

图 24-3　皮下脂膜炎样 T 细胞淋巴瘤

患儿,女,3 岁 2 个月,头面颈部、四肢反复起水肿性斑块 2 个月,间断发热 1 个月。图 A 显示皮损累及面、颈、胸部,呈水肿性、浸润性斑块,直径达 25cm,界不清。图 B 显示皮损累及左足背。图 C 显示皮损累及小腹和外阴(首都医科大学附属北京儿童医院提供)

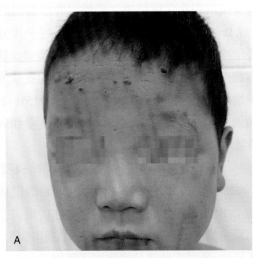

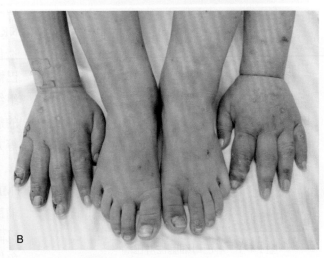

图 24-4　慢性活动性 EB 病毒感染

9 岁男童。复发性水疱样皮疹伴间断发热 2 年,伴慢性活动性 EB 病毒感染。图 A 显示:颜面肿胀、丘疹、水疱、结痂及痘疮样瘢痕。图 B 显示:双侧手足肿胀、丘疹、坏死和结痂(首都医科大学附属北京儿童医院提供)

MF临床表现为多样化,可分为红斑、斑块及肿瘤三期,多数患儿早期表现为红斑、鳞屑性斑片、丘疹,伴不同程度的瘙痒。躯干或臀部的红斑、萎缩性斑片是该病的特征性改变。色素减退性MF在儿童中较为常见,而皮肤结节或肿瘤表现在儿童病例中少见。

色素减退型蕈样肉芽肿(hypopigmented mycosis fungoides,HMF)约占成人MF病例的3%,但是儿童/青少年MF中最常见的类型(33%),主要累及深肤色的人群。色素丢失是由于CD8$^+$T细胞的细胞毒性作用,病变皮肤中黑素细胞数量减少(类似白癜风)。HMF表现为圆形或不规则的色素减退斑片或扁平斑块,表面有细碎鳞屑。病变通常无症状或有轻微瘙痒,主要位于躯干、臀部和四肢(图24-5)。与经典型MF相比,上肢病变更倾向于发生在伸侧。色素减退病变可能是MF的唯一表现,也可伴有经典型MF或其他变型的病变。经典型MF通常表达CD4$^+$、CD8$^-$表型,而HMF常常表达CD8$^+$。HMF的诊断比较困难或被延迟,因为其病程缓慢,临床上与以色素减退斑或斑片为特征的多种良性皮肤疾病非常相似,例如白癜风、体癣、花斑糠疹、白色糠疹、炎症后色素减退、进行性斑状色素减退、特发性点滴状色素减退、结节病和麻风病等。由于缺乏特异性体征和症状,保持高度警惕并进行皮肤活检是诊断HMF的必要条件,有时可能需要多次活检才能明确诊断。HMF患者对皮肤定向治疗常有良好的反应,且预后较好。但也有少数患者进展至肿瘤期。

MF组织病理可见异型淋巴细胞浸润,表现为核不规则、扭曲,呈脑回状,可见亲表皮现象(Pautrier微脓肿);斑块期真皮内可出现多量肿瘤细胞;肿瘤期细胞呈弥漫性分布,亲表皮性可不明显,部分可出现大细胞转化。疾病早期的病理结果往往与普通的炎症性皮肤病难以区别,多种T细胞免疫标记检查有助判断细胞的克隆性,免疫组化MF通常表达CD2、CD3、CD4和CD5,不表达CD7和CD8;罕有MF亚型表达CD8。分子杂交和PCR方法可检测到T细胞受体基因的重排。

2. 淋巴瘤样丘疹病　淋巴瘤样丘疹病(lymphomatoid papulosis,LyP)是一种慢性复发性、自愈性的丘疹坏死性或丘疹结节性皮肤病,属于

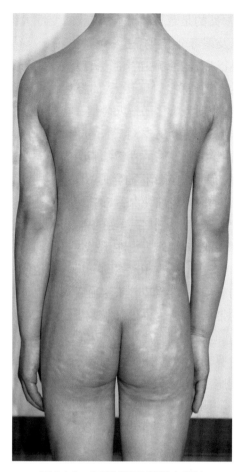

图24-5　色素减退性蕈样肉芽肿

患儿,男,全身皮肤白斑1年余,逐渐增多,无明显自觉症状。图示皮损累及全身,以四肢及臀部为著,呈大小不等的不规则片状白斑,部分中央发红、发紫,少许鳞屑(首都医科大学附属北京儿童医院提供)

原发性皮肤CD30$^+$淋巴增生性疾病的一种,约占皮肤T细胞淋巴瘤的15%。这一组疾病包括良性端的淋巴瘤样丘疹病,恶性端的原发性皮肤间变性大细胞淋巴瘤(cutaneous anaplastic large cell lymphoma,C-ALCL),以及它们的中间界限类型。C-ALCL和LyP在临床、病理及免疫表型上有一定的重叠性,组织学上均以异型性的CD30$^+$T细胞为特征,形成一个疾病谱系[20]。淋巴瘤样丘疹病的典型皮损为棕红色的丘疹和结节,中央可消退、坏死并出现结痂,皮疹3~8周可自然消退。各期皮损同时存在,反复发作。丘疹结节消退后可遗留色素减退斑或色素沉着斑,偶尔遗留浅表萎缩性瘢痕。皮损可局限性分布,亦可全身泛发,数目可从几个到几百个。一般无自觉症状。病程长短不一,可数月至数十年。本病预后通常良好,约20%的患者发病前或发病后或同时伴发其他类型的皮肤淋巴

瘤,最常见的是蕈样肉芽肿,皮肤间变性大细胞淋巴瘤以及霍奇金淋巴瘤。

淋巴瘤样丘疹病的组织病理学改变与其皮损所处的时期有关。目前公认的将其组织学改变分为五型,分别为 A 型、B 型、C 型、D 型与 E 型。

A 型表现为真皮内广泛分布的以小淋巴细胞、中性粒细胞或嗜酸性粒细胞为主的楔形炎症浸润,其间有散在或片状的异形 CD30⁺ 大淋巴细胞,细胞有时呈多核性或 R-S 样,在皮损中所占比例常<25%。表皮有中等程度的棘层肥厚及角化不全,常伴淋巴细胞亲表皮性(图 24-2)。

B 型较少见,占 10% 以下,其特征是蕈样肉芽肿样的病理改变,真皮乳头层血管周围以淋巴细胞为主的带状浸润,伴淋巴细胞亲表皮性。可见异型性细胞,但肿瘤细胞往往不表达 CD30。

C 型表现为真皮内单一或簇集性的 CD30⁺ 大淋巴细胞浸润(>75%),伴有少量的混合性炎症细胞浸润。该类型与间变性大细胞淋巴瘤的组织学表现类似。

D 型浸润细胞以 CD8⁺ 大淋巴细胞为特征,具有亲表皮性。需要与原发性侵袭性皮肤 CD8⁺ 细胞毒性 T 细胞淋巴瘤的组织学改变相鉴别。

E 型浸润细胞由多形性、非典型 CD8⁺ 为主的淋巴细胞组成,表现出血管为中心和血管破坏性。

LyP 中增殖细胞的免疫表型:典型为 CD3、CD4、CD25、CD30、CD45RO 和 表 达 HLA-DR。B 型与 D 型 CD30 可为阴性。D 型与 E 型特征性表达 CD8,且在儿童病例中多见。其他可以看到的阳性标志物包括细胞毒性分子,如 T 细胞内抗原 1 (TIA-1)、颗粒酶 B 和穿孔蛋白。约有 10% 的 LyP 活检示 CD56⁺,18% 示 CD15⁺。基因重排:TCR 基因的单克隆重排可在 22%~100% 的 LyP 患者的活检组织中检测到。

3. 皮下脂膜炎样 T 细胞淋巴瘤　皮下脂膜炎样 T 细胞淋巴瘤(subcutaneous panniculitis-like T-cell lymphoma,SPTCL)是一种表达细胞毒颗粒相关蛋白的皮肤 T 细胞淋巴瘤,类型罕见,为 α/βT 细胞起源的淋巴瘤,在非霍奇金淋巴瘤中发病率<1%。

本病可发生于各年龄段,多见于中青年,女性多见,儿童也有报道,平均发病年龄 7.7 岁。皮

损表现为无痛孤立单发或多发的皮下结节、肿块或斑块,质地稍硬,呈淡红、紫红或青紫色,直径从 0.5~20cm,多数为 1~4cm,少有破溃,皮损溃破形成的溃疡可深达筋膜层,亦可为皮肤表面点状破溃坏死。皮损好发于四肢、躯干,亦可累及头面部,一般无明显自觉症状(图 24-3)。但也有个别病例的系统症状表现为不规则发热(38~39℃)、肝脾大、浆膜腔积液、关节疼痛、体重下降等。若伴发噬血细胞综合征的重症患者,可有全血细胞下降、凝血功能障碍、鼻出血、牙龈出血、黑便等。本病是否急速侵袭性发展及严重性,很大程度上取决于是否伴发噬血细胞综合征(hemophagocytic syndrome),17% 并发噬血细胞综合征的,其 5 年生存率为 46%;而 82% 未并发噬血细胞综合征的,5 年生存率高达 91%,预后较好。

皮下脂膜炎样 T 细胞淋巴瘤的组织病理学改变:表皮一般正常,真皮深层汗腺及血管周围或可见少量淋巴细胞浸润。病变主要位于皮下脂肪内,肿瘤性淋巴细胞的分布呈脂肪小叶性脂膜炎样构型。不典型的淋巴细胞核大、深染,形态不规则并伴核分裂,围绕单个脂肪细胞呈花边样浸润。重要的病理改变还包括脂肪细胞坏死,可见较多核碎粒、多核巨细胞及上皮样肉芽肿,组织细胞吞噬核碎粒形成特殊的豆袋状细胞。此外,浸润细胞中夹杂少量中性粒细胞和浆细胞。

肿瘤细胞均为 CD3⁺、CD4⁻、CD8⁺ 免疫表型,并表达 TIA-1、颗粒酶 B、穿孔素、LCA 白细胞共同抗原及 CD45RO,本病表达 βF1,不表达 CD30、CD56、CD20 和 CD79a,βF1 是一种特异性单克隆抗体,该抗体阳性可证实为 α/βT 细胞起源,以区别于 γ/δ 型 T 细胞淋巴瘤。此外,脂肪细胞间大量组织细胞 CD68 阳性。

4. 种痘样水疱病样淋巴细胞增生性疾病　慢性活动性 EB 病毒(Epstein-Barr virus,EBV)感染的皮肤表现包括种痘样水疱病样淋巴细胞增生性疾病(hydroa vacciniforme-like lymphoproliferative disorder,HVLPD),以及蚊叮咬后出现超敏反应。这两种疾病都可能进展为全身性 EBV 阳性 T 细胞或 NK 细胞淋巴瘤。HVLPD 是之前称作非典型 HV 和 HV 样淋巴瘤病例的统称。这类疾病主要见于亚洲和墨西哥地区的儿童,EB 病毒可能是病因

之一。基本损害为颜面、手背、足背等暴露部位,出现米粒至绿豆大小的浸润性红斑、水疱、丘疹、结痂等,反复发作,逐渐延及躯干及臀部等遮光部位,皮损痊愈处留有萎缩性瘢痕。如此 4~5 年后,病情渐严重,发作无季节限制,皮损有程度不等的非凹陷性水肿、丘疹、水疱中心坏死结痂,痊愈后留有大而深的痘疮样瘢痕。同时可出现红色水肿性斑块、结节,局部皮温高,有压痛,中心溃破后形成圆形较深的溃疡,直径可达 2~18cm,部分结节周围有卫星状小结节,呈肿瘤样表现。本病少许病例累及口唇黏膜,局部破溃、结痂。患儿常有不规则间歇发热,当病情处于急性进展期,持续高热 39℃ 以上,同时有肝脾大、淋巴结肿大。在进展至系统累及前,皮疹可持续 10~15 年,症状随时间进展不自愈,皮损广泛深在,呈现严重面 / 唇肿胀、高热、肝大、淋巴结浸润等全身症状(图 24-4)。本病呈谱系疾病表现,轻症病例仅有局限性皮损,全身症状轻微;重症病例可并发噬血细胞综合征,导致死亡。

组织病理学改变:表皮海绵水肿,形成多房性水疱,疱内可见中性粒细胞。真皮浅层、深层血管和附属器周围有致密淋巴细胞浸润,浸润细胞小 / 中等体积、异型性程度不一,伴核分裂,浸润有血管中心型特点,细胞围管样侵袭血管,血管破坏,红细胞外渗,有核尘及血管壁纤维蛋白样坏死,血栓形成。同时肿瘤细胞可以浸润至皮下脂肪,有脂膜炎样表现。浸润细胞中可见散在中性粒细胞、嗜酸性粒细胞及反应性组织细胞。

免疫表型分为 T 细胞型和 NK 细胞型。T 细胞型中多数为 α/βT 细胞表型,表现为 CD8[+]、βF1[+];少数为 γ/δT 细胞表型,表现为 CD8[-]、TCRγ[+]。NK 细胞型占少数,表达 CD56。EBER 阳性,Ki67 往往 >20%。T 细胞型 HVLL 的 TCR 基因可有重排。

【鉴别诊断】皮肤 T 细胞淋巴瘤的常规诊断是以临床与组织病理特征为基础的,但是其具多样性及复杂性,特别是早期病例,使得其与良性淋巴细胞增生性疾病或皮肤炎症性疾病难以鉴别。斑片期 MF 需要与湿疹、体癣、玫瑰糠疹、麻风、结核等鉴别。斑块期 MF 需要与银屑病、斑块型副银屑病、盘状红斑狼疮等鉴别。肿瘤期 MF 需要与鳞癌、其他类型的淋巴瘤、卡波西肉瘤鉴别。红皮病型 MF 需要与红皮病性银屑病、Sezary 综合征、

T 细胞白血病 / 淋巴瘤的红皮病性损害鉴别。肉芽肿型 MF 需要与结节病、肉芽肿性松弛皮肤病鉴别。淋巴瘤样丘疹病,需与急性苔藓样糠疹、坏死性血管炎等鉴别。皮下脂膜炎样 T 细胞淋巴瘤应与良性脂膜炎,如结节性红斑、硬红斑及其他皮肤 T 细胞淋巴瘤等鉴别。种痘样水疱病样淋巴细胞增生性疾病需与急性痘疮样苔藓样糠疹、淋巴瘤样丘疹病、虫咬超敏反应等鉴别。

【治疗】

1. 由于皮肤淋巴瘤为一组具有异质性的少见疾病,缺乏针对不同亚型的皮肤淋巴瘤的治疗标准,EORTC 仅推荐针对 MF/SS 的治疗方案,即对早期 MF/SS 以局部治疗为主,而对于晚期 MF/SS 则对其进行临床实验性治疗[21]。儿童皮肤淋巴瘤发病罕见,缺乏随机试验,对于大多数儿童 MF 保守治疗是有效的,而对于其他皮肤 T 细胞淋巴瘤和前体 B 淋巴瘤可能需要强化化疗。

2. 治疗方法分为局部治疗、系统治疗、物理治疗和联合治疗。局部外用药物包括糖皮质激素类、维 A 酸类及局部化疗药,常用于局限或弥漫的斑片、斑块。局部外用氮芥对局限性斑片或斑块有效,在成人患者中已证实其有效性及安全性。系统性治疗包括系统性化疗、维 A 酸及干扰素治疗。其中,现已广泛使用干扰素治疗 CTCL,干扰素能增加细胞介导的细胞毒作用、减少 Th2 细胞因子的分泌及抑制肿瘤细胞增生[22-24]。物理治疗主要包括光疗、电子束放疗及体外光化学疗法。光疗尤其对斑片或斑块期疗效显著,NB-UVB 可用于有斑块或斑块很薄的患者,对于斑块较厚的患者,首选 PUVA 治疗,然而 PUVA 在儿童中因轻度副作用而应用受限;NB-UVB 治疗在儿童的治疗中耐受性较好,所需疗程较 PUVA 明显缩短。局部放疗用于斑块、肿瘤期皮损,全皮肤电子束疗法用于皮损较为广泛、弥漫的 CTCL。体外光分离置换法是一种新的免疫调节治疗,将白细胞分离法和 PUVA 结合治疗 CTCL。该法同时诱导了单核细胞到树突状细胞的分化以及 CTCL 细胞的凋亡,主要用于治疗红皮病型 CTCL[25]。

儿童 MF 的预后一般很好,大多数为疾病早期,偶有疾病进展导致死亡的晚期 MF 病例。治疗取决于疾病的阶段,Iris 等总结了共 366 例儿

童 MF 病例,大多数幼年 MF 患者(95%)为疾病早期,最常用的治疗方式包括单用 NB-UVB 或联合局部激素治疗。PUVA 在一些病例中被用作二线治疗,偶尔使用局部或口服维 A 酸。只有 5% 的儿童为晚期 MF,使用了多种药物,包括局部氮芥、放疗和干细胞移植等。抗体-药物结合剂 brentuximab vedotin 和抗趋化因子受体 4 单克隆抗体 mogamulizumab 在内的新型全身治疗方式最近已被批准用于晚期 MF 的治疗。大多数早期 MF 患儿对光疗反应良好,但也有不少复发患儿,促使他们重新进行治疗。Laws 和同事们公布了对 28 名接受光疗法患儿的长期随访数据,发现接受 PUVA 的患儿比接受 NB-UVB 的患儿复发率更低[26],并提出建议对儿童 MF 患者进行长期随访,以便及早发现复发并及时重新进行治疗。

LyP 病程自限性及整体预后良好,对儿童的

治疗干预,应仔细权衡利弊。由于疾病的自限性,应避免过度治疗。在许多情况下,局部皮质类固醇足以控制症状,且对整个病程没有影响,其他的治疗方式还包括使用贝沙罗汀、甲氨蝶呤、放疗,这些方法常用于复发频繁的病例。对儿童患者的长期随访是必要的,应关注后期发生其他淋巴瘤的风险。

3. 皮肤淋巴瘤治疗方法的选择除根据疾病类型外,还基于皮损的范围和类型、肿瘤的侵袭性、患者的年龄和身体状况及伴发的其他疾病等。无论采取何种治疗方法,目的是控制而不是治愈。对于 CTCL 早期采取的侵袭性治疗并不能延长疾病的缓解期,因此,CTCL 的治疗方案应以不同分期为基础。对于儿童皮肤淋巴瘤,需长期随访、权衡治疗利弊[27]。

(顾艳 姚志荣 著,李萍 伊桂秀 审)

第四节 皮肤白血病

白血病是最常见的儿童癌症,约占该年龄组所有恶性肿瘤的 1/3[28]。儿童白血病可以分为出生时的先天性白血病,出生后第 1 个月内的新生儿白血病,以及出生后 1 个月以后的婴儿期白血病。尽管先天性白血病占儿童白血病的不到 1%,但其中多达 30% 的病例存在皮肤的白血病[29-32]。皮肤科医生对于白血病相关的皮肤表现的早期识别,对于疾病的早期诊断与治疗有重要的意义。目前,已确定的白血病的皮肤病表现,基本可以分为以下 6 个类型:皮肤和皮下组织的白血病浸润(皮肤白血病);与骨髓功能障碍相关的皮肤病变(瘀点、紫癜、瘀斑或皮肤红细胞生成而表现为蓝莓松饼样婴儿);对肿瘤抗原的毒性或免疫反应;副肿瘤疾病,例如鱼鳞病、色素沉着、掌跖皮肤角化过度、严重的湿疹样皮损、Sweet 综合征、坏疽性脓疱病、多形性红斑、血管炎和机会性感染;化疗、放疗或光敏药物引起的皮肤表现。

【流行病学】急性淋巴细胞白血病(ALL)占儿童白血病的 75%~80%。15 岁以下的发病率估计为每 100 000 名儿童患病 3.4 例,发病高峰在

2~5 岁之间[1]。急性髓细胞白血病(AML)占剩余 20% 病例中的大部分病例,余下更少见的就是慢性粒细胞白血病、急性粒细胞白血病和浆细胞样树突细胞白血病等罕见病例[33-35]。

数据表明,皮肤白血病在儿童的发生率高于成人,约 50% 的婴儿起始即存在皮肤表现[32-34]。皮肤白血病在先天性白血病中的发生率约 25%~30%,在急性髓性白血病中占 10%~15%,在急性淋巴细胞白血病的发生率只有 1%[32,36,37]。值得一提的是母细胞性浆细胞样树突细胞肿瘤,虽然该病罕见且更常见于老年患者,但这其中约 85% 的母细胞性浆细胞样树突细胞肿瘤患者在就诊时就有皮肤的表现[38,39]。

【发病机制】先天性白血病和儿童白血病与导致肿瘤发生的遗传因素关系密切,特别是存在易患白血病的遗传背景,包括 DNA 损伤修复缺陷的疾病(范可尼贫血、共济失调毛细血管扩张症、Bloom 综合征)、细胞周期和分化缺陷(RASopathies,例如 1 型神经纤维瘤病和 Noonan 综合征)和非整倍体相关疾病(例如 21-三体综合

征)[40,41]。与普通人群相比,21-三体综合征的患儿患急性白血病的风险较普通人群高 10~20倍,特别是患急性巨核细胞白血病的风险高达500 倍[40,41]。

【临床表现】大多数皮肤白血病发生在系统性白血病诊断确定后。多达 1/3 的病例可同时观察到皮肤和白血病的系统表现。偶尔(少于 10%的病例),皮肤浸润可发生在骨髓或外周血受累之前,并且没有全身症状[40],称为非白血性皮肤白血病。多达 90% 的皮肤白血病患者也有其他髓外部位受累,尤其常见于脑膜(40% 的病例)[32]。

白血病的全身表现起始可以是畏食、易怒和嗜睡等非特异性表现,随后出现发热、贫血导致的脸色苍白、淋巴结肿大、肝脾大、出血、骨痛和与骨膜或骨受累相关的关节痛等表现。皮肤白血病患者的特异性皮损可以单发或多发(图 24-6),可表现为紫罗兰色、红褐色或出血性斑疹、丘疹、结节和 /或大小不一的斑块。据报道,红斑、丘疹和结节是最常见的临床表现。皮损可以是坚实的,但不是石头样坚硬的。单核细胞白血病的肿瘤往往较大且呈紫色或“梅色”。在慢性幼年型粒细胞白血病中,往往表现为特征性的小的、痒疹样的红色丘疹[32,41,42]。非白血性皮肤白血病的表现通常是广泛而呈丘疹结节状[32,40]。绿色肿瘤或粒细胞肉瘤(以前称为绿色瘤)是白血病的病理性病变,病变直径 1~3cm 不等,绿色是由髓过氧化物酶引起的。它可与急性粒细胞白血病同时出现,或者可能在疾病之前一年或几年内的潜伏时期出现。粒细胞肉瘤主要见于儿童,是由未成熟粒细胞浸润引起,当

然也可能发生在皮肤以外部位,如骨骼、泪腺、眶后组织、淋巴结和乳房。腿部是皮肤白血病最常见的受累部位,其次是手臂、背部、胸部、头皮和面部。即使是同一患者,特定类型的白血病在病程中会产生不同的皮肤表现。近期手术、烧伤、外伤、肌肉内或鞘内注射部位以及单纯疱疹或带状疱疹感染的瘢痕中,可能会产生肿瘤细胞的浸润。此外,先前发生水痘和伯氏疏螺旋体的部位也可以出现特定的皮肤浸润[43]。此外,白血病的斑块状浸润可能累及头皮、眉毛和脸颊,产生“狮面”。罕见的临床表现包括红皮病、慢性甲沟炎、掌跖角化、大疱性皮疹、阴囊溃疡和甲下病变[32,43]。在 AMoL 和 AMMoL 中,患者出现口腔受累常可表现为牙齿疼痛、牙龈增生、牙龈脆弱出血或口腔或牙龈黏膜溃疡。

还有一些白血病的非特异性皮肤表现,称为白血病疹,是在白血病背景下出现的,但与白血病细胞本身的浸润无关。这些反应推测是由潜在疾病的毒性作用引起的,可以多种多样,包括痒疹样丘疹、斑丘疹、水疱性大疱性病变、荨麻疹、红皮病、剥脱性色素沉着过度、多形性红斑、Sweet 综合征和结节性红斑[32]。

【鉴别诊断】相当一部分儿童皮肤疾病可以表现为相似于皮肤白血病的皮损,如朗格汉斯细胞组织细胞增生症、肥大细胞增生症及转移性神经母细胞瘤等,这些通常需要进行皮肤病理检验来鉴别。在新生儿中,先天性感染(TORCH 感染)、继发于 Rh 血型不合的溶血性疾病、神经母细胞瘤等均可导致类白血病的反应。此外,必须将 21-三体综合征的新生儿发生的一过性骨髓增生性疾病与真

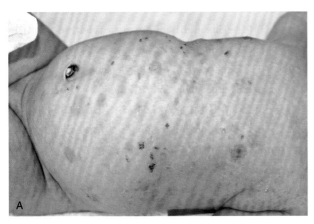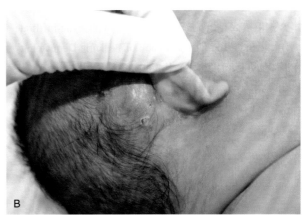

图 24-6　皮肤白血病
3 月龄女童。图示其腹部(A)、耳后(B)青色、红色结节,质韧(首都医科大学附属北京儿童医院提供)

正的白血病相鉴别。排查非典型分枝杆菌和深部或侵袭性真菌感染等机会性感染也很重要，因为某些遗传条件（如 GATA2 缺乏症）也可能导致易发生肿瘤和感染[44]。此外，皮肤白血病还需与皮肤髓外造血相鉴别。

【实验室/组织学发现】皮肤白血病的诊断基于皮肤浸润的形态学模式、细胞学特征，最重要的是肿瘤细胞的免疫表型。结合临床表现以及骨髓和外周血的结果有助于确诊。皮肤白血病的组织学检查将提示真皮内的细胞浸润，白血病细胞的类型不同，外观不同。这些浸润常表现为血管周围和/或附属器周围的受累，或累及真皮和皮下组织的密集弥漫性/间质性的或结节性的浸润，但不影响真皮上乳头层（Grenz 区）。

【治疗和预后】通常皮肤白血病的出现预示着肿瘤细胞的高载量或者肿瘤的复发，疾病预后较

差[30]。先天性白血病治疗以化疗为主，预后差，常于 3 个月内死亡，但它的自然病程不会因皮肤白血病出现而改变[31]。

由于皮肤白血病是潜在全身性疾病的局部表现；因此，治疗的目的应该是通过全身疗法根除疾病。特异性皮损可用 X 线和局部化疗，非特异性皮疹可对症治疗。非白血病性皮肤白血病患者应按血液和/或骨髓进行治疗，因为该病在短期内不可避免地发展为白血病。

在治疗中，这些患者可能面临长期的皮肤后遗症，可以是良性的，也可以是影响容貌外观的（脱发，瘢痕），甚至是恶性的（如发生黑色素瘤和非黑色素瘤皮肤癌的风险增加）。因此，建议对幸存者进行定期、长期的随访。

（程茹虹　姚志荣　著，陈静思　李萍
伊桂秀　审）

参考文献

1. JESSNER M. Lymphocytic infiltration of the skin. Arch Dermatol, 1953, 68 (4): 447-449.

2. ZIEMER M, EISENDLE K, MULLER H, et al. Lymphocytic infiltration of the skin (Jessner-Kanof) but not reticular erythematous mucinosis occasionally represents clinical manifestations of Borrelia-associated pseudolymphoma. Br J Dermatol, 2009, 161 (3): 583-590.

3. ASHWORTH J, TURBITT M, MACKIE R. A comparison of the dermal lymphoid infiltrates in discoid lupus erythematosus and Jessner's lymphocytic infiltrate of the skin using the monoclonal antibody Leu 8. J Cutan Pathol, 1987, 14 (4): 198-201.

4. RM ROSS H. Chapter 87 Jessner Lymphocytic Infiltrate of the Skin//Harper's Textbook of Pediatric Dermatology (FOURTH EDITION). Hoboken, NJ: Wiley-Blackwell, 2020.

5. KUO TT, LO SK, CHAN HL. Immunohistochemical analysis of dermal mononuclear cell infiltrates in cutaneous lupus erythematosus, polymorphous light eruption, lymphocytic infiltration of Jessner, and cutaneous lymphoid hyperplasia: a comparative differential study. J Cutan Pathol, 1994, 21 (5): 430-436.

6. RIJLAARSDAM JU, NIEBOER C, DE VRIES E, et al. Characterization of the dermal infiltrates in Jessner's lymphocytic infiltrate of the skin, polymorphous light eruption and cutaneous lupus erythematosus: differential diagnostic and pathogenetic aspects. J Cutan Pathol, 1990, 17 (1): 2-8.

7. BORGES DA CJ, BOIXEDA P, MORENO C. Pulsed-dye laser treatment of Jessner lymphocytic infiltration of the skin. J Eur Acad Dermatol Venereol, 2009, 23 (5): 595-596.

8. MIGUEL D, PECKRUHN M, ELSNER P. Treatment of Cutaneous Pseudolymphoma: A Systematic Review. Acta Derm Venereol, 2018, 98 (3): 310-317.

9. GRALEWSKI J, POST GR. Cutaneous intralymphatic CD30 (+) pseudolymphoma: a reactive condition mimicking lymphoma. Blood, 2018, 132 (17): 1859.

10. MITTELDORF C, KEMPF W. Cutaneous Pseudolymphoma. Surg Pathol Clin, 2017, 10 (2): 455-476.

11. PLOYSANGAM T, BRENEMAN DL, MUTASIM DF. Cutaneous pseudolymphomas. J Am Acad Dermatol, 1998, 38 (6 Pt 1): 877-895; quiz 896-897.

12. KULOW BF, CUALING H, STEELE P, et al. Progression of cutaneous B-cell pseudolymphoma to cutaneous B-cell lymphoma. J Cutan Med Surg, 2002, 6 (6): 519-528.

13. MAGRO CM, DANIELS BH, CROWSON AN. Drug induced pseudolymphoma. Semin Diagn Pathol, 2018, 35

(4): 247-259.

14. MCGLASHAN DJ, HUGHES JM. Low levels of genetic differentiation among populations of the freshwater fish Hypseleotris compressa (Gobiidae: Eleotridinae): implications for its biology, population connectivity and history. Heredity (Edinb), 2001, 86 (Pt 2): 222-233.

15. SCHMUTH M, SIDOROFF A, DANNER B, et al. Reduced number of CD1a+ cells in cutaneous B-cell lymphoma. Am J Clin Pathol, 2001, 116 (1): 72-78.

16. WILLEMZE R, JAFFE ES, BURG G, et al. WHO-EORTC classification for cutaneous lymphomas. Blood, 2005, 105 (10): 3768-3785.

17. ELDER DE, MASSI D, SCOLYER RA, et al. WHO Classification of Skin Tumor [M]. 4th ed. France: IARC Press, 2018.

18. WHITTAKER S. Biological insights into the pathogenesis of cutaneous T-cell lymphomas (CTCL). Semin Oncol, 2006, 33 (1 Suppl 3): S3-S6.

19. BOCCARA O, BLANCHE S, DE PROST Y, et al. Cutaneous hematologic disorders in children. Pediatr Blood Cancer, 2012, 58: 226-232.

20. KEMPF W, PFALTZ K, VERMEER MH, et al. European Organization for Research and Treatment of Cancer (EORTC), International Society of Cutaneous Lymphoma (ISCL) and United States Cutaneous Lymphoma Consortium (USCLC) consensus recommendations for the treatment of primary cutaneous CD30-positive lymphoproliferative disorders: lymphomatoid papulosis and primary cutaneous anaplastic large-cell lymphoma. Blood, 2011, 118 (15): 4024-4035.

21. DUMMER R, COZZIO A, MEIER S, et al. Standard and experimental therapy in cutaneous T-cell lymphomas. J Cutan Pathol, 2006, 33 (Suppl 1): 52-57.

22. KIM EJ, HESS S, RICHARDSON SK, et al. Immunopathogenesis and therapy of cutaneous T cell lymphoma. J Clin Invest, 2005, 115 (4): 798-812.

23. MCGINNIS KS, JUNKINS-HOPKINS JM, CRAWFORD G, et al. Low-dose oral bexarotene in combination with low-dose interferon alfa in the treatment of cutaneous T-cell lymphoma: clinical synergism and possible immunologic mechanisms. J Am Acad Dermatol, 2004, 50 (3): 375-379.

24. WHITTAKER SJ, MARSDEN JR, SPITTLE M, et al. Joint British Association of Dermatologists and U. K. Cutaneous Lymphoma Group guidelines for the management of primary cutaneous T-cell lymphomas. Br J

Dermatol, 2003, 149 (6): 1095-1107.

25. MCKENNA KE, WHITTAKER S, RHODES LE, et al. Evidence-based practice of photopheresis 1987-2001: a report of a workshop of the British Photodermatology Group and the U. K. Skin Lymphoma Group. Br J Dermatol, 2006, 154 (1): 7-20.

26. LAWS PM, SHEAR NH, POPE E. Childhood mycosis fungoides: Experience of 28 patients and response to phototherapy. Pediatr Dermatol, 2014, 31: 459-464.

27. FRANCESCO C. Primary Cutaneous Lymphomas in Children and Adolescents. Pediatr Blood Cancer, 2016, 63 (11): 1886-1894.

28. ANDERSON PC, STOTLAND MA, DINULOS JG, et al. Acute lymphocytic leukemia presenting as an isolated scalp nodule in an infant. Ann Plast Surg, 2010, 64 (2): 251-253.

29. LEE EG, KIM TH, YOON MS, et al. Congenital leukemia cutis preceding acute myeloid leukemia with t (9; 11)(p22; q23), MLL-MLLT3. J Dermatol, 2013, 40: 570-571.

30. ZHANG IH, ZANE LT, BRAUN BS, et al. Congenital leukemia cutis with subsequent development of leukemia. J Am Acad Dermatol, 2006, 54: 22-27.

31. RESNIK KS, BROD BB. Leukemia cutis in congenital leukemia: analysis and review of the world literature with report of an additional case. Arch Dermatol, 1993, 129: 1301-1306.

32. CHO-VEGA JH, MEDEIROS LJ, PRIETO VG, et al. Leukemia cutis. Am J Clin Pathol, 2008, 129: 130-142.

33. BURNETT MM, HUANG MS, SELIEM RM. Case records of the Massachusetts General Hospital. Case 39-2007. A 5-month-old girl with skin lesions. N Engl J Med, 2007, 357 (25): 2616-2623.

34. HAMA A, KUDO K, ITZEL BV, et al. Plasmacytoid dendritic cell leukemia in children. J Pediatr Hematol Oncol, 2009, 31 (5): 339-343.

35. NGUYEN CM, STUART L, SKUPSKY H, et al. Blastic Plasmacytoid dendritic cell neoplasm in the pediatric population: a case series and review of the literature. Am J Dermatopathol, 2015, 37 (12): 924-928.

36. SAMBASIVAN A, KEELY K, MANDEL K, et al. Leukemia cutis: an unusual rash in a child. CMAJ, 2010, 182: 171.

37. FENDER AB, GUST A, WANG N, et al. Congenital leukemia cutis. Pediatr Dermatol, 2008, 25: 34.

38. JEGALIAN AG, BUXBAUM NP, FACCHETTI F, et al.

Blastic plasmacytoid dendritic cell neoplasm in children: diagnostic features and clinical implications. Haematologica, 2010, 95 (11): 1873-1879.

39. SEIF AE. Pediatric leukemia predisposition syndromes: clues to understanding leukemogenesis. Cancer Genet, 2011, 204 (5): 227-244.

40. HEJMADI RK, THOMPSON D, SHAH F, et al. Cutaneous presentation of aleukemic monoblastic leukemia cutis: a case report and review of literature with focus on immunohistochemistry. J Cutan Pathol, 2008, 35 (Suppl 1): 46-49.

41. ANGULO J, HARO R, GONZÁLEZ-GUERRA E, et al. Leukemia cutis presenting as localized cutaneous hyperpigmentation. J Cutan Pathol, 2008, 35: 662-665.

42. WATSON KM, MUFTI G, SALISBURY JR, et al. Spectrum of clinical presentation, treatment and prognosis in a series of eight patients with leukemia cutis. Clin Exp Dermatol, 2006, 31: 218-221.

43. ROBAK E, ROBAK T. Skin lesions in chronic lymphocytic leukemia. Leuk Lymphoma, 2007, 48: 855-865.

44. HYDE RK, LIU PP. GATA2 mutations lead to MDS and AML. Nat Genet, 2011, 43 (10): 926-927.

第二十五章
中性粒细胞和嗜酸性粒细胞浸润性疾病

第一节　Sweet 综合征

Sweet 综合征(Sweet syndrome),又名急性发热性嗜中性皮病(acute febrile neutrophilic dermatosis)。主要表现为突然出现的疼痛的红色丘疹、斑块或结节,多发于四肢、面颈部,伴有发热,可出现关节痛、眼部炎症、头痛,少数有口腔或生殖器病变,也可伴有其他少见的皮肤外系统表现。患者皮损病理学示真皮有密集中性粒细胞浸润,外周血中性粒细胞常增多。

【病因及发病机制】Sweet 综合征病因未明,常为特发性,也可能与某些潜在的疾病及感染、肿瘤、药物等因素有关。Sweet 综合征可与一些炎症和自身免疫性疾病相关,包括炎症性肠病、类风湿关节炎、系统性红斑狼疮、干燥综合征、桥本甲状腺炎、白塞病和皮肌炎等[1]。感染相关 Sweet 综合征通常在上呼吸道链球菌感染和胃肠道感染后 1~3 周出现。也有其他感染如艾滋病、病毒性肝炎、结核病、衣原体感染的报告。Sweet 综合征与一些恶性肿瘤,特别是血液系统肿瘤相关,包括骨髓增生性疾病,如骨髓增生异常、急性髓母细胞白血病、慢性髓母细胞白血病、多发性骨髓瘤、淋巴瘤等,很少与实体瘤相关。它可发生在恶性肿瘤诊断之前、当时或之后。当与恶性肿瘤相关时,它更有可能与发病年龄较大和血细胞减少有关。药物诱导的 Sweet 综合征相对来说研究更为深入,粒细胞集落刺激因子 G-CSF 是最常见的药物。其他药物包括抗生素(米诺环素、呋喃妥因、甲氧苄啶、磺胺甲噁

唑、诺氟沙星、氧氟沙星)、抗高血压药物(肼拉嗪、呋塞米)、非甾体抗炎药(双氯芬酸、塞来昔布)、免疫抑制剂(硫唑嘌呤)、抗癫痫药物(卡马西平、地西泮)、抗癌药物(硼替佐米、甲磺酸伊马替尼、伊匹单抗、来那度胺)、抗精神病药(氯氮平)、抗甲状腺药(丙基硫氧嘧啶)等[2]。在这些病例中,Sweet 综合征发生在初次或再次接触诱发药物后,停用药物后就会消退。在大约 2% 的病例中,妊娠与 Sweet 综合征的发展相关,预后良好,分娩后自发性缓解,无婴儿或产妇发病或死亡。因此,依照其病因,临床上可分为 5 种类型:①经典型或特发型;②感染相关型;③恶性肿瘤相关型;④药物诱导型;⑤妊娠相关型[3,4]。

Sweet 综合征的确切发病机制尚不清楚。可能是对细菌、病毒或肿瘤抗原的超敏反应触发中性粒细胞激活和浸润。还认为有细胞因子和趋化因子的失调导致中性粒细胞凋亡功能障碍,如 G-CSF、GM-CSF、IL-1 和干扰素 -γ 等在 Sweet 综合征患者中具有较高水平。再者,遗传因素与 Sweet 综合征的发病机制有关,如非受体型蛋白酪氨酸磷酸酶 6(PTPN6)基因的转录调控缺陷,家族性地中海热患者中的 MEFV 基因突变,染色体 3q 异常及日本 Sweet 综合征患者中的 HLA-Bw54 等[1]。

【流行病学及临床表现】

1. 成人多见,好发于 30~60 多岁,女性多见,

男女发病比率约 1∶4。儿童及老年人亦可发病，已报道的病例中最小发病年龄在出生后 1 个月。至少有 1/2 的患者合并系统性疾病。15%~30% 的人有恶性肿瘤，血液系统恶性肿瘤比实体器官恶性肿瘤更常见。25% 的患者之前有过感染，10% 的患者接触过潜在的致病药物。

2. 典型的皮损表现为突然出现的较为坚实的红色丘疹、斑块或结节，伴有疼痛，无瘙痒，单发或多发，可局限也可泛发，大小不一，分布多不对称，主要分布在头、颈部和躯干上部（图 25-1A）。斑块扁平隆起，边界清楚，表面因真皮乳头层高度水肿呈乳头状或颗粒状，类似假性水疱，还可因中性粒细胞浸润出现脓疱，但不发生糜烂或溃疡，触之较硬。下肢丘疹结节样病变与结节性红斑相似，可在组织病理学上进行鉴别。临床上还可见大疱、靶型损害、面部丹毒样表现、巨大蜂窝织炎样外观。大疱性皮损在合并有血液系统恶性肿瘤的患者中更为常见，可形成溃疡，类似浅表坏疽性脓皮病。临床上还可观察到一些变异型，如手背嗜中性皮病，其特征为手背出现蓝色或紫罗兰色出血性丘疹、大疱和结节，在身体的其他部位可能伴有典型 Sweet 综合征皮损。这种变异可能与隐匿性或血液系统恶性肿瘤有更大的关联，很像大疱性坏疽性脓皮病。儿童 Sweet 综合征少见，多与上呼吸道细菌或病毒感染相关，皮损临床表现与成人类似。58% 的儿童病例合并系统性疾病。新生儿 Sweet 综合征出现在生后 6 周以内，往往提示合并系统疾病，例如免疫缺陷或自身免疫性疾病等。生后 6 周以后出现的儿童 Sweet 综合征往往与系统隐匿病毒感染相关。

3. 皮肤外及系统表现　最常见的是发热和白细胞增多，其次是关节痛和关节炎。关节炎是典型的不对称非侵蚀性的无菌性关节炎。还可有肌痛、疲劳、不适和头痛。中枢神经系统受累也称为神经 Sweet 病，受累范围从无菌性脑膜炎到脑干受累和良性脑炎。其他系统累及包括中性粒细胞性肺泡炎、多灶性无菌骨髓炎、系膜性肾小球肾炎、急性肌炎、肝炎、胰腺炎和结肠炎。眼部受累比较常见的是巩膜炎和结膜炎。口腔和生殖器病变不常见，有阿弗他溃疡的报道。心脏受累是致死的主要因素，包括心包炎、大血管扩张、瓣膜病和心肌梗死。普通儿童的死亡率为 9%，婴儿和心脏受累者的死亡率更高。

约 30% 的病例皮损在 3 个月后自行消退。然而，复发和缓解交替出现呈波动的病程更常见。

【实验室检查】

1. 炎症指标升高，包括血沉和 CRP 升高，外周血白细胞和中性粒细胞增多。

2. 组织病理学检查　典型表现为网状真皮中弥漫致密中性粒细胞浸润，也可见淋巴细胞及嗜酸性粒细胞，乳头状真皮水肿，无明显血管炎迹象，血管内皮肿胀而无纤维素样坏死（图 25-1B）。表皮改变通常不显著，但偶尔也可发生真皮中性粒细胞外溢，产生角层下脓疱。可出现表皮海绵状病变。有时角质形成细胞的网状变性可导致明显的表皮内或表皮下水疱。真皮向皮下扩散可导致间隔性或

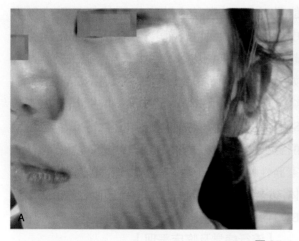
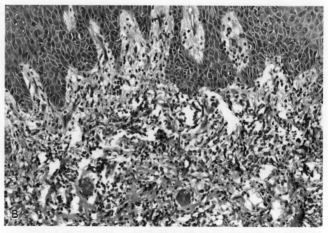

图 25-1　Sweet 综合征

左侧面颊疼痛性浸润性红斑（A）。组织病理显示大量中性粒细胞浸润（B，×200）（重庆医科大学附属儿童医院提供）

小叶性脂膜炎。组织细胞样 Sweet 综合征病理可见组织细胞样细胞,其实是不成熟的髓细胞,被误认为组织细胞,需要鉴别诊断皮肤白血病。

3. 除了辅助诊断 Sweet 综合征的实验室评估外,检查还应包括确定潜在的原因,特别是恶性肿瘤。全血细胞计数发现细胞减少,出现包括体重减轻、淋巴结肿大和无其他典型相关疾病的体征症状时,应怀疑为恶性肿瘤。对于 6 个月以下的婴儿,应考虑额外的免疫缺陷相关筛查等。

【诊断】Su 和 Liu 等于 1986 年首先提出 Sweet 综合征诊断标准,后 Driesch 等于 1994 年修正诊断标准[5]。诊断需要满足 2 个主要标准及 2 个及以上次要标准。主要标准:①突然出现的疼痛性斑块或结节;②真皮中性粒细胞浸润,无明显血管炎表现。次要标准:①发热,>38℃;②发病前有上呼吸道或胃肠道感染,或与潜在的典型炎症疾病、恶性肿瘤或怀孕相关;③白细胞计数升高,中性粒细胞为主,炎症指标升高;④系统性糖皮质激素治疗反应好。

【鉴别诊断】Sweet 综合征需鉴别存在发热、中性粒细胞增多、炎症指标升高的感染。细菌、真菌和分枝杆菌感染都需考虑,必须首先排除这些感染。还需鉴别其他嗜中性皮病,例如坏疽性脓皮病、白塞病、持久性隆起红斑、多形红斑、变应性皮肤血管炎、皮肤白血病等。

【治疗】Sweet 综合征儿童与成人治疗是一致的,目前一线治疗为系统性糖皮质激素治疗。在无相关恶性肿瘤或炎症性肠病的情况下,Sweet 综合征通常对糖皮质激素治疗反应好且可为自限性的。口服泼尼松 0.5~1.5mg/(kg·d),数周至数月逐渐减量,通常有效。对于局限的皮损,病变内激素注射和外用糖皮质激素也可以使用。激素补充治疗,如碘化钾饱和溶液[10~40mg/(kg·d),分 3 次服用]或秋水仙碱(1.5mg/d)也被认为是一线药物。二线治疗包括吲哚美辛(50~150mg/d)、氯法齐明(100~200mg/d)、氨苯砜(100~200mg/d)和环孢素[2~4mg/(kg·d)]等。其他治疗药物还包括多西环素、甲硝唑、依曲替酸、氯丁二烯、环磷酰胺、甲氨蝶呤和沙利度胺。最近也有生物制剂被报道为难治性病例的可行治疗方案:阿达木单抗、依那西普单抗和英夫利昔单抗(抗 TNF-α 药物),阿那白滞素和利那西普(抗 IL-1 药物),托珠单抗(抗 IL-6 药物)等。近年有报道小分子制剂巴瑞替尼(一种 Janus 激酶抑制剂)对难治性病例有疗效[6]。

第二节　坏疽性脓皮病

坏疽性脓皮病(pyoderma gangrenosum)是一种少见的中性粒细胞浸润的非感染性的慢性皮肤炎症性疾病,典型皮损表现为快速进展的疼痛性坏死性溃疡,边缘皮肤呈紫红色水肿,溃疡不断远心性扩大形成崩蚀性溃疡,炎症明显。

【病因及发病机制】病因尚不清楚,但目前被认为是一种自身免疫性疾病。发病机制复杂,遗传因素,固有及适应性免疫失调,以及中性粒细胞迁移异常、单核细胞吞噬功能异常等多因素参与。外伤是最常见的诱发因素,可能因为创伤可诱发细胞因子如 IL-36、IL-8、TNF-α 等,启动异常炎症反应[7,8]。

【临床表现】

1. 发病率低,每年每百万人中约 3~10 人发病,各年龄均可受累,成人多见,男女均可发病,始发年龄多在 40~50 多岁,儿童亦可发病,发病率更低,约占总发病人数的 4%~5%。

2. **典型皮损表现**　皮损初期常为柔软的疼痛的炎性丘疹、结节、脓疱,可在数天内迅速发展成溃疡,中央坏死(图 25-2A),疼痛明显,溃疡边界常常为紫红色,水肿,提示炎症活动且有远心性扩大倾向。溃疡周围可出现卫星状排列的丘疹、脓疱,发生破溃后与中心部溃疡融合。溃疡基底部通常不超过皮下脂肪组织,也有少数累及筋膜层报道。典型溃疡初期基底有渗出,数周后可发展为肉芽组织。溃疡中心可不断愈合,形成筛孔状萎缩性瘢痕(图 25-2B)。皮损可单发或多发,散在或簇集,好发于下肢、臀部或躯干,也可发生于包括黏膜的任何部位。儿童皮损类似成人,更易播散分布,大年龄患儿常发生于下肢,尤其胫骨前。婴儿及儿童还可累及头、气道、生殖器部位。针刺试验阳性(轻微创伤部位发生皮损)[9]。

3. 其他亚型　除了典型的溃疡型,还可表现为水疱型、脓疱型、菜花状增殖型、手术或造口处出现以及药物诱发等亚型[10]。

4. 并发症　约半数的坏疽性脓皮病患者合并系统性疾病,多数为自身免疫性疾病,最常见的为炎症性肠病。还可合并免疫缺陷病(如 HIV 感染、白细胞黏附分子缺陷)、血液系统疾病(淋巴瘤)、大动脉炎、风湿类疾病(青少年特发性关节炎、SLE)等。儿童患者也常合并炎症性肠病、免疫缺陷、高安动脉炎以及 PAPA 综合征(化脓性无菌性关节炎 - 坏疽性脓皮病 - 痤疮)、SAPHO 综合征(滑膜炎 - 痤疮 - 脓疱 - 骨肥大 - 骨炎)等。

【实验室检查】

1. 半数患者可出现血清免疫球蛋白异常,γ-球蛋白增高。

2. 典型溃疡型于溃疡边界处取材行病理活检,可见真表皮大量的中性粒细胞浸润,有无菌性中性粒细胞脓肿,血管及毛囊周围淋巴细胞浸润等(图 25-2C)。组织病理检查无特异性,但对排除其他可能病因有帮助。

【诊断】坏疽性脓皮病诊断为排除性诊断。目前国际上有 3 种较为认可的诊断标准,包括 2018 年更新的 PARACELSUS 评分和 Delphi 共识[11,12]。Delphi 共识提出明确诊断需要满足主要标准以及至少 4 个次要标准。主要标准为组织病理活检提示中性粒细胞浸润。次要标准为:①病史等除外感染因素;②针刺反应阳性;③有炎症性肠病或者炎性关节炎病史;④丘疹、脓疱或水疱快速进展为溃疡;⑤溃疡柔软,边缘红斑且呈破坏性;⑥多发性溃疡(至少一个发生在胫前);⑦溃疡愈合后呈筛孔状萎缩性瘢痕;⑧免疫抑制治疗后溃疡面积减小。

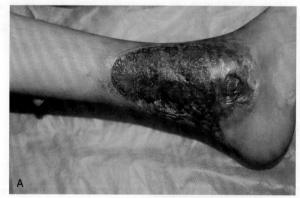
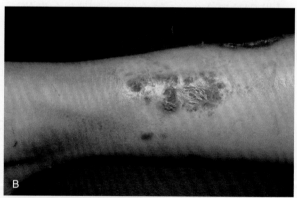
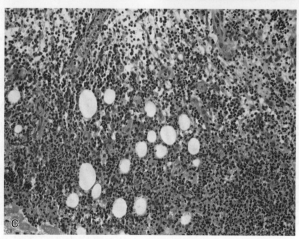

图 25-2　坏疽性脓皮病
下肢迅速扩展的坏死性溃疡,边缘呈淡紫色伴有明显疼痛和触痛(A)。溃疡愈合后留有筛孔状瘢痕(B)。
组织病理显示大量中性粒细胞浸润(C,×200)(重庆医科大学附属儿童医院提供)

【鉴别诊断】

1. **感染性溃疡**　由多种细菌或真菌感染后引起的脓皮病表现,可出现皮肤溃疡,常伴有感染中毒症状。脓液涂片及培养可发现病原菌,组织病理可发现急性化脓性炎症改变,后期可见由成纤维细胞、组织细胞、巨细胞形成的肉芽肿。

2. **急性发热性嗜中性皮病**　发热,四肢、面、颈部有疼痛性红色丘疹、斑块或结节,末梢血中性粒细胞增多,组织病理学真皮有密集中性粒细胞浸润。

【治疗】包括系统及外用抗炎药物以促进伤口愈合减轻疼痛,及有效控制其基础疾病[13-15]。

1. **糖皮质激素**　系统性使用激素是首选治疗。儿童口服泼尼松常用剂量为 0.5~3mg/(kg·d),冲击剂量为 15~30mg/(kg·d)。

2. **免疫抑制剂及其他治疗**　儿童最常用的为氨苯砜[1.5~2mg/(kg·d)]和环孢素[3~5mg/(kg·d)],两者临床改善率可达 80%。其他治疗还包括吗替麦考酚酯、甲氨蝶呤、秋水仙碱、他克莫司、IVIG、TNF-α 抑制剂(依那西普、阿达木单抗、英夫利昔单抗)等。

3. **局部治疗**　外用他克莫司可促进溃疡愈合,青少年患者病灶内激素注射有效。

4. **外科治疗**　有争议,因可能引起针刺反应加重病情而不宜采用。

第三节　白　塞　病

白塞病(Behcet syndrome)是一种慢性多系统自身炎症性疾病,以复发性口腔生殖器溃疡和眼部炎症为主要特征,发病机制尚不清,严重病例常携带有 HLA-B51 等位基因,15%~45% 儿童患者有阳性家族史,皮肤外伤后产生的血管周围免疫复合物可能是发病关键[9]。

【诊断】

1. **症状、体征**

(1)最早可以起病于 2 月龄婴儿,约 17% 患儿起病于 17 岁前,男性多见。

(2)新生儿白塞病,见于白塞病母亲所生婴儿,常表现为阿弗他口炎和皮肤表现,一般到 6 个月后逐渐消退,很少有严重致死的并发症。

(3)口腔损害在儿童白塞病最常见,是 60%~80% 患儿的首发表现,开始表现为红斑,1~2 天内出现浅表糜烂形成溃疡,不易与阿弗他口腔炎区别。常发生于唇、颊黏膜、舌头、牙龈,成批出现,边界清楚,直径数毫米至数厘米,溃疡中心有淡黄色坏死基底,周围有鲜红色晕。一般在 7~14 天后自然消退,不留瘢痕,隔数周到数月又复发(图 25-3A)。

(4)生殖器溃疡见于 60%~80% 白塞病患者,儿童较成人少见,其局部表现及病程和口腔溃疡很相似。男性主要发生于阴囊、阴茎、龟头,女性主要发生于大小阴唇、阴道,疼痛感较成人轻,肛周溃疡在儿童较成人多见(约占 30%)。生殖器溃疡常较口腔溃疡更深,愈后留有瘢痕,1~2 周后缓解,然后又可复发(图 25-3B)。

(5)皮肤损害见于 80% 患儿,包括毛囊炎、丘疹、水疱、脓疱、脓皮病、痤疮样皮损、疖、脓肿、溃疡、结节性红斑样皮损、丘疹性紫癜等,针刺反应阳性是典型特征(图 25-3C)。

(6)眼部损害见于 50% 患儿,较成人少见,但常提示预后不好。早期表现为结膜炎和畏光,最常见为双侧全葡萄膜炎(占 80% 以上),其中球后段色素层炎较前色素层炎多见,以视网膜血管炎和视网膜炎为主,还可见白内障、黄斑病、视神经萎缩。

(7)发热和全身症状:骨骼肌肉受累如关节痛、关节炎见于 75% 患儿;胃肠道症状较多见,有腹痛、畏食、腹泻、出血性结肠炎等;中枢神经系统损害,见于 20%~50% 患儿,提示预后很差;肾脏损害较少见,可表现为无症状性尿检异常、急进性肾小球肾炎、肾病等;其他少见损害包括复发性血栓性静脉炎、心包炎、睾丸炎、附睾炎等。

2. **实验室检查**

(1)部分患者可见程度不同的贫血,白细胞总数增多,分类左移,一般与发热平行。

(2)血清 α₂ 及 γ- 球蛋白增加,部分患者 IgA 升

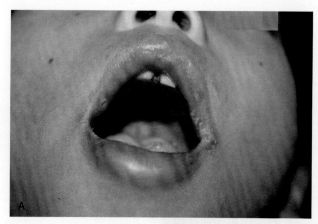
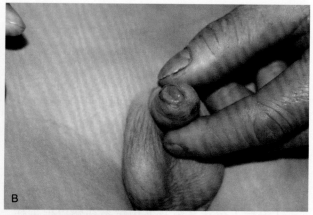
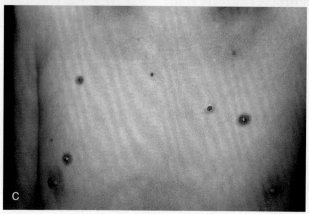

图25-3 白塞病

上下口唇多发性溃疡（A），包皮和龟头溃疡（B）。胸部可见（C）丘疹，中央水疱结痂，针刺反应（＋）

（重庆医科大学附属儿童医院提供）

高,血沉增快,CRP 阳性,42% 患者可检出对口腔黏膜的自身抗体。

（3）组织病理基本病变为血管炎,大小血管均可受到不同程度侵犯。

3. **诊断标准** 白塞病国际研究小组制定的诊断是最普遍接受的诊断标准[16],要求复发性口腔溃疡(一年至少 3 次)加上以下两种临床特征:①复发性生殖器溃疡;②眼部病变(包括前葡萄膜炎或后葡萄膜炎、裂隙灯检查的玻璃体细胞或眼科医生观察到的视网膜血管炎);③皮肤损害(包括结节性红斑样皮损、假毛囊炎、丘疹脓疱性皮损或痤疮样皮损);④针刺试验阳性。

【鉴别诊断】

1. **炎症性肠病** 包括溃疡性结肠炎和克罗恩病,是慢性非特异性肠道炎症性疾病。本病也可出现反复口腔溃疡,但较少出现眼部损害,组织病理发现肠道有铺路石样表现为特征性改变。

2. **坏疽性脓皮病** 也可发生生殖器附近溃疡,但更易发生于下肢、胫前、所有黏膜部位,溃疡

常远心性扩大呈崩蚀状,无白塞病口眼生殖器易受累特点。

3. **白血病** 白血病特异性皮肤损害由白血病细胞浸润所致,皮损中含有与周围血液中相同的异常白细胞,表现为丘疹、斑丘疹、结节、斑块或肿块。非特异性皮损包括瘙痒性丘疹、荨麻疹、水疱、紫癜、溃疡、弥漫性红皮病、出血性皮损等。组织病理可见轻中度或密集、弥漫或结节性浸润的异型细胞,骨髓可见白血病原始细胞显著增生。

4. **肠道旁路综合征** 也称肠相关皮肤关节综合征,最早见于空肠 - 回肠吻合术后并发症,也可见于炎症性肠病患者。表现为流感样症状(畏寒、乏力、肌痛)、非对称性多发性关节炎、腱鞘炎、血栓性静脉炎、视网膜血管炎及多种皮损。皮损常见于手和手臂,为 3~10mm 红斑,中心发生坏死类似虫咬皮炎,也可类似结节性红斑样。

【治疗】

1. 糖皮质激素是主要治疗药物,外用或病灶

内注射可有效缓解口腔溃疡。

2. 外用他克莫司或外用 2% 利多卡因凝胶可使症状缓解，口腔溃疡可予苯海拉明灌洗液含漱漱口。

3. 皮肤及口腔溃疡可选用秋水仙碱 0.5~0.6mg，每天 2 次，应用 1 周，如无恶心、呕吐、腹泻，剂量可增至每天 3 次，但大多数儿童对秋水仙碱不耐受。

4. 沙利度胺 50~100mg 每周 1 次到每天 1 次

可改善症状，但常出现便秘、疲劳、不可逆性周围神经炎。

5. 氨苯砜对儿童复发性口腔溃疡常有效。

6. 重症病例可系统性应用激素联合免疫抑制剂如甲氨蝶呤、环孢素、环磷酰胺、苯丁酸氮芥、硫唑嘌呤等。目前 TNF-α、IL-1 抑制剂已经成功应用于白塞病。近年来，IL-6、IL-17 和 IL-12/23 抑制剂以及阿普斯特片（一种口服磷酸二酯酶 4 抑制剂）被报道可用于白塞病治疗[2]。

第四节　嗜酸性粒细胞增多症

嗜酸性粒细胞增多（hypereosinophilia）是指至少两次并间隔 4 周以上发现外周血绝对嗜酸性粒细胞计数超过 1.5×10^9/L。嗜酸性粒细胞增多综合征（hypereosinophilic syndrome，HES）则是指嗜酸性粒细胞增多且组织嗜酸性粒细胞浸润并介导器官损害或功能不全的疾病。临床表现复杂多变，可累及皮肤、肺、心脏、消化道、神经系统等多器官，严重时可危及生命，心脏受累是最主要的致死因素。最早在 1968 年由 Hardy 和 Anderson 报道。发病率低，患病率约为 (0.3~6.3)/10 万，中年男性多见，近年来国内外也有儿童病例的报道[17]。

【病因及发病机制】病因不明[17]，根据发病机制分类：①原发性：几乎所有的原发性 HES 都是由直接引起嗜酸性粒细胞谱系扩张的肿瘤疾病引起的，如克隆性髓系或嗜酸性粒细胞疾病。此分类又包括髓系增生性 HES；慢性嗜酸性粒细胞白血病，未分类型；家族性 HES。②继发性/反应性 HES：此类嗜酸性粒细胞增多主要被认为是细胞因子（如 IL-5）驱动的，这些因子可能由药物不良反应、寄生虫感染、结缔组织疾病、淋巴瘤和某些实体瘤产生。③特发性 HES：经过全面检查仍无法确定嗜酸性粒细胞增多原因。HES 最主要的两种亚型为髓系增生性及淋巴细胞变异性。髓系增生性 HES 属于原发性 HES，常可检测到 4 号染色体 4q12 上碱基缺失，编码可持续活化的酪氨酸激酶，进而刺激嗜酸性粒细胞增生并存活延长，此类型 HES 还可发

现 *PDGFRA*、*PDGFRB*、*FGFR1* 或 *PCM-JAK2* 基因重排。淋巴细胞变异性 HES 属于继发性 HES，此类患者具有一群可产生 IL-5 的异常的淋巴细胞克隆群体，刺激嗜酸性粒细胞增多。还有些病例报道由 T 细胞中 STAT3 功能获得突变引起。

【临床表现】临床表现复杂多变，皮疹表现多样，可因受累的脏器不同而出现不同器官的症状，不同亚型临床特点也各有不同，还可出现发热、乏力、夜间盗汗、体重下降等全身症状。皮肤损害可表现为瘙痒性的红斑、风团、血管性水肿、丘疹、结节或紫癜，还可表现为红皮病、大疱性病变、嗜酸性蜂窝织炎或黏膜糜烂等。呼吸道症状可表现为哮喘、鼻窦炎、鼻炎、咳嗽、呼吸困难、反复上呼吸道感染或胸腔积液等。心血管系统可见充血性心力衰竭、瓣膜异常、心肌病、心包积液或心肌炎。消化道可有腹痛、腹泻或肝脾大。血液系统可见深静脉血栓形成、贫血或浅血栓性静脉炎。神经系统可出现眩晕、感觉异常、心理状态改变、失语或视觉障碍等。淋巴细胞变异性 HES 中皮肤表现更为多见。髓系增生性 HES 多可见血清维生素 B_{12} 升高、贫血、血小板减少、肝脾大或染色体异常。家族性 HES 是一种罕见的常染色体显性遗传病，为从出生开始就出现嗜酸性粒细胞增多表现且没有任何明显的病因，多无嗜酸性粒细胞活化的现象[18,19]。

【诊断】诊断标准：①持续的外周血嗜酸性粒细胞增多，绝对计数>1 500/μl，和/或有组织和脏

器嗜酸性粒细胞受累证据；②嗜酸性粒细胞增多导致的器官损害和 / 或功能障碍；③排除其他引起器官功能障碍的原因[20]。

【治疗】糖皮质激素为一线用药，常用药物为口服泼尼松片 1mg/(kg·d)。对于 HES 重症患者，特别是嗜酸性粒细胞绝对计数极度升高至 >100×10⁹/L，出现白细胞淤滞或其他危及生命的并发症时，需要尽快给予单次大剂量糖皮质激素冲击治疗。给药前需评估并排除寄生虫感染。二

线治疗有羟基脲、干扰素 -α、小分子制剂(例如酪氨酸激酶抑制剂，首选伊马替尼，尤其是髓系增生性 HES 发现 FIP1L1-PDGFRA 融合基因者，还有 JAK 抑制剂鲁索替尼、托法替尼等)或单克隆抗体(如抗 IL-5 单克隆抗体美泊利单抗，抗 IL-5 受体的单克隆抗体 Benralizumab 等)[21]。对于无症状的患者不需要治疗，但是必须注意监测患者是否出现器官损害以及心血管和血栓栓塞并发症。

（陈静思 杨欢 方晓 著，郭一峰 李云玲 审）

参考文献

1. HEATH MS, ORTEGA-LOAYZA AG. Insights into the pathogenesis of Sweet's syndrome. Front Immunol, 2019, 10: 414.
2. NELSON CA, STEPHEN S, ASHCHYAN HJ, et al. Neutrophilic dermatoses: pathogenesis, Sweet syndrome, neutrophilic eccrine hidradenitis, and Behçet disease. J Am Acad Dermatol, 2018, 79 (6): 987.
3. VILLARREAL-VILLARREAL CD, OCAMPO-CANDIANI J, VILLARREAL-MARTÍNEZ A. Sweet syndrome: a review and update. Actas Dermosifiliogr, 2016, 107 (5): 369.
4. JOSHI TP, FRISKE SK, HSIOU DA, et al. New practical aspects of sweet syndrome. Am J Clin Dermatol, 2022, 23 (3): 301.
5. NOFAL A, ABDELMAKSOUD A, AMER H, et al. Sweet's syndrome: diagnostic criteria revisited. J Dtsch Dermatol Ges, 2017, 15 (11): 1081.
6. MCCLANAHAN D, FUNK T, SMALL A. Sweet syndrome in the pediatric population. Dermatol Clin, 2022, 40 (2): 179.
7. ALAVI A, FRENCH LE, DAVIS MD, et al. Pyoderma gangrenosum: an update on pathophysiology, diagnosis and treatment. Am J Clin Dermatol, 2017, 18 (3): 355.
8. SCHOCH JJ, TOLKACHJOV SN, CAPPEL JA, et al. Pediatric pyoderma gangrenosum: a tetrospective review of clinical features, etiologic associations, and treatment. Pediatr Dermatol, 2017, 34 (1): 39.
9. LEE GL, CHEN AY. Neutrophilic dermatoses: kids are not just little people. Clin Dermatol, 2017, 35 (6): 541.
10. WALLACH D, VIGNON-PENNAMEN MD. Pyoderma gangrenosum and Sweet syndrome: the prototypic neutrophilic dermatoses. Br J Dermatol, 2018, 178 (3): 595.
11. HAAG C, HANSEN T, HAJAR T, et al. Comparison of three diagnostic frameworks for pyoderma gangrenosum. J Invest Dermatol, 2021, 141 (1): 59.
12. MAVERAKIS E, MA C, SHINKAI K, et al. Diagnostic criteria of ulcerative pyoderma gangrenosum: a delphi consensus of international experts. JAMA Dermatol, 2018, 154 (4): 461.
13. FLETCHER J, ALHUSAYEN R, ALAVI A. Recent advances in managing and understanding pyoderma gangrenosum. F1000Res, 2019, 8: F1000 Faculty Rev-2092.
14. GOLDUST M, HAGSTROM EL, RATHOD D, et al. Diagnosis and novel clinical treatment strategies for pyoderma gangrenosum. Expert Rev Clin Pharmacol, 2020, 13 (2): 157.
15. MARONESE CA, PIMENTEL MA, LI MM, et al. Pyoderma gangrenosum: an updated literature review on established and emerging pharmacological treatments. Am J Clin Dermatol, 2022, 23 (5): 615.
16. HATEMI G, SEYAHI E, FRESKO I, et al. Behçet's syndrome: one year in review 2022. Clin Exp Rheumatol, 2022, 40 (8): 1461.
17. WILLIAMS KW, WARE J, ABIODUN A, et al. Hypereosinophilia in Children and Adults: A Retrospective Comparison. J Allergy Clin Immunol Pract, 2016, 4 (5): 941-947. e1.
18. MASSIN MM, JACQUEMART C, DAMRY N. Paediatric presentation of cardiac involvement in hypereosinophilic syndrome. Cardiol Young, 2017, 27 (1): 186.
19. BURRIS D, ROSENBERG CE, SCHWARTZ JT, et al. Pediatric hypereosinophilia: characteristics, clinical manifestations, and diagnoses. J Allergy Clin Immunol Pract,

2019, 7 (8): 2750.

20. MARIC I, SUN X. Advances in diagnosis of mastocytosis and hypereosinophilic syndrome. Semin Hematol, 2019, 56 (1): 22.

21. KUANG FL, KLION AD. Biologic agents for the treatment of hypereosinophilic syndromes. J Allergy Clin Immunol Pract, 2017, 5 (6): 1502.

第二十六章

系统性疾病的皮肤征象

第一节　内分泌疾病的皮肤表现

一、肢端肥大症

肢端肥大症(acromegaly)系生长激素(growth hormone,GH)长期大量分泌引起软组织和骨骼过度生长所致的疾病,若发生在骨骺未闭合的青春期为巨人症,发生在骨骺已闭合的青春期后则表现为肢端肥大症[1]。

【病因及发病机制】肢端肥大症最常见的病因是垂体前叶生长激素细胞(分泌 GH)腺瘤[2]。在生理情况下,GH 由垂体呈脉冲式分泌。当发生垂体 GH 细胞增生、腺瘤或腺癌可导致 GH 过度分泌,少数为异位性 GH 分泌过多。GH 可使蛋白质合成代谢增加、脂肪分解、血糖升高。患者长期处于过量的 GH 环境中,导致全身软组织、骨骼和内脏增生肥大,内分泌失常及代谢紊乱,产生多种多样的临床症状和生理异常。在约 40% 的生长激素细胞腺瘤中,发现嘌呤核苷酸刺激蛋白 α 基因的激活突变。这些突变导致了腺苷酸环化酶的组成型激活,这一过程可能在这些腺瘤的细胞分裂及过度分泌 GH 方面都发挥了作用[3]。

【临床表现】

1. 头痛 / 视力丧失　部分存在肢端肥大症及大腺瘤的患者会出现肿瘤块直接压迫作用导致的症状,如头痛、视野缺损(典型为双颞侧偏盲)及脑神经麻痹。

2. 垂体功能　由于腺瘤对正常垂体的压迫和侵袭,生长激素细胞大腺瘤可引起其他垂体激素分泌减少,最常见的是促性腺激素。许多患肢端肥大症的女性患者有月经失调,伴或不伴溢乳,一些患者由于雌激素缺乏,出现潮热及阴道萎缩[4]。

3. 特征性外貌　如面容丑陋、鼻大唇厚、手足增大、皮肤增厚、多汗和皮脂腺分泌过多,随着病程延长更有头型变长、眉弓突出、前额斜长、下腭前突、有齿疏和反咬合、枕骨粗隆增大后突、前额和头皮多皱褶、桶状胸和驼背等。此外,患者常有色素沉着、毛发增多、四肢骨骼增粗、手足软组织增生、骨骼肥大等改变。

4. 脏器增大　如肝、脾、肾、唾液腺等,但功能多正常。

5. 甲状腺　可导致弥漫性甲状腺肿大。

6. 心血管疾病　心血管疾病是肢端肥大症患者最常见的并发症,左心室肥厚在肢端肥大症患者中发生率在 70%~80% 以上,高达 60% 的患者存在舒张功能障碍,但临床症状较轻或无临床症状。心血管系统并发症是肢大患者常见死亡原因之一[5]。

7. 睡眠呼吸暂停　60%~80% 的患者出现睡眠呼吸暂停,尤以男性多见,其中 2/3 患者为阻塞性睡眠呼吸暂停。在肢端肥大症患者中,阻塞性睡眠呼吸暂停可能是发生心血管并发症以及超额死亡率的一个额外危险因素。

8. 代谢异常　糖代谢异常是肢端肥大症最常

见的代谢并发症,20%~56% 的患者发生糖尿病,16%~46% 的患者存在糖耐量异常。13%~51% 的肢端肥大症患者出现血脂紊乱。

9. 对结肠的影响　肢端肥大症患者发生结肠息肉的风险显著增加是明确的,结肠息肉的患病率为 27%~55%。

【实验室检查】

1. 血清 GH 水平的测定　空腹或随机血清 GH 水平<2.5μg/L,活动期患者血清 GH 水平超过 20μg/L,且不被高血糖所抑制。若 GH≥2.5μg/L 时需要进行口服葡萄糖耐量试验(oral glucose tolerance test,OGTT)确定诊断。通常使用口服 75g 葡萄糖进行 OGTT。分别在 0、30、60、90 及 120 分钟取血测定血糖及 GH 水平,如果 OGTT 试验中 GH 谷值水平<1μg/L,判断为被正常抑制[6]。

2. 血清胰岛素样生长因子(insulin-like growth factor,IGF)-1 水平升高。

3. X 线示足跟侧位皮肤增厚,颅骨肥大,蝶鞍增大,骨质变薄,床突受侵蚀或破坏,长骨和脊柱骨示增大和骨质疏松,指趾呈丛毛状。

【诊断及鉴别诊断】根据特有的临床表现、内分泌检查、X 线片和头颅 MRI 等易诊断,如有大量出汗和血磷升高常提示病情活动。需与以下疾病鉴别:

1. 骨膜增生性厚皮症　可出现肢端肥大症,皮肤肥厚主要见于面、颈及手足,腕和踝关节肥大系远端骨膜增厚所致。血浆 GH 正常,无内分泌和生化代谢异常,骨骼改变不显著,头颅和蝶鞍无增大。

2. 黏液性水肿　系黏蛋白沉积于真皮所致,面部呈非凹陷性蜡样水肿。表现为眼睑水肿和松弛下垂,眼裂狭窄,面部表情呆板,皮肤粗厚,毛发脱落。

【治疗】治疗目标:①将血清 GH 水平控制到随机 GH<2.5μg/L,OGTT 的 GH 谷值<1μg/L;②使血清 IGF-1 水平下降至与年龄和性别相匹配的正常范围内;③消除或者缩小垂体肿瘤并防止其复发;④消除或减轻临床症状及合并症,特别是心脑血管、呼吸系统和代谢方面,并对合并症进行有效的监控;⑤尽可能地保留垂体内分泌功能,已有腺垂体功能减退的患者应做相应靶腺激素的补充治疗[7,8]。

1. 手术切除　为 GH 腺瘤首选治疗。对于大多数肢端肥大症患者,我们推荐初始治疗采用经蝶手术,包括垂体微腺瘤、看似能完全切除的垂体大腺瘤以及引起视力受损的垂体大腺瘤患者。我们还推荐,术者应是垂体手术经验丰富的神经外科医师。若垂体大腺瘤接近或邻近视交叉,我们建议行手术减瘤,随后开展药物治疗。手术减瘤后再行药物治疗效果可能更好。

2. 药物治疗　包括生长抑素受体配基(somatostatin receptor ligand,SRL)即 SSA、多巴胺受体激动剂(dopamine agonist,DA)、GH 受体拮抗剂,主要用于术后疾病未缓解患者的辅助治疗。对于腺瘤侵犯海绵窦、预期手术无法完全切除达生化缓解且无腺瘤压迫症状的患者,不能耐受手术的患者(如因气道问题麻醉风险高、严重肢端肥大症并发症如心力衰竭、重度高血压和未控制的糖尿病等患者),拒绝手术的患者,也可首选药物治疗。

3. 放射及放射外科治疗　术后病情缓解不全以及残留和复发肿瘤的辅助治疗。药物治疗无效或不耐受时,建议行立体定向放疗。放疗的其他指征包括:

(1)药物治疗(即生长抑素类似物 + 培维索孟)时腺瘤体积增大。

(2)侵袭性或非典型腺瘤。

(3)希望避免长期药物治疗及其花费的患者。

二、甲状腺功能减退症

甲状腺功能减退(hypothyroidism)症简称甲减,是由于甲状腺激素合成和分泌减少或组织利用不足导致的全身代谢减低综合征。主要包括呆小病、黏液性水肿[9]。

【病因及发病机制】呆小病又称克汀病,系胚胎或婴儿期由于各种因素使甲状腺激素合成不足或障碍,以致机体各系统、器官尤其是中枢神经系统生长障碍的一种疾病。其可能的原因有:①孕期缺碘使胎儿碘不足,导致甲状腺发育不全,激素合成减少,或患自身免疫性甲状腺病的孕妇血浆中的抗甲状腺抗体通过胎盘进入胎儿破坏了胎儿甲状腺;或孕妇口服的抗甲状腺药进入胎儿抑制了胎儿的甲状腺生长发育和激素合成。②甲状腺先天性发育不全或缺陷或缺如使甲状腺激素合成不足或障碍。

黏液性水肿系重症甲减所致,甲减时促甲状腺激素(thyroid stimulating hormone,TSH)分泌下降,甲状腺激素产生减少,从而引起酸性黏多糖尤其是硫酸软骨素和玻璃酸在皮肤和肌肉组织内积聚,并与组织内的水结合,由此导致皮肤黏液性水肿[10]。

【临床表现】

1. 呆小病 主要为中枢神经系统发育障碍或迟缓。患儿表现为头大,前额小,发际低,两眼距宽,鼻梁低平,眼裂狭窄,眼睑水肿,口唇肥厚,苍白,出牙迟缓,舌宽大并常外伸,形成特征性丑陋面容。皮肤粗糙,褶皱多,干燥,脱屑,少汗或无汗,肤冷,肤色苍白或淡黄,可有发绀性青斑或大理石状纹。头发粗、稀,常伴斑秃。甲粗糙不平、干燥易脆。身材矮小、上身长于下身、锁骨脂肪垫、颈和四肢粗短、肢端肥大、手宽指短呈铲形,腹膨隆,常有脐疝。患儿有智力障碍、表情淡漠、呆蠢,爬、坐、站、走皆晚于正常儿。

2. 黏液性水肿 面部最具特征,表现为眼睑水肿(呈半透明状)和松弛下垂、眼裂狭窄,有时有轻度突眼,鼻宽,唇厚,舌大,面容呆板缺乏表情如戴假面具。皮肤粗厚、冰冷、汗少,表面干燥,多屑,角化,似寻常型鱼鳞病(尤其四肢)。肤色苍白或由于高胡萝卜素血症,手脚掌皮肤可呈姜黄色。面部皮肤偶可有发绀。头发粗、干、脆,弥漫脱落,睫毛、眉毛(眉毛外 1/3 脱落称 Hertoghe 征),腋毛、阴毛也常脱落,胡须稀少。但上背、肩和四肢伸侧可有多毛。指/趾甲增厚、易脆、远端易裂,可发生甲分离。亦可有全身瘙痒和皮脂缺乏性湿疹。

【实验室检查】

1. 血液检查

(1)甲状腺功能评估指标:包括血清 TSH、总甲状腺素(TT_4)、游离甲状腺素(FT_4)、总三碘甲状腺原氨酸(TT_3)、游离三碘甲状腺原氨酸(FT_3)。血清 TSH 及 FT_4 是诊断原发性甲减的首选指标。血清 TT_3、FT_3 在轻症患者可在正常范围,在重症患者降低。

原发性甲减血清 TSH 升高先于 T_4 的降低,故血清 TSH 是评估原发性甲状腺功能异常最敏感和最早期的指标。

亚临床甲减仅有血清 TSH 增高,而血清 TT_4、FT_4、TT_3、FT_3 正常。

临床甲减血清 TSH 升高,TT_4、FT_4 降低,严重时血清 TT_3 和 FT_3 减低。

垂体性和/或下丘脑性甲减 TT_4、FT_4 降低,通常 TSH 正常或降低。

由于 TT_3、TT_4 受甲状腺素结合球蛋白、白蛋白、糖皮质激素、性激素等的影响,故测定 FT_3、FT_4 比 TT_3、TT_4 更敏感准确。

(2)甲状腺自身抗体:甲状腺过氧化物酶抗体(thyroid peroxidase antibody,TPOAb)、抗甲状腺球蛋白抗体(anti-thyroglobulin antibodies,TGAb)阳性,提示甲减是由自身免疫性甲状腺炎所致。

(3)其他:①外周血常规:轻、中度贫血,多为正细胞正色素性贫血,大细胞性贫血也可发生。②脂质代谢异常:常见血总胆固醇、甘油三酯、低密度脂蛋白胆固醇、脂蛋白(a)升高,高密度脂蛋白胆固醇降低。③其他生化检查:血清磷酸肌酸激酶、乳酸脱氢酶、门冬氨酸转移酶升高。血胡萝卜素升高。④催乳素:严重的原发性甲减患者可伴血催乳素升高。

2. 辅助检查

(1)心功能检查:心电图示低电压、窦性心动过缓、T 波低平或倒置,偶见 P-R 间期延长。心脏多普勒检查可有心肌收缩力下降,射血分数减低。心包积液。

(2)X 线检查:骨龄延迟、骨化中心骨化不均匀,呈斑点状(多发性骨化灶)有助于呆小病的早期诊断。胸部 X 线片可见心脏向两侧增大,可伴心包或胸腔积液。

(3)甲状腺核素扫描:可发现异位甲状腺(舌骨后、胸骨后、纵隔内和卵巢甲状腺等)。如果先天性一侧甲状腺缺如,对侧甲状腺因代偿而出现显像增强。

(4)其他检查:当甲状腺肿大或甲状腺结节的性质不明时,可行甲状腺细针穿刺细胞学检查。当高度疑为遗传性甲减时可检测 TSH 受体、甲状腺激素受体、TPO、钠碘同向转运体等基因是否突变,以明确病因。

3. 组织病理检查 黏液性水肿皮肤切片 HE

可见真皮胶原束肿胀、分离。其间有线状或颗粒状黏蛋白,甲苯胺蓝或阿辛蓝染色在血管和毛囊周围有黏蛋白沉积。

【诊断和鉴别诊断】

1. 甲状腺功能正常的病态综合征(euthyroid sick syndrome,ESS)　也称低 T_3 综合征,非甲状腺疾病引起,而是在严重的慢性消耗性全身性疾病的情况下,机体对疾病的适应性反应。慢性消耗性疾病包括营养不良饥饿精神性畏食症糖尿病、肝脏疾病等全身疾病。主要表现在血清 TT、FT 水平减低,反 T(reverse T_3,rT_3)水平增高,血清 TSH 水平正常或轻度升高。疾病的严重程度一般与 T_3 降低的程度相关,严重病例也可出现 T_3 水平降低。ESS 的发生是由于:① $5'$-脱碘酶的活性受到抑制,外周组织中 T_4 向 T_3 转换减少;② T_4 的内环脱碘酶被激活,T_4 转换为 rT_3 增加,故血清 T_3 减低,血清 rT_3 增高。ESS 患者不需甲状腺激素补充治疗。

2. 垂体催乳素瘤　原发性甲减时由于 T_3、T_4 分泌减少,对下丘脑促甲状腺激素释放激素(thyrotropin-releasing hormone,TRH)和垂体 TSH 反馈抑制作用减弱,导致 TRH 分泌增加,刺激垂体,导致垂体反应性增生、高催乳素血症、溢乳,酷似垂体催乳素瘤。可行垂体磁共振检查,必要时予试验性甲状腺激素补充治疗相鉴别。

3. 水肿　慢性肾炎和肾病综合征患者可有水肿,血 T_3、T_4 下降(甲状腺素结合球蛋白减少所致)和血胆固醇增高等表现,肾功能有明显异常,测定 TSH 和 FT_3、FT_4 水平可帮助鉴别。

4. 心包积液　需与其他原因导致的心包积液鉴别。心脏扩大血流动力学、心电图的改变以及血清酶的变化有助于鉴别。甲减所致的上述改变经甲状腺激素治疗后,如没有并存的器质性心脏病可恢复正常。

【预防与治疗】治疗目标:临床甲减症状和体征消失,TSH、TT_4、FT_4 值维持在正常范围。继发于下丘脑和/或垂体的甲减其治疗目标非血清 TSH 而是 TT_4、FT_4 达到正常范围[11]。

呆小病:应尽早治疗,开始可口服三碘甲状腺原氨酸(LT_3)和 L-甲状腺素钠(LT_4),以后可只服 L-甲状腺素钠,并随年龄的增大逐渐增加剂量,持续终生。

黏液性水肿:对甲状腺素制剂疗效明显,尽可能选用 LT_4,应从小剂量开始(25μg/d),逐渐增大至 100~150μg/d,分 2~3 次口服。目前主张用 LT_3 和 LT_4 混合制剂,两者之间比例为 1∶4。需终生用药。

三、甲状腺功能亢进

甲状腺功能亢进(hyperthyroidism)简称甲亢,系循环中甲状腺激素过多而导致机体处于高代谢状态和交感神经兴奋的一种疾病。引起甲亢的疾病包括:Graves 病、多结节性甲状腺肿伴甲亢、甲状腺自主性甲状腺瘤等,其中约 85% 为 Graves 病即毒性弥漫性甲状腺肿,故甲亢一般是指 Graves 病。其临床特征为高代谢状态、甲状腺弥漫性肿大、突眼和胫前黏液性水肿[12]。

【病因及发病机制】Graves 病属自身免疫性疾病,患者体内有多种自身抗体,如甲状腺刺激性抗体(thyroid stimulating antibody,TSAb)和长效甲状腺刺激素(long acting thyroid stimulator,LATS)等。它们均能使甲状腺激素 T_4、T_3 的合成和分泌增加而导致甲亢。本病有明显的家族性发病倾向。

【临床表现】发病高峰年龄为 20~40 岁,女性约为男性的 5 倍。起病缓慢,临床症状多样,典型病例有高代谢状态、甲状腺弥漫性肿大、突眼、胫前黏液性水肿以及多系统和器官的异常表现。

皮肤病变:面、颈、腋窝、手掌皮肤潮红多汗,皮表温度增高。可有弥漫性黑色或青铜色色素沉着,甚至在面颊部出现黄褐斑。毛发细软,可发生非瘢痕性脱发。约 5% 的患者有甲病变(Plummer 甲),表现为甲外形凹陷及远端分离。约 1% 的患者有杵状指(甲状腺性杵状指)。少数患者可因氨基葡萄糖沉积于皮肤而产生黏液性水肿,多见于胫前(胫前黏液性水肿),但也可见于前臂伸侧、肩、股、足背、膝、面、胸部等处。胫前黏液性水肿患者多伴突眼、血浆 TSAb 水平升高。胫前黏液性水肿常见于胫骨前下 1/3 部位,皮损多为对称性,早期皮肤增厚、变粗、毛囊角化,可见广泛大小不等的红褐色或暗紫色突起不平的斑块或结节,后期皮肤如橘皮或树皮样,可伴继发性感染和色素沉着。有些患者皮肤上可出现白斑,尤其是桥本甲亢患者。胫前黏液性水肿、甲状腺性杵状指和突眼是 Graves 病的特征，又称 Diamond 三联症。突眼、胫前黏液水肿和肥大性骨关节病等称 EMO 综合征。

其他症状：有烦躁失眠、易激动、腱反射亢进、伸舌或平抬两上肢有细小颤动等神经系统症状，食欲亢进、消化不良、大便次数增多、体重下降等消化道症状，心动过速、心律不齐、心音亢进和心脏杂音、收缩压增高、脉压加大等心血管症状。此外，还有肌无力，女性月经少、经期延长甚至闭经，男性阳痿等。

【实验室检查】

1. 甲状腺功能评估 TSH 水平下降，临床甲亢患者血清 TT_4、TT_3、FT_3、FT_4 均升高（T_3 型甲亢仅 TT_3、FT_3 升高），亚临床甲亢患者甲状腺激素测定正常。

2. 甲状腺自身抗体 Graves 病患者 TRAb 阳性率达 80%~100%，多呈高滴度阳性，对诊断、判断病情活动及评价停药时机有一定意义，并且是预测复发的最重要指征。Graves 病患者可见 TPOAb 和 TgAb 阳性。桥本甲状腺炎合并 Graves 病患者 TgAb、TPOAb 多呈高滴度阳性。

3. 超声检查 Graves 病患者甲状腺内血流丰富，呈"火海征"。自主高功能腺瘤患者的甲状腺结节直径一般在 2.5cm 以上，边缘清楚，结节内血流丰富。多结节性毒性甲状腺肿患者可见多个甲状腺结节。

4. ^{131}I 摄取率 Graves 病患者 ^{131}I 摄取率升高，多有高峰前移。多结节性毒性甲状腺肿和自主高功能腺瘤患者 ^{131}I 摄取率升高或正常。非甲亢性甲状腺毒症患者 ^{131}I 摄取率正常或降低。

5. 甲状腺核素显像 自主高功能腺瘤患者提示为热结节，周围萎缩的甲状腺组织仅部分显影或不显影。多结节性毒性甲状腺肿为多发热结节或冷、热结节。

6. CT 和 MRI 怀疑浸润性突眼的患者可行 CT 或 MRI 评价眼外肌的大小和密度、眼球位置等，并有助于排除其他病因所致的突眼。

7. 心脏检查 心电图可见窦性心动过速，房性、室性或交界性期前收缩，心房颤动，房室传导阻滞等。

8. 其他 ①外周血常规：部分患者红细胞计数、血红蛋白、中性粒细胞及血小板计数可有轻度降低；②生化检查：常见血清总胆固醇、甘油三酯水平降低，少数患者出现肝功能异常（转氨酶、胆红素升高），低钾性周期性瘫痪患者可见血钾降低。

【诊断与鉴别诊断】根据高代谢综合征的临床表现、甲状腺弥漫性肿大、突眼、基础代谢率增高以及实验室检查提示甲状腺功能亢进等可明确诊断。需鉴别的疾病有单纯性甲状腺肿、神经症、结核、风湿热等。

【预防及治疗】目前尚无理想的治疗方法[13]。早期可选用 β- 受体阻滞剂抑制交感神经兴奋，如普萘洛尔主要用于甲亢心律失常、心动过速，可降低 T_3/T_4 比值。抗甲亢药有硫脲类如丙硫氧嘧啶、甲巯咪唑、卡比马唑等，此类药物能抑制甲状腺激素的合成，丙硫氧嘧啶还能抑制周围组织 T_4 转变成 T_3。也可用放射线 ^{131}I（99% 为 β 射线）治疗，对药物治疗不佳且不适合放射线 ^{131}I 治疗的可考虑甲状腺次全切除术。

四、库欣综合征

库欣综合征（Cushing syndrome，CS）又称皮质醇增多症，系由多种因素导致肾上腺皮质功能亢进，肾上腺皮质激素（主要是糖皮质激素）分泌过多而产生的一组综合征。其主要临床表现有满月脸、水牛背、向心性肥胖、紫红色萎缩纹、高血压、高血糖和骨质疏松[14]。

【病因及发病机制】本病主要是由于糖皮质激素分泌过多和活性增强引起机体代谢紊乱和多器官功能障碍。可分为内源性和外源性[15]。内源性主要是因垂体瘤（库欣病）或垂体 - 下丘脑功能紊乱使促肾上腺皮质激素（adrenocorticotropic hormone，ACTH）分泌过多，或异位 ACTH 综合征产生类 ACTH 活性物质或类促肾上腺皮质激素释放激素（corticotropin releasing hormone，CRH）活性物质，刺激肾上腺皮质增生，使其分泌过量的皮质醇所致（ACTH 依赖型）；或原发于肾上腺肿瘤自发分泌大量糖皮质激素（ACTH 非依赖型）。外源性系长期大剂量应用糖皮质激素所致的副作用。CS 可以分为 ACTH 依赖性和 ACTH 非依赖性，前者包括垂体分泌 ACTH 的腺瘤和异位分泌 ACTH 的肿瘤,占病因的 70%~80%;后者是肾上腺肿瘤(腺瘤和腺癌)或增生自主地分泌过量皮质醇所致,占病因的 20%~30%。

【临床表现】 起病缓慢,病程长。糖皮质激素能使食欲增加,故常以肥胖开始。由于脂肪的重新分布而出现向心性肥胖,主要累及面、颈、躯干,是患者具有的一种特殊体态。表现为面宽而圆形似满月(满月脸),颈背部和锁骨上因脂肪堆积而隆起形成水牛背,再加上骨质疏松,脊柱后凸使水牛背外观更典型,腹部增大向前膨出形成球状腹,而四肢相对瘦细。

约 75% 的患者有高血压,1/2 以上患者舒张压超过 100mmHg,可伴有全身动脉硬化症。长期高血压可并发左心室肥大、心力衰竭和脑血管意外。由于凝血功能异常、脂代谢紊乱,易发生动静脉血栓,使心血管并发症的发生率增加。甲状腺和性腺功能减退,女性可有阴蒂肥大、月经减少、停经、不孕,男性可有性欲减退、体毛减少和睾丸变软。患者还可以出现进行性衰弱、虚脱、四肢肌无力。肌无力,表现为下蹲后起立困难。少数患者有糖代谢障碍,出现糖尿病症状。多数患者有精神症状,表现为情绪不稳定、易受刺激、焦虑、抑郁、欣快、失眠等,少数重症患者可出现精神分裂症或抑郁症。长期皮质醇分泌增多使免疫功能减弱,肺部感染多见,化脓性细菌感染不容易局限化,可发展成蜂窝织炎、菌血症,出现感染中毒症状。患者在感染后,炎症反应往往不显著,发热不明显,易漏诊而造成严重后果。

本病常有皮肤改变[16]。皮肤萎缩呈半透明状,面部皮肤潮红、毛细血管扩张,常有多脂、多毛和痤疮样损害。约 50% 的患者有特征性淡紫红色萎缩纹,主要位于腹部,亦可见于乳房、臀、髋部、大腿和腋部。色素沉着多见于异位 ACTH 综合征。

大量皮质醇促进肝糖异生,并有拮抗胰岛素的作用,减少外周组织对葡萄糖的利用,肝糖输出增加,引起糖耐量减低,部分患者出现类固醇性糖尿病。明显的低血钾性碱中毒主要见于肾腺皮质癌和异位 ACTH 综合征。低血钾使患者乏力加重,引起肾小管浓缩功能障碍。部分患者因钠潴留而有水肿。病程较久者出现骨质疏松,脊椎可发生压缩畸形,身材变矮。儿童患者生长发育受抑制。

【内分泌学诊断】 疑似 CS 的筛查试验:① 24 小时尿游离皮质醇(urinary free cortisol, UFC):诊断 CS 的敏感性可达 91%~96%,但至少测定 2 次[17,18]。②午夜血清/唾液皮质醇测定:人体皮质醇分泌呈明显的昼夜节律,血皮质醇水平在午夜达最低值。午夜血清皮质醇诊断 CS 的敏感性达 100%,但特异性仅 20%[19];午夜唾液皮质醇测定诊断 CS 的敏感性为 92%~100%,特异性为 93%~100%[20]。③ 1mg 过夜地塞米松抑制试验(overnight dexamethasone suppression test, ODST):诊断 CS 的敏感性 >95%,特异性约 80%[21]。④经典小剂量 DST(LDDST,2mg/d × 48 小时)[22]。如 2 项以上检查异常,则高度怀疑 CS,需要进行下一步定位检查。

【CS 的定位实验室检查】 包括血 ACTH 的测定和大剂量 DST。

【影像学检查】 库欣病是垂体分泌 ACTH 的腺瘤所致,影像学检查主要的目的是发现并定位垂体腺瘤。MRI 是诊断垂体腺瘤的首选方法。正电子发射断层/计算机断层(PET/CT)可能在微小病灶的检出和残存、复发病灶的判断方面具有独特的价值。

双侧岩下窦静脉取血(bilateral inferior petrosal sinus sampling, BIPSS)+ 去氨升压素(desmopressin, DDAVP)兴奋试验是确诊库欣病的金标准,但对垂体微腺瘤的左右侧定位意义有限。BIPSS 是有创性血管内介入检查。岩下窦与外周血浆 ACTH 比值在基线状态 ≥2 和/或 DDAVP 刺激后 ≥3 则提示库欣病。BIPSS 应在患者皮质醇水平升高提示肿瘤活跃分泌 ACTH 时进行检查,避免在周期性库欣病静止期进行。

^{18}F-FDG PET/CT 检查时正常垂体位于本底较低的鞍区,正常垂体组织对 ^{18}F-FDG 的摄取较低,而垂体腺瘤对 ^{18}F-FDG 的摄取高于周围组织。所以,尽管 PET/CT 的空间分辨率有限(2~6mm),^{18}F-FDG PET/CT 仍可能发现 CT、MRI 难以检出的垂体微腺瘤。因此,在怀疑库欣病而其他检查无阳性发现或不确定时,或在术后复发而 CT、MRI 很难与术后改变区分时,可选用 ^{18}F-FDG PET/CT 显像。

另外,生长抑素受体显像也有助于定位病灶。

【诊断及鉴别诊断】内源性库欣综合征根据典型体态、高血压、葡萄糖耐量试验减低、骨质疏松等,再结合地塞米松抑制试验阳性和尿游离皮质醇升高,一般诊断不难。外源性患者有长期系统使用糖皮质激素病史。本病需与单纯肥胖、假库欣综合征、抑郁症相鉴别。

【治疗】治疗目标:患者症状和体征改善、激素水平及生化指标恢复正常或接近正常、下丘脑-垂体-肾上腺轴(HPA轴)恢复正常、长期控制防止复发。根据病因不同选择不同的治疗方案:

1. 库欣病　经蝶或经颅腺瘤切除术;其次为放疗;还可选择双侧肾上腺全切或次全切。

2. ACTH非依赖型　手术切除肿瘤。

3. 异位ACTH综合征　若为良性肿瘤,手术切除可治愈;如为恶性,可选择化疗。

4. 放射治疗通常不作为库欣病的首选治疗方法。对术后完全缓解的患者不推荐预防性放疗。放射治疗适应证:手术残留和/或复发的库欣病;不适宜和/或不接受手术的垂体微腺瘤患者;复发的侵袭性、垂体癌的辅助治疗;Nelson综合征。

5. 外源性库欣综合征　注意糖皮质激素治疗期间控制体重、低能量饮食;依病情尽快减停激素,患者症状有望改善。

6. 国内治疗库欣病的有效药物不多,临床证据多数来源于小样本、回顾性、单中心研究,总体疗效不佳,因此药物治疗处于辅助地位,药物治疗的适应证为:不适合手术、已经接受了放疗但尚未起效的患者,且一般情况不适宜行双侧肾上腺切除者;严重高皮质醇血症、出现急性精神病、高血压、严重感染等情况时需要及时降低皮质醇水平,为进一步手术创造机会的患者。目前治疗库欣病的药物有溴隐亭、卡麦角林、酮康唑等。

【治疗后随访】库欣病患者治疗后(无论是手术、放疗或者药物治疗)均需要密切随访,治疗后随访分为短期随访(1个月内)和长期随访。短期随访内容包括高皮质醇血症状态的缓解情况,以及评估是否出现水电解质紊乱、感染、血栓风险以及手术相关并发症等。而长期随访应规律地评估病情的缓解情况(包括皮质醇水平、鞍区肿瘤的缓解和可能的复发)、垂体前叶其他轴系功能、血压、血脂、血糖、低钾血症和骨质疏松等并发症的改善和治疗情况。

(赵漂萍　卢文敏　王榴慧　著,李萍

汤建萍　陆志刚　审)

第二节　代谢性皮肤病

一、苯丙酮尿症

苯丙酮尿症(phenylketonuria,PKU)是一种常染色体隐性遗传的先天性代谢异常疾病,新生儿发病率约1/10 000。由于苯丙氨酸羟化酶缺乏,导致苯丙氨酸无法转化为酪氨酸,使患者血液和组织中苯丙氨酸水平升高,从而对中枢神经系统产生严重毒性。由于酪氨酸的缺乏,导致黑色素产生下降,同时尿中出现大量苯丙氨酸和苯丙酮酸。临床表现为皮肤、眼睛及头发出现色素减退,特应性皮炎样及硬皮病样改变,若不治疗可出现进行性发育迟缓或精神发育迟滞。

【诊断】

1. 症状、体征

(1)皮肤和毛发颜色浅淡[23]:酪氨酸相对缺乏导致黑色素产生下降,从而出现弥漫性色素减退。

(2)皮肤湿疹样损害:常有无特异性的皮炎表现,早期发病的特应性皮炎表现更常见。

(3)硬皮病样损害[24]:好发于肢体近端,常在出生后第一年出现,而系统性硬化症常好发于肢体末端,且常在较大年龄首发。

(4)智力低下,轻度~重度精神发育迟滞,可伴癫痫、行为问题和精神症状。

(5)汗液有霉味或鼠味常作为诊断线索。

需注意,典型的PKU表现在发达国家或地区很难看到,新生儿出生时统一进行血浆氨基酸分析筛查。而低收入国家或地区仍能见到典型患者。

2. 实验室检查　血浆苯丙氨酸浓度>20mg/dl,尿中苯丙氨酸代谢产物增多。PAH 基因诊断。

【鉴别诊断】系统性硬化症:PKU 皮肤硬化多发生在 1 岁以内,极少见于肢体末端,饮食控制可使硬化消退,组织病理也与硬皮病不同,表现为成纤维细胞和组织细胞增多,弹力纤维稀少和断裂。而系统性硬皮病发病较晚[25]。

【治疗】早期确诊及早期干预极其重要。

1. 早期严格予以苯丙氨酸限制饮食、血苯丙氨酸水平控制,可预防精神迟滞和皮肤改变,但轻度神经认知障碍仍偶可发生。一些发展中国家不遵从饮食限制建议的患者,皮肤表现可能进一步发展。在一些儿童期晚期或成人期重新治疗的患者中,头发颜色和硬化改变可能逆转[26]。

2. 饮食治疗不但包括苯丙氨酸限制,也包括酪氨酸和其他氨基酸以医疗食物形式补充。

3. 饮食治疗无效者,选用生物蝶呤(bioplerin,BH_4)、左旋多巴、5- 羟色胺、苯丙氨酸裂解酶(phenylalanine lyase,PAL)等治疗。

4. 密切监测血浆苯丙氨酸水平。

二、高胱氨酸尿症

高胱氨酸尿症(homocystinuria)是先天性酶缺乏使蛋氨酸代谢紊乱而引起的一组氨基酸代谢异常性疾病。为常染色体隐性遗传[27],根据代谢途径中生化缺陷的不同,分为Ⅰ型、Ⅱ型和Ⅲ型。

【诊断】

1. 症状、体征

(1)Ⅰ型:最为常见,临床症状非特异性。

1)骨骼异常:类似马方综合征,表现为四肢和指 / 趾细长、漏斗胸、脊柱侧弯、膝外翻、弓形足、高腭弓、牙齿堆积等,X 线显示骨质疏松。

2)神经系统:智力低下、惊厥、精神症状。

3)血栓发生率约 50%,可见于任何器官的血管[28,29]。

4)眼病变:晶状体异位。

5)皮肤表现:颧部潮红,皮肤变薄,大理石花纹,毛发稀少。

6)肌病。

(2)Ⅱ型:表现轻重不一,有骨骼异常、体格和智力发育迟缓,但晶状体异位和血栓形成很少发生。

(3)Ⅲ型:症状变异较大,酶完全缺乏的患儿可发生呼吸暂停和肌阵挛,可迅速引起患儿昏迷和死亡。酶部分缺乏者主要是智力发育迟缓、痉挛、精神分裂样、肌病等神经系统症状。一般无骨骼畸形、晶状体异位和血管症状。

2. 实验室检查　血浆和尿中同型胱氨酸水平增高。肝细胞、培养的皮肤成纤维细胞、PHA 活化的淋巴细胞中酶活性降低有助于诊断[30]。

【鉴别诊断】马方综合征:均有四肢和指 / 趾细长,晶状体异位和心血管症状,但马方综合征为常染色体显性遗传,四肢细长出生时已有,有内脏病变,无神经系统症状,毛发正常,尿中无同型胱氨酸[31]。

【治疗】

1. 控制和消除生化异常　Ⅰ型需限制蛋氨酸和蛋白质摄入,Ⅱ型和Ⅲ型无需限制。

2. 维生素 B_6 敏感患者,每天给予大剂量维生素 B_6(200~1 000mg/d)可完全纠正生化异常,有效后逐渐减量,以最低有效量维持。

3. 治疗并发症。

三、肠病性肢端皮炎

锌是人体重要的微量元素,对于调节蛋白质、脂肪和核酸合成和降解锌依赖性金属酶有重要作用。锌缺乏分为先天性和后天性,先天性锌缺乏症即为肠病性肢端皮炎(acrodermatitis enteropathica)。肠病性肢端皮炎是一种罕见的常染色体隐性遗传病,由于编码锌转运体的 SLC39A4 基因突变导致[32]。

【诊断】

1. 症状、体征

(1)通常在断奶后 1~2 周或人工喂养的 4~10 周内发病。皮炎、腹泻、脱发是典型表现。

(2)皮炎:好发于腔口周围和肢端,红斑基础上鳞屑、结痂、糜烂,可出现水疱大疱[33,34]。严重者有烫伤样或坏死表现(图 26-1)。慢性转归时表现为银屑病样斑块或苔藓化[35]。

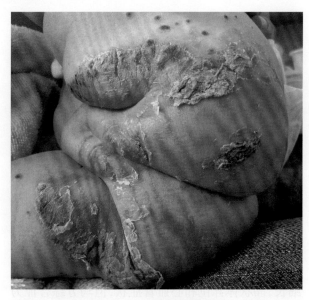

图 26-1 肠病性肢端皮炎

患儿,男,12 个月。图示腔口周围(肛周)红斑基础上鳞屑、结痂、糜烂,边界清楚(上海交通大学医学院附属新华医院)

(3)脱发:头发细而稀疏,数周后全部脱落。

(4)腹泻:严重程度不一,可能为间断性,可在皮疹出现前或出现后出现。

(5)指甲改变:化脓性甲沟炎、甲营养不良。

(6)其他黏膜表现:畏光、结膜炎、唇炎、口炎。

(7)未经及时治疗,出现生长发育迟滞甚至死亡。

2. 实验室检查

(1)血浆和头发中锌含量降低、血清碱性磷酸酶降低。

(2)SLC39A4 基因突变检测。

【鉴别诊断】

1. 泛发性念珠菌病 多发生于肥胖多汗或腹泻婴儿,皮疹多位于颈、腋、腹股沟等皱襞处或躯干

部位。

2. 大疱性表皮松解症 皮损位于易受外伤摩擦部位,出生时或出生后不久出现。

3. 连续性肢端皮炎 常先有局部外伤史,皮疹始于手指远端,长期限于一至几个手指。

4. 银屑病 损害为红斑和鳞屑,分布在头部和四肢伸侧,刮蜡征阳性。

【治疗】

1. 需要终生补锌,口服硫酸锌或葡萄糖酸锌 3mg/(kg·d)[36]。

2. 反复监测血清锌水平。

3. 注意皮肤清洁卫生,防止局部或全身继发细菌、真菌感染[37]。

四、生物素缺乏症

生物素(维生素 H)是多种食物中都含有的一种水溶性维生素,是很多羧化酶的重要辅助因子,生物素缺乏会导致多种羧化酶功能缺乏。生物素缺乏症(biotin deficiency)分为先天性和获得性。先天性生物素反应性多发性羧化酶缺陷症分为全羧化酶合成酶缺乏和生物素酶缺乏[38],均为常染色体隐性遗传病,临床表现重叠。

【诊断】

1. 症状、体征

(1)头发稀疏或全部脱落。

(2)睑缘炎,结膜炎。

(3)湿疹样皮炎,与肠病性肢端皮炎类似的腔口部位鳞屑性皮炎,可能发展为脱屑性红皮病(图 26-2)。

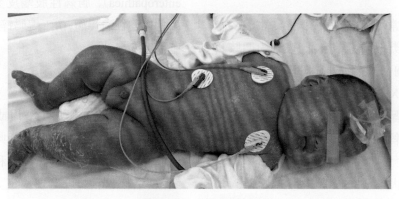

图 26-2 生物素缺乏

患儿,男,6 个月。图示脱屑性红皮病样外观,弥漫性潮红,表面脱屑(上海交通大学医学院附属新华医院)

(4)继发性感染:有些患者因免疫功能低下而合并念珠菌感染。

(5)呕吐。

(6)代谢性酸中毒,有机酸尿症。

(7)神经系统症状:肌无力、嗜睡、癫痫发作、发育迟缓[39]。

(8)视神经萎缩,听力丧失,毛细血管扩张性共济失调。

2. **实验室检查** 血浆氨和甘氨酸水平升高[40]、尿有机酸分析(3-羧异戊酸排泄量增加)、血清生物素酶活性下降、皮肤成纤维细胞或外周血淋巴细胞羧化酶合成酶活性增高,基因突变分析。

【鉴别诊断】

1. **特应性皮炎** 有特异性家族史,皮疹反复,经外用激素治疗可缓解,生物素缺乏症湿疹样皮炎经外用激素治疗好转不明显,皮疹进行性加重。

2. **肠病性肢端皮炎** 生物素缺乏症患者常有肠病性肢端皮炎样皮损,表现为环绕眼、鼻、口等腔口部位红斑、鳞屑,肠病性肢端皮炎起病常与停止母乳喂养有相关性,血锌及血、尿中多种酶检测可予以鉴别。

【治疗】

1. **终生补充生物素** 每天 10~40mg 生物素口服[41]。

2. 纠正水电解质代谢紊乱,纠正酸中毒。

五、黄瘤病

黄瘤病是以皮肤损害为突出表现的脂质沉积性疾病,其特征性临床表现为黄色至橙色的皮损。

皮损可表现为多种形态,从斑疹、丘疹到斑块和结节。皮损的形态和解剖学位置可提示潜在的脂肪代谢异常疾病的类型和异常蛋白质血症的存在。黄瘤病患者常伴有全身性脂质代谢紊乱和心血管系统等损害,可发生于原发性或继发性脂代谢性疾病,早期认识这些皮损对有基础疾病的患者其诊断、治疗和预后均有很大意义。

【病因及发病机制】确切的发病和调控机制仍在研究中。有人认为黄瘤病是缘于循环中血浆脂蛋白从真皮毛细血管的渗透,随后巨噬细胞吞噬脂蛋白形成载脂细胞即泡沫细胞[42]。有证据支持各种黄瘤病的脂质与血液循环中的脂质是相同的[43]。高脂蛋白血症是黄瘤生成的主要原因,患者血浆脂质中过度增高的胆固醇、甘油三酯和磷脂等易在体表皮肤真皮内局限性沉积,见于各种类型的原发性和继发性高脂蛋白血症中。血浆脂质正常者也可出现黄瘤,称之为正常脂蛋白血症性黄瘤病,其发病则是由于血浆蛋白的异常病变或是组织细胞的异常增生而导致继发性的血浆脂质局部沉积。如见于多发性骨髓瘤、高 γ-球蛋白血症、巨球蛋白血症和淋巴瘤、白血病等患者中,在一些原发性组织细胞增生性疾病和朗格汉斯细胞组织细胞增生症(组织细胞增生症 X)等患者中也可见有黄瘤病出现。此外,由于遗传性酶缺陷所致的葡萄糖脑苷脂病、鞘磷脂病等患者中也可有黄瘤性损害。

【临床表现】1965 年,Lees 和 Frederickson[44]公布了一种根据血清脂蛋白电泳迁移表现对各种脂质代谢疾病进行分类的方法,目前使用的是经修改的以高脂蛋白血症区分表型来进行分类的方法,详见表 26-1。关于高血脂综合征的基本发病机制也有进展。

表 26-1 主要的高脂血症

类型	发病机制	实验室检查	临床表现	
			皮肤(黄瘤类型)	系统性
Ⅰ型(家族性 LPL 缺乏,家族性高甘油三酯血症)	(a)LPL 缺乏 (b)产生异常 LPL (c)Apo C-Ⅱ缺乏	乳糜颗粒清除缓慢 LDL 和 HDL 水平下降 高甘油三酯血症	发疹性	冠状动脉疾病风险不增加
Ⅱ型(家族性高胆固醇血症或家族性 apoB-100 缺陷)	(a)LDL 受体缺陷 (b)与 LDL 受体结合的 LDL 亲和力降低 (c)*PCSK9* 错义突变导致 LDL 受体加速降解	LDL 清除减少 高胆固醇血症	腱黄瘤,结节发疹性,结节性,扁平黄瘤	外周和冠状动脉粥样硬化

续表

类型	发病机制	实验室检查	临床表现	
			皮肤（黄瘤类型）	系统性
Ⅲ型（家族性异常β脂蛋白血症，残基移去障碍病，宽β病，载脂蛋白E缺乏）	apo E异常导致残基清除能力损伤，患者仅表达apo E₂亚型，与apo E受体相互作用差	乳糜微粒残基和IDLs水平升高 高胆固醇血症 高甘油三酯血症	结节发疹性 结节性 扁平黄瘤（掌褶） 腱黄瘤	外周和冠状动脉粥样硬化
Ⅳ型（内源性家族性高甘油三酯血症）	与葡萄糖耐受不良和高胰岛素血症有关的VLDL产量增加	VLDLs增加 高甘油三酯血症	发疹性	经常与2型非胰岛素依赖型糖尿病、肥胖、酒精中毒有关
Ⅴ型	不明原因乳糜颗粒和VLDLs升高	LDLs和HDLs减少 高甘油三酯血症	发疹性	糖尿病

1. **发疹性黄瘤** 表现为红色至黄色的丘疹（图26-3A、B），直径1~4mm，早期皮损周围有炎症性晕，可伴有触痛和瘙痒。有报道此型黄瘤有Koebner现象[45]。皮损通常见于四肢伸侧。发疹性黄瘤可见于原发性或继发性高甘油三酯血症（常超过3 000~4 000mg/dl）。甘油三酯水平升高的原因：一是未能把这些脂质从循环中去除；二是肝脏通过内源性途径产生过多富含甘油三酯的脂蛋白。环境因素和基础疾病常使甘油三酯代谢的基因缺陷进一步恶化，加重高甘油三酯血症，同时诱发发疹性黄瘤，例如肥胖、高热量摄入、糖尿病、酗酒、口服雌激素补充治疗和维A酸类药物。治疗发疹性黄瘤首先要明确和处理高甘油三酯血症的基础病因，通过饮食和药物将循环甘油三酯降到适当水平，可使发疹性黄瘤迅速消退。

2. **结节性/结节发疹性黄瘤** 结节发疹性和结节性黄瘤的临床和病理相关，常被认为是一个连续病谱。结节发疹性黄瘤表现为伸侧特别是肘膝部位的粉红至黄色丘疹或结节，结节性皮损比结节发疹性皮损大，直径可超过3cm。这些皮损可见于高胆固醇血症状态如异常β脂蛋白血症和家族性高胆固醇血症。结节性黄瘤在适当治疗后皮损消退缓慢。异常β脂蛋白血症，或宽β病，是一种常染色体显性遗传的脂质代谢遗传性疾病，其病因为一种apo E亚型，主要是apo E₂的出现。该病最有特征性的表现是结节性或结节发疹性黄瘤（见于80%患者）和手掌皱褶扁平黄瘤（掌纹黄瘤），约出现于2/3患者[46]。

3. **腱黄瘤** 表现为坚实、光滑、结节状的脂质沉积，表面皮肤外观正常。可影响跟腱或手、膝或肘的伸肌腱，超声显示低回声结节或腱前后径增加[47]。腱黄瘤的存在是潜在脂质代谢疾病的线

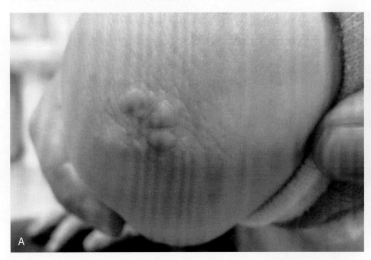
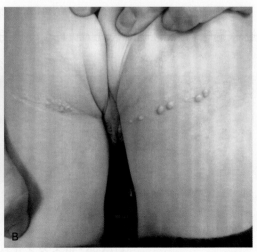

图26-3 黄瘤病。

4岁男孩左肘部（A）和双侧臀部（B）的黄色丘疹，直径约1~4mm（上海交通大学医学院附属新华医院）

索,最常见于家族性高胆固醇血症。家族性载脂蛋白 B-100 缺陷与腱黄瘤密切相关。偶尔腱黄瘤见于无脂蛋白性疾病的患者,例如脑腱黄瘤病和 β 谷甾醇血症。

4. **扁平黄瘤和睑黄瘤**　扁平黄瘤为非炎症性斑疹、丘疹、斑片和斑块,表面呈黄色至橘黄色,局限或弥漫分布,发病部位不定,某些部位常是特殊基础疾病的线索。例如,间擦性见于肘窝或指蹼,是纯合子性家族性高胆固醇血症的特征性表现[48]。手掌皱褶部位的扁平黄瘤或称掌纹黄瘤,尤其与结节性黄瘤伴发时,有助于异常 β 脂蛋白血症的诊断。睑黄瘤是常见的位于眼睑的扁平黄瘤。约半数的患者有高脂血症。胆汁淤积性扁平黄瘤是胆道闭锁或原发性胆汁性肝硬化的并发症,是由于未被酯化的胆固醇在血液中蓄积,导致扁平黄瘤,皮损开始为手足部的局限性斑块,可泛发全身。扁平黄瘤也可见于血脂正常的患者,提示存在单克隆 γ- 球蛋白病,包括多发性骨髓瘤或 Castleman 病引起者。该型黄瘤还可见于慢性髓源性单核细胞白血病。

5. **疣状黄瘤**　是扁平或疣状的孤立性斑块,平均直径 1~2cm,好发于口腔,也可见于肛门生殖器区或口周,皮损持续数年。一般不伴有高脂血症。疣状黄瘤也可见于淋巴水肿、大疱性表皮松解症和移植物抗宿主病以及 X 连锁显性疾病伴有鱼鳞病样红皮病和肢体缺损的先天性偏侧发育不良综合征。

【组织病理】黄瘤病特征性的组织学表现是泡沫细胞。各型黄瘤真皮内均有脂质浸润,脂质含量及炎症浸润程度、数量和位置以及有无细胞外脂质存在则有差异。

发疹性黄瘤组织学上表现为真皮网状层有脂质沉积。早期皮损泡沫细胞数量相对较少,体积小。结节性黄瘤组织学上表现为真皮内大量泡沫细胞聚集发生纤维化,炎症细胞少。腱黄瘤组织学改变类似,但泡沫细胞体积更大。扁平黄瘤组织学表现特异。真皮浅层见灶状泡沫细胞,炎症浸润轻,伴轻度纤维化。

【诊断和鉴别诊断】根据皮损的特点,特别是损害的颜色和分布易于诊断。重要的是在于确定有无伴随的全身疾病存在。按黄瘤的类型、出现的

年龄、家族发病的情况以及有关各系统的症状和检查,结合必要的实验室检查结果可进一步判断是否伴有其他系统性疾病。鉴别诊断见表 26-2。

表 26-2　黄瘤的鉴别诊断

发疹性黄瘤
—非朗格汉斯细胞组织细胞增生症
播散性黄瘤
丘疹性黄瘤
泛发性发疹性组织细胞瘤
未定类细胞组织细胞增生症
Rosai-Darfman 病
幼年黄色肉芽肿(小结节型)
—朗格汉斯细胞组织细胞增生症的黄色瘤皮损
—播散性环状肉芽肿
结节性黄瘤
—持久性隆起性红斑
—多中心网状组织细胞增生症
腱黄瘤
—腱鞘巨细胞瘤
类风湿结节
—皮下型环状肉芽肿
睑黄瘤
—汗管瘤
—坏死性黄色肉芽肿
—成人发病的哮喘和眼周黄色肉芽肿
—皮脂腺增生

【治疗】

1. 与高脂血症有关的黄瘤的治疗需要明确潜在的脂蛋白代谢性疾病和其他可能的加重因素。饮食控制是成功降脂治疗的重要部分,此外多种降脂药物有助于降低原发性和继发性高脂血症患者的血脂水平。通过纠正脂质代谢性疾病可使多数黄瘤患者的皮损消退。缓慢生长数年的黄瘤如腱黄瘤和结节性黄瘤消退较慢,而发疹性黄瘤治疗数周后消退。

2. 部分黄瘤如睑黄瘤可通过切除或破坏等方法进行外科手术治疗。切除睑黄瘤后,伤口需要缝合或通过二期愈合[49]。已报道的方法有激光(CO_2、脉冲染料或铒:YAG 激光)、化学制剂如三氯乙酸和冷冻疗法[50-53]。皮损消退后易复发。

六、黏多糖病

黏多糖病(mucopolysaccharidosis, MPS)是一

组遗传性疾病，主要为常染色体隐性遗传，以特异性溶酶体酶缺乏为特点，在不同组织中出现过量的氨基多糖（glycosamino glycans，GAGs），引起面部粗糙、智力迟钝、肝脾大、骨骼异常和角膜浑浊。

【病因及发病机制】黏多糖病是一种溶酶体贮积病，是由于溶酶体水解酶缺陷，造成酸性黏多糖（葡糖氨基聚糖）降解受阻，黏多糖在体内积聚而引起一系列临床症状。黏多糖是结缔组织间的主要成分，包括透明质酸、硫酸软骨素、硫酸皮肤素、硫酸类肝素和硫酸角质素，这些多糖都是直链杂多糖，可同时与一条蛋白质肽链结合，聚合成更大的分子。正常溶酶体中含有许多种糖苷酶，其中有10种参与葡糖氨基聚糖链的降解过程，它们中任何一种糖苷酶的缺陷都会造成葡糖氨基聚糖链分解障碍而在溶酶体内积聚，并自尿中排出。黏多糖病患者由于过多的黏多糖贮积于骨、软骨等组织或器官内，从而影响到这些组织或器官的正常发育，多余的黏多糖从尿中排出，产生一系列的临床症状和影像学表现。黏多糖病属于先天性或原发性代谢异常综合征。根据尿糖中所含酸性黏多糖的种类、相关个别酶缺乏和活性低下的种类以及临床表现和影像学表现的不同，黏多糖病分为7大类型，每一型又分为2~4个亚型。其中黏多糖病Ⅰ、Ⅳ型最为常见且较具特征性，尤以Ⅰ型最典型，为黏多糖病的原型。

【临床特征和病理学】黏多糖病是由于一些编码分解氨基多糖酶的基因发生突变引起的[54]，过量的黏多糖在不同组织中储积可引起一系列临床表现，最常见的是面部粗糙、智力迟钝、肝脾大和骨骼异常（多发性骨发育不全）、关节强直、心血管疾病和角膜浑浊，根据黏多糖病的不同类型，其临床表现和严重性也不相同。

1. 黏多糖病Ⅰ型　为常染色体隐性遗传病，是由于 α-L- 艾杜糖苷酸（α-L-iduronidase）缺乏所致，可分为3个亚型：

（1）Hurler 综合征：即 MPS ⅠH 型。

（2）Scheie 综合征：即 MPS ⅠS 型，亦即7大类中原Ⅴ型（MPS-Ⅴ型）。

（3）Hurler-Sheie 综合征：即 MPS ⅠH/S，其改变介于前两型之间。

2. 黏多糖病Ⅱ型（Hunter 综合征）　为 X 性联隐性遗传病，仅见于男性，由于体内缺乏艾杜糖醛酸 -2- 硫酸酯酶而患病，临床表现与 X 线检查同MPS-1，但其临床进展慢于前者，临床表现轻于前者，该型根据临床表现轻重，又分2个亚型：① MPS ⅡA，又称重症型；② MPS ⅡB，又称轻症型。

3. 黏多糖病Ⅲ型（Sanfilippo 综合征）　旧称营养不良性智力发育不全（polydystrophic oligophrenia），为常染色体隐性遗传病，体内多种酶缺乏，特征性临床表现为进行性智力低下，其他如面貌、身材改变，严重程度不一。根据缺乏酶的不同和临床表现的差异等，又可分4个亚型，即 MPS ⅢA（N- 硫酸乙酰肝素）、MPS ⅢB（N- 辅酶 -α- 氨基葡糖苷）、MPS ⅢC（乙酰辅酶 A：α- 氨基葡糖苷，N- 乙酰转移酶）和 MPS ⅢD（N- 辅酶 - 葡糖胺 -6- 硫酸酯酶）。

4. 黏多糖病Ⅳ型（Morquio 综合征）　为较常见的黏多糖病，属常染色体隐性遗传。临床表现较独特。本型分2个亚型：

（1）MPS ⅣA 型：其相关缺乏酶为 N- 乙酰 - 半乳糖胺 -6- 硫酸酯酶。

（2）MPS ⅣB 型：缺乏酶为 β- 半乳糖苷酶。

该两个亚型，临床表现严重程度上可差异较大，通常 A 型病情较严重。

5. 黏多糖病Ⅴ型　现认为该型即为黏多糖Ⅰ型的 Seheie 型，与 Hurler 综合征不同之处表现为无严重的角膜浑浊，且浑浊为周边性，患者智力正常，身材正常或稍矮，寿命基本正常，但有多毛，关节强直。背柱、头颅 X 线示仅有轻微改变。

6. 黏多糖病Ⅵ型（Maroteaux-Lamy 综合征）　或称芳基硫酸酯酶 B 缺乏症，为常染色体隐性遗传疾病，缺乏酶即为芳基硫酸酯酶。本型与Hurler 综合征基本相似，但智力正常，与 Hurler 不同者为部分患者尚有骨骺，尤其是股骨头骺后缺血坏死样改变可存在。该症预后较 MPSI 综合征寿命长。与 Hurler 鉴别诊断主要根据寿限较长，智力基本正常，及骨骺可存在 Hurler 尿中硫酸皮肤素及硫酸肝素均增多，Ⅵ型仅后者增多。在缺乏酶方面Ⅰ型缺 α-L- 艾杜糖醛酶，Ⅵ型缺芳基硫酸酯酶 B。

7. 黏多糖病Ⅶ型（Sly 综合征）　为常染色体隐性遗传病，极罕见，患者缺乏 β- 葡糖醛酸酶，患者婴儿期即见身材矮小、智力迟钝、鸡胸、背柱侧弯等。本症分重症和轻症 2 个亚型,前者发病早,并有关节挛缩;后者发病晚,常有股骨头缺血坏死样改变。

各型黏多糖病的皮肤标本中均可见到外泌汗腺内和毛囊外根鞘中有空泡化的细胞[55]。角质形成细胞胞质苍白、肿胀,并将细胞核挤至一边。弥漫性增厚皮肤的病理显示胶原碎裂和透明样变,黏蛋白量增多。电子显微镜检查在所有类型黏多糖病的溶酶体内均可见到原纤维颗粒物质,在大多数成纤维细胞、巨噬细胞和 20% 以上的表皮角质形成细胞中存在溶酶体空泡。在这些空泡中有时可见到原纤维颗粒物,空泡中的物质还不完全清楚,但包含有黏多糖。

【诊断和鉴别诊断】诊断的过筛试验包括检查尿液中是否有过量的 GAGs,检查外周血白细胞或真皮成纤维细胞中有无空泡或颗粒。后者包含硫酸化的 GAGs,胶样铁和阿辛蓝染色呈阳性,而吉姆萨或甲苯胺蓝染色则显示异染性。随后即可进行酶测定、遗传突变分析以及皮肤病理检查。

【治疗】尽管对症治疗和支持疗法在黏多糖病的治疗中仍发挥重要作用,但如今已有了其他治疗选择,包括酶替代治疗和造血干细胞移植。黏多糖病是酶补充疗法的理想适应证,因为溶酶体酶有高亲和力的摄取能力。目前可用于治疗的酶包括:α-L- 艾杜糖苷酸酶(拉罗尼酶,laronidase)用于 I 型黏多糖病;N- 乙酰半乳糖胺 -4- 硫酸酯酶(加硫酶)用于 Ⅵ 型黏多糖病;艾杜糖醛酸 -2- 硫酸酯酶(idursulfase)用于 Ⅱ 型黏多糖病。从 1981 年开始,骨髓移植的尝试已经取得了不同程度的成功,近年从无血缘关系的供者作同种异体造血干细胞移植和脐带血移植的结果更加令人鼓舞,不仅能改善神经认知功能[56],减少 Hurler 综合征的症状和体征,在 Sanfilippo 综合征、Hunter 综合征和 Maroteaux-Lamy 综合征患者也都取得了良好疗效[57]。此外,目前已经建立了一些黏多糖病的鼠模型,用于试验不同形式例如造血细胞和反转录病毒载体的基因疗法。

(梁键莹 张卉 姚志荣 著,李萍

汤建萍 陆志刚 审)

第三节 自身炎症性疾病

自身炎症性疾病(autoinflammatory diseases,AID)是指由固有免疫系统异常所导致的全身过度炎症反应的一组异质性疾病,多为单基因遗传。固有免疫系统构成了抵御病原体和其他有害刺激的第一道防线,包括巨噬细胞、中性粒细胞、肥大细胞和自然杀伤细胞等。不同于自身免疫性疾病(为适应性免疫系统异常),AID 的炎症反应不依赖于抗原,是固有免疫细胞通过模式识别受体(pattern recognition receptor,PRR)识别病原体相关分子模式(pathogen-associated molecular patterns,PAMP)或损伤相关分子模式(damage associated molecular pattern,DAMP)后激活多个炎症信号和主要效应分子。尽管 AID 都有独特的临床特征,但其共同特点是早发(在儿童时期甚至在新生儿时期),临床表现为反复发作的发热、多系统性炎症(肌肉骨骼症状、腹痛和胸部浆膜炎

等)以及全身皮肤表现[58,59]。

1. 发病机制 自身炎症性疾病最常见的发病机制是由炎症小体介导,它们是细胞内蛋白复合物,可作为固有免疫系统受体,在感知细胞内病原体和 DAMP 中起重要作用。炎症小体由传感器部分 NOD 样受体(NOD-like receptor,NLR)、衔接蛋白(apoptosis-associated speck-like protein,ASC)和作为下游效应分子的 caspase-1 组成。NLR 包含 Pyrin 域(如 NLRP3)和 / 或胱天蛋白酶激活募集域(caspase recruitment domain,CARD)。正常的炎症小体激活取决于两个信号过程。信号 1 启动募集组装所需零件:PAMP 激活的 Toll 样受体(Toll-like receptors,TLR)向转录因子 NF-κB 发出信号,从而上调了炎性小体和细胞因子的关键成分的表达。然后信号 2 协调蛋白质组装和炎症小体的激活。信号 2 触发信号种类繁多,包括 DAMP,例如

核酸、淀粉样蛋白或晶状体（尿酸或胆固醇）等。受到刺激后炎症小体组装并激活 caspase-1，该酶将 pro-IL-1β 和 pro-IL-18 裂解为 IL-1β 和 IL-18。IL-1β 是驱动自身炎症过程的主要效应分子之一，并且可激活适应性免疫系统的效应细胞 T 和 B 淋巴细胞。NLRP3 和 pyrin 炎性小体异常可分别导致冷炎素相关周期热综合征和家族性地中海热的发病[60]。

引起自身炎症性疾病的其他发病机制包括与 NF-κB 转录因子和 Ⅰ 型干扰素（interferon，IFN）激活相关。转录因子 NF-κB 参与炎症、细胞分化、代谢等过程。NF-κB 可以通过两种机制激活：细胞因子和 TLR 诱导的经典途径，以及肿瘤坏死因子（tumor necrosis factor，TNF）受体家族蛋白触发的非经典途径。在 caspase-1 将 pro-IL-1β 切割为 IL-1β 后，这种具有生物活性的细胞因子从细胞质释放到血液中，与 IL-1 Ⅰ 型受体（IL-1 receptor Ⅰ，IL-1RI）结合。结合后，MyD88 诱导活化的 NF-κB 转运至细胞核，从而促进 NF-κB 依赖性基因（如 NLRP3、pro-IL-1β、pro-IL-18 和 IL-6）的转录，从而诱导和维持炎症反应。NOD2 是一种 NLR 家族的成员，当受到刺激后，它会通过激活 NF-κB 触发肉芽肿性病变的形成，*NOD2* 基因突变导致 Blau 综合征的发病[61]。

IFN-α 和 IFN-β 是针对病毒和细胞内病原体的主要效应细胞因子。在两种 IFN 激活机制中，一种是由识别病毒核酸的 TLR 介导，另一种则是由胞质 DNA 和 RNA 传感器介导。GMP-AMP 合酶（cyclic GMP-AMP synthase，cGAS）可作为胞质 DNA 传感器，结合病原体双链 DNA 后释放第二信使 cGAMP，从而激活 STING 蛋白（IFN 基因的刺激物）以启动 IFN 基因转录。Ⅰ 型 IFN 与 IFN-α 受体结合迅速触发 JAK/STAT 通路信号，进一步诱导多种炎症相关基因表达。STING 基因功能获得性突变（gain-of-function mutation）可通过激活 Ⅰ 型 IFN 信号从而引起 SAVI 综合征[58]。

目前明确的单基因自身炎症性疾病包括家族性地中海热、肿瘤坏死因子受体相关周期热综合征、冷炎素相关周期热综合征、高 IgD 伴周期性发热综合征、儿童肉芽肿性关节炎（Blau 综合征）、化脓性关节炎 - 坏疽性脓皮病 - 痤疮综合征、IL-1 受体拮抗剂缺陷病和 IL-36 受体拮抗剂缺陷病等[62,63]。

2. 基于主要皮肤表现的自身炎症性疾病分类　根据病因机制、遗传类型和临床表现，现已经提出了不同类型的单基因自身炎性疾病分类。皮肤表现在自身炎性疾病中较普遍，可能为其主要临床表现或初发症状，最常见的为斑丘疹和荨麻疹样皮疹。

在 2019 年，Ignasi 等[58]根据主要的皮肤病变和临床相关表现，将自身炎性疾病分为九类：①斑丘疹或炎性斑块；②荨麻疹样皮疹；③脓疱、化脓性或嗜中性皮病样皮疹；④脂膜炎或皮下结节；⑤血管炎或血管病；⑥角化过度性皮疹；⑦色素沉着性皮疹；⑧大疱性皮疹；⑨口疮病变（表 26-3）。

表 26-3　基于主要皮肤表现的自身炎症性疾病分类[58]

皮肤表现	自身炎症性疾病	致病基因
斑丘疹或炎性斑块	家族性地中海热	*MEFV*
	肿瘤坏死因子受体相关周期热综合征	*TNFRSF1A*
	高 IgD 伴周期性发热综合征 / 甲羟戊酸激酶缺乏症	*MVK*
	OTULIN 相关自身炎性综合征	*OTULIN*
荨麻疹样皮疹	冷炎素相关周期热综合征	*NLRP3*
	PLCγ2 相关抗体缺乏和免疫异常	*PLCγ2*
脓疱、化脓性或嗜中性皮病样皮疹	化脓性关节炎 - 坏疽性脓皮病 - 痤疮综合征	*PSTPIP1*
	IL-1 受体拮抗剂缺陷病	*IL1RN*
	IL-36 受体拮抗剂缺陷病	*IL36RN*
	CARD-14 介导的银屑病	*CARD14*
	Majeed 综合征	*LPIN2*

续表

皮肤表现	自身炎症性疾病	致病基因
脂膜炎或皮下结节	Blau 综合征	NOD2/CARD15
	慢性非典型中性粒细胞性皮炎伴脂肪营养不良和体温升高综合征	PSMB8
血管炎或血管病	婴儿期发作的 STING 相关性血管病	TMEM173
	Aicardi-Goutières 综合征	TREX1、RNASEH2A、RNASEH2B、RNASEH2C 等
角化过度性皮疹	NLRP-1 相关疾病	NLRC1
色素沉着性皮疹	H 综合征	SLC29A3
大疱性皮疹	自发炎症和 PLCγ2 相关抗体缺乏和免疫调节异常	PLCγ2
口疮病变	C/EBPε 相关的中性粒细胞自身炎症和免疫损伤	CEBPE

一、家族性地中海热

家族性地中海热（familial Mediterranean fever, FMF）是最常见的自身炎症综合征之一，可表现为常染色体显性遗传和常染色体隐性遗传。由位于 16p13 号染色体上的 MEFV 基因突变导致。FMF 多发于地中海东部人群，包括犹太人、亚美尼亚人、土耳其人和阿拉伯人，在利比亚犹太人口中患病率高达 1∶248，携带者比率为 1∶（3~7）。FMF 多为儿童起病，主要表现为反复发热、浆膜炎、关节炎和下肢丹毒样红斑。最常见的长期并发症是累及肾脏的淀粉样变性。秋水仙碱对控制 FMF 患者炎症具有较好疗效，如耐药或无反应可考虑选择阿那白滞素（anakinra）等生物制剂[58,59]。

【病因及发病机制】FMF 于 1997 年发现与 MEFV 基因变异有关，该基因编码 pyrin 蛋白，为一种炎性小体的传感器，以希腊语中的"发热"一词命名。Pyrin 蛋白由 781 个氨基酸组成，分子量约为 95kDa，主要表达在固有免疫细胞中。FMF 的发病与 pyrin 过度活化相关。静息状态下，Rho 鸟苷三磷酸酶（Rho GTPase）使 pyrin 处于失活状态，该过程是一种"保护"机制，避免炎症小体的活化。Rho GTPases 充当分子开关，可调节包括细胞骨架组织在内的多种信号转导途径。而病原体、细菌毒素可以诱导 Rho GTPase 失活，促进活性的 pyrin 炎症小体形成，随后激活效应分子 caspase-1 并释放 IL-1β 和 IL-18。MEFV 突变导致 pyrin 过度活化，并引发促炎症细胞因子释放和凋亡[64]。

FMF 中最常见的错义突变为 M694V、M694I、M680I 和 E726A，通常位于 MEFV 基因的第 10 外显子上，编码 B30.2（SPRY）域，这是一种在近 100 种人类蛋白质中发现的调节性蛋白质结构域，可与 caspase-1 直接交互作用。严重的 FMF 病例与纯合 M694 V 突变有关；尽管在 MEFV 中普遍发现外显子 2 的错义突变 E148Q，但被认为是良性多态性。

导致 FMF 发炎的另一种机制是 gasdermin-D（GSDMD）介导的细胞焦亡。活化的 caspase-1 可切割 GSDMD，导致细胞肿胀，并最终引起细胞膜破裂，从而向细胞外释放炎症蛋白。该过程被称为细胞焦亡，为细胞死亡的一种快速炎症形式。被释放的炎症蛋白，如成熟的 IL-1β 和 IL-18，可作为固有免疫反应的有效引发剂和增强剂，并诱导多种防御机制，包括发热、淋巴细胞活化、白细胞趋化和抗体合成。

【诊断】

1. 症状、体征

（1）皮疹：复发性丹毒样红斑被认为是 FMF 的主要皮肤表现，约占 FMF 患者的 3%~46%，常被误诊为蜂窝织炎或丹毒。临床表现为膝盖下方和脚背的界限清楚的水肿性红斑，可单侧或双侧分布，伴有压痛，直径通常<15cm。丹毒样红斑易在同一部位复发，尤其是经过长时间的步行之后，但往往在 24~48 小时内消退，并不需要抗生素治疗。

其他皮肤病变包括紫癜样丘疹,可累及面部、躯干和四肢。FMF 患者易伴发系统性血管炎,包括 IgA 血管炎(Schönlein-Henoch 紫癜,占儿童的 5%)、结节性多发性动脉炎和白塞病。

(2)发热:是 FMF 的典型症状之一,超过 96% 的患者有发热,通常在 30 岁之前出现,儿童发病年龄为 5~15 岁。主要表现为反复发作的高热(38.5~40℃),伴有严重的乏力、大关节的单关节炎和急性腹痛。这些发作的平均持续时间为 1~3 天,发作频率从每周 1 次到每年 1 次不等,并且在两次发作之间无明显临床症状。

(3)腹痛:中度~重度腹痛发生在 95% 的患者中,可继发于急性全身性腹膜炎。临床表现为急腹症,体格检查发现腹肌紧张和剧烈的反跳痛,约 30%~40% 的 FMF 患者因此接受了腹部手术(阑尾切除术或胆囊切除术)。如果未进行手术,腹部症状和体征约在 24~48 小时后好转。其他胃肠道症状包括便秘和腹泻。除腹膜炎外,患者还可发生其他类型的浆膜炎,例如胸膜炎和心包炎,分别发生于 39% 和 2% 的患者中,均可引起胸痛症状。

(4)关节炎:多达 3/4 的 FMF 患者存在关节受累,通常表现为下肢大关节的急性单关节炎。但是,约 5% 的患者可能会发生髋、膝或踝的慢性关节炎。在发作期间,约 10% 的患者可有下肢肌痛,可由体育锻炼诱发。难治性高热性肌痛较少见,被认为是血管炎引起。通常表现为伴有正常肌酸激酶水平的严重双侧下肢疼痛,以及持续长达 6 周的发热和腹痛。

(5)淀粉样变性:是 FMF 最严重的并发症,土耳其患者中报道 FMF 继发性淀粉样变性的患病率约为 13%。肾脏是受影响最严重的器官,这些患者可出现进行性蛋白尿和 / 或肾病综合征,可导致慢性肾衰竭。除此之外,还可累及肠道、皮肤、心脏等,导致脏器功能逐渐丧失。继发性淀粉样变性是由于淀粉样蛋白在组织沉积所致,这种沉积是由于血清淀粉样蛋白 A(serum amyloid A,SAA)水平持续升高引起的。低血清 SAA 蛋白浓度(64mg/L)不太可能导致 AA 淀粉样变性的发展,因此该病常发生于未接受治疗患者中。

2. 实验室检查　在 FMF 急性发作期间,实验室检查示白细胞增多和急性期蛋白水平增高,包括 SAA、红细胞沉降率(erythrocyte sedimentation rate,ESR)、C 反应蛋白(C-reactive protein,CRP)和纤维蛋白原。在发作间期,大多数患者的炎症标志物恢复正常。此外,应进行尿常规检测,以明确有无血尿和蛋白尿。当蛋白尿呈阳性时,必要时进一步完善尿液检查和肾脏活检来明确有无继发性淀粉样变性。

3. 组织病理　丹毒样红斑的组织学特征是真皮浅层轻度水肿,血管周围散在浸润淋巴细胞、中性粒细胞、组织细胞和核尘。毛细血管壁常模糊不清。直接免疫荧光显示 IgM、C3 和纤维蛋白原沉积在乳头状真皮的毛细血管壁中。部分可见表皮角化过度。

4. 诊断和鉴别诊断　当患者有反复发热、浆膜炎、关节炎和下肢丹毒样红斑,实验室检查提示炎症指标增高时,应考虑 FMF 可能。Tel Hashomer 标准[65]是目前诊断成人 FMF 最常应用的,包括主要指标和次要指标,满足 2 个主要指标或 1 个主要和 2 个次要指标时,临床诊断 FMF。主要指标包括:①反复发热伴腹膜炎、滑膜炎、胸膜炎;②淀粉样变性但无其他易感因素;③秋水仙碱治疗有效。次要指标包括:①反复发热;②丹毒样红斑;③一级亲属患有 FMF。尽管 Tel Hashomer 标准特异性较高,但用于诊断儿童 FMF 敏感性较低。Yalcinkaya-Ozen 标准[66]对儿童 FMF 有较高的敏感性和特异性,其诊断标准为:①发热:腋温>38℃,持续 6~72 小时,≥3 次发作;②腹痛:持续 6~72 小时,≥3 次发作;③胸痛:持续 6~72 小时,≥3 次发作;④少关节炎:持续 6~72 小时,≥3 次发作;⑤FMF 家族史。满足以上 5 个指标中的 2 项,需要考虑临床诊断 FMF。但尽管如此,*MEFV* 基因突变分析对于明确 FMF 诊断必不可少。

考虑 FMF 诊断,需排除感染、其他自身炎症性疾病、自身免疫性疾病和肿瘤等。

本病应和下列疾病进行鉴别:

(1)甲羟戊酸激酶缺乏症(mevalonate kinase deficiency):又名高 IgD 伴周期性发热综合征(hyperimmunoglobulin D syndrome,HIDS),经典 HIDS 中的突变基因由甲羟戊酸激酶基因突变所致。患者也可有皮疹、发热、腹痛、关节炎的表现,发作期白细胞和炎症蛋白增高,与 FMF 临床表现类似。但与 FMF 表现不同的是,其皮疹为全身多发性,四肢为主,可表现为红斑、丘疹、风团、瘀点等,且发热持续时间长(3~7 天),4~6 周复发一次,常由疫苗接种、外伤或压力诱发。实验室检查中患者尿液中的甲羟戊酸含量可能会适度增加,血清 IgD 水平持续升高(≥ 100U/ml),其中 80% 的 IgA 也升高(≥ 260mg/dl),但 FMF 患者也可有血清 IgD 水平增高。

(2)周期性发热、口疮性口炎、咽炎和颈部淋巴结病综合征(periodic fever, aphthous stomatitis, pharyngitis, and cervical adenitis syndrome, PFAPA):该病的发热与 FMF 类似,但通常有口腔咽炎和颈部淋巴结病变。该病与多基因遗传相关,在发热急性期采用激素治疗有效。

【治疗】秋水仙碱是控制疾病活动和预防发作的首选治疗方法,它可完全缓解或减少临床症状发作的频率,同时还可以防止淀粉样变性病的发展。5 岁以下儿童开始剂量为 ≤ 0.5mg/d,5~10 岁开始剂量为 0.5~1.0mg/d,10 岁以上开始剂量为 1.0~1.5mg/d。使用期间密切监测其副作用,包括白细胞减少症、血小板减少症、肝损害、腹泻和腹痛等。同时,在急性发作期,可使用非甾体抗炎药退热对症治疗。如肌肉疼痛和关节炎控制欠佳,可考虑加用糖皮质激素和 DMARDs 药物等。

对于无反应性或秋水仙碱不耐受的患者,抗 IL-1 药物是第二选择,也可有效控制疾病活动和淀粉样变性病的发展。阿那白滞素(anakinra)是 IL-1 受体拮抗剂的类似物,长效卡那单抗(canakinumab)是人源化 IgG1 单克隆抗体,可特异性对抗 IL-1β,中和其促炎作用,可用于 FMF 患者连续或按需给药。已报道的其他治疗方案包括干扰素 -α、沙利度胺和 TNF 抑制药物如依那西普和英夫利昔单抗等。

二、肿瘤坏死因子受体相关周期热综合征

肿瘤坏死因子受体相关周期热综合征(TNF receptor associated periodic syndrome, TRAPS) 是最常见的自身炎症性疾病之一,为常染色体显性遗传。TRAPS 是由 *TNFRSF1A* 基因突变引起。其发

病率在德国儿童中约为 5.2%。该病常见于儿童,主要表现为反复发作的不规则高热,伴有广泛性肌痛、关节痛、腹部疼痛、眼部病变(结膜炎、葡萄膜炎和眶周水肿)和疼痛性红斑[58,61]。

【病因及发病机制】TNF 是一种炎症细胞因子,在发热、白细胞的活化以及抵御病原体中起关键作用。TNF 受体(TNF receptor, TNFR)通过拮抗和调节循环 TNF 的作用而发挥作用。TRAPS 是由于 TNF 受体基因的功能获得性突变导致 TNF 产生失调,从而诱导 IL-1β 的过度产生。其致病基因为 *TNFRSF1A*,该基因编码 TNFR1(也称为 p55 或 CD120a)。主要的突变类型为移码突变,大多位于第 2、3 和 4 号外显子,编码 TNFR1 的胞外域。T50M 突变与早发、更严重的临床表现以及并发症发生(例如淀粉样变性)有关。而 R92Q 和 P46L 突变患者临床表现较轻且起病较晚[62]。

【诊断】

1. 症状、体征

(1)皮疹:约 80% 的 TRAPS 患者具有皮肤表现,疼痛性红斑被认为是 TRAPS 的主要皮肤表现,约占患者的 40%,常被误诊为蜂窝织炎或脂膜炎。临床表现为边界清楚的红斑,呈离心性扩散,可在数分钟至数天内从四肢近端迁移到远端部位。常伴随有该部位的肌痛,无明显瘙痒。皮疹还可表现为荨麻疹样红斑或广泛的斑丘疹,可融合成环形或锯齿状斑块,消退后常遗留瘀斑。部分患者可被误诊为四肢蜂窝组织炎或脂膜炎。

(2)其他临床表现:TRAPS 多为儿童和青春期起病(平均诊断年龄为 10 岁)。患者有反复发作的不规则高热,可以持续数周(平均持续约 2 周)。77% 患者在高热发作时突发剧烈的腹痛。与 FMF 类似,这种疼痛可能被误诊为急腹症,大约有 1/3 的患者进行了腹部手术。

肌痛是 TRAPS 的常见骨骼肌肉症状(64%),深层组织活检示单核细胞性筋膜炎,在磁共振成像中可以观察到相关征象。疼痛通常是迁徙性的,并伴有疼痛部位的网状或蛇形红斑、水肿。

TRAPS 中的其他常见症状包括关节痛或关节炎(51%)和胸膜炎(32%)。神经系统表现包括头痛(68%)、无菌性脑膜炎、视神经炎和行为改变。约 50% 的患者有眼部表现,例如复发性结膜炎或前葡

萄膜炎。其他少见的症状为阴囊痛、心包炎、咽炎和颈部淋巴结肿大。

淀粉样变性是 TRAPS 中最严重的并发症，发生于约 24% 的具有半胱氨酸残基突变患者和 2% 的没有得到适当治疗的非半胱氨酸突变患者。在美国患者中，有 14% 的 TRAPS 患者出现系统性淀粉样变性，其中 93% 具有半胱氨酸残基突变。

在发热期间，实验室检查示急性期反应物（ESR、CRP、SAA、铁蛋白和纤维蛋白原）增高、白细胞和血小板数量增多。在严重病例中，慢性正色素正细胞性贫血也较常见，发作间期其炎症标志物仍有增高。

根据患者的临床表现及实验室检查考虑 TRAPS 时，*TNFRSF1A* 基因突变分析对于明确 TRAPS 的诊断必不可少。

2. **组织病理**　TRAPS 皮肤组织病理学特征是浅表和深层真皮水肿区域有轻度至大量的血管周围和间质淋巴细胞和单核细胞浸润（CD3$^+$、CD4$^+$、CD8$^+$、CD68$^+$、CD79a$^-$ 和 CD20$^-$）。多核巨噬细胞浸润、肉芽肿、白细胞碎裂性血管炎或脂膜炎较少被观察到。直接免疫荧光显示真皮 - 表皮交界处有 IgM 和 C3 沉积，或间质中 IgA、IgG 和 C3 的弥漫性沉积，真皮中血管周围 C3 和 C4 的沉积。

【治疗】在急性发作期，可使用非甾体抗炎药（nonsteroidal antiinflammatory drug，NSAID）和糖皮质激素对症治疗，可改善约 40% 患者的临床症状。由于 TRAPS 是 TNF 受体的遗传缺陷导致，提示 TNF 抑制治疗可能有效。关于抗 TNF 药物，重组可溶性 TNF 受体依那西普是控制发作的唯一有效药物，英夫利昔单抗和阿达木单抗可能加重疾病症状。用托珠单抗（tocilizumab）阻断 IL-6 对部分患者也有一定疗效。抑制 IL-1 治疗（包括 anakinra 和长效药物 canakinumab）在大多数情况下都是有效的，目前可作为一线治疗药物。在难治性病例中，必要时可谨慎使用 IL-1 和 TNF 抑制剂的联合用药。

三、冷炎素相关周期热综合征

冷炎素相关周期热综合征（cryopyrin-associated periodic syndromes，CAPS）是包括三种疾病的临床谱系：家族性寒冷型自身炎性综合征（familial cold autoinflammatory syndrome，FCAS）、Muckle-Wells 综合征（Muckle-Wells syndrome，MWS）和新生儿多系统炎性疾病（neonatal-onset multisystem inflammatory disease，NOMID），又称为慢性婴儿神经皮肤关节综合征（chronic infantile neurological cutaneous and articular syndrome，CINCA）。其严重程度不同，其中 FCAS 临床表现较轻，NOMID 是疾病谱中最严重的一种，而 MWS 表型是中度。全世界都有 CAPS 患者的报道，患病率约为 1/1 000 000~3/1 000 000。FCAS 和 MWS 的遗传模式常为家族性，但 NOMID 患者是散发的，可能是由于未治疗的患者表型严重，导致无法生育。这三种疾病以常染色体显性遗传，都是由 *CIAS1/NLRP3* 基因的获得性功能突变引起，可形成活化的 NLRP3 炎性小体，导致促炎症细胞因子的过度产生。患者多从婴幼儿期发病，临床表现从发热、荨麻疹样皮疹和关节痛到严重情况下的耳聋、慢性无菌性脑膜炎、发育迟缓以及骨骼和关节畸形[61]。

【发病机制】*NLRP3* 基因编码冷炎素蛋白（cryopyrin），NLRP3 炎性小体是 IL-1β 活化复合物的重要组成部分。CAPS 患者中 *NLRP3* 基因功能获得性突变导致炎性小体过度活化，从而激活 caspase-1，该酶可以将 pro-IL-1β 和 pro-IL-18 裂解为其生物学活性形式 IL-1β 和 IL-18，引起患者多种炎症表现。目前发现 CAPS 患者中约 100 个致病性 *NLRP3* 突变，其中 90% 位于 3 号外显子。Sanger 测序显示约 40% 的"临床 NOMID"患者未发现 *NLRP3* 突变。后来发现这些"阴性突变"的 NOMID 患者中有 70% 为 NLRP3 体细胞镶嵌，突变细胞在髓系细胞中占的比例较小，故难以检测到突变。其疾病的严重程度通常较轻。

【诊断】

1. **症状、体征**　CAPS 共同临床表现包括发热、荨麻疹、结膜炎、关节炎以及急性期蛋白明显增加。几乎所有 CAPS 患者都可出现荨麻疹样皮疹，并且三种 CAPS 亚型皮疹症状相似。皮疹为玫瑰色、红色的环形斑片或略微凸起的丘疹或斑块，主要累及躯干，下肢和上肢较少见。皮疹常在 24~48 小时内消退，不留痕迹及色素沉着。通常呈对称分布，类似于荨麻疹性血管炎，患者自觉烧灼或刺痛，而不是瘙痒。

（1）FCAS 为 CAPS 病谱中的轻型，常在 1 岁之前发病。FCAS 临床表现为反复的低热，诱因包括冷暴露（93%）、多关节痛（96%）和荨麻疹样皮疹（100%），发作于冷环境暴露后的 1~2 小时，持续12~24 小时。FCAS 患者的其他症状包括：结膜炎（84%）、大量出汗（78%）、头晕（67%）、头痛（58%）、恶心（51%）和口渴（53%）。很少有 FCAS 患者以反复发热为唯一表现。发现 NLRP3 的基因突变可以明确诊断。继发性淀粉样变性并不常见，其发生率不到 2%。发作期间患者可能外周血白细胞计数升高。

（2）MWS 也称为荨麻疹 - 耳聋 - 淀粉样变性综合征，与 FCAS 相似，但其临床症状更为严重。患者通常在儿童时期出现荨麻疹、低热和关节痛。皮疹持续时间为 1~3 天，最常见的触发因素是热和冷。在严重发作期间，患者常有头痛和无菌性脑膜炎。感音神经性聋是 FCAS 最特征的临床表现，可能由内耳的慢性炎症所致。这种耳聋始于儿童期，并可能进展为完全听力丧失。

25%~33% 未治疗的患者会发展为继发性淀粉样变性，并常累及肾脏。发作期间的实验室检查显示 ESR、CRP 升高，血小板增多、贫血和中性粒细胞增高。

尽管大多数 MWS 患者具有 NLRP3 生殖系突变，但是 MWS 的诊断通常可以基于临床。患有经典嗜中性荨麻疹和家族史的患者应特别考虑 MWS的诊断。

（3）NOMID 是 CAPS 中最严重的一种，临床表现为反复低热、皮疹、无菌性脑膜炎和关节炎。70% 的患者从新生儿起病，到 6 月龄时，几乎100% 的患者出现了症状。其特征性皮肤表现是非瘙痒性荨麻疹样皮疹，与其他 CAPS 不同，它可持续存在，并且没有明显的诱发因素。

神经系统受累是 NOMID 的特征性表现，其特征是慢性无菌性嗜中性脑膜炎，可引起易怒、头痛、清晨恶心和呕吐。如果不及时治疗，由于受累器官持续炎症存在，NOMID 患者会发展为永久性器官损伤。慢性无菌性脑膜炎引起颅内压增高，可能导致脑积水、脑萎缩和慢性乳头水肿。视神经萎缩是慢性视神经乳头水肿的结果，是进行性视力丧失的

最常见原因。持续的耳蜗炎症导致感觉神经性听力损失。脑积水患者常有特殊面容，表现为鼻梁变平、大头畸形、前额突出。最常见的炎症性眼部表现是结膜炎。前葡萄膜炎和后葡萄膜炎很少会导致视力减退，主要是视神经萎缩引起的视力减退。同时，患者还有淋巴结肿大、肝脾大、继发性淀粉样变性等临床症状。

关节疾病的严重程度是可变的。由于骨骼和软骨过度生长，约 50% 的儿童在 1 岁内会出现严重的关节畸形。

由于体细胞镶嵌现象，40% 的"临床 NOMID"患者未能发现 NLRP3 基因突变，因此建议，怀疑NOMID 的患者应接受初步评估，然后再接受基因检测。评估标准包括至少 3 次发热和荨麻疹反复发作、疾病发作时年龄 <20 岁以及 CRP 水平升高的病史。NOMID 的诊断基于临床特征，包括嗜中性荨麻疹、无菌性脑膜炎和 / 或上述特征性骨畸形和多种症状[10]。

典型的实验室研究发现包括急性期蛋白升高、白细胞增多、血小板增多、嗜酸性粒细胞增多和血清中免疫球蛋白水平升高。

2. 组织病理　CAPS 荨麻疹样皮疹的组织学特征是真皮血管周围致密的中性粒细胞和间质炎症细胞浸润。虽然有白细胞增多，但未观察到真皮小血管壁的纤维素样坏死，这是区分 CAPS 和荨麻疹性血管炎组织病理的重要线索。有学者用"嗜中性荨麻疹样皮病（neutrophilic urticarial dermatosis）"来定义 CAPS 皮疹的病理特征。CAPS患者皮疹中较扁平风团或红斑则为非特异性组织病理表现。

3. 鉴别诊断　荨麻疹性血管炎和荨麻疹是CAPS 荨麻疹样皮疹的主要鉴别诊断。荨麻疹性血管炎是一种小血管性血管炎，主要累及皮肤，表现为持续 24 小时以上的风团，风团消失后遗留瘀斑或色素沉着斑。皮肤活检对于鉴别诊断至关重要，因为荨麻疹性血管炎的组织病理为白细胞碎裂性血管炎的典型表现。荨麻疹是一种常见的疾病，分为急性和慢性。对常规抗组胺药耐药的慢性自发性荨麻疹病例可能很难与 CAPS 鉴别。但与慢性自发性荨麻疹患者不同，CAPS 患者通常不会出现剧烈的瘙痒，并且其皮疹倾向于对称分布。

CAPS 中系统症状和体征以及病理是鉴别诊断的重要线索[67]。

【治疗】阿那白滞素(anakinra)是 IL-1 受体拮抗剂的类似物,用于 NOMID 治疗后所有患者均显示出对 anakinra 的快速反应,并明显改善了炎症症状,如发热、皮疹和急性期蛋白水平。具有器官损害的 MWS 和 NOMID 的患者,需要尽早开始抗 IL-1 治疗,以防止器官损害的发生和发展。目前已批准了三种抗 IL-1 药物治疗 CAPS:长效 IL-1 受体融合蛋白 rilonacept、抗 IL-1β 的单克隆抗体 canakinumab 以及短效 IL-1 受体拮抗剂 anakinra。尽管靶向 IL-1 的疗法可以改善临床症状,包括进行性听力丧失和淀粉样变性引起的早期肾脏疾病,但稳定的耳聋或慢性肾衰竭患者的反应通常较差。所有 IL-1 靶向疗法可增加机会性感染,可早期预防性使用抗生素。部分 FCAS 患者的治疗旨在通过预防冷暴露来改善症状发作。

(蒋金秋 杨欢 王华 著,李萍 汤建萍
陆志刚 审)

第四节　免疫缺陷疾病

完整的免疫系统是保障机体免疫防卫、自稳机制和免疫监视功能正常运行的必要条件。免疫缺陷病(immunodeficiency diseases)是指因免疫活性细胞(如淋巴细胞、吞噬细胞)和免疫活性分子(可溶性因子如白细胞介素、补体蛋白质和细胞膜表面分子)发生缺陷而引起的免疫反应缺如或降低,导致机体抗感染免疫功能低下的一组临床综合征。其致病的主要原因是体液免疫、细胞免疫、吞噬功能或补体的降低或缺乏。其中,由遗传因素或先天性免疫系统发育不全所造成的免疫功能障碍综合征称为原发性免疫缺陷病(primary immunodeficiency diseases,PID);由后天因素(如感染、营养紊乱)所致免疫功能障碍综合征称为获得性或继发性免疫缺陷病(acquired or secondary immunodeficiency diseases,SID)。本节重点讨论一些重要的原发性免疫缺陷病的分类、临床表现及其免疫学的改变和治疗[68]。

1. 免疫缺陷病的分类　由于免疫缺陷病范围很大,对很多免疫缺陷病的本质了解得不深,目前尚无理想的分类方法。一般而言,免疫缺陷病可分为原发、继发及混合性三大类[69,70]。

(1)原发性免疫缺陷病:是指机体免疫系统的原发性缺陷或功能障碍所致的疾病。此类患者临床上并不多见,大部分为先天遗传,多见于婴幼儿时期。原发性免疫缺陷病(PID)包括机体的非特异性和特异性免疫功能原发性缺陷。前者为机体初级免疫机制即吞噬作用和炎症反应的缺陷,后者为机体的二级免疫机制,即体液免疫与细胞免疫缺陷。

原发性免疫缺陷又可以根据免疫系统缺陷的部位分为以下几类:

1)T 细胞性原发性免疫缺陷:主要是由于胸腺发育不全,末梢淋巴组织及血液循环中缺乏 T 淋巴细胞,或 T 淋巴细胞功能不全所造成。如先天性胸腺发育障碍(DiGeorge 综合征)、慢性皮肤黏膜念珠菌病等。

2)B 细胞性原发性免疫缺陷:是由于机体缺乏 B 细胞,或者是 B 细胞的功能不正常,因此,受到抗原刺激后不能分化成熟为浆细胞;或者虽能成熟为浆细胞,也能合成抗体,但不能排出细胞外,因而患者血清中缺乏免疫球蛋白。如先天性 X 连锁无丙种球蛋白血症、婴儿暂时性低丙种球蛋白血症、高 IgM 综合征、选择性 IgA 缺乏症、选择性 IgG 亚类缺乏症、X 连锁淋巴组织增生症等。

3)联合型原发性免疫缺陷:由于淋巴样系统干细胞先天性分化异常,婴儿出生后即缺乏 T 细胞和 B 细胞,因而体液免疫和细胞免疫反应均有缺陷。如重症联合免疫缺陷病(常染色体隐性、X 连锁、散发性)、联合免疫缺陷伴嘌呤腺苷脱氨酶缺陷、联合免疫缺陷伴嘌呤核苷磷酸化酶缺陷、细胞免疫缺陷伴免疫球蛋白合成异常(Nézolof 综合征)、共济失调毛细血管扩张症、免疫缺陷伴湿疹和血小板减少症(Wiskott-Aldrich 综合征)、免疫缺陷伴短肢侏儒等。

4) 吞噬功能缺陷:人类防御功能的重要方面之一是中性粒细胞及单核细胞清除异物的能力。此两者的功能或其中任何一种功能障碍,均可发生吞噬功能障碍性疾病。如慢性肉芽肿病、Chediak-Higashi 综合征等。

5) 补体缺陷:补体缺乏可以是遗传性的,或是获得性的,遗传性补体缺陷病不常见。补体缺陷可以是补体系统中某些成分的缺陷或调节蛋白的缺陷。

(2) 继发性免疫缺陷病:是指由于药物、放射线、病毒感染等外因,或各种后天的病变和免疫器官本身的病变引起的免疫缺陷状态,当去除不利因素后,免疫功能可恢复正常。此类患者较原发性免疫缺陷为多。很多疾病可发生继发性免疫缺陷,其缺陷的类型和程度差异很大,常随病因和宿主的免疫及营养状况而异。有些缺陷是暂时性的,如去除原发病因后可完全恢复,例如某些感染如结核、麻风或药物影响等。但有些免疫缺陷则可为永久性的,如先天性风疹。器官移植后临床出现的免疫缺陷是多因素的。其他还有恶性肿瘤、抗癌药、放疗、营养不良(如缺铁、缺锌、亚临床型维生素 A 缺乏)及老年等,常导致严重的免疫缺陷和其他合并症。

(3) 混合性免疫缺陷病:此类免疫缺陷病,既是先天性,又是通过后天感染而激发的一种免疫缺陷病,如 X 连锁淋巴细胞异常增生症(X-linked lymphoproliferative disease),又称 Duncan 病(Duncan disease)。此病为性联遗传,当受到 EB 病毒感染后发生特异性及非特异性免疫异常,如机体对 EBV 感染细胞的细胞免疫毒性、自然杀伤细胞活性及对 EBV 核抗原的抗体产生能力的降低。患者发生严重的传染性单核细胞增多症、再生障碍性贫血、低 γ- 球蛋白血症及各种淋巴细胞增生性疾病的概率增高。

2. 免疫缺陷病的诊断要点

(1) 病史:原发性免疫缺陷病的临床表现由于病因不同而极为复杂,但其共同的表现却非常一致,即反复感染、易患肿瘤和自身免疫性疾病。0~6个月患儿就诊的临床表现为反复性感染、反复性腹泻、血便、皮肤斑丘疹、秃发、淋巴结肿大、鹅口疮、

口腔溃疡、中耳炎、鼻窦炎、湿疹等。7 个月 ~5 岁:反复葡萄球菌皮肤或全身感染、严重水痘、严重的传染性单核细胞增多症、口服脊髓灰质炎活疫苗发生软瘫、眼部及皮肤白化病、顽固性化脓性淋巴结炎等[71,72]。免疫缺陷病的临床表现归纳如表 26-4 所示。

表 26-4　免疫缺陷病的临床表现

最常见的表现
反复呼吸道感染
严重细菌感染
持续性感染对治疗效果不好
常见的表现
生长发育迟缓
机会感染
皮肤病变(皮疹、脂溢性皮炎、脓皮病、脓肿、秃发、湿疹、毛细血管扩张、病毒疣)
顽固性鹅口疮
腹泻和吸收不良
慢性鼻窦炎和乳突炎
复发性支气管炎和肺炎
自身免疫反应的证据
淋巴结和扁桃体缺如
血液学异常(再生障碍性贫血、溶血性贫血、血小板减少性紫癜、中性粒细胞减少)
较少见的表现
体重下降、发热、慢性结合膜炎、牙周炎、淋巴结肿大、肝脾大、严重病毒感染、慢性肝病、关节痛或关节炎、慢性脑炎、复发性脑膜炎、皮肤化脓性坏疽、胆道炎或肝炎、疫苗接种扩散、支气管扩张、尿路感染、脐带脱落延迟、慢性口腔炎

既往史方面:脐带延迟脱落是黏附分子缺陷的重要线索。严重的麻疹或水痘提示细胞免疫缺陷,而接触性皮炎则表明细胞免疫功能完善。了解是否使用过抑制剂,是否做过扁桃体切除、脾切除或淋巴结切除术,是否进行放射性治疗以便排除由此引起的继发性免疫缺陷病。了解有无输血或血制品史,有无不良反应如移植物抗宿主反应。预防注射史应详细记录,特别是脊髓灰质炎活疫苗接种后有无麻痹发生。

在家族史方面,仔细询问家族史,可能发现约1/4患儿家族中有因感染致早年死亡的成员。一旦发现家族中有可疑为原发性免疫缺陷患儿,则应进行家谱调查。X 连锁严重联合免疫缺陷病、湿疹血小板减少伴免疫缺陷为 X 连锁隐性遗传。其他原发性免疫缺陷病除少数如 C1 抑制物缺乏、胸腺发育不全和慢性皮肤黏膜念珠菌病为常染色体显性遗传外,均为常染色体隐性遗传。原发性免疫缺陷病现证者也可能是基因突变的开始者,从而家族中无类似患者。除严重感染的家庭成员外,尚需了解有无患过敏性疾病如哮喘、湿疹、自身免疫性疾病和肿瘤患者。这在一定程度上有助于对现证者诊断的评估。

(2)体格检查:若感染严重或反复发作,可影响患儿正常生长发育,出现体重或发育滞后现象。因吸收障碍和消耗增多可发生营养不良和轻~中度贫血。B 细胞缺陷者,其周围淋巴组织如扁桃体和淋巴结变小或缺如。全身淋巴结肿大者,见于 X 连锁淋巴组织增生症。反复感染可致肝脾大,皮肤疖肿、口腔炎、牙周炎和鹅口疮等感染证据可能存在。某些特殊综合征则有相应的体征,如小颌畸形见于胸腺发育不全,湿疹和出血点见于 Wiskott-Aldrich 综合征,共济失调和毛细血管扩张见于共济失调 - 毛细血管扩张症等。

(3)实验室检查:当病史、临床表现及体征疑为免疫缺陷病时,务必做相应的实验室检查才能确诊。有关免疫缺陷病的实验室检查见表 26-5。

3. 免疫缺陷病的治疗原则

(1)原发性免疫缺陷病的一般处理:注重营养,加强家庭宣教,增强战胜疾病的信心;采取适当的隔离措施,预防和治疗感染。

已确诊为 T 细胞缺陷的患者,不宜输血或新鲜血制品,以防发生移植物抗宿主反应;一旦患者发热或有其他感染征象时,应及时使用抗菌药物,其选择视病原体而定;抗菌药物的剂量应偏大,疗程要长,有时需住院监护;若抗菌药物无效,应考虑真菌、分枝杆菌、病毒和原虫感染的可能。免疫调节剂和免疫刺激剂被用于缓解原发性免疫缺陷病的临床症状。

表 26-5　免疫缺陷病的实验室检查[68]

初筛试验	进一步检查	特殊 / 研究性实验
B 细胞缺陷		
IgG、IgM、IgA 水平	B 细胞计数(CD19 或 CD20)	进一步 B 细胞表型分析
同族凝集素	IgG 亚类水平	淋巴结活检
嗜异凝集素	IgE 水平	抗体反应(φx174、KLH)
抗链球菌溶血素 O 抗体	抗体反应(破伤风、白喉、风疹、流感嗜血杆菌疫苗)	体内 Ig 半衰期
分泌型 IgA 水平	抗体反应(伤寒、肺炎球菌疫苗)	体外 Ig 合成
		B 细胞活化增殖功能
	侧位 X 线片咽部腺样体影	基因突变分析
T 细胞缺陷		
外周淋巴细胞计数及形态	T 细胞亚群计数(CD3、CD4、CD8)	进一步 T 细胞表型分析
胸部 X 线片胸腺影	丝裂原增殖反应或混合淋巴细胞培养,HLA 配型	细胞因子及其受体测定(如 IL-2、IFN-γ、TNF-α)
迟发皮肤过敏试验(腮腺炎、念珠菌、破伤风类毒素、毛霉菌素、结核菌素或纯衍生物)	染色体分析	细胞毒细胞功能(NK、CTL、ADCC)酶测定:ADA、PNP 皮肤,胸腺活检,胸腺素测定,细胞活化增殖功能,基因突变分析

续表

初筛试验	进一步检查	特殊 / 研究性实验
吞噬细胞		
WBC 计数及形态学	化学发光试验	黏附分子测定
NBT 试验	WBC 动力观察	（CD11b/CD18,选择素配体）
IgE 水平	特殊形态学、移动和趋化性	变形性、黏附和凝集功能测定
	吞噬功能测定	氧化代谢功能测定
	杀菌功能测定	酶测定（MPO、G6PD、NADPH 氧化酶）
		基因突变分析
补体缺陷		
CH50 活性	调理素测定	补体旁路测定
C3 水平	各补体成分测定	补体功能测定（趋化因子、免疫黏附）
C4 水平	补体活化成分测定（C3a、C4a、C4d、C5a）	同种异体分析

注：ADA,腺苷脱氨酶；ADCC,抗体依赖性杀伤细胞；CTL,细胞毒性 T 细胞；G6PD,葡萄糖 -6- 磷酸脱氧酶；KLH,锁孔虫戚血兰素；MPO,髓过氧化物酶；NADPH,烟酰胺腺苷 2 核苷磷酸；NBT,四唑氮蓝；NK,自然杀伤细胞；PNP,嘌呤核苷磷酸酶；φx,嗜菌体。

（2）原发性免疫缺陷病的替代治疗：大约 80% 以上的原发性免疫缺陷病伴有不同程度的抗体缺乏，即低或无 IgG 血症。因此，替代治疗最主要是补充 IgG。因此，静脉免疫球蛋白（intravenous immunoglobulin,IVIG）的补充是最常用的替代治疗措施。其他替代疗法包括特异性免疫血清、输注白细胞、细胞因子（转移因子、胸腺素等）、酶替代治疗（牛 ADA- 多聚乙二烯糖结合物肌内注射可纠正 ADA 缺陷所致的代谢紊乱，治疗 ADA 缺陷患者）。

（3）原发性免疫缺陷病的免疫重建：免疫重建是采用正常细胞或基因片段植入患者体内，使之发挥功能，从而持久地纠正免疫缺陷。免疫重建的方法有胸腺组织移植、干细胞移植和基因治疗。①胚胎胸腺移植：用于非严重的联合型免疫缺陷，能使免疫功能部分恢复，即 T 细胞的功能重建，而不能使 B 细胞的功能重建。用于单纯性先天性缺胸腺症或胸腺发育不良症。②骨髓移植：对某些细胞性免疫缺陷病和混合性免疫缺陷病有疗效。③干细胞移植：包括脐血干细胞移植，因脐血富含造血干细胞，可作为免疫重建的干细胞重要来源。此外，外周血干细胞移植将 CD34$^+$ 细胞分离，在体外无菌扩增或定向培养后，再静脉输注给患者。

（4）基因治疗：将正常的目的基因片段整合到患者的干细胞基因组内（基因转化），被目的基因转化的细胞经过有丝分裂，使转化的基因片段能在患者体内复制而持续存在，并发挥功能。

基因治疗的主要程序包括：分离外周血或骨髓中的 CD34$^+$ 细胞，体外在生长因子和辅助细胞存在下，使其扩增又不进行分化（即保持 CD34$^+$ 细胞的原始特征）。在体外，CD34$^+$ 细胞与带有目的基因的载体病毒共培养，使 CD34$^+$ 细胞被目的基因转化，将目的基因转化的 CD34$^+$ 细胞静脉输入患者体内。

一、原发性 B 细胞免疫缺陷病

（一）先天性 X 连锁无丙种球蛋白血症

先天性 X 连锁无丙种球蛋白血症（congenital X-linked agammaglobulinemia）又名布鲁顿综合征（Bruton 综合征）、Bruton 型无丙种球蛋白血症。系 Bruton 于 1952 年首先报道，为 X 染色体性连锁遗传病。

【病因及发病机制】基因图谱分析示异常基因位于 X 染色体长臂的 q21,3-22 部位，有家族发病史。本病相关基因所编码的蛋白为酪氨酸激酶，称之为 *Btk* 基因。因本症患者存在 B 细胞系统的固有分化异常，患者骨髓和外周血内有前 B 细胞，但不能发育成为成熟的 B 细胞，结果导致所有各类免疫球蛋白的合成不足,对很多抗原不能产生特异抗体反应。患者仅见男性。

【诊断】

1. 症状、体征[73]   常在出生 6~9 个月后开始发病,此时因为来自母体的免疫球蛋白耗尽,而自身又不能合成从而发病。患儿对革兰阳性菌化脓性感染的易感性增加,常见症状为反复发生严重化脓性细菌感染,如肺炎、支气管炎、中耳炎、鼻窦炎、肠炎、脓皮病等。致病菌多为金黄色葡萄球菌、肺炎链球菌、流行性感冒杆菌、溶血性链球菌等。但细胞免疫功能正常,患儿对多种病毒、真菌、寄生虫感染有正常的抵抗力,较易恢复健康,其感染过程并不比无免疫缺陷的患儿严重(图 26-4A、B)。多数患儿合并有关节炎,特别是大关节,这种合并症可在应用 γ- 球蛋白补偿疗法时消失。此外,还常发生湿疹、特应性皮炎、哮喘、血管性水肿和药疹。病毒性肺炎、肺结核及肿瘤的发病率也增高,也可有埃可病毒感染而引起皮肌炎样综合征或致死性脑膜炎者。

2. 实验室检查   血清内所有免疫球蛋白组分均明显低下,IgG<1.0g/L,IgM、IgA、IgD 和 IgE 极低或缺乏。血清免疫球蛋白总量通常低于 250mg/L。各种菌苗和疫苗接种后无抗体生成。外周血 B 细胞缺如或极低。胸腺的发育和结构基本正常。

脾脏和淋巴结没有生发中心,淋巴结、脾脏、骨髓和结缔组织中缺乏浆细胞。

3. 鉴别诊断   依据临床表现结合实验室检查诊断和与其他疾病鉴别。

【治疗】采用丙种球蛋白替代治疗为预防严重感染的重要手段,但不能完全控制病情。应用有效抗生素抗感染仍为重要措施。预后很差,常因延误诊断或治疗不当而于婴儿期死于重症感染。有报道采用异基因骨髓移植(allogeneic bone marrow transplant,allo-BMT)治疗本病安全有效。

(二)选择性 IgA 缺乏症

在原发性免疫缺陷病中,以选择性 IgA 缺乏症(selective IgA deficiency,SIgAD)最为常见。SIgAD 是反复感染的重要原因之一。1962 年 West 等报道了第 1 例真正的选择性 IgA 缺乏症,其特点为:①IgA 水平显著低下。②常伴 IgG2 缺陷,其他免疫球蛋白水平正常或升高。③伴有或不伴有 T 细胞功能障碍。以往把细胞免疫功能正常作为本症的诊断条件之一,近年来的研究表明,IgA 系统极度依赖于胸腺,选择性 IgA 缺乏症患者程度不同地存在 T 细胞功能障碍。④本症常常伴有其他疾病,如自身免疫病、肺部疾病、肠道疾病、过敏性疾病、神经系统疾病和恶性肿瘤等。其病情、治疗和预后等同这些伴发病关系十分密切,必须充分注意伴发

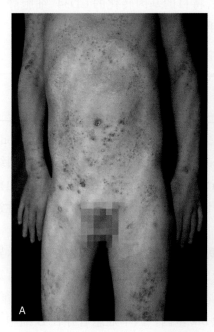
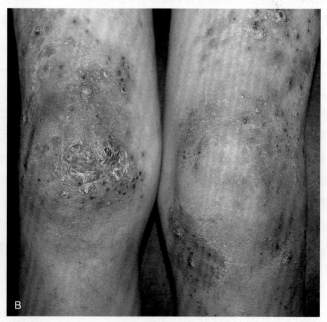

图 26-4   先天性 X- 连锁无丙种球蛋白血症

12 岁男孩。躯干、四肢(A),双膝关节(B)湿疹样皮疹。可见对称分布密集针头大小丘疹、水疱、脓疱、结痂及炎性结节,瘙痒剧烈,似特应性皮炎(重庆医科大学附属儿童医院提供)

病的发生和发展。此外,选择性 IgA 亚类(IgA1、IgA2)的缺乏也越来越引起人们的注意。

【病因及发病机制】本症患者的外周血液中表面带 IgA 的 B 细胞数量正常,但在组织中缺乏分泌 IgA 的浆细胞。在体外,当用美洲商陆有丝分裂原(pokeweed mitogen, PWM)刺激时,B 细胞本身能分化成浆细胞,可见其细胞水平的缺陷不是在早期,而是在后期由 B 细胞到浆细胞的诱导过程中。这一过程涉及抗原、巨噬细胞和 T 细胞,其中之一有异常时可致 IgA 缺乏。近年来的一些研究证明,有些患者循环血液中 T 细胞数量减少,所以提示该症的原发性缺陷在于 T 细胞。在实验和临床研究中已经观察到了胸腺对 IgA 系统的影响。出生时切除胸腺则发生 IgA 缺乏。先天缺乏胸腺的小鼠,表现 IgA 缺乏。目前已有一些关于严重胸腺缺陷伴有选择性 IgA 缺乏症的报道。

一些人认为本病并非为单一因素引起的疾病,而是由多种病因导致的一组综合征,因此其发病机制也因病例不同而有所不同。在考虑到发病原因时除遗传因素外,还必须重视环境因素。

SIgA 的功能除作为抗细菌、抗毒素、抗病毒抗体以及对变应原的封闭抗体而发挥作用外,还可以辅助乳铁蛋白清除细菌,与食物抗原结合从而使其不易被黏膜吸收,对于一部分已经被吸收的抗原可形成分泌型 IgA- 抗原复合物,经肝胆系统排泄。选择性 IgA 缺乏症患儿缺乏分泌型 IgA,故上述功能均消失,因此可出现各种临床表现,如感染、过敏性疾病、自身免疫病等。

【诊断】

1. **症状、体征**[74]　本症的临床表现是各种各样的,最轻的可以长期没有任何症状,不少患者仅表现轻度的上呼吸道感染,也有相当一部分患者发生各种伴发病,特别是自身免疫病、过敏性疾病、反复感染等。我们观察到的患儿起病年龄不一,诊断年龄自 6 个月 ~12 岁。临床表现各异。其中大部分患儿反复发生呼吸道感染。与国外相比,我国神经系统疾病、自身免疫病及过敏性疾病的发生率相对较低,而呼吸道感染和肠道疾病则较高。

(1)呼吸道感染:因该症缺乏分泌型 IgA,黏膜表面的局部免疫能力不足,故容易发生呼吸道感染,特别是那些在黏膜局部进行增殖而造成病变的

病毒感染(黏液病毒、鼻病毒、呼吸道合胞病毒),呼吸道感染的严重程度与各种因素有关,一般只有轻度反复上呼吸道感染。当患者同时伴有细胞免疫缺陷时,可发生严重呼吸道感染,如慢性支气管炎、肺炎等。症状可能在婴幼儿期开始,部分患儿可持续到青春期,此后有所缓解。还有一些患者在成人期开始出现症状,甚至可推迟至 50~60 岁才发病。反复感染常常是以呼吸道感染为主。波兰的 Kowalczyk 于 1995 年对 6 280 名反复感染的患儿检测了体液免疫,结果发现 287 名患儿免疫球蛋白减低,其中确诊为 SIgAD 者 78 例,部分 IgA 减低者 142 例。

(2)肠道疾病:较多见腹泻和吸收障碍。有脂肪泻的患者存在肠二糖酶的缺乏。本症还可伴溃疡性结肠炎、节段性小肠炎、萎缩性胃炎、胃溃疡、肠淋巴管扩张症、肠道蓝氏贾第鞭毛虫感染、胰腺炎和肝炎等。

(3)自身免疫病:已报道的选择性 IgA 缺乏症患者中约 50% 伴有自身免疫病,Ammann 等于 1973 年曾报道 80 例选择性 IgA 缺乏症患者伴有多种自身免疫病。此外还有慢性活动性肝炎、皮肌炎、结节性动脉周围炎、慢性甲状腺炎、混合结缔组织病、特发性肾上腺皮质功能低下症、自身免疫性溶血性贫血、特发性血小板减少性紫癜和溃疡性结肠炎等。4.6% 的系统性红斑狼疮有 IgA 缺乏,类风湿关节炎中 IgA 缺乏者占 2%。

很多患者虽然尚未发现特异性疾病,但在循环血液中可检出各种自身抗体,如抗 IgA 抗体、抗 IgG 抗体、抗 IgM 抗体、抗甲状腺球蛋白抗体、类风湿因子、抗核抗体、抗脱氧核蛋白抗体、抗平滑肌抗体、抗线粒体抗体、抗基底膜抗体、抗壁细胞抗体等。

本病与自身免疫病的因果关系尚未明确。有人认为某种感染是两者的共同原因,病毒、细菌感染改变了自身抗原,从而导致自身免疫现象。也可能由于缺乏分泌型 IgA,未全消化的蛋白质被吸收进来,这些异体蛋白质和机体的某组织有交叉抗原性,因此产生相应抗体,作用于自身组织。也有人提出,在正常情况下,T 细胞影响自身抗体的合成,所以当抑制性 T 细胞功能异常时,可致 IgA 缺乏和自身抗体的形成。当然,有时也会先出现自身抗

体(抗 IgA 抗体、IgA 特异性抗 T_H 细胞自身抗体)，反之造成 IgA 缺乏。临床上也可见到在自身免疫病的病程中发生 IgA 缺乏症。

(4)神经系统疾病：Seager 观察 32 例癫痫患儿，其中 5 例为选择性 IgA 缺乏症，他们在婴儿期均有高热惊厥史。这些主要是原发性癫痫，有家族发病倾向。有的癫痫家族中 85% 的成员 IgA 水平低下。Fontana 等曾报道 IgA 缺乏的癫痫患者同 HLA-A2 有相关性。部分病例中测得抗脑乙酰胆碱受体的自身抗体。有些选择性 IgA 缺乏症患者存在智力低下、感觉神经异常等。共济失调 - 毛细血管扩张症伴有 IgA 缺陷患儿存在小脑变性、脱髓鞘等中枢神经系统障碍。

(5)过敏性疾病：1970 年 Turk 等证明了正常人和过敏者的分泌液中，封闭抗体主要是 IgA。所以，当 IgA 封闭抗体缺乏时，导致过敏的机会增多。此外，由于频繁感染而使血清 IgE 水平增高。有些选择性 Ig A 缺乏症患者伴发哮喘，在欧美哮喘患者中，约 10% 为选择性 IgA 缺乏症，同时 IgE 水平也高。哮喘常呈慢性病程，对于治疗容易发生耐受。另外，还有荨麻疹等其他一些过敏症状，这些表现常无明显季节性，多从婴儿期开始发病。

患者对异体蛋白可产生大量 IgG 抗体。60%以上存在抗牛奶的沉淀性抗体和血凝抗体。这些抗体显示对牛、山羊、绵羊血清有交叉反应。但是它们在过敏反应中的作用尚不明确。

对患者输注含 IgA 的血浆或全血后，可以致敏。市售人血丙种球蛋白即使仅含微量 IgA，也可使患者致敏。它们多有高浓度的抗 IgA 抗体。当再次输注含 IgA 的血制品时则可发生过敏反应，严重时甚至可致过敏性休克。很多有抗 IgA 抗体患者既往并无输注历史，可能曾有过母子或子母胎盘输注而发生致敏。即在某种情况下，患儿于出生前接受了由健康母体或患者于分娩前接受了胎儿经胎盘漏出的 IgA。Mach 等的研究还表明，牛 IgA 同人类 IgA 有交叉反应，所以喝牛奶也可造成对 IgA 的致敏。

(6)恶性肿瘤：选择性 IgA 缺乏症患者有时伴发恶性肿瘤。两者之间的关系尽管尚未明确，但日益被人们所重视。已知本症可以伴发肺癌、胃癌、结肠癌、直肠癌、乳腺癌、卵巢癌、子宫癌、胸腺瘤、

白血病和淋巴瘤等。有人还注意到本症和自身免疫病、恶性肿瘤可同时存在。

(7)染色体异常：一些选择性 IgA 缺乏症患者存在染色体异常，主要是第 18 对染色体长臂或短臂的部分缺失(18q 综合征)，或为环状 18 染色体。18q 综合征的患者表现鱼形嘴、凹形面、眼球震颤、肌张力低下、听力丧失和智能障碍等。有人认为 IgA 的合成受第 18 染色体的控制，但是基因结构的缺陷不能解释 IgA 的缺乏。尽管选择性 IgA 缺乏症和第 18 对染色体异常之间的关系不能确定，但选择性 IgA 缺乏症的确表现家族性、遗传性。部分为常染色体显性遗传，部分为常染色体隐性遗传。家族中常有低丙种球蛋白血症的患者。选择性 IgA 缺乏症患者的亲属可以有其他免疫球蛋白水平的异常(增高或减低)。

2. **实验室检查**　患者血清 IgA 水平显著低于正常，甚至完全测不出。Ammann 和 Hong 提出血清 IgA 低于 0.05g/L 作为诊断条件。其他免疫球蛋白一般正常。有时 IgG 和 IgM 水平升高，甚至可 2 倍于正常值，尤其是伴有肠道疾病和肺含铁血黄素沉着症时，升高明显。IgM 的代偿性升高更加显著，加纳正观察到少数病例 IgD 水平升高，特别是伴发共济失调 - 毛细血管扩张症者。伴发过敏性疾病的患者可见血清 IgE 水平升高。个别病例的 IgE 水平下降。在一些病例中还可见到唾液 sIgM 增多，κ 链和 λ 链比例失调。约 40% 的选择性 IgA 缺乏症可测到自身抗体，患者 T 细胞免疫不同程度地减弱。有些患者血液循环中 T 细胞数量减少，有些患者在有丝分裂原刺激后不能产生干扰素，反应性也有所减低。还可见到辅助性 T 细胞不足，IgA 特异性抑制性 T 细胞的存在。

3. **鉴别诊断**　本病血清 IgA 低于 0.05g/L，而 IgG 和 IgM 正常可以诊断，伴发呼吸道感染、胃肠道感染、过敏反应者需与相应疾病进行鉴别诊断。此外，由于本病还可伴发类风湿关节炎、系统性红斑狼疮、甲状腺炎与恶性贫血等自身免疫性疾病和肿瘤等，部分患者还可发展为普通变异性免疫缺陷病，需与相关疾病进行鉴别。

【治疗】多数不需治疗，主要是针对各种伴发病。如伴系统性红斑狼疮，应用免疫抑制剂。如发生感染则以敏感抗生素积极抗感染。对于腹泻患

者可考虑口服人的初乳,其中含有丰富的分泌型 IgA。

静脉输注 IgA 浓缩剂是不切实际的,IgA 不但难以到达外分泌液中,而且还会使患者致敏,产生抗 IgA 抗体,从而发生过敏反应。一般禁忌输含 IgA 的新鲜血和免疫球蛋白制剂。当患者需要输血时,血液的供者也应当是选择性 IgA 缺乏症患者,或是输洗过的红细胞。也有人提出自身血浆输注法,即将患者自己的血浆储于 −70℃ 的冰箱中,以备应急。当患者必须输新鲜血制品时,输注前应先测定患者是否存在抗 IgA 抗体。若存在抗 IgA 抗体,或在治疗中产生了抗 IgA 抗体,则禁忌应用。

(三) 普通变异性免疫缺陷病

普通变异性免疫缺陷病(common variable immunodeficiency,CVID)为一组病因不同的,主要影响抗体合成的 PID。该病发病率较高,可发生于任何年龄,但大多数起病于幼儿或青春期。主要临床表现为反复细菌性感染,缺乏特异性抗体反应,血清各种免疫球蛋白含量甚低,外周血 B 细胞正常或轻度减少,T 细胞免疫功能大致正常或存在不同程度缺陷。因此,有人主张将该病分为以 B 细胞内在缺陷为主和以 T 细胞内在缺陷为主两种类型,后者与 T 细胞调控网络异常密切相关。目前认为大多数 CVID 是由于 T 细胞功能异常,不能提供有效的辅助信息,以促进 B 细胞内免疫球蛋白的合成转换。

【病因及发病机制】目前认为本病并非由单一致病因素造成,而是多源性的。部分病例已肯定为常染色体隐性遗传,有些病例虽无明确遗传背景,但其家庭成员中常患有其他类型的 PID,如选择性 IgA 缺乏或自身免疫性疾病,提示 CVID 的发生可能与基因突变有关,但其突变基因的定位及分子学缺陷尚未肯定。现在普遍认为该病的免疫学障碍不仅存在于 B 细胞,也广泛涉及 T 细胞,许多研究表明 CVID 患者存在 T 细胞活化的障碍。

【诊断】

1. 症状、体征 临床表现呈多样性,男女均可患病,发病年龄可在幼儿期,但更常发于学龄期,甚至成人期。

(1) 感染[75]:常见的症状是反复细菌性感染,如急、慢性鼻窦炎、中耳炎、咽炎、气管炎和肺炎等。

反复下呼吸道感染可导致支气管扩张,故凡患支气管扩张症者,应进行免疫学检查,以明确有无免疫缺陷病。慢性中耳炎可致听力减弱或丧失。常见的病原菌为流感嗜血杆菌、链球菌、葡萄球菌、肺炎球菌等。其他病原体如支原体、念珠菌和卡氏肺囊虫也可感染 CVID 患者。此外,CVID 伴发单纯疱疹和带状疱疹者也不少见。

CVID 患者虽以感染为主要症状,但其严重程度不及 XLA,常呈慢性发病。病程持续日久,可造成病变组织的器质性损害。部分病例可形成非干酪性肉芽肿,受累部位为肺、肝、脾和皮肤。

(2) 消化道症状:较常见的消化道症状包括慢性吸收不良综合征、脂肪泻、叶酸和维生素 B_{12} 缺乏、乳糖不耐受症、双糖酶缺乏症、蛋白质丢失性肠病等。肠梨形鞭毛虫感染是引起肠道症状的一个重要病因。十二指肠引流液查找该原虫可助诊断,甲硝哒唑(metronidazole)治疗有效,但易于复发。

CVID 的另一个消化道病变是结节性淋巴组织增生,采用内镜检查可发现小肠固有层多发性体积较大的淋巴滤泡和生发中心,消化道造影显示肠黏膜粗糙、凹凸不平或息肉样影像。肠黏膜活检显示黏膜固有层浆细胞明显减少,甚至缺如。上述病理改变可能不引起临床症状,但易诱发肠梨形鞭毛虫或各类细菌性感染,导致慢性腹泻或消化不良症状。

(3) 中枢神经系统症状:除呼吸系统和消化系统易受累外,中枢神经系统症状也较常见。大约 10% 的 CVID 患者合并中枢神经系统感染,如慢性化脓性脑膜炎和病毒性脑炎等。长期不愈的中枢神经系统感染可致智力障碍,肌张力增高,视力或听力损害。

(4) 淋巴系统表现:少数 CVID 患者可出现淋巴结和脾大,此可与 XLA 相鉴别。腹部肿大的淋巴结有时可被误诊为淋巴瘤。

(5) 自身免疫性疾病:CVID 易并发多种自身免疫性疾病,如自身免疫性溶血型贫血、特发性血小板减少性紫癜、恶性贫血、中性粒细胞减少症、类风湿关节炎、系统性红斑狼疮、皮肌炎、硬皮病、慢性活动性肝炎、多发性神经根炎、克罗恩病和非特异性慢性溃疡性结肠炎等。

(6) 肿瘤:CVID 并发恶性肿瘤的概率也较高,

发生率为 8.5%~10%。包括白血病、淋巴网状组织肿瘤、胃癌和结肠癌等。

2. 实验室检查

(1) 免疫球蛋白和抗体反应：血清免疫球蛋白含量普遍降低，但一般不会低至 XLA 的水平。绝大多数 CVID 患者血清 IgG 含量不超过 300mg/dl，个别病例可达到 500mg/dl，血清 IgM 和 IgA 水平也甚低。对各种抗原刺激缺乏免疫应答，血清同族血凝素效价低下。采用噬菌体 φx174 免疫 CVID 患者，可产生少量中和抗体，但其滴度远远低于正常人；而且抗体类别仅限于 IgM，很少向 IgG 转换。

(2) B 细胞计数：多数 CVID 患者外周血 B 细胞数量大致正常。有些以 B 细胞缺陷为主者，外周血 B 细胞减少；B 细胞表面标记正常，但淋巴结和直肠黏膜活检发现 B 细胞缺如。外周血 B 细胞呈未成熟状态，此与脐带血 B 细胞的特征相类似。

外周血 T 细胞数量大致正常，但有 1/3 的 CVID 病例 T 细胞亚群出现异常，表现为 CD8+T 细胞升高，CD4/CD8T 细胞比值下降(低于 1.0)，这些病例多伴有脾、淋巴结肿大和支气管扩张症。

外周血 T 细胞经丝裂原植物血凝素(phytohaemagglutinin，PHA)诱导后增殖反应和分化功能均低下，产生细胞因子的能力不足。

3. 鉴别诊断
应排除其他 PID，如 XLA、高 IgM 综合征、SCID 以及伴有低免疫球蛋白血症的 SID。婴幼儿发病者不易与 XLA 鉴别，两者血清三种免疫球蛋白均明显下降，但 CVID 血清总 Ig 一般不低于 300mg/dl，外周血 B 细胞计数接近正常，临床症状也较 XLA 轻，可助于鉴别。

【治疗】CVID 的治疗与 XLA 基本相似，以 IVIG 疗法为主。IVIG 的标准剂量为每月 400mg/kg。如能适当缩短每次给药的间隔时间，并相应减少每次剂量(如 100mg/kg，每周 1 次)，效果可能更好。有研究者/临床医生建议，在发生慢性肺部感染时，IVIG 用量应增至每月 600~800mg/kg。IVIG 治疗后，关节炎的症状可获得明显缓解。对以 T 细胞缺陷为主的 CVID 的疗效可能较差，可考虑胸腺肽注射或胸腺移植，但其疗效并不理想。如明确为 T 细胞分泌的细胞因子抑制了 B 细胞的分化，则可用抗 T 细胞血清或糖皮质激素，但其效果尚未得

到认可。由于 CVID 的分子遗传学机制未明，因此目前还不能进行基因治疗，也无干细胞移植成功的经验，适当的抗微生物制剂治疗和预防感染十分重要，大多数患者预后不良。

(四) 原发性 IgM 缺陷症

原发性 IgM 缺陷症(primary IgM deficiency)可能是一组病因不同的综合征，其发病率为 0.03%~1.0%，此类患者中 IgM 缺乏，其他类型免疫球蛋白正常。

【病因及发病机制】发病机制还不清楚，多数患者外周血 B 细胞可表达 μ 链，因此难以用 B 细胞个体发育过程突变来解释。体外实验表明，无论 T 细胞或 B 细胞缺陷均可导致 IgM 合成的障碍。患者在接受白喉-破伤风疫苗注射后，不能产生特异性 IgM 抗体，但能合成特异性 IgG 抗体。部分患者经噬菌体 φx174 免疫后抗体反应形式正常，而另一些患者的初次抗体反应为 IgG，而非正常时的 IgM；还有部分患者初次和第二次抗体反应均很弱，且不能从 IgM 向 IgG 转换。有人体外实验证明患者外周血中可能存在抑制 Ig 同型类别转换的 T 细胞。

【诊断】

1. 症状、体征
表现为反复感染或可无任何症状，也可出现广泛的临床表现，包括反复或严重的呼吸道感染、泌尿道感染、播散性传染性软疣、慢性湿疹、特应性皮炎、脂溢性皮炎、自身免疫性贫血和系统性红斑狼疮。

2. 实验室检查
血清 IgM 低于 20mg/dl，而其他免疫球蛋白类别的水平正常；T 细胞在部分患者正常，而另一部分患者不正常。

3. 鉴别诊断
血清 IgM 低于 20mg/dl 即可诊断，需与其他伴发疾病进行鉴别。

【治疗】治疗应是个体化的，取决于免疫学缺陷和临床表现的不同而定。必要时免疫球蛋白和抗生素治疗可能对控制症状有一定好处。

(五) 高免疫球蛋白 M 综合征

高免疫球蛋白 M 综合征(hyper IgM syndrome，HIMS) 在 20 世纪 60 年代由 Asselain 和 Rosen 等首次报道，HIMS 是一种罕见的原发性免疫缺陷病。

【病因及发病机制】很长一段时间里，人们认

为 HIMS 是 B 细胞内源性缺陷导致的免疫球蛋白转换障碍，直到 1983 年才认识到 T 细胞缺陷，不能向 B 细胞提供有效的辅助信息与 HIM 的发病有密切关系。1991 年使用单克隆技术，发现 X 连锁 HIMS 是 T 细胞不能表达 CD40L 所致，非 X 连锁 HIMS 的病因和分子学基础还不清楚，这些患儿的 T 细胞表达正常的 CD40L，可能存在 B 细胞 CD40 及其相关分子如 TRAF-2、CRAF-1、CAP-1 和 p23 的功能缺陷，但尚待进一步证实。

【诊断】

1. 症状、体征　反复细菌和机会性感染，包括上下呼吸道、慢性腹泻、中耳炎等，卡氏肺孢菌肺炎比较常见，扁桃体肿大、肝脾大、血小板减少、溶血性贫血、粒细胞减少、持续性口腔炎和反复口腔溃疡等。

2. 实验室检查　血清 IgG、IgA 和 IgE 水平下降，IgM 正常或升高。

3. 鉴别诊断　依据血清 IgG、IgA 和 IgE 水平下降，IgM 正常或升高可以诊断。

【治疗】主要为定期 IVIG 替代疗法，合并感染时积极抗感染治疗，经正规 IVIG 治疗仍伴持续中性粒细胞减少者，采用粒细胞集落刺激因子治疗有效，严重病例可采用骨髓移植。

(六)婴儿暂时性低丙种球蛋白血症

婴儿暂时性低丙种球蛋白血症(transient hypogammaglobulinemia of infancy)是指一种或多种免疫球蛋白浓度暂时性降低，低于同一年龄组婴儿的 2 个标准差，随着年龄的增长可达到或接近正常范围的自限性疾病。B 细胞数目正常或接近正常。临床上，该类患儿发生感染的概率明显增多，通常为中耳炎、咽炎、支气管炎等并不威胁生命的感染，一般不会发生机会感染或严重感染。2~3 岁以后，患儿免疫球蛋白水平达到正常。

【病因及发病机制】病因及发病机制尚不完全清楚。通常婴儿出生后，随着年龄的增长，体内通过母亲胎盘给予的 IgG 逐渐下降而自身合成 IgG 的能力相对不足，呈现 IgG 下降的趋势。一般在出生 3~4 个月达到生理性低限，随后逐渐上升，如果出生时系未成熟儿，IgG 水平将明显低于足月儿。推测婴儿暂时性低丙种球蛋白血症可能与正常同龄儿产生免疫球蛋白的能力存在个体差异有

关，这一观点与该病的发病率和预计的免疫球蛋白低水平是一致的。Kowal 等发现该类患儿体内存在细胞因子产生障碍，B 细胞对不同的细胞因子反应异常。一些细胞因子可能抑制了 B 细胞的功能，其中 TNF-α、TNF-β、IL-10 升高，而 IL-1、IL-4、IL-6 无明显变化。体外试验表明 TNF-α、β 可抑制 PWM 诱导的单个核细胞分泌 IgA、IgG，随访 10 个患儿发现血清 IgG 水平正常与 TNF-α、β 下降有关，而 IL-10 的水平无明显变化。

【诊断】

1. 症状、体征　该类患儿往往因为反复感染而就诊，大多为中耳炎、咽炎、支气管炎等不威胁生命的感染，偶尔会发生黏膜念珠菌病。破伤风和白喉外毒素免疫机体可诱导机体产生抗体反应。实验室检查 B 细胞、T 细胞数目正常，T 细胞对丝裂原的反应正常。有报道示 CD4⁺T 细胞数目减少，但这一结论未得到其他人的证实。

2. 实验室检查　一种或多种免疫球蛋白低于相同年龄组水平 2~3 个标准差或血清 IgG 少于 2.5g/L。

3. 鉴别诊断　一种或多种免疫球蛋白低于相同年龄组水平 2~3 个标准差或血清 IgG 少于 2.5g/L，B 细胞、T 细胞数目正常。大多为中耳炎、咽炎、支气管炎等不威胁生命的感染，一旦发生机会感染或严重感染常提示不是本病。2~3 岁以后即使免疫球蛋白水平尚未达到正常，通常不会反复感染。

【治疗】治疗的原则是支持治疗和适当的抗生素治疗。通常并不提倡采用免疫球蛋白替代治疗，如果发生严重感染或对一般治疗无效，可考虑使用免疫球蛋白治疗，在这种情况下，最重要的是与其他严重免疫球蛋白缺陷相鉴别。

二、吞噬功能障碍性疾病

吞噬功能是机体防卫感染的第一防线，吞噬细胞(单核巨噬细胞、中性粒细胞)在清除入侵病原体中起十分重要的作用。此两者的功能或其中任何一者的功能障碍，均可引起对感染的敏感性增加。

吞噬反应过程包括下列 5 个生理步骤：

1. 任意运动(random movement)　即吞噬细胞无一定方向任意运动。

2. **趋化性**（chemotaxis）　血清中趋化物质作用于吞噬细胞表面受体,使其单向运动,移向细菌或进入炎症区域。

3. **黏附**（adherence）　吞噬细胞进入炎症区域后,使其接触异物才能发挥吞噬作用。

4. **吞入**（ingestion）　吞噬细胞通过机械性运动把异物从细胞外摄入细胞内,形成吞饮小泡或吞噬体（phagosomes）。

5. **吞噬细胞的活化及杀菌**　中性粒细胞在吞噬细菌后,在胞质内形成吞噬体。此时线粒体的酶系统被激活,糖的分解、代谢加快,供应杀菌过程中所需氧化酶,胞质的颗粒浓集于吞噬小体周围并与之融合,释出水解酶,产生一系列生化变化而杀灭细菌。

上述吞噬反应的生理过程的任何一个缺陷均可引起吞噬细胞缺陷病。

（一）慢性肉芽肿病

慢性肉芽肿病（chronic granulomatous disease,CGD）又名先天性吞噬障碍病（congenital dysphagocytosis）、进行性败血性肉芽肿病（progressive septic granulomatosis）、慢性家族性肉芽肿病（chronic familial granulomatosis）、儿童致死性肉芽肿病（fatal granulomatous disease of childhood）、色素性类脂质组织细胞病（pigmented lipid histiocytosis）、吞噬细胞功能不全综合征（phagocytic dysfunction syndrome）。

【病因及发病机制】本病 75%~90% 为性连锁隐性遗传,10%~25% 为常染色体隐性遗传。本病为细胞内杀菌机制有障碍,特别是吞噬细菌后不能完全处理而形成慢性感染性肉芽肿,现已证实吞噬细胞中 NADPH 氧化酶的 5 种组成成分任何一种发生突变即可导致本病。

正常情况下,在吞噬细菌后,吞噬细胞内发生一系列的代谢活动,即迅速耗氧,释放超氧阴离子、过氧化氢、单线态氧,最终将细菌杀死。而本病患者中性粒细胞缺乏烟酰胺腺嘌呤二核苷酸氧化酶,在吞噬细菌后不能产生大量过氧化氢,加之还可能有髓过氧化物酶的不足,故使吞噬细胞的杀菌能力明显减低。最终结局的共同缺陷为中性粒细胞、单核巨噬细胞产生过氧化氢的缺陷,不能杀死已吞入的细菌,导致反复慢性感染,并随吞噬细胞的游走而造成感染播散,在淋巴结、肝、脾、肺以及胃等多处形成肉芽肿性病灶或伴有瘘管形成。

【诊断】

1. **症状、体征**[76]　常于出生 6 个月内发病,男女发病比例为 9：1。初发皮肤症状有婴儿湿疹、皮炎、脓疱病、传染性湿疹、毛囊炎等,好发于头皮及额部。感染反复发生,出现组织坏死、肉芽肿形成,并常有显著的淋巴结肿大。脓肿形成是本病的重要表现,可发生于机体的任何部位,尤其常见于肝脏、脾脏、肺及骨骼。常见致病菌多为过氧化物酶阳性者,如表皮葡萄球菌、金黄色葡萄球菌、大肠埃希氏菌、铜绿假单胞菌、白念珠菌等。患儿多在 7 岁前死亡（图 26-5）。

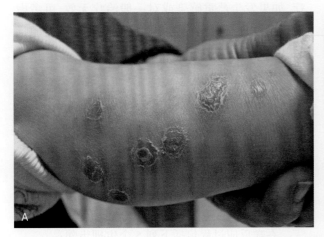
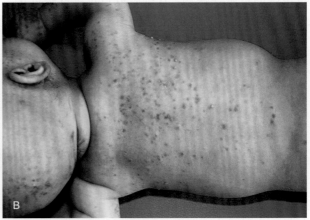

图 26-5　慢性肉芽肿病

小腿皮肤炎性肉芽肿损害（A）,背部、头皮大量毛囊炎性丘疹和毛囊脓疱（B）（重庆医科大学附属儿童医院提供）

2. **实验室检查**　白细胞增多，贫血，血沉快；白细胞四氮唑蓝试验(nitrobluetetrazolium test)、杀菌力试验均明显减退，对诊断本病具有灵敏性和特异性，可用于本病的筛查。

3. **鉴别诊断**　本病依据临床表现，结合实验室检查，尤其是白细胞四氮唑蓝试验进行诊断。本病应与其他原因导致的免疫力下降所继发的病原体感染鉴别。

【治疗】抗生素治疗本病患者的主要目的是预防和治愈感染病灶，可常规使用磺胺异噁唑或其他抗生素预防感染。患者一旦发生感染时需要选用杀菌作用强的抗生素治疗，并以过氧化氢清洁病灶。人重组干扰素 -γ 可明显降低感染发生的频率和严重程度。有报道称输注白细胞与干扰素联合应用成功治愈患者并发多发性肝脓肿。

(二) 白细胞黏附分子缺乏症

白细胞黏附分子缺乏症(leukocyte adhesion deficiency,LAD)是一类罕见的免疫缺陷病，是由先天性基因突变导致白细胞和血管壁相互作用的分子缺失，从而让白细胞无法顺利到达感染部位与病原体作斗争。白细胞从血液循环通过血管内皮细胞向炎症部位移行和集中，对及时清除外来抗原甚为重要。白细胞定向移行是一个复杂的主动过程，涉及白细胞黏附分子一系列连锁反应，尤其重要的是在炎症过程中参与白细胞与血管内皮细胞相互作用的黏附分子。20 世纪 80 年代早期发现整合素(integrin)，20 世纪 90 年代发现选择素(selectin)，3~4 年前才确定它们的配体。此外，Ig 超家族也参与白细胞黏附功能，包括细胞间黏附分子(intercellular adhesion molecule,ICAM)-1、-2 和 -3；血管细胞黏附分子(vascular cell adhesion molecule,VCAM)-1；MAdCAM-1 和 PECAM-1。现已发现整合素 β 链基因缺失所致的 LAD Ⅰ 型和选择素配体所致的 LAD Ⅱ 型。

【病因及发病机制】本病为常染色体隐性遗传，β_2- 整合素基因突变导致中性粒细胞表面 CD18 分子表达障碍，不能形成黏附分子受体，粒细胞趋化性运动能力的降低，最终影响吞噬功能。

【诊断】

1. **症状、体征**　LAD Ⅰ 型的突出临床表现为显著白细胞增多和主要发生于皮肤黏膜的反复细菌性感染，特点为无痛性坏死，可形成溃疡，进行性扩大范围或导致全身性感染。新生儿因脐带感染而致脐带脱落延迟。最常见的病原菌为金黄色葡萄球菌和肠道革兰阴性菌，其次为真菌感染；病毒感染并不常见。自幼反复皮肤等软组织慢性、非脓性、无痛性感染(瘢痕呈羊皮样，很薄)；严重牙龈炎和牙周炎，外伤或手术伤口经久不愈。感染部位无脓形成为本病的特点。

临床表现的严重程度与 CD18 缺陷相关，可分为重度缺陷和中度缺陷。重度缺陷患儿的 CD18 分子表达不足正常人的 1%，中度缺陷者为正常人的 2.5%~30%。重度缺陷者病情严重，常于婴幼儿期死于反复感染，中度缺陷者的病情较轻，表现为严重的牙龈炎和牙周炎，外伤或手术伤口经久不愈，可存活到成年期。

2. **实验室检查**

(1)血常规检查：外周血中性粒细胞显著增高，感染时尤为明显，可高达正常人的 5~20 倍。

(2)淋巴细胞功能检查：T 细胞和 B 细胞的增殖反应下降，血清免疫球蛋白水平在正常范围。对 T 细胞依赖性新抗原噬菌体 φx174 的抗体反应降低，其原因尚不清楚。

(3)中性粒细胞功能：体内白细胞趋化试验(Rebuck 皮窗法)显示中性粒细胞不能从血管向皮肤部位移动。体外趋化小室法提示患儿中性粒细胞对各种趋化因子的刺激反应减弱，移动功能受损。其他中性粒细胞功能障碍还包括 ic3b- 调理颗粒的结合和吞噬功能障碍、中性粒细胞介导的抗体依赖性细胞毒性效应缺陷。

(4)中性粒细胞表面 CD18 分子表达：采用流式细胞仪可分析外周血中性粒细胞 CD18 阳性率，重度患儿的阳性率不足正常人的 1%，中度患儿为正常人的 2.5%~30%。

(5)*ITGB2* 基因分析：可发现各种基因突变类型，从而明确诊断、进行产前诊断和发现疾病携带者。

3. **鉴别诊断**　反复软组织感染、皮肤和黏膜慢性溃疡，伴外周血中性粒细胞增多的婴幼儿，均应考虑本病的可能性。多数有脐炎和脐带脱落延迟的病史。流式细胞仪测定中性粒细胞 CD18 阳性率可确诊本病。

【治疗】

1. 抗菌治疗　常规使用抗菌药物可减少细菌性感染的发生,一旦发生急性细菌性感染,应积极使用抗生素以控制感染。

2. IFN-γ　虽然实验室表明 IFN-γ 能促进整合素 β₂ 亚单位的 mRNA 表达,但在临床应用中未能发现 IFN-γ 有明显效果。

3. 新鲜粒细胞输注　输注新鲜正常人中性粒细胞可有效地控制感染,但因作用时间短暂,不易找到供体和反复输注可能引起继发性感染,此种治疗受到限制。

4. 骨髓移植　为目前最有效的治疗手段,HLA 部分配型骨髓移植的存活率也较高。

5. 基因治疗　将正常整合素 β₂ 亚单位基因 *ITGB2* 导入患儿干细胞是极有前景的基因治疗手段,目前仍处于动物实验阶段。

(三) 白细胞异常白化病综合征

白细胞异常白化病综合征(Chediak-Higashi syndrome)又称先天性白细胞异常色素减退综合征,为罕见的累及多脏器的常染色体隐性遗传病。1948 年首次发现本病,1952 年 Chediak 和 1954 年 Higashi 作了进一步描述,并命名为 Chediak-Higashi 综合征。

【病因及发病机制】本病特征为白细胞胞质中持续存在的异常粗大颗粒,电镜及组织化学研究表明此颗粒是一种巨大的溶酶体,含有多种水解酶。溶酶体膜存在功能上的缺陷,造成中性粒细胞趋化能力减弱,杀菌能力差,多形核白细胞功能损伤与微管装配异常,使溶酶体延迟传递给吞噬体,故患儿易出现反复感染;由于黑色素细胞内黑色素体融合形成大而不正常的黑色素体颗粒(亦是膜的缺陷),故出现皮肤局部白化。现已明确其致病基因为 *CHS1/LYST*。

【诊断】

1. 症状、体征　患儿皮肤白皙,易发生日晒伤。毛发淡黄或银灰,眼底灰白,虹膜透明,畏光,眼球震颤,表现酷似白化病。由于外周血中性粒细胞减少和 NK 细胞活性减低,患者常易发生金黄色葡萄球菌、链球菌、肺炎球菌等皮肤或全身性化脓性感染。由于血小板减少而致出血倾向,可伴中枢和周围神经病变、弥漫性恶性淋巴瘤。因反复感染

及恶性肿瘤,往往在 5 岁前死亡。

2. 实验室检查　患儿中性粒细胞减少,细胞内的溶酶体异常。白细胞的趋化性、吞噬和杀菌功能缺陷。晚期患者可呈全血细胞减少。外周血白细胞内存在巨大包涵体,白细胞过氧化物酶染色阳性。

3. 鉴别诊断　本病依据临床表现,结合实验室检查诊断。本病需与日光性皮炎、白化病及血小板减少症、病原体感染等鉴别。

【治疗】尚无特殊治疗方法,控制感染和出血甚为重要。本病预后取决于早期诊断和防治感染,抗生素并不能控制感染。异基因造血干细胞移植是主要的治疗手段,其他方法包括用阿昔洛韦、大剂量丙种球蛋白、干扰素、长春新碱和秋水仙碱,对进行期有一定治疗效果。

(四) 髓过氧化物酶缺乏

髓过氧化物酶缺乏(myeloperoxidase deficiency)是一种罕见的遗传性吞噬细胞内髓过氧化物酶缺陷的免疫缺陷病。吞噬细胞通过许多酶,特别是氧化 - 还原系统酶类,产生超氧根和卤化作用以杀灭已被吞噬细胞吞噬的细菌。这些酶缺陷导致吞噬细胞细胞内杀菌功能缺失。1920 年发现首例髓过氧化物酶缺陷,采用对二氨基联苯染色自动化白细胞分类计数过筛试验,发现粒细胞髓过氧化物酶缺陷的发生率为 1/4 000。

【病因及发病机制】髓过氧化物酶的主要基因位于 17 q22-qq23,在 17 号染色体与 15 号染色体易位处附近,患者此酶缺失或无活性,造成中性粒细胞和单核细胞胞内杀菌力缺陷。

【诊断】

1. 症状、体征　髓过氧化物酶缺陷症分为遗传性和获得性两大类,获得性髓过氧化物酶缺陷主要见于各种骨髓增生性疾病。遗传性髓过氧化物酶缺陷症系常染色体隐性遗传,是遗传性中性粒细胞功能障碍中最常见的良性疾病。这类粒细胞最终能杀灭细菌,但杀菌时间延长,因而大多数患者无明显临床症状,仅表现为易患系统性念珠菌病,特别是伴有糖尿病者。皮肤表现有复发性痤疮、皮肤感染和 Sweet 综合征。

2. 实验室检查　外周血涂片四氯萘酚或氨基咔唑染色法检测中性粒细胞内的髓过氧化酶活性

缺乏或非常低下。

3. 鉴别诊断 根据实验室检查发现中性粒细胞内的髓过氧化酶活性缺乏或非常低下来诊断。

【治疗】 该病通常良性,患者寿命多正常,无需治疗。

三、联合型免疫缺陷病

联合型免疫缺陷病是指 T 细胞和 B 细胞均有明显缺陷,导致细胞免疫和体液免疫功能异常,临床表现为婴儿早期出现致死性严重感染,外周血淋巴细胞减少,以 T 细胞为著。

(一) 重症联合免疫缺陷病

重症联合免疫缺陷病(severe combined immunodeficiency diseases, SCID)是一组体液免疫和细胞免疫均有缺陷的遗传性疾病,为联合型免疫缺陷病最严重的类型,十分罕见,其特征为全身淋巴器官及组织呈重度发育不全,出生后,易反复严重感染,多于 1~2 岁内死亡。

【病因及发病机制】 本病为常染色体隐性或 X 连锁遗传。其发病与胸腺发育不全、骨髓干细胞缺陷有关,可以导致对早期 T 细胞或 B 细胞的毒性抑制作用,使其不能发育成免疫活性 T 细胞和 B 细胞,而造成 T 细胞或 B 细胞功能缺陷。最常见的 SCID 是 X 连锁遗传,在其 IL-2 受体的一个必要成分 γ 链缺陷导致深部淋巴组织失能。对 IL-4、IL-7、IL-9、IL-15 受体亦有影响,共同拥有的突变部位已定位在 Xq13.1。常染色体隐性遗传性病例约半数是腺苷脱氨酶缺乏,其基因位于染色体 20q13 上。

【诊断】

1. 症状、体征 本病多于出生后 2~6 个月发病,发生各种难以控制的感染。对细菌、病毒、真菌、原虫均易感染。肺炎、腹泻和皮肤黏膜念珠菌感染为本病的三联症。可有反复局部化脓性感染,如中耳炎、鼻窦炎、皮肤感染、脓毒症等。对疱疹、水痘、风疹等病毒感染特别严重,常是死亡的原因。由于反复感染和迁延不愈的腹泻,使患儿营养不良、生长缓慢、肝脾大等。由于缺乏体液、细胞免疫,在接种牛痘疫苗、脊髓灰质炎疫苗、卡介苗时可引起全身感染或严重反应。出生前或分娩时母血进入患儿体内,输血、进行 HLA 不相合的造血干细胞移植,均可导致移植物抗宿主反应。本病预后差,不积极治疗多在 1 岁内死亡。

有学者将 SCID 分为 4 种类型:①常染色体隐性遗传无丙种免疫球蛋白血症(Swiss 型);②X 染色体连锁遗传淋巴细胞减少性低丙种球蛋白血症(Gitlin 型);③网状组织发育不良;④嘌呤核苷磷酸化酶或腺苷脱氨酶缺乏症。从狭义上讲,SCID 只指前两种。

2. 实验室检查 外周血淋巴细胞总数常低于 $1.5 \times 10^9/L$,T 细胞、B 细胞数均明显减少,主要缺乏小淋巴细胞,而未成熟的大淋巴细胞正常或增多。细胞免疫及体液免疫功能均显著低下,迟发型皮肤过敏试验阴性,淋巴细胞对 PHA 或同种抗原缺乏反应。抗原刺激后缺乏特异抗体反应,血清各种免疫球蛋白水平均降低,IgG 常 <2g/L,IgA、IgM 常测不出。NK 细胞活性大多正常或降低。缺乏同族凝集素。血清 C1q 往往只有正常值的 1/3。X 线检查胸部缺乏胸腺阴影,鼻咽部侧位不见增殖腺组织影。骨髓中浆细胞、淋巴细胞、淋巴母细胞均显著缺少。淋巴组织缺少生发中心、浆细胞和淋巴细胞。胸腺发育不全,甚至完全缺失,缺乏淋巴细胞和胸腺小体,皮质、髓质分界不清,网状细胞增多。

3. 鉴别诊断 根据出生后 2~6 个月内,反复出现各种难以控制的严重感染,淋巴细胞、T 细胞和 B 细胞数明显减少,血清免疫球蛋白水平降低,细胞免疫及体液免疫功能均显著低下,胸部 X 线检查无胸腺阴影,淋巴组织中浆细胞、淋巴细胞减少等可诊断本病和与其他疾病鉴别。

【治疗】 选用有效抗生素积极控制感染。避免接种活疫苗。定期肌内注射或静脉滴注丙种球蛋白,对控制细菌感染只是暂时有效。进行成分输血时应先用 30Gy 射线照射处理,预防移植物抗宿主反应。替代疗法只能延长生命,不能获得根治效果。目前可使患儿重建免疫功能唯一有效的治疗方法是组织相容性的骨髓移植,或同时胸腺移植。20 世纪 90 年代,国外已开始研究采取基因治疗的方法治疗 SCID。

(二) 高免疫球蛋白 E 综合征

高免疫球蛋白 E 综合征(hyper immunoglobulinemia E syndrome, HIES)又名 Job 综合征,其临

床特点是复发性葡萄球菌性皮肤脓肿、肺炎伴肺大疱形成和骨髓炎,血清 IgE 异常增高。该病免疫学异常尤为突出,包括血液、痰和脓肿中嗜酸性粒细胞增高,粒细胞趋化功能缺陷,T 细胞亚群异常,抗体产生不足和细胞因子分泌异常。这些免疫学改变均为非特异性;其他表现包括特殊面容、关节过度伸展、多发性骨折和颅骨缝早闭。因此,本病为多系统受损性疾病。

【病因及发病机制】本病可以常染色体显性遗传和常染色体隐性遗传两种方式发病,目前研究认为 STAT3 基因突变是常染色体显性遗传性 HIE 的发病机制,DOCK8 基因突变是导致常染色体隐性 HIE 发病的原因,部分患者发现有 TYK2 基因突变,其突变方式不明。有人认为是患者体内 γ- 干扰素与 IL-4 水平失衡,致 IL-4 相对或绝对过多,从而促进 IgE 的产生,大量的 IgE 覆盖在肥大细胞表面,在金黄色葡萄球菌抗原存在下激活过敏反应,释放组胺等生物活性物质,从而麻痹中性粒细胞,使之趋化性减低,故而不能抵抗金黄色葡萄球菌,产生炎症及迅速形成脓肿[77,78]。

由于葡萄球菌感染能产生 IgE 性抗体,而本病患者因为反复感染,加上抑制性 T 细胞的质和量异常,致使 IgE 抗体产生量持续显著增高。中性粒细胞趋化功能降低的原因可能是由于血清中某些抑制物(如组胺、IgE、IgA 免疫复合物)抑制了中性粒细胞的趋化功能,此外中性粒细胞本身功能障碍或低下。

【诊断】
1. 症状、体征[79,80]
(1)牙齿异常:72% 的高 IgE 综合征于 8 岁时仍保留乳牙,恒牙未萌出或乳牙与恒牙同时存在,形成双排牙。乳牙不脱落是高 IgE 综合征的特点。
(2)头面部畸形:几乎所有的病例于 16 岁时均可见到特殊的面容——面部不对称(半侧肥大),前额凸出,眼眶深陷,凸腭,鼻根宽和鼻尖肥大。面部皮肤粗糙,毛孔增大(图 26-6A、B)。
(3)骨骼异常:不明原因的骨质疏松见于多数高 IgE 综合征患者,可引起反复性骨折。关节过度伸展,包括指 / 趾关节、腕、髋和膝关节。
(4)金黄色葡萄球菌感染:出生第一天即可发生反复金黄色葡萄球菌感染,包括皮肤蜂窝织炎和

脓肿,肺炎伴肺大疱和肺脓肿,脓气胸。1 例发生前纵隔念珠菌性肉芽肿。除金黄色葡萄球菌外,也可发生流感嗜血杆菌、肺炎球菌、A 族链球菌、其他革兰阴性菌、霉菌(曲菌和毛霉菌)感染,部位以下呼吸道为主,也见于眼、耳、口腔黏膜、鼻窦、关节和全身性感染。常染色体隐性遗传性 HIE 常见各种病毒感染如传染性软疣、寻常疣、单纯疱疹病毒等(图 26-7A、B)。
(5)皮肤损害:多数患儿具有湿疹样皮疹,伴瘙痒和苔藓样变,但其分布和性质不像特应性湿疹(图 26-8A~D)。

2. 实验室检查
(1)血清 IgE 增高:血清 IgE 高达 20 000U/ml 或更高是本病的典型表现,部分病例血清 IgE 增高发生于婴儿早期。
(2)嗜酸性粒细胞增多症:多数病例伴有轻~中度嗜酸性粒细胞增多症,可高达白细胞总数的 55%~60%。白细胞总数正常或因急性细菌性感染而增高,可因慢性疾病而发生继发性贫血;红细胞沉降率常增高,尤见于疾病加重时。
(3)其他免疫学改变:
1)中性粒细胞趋化功能:部分病例伴有中性粒细胞趋化功能低下,但反复检测趋化功能时而低下时而正常。趋化功能低下可能与炎症细胞达到感染部位延迟而形成冷脓肿有关。
2)抗体反应:有报道 21 例高 IgE 综合征的白喉、破伤风抗体反应低下;流感嗜血杆菌荚膜多糖抗原的抗体反应也不足,多为 IgG2 亚类缺陷。高 IgE 综合征常伴 IgG4 亚类增高。
3)细胞免疫:多数淋巴细胞增殖功能正常,但部分病例对念珠菌、链激酶 - 链道酶、破伤风类毒素的增殖反应低下;混合淋巴细胞培养增殖反应缺乏。CD45RO⁺T 细胞数量减少。T 细胞产生 IL-4 的能力可能正常,而伴有过敏体质者则 IL-4 增高;产生 IFN-γ 明显下降,可能是导致高 IgE 血症和嗜酸性粒细胞增多症的原因。

3. 鉴别诊断　依据下列特点,结合化脓灶中检出的金黄色葡萄球菌及其伴发的症状,均应考虑高 IgE 综合征可能:①婴幼儿期复发性皮肤、肺部感染和寒性脓肿;②血清 IgE 显著增高(超过 2 000U/ml);嗜酸性粒细胞增多;③中性粒细胞趋

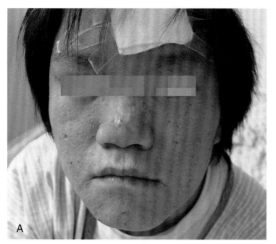
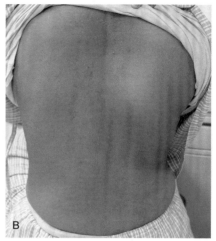
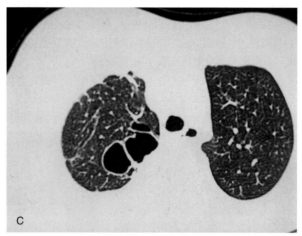

图 26-6　高 IgE 综合征

11 岁 8 月女童,面容特殊、皮肤粗糙,前额隆突,鼻梁宽,唇稍厚,口周可见放射性皱褶,面部可见弥漫凹陷性痘疮样瘢痕,以及少量粟粒大小皮色圆形丘疹,部分顶部可见痂皮(A)。脊柱左侧弯明显(B)。患儿胸部 CT 片(C)两肺散在间实质浸润,右侧为主,为炎症,并有肺大疱形成(首都医科大学附属北京儿童医院提供)

化性障碍。但血清 IgE 增高也见于特应性皮炎。高 IgE 综合征与特应性皮炎的鉴别为前者有严重复发性葡萄球菌性脓肿和肺炎。一些原发性免疫缺陷病也伴有血清 IgE 增高,如胸腺发育不良、Wiskott-Aldrich 综合征、某些严重联合免疫缺陷病(如 Omenn 综合征和所谓的 Nezelof 综合征)、慢性肉芽肿病和选择性 IgA 缺陷病,应予以鉴别。

【治疗】本病目前尚无特效的治疗方法。可酌情给予下列治疗措施:

1. 抗生素的使用　需要长期应用抗生素治疗和预防本病引起的感染。①金黄色葡萄球菌感染:由于感染本病的金黄色葡萄球菌多数为凝固酶(+),故应选择半合成耐青霉素酶的青霉素(如新型青霉素Ⅱ、Ⅲ、邻氯青霉素等)和第 1 代头孢菌素等。②流感嗜血杆菌感染:可给予氨苄西林。③真菌感染:对于念珠菌感染可给予制霉菌素、酮康唑、氟康唑等治疗;对于曲霉菌感染可选择伊曲康唑、伏立康唑治疗。④皮肤感染:可局部应用抗生素制剂。

2. 针对中性粒细胞趋化缺陷的治疗　可选用 H₂ 受体拮抗剂、正常人血浆(20ml/kg)、α- 干扰素、静脉丙种球蛋白等。

3. 外科手术治疗　对于肺脓肿、脓胸、纵隔念珠菌肉芽肿和葡萄球菌肺部感染引起的肺膨出(病程达 6 个月以上者),应及时行胸外科手术。

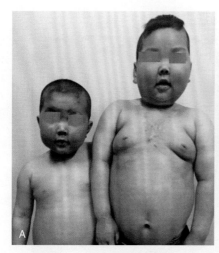
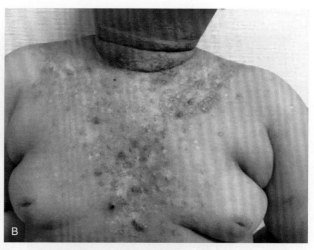

图 26-7 高 IgE 综合征

8 岁男孩与 5 岁男孩为亲兄弟同患该病,父母非近亲结婚。A. 两患儿均自幼反复湿疹样皮疹,伴有 IgE>2 500U,血嗜酸性粒细胞升高明显,每年反复多次呼吸道感染及中耳炎,兄较弟病情更重,多次出现抽搐等神经系统表现。基因检测发现两患儿均存在 *DOCK8* 基因异常,即常染色体隐性遗传型高 IgE 综合征(AR-HIES)。B. 兄患儿前胸片状多发密集米粒大小红色及肤色丘疹,部分可见脐凹(传染性软疣)(首都医科大学附属北京儿童医院提供)

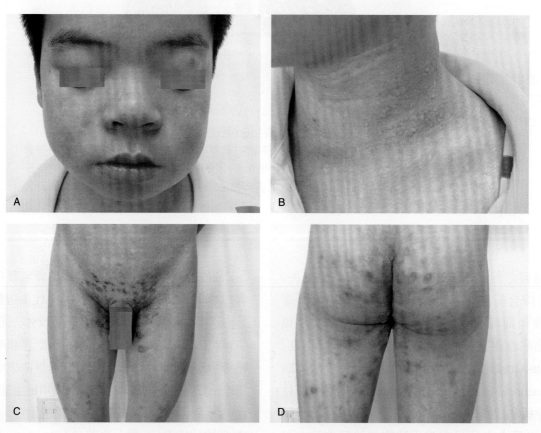

图 26-8 高 IgE 综合征(hyper-IgE syndrome, HIES)

14 岁男孩。IgE>5 000。A. 眼距增宽、塌鼻梁、面容粗糙。B. 颈周可见皮色丘疹。C. 腹股沟、外生殖器可见红色结节。D. 臀部、肛周、下肢可见红色结节、斑块。(首都医科大学附属北京儿童医院提供)

（三）Wiskott-Aldrich 综合征

Wiskott-Aldrich 综 合 征（Wiskott-Aldrich syndrome，WAS）又名湿疹血小板减少伴免疫缺陷综合征，是一种少见的 X 连锁隐性遗传性疾病，以免疫缺陷、湿疹和血小板减少三联症为临床表现。Wiskott 首次于 1937 年报道，受累的男性病例伴有反复血性腹泻和血小板减少。1954 年，Aldrich 报道了具有 X 连锁遗传家族史的第二例病例。WAS 的发病率在北欧为 1/100 000，日本为 1/200 000，实际的发病率可能还要高一些。我国各地有散在病例报道。

【病因及发病机制】WAS 是一种单基因缺陷性疾病，其基因编码在 Xp11.22，WAS 蛋白的主要功能为参与淋巴细胞和血小板的细胞骨架重新组合，导致细胞形成伪足，*WASP* 基因突变形式各种各样，但是大多数突变为单个碱基变化而导致编码 *WASP* 基因错义（missense sequences）或者无义（nonsense sequences）突变。其次为单个碱基缺失或插入所致的基因异常伴有移码突变，偶然发生内含子突变。基因突变性质与临床症状严重程度之间的关系已被广泛地研究。已有报道 PH 区域的错义突变导致 WASP 水平降低，临床症状轻微，而 C- 末端的错义及无义突变和内显子突变则导致 WASP 无表达，临床症状严重。但是，这种相关性也并不绝对。事实上，相当一部分严重的 WAS 病例具有与 X 连锁遗传性血小板减少症同样的基因突变。这提示一些其他重要的遗传学和 / 或环境因素控制着 *WASP* 基因突变的稳定性。这样，WAS 就像很多单基因缺陷病一样，事实上为一种多因素疾病，各种遗传学和环境因素的变化影响该病的发生，只是 *WASP* 基因突变为其主要原因。

【诊断】

1. 症状、体征

（1）出血倾向：WAS 的初期症状通常在生后 6 个月内出现瘀斑或出血，可发生于出生时。血小板明显减少、血小板体积变小为该病的特点。显著出血包括紫癜、黑便、咯血和血尿。一些患儿血小板减少和出血倾向是唯一的临床表现，成为 X 连锁血小板减少症（X-linked thrombocytopenia，XLT）（图 26-9）。

（2）特应性湿疹：典型的特应性湿疹见于大约 80% 的 WAS 患儿。家族中有湿疹者，患儿的湿疹

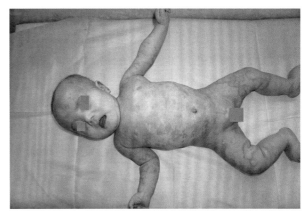

图 26-9　Wiskott-Aldrich 综合征

6 个月 25 天男婴，生后发病，图示患儿皮肤湿疹表现：全身可见弥漫分布红斑、丘疹、鳞屑，类似特应性皮炎皮损表现（首都医科大学附属北京儿童医院提供）

更为严重，说明湿疹的发生可能与其他基因因素的改变有关。湿疹常发生于出生后，程度可轻可重，细菌感染和食物过敏可加重湿疹。XLT 患儿可无湿疹。

（3）感染：由于广泛的免疫功能缺陷，感染是常见的症状。化脓性外耳道炎发生率为 78%、鼻窦炎 24%、肺炎 45%。严重感染如败血症发生率为 24%、脑膜炎 7%、肠道感染 13%。患者可发生严重的病毒感染，如巨细胞病毒、水痘病毒、单纯疱疹病毒等。卡氏肺囊虫和念珠菌感染的发生率分别为 9% 和 10%。XLT 患儿可无感染症状。

（4）其他表现：

1）自身免疫性疾病在 WAS 患者中的发生率为 40%，最常见者为溶血性贫血，其次为血管炎、肾脏疾病、过敏性紫癜和炎症性肠道疾病。少见的自身免疫性疾病为中性粒细胞减少症、皮肌炎、复发性神经血管性水肿、虹膜炎和脑血管炎。

2）肿瘤可见于 WAS 患儿，但多发生于成人期，平均发生率为 13%，发生肿瘤的平均年龄为 9.5 岁。随年龄增长，其发生率还要高些。主要为淋巴网状恶性肿瘤，有个别胶质瘤、听神经瘤和睾丸癌的报道。

3）其他临床特征包括肝、脾及淋巴结肿大。

2. 实验室检查　WASP 表达于 CD34+ 多能干细胞，*WASP* 基因突变，致使全部血液细胞的功能异常。

（1）淋巴细胞功能异常：WAS 患儿表现有 T 细胞及 B 细胞缺陷。血清 IgM 浓度下降，IgG 浓度

仅有轻度降低或正常,而 IgA 及 IgE 可能升高。免疫球蛋白和白蛋白分解代谢率是正常人的 2 倍。同族血凝素滴度很低,最明显的异常是对多糖抗原产生抗体和免疫球蛋白的能力下降。对白喉、破伤风类毒素或流感嗜血杆菌疫苗的反应也微弱。噬菌体 φx174 静脉注射不能激发免疫记忆反应和免疫球蛋白同种型转换。但部分轻症者对皮下注射可有正常的反应。一般而言,对减毒活病毒疫苗的免疫反应正常。部分患儿存在 IgG 亚类缺陷,以 IgG2 缺乏为主。B 细胞数量明显增加,而 T 细胞数量显著减少。

(2)血小板减少:血小板减少和血小板体积变小也是本病的特征性表现,血小板计数为 $(1\sim4)\times10^{10}$/L,糖皮质激素和大剂量 IVIG 不能提高血小板数量。感染或自身免疫性疾病急性期时,血小板可能升至 10×10^{10}/L,但血小板体积仍然很小。骨髓巨核细胞正常或增多,提示血小板无效生成。

(3)贫血:由于持续性失血可致缺铁性贫血。

3. **鉴别诊断** WAS 的诊断标准为男性婴儿反复感染、湿疹、血小板减少、出血性皮疹并伴有血清 IgA 和 IgE 增加、IgM 减少、同族血凝素缺乏,对多糖蛋白的抗体反应减弱。因为血小板体积减小几乎只见于 WAS 病例,故特别有助于 WAS 患儿的诊断。T 细胞 CD43 表达减少也是本病淋巴细胞的显著标志。

对于不典型病例,基因序列分析可明确诊断。基因诊断也用于男婴产前诊断(绒毛膜活检或羊膜细胞作为 DNA 来源)和明确携带者。如果突变基因尚未确定,则可采取胎儿血标本,分析血小板的数量和大小来进行产前诊断。

【治疗】

1. **一般处理** 如果有明确的家族史,应做产前诊断,明确诊断为 WAS 的胎儿,考虑到出血倾向,应做剖宫产,以避免分娩时可能出现的颅内出血。为防止头部外伤,应在 1 岁内戴头盔。由于长期失血而致贫血者,应补充铁剂。

注意监测各种感染,包括细菌和病毒感染,并给予有效的抗微生物制剂。IVIG 可常规用于感染的预防。由于 WAS 患儿免疫球蛋白代谢率增高,因此 IVIG 的用量应较大,每月 >400mg/kg,或每 2~3 周 1 次。

湿疹严重时,可给予抗感染治疗,局部使用糖皮质激素。必要时也可短期全身使用糖皮质激素。

出现自身免疫性疾病者,糖皮质激素可有疗效,但在症状控制后迅速减量。不主张血小板输注,除非血小板减少引起的严重出血不能被停止。输注血小板或其他新鲜血液制品时,供体必须进行巨细胞病毒筛查和先行照射以防移植物抗宿主病。

2. **脾切除** 脾切除术能使血小板数量增加和体积增大,但有发生败血症的危险。因此脾切除术后应终生使用抗菌药物预防感染。美国国家卫生研究所(National Institutes of Health, NIH)的研究提示脾切除并不会增加自身免疫性疾病和恶性肿瘤的机会。

3. **干细胞移植** 骨髓或脐血干细胞移植是目前根治 WAS 最有效的方法。若能提供 HLA 同型供体(如双胞同胞脐血),骨髓移植的成活率为 90%,而半合子和配型的无关供体(matched unrelated donor, MUD)移植成活率分别为 34% 和 65%。在 5~6 岁前 MUD 移植的效果比年长儿好。移植前应行照射,移植后应给予免疫抑制药物或抗 T 细胞抗体。

（四）软骨 - 毛发发育不良

软骨 - 毛发发育不良(cartilage-hair hypoplasia syndrome)为常染色体隐性遗传的先天性免疫缺陷病,以前又名短肢侏儒免疫缺陷(immunnodeficiency with short limbed dwarfism)

【病因及发病机制】其病因是由于 *RMRP* 基因突变,导致线粒体 RNA 合成代谢障碍所致,该基因和软骨、毛发的基因位于同一染色体,位点相邻,该染色体畸变时,其可同时受累。

【诊断】

1. **症状、体征** 本病具有短肢侏儒、外胚层发育异常及反复感染特征性的表现。短肢侏儒:可在婴儿期发病,四肢短小,肢体与躯干的比例失常,头部大小正常,手足胖而短,指甲短而宽度正常。关节松弛,可有胸骨缺陷。外胚层发育异常:软骨、毛发发育不良,表现为毛发纤细、稀疏、浅淡,早秃,红皮病及鱼鳞病样皮损。反复感染:感染的程度与免疫的状况有关。按免疫缺陷的不同,将其分为三型。由于免疫缺陷类型和程度的不同,临床表现可有很大差异。Ⅰ型为细胞和体液免疫缺陷,表现与重症联合免疫缺陷病相似,发病早,可有细菌、病毒、真菌和原虫感染,不及时治疗多在1岁内死亡。Ⅱ型为细胞免疫缺陷,易发生反复呼吸道感染,以病毒感染为主,有的患儿对水痘病毒特别敏感,多死于严重及致命的水痘感染。Ⅲ型为体液免疫缺陷,多在出生后5个月左右发病,可有反复细菌感染,如鼻窦和肺部感染。三型都表现免疫缺陷及短肢侏儒,Ⅰ型和Ⅱ型的患者还伴有软骨、毛发发育不良。

2. **实验室检查**　细胞免疫及体液免疫均有缺陷,与T细胞免疫缺陷明显有关。有外周血淋巴细胞数减少,淋巴细胞对PHA和特异性抗原的体外反应低下。迟发型超敏反应皮试阴性。Ig明显低于正常,免疫接种后不能形成相应抗体。

3. **诊断**　本病依据临床表现结合实验室检查诊断。

【治疗】根据免疫缺陷的类型,采用不同的治疗方法:Ⅰ型,可用组织相容性骨髓移植;Ⅱ型,给予转移因子、胸腺素或胎儿胸腺移植,可有一定效果;Ⅲ型,定期给予丙种球蛋白或输血浆。

(五) 奥门综合征

奥门综合征(Omenn syndrome)又名家族性网状内皮细胞增生症伴嗜酸性粒细胞增多,本病为常染色体隐性遗传,因参与T淋巴细胞受体和免疫球蛋白基因重排的 *RAG1* 或 *RAG2* 基因部分缺陷所致。*RAG1* 或 *RAG2* 基因的错义突变可使其编码的重组酶活性部分受损,导致V(D)J重组失衡,T、B细胞发育在早期即被阻断,倾向于产生单克隆的活化Th2淋巴细胞,结果循环中的T、B细胞严重缺失,引发严重的联合免疫缺陷症。

【病因及发病机制】免疫系统的多样性是宿主免疫活性细胞抗原受体(TCR或表面Ig)可变区基因片段重组的结果,即被称为 *VDJ* 基因片段重组过程。这一过程依赖于淋巴系统特异性的两个关键基因 Rag-1 和 Rag-2 的活化,Rag-1 和 Rag-2 基因定位于11q13,该基因突变导致功能丧失,将阻断VDJ重组,导致成熟B细胞和T细胞的完全缺失。部分性 Rag-1 和 Rag-2 突变仅引起VDJ重组的不完全缺陷,临床表现为 Omenn 综合征,其特

征为存在一定数量的T细胞,但因T细胞受体缺陷而致T细胞功能障碍。

【诊断】

1. **症状、体征**　主要表现为起病很早的严重联合免疫缺陷及特征性的脱屑性红皮病,肝、脾、淋巴结肿大,嗜酸性粒细胞明显增多及腹泻、水肿,生长延迟和血清IgE增高,B和T淋巴细胞功能障碍,T淋巴细胞显著增加。这些表现酷似移植物抗宿主病,在诊断该病时应首先排除因母体T细胞输注或接受血液制品而致的移植物抗宿主病(图26-10、图26-11)。

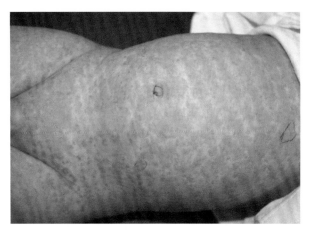

图 26-10　Omenn 综合征
示胸腹部弥漫性红斑、丘疹
(重庆医科大学附属儿童医院提供)

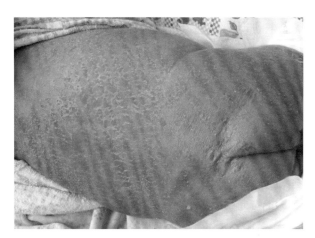

图 26-11　Omenn 综合征
示腰背部红皮病改变(重庆医科大学附属儿童医院提供)

2. **实验室检查**　Omenn 综合征患儿胸腺完全缺乏T细胞,淋巴器官萎缩。外周血活性T细胞增多,大多数皮肤和小肠有不同程度的T细胞浸润,呈TCRβV表型寡克隆扩增,但无B细胞。

Th2 细胞异常扩增,部分患儿体外淋巴细胞活化后 IL-4、IL-5 产生增多,而 IL-2、IFN-γ 降低。此外,CD30 阳性细胞增多也表明 Th2 细胞增多。

3. 诊断　本病依据临床表现结合实验室检查诊断。

【治疗】与其他 SCID 的处理方法相同,HLA 配型相同同胞,单倍体相同的父母以及 HLA 配型相同的非亲属供者的骨髓移植均取得了成功。

(六) 腺苷脱氨酶缺陷

腺苷脱氨酶缺陷(adenosine deaminase deficiency,ADD)为常染色体隐性遗传病,1972 年 Giblett 首先报道本病,约占重症联合免疫缺陷病患儿的 15%。

【病因及发病机制】腺苷脱氨酶广泛存在于人体多种组织中,在淋巴样组织和淋巴细胞中的此酶活性最高,其功能为参与核酸代谢。本病为常染色体隐性遗传,基因位于第 20 对染色体上,由于该基因缺失或发生突变,使腺苷、脱氧腺苷和脱氧三磷酸腺苷(deoxyadenosine triphosphate,dATP)在细胞内大量积聚,这些代谢产物对淋巴细胞有毒性作用,干扰 DNA 的合成,使 DNA 双链断裂,导致淋巴细胞核酸代谢障碍,干扰抑制淋巴细胞的增殖分化,使 T 细胞和 B 细胞均受损,而发生 T 细胞、B 细胞的联合免疫缺陷病。

【诊断】

1. 症状、体征　本病临床表现类似 SCID,以反复感染为主。有的在新生儿时即有 SCID 的表现,临床上与其他 SCID 无法区别,只是在程度上的差异。患者易发生脓皮病、慢性皮肤黏膜念珠菌病、病毒及原虫感染。可发生严重腹泻、肺炎及生长障碍。50% 患儿出现骨骼系统的发育异常,如方颅、肋骨外翻、骨盆发育不全、短肢侏儒等。预后差,多在幼年夭折。

2. 实验室检查　外周血淋巴细胞明显减少。淋巴细胞、红细胞或培养成纤维细胞腺苷脱氨酶(adenosine deaminase,ADA)活性极低或缺乏。其红细胞中 ADA 的含量只有正常红细胞的 2%~4%。血液 Ig 水平显示低下,尤其以 IgA 和 IgM 明显缺乏。细胞免疫功能显著降低,淋巴细胞的 PHA 转化,迟发型变态反应均为阴性。

3. 鉴别诊断　根据临床表现,测定细胞、体液免疫功能低下,淋巴细胞、红细胞或培养成纤维细胞内 ADA 活力低下可确诊本病和与其他疾病鉴别。

【治疗】一般治疗,同重症联合免疫缺陷病。锂制剂可降低淋巴细胞内环磷酸腺苷(cyclic adenosine monophosphate,cAMP)浓度,减轻本病症状。可给患儿定期输入辐照过(剂量 2.5Gy)的红细胞,以补充 ADA 的来源,可使患儿的免疫功能得到不同程度的恢复,缓解临床症状。酶替代疗法可延长生命,骨髓移植成功可纠正免疫缺陷。基因治疗,可将 ADA 基因插入患儿自身淋巴细胞的 DNA,以纠正其基因缺陷,已有成功的报道。

(七) 嘌呤核苷磷酸化酶缺陷

嘌呤核苷磷酸化酶缺陷(purine nucleoside phosphorylase deficiency)由 Giblett 于 1975 年首次报道,为常染色体隐性遗传。嘌呤核苷磷酸化酶缺陷,主要引起细胞免疫功能缺陷,而 B 细胞可能正常。本病约占 SCID 患者的 4%。

【病因及发病机制】本病为常染色体隐性遗传,位于第 14 对染色体上编码嘌呤核苷磷酸化酶(purine nucleoside phosphorylase,PNP)的基因缺陷或突变,造成 PNP 缺陷。PNP 存在于所有细胞,而以淋巴细胞中为多,参与嘌呤代谢途径。当 PNP 缺陷时,血中鸟苷、次黄嘌呤增多,可导致淋巴细胞中核苷酸代谢产物脱氧三磷酸鸟苷(deoxyguanosine triphosphate,dGTP)蓄积,抑制淋巴细胞 DNA 合成及细胞增殖。PNP 缺陷对 B 细胞损害较轻,故主要引起细胞免疫功能障碍。

【诊断】

1. 症状、体征　婴儿期发病,随年龄增长病情渐加重。主要表现为反复感染、神经系统损害及自身免疫溶血性贫血。反复发生病毒、细菌、真菌感染与 SCID 相同。常见神经系统的异常表现,如肢体痉挛、偏瘫、发育迟缓、共济失调、震颤及多动症等。可伴自身免疫性疾病,如系统性红斑狼疮、自身免疫性溶血性贫血、特发性血小板减少性紫癜等。患儿常死于严重的病毒感染。

2. 实验检查　外周血中 T 细胞数减少,迟发型变态反应阴性,淋巴细胞的 PHA 转化降低,血液免疫球蛋白水平及 B 细胞的数可能正常。测定淋巴细胞中 dGTP 增高,红细胞溶解液中的 PNP 缺乏。胸腺发育不良,胸腺小体缺乏。淋巴结胸腺依赖区发育不良,淋巴细胞减少。

3. 鉴别诊断　根据主要临床表现婴儿期有反复感染病史、神经系统损害及自身免疫性疾病,测定 T、B 淋巴细胞免疫功能及红细胞 PNP 的活力可明确诊断本病和与其他疾病鉴别。

【治疗】同 ADA 缺乏症一样,PNP 缺乏症适于基因治疗,但有限的病例影响了对治疗方案的观察。输注洗涤的正常红细胞,可进行 PNP 替代治疗,对部分患儿有效。给予胸腺素,可改善细胞免疫功能。

(八) 共济失调 - 毛细血管扩张症

共济失调 - 毛细血管扩张症(ataxia-telangiectasia,AT)是一种罕见的常染色体隐性遗传病,1941 年 Louis-Bar 首次报道,又称 Louis-Bar 综合征,临床上多系统受累以进行性小脑共济失调和皮肤、黏膜毛细血管扩张为主要特征,细胞和体液免疫缺陷,易发生反复呼吸道感染。

【病因及发病机制】本病为常染色体隐性遗传,目前认为其异常基因为 ATM 基因,位于染色体 11q22-23 上,为编码蛋白激酶的基因。该基因缺陷导致 3- 磷酸腺苷激酶编码异常,DNA 修复缺陷,易发生染色体断裂和移位。ATM 基因突变,可使患儿中 T、B 细胞功能有不同程度的缺陷,中胚叶发育障碍及免疫系统异常,可能是造成多系统损害的原因。

【诊断】

1. 症状、体征[81]　本病多在婴儿期发病,少数迟至 5 岁左右发病,临床表现各异。小脑共济失调是本病的首发体征,多在患儿开始走路时出现,初为行走摇晃、步态不稳,病情随着年龄增长渐加重,神经系统异常愈加严重,随之出现眼球震颤、舞蹈症及手足徐动症,可伴有发育迟缓、智力低下等,如脊髓前角细胞和后索受损,可引起肌萎缩。皮肤损害主要是毛细血管扩张,出现晚于小脑共济失调,对称发生于其鼻和颞侧,也可累及面部蝶形区、耳朵、颈胸 V 字区、肘窝、手、足背等处。可伴有其他皮肤病,出现咖啡牛奶色斑、湿疹、硬皮病样皮损、灰发和早老等。反复感染可发生在小脑共济失调、毛细血管扩张之前。大多数患儿常发生

反复病毒、细菌性呼吸道感染,甚至导致慢性支气管扩张症。生存到青春期的患者可有性腺发育异常,男性睾丸和女性卵巢萎缩,可能无第二性征出现,女性无月经或月经失调。有的患者可发生抗胰岛素性糖尿病。患儿易发生淋巴网状系统恶性肿瘤、胃癌、小脑肿瘤等。患儿早年或 20 岁以前常因严重感染和恶性肿瘤而死亡,部分患者可生存至成年。

2. 实验室检查　外周血淋巴细胞数可减少,T 细胞计数正常或稍减少。T 细胞、B 细胞功能均有不同程度异常。迟发变态反应皮肤试验减弱或阴性,增殖反应和排斥反应均减弱。有学者发现单克隆抗体和流式细胞计数 AT 患者外周血 CD4⁺T 细胞数减少,使 CD4/CD8T 细胞比率下降。与其他原发性免疫缺陷病的 T 细胞受体(T cell receptor,TCR) 主要为 γ/δ 链不同,AT 患者的 TCR 主要为 α/β 链。血清 IgA、IgE 缺失或不足。亦可同时伴有 IgG$_2$ 及 IgG$_4$ 缺乏。血清甲胎蛋白和癌胚抗原持续增高,肝功能可异常。脑电图、肌电图可异常。

3. 组织病理　皮肤真皮上部毛细血管扩张。尸检时发现中枢神经系统病变以小脑为主,大脑、脑干和脊髓也有散在病变。小脑病变主要在皮质中层缺少浦肯野细胞(Purkinje cell)。脊髓前角细胞呈退行性变,脊髓后索及脊髓神经节细胞脱髓鞘。淋巴结可见到皮质区内淋巴细胞减少或消失,生发中心减少或正常。常见胸腺发育不全或缺乏,其中淋巴细胞稀少,无 Hassall 小体。肺部可有支气管扩张、肺纤维化、淋巴细胞间质性肺炎。

4. 鉴别诊断　根据临床表现和免疫学检查进行诊断,但有的患者有共济失调,无毛细血管扩张和免疫缺陷,需与其他疾病鉴别,并进行长期随访。

【治疗】本病目前尚无特效治疗方法。主要以对症治疗及支持治疗。应用抗生素控制感染,注射转移因子、免疫球蛋白和胸腺素等。还可试用骨髓移植治疗。

(蒋金秋　陈安薇　罗晓燕　著,李萍　汤建萍

陆志刚　审)

第五节　慢性肉芽肿性疾病

皮肤慢性肉芽肿性疾病是一组异质性疾病,其特征是由多种刺激(包括感染、异物、恶性肿瘤、代谢产物和化学物质)引发的皮肤炎症反应。根据发病机制,它们分为非感染性肉芽肿和感染性肉芽肿。非感染性肉芽肿性皮肤疾病包括皮肤结节病、环状肉芽肿、风湿性结节和异物肉芽肿等。皮肤的感染性肉芽肿通常是由分枝杆菌引起的,尤其是结核分枝杆菌或非典型分枝杆菌。组织病理特点为真皮和/或皮下的肉芽肿性炎症浸润,主要为组织细胞的浸润(包括树突状细胞和巨噬细胞),呈结节状、栅状或间质结构。基本皮损为浸润性丘疹、结节,其表面光滑,因为通常没有表皮参与。

一、结节病

结节病(sarcoidosis)是一种多系统性肉芽肿性疾病,主要累及肺、淋巴结和皮肤。约20%的患者存在皮肤病变,其中近1/3为首发症状。好发于青年及儿童,女性更为常见。在美国白色人种中其发病率为1.9/100 000,而非洲裔发病率更高,具有明显的种族差异。50%的日本患者表现为眼部受累,而其他种族结节病患者中只有10%[82]。

【病因及发病机制】尽管结节病的发病机制仍然不清,但可能与遗传、感染及自身免疫因素相关。目前流行的假说为:具有遗传易感性的患者暴露于刺激后(环境、感染或自身免疫性),导致巨噬细胞和 T 细胞活化,随后包绕病原体等以抵御不易清除的外来抗原,从而发生肉芽肿性改变。与结节病相关的病原体包括分枝杆菌、痤疮丙酸杆菌、EB 病毒和疱疹病毒。非感染性因素包括粉尘、金属等无机环境因子,除此之外,肿瘤、自身抗原等多种因素也可诱发该病。皮肤、肺部和眼睛等与外界相互作用的器官受累率更高,更支持环境触发的机制。形成结节肉芽肿的初始步骤是抗原呈递细胞对抗原的识别和吞噬作用。APC 将抗原呈递给 CD4+T 细胞后,在靶器官内产生肉芽肿性炎症相关细胞因子(TNF-α、IL-12、IL-15 和 IL-18 等)。抗原加工、抗原呈递和细胞因子释放的效率可能在遗传上决定了结节病易感性和表型。研究最广泛的遗传相关基因是人类白细胞抗原(human leukocyte antigen,HLA)基因。已有研究将不同的 HLA 表型与结节病特定的临床表现和严重程度相关联。然而,结节病的遗传研究尤其具有挑战性,因为该病可能为多基因介导[83]。

【诊断】

1. 症状、体征[84,85]　根据活检中是否存在特征性肉芽肿,结节病的损害可分为特异性和非特异性,后者主要为反应性如结节性红斑。本病皮损为多形性,包括丘疹、结节、斑块、红斑、溃疡等,可模仿多种皮肤疾病。

(1)丘疹型结节病(papular sarcoidosis):是皮肤结节病的常见损害,通常存在于面部,尤其是眼睑和鼻唇沟周围。直径一般<1cm,可表现为局限性和泛发性。这种类型与良好的疾病预后相关,皮损通常可以消退而不留下明显的瘢痕。

(2)斑丘疹型结节病(maculopapular sarcoidosis):为发作性的红斑、丘疹,红斑多为泛发性大片状,界限清楚,好发于颈部、躯干、四肢,可伴随急性器官受累,例如耳前淋巴结肿大、急性关节炎、急性葡萄膜炎、腮腺肿大。但斑丘疹型结节病的总体预后良好,一项研究报告了 2 年内 78% 的患者皮损完全消失。

(3)斑块型结节病(plaque sarcoidosis):更常见于四肢伸侧、臀部、面部,为浅表的形状不规则的紫红色斑块,其上可有结节。此型皮疹顽固,2 年后93% 的患者皮疹持续存在。

(4)色素减退型结节病(hypopigmented sarcoidosis):可能是结节病最早期表现,好发于有色人种的四肢部位,应与色素减退性皮肤 T 细胞淋巴瘤进行鉴别。

(5)环状结节病(annular sarcoidosis):常表现为额部红褐色环形丘疹和/或斑块。可出现中间消退,遗留永久性的瘢痕和脱发。

(6)冻疮样狼疮(lupus pernio):中年女性中更为常见,典型皮损为紫红色光滑的浸润性斑块,好发于头颈部(特别是鼻尖、面颊、耳部),可见毛细血管扩张。皮损可逐渐增大并融合,在鼻子和相邻颊部形成毁容性结节状斑块。此外,病变可能累及上呼吸道,并引起鼻溃疡、鼻穿孔和鼻中隔塌陷,建议请耳鼻喉科医生会诊。这种结节病对全身性糖皮质激素和其他免疫抑制剂治疗较抵抗,可能提示多器官受累。

(7)皮下结节病(subcutaneous sarcoidosis):又名 Dariere-Roussy 病,表现为好发于上肢的数个 0.5~2.0cm 深的结节,可呈青紫色。但是,当出现于下肢时,可以通过无压痛和炎症与结节性红斑鉴别。

(8)瘢痕结节病(scar sarcoidosis):是手术瘢痕、文身基础上发生了浸润和隆起性皮疹,在临床上很难将其与肉芽肿性异物反应区分开。一些研究表明,在瘢痕结节病患者中,肺部受累、骨囊肿、淋巴结肿大、葡萄膜炎和腮腺肿大的发生率更高。

(9)溃疡性结节病(ulcerative sarcoidosis):是该疾病谱中的严重型,可见于 5% 结节病患者中。溃疡可原发或继发于萎缩性斑块。如果没有接受局部或全身抗感染治疗,溃疡通常无法愈合。因为皮损通常位于胫前,常被误诊为静脉溃疡,但患者没有水肿和其他静脉高压表现。

(10)结节病性结节性红斑(erythema nodosum in sarcoidosis):最常见的非特异性病变,可见于 25% 结节病患者中,典型皮疹为鲜红伴触痛的胫前皮下结节。伴结节性红斑的结节病通常预后较好,约 80% 患者在 2 年内好转。EN 的三联症,急性多发性关节炎(通常为踝关节周围炎)和双侧肺门淋巴结病被称为 Lofgren 综合征,是结节病的一种急性形式,具有自限性。

(11)系统性结节病(systemic sarcoidosis):可累及全身多种器官,其中肺部最常见,约为 75%~90%。多数患者无自觉症状,在常规胸部 X 线片检查时发现异常才考虑此病。早期为双侧肺门淋巴结肿大,后出现肺实质浸润。30%~50% 患者有眼部损害,主要为肉芽肿性葡萄膜炎。20% 患者有肝损害,表现为肝大伴血清碱性磷酸酶增高

等,肝穿刺活检可见肉芽肿性改变。5%~10% 患者有神经结节病,常见症状有面神经麻痹、无菌性脑膜炎、精神症状。神经结节病倾向于慢性和复发性,且死亡率更高。

2. **实验室检查** 可有轻度贫血、白细胞和淋巴细胞下降,嗜酸性粒细胞增多,血沉加快。由于有多克隆性高球蛋白血症(IgA、IgM、IgG 增高),患者血清蛋白可增高。如伴发肝和骨病变,血清碱性磷酸酶增高。血管紧张素转化酶升高提示肉芽肿性炎症,虽然无诊断价值,但可评估疾病活动程度。

3. **组织病理学** 结节病的典型病理表现是非干酪样肉芽肿,表现为由组织细胞组成的"裸结节"。在肉芽肿中央可见小灶状坏死、多核巨细胞,有时可见包涵体(Schaumann 小体和星状体)。Schaumann 小体是一种同心圆、板层状并有钙化的球状体。星状体是由磷脂组成,有中心核,边缘为放射性的针状体。典型损害中肉芽肿周围无明显淋巴细胞,但也可出现大量淋巴细胞。

4. **鉴别诊断**[86] 结节病仅根据组织病理学不能确诊,需与其他疾病进行鉴别诊断,如异物肉芽肿、肉芽肿性二期梅毒等。由于结节病是一种多器官系统疾病,因此需对患者进行系统评估,包括但不限于肺部、眼部、肝脏、心脏和神经系统。在没有结节病病史的个体中发现皮肤结节病性肉芽肿,应首先进行胸部 X 线片检查。如有两个不同器官的肉芽肿性损害可确诊结节病。

儿童结节病需与 Blau 综合征鉴别,该病为 NOD2 基因突变导致的自身炎症性疾病,是由于 NF-κB 活性增强,促炎症细胞因子过度产生而引起的肉芽肿性疾病。主要表现为皮疹(斑丘疹、苔藓样疹)、关节炎和葡萄膜炎,但通常没有肺部受累。肉芽肿性皮肤 T 淋巴瘤可以通过组织病理进行鉴别。

【治疗】60% 结节病患者肉芽肿病变在 2~5 年消退。10%~30% 患者可发展为纤维化,将导致永久性组织损伤。目前尚无结节病的最佳治疗方案。系统应用糖皮质激素有效,儿童可用 1mg/kg 剂量,疗程一般 6 个月,直至症状和体征稳定。皮肤结节病对治疗的反应通常在治疗 2~3 个月后出现。对于局限性皮肤损害,可予以皮损内注射曲安奈德混悬液,效果较好。对于较薄皮损,可予以强

效糖皮质激素或他克莫司外用。对于泛发性皮损，可予以羟氯喹 200~400mg/d，75% 患者达到部分或完全缓解，亦可改善肺部症状。对于重症冻疮样狼疮和溃疡性结节患者，可予以 15~25mg/ 周的甲氨蝶呤。TNF-α 是结节病肉芽肿形成过程中的重要炎症因子，目前有报道 TNF-α 抑制剂（依那西普和英夫利昔单抗）对于难治性和系统性结节病具有良好疗效[87]。

二、克罗恩病

克罗恩病（Crohn's disease，CD）是一种病因不明的慢性疾病，其特征是胃肠道出现非干酪性肉芽肿性炎症。该病主要影响回肠和结肠，表现为慢性腹泻、腹痛和体重减轻。美国的发病率和患病率分别为 10.7 和 246.7/100 000。6%~40% 的患者可能会出现肠外表现，如皮疹、口腔炎及关节炎[88]。

【病因及发病机制】CD 的发病机制仍不清楚。克罗恩病被认为是由遗传易感性的患者对环境刺激的异常免疫反应引起的。20%~40% 的 CD 患者具有 NOD2/CARD15 单核苷酸多态性，可导致固有免疫异常。参与自噬过程受损的其他基因（例如 ATG16L1）也可在 CD 发病机制中起作用。肠道菌群是 CD 中的关键环境因素，肠道菌群组成的特征性变化是患者肠道菌群多样性的降低。

CD 患者皮疹的致病机制也待阐明。小鼠肠道炎症模型表明，Th17 细胞依赖性 IL-23 的产生是 CD 发病机制的主要因素之一。因为 Th17 细胞参与许多自身免疫性皮肤病的发病，所以这可能代表 CD 与皮肤表现之间的机制联系。此外，中性粒细胞功能障碍、T 细胞反应异常，促炎症细胞因子如 IL-8、IL-16、IL-17、IL-23 和 TNF-α 的过度产生都可能为其潜在的致病机制[89]。

【诊断】

1. 症状、体征[90]　克罗恩病的皮疹可分为以肉芽肿性炎症为特征的特异性表现和非特异性表现。根据发病机制不同，非特异性表现可进一步分为 3 种亚型：①CD 的反应性皮肤表现，由肠道细菌和皮肤共同抗原触发的免疫机制引起；②与 CD 相关的皮肤疾病；③CD 并发症引起的继发性皮肤表现。

（1）特异性皮肤表现：可能在全身的任何部位出现单发或多发性结节、斑块、斑丘疹或溃疡。组织病理提示非干酪性肉芽肿伴淋巴细胞、浆细胞和嗜酸性粒细胞浸润。特异性皮肤表现又可分为两种临床类型：①生殖器型，占 56%，主要发生在儿童中，其特征在于阴唇、阴囊或阴茎的水肿、红斑、脓肿或溃疡；②非生殖器型，占 CD 特异性皮肤表现的 44%，最常见于下肢（38%）、腹部和躯干（24%）、上肢（15%）、面部和嘴唇（11%）。

（2）非特异性皮肤表现：包括皮肤反应性改变，发生于 5%~10% 的 CD 患者，包括口疮性口炎、结节性红斑和各种中性粒细胞浸润性疾病（如坏疽性脓皮病和 Sweet 综合征）。它们通常与肠道炎症活动平行，因此反映了相同的致病机制。

结节性红斑是 CD 最常见的皮肤表现，发生于约 4%~10% 的患者中。典型的结节性红斑表现为双下肢胫前的红色触痛性结节（直径 1~5cm）。通常伴随全身症状，例如发热、寒战或关节痛。结节性红斑严重程度可能与 CD 疾病活动度平行。

（3）继发性皮肤表现：营养不良和 / 或吸收不良可导致 CD 继发性皮肤表现如紫癜、口角炎、唇炎、头发和指甲异常。最常见的是由于锌缺乏引起的肠病性肢端皮炎，表现为腔口和四肢末端的边界清楚红斑，边缘可见小水疱、脓疱、结痂、鳞屑。

（4）其他皮肤改变：例如斑秃、银屑病、白癜风或系统性红斑狼疮也可能与克罗恩病相关，但它们可能只是反映了自身免疫敏感性的增加。

【治疗】治疗胃肠道病变的药物如柳氮磺吡啶、系统性糖皮质激素、免疫抑制剂或抗 TNF-α 药物均可改善皮肤症状。肠道局部使用布地奈德是治疗轻度克罗恩病的一线方法，因其吸收率高且长期使用副作用较少。对于中度皮损患者可以使用系统性糖皮质激素，而进行性或严重患者建议早期使用抗 TNF-α 药物治疗。抗整合素（如维多珠单抗）可阻断白细胞与内皮细胞之间的相互作用，具有很高的疗效和较少的副作用，为新的治疗选择。

（蒋金秋　陈安薇　著，李萍　汤建萍

陆志刚　审）

第六节　移植物抗宿主病

当移植物免疫细胞对宿主产生针对外来组织的过度应答,造成宿主破坏,称为移植物抗宿主病(graft-versus-host disease,GVHD),炎症发生于被活化的宿主抗原呈递细胞和趋化因子募集供体白细胞到宿主的靶器官。活化的供体 T 细胞刺激树突状细胞,使 T 细胞进一步被激活引起靶器官的凋亡和失能。GVHD 常发生于儿童恶性肿瘤患者,机体免疫功能被放疗或化疗抑制接受造血干细胞移植;免疫缺陷病患儿接受未照射的血液制品时。男性接受女性供体细胞时发生急性或慢性 GVHD 风险显著增高,主要由于 H-Y 小组织相容性抗原的产生。10%~50% 接受同种异基因移植患者发生中~重度 GVHD,也可发生于有先天性细胞免疫缺陷的胎儿与母亲之间在子宫内血液交换。

【诊断】

1. 症状、体征[91,92]

(1)急性 GVHD 发生于移植后 100 日内(通常 2~4 周),常累及皮肤、胃肠道、肝,接受自体同源移植的通常在 1~3 周后发生较轻皮疹,可自行消退;输血者发生于 7~10 日后。

(2)急性 GVHD 最常见的皮肤表现为红斑丘疹,自耳、面部、颈部、掌、足趾泛发至全身,皮损融合,伴鳞屑(图 26-12);重者可表现为鳞屑性红皮病

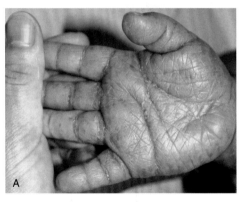
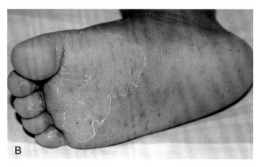
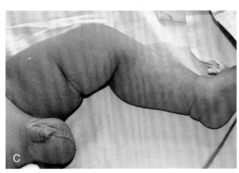
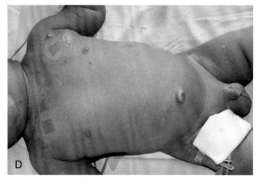
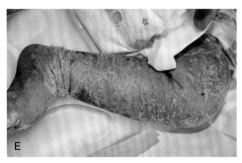

图 26-12　急性移植物抗宿主病

1 岁男孩,WAS 综合征,造血干细胞移植后 23 天发生。手掌(A)、足底(B)、下肢(C)红斑、丘疹伴脱屑。躯干弥漫发红,表皮剥脱似 TEN(D)。移植后第 53 天,全身皮肤暗红,大量脱屑,呈脱屑性红皮病改变(E)(重庆医科大学附属儿童医院提供)

样或 TEN,可伴有恶心、腹痛、水样或血样腹泻、肝脾大、肝功能异常、畏食、发热。

(3)慢性 GVHD 发生于移植 100 日后,早期可呈扁平苔藓样,具有扁平紫红色丘疹及斑块,皮损可沿 Blaschko 线分布,部分可表现为寻常型鱼鳞病样或硬化萎缩性苔藓,后期可发展为干皮症、斑片状色素减退或色素沉着,皮肤异色症(图 26-13)、硬皮病,伴有关节挛缩、溃疡(研究报道平均发病于移植后 529 日)、瘢痕性秃发、甲营养不良,部分患者有眼干燥症、食管炎伴食管狭窄,由于吞咽困难和口腔黏膜炎导致消瘦。

(4)慢性 GVHD 其他表现还有慢性腹泻、肝脾大、淋巴结肿大、肌炎、关节炎、胸膜及心包渗出、肺纤维化。

2. 实验室检查及辅助检查

(1)急性期组织病理可见表皮各层均有局灶性淋巴细胞浸润,其间可见表皮细胞间水肿,散在坏死变性的角质形成细胞,称"卫星状细胞坏死",具有特异性诊断意义。

(2)急性 GVHD 可出现嗜酸性粒细胞增高、胆红素增高、转氨酶升高。

(3)慢性期组织病理与扁平苔藓相似,伴有卫星状细胞坏死。

(4)慢性 GVHD 有嗜酸性粒细胞增高、高丙种球蛋白血症、血小板减少、自身抗体滴度增高(尤其 ANA),50% 患者胸部 X 线片可有肺间质纤维化。

【鉴别诊断】急性 GVHD 应与 TEN、剥脱性皮炎、病毒疹、药疹、朗格汉斯细胞组织细胞增生症、脂溢性皮炎鉴别,慢性 GVHD 应与扁平苔藓、硬皮病、皮肤异色症、蕈样肉芽肿鉴别,根据本病有移植史及相应的组织病理学特征可以鉴别。

【治疗】

1. 预防　减少 GVHD 发生的危险因素,对免疫缺陷者输血或血制品时要经放射线照射。

2. 全身使用糖皮质激素及免疫抑制剂仍是一线治疗方法,急性 GVHD 标准疗法为甲泼尼龙联合局部治疗和支持治疗,慢性 GVHD 为联合使用甲泼尼龙、他克莫司、甲氨蝶呤等[93]。

3. 英夫利昔单抗也有满意疗效。

4. 光疗包括 UVB、PUVA 以及体外光照免疫疗法(extracorporeal photopheresis,ECP)等是有效的非药物治疗方法。

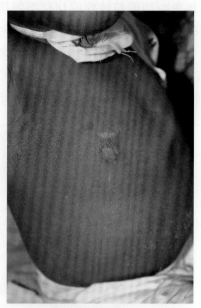

图 26-13　慢性移植物抗宿主病
1 岁 8 月男性患儿,高 IgM 综合征造血干细胞移植术后 4 月。可见胸壁苔藓样丘疹,伴皮肤异色(重庆医科大学附属儿童医院提供)

(蒋金秋　唐萍　方晓　著,李萍　汤建萍

陆志刚　审)

参考文献

1. 赵辨. 中国临床皮肤病学. 2 版. 南京: 江苏凤凰科学技术出版社, 2017: 1337.

2. 中华医学会内分泌学分会, 中华医学会神经外科学分会, 中国垂体腺瘤协作组. 中国肢端肥大症诊治指南(2013 版). 中华医学杂志, 2013, 93 (27): 2106.

3. LANDIS CA, MASTERS SB, SPADA A, et al. GTPase inhibiting mutations activate the alpha chain of Gs and stimulate adenylyl cyclase in human pituitary tumours. Nature, 1989, 340 (6236): 692.

4. LAVRENTAKI A, PALUZZI A, WASS JA, et al. Epidemiology of acromegaly: review of population studies. Pituitary, 2017, 20 (1): 4.

5. PIVONELLO R, AURIEMMA RS, GRASSO LF, et al. Complications of acromegaly: cardiovascular, respiratory and metabolic comorbidities. Pituitary, 2017, 20 (1): 46.

6. KATZNELSON L, LAWS ER JR, MELMED S, et al. Acromegaly: an endocrine society clinical practice guideline. J Clin Endocrinol Metab, 2014, 99 (11): 3933.

7. GADELHA MR, KASUKI L, LIM DST, et al. Systemic complications of acromegaly and the impact of the current treatment landscape: an update. Endocr Rev, 2019, 40 (1): 268.

8. COLAO A, GRASSO LFS, GIUSTINA A, et al. Acromegaly. Nat Rev Dis Primers, 2019, 5 (1): 20.

9. 赵辨. 中国临床皮肤病学. 2 版. 南京: 江苏凤凰科学技术出版社, 2017: 1345.

10. 中华医学会内分泌学分会. 成人甲状腺功能减退症诊治指南. 中华内分泌代谢杂志, 2017, 33 (2): 167.

11. 中华医学会全科医学分会. 甲状腺功能减退症基层诊疗指南 (2019 年). 中华全科医学杂志, 2019, 18 (11): 1022.

12. 赵辨. 中国临床皮肤病学. 2 版. 南京: 江苏凤凰科学技术出版社, 2017: 1343.

13. 中华医学会全科医学分会. 甲状腺功能亢进症基层诊疗指南 (2019 年). 中华全科医学杂志, 2019, 18 (12): 1118.

14. 赵辨. 中国临床皮肤病学. 2 版. 南京: 江苏凤凰科学技术出版社, 2017: 1340.

15. 中华医学会内分泌学分会. 库欣综合征专家共识 (2011 版). 中华内分泌代谢杂志, 2012, 28 (2): 92.

16. 文丹, 李再昭. 探讨库欣综合征患者皮肤破损原因及护理对策. 实用临床护理学电子杂志, 2020, 5 (22): 93.

17. 孙博文, 冯铭, 张家亮, 等. 库欣病临床诊断研究进展. 中国现代神经疾病杂志, 2020, 20 (3): 162.

18. ELAMIN MB, MURAD MH, MULLAN R, et al. Accuracy of diagnostic tests for Cushing's syndrome: a systematic review and metaanalyses. J Clin Endocrinol Metab, 2008, 93 (5): 1553.

19. NEWELL-PRICE J, TRAINER P, PERRY L, et al. A single sleeping midnight cortisol has 100% sensitivity for the diagnosis of Cushing's syndrome. Clin Endocrinol, 1995, 43 (5): 545.

20. YANEVA M, MOSNIER-PUDAR H, DUGUÉ MA, et al. Midnight salivary cortisol for the initial diagnosis of Cushing's syndrome of various causes. J Clin Endocrinol Metab, 2004, 89 (7): 3345.

21. PECORI GIRALDI F, AMBROGIO AG, DE MARTIN M, et al. Specificity of first-line tests for the diagnosis of Cushing's syndrome: assessment in a large series. J Clin Endocrinol Metab, 2007, 92 (11): 4123.

22. WOOD PJ, BARTH JH, FREEDMAN DB, et al. Evidence for the low dose dexamethasone suppression test to screen for Cushing's syndrome—recommendations for a protocol for biochemistry laboratories. Ann Clin Biochem, 1997, 34 (3): 222.

23. BELLOSO LM, LOWITT MH. Cutaneous findings in a 51-year-old man with phenylketonuria. J Am Acad Dermatol, 2003, 49 (2): 190.

24. NOVA MP, KAUFMAN M, HALPERIN A. Scleroderma-like skin indurations in a child with phenylketonuria: a clinicopathologic correlation and review of the literature. J Am Acad Dermatol, 1992, 26 (2): 329.

25. BOLOGNIA J, JORIZZO J, RAPINI R. 皮肤病学. 2 版. 朱学骏, 王宝玺, 孙建方, 等主译. 北京: 北京大学医学出版社, 2015: 1086.

26. 赵辨. 中国临床皮肤病学. 2 版. 南京: 江苏凤凰科学技术出版社, 2017: 1424.

27. MOAT SJ, BAO L, FOWLER B, et al. The molecular basis of cystathionine beta-synthase (CBS) deficiency in UK and US patients with homocystinuria. Hum Mutat, 2004, 23 (2): 206.

28. QUÉRÉ I, GRIS JC, DAUZAT M. Homocysteine and venous thrombosis. Semin Vasc Med, 2005, 5 (2): 183.

29. YAP S. Classical homocystinuria: vascular risk and its prevention. J Inherit Metab Dis, 2003, 26 (2-3): 259.

30. 赵辨. 中国临床皮肤病学. 2 版. 南京: 江苏凤凰科学技术出版社, 2017: 1423.

31. JAMES WD. 安德鲁斯临床皮肤病学. 10 版. 徐世正, 主译. 北京: 科学出版社, 2008: 538.

32. KÜRY S, KHARFI M, KAMOUN R, et al. Mutation spectrum of human *SLC39A4* in a panel of patients with acrodermatitis enteropathica. Hum Mutat, 2003, 22 (4): 337.

33. JENSEN SL, MCCUAIG C, ZEMBOWICZ A, et al. Bullous lesions in acrodermatitis enteropathica delaying diagnosis of zinc deficiency: a report of two cases and review of the literature. J Cutan Pathol, 2008, 35 (Suppl 1): 1.

34. BORRONI G, BRAZZELLI V, VIGNATI G, et al. Bullous lesions in acrodermatitis enteropathica. Histopathologic findings regarding two patients. Am J Dermatopathol, 1992, 14 (4): 304.

35. CORBO MD, LAM J. Zinc deficiency and its management in the pediatric population: a literature review and

proposed etiologic classification. J Am Acad Dermatol, 2013, 69 (4): 616.

36. GUPTA M, MAHAJAN VK, MEHTA KS, et al. Zinc therapy in dermatology: a review. Dermatol Res Pract, 2014, 2014: 709152.

37. BOLOGNIA J, JORIZZO J, RAPINI R. 皮肤病学. 2 版. 朱学骏, 王宝玺, 孙建方, 等主译. 北京: 北京大学医学出版社, 2015: 839.

38. MARDACH R, ZEMPLENI J, WOLF B, et al. Biotin dependency due to a defect in biotin transport. J Clin Invest, 2002, 109 (12): 1617.

39. SCHULPIS KH, KARIKAS GA, TJAMOURANIS J, et al. Low serum biotinidase activity in children with valproic acid monotherapy. Epilepsia, 2001, 42 (10): 1359.

40. ZAFFANELLO M, ZAMBONI G, FONTANA E, et al. A case of partial biotinidase deficiency associated with autism. Child Neuropsychol, 2003, 9 (3): 184.

41. SANTER R, MUHLE H, SUORMALA T, et al. Partial response to biotin therapy in a patient with holocarboxylase synthetase deficiency: clinical, biochemical, and molecular genetic aspects. Mol Genet Metab, 2003, 79 (3): 160.

42. PARKER F. Normocholesterolemic xanthomatosis. Arch Dermatol, 1986, 122 (11): 1253.

43. CRUZ PD JR, EAST C, BERGSTRESSER PR. Dermal, subcutaneous, and tendon xanthomas: diagnostic markers for specific lipoprotein disorders. J Am Acad Dermatol, 1988, 19 (1): 95.

44. LEES RS, FREDRICKSON DS. The differentiation of exogenous and endogenous hyperlipemia by paper electrophoresis. J Clin Invest, 1965, 44 (12): 1968.

45. GOLDSTEIN GD. The Koebner response with eruptive xanthomas. J Am Acad Dermatol, 1984, 10 (6): 1064.

46. PARKER F. Xanthomas and hyperlipidemias. J Am Acad Dermatol, 1985, 13 (1): 1.

47. BUDE RO, ADLER RS, BASSETT DR. Diagnosis of Achilles tendon xanthoma in patients with heterozygous familial hypercholesterolemia: MR vs sonography. AJR Am J Roentgenol, 1994, 162 (4): 913.

48. SETHURAMAN G, THAPPA DM, KARTHIKEYAN K. Intertriginous xanthomas—a marker of homozygous familial hypercholesterolemia. Indian Pediatr, 2000, 37 (3): 338.

49. EEDY DJ. Treatment of xanthelasma by excision with secondary intention healing. Clin Exp Dermatol, 1996, 21 (4): 273.

50. ULLMANN Y, HAR-SHAI Y, PELED IJ. The use of CO_2 laser for the treatment of xanthelasma palpebrarum. Ann Plast Surg, 1993, 31 (6): 504.

51. SCHÖNERMARK MP, RAULIN C. Treatment of xanthelasma palpebrarum with the pulsed dye laser. Lasers Surg Med, 1996, 19 (3): 336.

52. MANNINO G, PAPALE A, DE BELLA F, et al. Use of Erbium: YAG laser in the treatment of palpebral xanthelasmas. Ophthalmic Surg Lasers, 2001, 32 (2): 129.

53. HAWK JL. Cryotherapy may be effective for eyelid xanthelasma. Clin Exp Dermatol, 2000, 25 (4): 351.

54. SCRIVER CR. The metabolic and molecular basis of inherited disease. 7th ed. New York: McGraw-Hill, 1995: 2465.

55. BELCHER RW. Ultrastructure of the skin in the genetic mucopolysaccharidoses. Arch Pathol, 1972, 94 (6): 511.

56. STABA SL, ESCOLAR ML, POE M, et al. Cord-blood transplants from unrelated donors in patients with Hurler's syndrome. N Engl J Med, 2004, 350 (19): 1960.

57. KRIVIT W. Allogeneic stem cell transplantation for the treatment of lysosomal and peroxisomal metabolic diseases. Springer Semin Immunopathol, 2004, 26 (1-2): 119.

58. FIGUERAS-NART I, MASCARÓ JM JR, SOLANICH X, et al. Dermatologic and dermatopathologic features of monogenic autoinflammatory diseases. Front Immunol, 2019, 10: 2448.

59. MANTHIRAM K, ZHOU Q, AKSENTIJEVICH I, et al. The monogenic autoinflammatory diseases define new pathways in human innate immunity and inflammation. Nat Immunol, 2017, 18 (8): 832.

60. BOOSHEHRI LM, HOFFMAN HM. CAPS and NLRP3. J Clin Immunol, 2019, 39 (3): 277.

61. KRAINER J, SIEBENHANDL S, WEINHÄUSEL A. Systemic autoinflammatory diseases. J Autoimmun, 2020, 109: 102421.

62. ALMEIDA DE JESUS A, GOLDBACH-MANSKY R. Monogenic autoinflammatory diseases: concept and clinical manifestations. Clin Immunol, 2013, 147 (3): 155.

63. XIROTAGAROS G, HERNÁNDEZ-OSTIZ S, ARÓSTEGUI JI, et al. Newly described autoinflammatory diseases in pediatric dermatology. Pediatr Dermatol, 2016, 33 (6): 602.

64. SCHNAPPAUF O, CHAE JJ, KASTNER DL, et al. The Pyrin inflammasome in health and disease. Front

Immunol, 2019, 10: 1745.

65. SOHAR E, GAFNI J, PRAS M, et al. Familial Mediterranean fever. A survey of 470 cases and review of the literature. Am J Med, 1967, 43 (2): 227.

66. YALÇINKAYA F, OZEN S, OZÇAKAR ZB, et al. A new set of criteria for the diagnosis of familial Mediterranean fever in childhood. Rheumatology, 2009, 48 (4): 395.

67. KUEMMERLE-DESCHNER JB, OZEN S, TYRRELL PN, et al. Diagnostic criteria for cryopyrin-associated periodic syndrome (CAPS). Ann Rheum Dis, 2017, 76 (6): 942.

68. 赵晓东. 儿童免疫学. 2 版. 北京: 人民卫生出版社, 2020: 13.

69. 黄绍良. 小儿内科学. 北京: 人民卫生出版社, 2004: 859.

70. 蒋利萍. 自身免疫性疾病与免疫缺陷病的分子生物学基础. 中国实用儿科杂志, 2003, 18 (2): 108.

71. SILLEVIS SMITT JH, KUIJPERS TW. Cutaneous manifestations of primary immunodeficiency. Curr Opin Pediatr, 2013, 25 (4): 492.

72. CANT A, BATTERSBY A. When to think of immunodeficiency？ Adv Exp Med Biol, 2013, 764: 167.

73. PARK JY, KIM YS, SHIN DH, et al. Primary cutaneous peripheral T-cell lymphoma in a patient with X-linked agammaglobulinaemia. Br J Dermatol, 2011, 164 (3): 677.

74. LEHMAN H. Skin manifestations of primary immune deficiency. Clin Rev Allergy Immunol, 2014, 46 (2): 112.

75. MANSOURI P, FARSHI S, KHOSRAVI A, et al. Primary cutaneous actinomycosis caused by *Actinomyces bovis* in a patient with common variable immunodeficiency. J Dermatol, 2011, 38 (9): 911.

76. LOW LC, MANSON AL, HARDMAN C, et al. Autosomal recessive chronic granulomatous disease presenting with cutaneous dermatoses and ocular infection. Clin Exp Dermatol, 2013, 38 (3): 270.

77. MINEGISHI Y, SAITO M. Cutaneous manifestations of hyper IgE syndrome. Allergol Int, 2012, 61 (2): 191.

78. MIZESKO MC, BANERJEE PP, MONACO-SHAWVER L, et al. Defective actin accumulation impairs human natural killer cell function in patients with dedicator of cytokinesis 8 deficiency. J Allergy Clin Immunol, 2013, 131 (3): 840.

79. CHU EY, FREEMAN AF, JING H, et al. Cutaneous manifestations of *DOCK8* deficiency syndrome. Arch

Dermatol, 2012, 148 (1): 79.

80. EBERTING CL, DAVIS J, PUCK JM, et al. Dermatitis and the newborn rash of hyper-IgE syndrome. Arch Dermatol, 2004, 140 (9): 1119.

81. CHIAM LY, VERHAGEN MM, HARALDSSON A, et al. Cutaneous granulomas in ataxia telangiectasia and other primary immunodeficiencies: reflection of inappropriate immune regulation？ Dermatology, 2011, 223 (1): 13.

82. IANNUZZI MC, RYBICKI BA, TEIRSTEIN AS. Sarcoidosis. N Engl J Med, 2007, 357 (21): 2153.

83. HAIMOVIC A, SANCHEZ M, JUDSON MA, et al. Sarcoidosis: a comprehensive review and update for the dermatologist: part I. Cutaneous disease. J Am Acad Dermatol, 2012, 66 (5): 699.

84. TERZIROLI BERETTA-PICCOLI B, MAINETTI C, PEETERS MA, et al. Cutaneous granulomatosis: a comprehensive review. Clin Rev Allergy Immunol, 2018, 54 (1): 131.

85. CHAUVEAU S, JENY F, MONTAGNE ME, et al. Child-adult transition in sarcoidosis: a series of 52 patients. J Clin Med, 2020, 9 (7): 2097.

86. HEINLE R, CHANG C. Diagnostic criteria for sarcoidosis. Autoimmun Rev, 2014, 13 (4-5): 383.

87. DAI C, SHIH S, ANSARI A, et al. Biologic therapy in the treatment of cutaneous sarcoidosis: a literature review. Am J Clin Dermatol, 2019, 20 (3): 409.

88. IMADOJEMU S, ROSENBACH M. Advances in inflammatory granulomatous skin diseases. Dermatol Clin, 2019, 37 (1): 49.

89. GRAVINA AG, FEDERICO A, RUOCCO E, et al. Crohn's disease and skin. United European Gastroenterol J, 2016, 4 (2): 165.

90. GREUTER T, NAVARINI A, VAVRICKA SR. Skin manifestations of inflammatory bowel disease. Clin Rev Allergy Immunol, 2017, 53 (3): 413-427.

91. THOMAS ED, FEFER A. Graft-versus-host disease. N Engl J Med, 1979, 301 (10): 556.

92. BROADY R, YU J, CHOW V, et al. Cutaneous GVHD is associated with the expansion of tissue-localized Th1 and not Th17 cells. Blood, 2010, 116 (25): 5748.

93. PIDALA J, HAMADANI M, DAWSON P, et al. Randomized multicenter trial of sirolimus vs prednisone as initial therapy for standard-risk acute GVHD: the BMT CTN 1501 trial. Blood, 2020, 135 (2): 97.

第二十七章

人工源性疾病

第一节 儿童受虐

世界卫生组织在《世界暴力和健康报告》中指出,儿童受虐(child abuse)是指对儿童有抚养、看管权利的人做出足以对儿童心理健康、成长发育造成潜移默化影响的伤害行为[1,2]。

【诊断】症状、体征:

1. 临床上分四型[3-5]

(1)性虐待:凭借年龄优势单方对儿童施以性刺激以满足自己性冲动的行为。常见的有成人对儿童的强迫或者诱骗性的性行为,也可表现为儿童之间的性虐待,但强调其中一方较另一方年长至少5岁。

(2)躯体虐待:指粗暴的行为施加于儿童的躯体,对儿童造成实际的或潜在的生理损伤,导致组织受损,表现为瘀斑、皮肤损伤、骨折等,也包括牙齿受损,甚至致死。

(3)心理虐待:采用侮辱、贬低、歧视、讥讽的言语对待儿童。包括父母或监护人的批评、拒绝、侮辱或变态行为。

(4)忽视虐待:①心理忽视:指对儿童长期、持续、反复和不适当的情感反应,使得儿童在所处的环境中感觉不到温暖和关爱的存在;②躯体忽视:父母或监护人不为儿童提供必备的生活条件,如营养、衣物、住所、医疗保健和安全监督等。

2. 虐待对儿童发展造成的影响

(1)虐待对儿童自我意识造成的影响:自我评价偏低,自我体验消极,自我控制无力[6]。

(2)社会适应能力较低,缺乏温暖和教养会导致难以形成和维系社会关系。

(3)人格扭曲:常见的性格缺陷有自卑、孤僻、怯懦、粗暴。易造成攻击、行为混乱、行为不良、反社会行为、焦虑、抑郁和自杀等行为的出现[7]。国内外大量研究表明,儿童期受虐经历与大学生抑郁存在密切联系[8-10]。

【鉴别诊断】应注意仔细询问病史,从多方面寻找线索,将利于本病的诊断。需与儿童意外伤害或一些皮肤病进行鉴别,损害的分布对鉴别诊断有帮助。

【治疗】

1. 对症治疗 主要针对皮损治疗。

2. 对因治疗 查找儿童受虐原因,可有以下4点:

(1)儿童因素:儿童本身有生理、精神或行为方面的异常[7]。

(2)家庭因素:父母在儿童期曾经受到过虐待,社会经济地位较低,智力偏低,有酗酒、吸毒、人格和情绪异常等精神和行为障碍,家庭结构不正常,如单亲或离婚等[11]。

(3)社会因素:社会对体罚的看法、风俗习惯、性别歧视、人际关系的冷漠以及社会对儿童的重视性[7]。

(4)直接诱因:儿童哭闹不停、学校成绩不好、大小便控制失常、家庭经济或父母婚姻关系出现危机等。

3. 呼吁社会保护受虐儿童权益

（1）给家长普及儿童健康教育知识以及虐待儿童所应负的法律责任[7]。

（2）社会保障：及时发现处于受虐环境中的儿童,并进行合理安置,构建儿童虐待的社区救助体系[12]。

（3）法律保障：加强反虐待儿童的立法工作,司法机关应对施虐者依法处理,加大执法力度[11,13]。

（4）做好受虐儿童信息的保密工作。

第二节　人 工 皮 炎

人工皮炎（factitious dermatitis）或人为性皮炎是一种精神障碍性皮肤病,多数患者由人格障碍引起。指患者为达到满足自身精神心理需求、引起注意、同情或避免责任的目的,有意识地借助物理性、化学性、机械性等手段强行使自己的皮肤受到损伤。发病率 0.03%,女性多见,男女比例 1∶3,好发于青春期后期至成年早期,与儿童期情感缺失或一些躯体和性侵犯等有关[14,15]。

【诊断】症状、体征：

1. 多为年轻女性[16]。

2. 一般都具有癔症性格的特征,容易接受暗示[17]。

3. 皮疹大多分布于易触及暴露的部位,如手、面、颈、胸等处[18]。

4. 自觉症状随皮肤损害的轻重有不同程度的烧灼及疼痛感。

5. 皮损形态与所用刺激物的不同而有其特殊性,尖锐器械所致的线形划伤;反复指甲抓挖所致的表皮剥脱;由腐蚀性药液所致的点、片或不规则的红斑、水疱及溃疡[19]。

6. 约 2/3 患者隐瞒自伤行为。

【鉴别诊断】本病有奇特的皮肤损害,不能用意外损伤或其他原因解释,加之患者常有癔症性格或行为,有助于诊断。因皮损形态多样,故需与其他皮炎进行鉴别,主要看皮损是否由人为所致。患者常常隐瞒有自伤皮肤行为,因此要尽可能从家属中取得真实病史[19]。

【治疗】

1. 治疗皮肤损伤。

2. 建立健康的生活方式,多参加文体活动,分散患儿注意力。

3. 教育和心理疏导,纠正患者的心理及精神异常状态。

（郭艳萍 著,李萍 张晓茹 审）

参考文献

1. KRUG EG, MERCY JA, DAHLBERG LL, et al. The world report on violence and health. Lancet, 2002, 360 (9339): 1083.

2. 杨世昌, 杜爱玲, 张亚林, 等. 国内儿童受虐状况研究. 中国临床心理学杂志, 2007, 15 (5): 552.

3. 谢玲, 李玫瑾. 虐待对儿童的影响及行为成因分析. 中国青年社会科学, 2018, 37 (2): 22.

4. HELFER ME, KEMPE RS, KRUGMAN RD. The battered child. 5th ed. Chicago: University of Chicago Press, 1997: 221.

5. World Health Organization. Report of the consultation on child abuse prevention. Geneva: WHO, 1999.

6. 杨巧娜. 儿童受虐现象分析. 青春岁月, 2011 (20): 194.

7. 易波, 汤福球. 关于儿童受虐待现状与对策的研究. 黄河之声: 科教创新版, 2007,(7): 171-173.

8. 于增艳, 赵阿勐, 刘爱书. 儿童期受虐经历与抑郁的元分析. 心理学报, 2017, 49 (1): 40-49.

9. AL-FAYEZ GA, OHAERI JU, GADO OM. Prevalence of physical, psychological, and sexual abuse among a nation-wide sample of Arab high school students: association with family characteristics, anxiety, depression, self-esteem, and quality of life. Soc Psychiatry Psychiatr Epidemiol,

2012, 47 (1): 53-66.

10. SHEIKH MA, ABELSEN B, OLSEN JA. Differential recall bias, intermediate confounding, and mediation analysis in life course epidemiology: an analytic framework with empirical example. Front Psychol, 2016, 7: 1828.

11. 王晓玫. 特殊儿童受虐待发生的原因及对策. 社会福利, 2002 (12): 15-18.

12. GUNNLAUGSSON G, EINARSDOTTIR J. Experience of Icelandic adults of corporal punishment and abuse in childhood. Laeknabladid, 2013, 99 (5): 235-239.

13. 焦富勇. 中国大陆儿童虐待与忽视防治现状分析与评价. 全国儿童保健学术会议, 2007: 162-163.

14. GIELER U, CONSOLI SG, TOMÁS-ARAGONES L, et al. Self-inflicted lesions in dermatology: terminology and classification—a position paper from the European Society for Dermatology and Psychiatry (ESDaP). Acta Derm Venereol, 2013, 93 (1): 4-12.

15. AHMED A, BEWLEY A, TAYLOR R. Dermatitis artefacta in a vulnerable adult with a dissociative state. Clin Exp Dermatol, 2013, 38 (8): 921-923.

16. 赵辨. 中国临床皮肤病学. 2 版. 南京: 江苏凤凰科学技术出版社, 2017: 1457.

17. MAJA VURNEK ZIVKOVIĆ, SITUM M. Dermatitis artifacta-psychiatric causes. Acta Medica Croatica, 2012, 66 (Suppl 1): 131-133.

18. 方兴. 吸食冰毒所致人工皮炎 6 例. 中国麻风皮肤病杂志, 2013, 29 (7): 472-473.

19. 朱胜刚. 人工皮炎误诊一例. 中华皮肤科杂志, 2009, 42 (12): 809.

中英文名词对照索引